张仲景医学全集

总主编

傅延龄 李家庚

张仲景

方剂临床应用

（第3版）

主编

侯勇谋 罗 伟 刘方洲 王希浩

中国健康传媒集团

中国医药科技出版社

内 容 提 要

　　本书对近年来各种期刊及图书中报道的张仲景方剂临床应用进行筛选、归纳、综合，撷英取华，汇编而成。按方剂功能分为治表剂、涌吐剂、攻下剂、和解剂、温阳散寒剂、清热泻火剂、理气理血剂、祛湿剂和化痰剂、补益剂、收涩剂等章节。全书资料丰富翔实，为张仲景方剂临床应用的进一步研究节省了大量的时间和精力，是一部非常实用的专著。

图书在版编目（CIP）数据

　　张仲景方剂临床应用／侯勇谋等主编 . —3 版 . —北京：中国医药科技出版社，2018. 12（张仲景医学全集）

　　ISBN 978 - 7 - 5214 - 0587 - 3

　　Ⅰ . ①张… 　Ⅱ . ①侯… 　Ⅲ . ①《伤寒杂病论》—方剂—临床应用 　Ⅳ . ①R222. 16

　　中国版本图书馆 CIP 数据核字（2018）第 261897 号

美术编辑　陈君杞

版式设计　易维鑫

出版　**中国健康传媒集团**｜**中国医药科技出版社**
地址　北京市海淀区文慧园北路甲 22 号
邮编　100082
电话　发行：010 - 62227427　邮购：010 - 62236938
网址　www. cmstp. com
规格　710×1000mm ¹⁄₁₆
印张　32¼
字数　580 千字
初版　2005 年 1 月第 1 版
版次　2018 年 12 月第 3 版
印次　2022 年 9 月第 2 次印刷
印刷　三河市百盛印装有限公司
经销　全国各地新华书店
书号　ISBN 978 - 7 - 5214 - 0587 - 3
定价　**68. 00 元**

丛书编委会

本书编委会

主　编　侯勇谋　罗　伟　刘方洲　王希浩

副主编　王　梅　陶　珠　张华伟　韩伟锋　高丽英

　　　　　冯军安　郭　胜　黄保民　傅长龄

编　委　（按姓氏笔画排序）

　　　　　王　梅　王希浩　冯军安　刘方洲　张华伟

　　　　　罗　伟　侯勇谋　郭　胜　陶　珠　高丽英

　　　　　黄保民　韩伟锋　傅长龄

王 序

丁酉孟冬，延龄教授送来与李家庚教授共同主编的《张仲景医学全集》十册，洋洋五百万言。该书先后两次印刷均已售罄，而新修订的第 3 版即将付梓，以应读者之需，由此我联想到经典的现实意义。

仲景书作为中医的临床经典，一直体现着它独特的永恒价值，使我们对经典心存敬畏。何谓经典？刘知几在《史通》中说："自圣贤述作，是曰经典。"今天我们尤需对经典有更深刻的理解。

其一，我们要亲近经典，学习经典。随着我们对经典理解和领悟的不断加深，更深切地感受到读经典是固本强基之路，安身立命之所。

其二，我们要走进经典，涉猎其丰富的内涵，把握其内在的精髓，使其注入我们的思想，融入我们的生命，并与之血脉相连，成为我们不断进取的不竭源泉。

其三，我们要延续经典。经典不仅可以解读已知世界，而且可指引对未知世界的探索，是人类思想的宝库。随着时间的推移，我们会从经典中获得新的发现，拓展新的深度和广度，从而延伸了经典的长度。

弘扬经典需要赋予新的诠释和解读。《张仲景医学全集》集仲景学研究之大成，从源流、症状、诊断、疾病、药物、方剂、方族、养生、实验、临床诸方面进行系列研究，不仅构架新颖，内容翔实，而且反映当代研究进展，使经典穿越时空，具有强烈的时代感，是一部耐读耐用的细流绵长的书。

我与延龄教授过从多年，深感其儒雅与书卷气息。延龄教授得伤寒大家刘渡舟先生的亲炙，扎根临床，治伤寒学成就斐然，如《伤寒论研究大辞典》之编撰，方药量效研究等，皆称著医林。今值三版《张仲景医学全集》问世之际，乐为之序。

王 琦

除夕之夜成稿，戊戌初一抄于三三书斋

薛序

仲景先师乃医门之圣，医方之祖，犹儒家之孔子也。孔子祖述尧舜，宪章文武，纳诸贤之粹，而成儒学经典，百世尊崇。仲师参岐黄之秘奥，窥炎帝之精微，集古圣心传为一贯，并平脉辨证，师得造化，著成大论。

仲师《伤寒杂病论》一书，诚为医家宗承之规矩，人所共喻。古今伤寒之注疏，何止百家，见仁见智，各有发挥，继承发扬，渐成经方学科。然近代治伤寒学家，当推刘渡舟老也。李培生公称他为"实当今之中医泰斗，一代宗师也。"刘老确可当之无愧。老人家荦荦大端，早见诸家记颂，毋庸赘语。古人语："贤者识其大者，不贤者识其小者。"我以微者自居，略陈散言，聊抒心意。

30年前，经吾师祝谌予翁引荐，得与刘渡舟老师相识，并能有幸侍其诊侧，窥先生诊病风采，亲目制方真要，饫闻名论，沐老人敦厚学风，听其论仲师家法之学，往日疑窦，豁然冰释。耳提面命，得其垂教，历经六载寒暑。无奈钜夫天资愚钝，加之努力有亏，未得先生学术之万一。然虽未能尽领神会，因在青年，尚可强论。与刘老往日津津故事，却犹历历在目。昔在中山堂名医讲坛，聆闻刘老《伤寒论》演讲，多从实案阐释理论。既有坚守优秀传统，亦有在无字处的突破与创新。绝鲜拘于陈规，重复文字敷衍。后学者好懂，颇得神会，易于掌握，参用效卓。在《柴胡剂之临床应用》释讲中，刘老扼要列举柴胡汤十三方的辨治法则，更让闻者耳目一新，记忆犹深。充分意会到经方"活"之奥妙。尤其先生那段："我只是概括介绍了小柴胡汤的加减证治，虽列举一十三方，仍为举一反三而设，不能尽其所有。其中参与临床经验，而与《伤寒论》记载不尽全合"那段话，联系到老人家灵动方药化裁，剂量随证变化中可以看出，经方绝非"一药不能易"的金科玉律。古方今用，切记辨证施治原则，随证施化，因症对应加减，自可使古老的经方不断焕发出新的生命力。

自古学术传承，必有其机缘。傅君延龄，敦敏仁厚，幼承家学，及长得遇名师李培生公亲炙，究之至极，于以明其学问，神用其方，尽得李翁之真髓。培生公襟怀广博，不拘门户，甚是敬重刘老临床学问之道，遂亲携爱徒延龄绍介刘师，经予再造。刘老广德仁义，慨然应允，延龄君亦不负师德，以优异成绩，荣登榜首。成为渡舟师及门，传为医界佳话。延龄方家，精勤学术，孜孜不倦，治伤寒学凡数十年。悟读叔和，肱经三折，临证求是，探究科学资证，化古为今，皆从实用。于是组织伤寒学门诸子，亟取古今经方研究之秘奥，登堂入室，得胸中千卷之书，又能泛览古今名迹，炉锤在手，矩矱从心，撰成《张仲景医学全集》凡十卷，分别为《张仲景医学源流》《张仲景症状学》《张仲景诊断学》《张仲景疾病学》《张仲景药物学》《张仲景方剂学》《张仲景方方族》《张仲景养生学》《张仲景方剂临床应用》《张仲景方剂实验研究》。选择既精，科类悉备，医统医贯仲景学术古今医集。展观之余，自有一种静穆之致，扑人眉宇。其中尤为珍者，是书之三大特色：一是以现代医科门类划分内容，便于古方今用；二是还原仲景临床医学风貌，绝少空泛陈词；三是参以现代科学方法证实成果，而更加著显"古为今用，西为中用"之妙要。傅君团队诸子大作，岂能专美于前人哉，实乃叔和之后，于仲景学说之光大，又一时代功臣也。业医爱医者如能手置一部是书，逐类考究，于中医前途，必得光明昌大之一助矣。

余幼承家学，及长受业祝翁谌予恩师。先人语曰：仲景之书，终生侍侧，始获常读常新之悟。仆业医近五十年，习读大论，并勤于临证，未感稍怠，始略得门径，以为通经贵手实用。今生得遇延龄先生，吾对其至真品德、学养造诣深为服膺，幸成知己，愿与明达共商之。亦窃愿氏君能沉绚此编，若得窍要，必可发皇圣学，造福桑梓。拉杂数语，故充为之序。

薛钜夫

丙申冬日写于金方书院

前言

  《张仲景医学全集》的初版时间是 2005 年。全套图书共 10 册，近 500 万字，出版之后得到广大读者的欢迎，特别是得到张仲景医学爱好者的喜欢，所印图书于 5 年间销售一空。于是在 2010 年，出版社与我们商量出第二版。承蒙各分册编写人员的鼎力支持，我们在较短的时间内对第一版书稿进行修订、增补，至 2012 年第二版问世。第二版仍然大受欢迎，出版 3 年之后，大部分分册即售罄。这时出版社又与我们商量出第三版。我们随即与各分册主编、副主编联系，传达出版社的意向，得到积极响应。二修工作于 2016 年展开，到 2018 年 7 月完工。

  这些年来，全国乃至全球出现了持续的经方热。经方热也可以说就是仲景医学热。为什么这些年会出现经方热或者曰仲景医学热？我想原因是多方面的。首先最重要的一点就是张仲景医学具有极高的实用价值。其次是经方具有很多突出的优点：药味精当，配伍严谨，结构清晰，不蔓不枝，药力专注；适应证明确；药物平常易得，价格不高；经方为医方之祖、医方之母。说到这里我想提一提清代医家曹仁伯讲的一段话。曹仁伯在讲经方理中汤的加减应用时说：理中汤是治疗太阴脾病的一首极好的药方，得到后世医家的广泛应用，在应用过程中又形成了许许多多以理中汤为基础的新药方，如连理汤、附子理中汤、理阴煎、治中汤、启峻汤，等等，于是理中汤的适应证范围更全面，应用更广。曹仁伯说一位医生，如果你对张仲景的每一个药方都能像用理中汤这样去应用，那你还担心不会成为名医？你一定成为一位声名不胫而走的优秀医生！"苟能方方如此应用，何患不成名医哉！"第三点是仲景医学的教育价值，仲景医学是培养医生的良好教学模式。千百年来的历史已经证明，学好仲景医学便能成为好医生；大师级的医生都具有深厚的仲景医学功底。学仲景医学虽然不一定会成为好医生，但是不学仲景医学肯定不会成为好医生！最后一点是现实形势。相当长一段时间以来，由于种种客观的和人为的原因，临床中药处方的药味数变得非常多，20味左右以及二三十味药物的处方十分多见，更多药味数的处方也不少见，我曾见过一些 40 味以上药味的处方！药味数巨大的药方，其结构、药物间的相互关系与影响、其功能及适应证，试问谁能够看得明白？是否尽在处方者的把握之中？相比较起来，经方和仲景医学的简明、清晰、严谨、自信，使它具有很大的召唤力，很大的魅力，仲景医学很自然地令众人神往！

人们重视经方，学习仲景医学，这是一桩好事。因为人们重视经方，学习仲景医学，这有助于让中医学回归其本来目的。医学的本来目的是什么？是防治疾病！医药是用来防治疾病的，此外别无其他！张仲景说医学"上以疗君亲之疾，下以救贫贱之厄，中以保身长全，以养其生"，它不应该是孜孜汲汲务利的工具。明确这个目的之后，医生应该选择学习什么，应用什么，追求什么，一切都有了答案。医生应该学习应用那些效果最好、资源消耗最少、花费最低、不良反应最小的技术和方法。

现代医学科学在近几十年来取得了辉煌的成绩和巨大的进步，但是它仍然走在发展进步的路上，远远不能满足人民医疗和保健的需要，即便在医学发达的国家，情况也是如此。我坚定地认为，在现代医学发展良好而且又能够充分应用传统医学的几个东方国家和地区，如日本、韩国、新加坡，以及中国台湾、香港和澳门地区，当然还有中国大陆地区，人民的医疗保健体系相较其他国家是较为完善的，较为优越的。台港澳新的传统医学是中医，日、韩的传统医学从本质上也是中医。在那些没有充分发展和应用中医的国家，无论其现代医学水平多么高，他们的医疗保健体系是有缺陷的，是跛脚的，是不完善的。其实中医能够成为其医疗保健体系很好的补充。笔者（傅延龄）曾经到过五大洲的几十个国家和地区，清楚地看到这一点。比如当今仍有许多疾病，现代西方医学一筹莫展，中医却大有可为。我在国外曾经遇到被慢性头痛、身体疼痛，或慢性咳嗽、慢性腹胀、慢性虚弱长年折磨的患者，那些在那里长年得不到有效医治的病证，若遇到中医还算难事吗？！苟利人民是非以，岂因中西趋避之！中西互补能够让人民享有完善的医疗保健体系。天佑中华，中医学得以被继承下来并被发展起来！任重道远，我们一定要让中医学进一步提高起来并很好地发展下去。

值此《张仲景医学全集》第 3 版重修之际，我们要借此机会感谢各分册的主编、副主编和全体参与重修的人员，感谢大家认真负责且及时地完成第 3 版修稿工作。特别感谢中国医药科技出版社给予的巨大支持！同时，我们也要感谢广大读者对本书的认可和支持！

傅延龄　李家庚

2018 年 7 月

编写说明

　　张仲景方系中国中医药学术之精华，是中医药学的基础。仲景之经方将理法方药有机地结合在一起，经方的问世标志着辨证用药的中医药基础理论体系的形成。仲景方味少、量少、意专，验之临床，效如桴鼓。由上可知仲景方在中医学中的重要地位。张仲景医学全集之《张仲景方剂临床应用》一书将近年来的各种医学文献、各类论著中的张仲景方现代临床应用进行筛选、归纳、整理，取其精华，汇编成册。该书所有次级目录皆用西医学病证名称，以《实用内科学》为准，《实用内科学》中没有的病证名称，从《外科学》《妇科学》《儿科学》《皮肤病学》等书采入。一般要求直接用疾病（或症状）名称。在少数情况下，可以用一类疾病的统称为标题，如"消化系统疾病""皮肤病"。采用综述格式编写，兼顾大、小样本报道和个案报道。做到资料准确、利于实用，以供医务工作者临床运用。

编　者
2018 年 8 月

目 录

第一章
治表剂

一、桂枝汤

（一）发热

桂枝汤有较好的解热作用，临床常用来治疗多种原因引起的发热。林宗广[1]报道对68例低热病例，辨证分为8型。其中属于营卫不和者5例，症见：乍寒乍热，或恶风寒，汗出，乏力，脉小等。用桂枝汤后，4例治愈，1例好转。

姚鹤年[2]报道用桂枝汤加味治疗内伤发热24例，其中阴虚发热16例，阳虚发热8例。结果：治愈16例，好转4例，无效4例。

王少淑[3]报道用桂枝汤加玉竹、牡蛎，治疗1例低热2个月的病人，无余症。连服桂枝汤6剂，低热消退。桂枝汤也可用于治疗产后发热。

董岳琳[4]报道用桂枝汤治疗1例产后发热，辨证为气血不足，感受风邪，营卫失调。临床表现见发热，汗出，身痛，乏力，舌淡脉缓。用桂枝汤加当归、防风、羌活，服2剂而愈。

张圣德[5]报道用桂枝汤治疗1例剖宫产术后高热，其体温39.4℃～41℃，经用抗生素等药治疗无效，用桂枝汤加红参、白薇、青蒿治疗而愈。

（二）感冒、流感

本方是治疗感冒和流感的常用方剂，主要适用于以风邪外受、营卫不和为病机特点的病例，既可以原方应用，然加减用之，其适应范围可扩大。叶治范[6]报道用桂枝汤加黄芪10g，白芥子10g，姜半夏6g，治疗流行性感冒95例。其症状发热占60%，恶寒占52%，流涕占63%，头痛占52%，伴咳嗽，鼻塞，食欲减退，舌质淡红、苔白或黄白，脉浮数等症状。加味桂枝汤水煎服。每日1剂，分2次服。服2剂基本痊愈者20例，服3剂基本痊愈者43例，服4剂基本痊愈者27例。

上海嘉定县人民医院[7]报道用桂枝汤加黄芪治疗感冒190例，无论有无桂枝汤证，亦无论其病机是否为营卫不和，悉用桂枝汤，均收到较好疗效。

（三）肺炎

张万霞等[8]报道用桂枝汤加味治疗小儿恢复期肺炎 96 例，基本方：桂枝 6g，炒白芍 6g，甘草 3g，生姜 3 片，红枣 5 枚，紫苏子 9g，杏仁 9g，白术 9g，黄芪 18g。便溏者去杏仁，加茯苓 12g，山药 12g。每日 1 剂，分 3 次口服，6 天为 1 个疗程，治疗 1 个疗程。治愈 84 例，好转 8 例，无效 4 例。

（四）糖尿病并发神经痛

日本学者[9]以桂枝汤加白术，加水提取，低温减压干燥后再加赋形剂制成浸膏，治疗 12 例糖尿病并发神经痛，有效 9 例，稍有效者 3 例。治疗期限长则 2 个月，短则 2 周。

（五）多发性动脉炎

刘兴远[10]报道用桂枝汤加维生素 E 治疗多发性动脉炎 21 例。病程 3 个月~2 年半，平均 4 个月。属于头臂动脉型 6 例，胸腹主动脉型 5 例，肾动脉型 6 例，混合型 4 例。中医辨证属脉络受阻，气血运行不畅。疗程 3 个月，在治疗中加用维生素 E 每次 20mg，每日 3 次口服。显效 11 例，好转 7 例，无效 3 例。本方能使卫气外固，营液内守，使脉管复康。维生素 E 能改变免疫应答反应，具有抗感染的保护能力，改善末梢血管的血流量，与桂枝汤合用有助于动脉炎的血管内膜迅速恢复。

（六）寒冷性多形性红斑

本病以遇冷而发生多形性红斑皮损为其特点。中医辨证属寒邪侵袭肌表，血脉阻滞者，用桂枝汤加减治疗有效。蒋诚[11]报道以桂枝汤加当归、川乌、羌活、防风、川芎治疗本病 70 例。治愈 20 例，显效 22 例，好转 25 例，无效 3 例。

卞宗沛[12]以桂枝汤加减治疗本病 34 例，药物组成：桂枝、白芍、黄芪、附子、当归、丹参、陈皮。临床治愈 19 例，显效 5 例，有效 9 例，无效 4 例。并与西药组对照，药物用赛庚啶、他巴唑，治疗 18 例，临床治愈 1 例，显效 3 例，有效 10 例，无效 4 例。两组总有效率对比，有显著性差异。

（七）男性生殖系统疾病

周海平[13]报道用桂枝汤加川楝子、贯众、黄芪治疗睾丸疼痛 20 例。中医辨证属寒凝经脉，营卫不利。若睾丸痛甚，加橘核、延胡索；阴囊红肿热痛者，重用贯众，加龙胆草、木通、苍术；外伤引起或局部有瘀斑或精索曲张者，加桃仁、红花、木香；兼乏力者加党参。结果：20 例病人均疼痛消失，治疗时间最短 6 天，最长 32 天。

（八）皮肤病

桂枝汤亦广泛用于皮肤病的治疗。黄景[14]报道用桂枝汤加赤芍 15g，黄酒 50ml

（后入），治疗 43 例冻疮，每剂药煮 3 次，前 2 次的药液内服，第 3 次药液洗患处。经用药 5～10 剂，全部治愈。其随症加减法：寒重而局部痒痛甚者，加麻黄、细辛；气虚神疲乏力者，加黄芪；阳虚畏寒者，加附子、细辛，并重用桂枝；局部紫暗者，加丹参、红花。

吴玉兰[15]用桂枝汤加肉桂治疗属气滞和寒气凝滞型的硬皮病、雷诺病及冻疮 8 例，疗效显著。作者认为寒凝每使气滞加重，寒凝气滞常伴有兼症，可加减。伴气虚血瘀者，加黄芪、当归、红花、桃仁；内寒甚者，加附子；表寒者，加麻黄；脾胃气滞者，加木香、枳壳；少腹气滞者，加乌药、小茴香。

著名中医科专家顾伯康[16]报道用桂枝汤治疗湿疹、荨麻疹、皮肤瘙痒症、冬季皮炎、冻疮、蛇皮癣等多种皮肤病，均于冬季或遇冷发作，温则缓解，舌苔薄白，脉浮滑或濡滑缓者。若属风寒型，均可用桂枝汤随症加减获效。

（九）脑血管意外后遗症

肢体偏瘫为脑血管疾病中常见证候。若属卫阳失固，营卫俱虚，邪风乘虚侵入经络或脏腑，导致营卫不和，气血瘀滞者，用桂枝汤加减治疗有效。武长安[17]用桂枝汤加红花、防风治疗偏瘫 24 例，若汗出多，营阴重伤者，白芍增至 30～40g；瘀血较重者，减白芍加赤芍；汗出肢冷，脉微阳虚较重者，加附子；气息低微，脉浮虚者，加黄芪；下肢酸软无力者，加全蝎。若因肝阳上亢或风痰上扰而致突然昏仆，不省人事，目赤气粗，舌红苔厚，脉弦数者，则桂枝汤又当忌用。

（十）小儿多动症

赵启然等[18]用桂枝汤治疗小儿多动症 30 例，临床表现为：局部一组肌肉突然出现收缩，注意力分散时抽搐减轻。不自主挤眉弄眼，龇牙咧嘴，摆头扭颈，缩臂耸肩，点足折腿，睡眠不安，或伴夜惊、遗尿等。用本方每日 1 剂，7 天为 1 个疗程，据年龄药量酌增减。结果：治疗 2～3 个疗程后，痊愈 8 例，显效 17 例，改善 3 例，无效 2 例，总有效率 93.3%。病程在 2 个月内者 6 例全部治愈；病程半年以内者 11 例，其中痊愈 2 例，显效 9 例；无效者均为病程 3 年以上的患儿。

（十一）荨麻疹

王欣英等[19]运用桂枝汤治疗荨麻疹 52 例，效果较好。临床表现为：突发性皮肤作痒，搔之即起风团，常此起彼消，发疹时伴有剧痒、灼热或刺痛感，部分病人伴发热，但一般不超过 38.5℃。辨证属风热型 14 例，风寒型 17 例，胃肠湿热型 10 例，气血两虚型 11 例。治疗基本方：桂枝 9g，白芍 9g，炙甘草 6g，生姜 9g，大枣 12 枚。风热型，加当归、牡丹皮、大黄、白茅根；风寒型，加麻黄、杏仁；胃肠湿热型若大便秘结，加大黄、芒硝；腹泻者，加金银花炭、地黄炭；腹痛者，加延胡索、川楝子；气血两虚型，加当归。每日 1 剂，水煎，分 2 次温服，6 天为 1 个疗程，休息 2～3 天开始下一个疗程。结果：服药 2 个疗程，治愈 40 例，占 77%；好转 10 例，占19.2%；无效2例，占3.8%。总有效率96.2%。

王均[20]用桂枝汤加味治疗荨麻疹102例，另设抗组胺对照组98例。桂枝汤组风热盛者，加牛蒡子、薄荷、黄芩、赤芍、生地黄、牡丹皮等；风寒者，加防风、荆芥、柴胡、白芷等；阴虚血热者，加生地黄、紫草、赤芍、当归、木通、甘草等；风郁血瘀者，加桃仁、牡丹皮、僵蚕、凌霄花、红花、赤芍、乌梢蛇等；气血两虚者，加党参、白术、当归、熟地黄、茯苓、炙甘草、白芍等；冲任不调者，加二仙汤。治疗结果：桂枝汤组治愈90例，好转9例，无效3例，总有效率97%；抗组胺组治愈28例，好转46例，无效24例，总有效率为75.5%，两组相比差异显著（$P < 0.05$）。

（十二）变应性鼻炎

王娜[21]运用桂枝汤治疗变应性鼻炎36例，处方：桂枝12g，白芍12g，炙甘草12g，生姜15g，杏仁10g，生黄芪20g，苍耳子15g，蝉蜕10g，徐长卿10g。每日1剂，水煎，分2次温服。伴鼻塞、流黄稠涕、头沉痛者，加鱼腥草30g，辛夷10g，蒲公英30g，紫花地丁10g；病程长或年高体弱，伴自汗出、疲倦乏力，重用黄芪45~120g；伴口干舌燥等阴虚之证，加玄参30g，生地黄20g，麦冬10g。10天为1个疗程。结果：经1~2个疗程治疗后，显效26例，有效7例，无效3例，总有效率91.7%，平均治疗时间15天。

（十三）肠易激综合征

杜长湘[22]采用桂枝汤为主治疗35例肠易激综合征，取得较满意的效果。选药：桂枝10g，白芍15g，生姜10g，大枣10枚，炙甘草6g。每日1剂，10天为1个疗程，一般服1~2个疗程，服药期间停服其他药物。加减：腹痛甚，加木香10g，槟榔10g；腹泻剧烈，加葛根20g，黄连6g；阴虚肠燥，加生地黄30g，玄参20g，麦冬15g；阳虚便秘，加肉苁蓉15g；湿热者，加通幽草20g，败酱草20g；气阴虚，加太子参30g。结果：治愈28例（占80.0%），有效5例（占14.3%），无效2例（占5.7%）。

（十四）小儿厌食症

魏丽华[23]运用桂枝汤加减治疗本病68例。药用：桂枝、陈皮、炒山楂各3~5g，炒白术、太子参各3~6g，生姜2片，红枣5枚，炙甘草3g，炒谷芽、炒麦芽各5~10g。水煎，每日1剂，取药汁100ml，可加入冰糖5g，分数次温服。服药半月为1个疗程。治疗前后测体重、血红蛋白、尿木糖排泄量、尿淀粉酶等指标。结果：用上法治疗2个疗程后，68例中痊愈35例，好转30例，无效3例，总有效率为95.59%。

（十五）更年期综合征

李云慧[24]运用桂枝汤治疗女性更年期综合征病人37例，疗效显著。中药以桂枝汤为基本方，处方：桂枝6～10g，白芍9～15g，甘草6g，大枣10枚。偏肾阳虚，加附子6～10g，杜仲9～12g；偏血虚，加当归9～15g；偏表虚者，合玉屏风散。水煎服，每日1剂。4周为1个疗程，1个疗程后观察疗效。结果：治愈11例，显效18例，有效5例，无效3例，总有效率91.9%。

彭敏捷[25]运用桂枝汤加味治疗更年期自汗症34例。临床表现为：汗出恶风，全身酸楚，时寒时热，或半身局部出汗，舌质淡、苔薄白，脉缓。处方：桂枝汤加生龙骨、生牡蛎各30g。每日1剂，水煎服。兼肺气虚者，加炙黄芪30g；兼阳虚者，加炮附子10～15g；兼心脾两虚者，加党参18g，白术、茯苓各15g。服药3剂治愈（诸症完全消失）6例，服药6剂治愈18例，7～12剂痊愈10例。总有效率100%。

（十六）痛风性关节炎

左芳等[26]运用白虎加桂枝汤合四妙散为主治疗痛风性关节炎58例，并以别嘌呤醇治疗的30例为对照组，取得较满意的疗效。两组病例病情大致相似，无显著差异（$P > 0.05$）。所有病例均为2个疗程内作出评定，结果：治疗组治愈38例，占65.52%；好转14例，占24.14%；无效6例，占10.34%。总有效率89.66%。对照组治愈12例，占40%；好转10例，占33.33%；无效8例，占26.67%。总有效率73.33%。两组总有效率比较，治疗组明显优于对照组，有显著性差异（$P < 0.01$）。

（十七）过敏性紫癜

金超[27]运用桂枝汤加味治疗过敏性紫癜35例，疗效较好。用本方加丹参治疗，每日1剂，水煎，分2次服，服至紫癜完全消退，再继续服3～5剂。痊愈33例，平均服药3剂紫癜即大部分消退或完全消退，再予3～5剂巩固疗效。好转2例，均系成年人，为紫癜性肾炎，发病超过2个月。

（十八）阑尾炎

郑丛勤[28]运用桂枝汤加木香、陈皮治疗阑尾炎64例。治疗结果：显效62例，有效1例，无效1例。平均服药6剂，血常规一般在24小时内恢复正常。

（十九）心律失常

用桂枝汤加减治疗心律失常获满意治疗效果。葛延全等[29]对窦性心动过缓病人用桂枝汤加红花、砂仁、熟附子，药用12剂症状基本消失，又服3剂而愈；对心动过速病人用桂枝汤加川芎、人参、葛根、香附、丹参、杜仲，药用5剂病情明显好转，继用6剂，病获康复；对心动过速合并心律不齐病人用桂枝汤加肉桂、西洋参、细辛、姜半夏、炙麻黄、五味子、茯苓、地龙、苦参、款冬花、穿山甲，药用6剂后，诸症明显缓解。

梁广和[30]用桂枝汤合生脉散治疗心律失常病人60例，总有效率为91.67%。

霍玉森等[31]用桂枝汤治疗阵发性室性心动过速，病情较重者加桂枝、甘草至

25g。结果：治疗 9 例，用药 14～42 天，均获治愈。

胡意明等[32]用桂枝汤加三七、酸枣仁、郁金、瓜蒌，治疗房室传导阻滞 30 例，经 14～21 天治疗后，28 例头晕、心悸、乏力等症状消失，心率恢复正常，2 例自觉症状好转。

（二十）慢性肾衰竭

荆所俊等[33]用桂枝汤治疗慢性肾衰竭 18 例。若脾胃虚弱、痰湿阻滞，加香砂六君子汤；体温高，加小柴胡汤；水肿，加五苓散；气血虚，加当归补血汤；血压高，加降血压药；贫血，加促红细胞生成素和铁剂。结果：经 6 个月治疗后，显效 8 例，有效 7 例，无效 3 例，总有效率为 83.33%。

（二十一）其他

有资料报道，在肝炎、肾炎、急性传染病的恢复期，在急性胃炎吐泻症状停止而全身瘫软无力，饮食欠佳，精神不爽，自汗，脉弱者，及时服桂枝汤数剂，可使身体早日恢复。神经衰弱，症见体质虚弱，食欲不振，少眠多梦，心悸乏力，自汗脉浮者，用桂枝汤有效。

亦有资料报道，桂枝汤加减对腰部冷痛、肛门周围炎、局部红肿疼痛、夜游症、舞蹈病、寒凝痹阻型胸痹、甲状腺功能亢进、月经病如痛经、闭经等均有治疗效果。

参 考 文 献

[1] 林宗广. 低热的辨证施治初步研究（附 68 例临床分析）. 中医杂志，1965，(4)：1.

[2] 姚鹤年. 桂枝汤加味治疗内伤发热 24 例. 辽宁中医杂志，1989，(9)：19.

[3] 王少淑. 对虚热的临床观察和病机初探. 中医药杂志，1964，(12)：21.

[4] 董岳琳. 桂枝汤新解. 新医学，1975，(3)：158.

[5] 张圣德. 加味桂枝汤应用体会. 江苏医药（中医分册），1979，(1)：43.

[6] 叶治范. 桂枝加黄芪治疗流行性感冒的疗效观察. 江西中医药，1960，(1) 21.

[7] 上海嘉定县人民医院. 黄芪桂枝汤治疗感冒的疗效. 中医研究工作资料汇编（第二辑），1954：41.

[8] 张万霞，李玉桂. 桂枝汤加味治疗小儿恢复期肺炎 96 例. 安徽中医临床杂志，1998，10(2)：30.

[9] 温惠爱（译）. 桂枝加术附浸膏对糖尿病并发神经痛疗效. 福建中医药，1981，(5)：53.

[10] 刘兴远. 桂枝汤加维生素 E 治疗多发性动脉炎 21 例. 中西医结合杂志，1988，(4)：248.

[11] 蒋诚. 加味桂枝汤治疗寒冷性多形红斑. 中医杂志，1984，(12)：42.

[12] 卞宗沛. 益气活血温阳法治疗寒冷性多形红斑的机制探讨. 中医杂志，1985，(4)：49.

[13] 周海平. 桂枝汤加减治疗睾丸痛 20 例. 浙江中医杂志，1985，(3)：109.

[14] 黄景. 桂枝汤加减治疗冻疮 43 例. 四川中医，1985，(1)：30.

[15] 吴玉兰．桂枝加肉桂汤的临床应用．上海中医杂志，1982，(4)：20.
[16] 顾伯康．桂枝汤治疗皮肤病的临床体会．浙江中医杂志，1965，(5)：30.
[17] 武长安．桂枝汤加味治疗偏瘫 24 例临床观察．河南中医，1986，(2)：35.
[18] 赵启然，彭红星．桂枝汤治疗小儿多动症 30 例．湖北中医杂志，1994，16 (3)：33.
[19] 王欣英，张小华．桂枝汤治疗荨麻疹 52 例．国医论坛，2000，15 (2)：13.
[20] 王均．桂枝汤加味治疗慢性荨麻疹 102 例．南京中医学院学报，1995，(1)：54.
[21] 王娜．桂枝汤治疗变应性鼻炎 36 例．实用乡村医生杂志，2001，8 (1)：38.
[22] 杜长湘．桂枝汤为主治疗 35 例肠易激综合征．上海中医药杂志，2001，(2)：28.
[23] 魏丽华．桂枝汤加减治疗小儿厌食症 68 例．浙江中医杂志，2001，(7)：300.
[24] 李云慧．桂枝汤治疗女性更年期综合征 37 例．河北中医，2000，22 (3)：192.
[25] 彭敏捷．桂枝汤治疗更年期自汗症 34 例．新疆中医药，2000，18 (3)：28.
[26] 左芳，刘维．白虎加桂枝汤合四妙散治疗痛风性关节炎 58 例．天津中医，2001，18 (1)：17.
[27] 金超．桂枝汤加味治疗过敏性紫癜 35 例疗效观察．浙江中医杂志，1994，(5)：21.
[28] 郑丛勤．加味桂枝汤治疗阑尾炎 64 例疗效观察．浙江中医杂志，1987，22 (2)：581.
[29] 葛延全，单传英，芦红．桂枝汤加味治疗心悸验案．广西中医药，2002，25 (6)：38.
[30] 梁广和．桂枝汤合方辩证治疗心律失常 60 例．四川中医，2003，21 (6)：37.
[31] 霍玉森，李亚君．桂枝汤治疗阵发性室性心动过速 9 例．实用中医内科杂志，1994，(3)：42.
[32] 胡意明，江乐平．桂枝汤加味治房室传导阻滞 30 例．江西中医药，1999，30 (6)：56.
[33] 荆所俊，马菊香，范卫平，等．桂枝汤加减治疗慢性肾功能衰竭 18 例．中医研究，2006，19 (6)：42.

二、桂枝加厚朴杏子汤

（一）慢性肺源性心脏病

卜昌银等[1]用桂枝加厚朴杏子汤治疗慢性肺源性心脏病 50 例，疗效较好。病人有长期的咳嗽、咳痰、气促和哮喘等症状和肺气肿体征，桶状胸，肺部叩诊呈“清音”，心音远，伴心悸气短，嘴唇紫绀，颈静脉怒张，咳喘，呼吸困难，痰黏稠及下肢水肿。处方：桂枝、杏仁各 15g，白芍 30g，生姜、大枣、厚朴各 12g，炙甘草 10g。每日 1 剂，水煎服，1 日 3 次。半个月为 1 个疗程，共治 3 个疗程。结果：显效 41 例，占 82%；好转 6 例，占 12%；无效 3 例，占 6%。总有效率为 94%。

（二）其他

雷丞懿[2]报道，运用桂枝加厚朴杏子汤治疗小儿肺炎后期、迁延性肺炎、哮喘等病证，可取得较好疗效。

此外，王祥生等[3]记载桂枝加厚朴杏子汤加减治疗冠心病、胃溃疡等。

参 考 文 献

[1] 卜昌银, 刘其玉. 桂枝加厚朴杏子汤治疗慢性肺源性心脏病 50 例. 实用中医药杂志, 2000, 16 (5): 17.
[2] 雷丞懿. 桂枝加厚朴杏子汤治小儿慢性咳喘. 江西中医药, 1992, 23 (1): 5.
[3] 王祥生, 李宗强. 桂枝加厚朴杏子汤临床运用举隅. 中国中医药现代远程教育, 2013, 11 (6): 78.

三、桂枝加附子汤

(一) 慢性鼻炎

侯建时[1]用玉屏风散合桂枝加附子汤为主治疗慢性鼻炎, 取得较好疗效。随机分为治疗组 30 例, 对照组 30 例, 两组基本情况无差异, 具有可比性。中药组用玉屏风散合桂枝加附子汤为主。方药: 黄芪 18g, 白术 12g, 防风 9g, 桂枝 9g, 附子 9g, 苍耳子 15g, 辛夷 12g, 白芷 9g, 川芎 9g, 蝉蜕 6g, 甘草 3g。每日 1 剂, 分 2 次煎服, 15 天为 1 个疗程。对照组口服中联鼻炎片, 每次 2 片, 每日 3 次, 15 天为 1 个疗程。结果: 治疗组治愈 8 例, 显效 12 例, 有效 8 例, 无效 2 例, 总有效率为 93.3%; 对照组治愈 2 例, 显效 6 例, 有效 14 例, 无效 8 例, 总有效率为 73.3%。两组疗效经统计学处理有非常显著性差异 ($P < 0.01$), 治疗组明显优于对照组。

(二) 产后发热

马华等[2]运用桂枝加附子汤治愈产后发热 1 例。桂枝加附子汤用于伤寒误汗导致阳虚液脱, 出现汗漏不止、恶风、小便难、四肢微急等症。产后发热为产后气血两虚, 孤阳外越之候, 两者证虽各异, 但病机相似, 故用治疗前证之方, 治后证得愈, 收异曲同功之妙。

(三) 产后多汗, 阳虚感冒

桂枝加附子汤见于《伤寒论》, 方由桂枝汤加附子组成, 具有调和营卫、补阳敛汗之功, 用于太阳病发汗太过, 致阳虚漏汗之证。陈适中[3]用本方化裁治疗某些病证收到较满意的疗效。临床实践表明, 桂枝加附子汤治疗阳虚多汗最效, 尤其对产后多汗一证, 更是效如桴鼓。其临床特征为: 自汗, 肢冷恶风, 畏寒自背部起, 或肢体拘急疼痛, 脉浮缓或细弱。

(四) 表虚漏汗证

朱豫珊[4]运用桂枝加附子汤治疗中西药发汗不当而致的表虚不固, 漏汗不止者 100 例, 疗效较好。全部病人停用他药, 以本方随症加减方中药量。服药 1 剂后汗止者 38 例, 2 剂汗止者 44 例, 3 剂汗止者 9 例, 4 剂汗止者 9 例。

（五）更年期综合征

姬淑琴[5]运用桂枝加附子汤加味治疗更年期综合征52例。所有病人除月经失调外，烘热、汗出是典型的特异性症状，可伴有烦躁易怒、心悸失眠、胸闷头痛、情志异常、记忆力衰退、血压波动、腰腿酸痛等。随机分为治疗组52例和对照组42例，两组年龄、病程、临床表现无明显差异，具可比性。治疗组以桂枝加附子汤化裁：桂枝10g，白芍12g，炙甘草6g，生姜3片，大枣5枚，附子10g。加减法：肝郁气滞，加柴胡、香附、郁金、川楝子各10g；气虚，加黄芪15g，白术12g；失眠，加酸枣仁、夜交藤各15g；汗多者，加煅龙骨20g，浮小麦30g，麻黄根15g；头晕耳鸣，加天麻10g，磁石15g，石菖蒲12g；浮肿者，加茯苓12g，泽泻10g；小便频数、夜尿多者，加益智仁、覆盆子各15g，金樱子10g；阴虚，加熟地黄20g，山茱萸12g，龟甲15g。每剂水煎2次，早、晚分服。对照组口服更年安片，每次6片，每日3次。结果：治疗组治愈5例，显效23例，有效21例，无效3例，总有效率为94.23%；对照组治愈3例，显效7例，有效18例，无效14例，总有效率66.67%。与对照组相比，差异具有统计学意义（$P < 0.01$）。

（六）其他

本方还可治疗寒疫、寒湿痹、瘾疹、室性早搏、胸痛心痹[6]、乙型肝炎[7]、顽固性盗汗[8]、发汗不当所致小儿虚脱证[9]、结缔组织未分化病[10]等。

参 考 文 献

[1] 侯建时．玉屏风散合桂枝加附子汤为主治疗慢性鼻炎疗效观察．江西中医药，2002，33（5）：15.

[2] 马华，马绍初．桂枝加附子汤治愈产后发热1例．中国民间疗法，2002，10（8）：42.

[3] 陈适中．桂枝加附子汤治验举隅．国医论坛，1996，11（4）：16.

[4] 朱豫珊．桂枝加附子汤治表虚漏汗证100例疗效观察．国医论坛，1991，（3）：13.

[5] 姬淑琴．桂枝加附了汤加味治疗更年期综合征52例．中国中医药信息杂志，2007，14（4）：79.

[6] 李继彬．桂枝加附子汤临床应用．河南中医，1994，14（1）：12.

[7] 林鹤和．桂枝加附子汤治疗乙型肝炎．浙江中医杂志，1985，20（2）：33.

[8] 杜长海．桂枝加附子汤治愈顽固性盗汗．北京中医，1986，（4）：48.

[9] 彭全民．经方治疗三则．陕西中医，1986，（5）：213.

[10] 周强，赵锡艳，逄冰，等．仝小林运用桂枝加附子汤治疗结缔组织未分化病验案．河南中医，2013，33（6）：852.

四、桂枝加葛根汤

（一）颈部肌筋膜炎

苏孟华等[1]运用桂枝加葛根汤治疗颈部肌筋膜炎 64 例，效果较好。临床表现为：颈后部僵硬感、紧张感或有重物压迫之沉重感，晨间起床时和气候潮湿寒冷时加重，活动后及在温暖的环境中减轻，舌质淡、苔薄白，脉浮缓。基本方：葛根 15g，桂枝 9g，白芍 9g，炙甘草 6g，黄芪 15g，生姜 9g，大枣 12 枚。加减：头痛，加川芎 9g；肩胛部疼痛，加姜黄 9g，制乳香 6g，制没药 6g。每日 1 剂，水煎服。结果：痊愈 62 例，占 96.9%；好转 2 例，占 3.1%。总有效率 100%。服药时间最短 6 天，最长 15 天。

（二）颈椎病

陈水昌[2]应用桂枝加葛根汤配合颈椎牵引治疗本病 42 例，疗效满意。以桂枝加葛根汤为基本方，药用：葛根 30g，桂枝 10g，白芍 15g，生姜 10g，大枣 10 枚，炙甘草 6g，川芎 6g，红花 10g，威灵仙 15g。痛甚者，加全蝎 6g，地龙 10g；头重者，加羌活 10g；无汗恶风者，加麻黄 6g。每日 1 剂，水煎，早、晚分服，1 周为 1 个疗程。同时配合颈椎牵引，采用枕颌布带卧位或坐位牵引，负重 3~5kg，质量从轻到重，时间每次 1 小时，每日 1 次，7 次为 1 个疗程。结果：本组 42 例经过 1~3 个疗程的治疗，治愈 37 例，好转 5 例。

冯灼灵[3]报道，运用桂枝加葛根汤治疗颈椎病 30 例。随症加减，水煎服，每日 1 剂。复煎再服，药渣温烫患处，30 天为 1 个疗程，连用 1~2 个疗程。结果：临床治愈 6 例，显效 13 例，有效 7 例，无效 4 例，总有效率达 86.7%。

（三）其他

此外，桂枝加葛根汤还可以治疗病毒性斜颈，太阳中风并头项强痛不舒证如感冒、头痛[4]，还可用于胃痛[4]、脑动脉硬化、脑震荡[5]、失音、过敏性鼻炎[6]、中风后遗症[7]等。

参 考 文 献

[1] 苏孟华，王晓红. 桂枝加葛根汤治疗颈部肌筋膜炎 64 例. 国医论坛，1999，14（5）：15.
[2] 陈水昌. 桂枝加葛根汤配合牵引治疗颈型颈椎病 42 例. 广州医药，1999，30（3）：14.
[3] 冯灼灵. 桂枝加葛根汤治疗颈椎病 30 例临床观察. 全国第二届仲景学术思想研讨会，1995：277.
[4] 刘永红. 桂枝加葛根治验 3 则. 国医论坛，1995，（4）：20.
[5] 曹永康. 用古方治今病. 南京中医学院学报，1995，11（1）：44.
[6] 萧永明. 桂枝加葛根汤新用. 甘肃中医，1994，7（3）：24.

[7] 宋荣台. 桂枝加葛根汤临证新悟. 山东中医杂志, 2013, 32 (1): 62.

五、桂枝二麻黄一汤

(一) 老年性皮肤瘙痒症

景文川[1]运用桂枝二麻黄一汤加减治疗老年性皮肤瘙痒症 35 例, 疗效满意。临床表现为皮肤奇痒, 搔抓不解, 影响睡眠。检查: 全部病人皮肤有抓痕及血痂, 反复发作的病人可见皮肤色素沉着、局部湿疹样变等继发性损害, 舌脉无异常。处方: 桂枝 12g, 白芍 12g, 杏仁 10g, 甘草 6g, 炙麻黄 6g, 生姜 9g, 大枣 5 枚。风热者, 去麻黄, 加金银花 15g, 黄连 4g; 血虚者, 加鸡血藤 20g, 当归 12g; 气虚者, 加黄芪 15g; 瘙痒较甚者, 加蝉蜕 6g, 全蝎 4g。每日 1 剂, 10 天为 1 个疗程。治疗期间停服其他药物。结果: 35 例中, 痊愈 20 例, 有效 13 例, 无效 2 例, 总有效率为 94.3%。

(二) 其他

还可用于治疗风寒表证、太阳伤寒、荨麻疹等, 疗效较好[2]。

参 考 文 献

[1] 景文川. 桂枝二麻黄一汤治疗老年性皮肤瘙痒症 35 例. 山东中医杂志, 1999, 18 (12): 40.
[2] 杨百弗, 李培生. 实用经方集成. 北京: 人民卫生出版社, 1996: 48.

六、桂枝二越婢一汤

(一) 类风湿关节炎

喜多敏明[1]观察了桂枝二越婢一汤治疗类风湿关节炎的疗效。类风湿因子 (RF) 阳性的类风湿关节炎 (RA) 病人 38 例, 服药 4~12 个月 (平均 7.7 个月) 后测定 Lansbury 活动性指数和 RF。结果: ①Lansbury 活动性指数的变化: 从 $(44.9 \pm 4.4)\%$ 下降至 $(23.7 \pm 4.0)\%$。②RF 的变化: 从 (147.9 ± 38.6) U/ml 降至 (71.2 ± 30.4) U/ml。

(二) 其他

阵内弘和[2]报道桂枝二越婢一汤可用于治疗干扰素副反应的"疟"症状。某某, 女, 58 岁, 丙型肝炎病人。服用西药以及柴胡剂和活血化瘀剂的合方后, 身体情况及检查值稳定。1992 年 5 月, 静脉注射干扰素 300 万 U, 2 小时后出现剧烈的恶寒战栗, 物理降温后症状减轻。翌日仅有微热、肌肉痛、身痛。后改在注射前 2 小时温服桂枝二越婢一汤 (桂枝汤提取剂 3g, 越婢加术汤提取剂 1.5g)、覆盖毛毯取汗后静脉注射干扰素。病人仅体温上升、身体疼痛。连服 5 天。干扰素增至 600 万 U，连续注射 60 次，未用消炎镇痛剂，病人病情基本痊愈出院，目前继续服用柴胡桂枝干姜汤。

另有文献[3]报道本方用于呼吸系统疾病和泌尿系统疾病，临床也能获得良效。

参 考 文 献

[1] 喜多敏明. 桂枝加苓术附汤、桂枝二越婢一汤、桂枝芍药知母汤对于血清反应阳性的 RA 的治疗效果. 国外医学·中医中药分册，1996，18（1）：20.

[2] 阵内弘和. 使用干扰素时的"疟"状桂枝二越婢一汤的应用. 国外医学·中医中药分册，1994，16（1）：31.

[3] 杨百茀，李培生. 实用经方集成. 北京：人民卫生出版社，1996：49.

七、桂枝麻黄各半汤

（一）慢性肾衰竭皮肤瘙痒症

刘玉宁[1]运用仲景桂枝麻黄各半汤治疗慢性肾衰竭皮肤瘙痒症 25 例，收效满意。基本方：麻黄、桂枝、白芍、杏仁、生姜、炙甘草、大枣。加减：气虚者，加党参、黄芪；血虚者，加当归、何首乌；阴虚者，加生地黄、玄参；阳虚者，加仙茅、淫羊藿；便秘者，加大黄、芒硝；皮肤感染者，加白鲜皮、地肤子等。用法：每日 1 剂，水煎 2 次，取药汁 450ml，分 3 次温服。服药后注意勿当风受凉，宜衣被保暖取其微汗，如不汗则饮用热粥适量以助药力。疗程 2 周。西医辅助疗法：抗感染，纠正水、电解质及酸碱失衡，尿毒症终末期病人给予血液透析治疗。25 例病人治疗后瘙痒消失者 8 例，减轻者 13 例，无效者 4 例。其中用药后瘙痒改善时间最短者 2 天，最长者 11 天，平均 5.5 天。尿毒症早期病人治疗后全部有效，终末期病人治疗有效者 7 人，两期治疗效果经统计学处理差异显著（$P < 0.05$），提示桂枝麻黄各半汤对早期尿毒症皮肤瘙痒病人的疗效优于终末期病人。

（二）荨麻疹

樊有文[2]以桂枝麻黄各半汤为基本方治疗荨麻疹 39 例。根据病证辨证加味：全身痒甚者，加白芷、白蒺藜；面及胸部风疹不退或退而复出者，加葛根；额角耳后风疹反复出现者，加柴胡、龙胆草；脉细数、舌红者，加生地黄、玄参、麦冬；疹色鲜红、痒甚心烦者，加栀子、牡丹皮；疹色淡畏风者，加黄芪、当归。结果：服 3 剂而愈者 6 例，服 6 剂而愈者 10 例，服 10 剂以上而愈者 9 例，病情反复又续服药后治愈者 14 例。

（三）其他

此外，麻黄桂枝各半汤还可以治疗长期发热、变应性血管炎、过敏性鼻炎、皮肤瘙痒、产后感冒、神经性皮炎、病态窦房结综合征、腹型过敏性紫癜、慢性湿疹等病。

参 考 文 献

[1] 刘玉宁.桂枝麻黄各半汤治疗慢性肾功能衰竭皮肤瘙痒症25例.中医研究,1995,8(5):38.

[2] 樊有文.桂枝麻黄各半汤治疗荨麻疹39例临床观察.湖北中医杂志,1991,(5):18.

八、麻黄汤

(一) 流行性感冒

张树峰[1]应用中药麻黄汤治疗流行性感冒120例,收到显著疗效,疗程短,见效快。其发病多是突然起病,高热,多在38.5℃以上,怕冷,周身酸痛,皮肤无汗,呼吸浅快,有肺炎合并症者有呼吸困难、咳嗽、胸闷胸痛、脉数有力等表现。处方:麻黄10g,桂枝15g,甘草10g,杏仁10g。无肺炎并发症者,单用麻黄汤原方;有肺炎者,可加鱼腥草、大青叶、板蓝根、金银花、连翘各20g。用法:上述药物温水浸泡40分钟,水开后煎15分钟,煎成药汁约200ml,小儿服50~100ml,成人服200ml,服药后适当饮些热水,盖被子发汗,至周身均匀汗出为度,每日1剂。结果:102例流行性感冒无并发症者1~2剂痊愈,18例有肺炎并发症者5~7剂痊愈。

(二) 儿童哮喘

朱富华等[2]运用加减射干麻黄汤治疗儿童哮喘32例,并进行了峰速值疗效观察,效果较好。儿童哮喘组采用加减射干麻黄汤:炙麻黄、当归各2g,陈皮、茯苓、甘草各6g,射干、前胡、桔梗、蝉蜕各10g,牡蛎(先煎)、连翘、蒲公英各15g。每日1剂,分2次服用,连服1个月。肺热咳喘者,加桑白皮、马兜铃;肺寒咳嗽者,加款冬花、紫菀;喘甚者,加地龙、僵蚕;鼻塞流涕者,加辛夷、苍耳子;瘀血者,加丹参、红花;反复发作者,加黄芪、白术;便秘者,加枳实、焦山楂;病久者,加补骨脂、熟地黄。结果:临床控制15例,显效8例。

(三) 缓慢性心律失常

姬光东等[3]运用麻黄汤治疗缓慢性心律失常50例,疗效满意。其中窦性心动过缓28例,病态窦房结综合征5例,房室传导阻滞17例。85%的病人用过阿托品等药物治疗,由于疗效不持久,停药后又复发,而要求服中药治疗。以麻黄汤为基本方:麻黄、桂枝各10g,杏仁、甘草各6g。气虚乏力,加人参20g,黄芪60g;心虚胆怯、失眠多梦,加酸枣仁、柏子仁各20g,茯苓10g;心血不足,加熟地黄15g,当归、阿胶各10g;心阳不振,加附子、鹿角胶、肉桂各10g;血瘀,加丹参40g。水煎,分

2 次服，每日 1 剂。结果：显效 33 例，有效 10 例，无效 7 例，总有效率 86%。

（四）小儿遗尿症

林祥启等[4]用麻黄汤治疗小儿遗尿症 56 例。处方：麻黄、杏仁各 6g，桂枝 5g，甘草 3g。气虚者，加黄芪 15g；肾阳虚者，加益智仁、桑螵蛸各 9g；6 岁以下小儿酌减麻黄用量。隔日 1 剂，水煎服，10 剂为 1 个疗程。对照组服用氯酯醒，1 次 0.1g，1 天 3 次，10 天为 1 个疗程。结果：治疗组痊愈 43 例，有效 8 例，无效 5 例，总有效率为 91.1%；对照组痊愈 19 例，有效 18 例，无效 11 例，总有效率 77.1%。两组比较，治疗组优于对照组，痊愈率有非常显著性差异（$P < 0.01$）。

（五）寒冷性荨麻疹

王红军[5]运用自拟加味麻黄汤治疗寒冷性荨麻疹，效果较好。治疗组服用加味麻黄汤，方药：炙麻黄 10g，桂枝 10g，杏仁 10g，桃仁 10g，炒薏苡仁 10g，地肤子 20g，徐长卿 10g，北沙参 10g，天花粉 10g，蝉蜕 6g，炙甘草 15g，生、炙黄芪各 20g。早、晚各 1 次，水煎服，7 剂为 1 个疗程。对照组服赛庚啶、甲氰咪胍、维生素 E。结果：治疗组 30 例中，痊愈 18 例，显效 6 例，有效 4 例，无效 2 例，总愈显率为 80.0%；对照组 30 例中痊愈 9 例，显效 5 例，有效 7 例，无效 9 例，总愈显率为 46.7%。疗效有显著性差异（$P < 0.05$）。治疗组中有 2 例用药后出现轻度胃部不适，对照组中有 12 例出现嗜睡，均不影响治疗。

（六）小儿高热

刘广芳[6]报道，运用麻黄汤治疗小儿外感高热，疗效较好。共治疗小儿外感高热证 292 例，以发热、无汗、口不渴、脉浮数为辨证要点，体温在 38℃ 以上者为治疗对象。中医辨证属恶寒者 138 例，恶热者 138 例，不恶寒热者 16 例；西医诊断为上呼吸道感染 178 例，扁桃体炎 114 例。其中 123 例白细胞总数在 $11 \times 10^9/L$ 以上。经口服麻黄汤煎剂治疗后，24 小时体温降至正常，主症消失者 196 例，48 小时退热者 86 例，总有效率 96.6%。研究认为，麻黄汤在治疗小儿高热时，发热、无汗是中医辨证的关键所在，恶寒、恶热者均可使用。

（七）急性乳腺炎

常建林[7]运用麻黄汤加味治疗急性乳腺炎，疗效较好。处方：麻黄 10g，桂枝 10g，杏仁 10g，甘草 10g，蒲公英 30g，金银花 15g。乳汁不通，加漏芦 10g。每日 1 剂，早、晚空腹服。服药后出汗，勿使汗出过。结果：71 例中，痊愈 63 例，有效 7 例，无效 1 例，总有效率为 98.59%。

（八）咳嗽

洪杰斐[8]运用麻黄汤加味治疗外感后咳嗽 26 例，疗效较好。

（九）其他

此外，麻黄汤还可以治疗无汗症、雷诺病、顽固性慢性荨麻疹、腰扭伤、痛经、急腹症、痹证、胸痹、银屑病、阳痿、中风偏瘫、鼻出血、慢性鼻窦炎、慢性咽炎、突发性耳聋、面肌神经炎等。

参 考 文 献

［1］张树峰. 麻黄汤治疗流行性感冒 120 例报道. 中医药信息，1995，12（4）：42.

［2］朱富华，姚桂芳. 加减射干麻黄汤治疗儿童哮喘 32 例及峰速值疗效观察. 陕西中医，2002，23（6）：487.

［3］姬光东，牛振华. 麻黄汤治疗缓慢型心律失常 50 例. 中医药学报，2002，30（1）：31.

［4］林祥启，孙开芹. 麻黄汤治疗小儿遗尿症 56 例. 实用中医药杂志，2000，16（1）：24.

［5］王红军. 自拟加味麻黄汤治疗寒冷性荨麻疹疗效观察. 临床及实验研究，2002，31（4）：232.

［6］刘广芳. 麻黄汤治疗小儿外感高热的临床体会. 北京中医学院学报，1992，（5）：65.

［7］常建林. 麻黄汤加味治疗急性乳腺炎. 中医医刊，1990，（4）：9.

［8］洪杰斐. 麻黄汤加味治疗外感后咳嗽 26 例. 四川中医，1998，16（2）：29.

九、葛根汤

（一）颈椎病

韩宗锡等[1]采用葛根汤加味治疗颈椎病 126 例，取得了较满意的效果。中医辨证分为 4 型：风袭经脉型 17 例，寒滞经脉型 38 例，风寒湿邪阻经脉型 64 例，血瘀风滞经脉型 7 例。处方：葛根 30g，大枣 10g，桂枝 24g，麻黄 10g，白芍 18g，生姜 10g，甘草 10g。每日 1 剂，水煎，分 3 次服。1 个月为 1 个疗程。风袭经脉型，风湿偏盛，以麻木沉重为主，去麻黄，加威灵仙 30g，白花老鹳草 30g；寒滞经脉型，寒凝偏重，以痛为主，加制川乌 12g，制草乌 12g（先煎 6 小时），制附子 60g（先煎 2 小时）；风寒湿邪合而为患，麻痛并重者，加地龙 12g，当归 20g，桑枝 30g，苏木 20g，鸡血藤 30g；瘀阻经脉，刺痛拒按，夜间加重者，去麻黄，加桃仁 12g，红花 10g，乳香 6g，没药 6g。若 X 线示有椎间盘突出者，可在服中药的同时配合颈椎牵引，每日 1 次，每次 20 分钟。结果：优 35 例，良 53 例，可 19 例，差 19 例，总有效率 85%。

周杨礼[2]采用中药内服，结合颈部操锻炼治疗神经根型颈椎病 144 例，取得较好疗效。其中，颈椎椎体骨质增生 96 例，颈椎生理弧度变直 92 例，颈椎椎间盘退变、椎间隙变窄 78 例，颈椎韧带钙化 30 例。中药内服：基本方为加味桂枝葛根汤。药物组成：葛根、丹参、鸡血藤各 30g，桂枝、羌活、防风、片姜黄、香附、川芎、地龙各 10g，赤芍 15g，秦艽、大枣各 20g，生姜 5 片。每日 1 剂。水煎，分上、下午 2 次温服。加减：风寒束表，无汗、怕冷、身痛者，加麻黄 5g；病程较长，寒湿留滞经脉骨节，颈部僵硬者，加白芥子、蕲蛇各 10g，蜈蚣 2 条；气虚明显，神疲乏力者，加黄芪 60g，当归 10g；久病入络，瘀血停留，肩背上肢麻木，舌质紫暗者，加桃仁、红花各 10g，血竭 5g，全蝎 3g。颈部操锻炼：教授病人行颈部操锻炼，动作要稳健，每日早、晚各做 1 次。结果：经上述方法治疗 2 个疗程后，痊愈 30 例，显效 36 例，有效 60 例，无效 18 例，总有效率为 87.5%。

（二）周围性面瘫

曾志海等[3]用葛根汤治疗周围性面瘫，并与周围性面瘫常规西医疗法进行疗效对比。处方：葛根 30g，麻黄、甘草各 10g，桂枝 20g，生姜 5g，白芍 20g，大枣 5 枚。每日早、晚煎服各 1 次，每 6 日复诊检查 1 次。结果：葛根汤组 143 例中，有效以上占 88.8%，显效以上占 73.42%，1 个月内恢复的占 76.92%；西药组 72 例中，有效以上占 86.1%，显效以上占 79.16%，1 个月内恢复的占 69.44%。

（三）病毒性肠炎

周延秋[4]运用葛根汤治疗春季小儿病毒性肠炎 46 例，获得满意疗效。全部病例均经西药治疗无效。临床表现为腹泻呈水样大便，每日 4～7 次，咳嗽，气促，或流涕，或伴有呕吐，口不渴，不发热或微发热，舌苔薄白而润，指纹淡红。处方：葛根 10g，麻黄 5g，桂枝 5g，白芍 5g，生姜 2 片，大枣 2 枚，甘草 5g。水煎，取汁 100ml，少量多次喂服，每日 1 剂。服本药治疗期间，停用其他中西药物，忌酸性食物。结果：本组 46 例全部治愈。其中服药 1～2 剂治愈者 37 例，服药 3～4 剂治愈者 9 例。

（四）荨麻疹

王秀荣[5]运用葛根汤治疗荨麻疹 51 例，疗效显著。处方：葛根 12g，炙麻黄 6g，生姜 2 片，桂枝 6g，大枣 4～6 枚。水煎服，两汁煎取药液 300ml，分早、晚 2 次分服，7 天为 1 个疗程。无汗口渴者，加知母 9g；有汗口渴者，加生石膏 15g，西洋参 9g，天花粉 9g；汗出而口不渴者，此属阳明中风，加重桂枝用量；疹团片大而色淡，舌质不红者，此为气虚无力鼓邪外出，加高丽参或党参；周身瘙痒剧烈难忍，脉浮数者，加重葛根 15g，蝉蜕 9g，白鲜皮 15g，生黄芪 15g；若瘙痒昼轻夜重，脉沉细而数，舌红无苔者，加生地黄 5g，牡丹皮 10g，或阿胶 10g（烊化）；若迁延不愈者，加炙黄芪 30g，当归 15g。结果：46 例急性荨麻疹病人服药 1～7 天后，治愈 39 例，好转 6 例，无效 1 例；5 例慢性病人用药 8～15 天后，治愈 2 例，好转 3 例。治愈率为 80.39%，好转率 17.65%，总有效率 98.04%。

（五）落枕

马宁[6]对落枕病人在推拿的基础上，加服桂枝加葛根汤化裁治疗，获得良效。

将38例病人随机分为对照组（16例）及治疗组（22例）。两组均采用推拿治疗，所用手法有扳、揉、擦、拿、一指禅等，取穴肩井、风池、天宗、大椎、风府、落枕、阿是穴等，施术约30分钟。治疗组在此基础上加服中药，以桂枝加葛根汤加减，基本药物为葛根、桂枝、白芍、威灵仙、麻黄、羌活、川芎、甘草、生姜。辨证加减，每日1剂，服药1～3剂。结果：全部病人均治愈，症状消失，功能恢复。对照组1天治愈者2例，2天治愈者4例，3天治愈者6例，4天治愈者4例，平均治疗天数2.75天；治疗组1天治愈者4例，2天治愈者7例，3天治愈者9例，4天治愈者2例，平均治疗时间2.41天。治疗组的平均治愈时间较对照组短，且前3天治愈者占90.9%，明显高于对照组的75%。

（六）流行性肌张力障碍综合征

王光辉[7]采用中西医结合方法治疗流行性肌张力障碍综合征，结果：全部治愈。其运用方法是：首先用氢溴酸东莨菪碱肌内注射，一般在30～60分钟内控制发作。如效果不显，6小时后可重复注射1次，或者加入5%葡萄糖液500ml中静脉滴注，每日1次。在应用上述方法的同时，服用葛根汤：葛根30g，白芍30g，生甘草15g，麻黄10g，桂枝10g，生姜5片，大枣10枚。若汗出过多者，去麻黄。本方适应于本病表现为风寒证者，故表虚证、阴虚阳亢证、热证均应禁用。

（七）自发性寰椎半脱位

杨运东[8]报道，用葛根汤配合牵引治疗儿童自发性寰椎半脱位42例。结果：治愈18例，显效21例，有效3例。

（八）肩周炎

李洪林[9]报道，采用葛根汤加减治疗肩周炎50例。结果：治愈38例，显效10例，无效2例。康建成[10]也报道，采用葛根汤加味治疗肩周炎48例，亦取得了较好疗效。

（九）胃肠型感冒

何勇军[11]报道，用葛根汤加减治疗胃肠型感冒。共选取的124例胃肠型感冒病人，随机分为研究组和对照组，每组62例。两组病人一般资料比较，差异无统计学意义（$P > 0.05$），具有可比性。给予对照组宝济浓缩丸1.2g口服治疗，3次/天，持续服用3天。给予研究组葛根汤治疗，主要成分：大枣、生姜、炙甘草、白芍、桂枝、麻黄、葛根。口服，20ml/次，3次/天。两组均以3天为1个疗程，1个疗程后对比两组疗效。结果：研究组显效47例，有效12例，无效3例，总有效率为95.16%；对照组显效34例，有效17例，无效11例，总有效率为82.26%。研究组总有效率高于对照组，差异有统计学意义（$P < 0.05$）。

此外，葛根汤还可以治疗眩晕、流感、局限性硬皮病、病毒性痉挛性斜颈、过敏性鼻炎、痤疮、颞下颌及关节功能紊乱、三叉神经痛、便秘、腰椎间盘突出症、原发性痛经、抽动秽语综合征等病。

参 考 文 献

[1] 韩宗锡，陈玉华. 葛根汤治疗颈椎病 126 例. 中国民间疗法，1999，35（7）：35.
[2] 周杨礼. 加味桂枝葛根汤合颈部操治疗颈椎病 144 例. 浙江中医杂志，2003，（8）：345.
[3] 曾志海，彭青杰. 葛根汤治疗周围性面瘫 143 例. 陕西中医，2002，23（2）：117－118.
[4] 周延秋. 葛根汤治疗春季小儿病毒性肠炎 46 例. 湖南中医杂志，2001，17（6）：52.
[5] 王秀荣. 葛根汤治疗荨麻疹 51 例. 中医研究，2002，15（6）：37.
[6] 马宁. 桂枝加葛根汤配合推拿治疗落枕 38 例. 中国民间疗法，2003，11（3）：36.
[7] 王光辉. 中西医结合治疗流行性肌张力障碍综合征 88 例. 中医杂志，1994，35（9）：544.
[8] 杨运东. 葛根汤配合牵引治疗儿童自发性寰椎半脱位 42 例. 国医论坛，1995，10（5）：34.
[9] 李洪林. 葛根汤加减治疗肩周炎 50 例. 中医临床与保健，1992，（4）：20.
[10] 康建成. 葛根汤加味治疗肩周炎 48 例. 湖北中医杂志，1995，17（2）：31.
[11] 何勇军. 葛根汤加减治疗胃肠型感冒的临床效果分析. 河南医学研究，2016，25（7）：1278.

十、大青龙汤

（一）慢性支气管炎合并肺部感染

王端权[1]运用大青龙汤治疗 52 例慢性支气管炎合并肺部感染，效果较好。随机分为治疗组 34 例，对照组 18 例。治疗组给予大青龙汤治疗。处方：净麻黄 9g，川桂枝 9g，大杏仁 10g，生甘草 9g，生姜片 3g，大红枣 5 枚，生石膏 30g。水煎服，每日 1 剂，分 3 次温服。对照组给予鱼腥草注射液加入 0.9% 生理盐水 250ml 中，静脉滴注，每日 1 次。服药期间观察病人症状、舌脉及体征变化。结果：治疗组 34 例中，临床控制 20 例，好转 9 例，无效 5 例，有效率为 85.29%；对照组 18 例中，临床控制 9 例，好转 5 例，无效 4 例，有效率为 77.78%。两组总体疗效比较，有统计学意义（$P < 0.05$）。

（二）哮喘

黄禾生[2]治疗 46 例喘息型支气管炎发作期病人，取得较好的疗效。处方：麻黄 10～15g，杏仁 10～15g，桂枝 10～15g，生石膏 20～30g，大枣 3～5 枚，生姜 3～5 片，炙甘草 6～12g。疗效判定标准：哮喘控制，哮鸣音消失为显效；哮喘减轻，哮鸣音减少为好转；哮喘无缓解为无效。结果：显效 18 例，好转 23 例，无效 5 例，总有效率为 89.1%。

（三）外感发热

许健[3]采用大青龙汤治疗流感发热 32 例，与同期常规西药治疗 20 例比较，疗效显著。治疗组给予大青龙汤。处方：炙麻黄 10g，桂枝 10g，石膏 30g，杏仁 12g，炙甘草 6g，生姜 3 片，大枣 10 枚。煎服法：石膏打碎先煎 10 分钟，然后纳诸药武火煎 5 分钟，2 煎共取汁约 400ml，分早、晚 2 次温服，每日 1 剂。服后勿当风，若汗出热退即止服。对照组给予速效伤风胶囊、病毒灵。必要时 2 组均可给予补充液体及对症处理，对形体羸弱者谨慎。结果：治疗组 32 例，痊愈 5 例，显效 16 例，有效 8 例，无效 3 例，总有效率 90.6%；对照组 20 例，痊愈 3 例，显效 7 例，有效 4 例，无效 6 例，总有效率 70.0%。两组疗效比较，差异性显著（$P < 0.01$）。全部病人均无不良反应。

（四）发热

郭伟琪[4]报道，用大青龙汤治疗 42 例发热病人，1 次给予大青龙汤制剂 40 ~ 50ml，然后测其药后 2 小时、4 小时的体温变化。结果：4 小时内体温下降 1℃ 以上者 21 例，4 小时内体温下降 1℃ 以内者 10 例，4 小时内体温不降或上升者 11 例。并认为呼吸道、消化道感染所致的急性发热效果较好。而病程长，反复多次运用多种退热药而体温仍不退或发热原因不明的病例疗效较差。在此基础上，选择了肺、支气管急性感染，急性胃肠道感染和急性尿路感染的发热病例进行了大青龙汤与解热镇痛药去痛片的临床退热观察比较。结果：大青龙汤具有略优于去痛片的退热效果。

此外，大青龙汤还可以治疗上呼吸道感染、乙型脑炎、流行性脑脊髓膜炎、身痛、嗜睡等病。

参 考 文 献

[1] 王端权. 大青龙汤治疗 52 例慢性支气管炎合并肺部感染. 河南中医，2000，20（5）：37.
[2] 黄禾生. 大青龙汤控制哮喘发作 46 例疗效观察. 云南中医中药杂志，1995，16（3）：49.
[3] 许健. 大青龙汤治疗流感发热临床观察. 长春中医学院学报，2001，17（2）：29.
[4] 郭伟琪. 大青龙汤退热作用的实验和临床观察. 中国医药学报，1987，2（6）：17.

十一、小青龙汤

（一）支气管炎

冯水炎[1]运用中医辨证论治理论，用小青龙汤加减治疗喘息型慢性支气管炎急性发作期中医辨证为寒喘的病例 65 例。基本药物：炙麻黄 12g，炙桂枝 10g，法半夏 10g，干姜 5g，炙细辛 5g，射干 9g，葶苈子 15g，五味子 9g，杏仁 10g，炒紫苏子 10g，川贝母粉 6g，炒白芥子 10g，炙款冬花 12g，炙紫菀 15g。兼风寒表证明显者，加紫苏 6g，荆芥 6g；喉中痰鸣如水鸡声者，加重射干至 15g，川厚朴 6g；胸闷痰黏难咯者，加桔梗 10g，旋覆花 10g；兼有热象、烦躁口渴者，加生石膏 24g；肺部感染明显者，加鱼腥草 30g，金银花 30g。水煎 2 次，上、下午分服，忌食烟酒，油腻、辛辣、鱼腥等食物。对照组采用青霉素 G 注射液、复方甘草片，哮喘明显加用氨茶碱片。两组均以 10 天为 1 个疗程，连用 2 个疗程后，作治疗前后对比。结果：治疗组 65 例，临床控制 47 例，显效 9 例，有效 5 例，无效 4 例，总有效率 93.85%；对照组 62 例，临床控制 32 例，显效 13 例，有效 8 例，无效 9 例，总有效率 85.48%。临床症状和疗效对照，治疗组明显优于对照组。胸片、血常规等客观检查指标对比，两组无显著性差异（$P > 0.05$）。

黄年斌等[2]运用小青龙汤治疗慢性支气管炎 50 例，效果显著。处方：麻黄、五味子、生甘草各 6g，桂枝、白芍、半夏、干姜各 10g，细辛 3g。根据冬夏时令分别选用生或炙麻黄；痰稠难咯出者，加桔梗、鱼腥草、陈皮；胸闷或呼吸困难者，加瓜蒌皮、薤白、地龙；食欲不振者，加莱菔子、砂仁。上药每日 1 剂，水煎，分 2 次温服，7 天为 1 个疗程。可连服 2～3 个疗程。治疗期间如出现缺氧或胸闷等情况，可予吸氧及支持疗法。结果：显效 26 例，有效 22 例，无效 2 例，总有效率 96.00%。

何冠[3]运用小青龙汤治疗急性支气管炎 48 例，取得较好疗效。临床表现：均具有咳嗽，咳痰，痰色白、清稀、有泡沫，痰量多，微喘，甚则喘息不能平卧，苔白，脉沉紧。均经 X 线摄片诊断为急性支气管炎。小青龙汤组成：麻黄 10g，白芍 10g，桂枝 10g，甘草 6g，制半夏 12g，细辛 6g，五味子 10g，干姜 6g。水煎服。每日 1 剂。结果：48 例急性支气管炎病人经治疗后咳嗽、咳痰、气喘等症状消失，胸片复查恢复正常。疗程一般为 2～6 天，平均疗程 3.5 天。

（二）哮喘

彭开绍[4]治疗顽固性支气管哮喘 20 例，疗效满意。小青龙汤基本方：炙麻黄 10g，桂枝 10g，五味子 10g，干姜 8g，制半夏 15g，白芍 30g，细辛 8g，甘草 15g。寒痰黏稠者，加白芥子 10g，莱菔子 30g，紫苏子 10g；痰热壅肺者，加鱼腥草 30g，生石膏 30g，浙贝母 10g。每日 1 剂，分 2 次水煎内服。20 例病人中，18 例服用本方后，半小时至 1 小时哮喘即平或显著缓解，听诊两肺哮鸣音大减或基本消失，服完 3 剂后病情趋向稳定，逐渐减少本方剂量，加入益气固本、补肾纳气之品，以资调理，巩固疗效。以上 18 例经治疗后哮喘基本控制，2 例服本方无效改用他法治疗。

胡全和[5]运用小青龙汤治疗顽固性支气管哮喘病人 8 例，均属反复发作，经一般中西药治疗而无效者。处方：炙麻黄 15～20g，炙五味子 6～9g，桂枝 6～9g，干姜 6～9g，制半夏 15～20g，白芍 15～25g，细辛 6～9g，蜜炙甘草 9～15g。寒痰黏稠者，加旋覆花 9～15g（包煎），蜜炙款冬花 9～18g，紫苏子 15～25g；痰热壅肺者，加鲜鱼腥草 30～50g，海浮石 15～25g，浙贝母 9～15g。每日 1 剂，煎取两汁，和匀，首次服 1/2 ~ 2/3，所余药汁酌情 1 ~ 2 次服完，寒盛则热服，热盛则凉服或随病人所欲而服之。结果：8 例顽固性支气管哮喘病人，均在服完本剂 0.5 ~ 2.5 小时哮喘即平、诸症缓解，听诊两肺哮鸣音明显减少或消失，待服完 2 ~ 3 剂后诸症基本消失、病情稳定。即酌情调整上方剂量，加入益气固本、补肾纳气之品调理善后以固其疗效。治愈后随访 3 年无复发。

（三）肺源性心脏病

任广毅等[6]近年来以本方增大剂量治疗肺源性心脏病哮喘病人 48 例，取得了满意疗效。所有病例随机按单日、双日入院分为治疗组和对照组。两组病例均采用吸氧、解痉止喘、强心利尿、抗菌等治疗。治疗组在上述治疗基础上加服大剂量小青龙汤，每日 1 剂，水煎后分 2 次口服。处方：炙麻黄 20g，白芍 20g，桂枝 20g，干姜 20g，细辛 20g，法半夏 20g，五味子 20g，生石膏 120g，甘草 20g。喘重，加三子养亲汤；水肿重，加茯苓、泽泻、车前子；咳重，加百部、瓜蒌；肺气虚重，加黄芪 100g。1 周为 1 个疗程。年老体弱者，细辛、半夏、五味子酌减。结果：治疗组 48 例，近期控制 9 例，显效 23 例，好转 10 例，无效 3 例，死亡 3 例，总有效率 87.5%；对照组 55 例，近期控制 5 例，显效 18 例，好转 20 例，无效 5 例，死亡 7 例，总有效率 78.18%。两组间总有效率无显著性差异（$P > 0.05$），而显效以上有显著性差异（$P < 0.05$）；病死率治疗组 6.25%，明显低于对照组 12.73%。说明大剂量小青龙汤配合西药治疗肺源性心脏病较单纯用西药可收到明显的效果，降低病死率。

（四）变应性鼻炎

桑进[7]运用小青龙汤治疗变应性鼻炎 53 例，效果较好。处方：麻黄 10g，桂枝 10g，白芍 10g，五味子 6g，干姜 6g，半夏 10g，细辛 6g，甘草 10g。对于诊断明确者，均投以小青龙汤煎剂，每日 1 剂，分 2 次煎服，不用或停用其他全身及局部用药，3 天为 1 个疗程。治疗结果：痊愈 26 例，显效 24 例，无效 3 例，总有效率 94.34%。

（五）慢性荨麻疹

刘卫兵等[8]应用小青龙汤加减治疗慢性荨麻疹 19 例，基本方：麻黄 3g，桂枝 6g，细辛 3g，白芍 6g，干姜 3g，清半夏 9g，五味子 3g，炙甘草 3g。风热型，加金银花；风湿，加苍术；便秘，加大黄。每日 1 剂，水煎服，15 天为 1 个疗程。结果：治疗 1 个疗程后，痊愈 9 例，有效 7 例，无效 3 例，总有效率 84.21%，治疗期间未出现任何不良反应。

（六）肺炎

小青龙汤治疗肺炎具有较好疗效。詹锐文[9]报道用小青龙汤加减治疗 89 例肺炎，结果：治愈 72 例。疗程最长 22 日，疗程最短 11 日，平均 14 日。另有 17 例配合西药治疗而治愈。治疗用药：炙麻黄 5～10g，桂枝 10g，白芍 10g，细辛 5g，法半夏 10g，干姜 10g，五味子 10g，炙甘草 7g，鱼腥草 30g，黄芩 15g，杏仁 10g。寒痰黏稠，加白芥子、紫苏子、旋覆花各 10g，去黄芩、白芍；痰热郁肺，加石膏、川贝母各 15g，去干姜、桂枝、细辛；体虚，加人参、白术、当归、熟地黄各 10g，去黄芩、麻黄。水煎服，每日 1 剂。

（七）结核性渗出性胸膜炎

梁健春等[10]用小青龙汤加味治疗结核性渗出性胸膜炎 35 例，疗效满意。处方：炙麻黄 10g，桂枝 10g，白芍 10g，干姜 10g，细辛 10g，甘草 10g，法半夏 10g，五味子 10g，葶苈子 20g。胸痛，加瓜蒌子、薤白、延胡索各 10g；胸闷气促，加杏仁、桑白皮各 10g，厚朴 6g；持续低热者，加银柴胡 10g，地骨皮 20g；中等或高热者，干姜减至 5g，加桑白皮 10g，石膏 30～50g；食欲减退，加厚朴、莱菔子各 10g，麦芽 20g。水煎服，每日 1 剂。服药期间仍抗结核治疗，忌食寒凉、辛辣之物。结果：服药 7 剂后，胸水全部消失者 10 例，消失 75% 14 例，消失 50% 5 例，消失 25% 6 例。胸痛、胸闷、气促症状均有不同程度减轻，再经服药 4 剂后，胸水全部消失者共 30 例，消失 75% 有 5 例。

（八）病窦综合征

陈玉珍等[11]用小青龙汤加味治疗病窦综合征 34 例。处方：炙麻黄 9g，桂枝 15g，白芍 20g，半夏 10g，干姜 9g，细辛 3g，五味子 10g，人参 6g，丹参 30g。水煎 2 次，取汁浓缩为 600ml，每次 100ml，1 日服 3 次，2 天 1 剂。待心率稳定时，改为 100ml 早、晚 2 次分服；或改用附子理中丸，每次 1 丸，1 日 3 次口服，维持治疗半年以上。对照组 30 例用山莨菪碱、东莨菪碱，待心率稳定时改用冠脉苏口服，维持治疗半年以上。结果：中药组显效 31 例，总显效率为 91.2%；西药对照组显效 19 例，总显效率为 63.3%。

此外，小青龙汤还可以治疗慢性支气管炎急性发作、类风湿关节炎、风湿性关节炎、乙型肝炎、自主神经功能紊乱、泌尿系统感染、小儿久咳、遗尿等病。

参 考 文 献

[1] 冯水炎．小青龙汤治疗喘息型慢性支气管炎 65 例临床观察．光明中医，2003，18 (106)：48.

[2] 黄年斌，刘乡．小青龙汤治疗慢性支气管炎 50 例．中国中医急症，2002，11 (5)：409.

[3] 何冠．小青龙汤治疗急性支气管炎 48 例．中国中医急症，2002，(4)：252.

[4] 彭开绍．重剂小青龙汤治疗支气管哮喘体会．中国乡村医药，1997，4 (11)：20.

[5] 胡全和．小青龙汤治疗顽固性支气管哮喘的临床体会．蛇志，2002，14 (1)：49.

［6］任广毅，郭增友，杨维林．大剂量小青龙汤治疗肺源性心脏病疗效观察．现代中西医结合杂志，2002，11（3）：225.

［7］桑进．小青龙汤治疗变应性鼻炎53例．南京中医药大学学报，1995，11（4）：14.

［8］刘卫兵，谷峡．小青龙汤治疗慢性荨麻疹19例．皮肤病与性病杂志，1998，20（1）：23.

［9］詹锐文．小青龙汤加减治疗肺炎89例．河北中医，1988，20（2）：114.

［10］梁健春，刘成柱．小青龙汤加味治疗结核性渗出性胸膜炎35例．广西中医药，1992，15（3）：13.

［11］陈玉珍，王晓舟，王灿勋．小青龙汤加味治疗病窦综合征34例．山东中医杂志，1995，14（5）：211.

十二、麻黄加术汤

（一）慢性肾衰竭氮质血症

麻黄加术汤主治湿家身烦痛。谢薇西[1]加以引申，用以治疗慢性肾衰竭氮质血症病例，取得了血尿素氮（BUN）下降的效果。处方：麻黄、桂枝、白术各15g，杏仁10g，甘草5g。偏气虚型，加黄芪30g；偏血虚型，加当归20g。以水煮沸15分钟，取汁约300ml，分3次服。服药后注意勿当风受凉，宜衣被保暖取汗，2周为1个疗程，治疗前后查BUN对照观察。结果：本组20例，BUN均有下降和症状改善，BUN升高由重度降至中度4例，由中度降至轻度8例，轻度恢复正常1例，共13例，总有效率65%。

（二）急性肾炎

陈沛嘉[2]以麻黄加术汤为主治疗小儿急性肾炎120例，疗效显著。结果：痊愈82例，显效23例，好转12例，无效3例。

（三）荨麻疹

刘柏[3]用麻黄加术汤治疗荨麻疹30例，全部治愈。一般轻者2剂，重者5剂。

此外，汪刚等[4]报道用麻黄加术汤治疗高热。

参 考 文 献

［1］谢薇西．麻黄加术汤治疗慢性肾功能衰竭氮质血症20例临床观察．浙江中西医结合杂志，1994，4（3）：10.

［2］陈沛嘉．中西医合作以麻黄加术汤为主治疗小儿急性肾炎120例疗效观察．浙江中医杂志，1964，（11）：15.

［3］刘柏．麻黄加术汤治疗荨麻疹．山东中医学院学报，1980，（3）：66.

［4］汪刚，齐文升．齐文升教授用麻黄加术汤治疗高热1则．中国中医急症，2013，22（1）：64.

十三、越婢汤

(一) 外感高热

韦大陆[1]用加味越婢汤煎服配合肌内注射复方氨林巴比妥注射液治疗外感高热病人 364 例，疗效满意。临床表现：全部病例均以发热为主诉，T38℃～39℃者 282 例，39℃～40℃者 82 例。主要症状：恶寒，发热，头痛，咽痛，无汗或微汗出，口干微渴或有腹泻，尿黄。查体可见面赤唇红，眼结膜充血，眼睑或有水肿，咽及扁桃体可有不同程度充血、红肿，舌质红、苔薄白或微黄，脉浮数。肌内注射复方氨林巴比妥注射液。加味越婢汤方剂组成：麻黄 9g（先煎去沫），石膏 18g（先煎），连翘 10g，知母 10g，生地黄 10g，黄芩 10g，生姜 3 片，甘草 3g，大枣 15g。儿童及年老体弱者药量酌减。常用加减法：咽喉肿痛者，加射干、牛蒡子；咳嗽气喘者，加前胡、杏仁；腹泻者，加山楂、神曲；头痛者，加葛根；气虚者，加党参；阴虚者，加沙参、麦冬、玉竹。每日 1 剂，水煎服，每 3～4 小时服药 1 次，服药后盖被取汗。结果：显效 288 例，占 79.12%；有效 76 例，占 20.88%；无效 0 例。总有效率为 100%。

(二) 急性荨麻疹合并血管性水肿

金超[2]运用越婢汤合五苓散治疗急性荨麻疹合并血管性水肿 9 例，疗效满意。曾接触有机物者 3 例，1 例原因不明。本组共同的临床表现：风团广泛，色红，并同时或其后数天内出现血管性水肿，眼睑肿如卧蚕，口唇肿大突出。且兼全身浮肿，甚或出现腹水，腹大如鼓，尿量明显减少；或伴发热，微恶风寒。其中 6 例就诊前曾用葡萄糖酸钙、地塞米松、硫代硫酸钠、抗组胺药等。西药治疗仅得暂时缓解而停药后即反复，甚至水肿加重。治宜疏风散寒利水，方用越婢汤合五苓散加味。基本方：麻黄、大枣、茯苓、生白术、桂枝、连翘、猪苓各 10g，乌梅、泽泻各 15g，生石膏 30g，炙甘草 6g。每日 1 剂，分 3 次煎服。结果：4 例服 1～2 剂而愈，3 例服 3 剂而愈，2 例服 1 剂而愈。多数在服药后 1 小时内出现小便频频。一般服 1 剂后水肿即基本消退，身痒减轻，续进 1～3 剂而告愈。

此外，越婢汤还可以治疗急性肾炎[3]、成人水痘[4]，以本方加减治疗多发性疖肿、偏头痛、郁证、耳鸣失聪有效[5]。

参 考 文 献

[1] 韦大陆. 加味越婢汤合用复方氨林巴比妥注射液治疗外感高热 364 例临床分析. 右江民族医学院学报，1999，21（2）：326.

[2] 金超. 越婢汤合五苓散治疗急性荨麻疹合并血管性水肿. 新中医，1994，(7)：51.

[3] 刘素娥. 越婢汤加减治疗急性肾炎 20 例的护理体会. 实用护理杂志，1997，13

（7）：345.

[4] 黄大未．越婢汤治疗成人水痘实例．浙江中医杂志，2016，51（8）：610.

[5] 胡国俊．越婢汤新用．浙江中医杂志，1988，（9）：420.

十四、越婢加术汤

（一）急性肾炎

薛江洲[1]采用越婢加术汤治疗急性肾炎 32 例，主方：生麻黄 6g，生石膏 20g（打碎先煎），生甘草 5g，大枣 10 枚，生姜 8g，白术 10g。药物加减：原方均酌加浮萍、泽泻；偏风热者，加板蓝根、连翘；风寒偏盛者，去石膏加紫苏叶、桂枝；见血尿或尿检有红细胞，加大小蓟、白茅根。治疗结果：本组 32 例，临床痊愈 27 例，好转 3 例，无效 2 例，总有效率为 93.75%。其中服药治疗 1 个月内痊愈的 19 例，2 个月内痊愈的 5 例，半年内痊愈或好转的 6 例，服药半年临床症状及实验室检查改善不明显的 2 例，后改用西药治疗。

杨作平[2]运用越婢加术汤治疗小儿急性肾炎 33 例，效果较好。基本方：麻黄9g，石膏 10g，生姜 10g，大枣 5 枚，甘草 10g，白术 10g。血尿，加白茅根 10～20g，小蓟炭 10g；浮肿，甚加茯苓 10g，泽泻 10g；咳喘，加杏仁 10g，桑白皮 10g；伴脓疱疮，加蒲公英 10g，连翘 10g；食少，加焦山楂、焦麦芽、焦神曲各 10g。此为10 岁以上剂量，小于 10 岁可酌减。结果：本组 33 例中，痊愈 28 例，占 84.9%；显效 3 例，占 9.1%；好转 1 例，占 3.0%；无效 1 例，占 3.0%。疗程在 2 周内治愈2 例，4 周内治愈 11 例，5 至 6 周内治愈者 15 例，大于 10 周者 4 例。对 1 例肾衰竭，2 例房室传导阻滞，8 例高血压病均配合西药治疗。

杨光成[3]运用越婢加术汤治疗小儿急性肾炎 65 例，取得了较好的疗效。越婢加术汤组成：麻黄 10g，生石膏 15g，生姜 5g，红枣 10 枚，白术 10g，甘草 5g。加减：发热，加柴胡、黄芩；咽痛，加一枝黄花、金银花、连翘；血尿，加益母草、白茅根、大蓟、小蓟；血压高，加黄芩、草决明；蛋白尿，加玉米须、车前草或车前子。每日 1 剂，10 天为 1 个疗程。嘱病人卧床休息，低盐饮食。结果：治愈 60 例，好转5 例，治愈率达 92.3%，总有效率达 100%。

（二）泌尿系疾病

纪人兰[4]运用越婢加术汤治疗泌尿系疾病 24 例，疗效满意。急性肾盂肾炎 5 例，慢性肾盂肾炎急性发作 8 例，尿路感染 9 例，肾结石 2 例。全部病例均经血、尿常规检查确诊。其中经 B 超检查，发现有肾结石 2 例，肾积水 1 例。全部病例均用越婢加术汤加减治疗。血尿明显，加白茅根；腰痛甚者，加杜仲；气虚乏力，加黄芪；阳虚水肿严重，加黑附子。急性期每日 1 剂，病情缓解后 2 日 1 剂。结果：24 例病人经上法治疗，均症状消失，血、尿检查正常。

（三） 风湿热痹

李志芹[5]运用越婢加术汤治疗风湿热痹48例，效果较好。其中，春季发病20例，夏季发病12例，秋季发病15例，冬季发病1例。病程最长2个月，最短1周。主方：麻黄、白术各10g，石膏、甘草、生姜各9g，大枣9枚。风盛者，加防风、薏苡仁、防己、赤茯苓；湿热偏盛者，佐以赤芍、虎杖、秦艽、忍冬藤；上肢痛者，加桑枝、桂枝；下肢疼痛者，加海桐皮、牛膝。上方每日1剂，早、晚各服1次，1周为1个疗程。一般使用1~2个疗程。结果：显效40例，有效6例，无效2例。显效率为83.33%，总有效率为95.83%。

（四） 蔬菜日光性皮炎

涂纪昌[6]用越婢加术汤治疗蔬菜日光性皮炎6例。治疗用药：炙麻黄10g，生石膏50g，苍术12g，生甘草12g，生姜3片，大枣7枚。水煎服，每日1剂。结果：服上药5剂后，痊愈3例，好转2例，无效1例。

（五） 药物过敏症

姚建国[7]用越婢加术汤治疗氨苄青霉素过敏19例，症见全身水肿、瘙痒等，服用本方后均症状消失。

此外，晁萍等[8]报道用越婢加术汤治疗糖尿病肾病。

参 考 文 献

［1］薛江洲. 越婢加术汤治疗急性肾炎32例. 南京中医药大学学报，1995，11（5）：47.

［2］杨作平. 越婢加术汤治疗小儿急性肾炎33例. 甘肃中医，1997，10（5）：26.

［3］杨光成. 越婢加术汤治疗小儿急性肾炎65例. 福建中医药，2001，32（4）：封3.

［4］纪人兰. 越婢加术汤治疗泌尿系统疾病的体会. 云南中医中药杂志，1997，18（6）：13.

［5］李志芹. 越婢加术汤治疗风湿热痹48例. 陕西中医，1998，19（5）：206.

［6］涂纪昌. 越婢加术汤治疗蔬菜日光性皮炎6例. 河北中医，1991，13（1）：9.

［7］姚建国. 越婢加术汤治疗氨苄青霉素过敏. 新疆中医药，1995，（1）：58.

［8］晁萍，周静霞，陈雁黎. 越婢加术汤治疗糖尿病肾病的体会. 中医杂志，2007，48（增刊）：45.

十五、麻黄附子细辛汤

（一） 肺源性心脏病心力衰竭

董福轮等[1]以麻黄附子细辛汤作为主方，随症加减治疗肺源性心脏病心力衰竭，取得了良好的临床效果。55例肺源性心脏病心力衰竭病人均为住院病人，其中慢性支气管炎病史最长的52年，最短的5年，平均25年。形寒怕冷者，加干姜；喘促不得卧者，加紫石英、鹅管石、射干；浮肿明显者，加凤尾草、车前子（草）；白沫痰多者，加紫苏子、白芥子；发热者，加生石膏、黄芩；汗出、口干、舌绛者，加南北沙参、麦冬、五味子。在此同时，如见有高热，体温在38.5℃以上，血白细胞 > 10×10^9/L，多核细胞 > 0.80 的病人，加用抗生素控制感染。结果：痊愈10例，好转43例，无效1例，死亡1例。总有效率96.4%，无效率3.6%。

（二）心动过缓

庄福渊[2]运用麻黄附子细辛汤为主治疗心动过缓60例，取得了良好的效果。本组病例均无合并高血压及肺、肝、肾脏器疾病，近期内未有心力衰竭史。60例病人在治疗前均有心悸不安、体倦乏力，多数病人有头晕胸闷、少气懒言、腰酸膝软、畏寒肢冷等表现。其中确诊为冠心病者26例，病毒性心肌炎者12例，未明确诊断者22例。治疗均用麻黄附子细辛汤为基本方。麻黄、制附子各10g，细辛6g。加减法：若瘀血痹阻征象明显者，加丹参12g，川芎10g；夹痰浊闭阻者，加瓜蒌皮12g，薤白10g；心气虚者，加党参10g，炙甘草6g；心血虚者，加当归、阿胶各10g；心阴虚者，加麦冬10g，五味子6g。每日1剂，3周为1个疗程。60例经1个疗程治疗，结果：显效30例，有效22例，无效8例，总有效率86.7%。

（三）阴囊挛缩症

朱金亮等[3]运用麻黄附子细辛汤治疗阴囊挛缩症14例，效果较好。单纯阴囊抽痛者2例，伴痛引少腹者12例。均予麻黄附子细辛汤治疗：麻黄9g，细辛3g，附子9g。水煎服，每日1剂。结果：服药4~6剂，痊愈者12例；另2例疼痛减轻，发作次数明显减少，以上方配以白芍、乌药、甘草等治疗20余日痊愈。

（四）牙痛

郭渝南等[4]运用麻黄附子细辛汤治疗过敏性牙痛、老年性牙髓炎116例，取得较好疗效。116例中，表现以单侧牙痛为主，大部分病人伴有牙齿松动，咀嚼无力，具有遇冷酸刺激或吸入冷空气致疼痛加重的特点。其中过敏性牙痛64例，老年性牙髓炎36例，化脓性牙周炎16例。药用麻黄附子细辛汤：麻黄5g，细辛10g，制附子20g（先煎1小时），煎服。全部病人均未使用抗生素。化脓性牙周炎16例，除内服中药外，行局部清洗处理。结果：痊愈40例（34.48%），显效64例（55.17%），无效12例（10.35%），愈显率89.65%。其中服药8小时显效4例，10小时痊愈6例、显效12例，12小时痊愈6例、显效14例，14小时痊愈26例、显效22例，16小时痊愈2例、显效12例。

（五）病窦综合征

孟昭全[5]用本方加减治疗病窦综合征50例，每日1剂，1个月为1个疗程。结果：显效14例，有效27例，无效9例。认为麻黄附子细辛汤加减是治疗病窦综合征的有效方剂。

（六）支气管炎

薛玉山[6]用麻黄附子细辛汤为主随症加减治疗小儿支气管炎，中医辨证为寒痰喘咳者有良效。共治疗70例，每日1剂，一般治疗7～15天。结果：痊愈51例，显效13例，好转2例，无效4例。

（七）慢性咳嗽

农志新[7]用麻黄附子细辛汤加减治疗慢性咳嗽50例。共有97例被纳入，其中，治疗组50例，对照组47例。两组在性别、年龄和病情上无显著性差异（$P > 0.05$）。治疗组以麻黄附子细辛汤为主加减：麻黄10g，附子15g（先煎1.5小时），细辛5g。咳嗽痰多色白者，加陈皮8g，半夏12g，茯苓12g；痰黄者，加黄芩、天竺黄；痰少咽痒者，加杏仁、桔梗、香附、川芎；便秘者，加玄参、麦冬；高血压有头痛或头晕、脉弦者，加茯苓、泽泻、天麻、钩藤等。每天1剂，水煎2次，混合后分2次温服。服药期间停用其他止咳药物，忌食鱼、酸菜、牛肉，以及生冷、油腻及刺激性食物，以1周为1个疗程，1个疗程后评定疗效，并观察1周。对照组给予生理盐水100ml加青霉素钠320万U静脉滴注（皮试）每日2次，连用5天；同时给予口服川贝枇杷糖浆10ml，每日2次。1周后评估疗效，并观察1周。结果：治疗组，治愈41例，有效7例，无效2例；而对照组治愈20例，有效18例，无效9例。治疗组治愈41例，观察1周未见1例复发；对照组治愈20例，观察1周，复发9例，复发率45%。

此外，麻黄附子细辛汤还可以治疗荨麻疹、眩晕、高血压、急性咽喉炎、心律失常、水肿、冠心病、阳痿、突发性耳聋、颈椎管狭窄、椎间盘突出症、葡萄膜炎、青光眼视神经萎缩、类风湿关节炎、卵巢囊肿、湿疹等病。

参 考 文 献

［1］董福轮，季蓓．麻黄附子细辛汤治疗肺源性心脏病心功能不全．黑龙江中医药，1994，（5）：13.

［2］庄福渊．麻黄附子细辛汤治疗心动过缓60例．安徽中医学院学报，1994，13（4）：16.

［3］朱金亮，侯孝坤，王志谭．麻黄附子细辛汤治疗阴囊挛缩症14例观察．河北中医，1998，20（3）：178.

［4］郭渝南，陈红，郭致远．麻黄附子细辛汤治疗牙痛116例．中国中医急症，2002，11（4）：445.

［5］孟昭全．麻黄附子细辛汤加减治疗病窦综合征50例．实用中西医杂志，1991，13（14）：16.

［6］薛玉山．麻黄附子细辛汤治疗小儿寒痰咳嗽70例．实用中西医结合杂志，1992，5（6）：377.

[7] 农志新. 麻黄附子细辛汤加减治疗慢性咳嗽 50 例. 福建中医药, 2007, 38 (3): 24.

十六、麻黄连翘赤小豆汤

(一) 急性肾炎

陈建平[1]运用麻黄连翘赤小豆汤治疗小儿急性肾炎 128 例, 处方: 麻黄 4 ~ 6g, 赤小豆 20g, 蝉蜕、防风各 6g, 连翘、茯苓皮、车前子 (包) 各 10g, 生姜皮 5g。随症加减: 扁桃体炎及咽部肿痛, 加牛蒡子、大青叶; 皮肤疮疖疱疹未愈, 加金银花、地肤子、土茯苓; 尿检红细胞 (+ + + ~ + + + +), 加旱莲草、小蓟、白茅根; 尿蛋白 (+ + +), 加地龙、石韦; 白细胞增多者, 加白花蛇舌草。于服药 1 周后见辨证偏阴虚者, 加女贞子、生地黄; 脾肾渐复, 余邪未尽者, 酌加山药、芡实、薏苡仁。每日 1 剂, 水煎, 分早、晚 2 次服, 14 天为 1 个疗程。结果: 痊愈 106 例, 显效 5 例, 好转 11 例, 无效 6 例。总有效率为 95%, 无效率为 5%。

张济民[2]用加味麻黄连翘赤小豆汤治疗小儿急性肾炎 88 例, 效果较好。以上病例病程均在 1 ~ 2 年, 发病前患有上呼吸道感染扁桃体炎 45 例, 化脓性皮肤感染 38 例, 丹毒 4 例, 原因不明的 1 例。处方: 麻黄 7g, 连翘 15g, 杏仁 9g, 甘草 8g, 白梓皮 (桑白皮代) 10g, 赤小豆 20g, 野菊花 20g, 白茅根 20g。每日 1 剂, 水煎服。待症状消失, 尿检 3 次正常, 仍要服药 1 周, 方可撤药。药量按年龄体质、酌情加减。结果: 痊愈 71 例, 好转 16 例, 无效 1 例。

卢颖[3]用麻黄连翘赤小豆汤合导赤散加减治疗急性肾炎, 收到满意疗效。门诊 56 例均中药治疗, 住院 10 例以中药治疗为主, 加用抗生素等。结果: 治愈 47 例, 显效 13 例, 无效 6 例。服药时间最短 15 天, 最长 45 天。

(二) 肾病水肿

王海燕[4]运用麻黄连翘赤小豆汤治疗肾病水肿, 效果较好。其中, 肾气虚风邪遏肺者 18 例, 脾肾阳虚风邪外袭者 10 例, 肾虚水冷者 7 例。采用麻黄连翘赤小豆汤化裁, 组成以宣肺利水、益气活血为主的基础方。处方: 麻黄 10g, 连翘 12g, 赤小豆 20g, 杏仁 10g, 黄芪 15g, 桑白皮 12g, 白术 12g, 益母草 30g, 薏苡仁 30g, 三棱 20g。水肿重者, 加车前子 15g, 茯苓 15g, 并应用 10% 葡萄糖液加丹参注射液及苄胺唑啉注射液静脉滴注; 肾阳虚甚者, 加附子 6g, 仙茅 10g, 淫羊藿 13g; 热毒较盛者, 加金银花 15g, 白花蛇舌草 30g; 血压偏高者, 去麻黄, 加紫苏叶 10g。在治疗中, 依据辨证配服六味地黄丸或金匮肾气丸。结果: 治愈 19 例, 好转 8 例, 无效 8 例, 有效率为 77%。

(三) 荨麻疹

蔡苏勤[5]采用加减麻黄连翘赤小豆汤治疗荨麻疹 59 例, 效果满意。处方: 麻黄、连翘、金银花、胡麻仁、蝉蜕、蛇床子、牛蒡子、赤芍各10g，赤小豆50g，小蓟30g，浮萍草20g。风寒袭表，加荆芥、防风各10g；风热，加菊花10g，麻黄5g；腹痛，加白芍30g；瘙痒难忍，加地肤子、白鲜皮各10g；反复发作的慢性荨麻疹加防风10g，黄芪30g。6剂为1个疗程。结果：痊愈30例，占50.8%；显效24例，占40.7%；有效3例，占5.1%；无效2例，占3.4%。总有效率96.6%。

李永丽[6]用麻黄连翘赤小豆汤加减治疗荨麻疹37例，收到较好疗效。结果：痊愈29例，显效5例，有效2例，无效1例，总有效率97.3%。服药最少2剂，最多9剂。

景常凌等[7]采用加味麻黄连翘赤小豆汤治疗39例荨麻疹，疗效满意。处方：麻黄15g，连翘10g，赤小豆30g，桑白皮18g，红枣15g，甘草6g，蝉蜕15g，刺蒺藜15g，蛇床子20g。日久不愈者，加全蝎5g，蜈蚣1条。每日1剂，水煎服，5剂为1个疗程，忌吃辛辣之品。结果：痊愈34例，占87.2%；好转4例，占10.2%；无效1例，占2.6%。

（四）逆行射精

王忠民[8]运用麻黄连翘赤小豆汤为主治疗感染因素引发的逆行射精87例，收到较好的效果。病人均在射精后尿液中查见果糖和精子，完全没有从尿道口射出精液者69例，由尿道口射出极少量精液者18例。本组病例全部排除器质性病变引起的不射精症。处方：麻黄、甘草各6g，连翘18g，赤小豆30g，生姜、苦杏仁各10g，大枣10枚，桑白皮、王不留行、露蜂房各12g。湿热证候较重，小便黄赤、涩痛，大便臭秽，舌苔厚腻者，重用连翘、赤小豆、生姜；病程较长，舌质紫暗，射精后小腹有隐痛感者，重用赤小豆、王不留行；有支原体、衣原体感染或AsAb阳性者，重用连翘、桑白皮、甘草。治疗期间，忌食辛辣刺激及酒类。服药10天为1个疗程，3个疗程无效者停止本法治疗，作无效统计。结果：痊愈56例，有效25例，无效6例，总有效率为93.1%。其中1个疗程有效31例，2个疗程有效38例，3个疗程有效12例。本组病例在治疗中未见明显的副作用。

（五）其他

钱松林[9]运用麻黄连翘赤小豆汤加紫草、忍冬藤，减大枣、生姜治疗小儿水痘23例，均获痊愈。

熊晓刚[10]报道，本方还可用于牛皮癣、湿疹、脂溢性皮炎、带状疱疹、血管性水肿、过敏性紫癜、植物日光性皮炎、慢性乙型肝炎、脂溢性皮炎等疾病。钟鑫等[11]报道麻黄连翘赤小豆汤可治疗小儿发热、久病鼻塞及但头汗出等病证。黎慧英等[12]报道麻黄连翘赤小豆汤可用于痤疮的治疗。

参 考 文 献

[1] 陈建平. 麻黄连翘赤小豆汤治疗小儿急性肾炎128例. 陕西中医，1999，20（11）：501.

［2］张济民.加味麻黄连翘赤小豆汤治疗小儿急性肾炎 88 例临床观察.北京中医,1994,（3）：46.

［3］卢颖.麻黄连翘赤小豆汤合导赤散治疗急性肾小球肾炎 66 例.江西中医药,2000,31（5）：32.

［4］王海燕.麻黄连翘赤小豆汤治疗肾病水肿.河南中医,2000,20（5）：43-44.

［5］蔡苏勤.麻黄连翘赤小豆汤治疗荨麻疹 59 例报道.交通医学,1995,9（3）：123.

［6］李永丽.麻黄连翘赤小豆汤治疗荨麻疹 37 例疗效观察.大理医学院学报,1995,4（1）：46-47.

［7］景常凌,唐诗会.加味麻黄连翘赤小豆汤治疗荨麻疹 39 例.四川中医,2000,18（6）：43.

［8］王忠民.麻黄连翘赤小豆汤治疗逆行射精 87 例.新中医,2001,33（1）：55.

［9］钱松林.麻黄连翘赤小豆汤加减治疗水痘 23 例.广西中医药,1992,15（1）：253.

［10］熊晓刚.麻黄连翘赤小豆汤治皮肤病举隅.国医论坛,1996,11（4）：15.

［11］钟鑫,刘英锋,张莹莹.从阳明表证看麻黄连翘赤小豆汤的临床运用.中华中医药杂志,2016,31（11）：4593.

［12］黎慧英,张晓冉,董阳,等.张发荣运用麻黄连翘赤小豆汤治疗痤疮经验.湖南中医杂志,2016,32（9）：44.

十七、麻黄升麻汤

（一）痰喘（慢性喘息型支气管炎）

王灿勋等[1]运用麻黄升麻汤治疗痰喘（慢性喘息型支气管炎）1 例,取得较好疗效。张某,男,54 岁。1985 年 3 月 1 日初诊,咳喘 30 余年,3 个月前因外感触发,经抗生素,解痉平喘药治疗不效。现频咳喘息不得卧,吐痰色白,质黏如胶,昼夜盈碗,畏寒背冷,口干不欲饮水,纳差便干,舌质红、舌前无苔而舌根苔黄腻,脉沉细数。辨为久病失治,气阴俱虚,伏饮内停为本,外邪郁陷,蕴痰化热,痰浊上泛为标,证属寒热错杂,虚实并见。当以宣肺疏郁以散邪,温药和阳以化饮,养阴和卫以固本。予麻黄升麻汤：麻黄 9g,升麻 12g,当归 12g,白芍 12g,天冬 20g,玉竹 20g,黄芩 10g,知母 10g,石膏 30g,茯苓 20g,桂枝 9g,白术 30g,干姜 9g,炙甘草 6g。3 剂,水煎服,每日 1 剂。二诊：咳喘减,能平卧,痰白质稀易吐,量大减,舌脉同前。效不更方,原方取 5 剂。三诊：咳喘平,夜卧安,身适,口干欲饮水,舌红润、满布薄白苔,此为中阳渐复积饮欲化之征,复取 5 剂。仅晨起咳痰数口,已如常人,上方加丹参、桃仁活血化瘀,以复肺朝百脉之用,又服 5 剂,药尽病愈。

（二）肺痿（自发性气胸）

王灿勋等[1]运用麻黄升麻汤治疗肺痿（自发性气胸）1 例,亦取得较好疗效。伊某,男,50 岁。喘咳 10 余年,冬春发作。1 个月前突发憋闷胸痛,喘促不能平卧。

胸透 X 线示：右肺压缩 30%。诊断：慢性支气管炎、阻塞性肺气肿并感染、自发性气胸。病人咳喘气促，倚息不卧，痰稀色白量多，无腥臭，畏寒肢冷，口干黏腻不爽，纳差，大便稀，尿淋沥不能自控。舌萎质红、苔腻而黄白相兼，脉弦细数。诊为肺痿，证属虚实寒热错杂，阴阳上下并病。麻黄升麻汤正合其要：炙麻黄 9g，炙甘草 15g，干姜 9g，地龙 20g，白术 20g。3 剂，水煎服，每日 1 剂。服药期间，其他中西药皆停。二诊：咳喘吐痰减轻，能平卧，舌脉同前，再服 5 剂。三诊：微喘息，偶吐稠痰数口，能下地活动，舌质红润、苔薄白，脉弦细。X 线示：右肺压缩 20%，肺纹理粗乱，透光度增强。半月后复诊，晨起及活动后微喘，无痰，能从事家务劳动，舌体丰润、质红、苔薄白，脉弦有力。X 线示：两侧肺叶对称等大，余无异常。

（三）臌胀（结核性腹膜炎）

王灿勋等[1]运用麻黄升麻汤治疗臌胀（结核性腹膜炎），亦取得较好疗效。鹿某，男，37 岁。消瘦，腹满腹泻，尿少色黄 2 个月。现乏力肢凉，午后潮热，盗汗口干黏腻，食少泛恶，气短微咳。舌红绛、苔中剥，脉弦细数。经县医院确诊为结核性腹膜炎，应用抗结核、利尿剂治疗月余，病情无好转而邀会诊。查：神清面暗，心肺无异常，按腹柔压痛，腹水征阳性，肝功能正常。诊为臌胀（单腹胀）。缘肝肾阴虚，阴损及阳，水湿瘀阻，蕴蓄不化，郁而化热，更伤气阴而致。证涉肺、肝、脾、肾四脏之阴阳，治当理虚实，调寒热，宣郁疏肺，燮理阴阳。方以麻黄升麻汤加附子：麻黄 6g，升麻 12g，当归 12g，白芍 20g，天冬 20g，玉竹 20g，黄芩 12g，知母 12g，石膏 30g，茯苓 20g，桂枝 6g，干姜 6g，炙甘草 12g，熟附子 12g，白术 30g。3 剂，水煎服，每日 1 剂。并服抗结核药物。二诊：腹胀痛略减，尿多如茶色，肢温，口干欲饮水，舌暗、苔剥脱，脉弦细，初试小效，续服 5 剂。三诊：尿量骤增，腹肿消，未再盗汗，口干欲饮，舌质红、苔薄白，脉弦滑。此为阴阳得调之征。腹部 B 超：肝脾不大，无腹水。再服 10 剂。服药 1 个月后复诊。腹平软如常，尿多色白，食增，二便调，舌质淡红、苔薄，脉和缓有力。上方去熟附子加百部 30g，取 10 剂研粉炼蜜为丸，1 年后随访体丰身健未复发。

（四）休息痢（慢性非特异性溃汤性结肠炎）

王灿勋等[1]运用麻黄升麻汤治疗休息痢，亦取得较好疗效。李某，男，30 岁。腹痛腹泻，1 日 3～5 次，偶带脓血，时发时止年余，均以"肠炎""细菌性痢疾"处之，予抗生素、"理中""四神"类，始而少效，久服如故。现消瘦神疲，畏寒肢冷，动则大汗蒸蒸，咽干口苦，但喜热饮，食后觉胃中荡水，肠鸣漉漉，时时欲便，里急后重，舌红、无苔，脉沉细数。查乙状纤维镜诊断为慢性溃汤性结肠炎（慢性复发型，中度，活动期）。为湿热积滞而致邪留，因其虚实夹杂，治当清温兼施，补泻并用，升清通下并举，麻黄升麻汤加减主之：麻黄 6g，升麻 12g，当归 12g，白芍 30g，炙甘草 20g，玉竹 20g，知母 10g，茯苓 30g，炒白术 20g，桂枝 10g，干姜

10g, 太子参 30g, 天冬 12g。3 剂, 水煎服, 每日 1 剂。二诊: 腹痛减, 欲饮水, 舌脉如故, 此为阳渐复, 气化得助之兆。原方 5 剂。三诊: 大便成形, 偶带白黏物, 舌红、苔薄白, 此为阳复湿去热清, 阴津得充之征。去滑石加山药 20g, 再进 10 剂, 月后来诊, 面润体丰, 二便调。结肠镜复查示: 黏膜未见溃疡, 分泌物较多。2 年后随访无复发。

(五) 其他

蔡丽慧[2]等临床常用麻黄升麻汤治疗寒热错杂之证, 如慢性肠炎、慢性胃炎、慢性支气管炎、牙龈炎等病, 屡获捷效。麻黄升麻汤为仲景所创, 治疗厥阴误下后阴阳错杂的变证。仲景认为, 病入厥阴, 下法当慎, 误下后阴阳两伤, 上有热实证, 下有虚寒证, 治寒则遗其热, 治热则碍于寒, 补虚则助其实, 泻实则碍其虚, 故谓难治, 必须复方治疗才能有效。麻黄升麻汤滋养营血, 清上温下, 调和营卫, 发越郁阳, 无顾此失彼之弊。笔者认为, 仲景创立此方匠心独具, 方中麻黄、升麻散寒润收缓泻, 重自阴中升阳气, 故以麻黄升麻汤名之; 石膏、知母、黄芩苦辛清降, 保上焦之津; 芍药、天冬酸苦甘寒, 收下焦之液; 苓、草甘淡, 归、术甘温, 玉竹缓脾胃兼顾脾阴, 合而健脾助生化之源。然十味虽有泄热生津之功, 但不能祛除阴分之邪, 故将麻黄、升麻、桂枝、干姜开进阴分, 与寒凉药同用以缓其辛热之性, 使在上之燥热除, 在下之阴液坚, 寒热错杂之邪可解, 虚实互见之症可愈。

再者, 姜冬云等[3]报道, 运用麻黄升麻汤加减对既有阳虚、又有阴虚, 既有实热、又有虚寒, 既有肺郁、又上下胶结混淆型痤疮, 疗效显著。

参 考 文 献

[1] 王灿勋, 刘光西, 庞兆龙. 王灿勋应用麻黄升麻汤经验. 河南中医, 1994, 14 (3): 166

[2] 蔡丽慧, 刘红, 葛凤琴. 麻黄升麻汤验案举隅. 陕西中医, 2002, 23 (1): 18.

[3] 姜冬云, 李建才, 徐姗姗. 运用仲景麻黄升麻汤病机心法治疗痤疮临证心得述要. 光明中医, 2013, 28 (3): 456.

十八、麻黄加术汤

(一) 慢性肾衰竭

李永高[1]运用麻黄加术汤治疗慢性肾衰竭 20 例, 疗效较好。治疗方法系以麻黄加术汤为基本方。麻黄、桂枝、白术各 15g, 杏仁 10g, 甘草 5g。并随症加减。结果: 治愈 11 例, 好转 6 例, 未愈 3 例, 有效率达 85%。

(二) 风寒湿痹

李春英等[2]以麻黄加术汤为基本方随症加减治疗风寒湿痹 96 例, 疗效显著。基本方组成：麻黄6~9g，杏仁9g，桂枝6~12g，甘草6g，苍术30g。结果：痊愈56例，好转36例，无效4例，总有效率为95.8%。

（三）风湿病初起

张谷方[3]认为，风湿病初起，寒湿偏盛者，多用麻黄加术汤治疗，有效。但方中术宜用苍术使其在表以加强燥湿之力。如单某于初冬因雨淋透衣襟，归后即发热恶寒，周身疼痛而重，头重如裹，脉浮紧，苔白滑。以麻黄加术汤加生姜、大枣，服4剂后，症状消失。

（四）流行性感冒

谭日强老中医[4]用麻黄加术汤治疗流行性感冒，收效良好。病人因劳动汗出遇雨，发热恶寒，头痛如蒙，一身痛重无汗，舌苔薄白，脉弦紧。用麻黄加术汤服2剂，寒热已除，头身痛止。

（五）急性肾炎初起

张谷方[3]报道，急性肾炎初起，发热恶寒，肢体浮肿，身重疼痛，小便不利，脉沉滑，舌淡苔白者，可用麻黄加术汤发汗消肿。如小便不利，可加茯苓、泽泻利水渗湿；如大小便不利，加商陆或大戟逐水。陈沛嘉[5]运用麻黄加术汤为主治疗小儿急性肾炎120例，结果：痊愈82例，显著进步23例，进步12例，无效3例，总有效率达97.5%。

（六）荨麻疹

刘柏[6]运用用麻黄加术汤治疗荨麻疹病人30余例，一般轻者2剂，重者5剂，症状可完全消失。

（七）肿块

朱大伟[7]报道，可用麻黄加术汤治疗突发性肿块。病人感冒1个月未愈，反而在右胸前出现一凸突性肿块，疼痛拒按，局部不红。发热无汗，全身酸疼，苔白腻，脉浮缓，此乃风寒湿之邪夹浊凝聚肌肤经脉之间。用麻黄加术汤加红花、穿山甲2剂治愈。

（八）病毒性胃肠炎

潘氏[8]报道麻黄加术汤治疗病毒性胃肠炎，遇风畏寒，脘腹胀满，大便泄泻，尿少而黄，舌红、苔白浊腻，脉象濡数。药用：炙麻黄、杏仁各9g，白术10g，桂枝、木香各6g，甘草4g，神曲12g，川黄连3g。7剂泻止。

参 考 文 献

[1] 李永高. 麻黄加术汤治疗慢性肾衰20例观察. 实用中医药杂志，1998，14（6）：13.
[2] 李春英，张庆伟. 麻黄加术汤治疗风寒湿痹96例疗效观察. 黑龙江中医药，2000，

(5)：12.

［3］张谷方．从《金匮》方来谈痹证的治疗．辽宁中医杂志，1980，(9)：17.

［4］谭日强．金匮要略浅述．北京：人民卫生出版社，1981：36.

［5］陈沛嘉．中西医合作以麻黄加术汤为主治疗小儿急性肾炎 120 例疗效观察．浙江中医杂志，1964，(11)：12.

［6］刘柏．麻黄加术汤治疗荨麻疹．山东中医学院学报，1980，(3)：66.

［7］朱大伟．金匮方治验三则．四川中医，1986，(4)：12.

［8］谢世平．金匮方应用及研究．郑州：河南科学技术出版社，1994：2.

十九、麻黄杏仁薏苡甘草汤

（一）风湿性关节炎

花宝金[1]报道，用本方治疗痹证 20 例，其中风湿性关节炎 14 例，类风湿关节炎 3 例，其他 3 例。治疗方药：麻黄、杏仁、薏苡仁、甘草、姜黄、海桐皮。若颈项强者，加葛根；足膝肿痛，加防己、牛膝；热盛者，加石膏、生地黄、栀子；湿盛者，加白术、茯苓；见红斑结节，加牡丹皮、赤芍。结果：治愈 9 例，显效 5 例，好转 4 例，无效 2 例。

（二）扁平疣、多发性疣

段百善[2]报道，用本方辨证加味（气虚，加黄芪；血虚，加当归、陈皮；疣表面硬结者，加僵蚕，薏苡仁用量宜大，每剂 50～60g）治疗扁平疣 20 例，效果较好。

樊纯风[3]也报道，用本方治疗多发性疣 12 例，结果：痊愈 11 例，无效 1 例。随访无复发。

参 考 文 献

［1］花宝金．麻杏薏甘汤加味治疗痹证 20 例临床观察．中医药学报，1990，(3)：25.

［2］段百善．麻黄杏仁薏苡甘草汤治疗扁平疣．陕西中医，1981，(1)：16.

［3］樊纯风．麻杏薏甘汤治疗多发疣．新医学，1978，(1)：3.

二十、黄芪桂枝五物汤

（一）糖尿病周围神经病变

谢争鸣[1]运用黄芪桂枝五物汤加脉络宁治疗糖尿病周围神经病变 43 例，效果满意。病人表现为：肢麻、针刺烧灼样痛、间歇性跛行、足部溃疡、膝腱反射减弱、触觉与痛觉减退、肌肉萎缩或肌无力，电生理检查有不同程度的单侧或双侧运动神经传导速度减慢，排除其他原因所致的周围神经病变。治疗方法：口服降糖药或注射胰岛素控制血糖，维持血糖值在 10mmol/L 以下。用脉络宁 30ml 加入生理盐水

500ml 中静脉滴注。每日 1 次，1 个月为 1 个疗程；内服黄芪桂枝五物汤：黄芪 60g，桂枝 15g，赤芍 20g，生姜 5g，大枣 10 枚。肢麻，加木瓜 10g，干地龙 10g；冷痛，加制川乌 10g，制草乌 10g；灼痛、刺痛，加生地黄 10g，红花 10g；足背动脉搏动减弱，加川芎 10g，鸡血藤 30g；下肢痿软无力，加当归尾 10g，怀牛膝 10g。水煎服，每日 1 剂，1 个月为 1 个疗程。结果：治疗 1 个月后，显效 16 例，有效 24 例，无效 3 例，总有效率 93%。继续治疗 2 个月，症状、体征进一步得到改善。

孟凡霞等[2]用黄芪桂枝五物汤为基本方治疗糖尿病并发多发性周围神经病变 20 例，疗效较满意。主要临床表现：消瘦，乏力，口干多饮，双下肢麻木，感觉障碍，时感双足部有蚁行感，下肢隐痛、刺痛或烧灼样疼痛，夜间为甚，双下肢行走困难，病人常在夜间痛醒，严重影响睡眠。结果：有效 17 例，无效 3 例，总有效率 85%。9 例病人服药 20 天后血糖降为正常，8 例病人在第 1 个疗程结束后血糖降为 8.7mmol/L 以下，3 例病人血糖持续在 12.8mmol/L 以下。

（二）多发性神经炎

周德玉等[3]采用黄芪桂枝五物汤进行随症加减，对于本病的治疗起到较好的疗效。治疗方法：以汤剂黄芪桂枝五物汤为主，根据临床症状随症加减，每天 1 剂，复煎 1 次，日服 2 次。药物组成有黄芪、桂枝、白芍、生姜、大枣。麻木疼痛偏于上肢者，加片姜黄、桑枝、丝瓜络；偏于下肢者，加牛膝、桑寄生；气血亏虚、肢麻酸楚无力、隐痛、心悸气短、面色萎黄、舌淡脉弱、甚则肌肉萎缩者，加党参、当归、鸡血藤，并重用黄芪；麻木刺痛、皮色青紫、肌肤甲错、舌暗红或有瘀点瘀斑、脉细涩者，加桃仁、红花、川芎、䗪虫；遇寒加重者，重用桂枝，加附子、片姜黄；麻木疼痛挛缩者，重用白芍，加木瓜、桑枝、伸筋草、鸡血藤、甘草；胀痛，加威灵仙、汉防己；病久疼痛较甚，加蜈蚣、地龙、全蝎、䗪虫。结果：痊愈 18 例，好转 16 例，无效 2 例，治愈好转率为 94%。

韩志贞[4]以本方治疗急性感染性多发性神经根炎 20 例，疗效较好。本组病例均符合下列条件：起病前有上呼吸道感染或胃肠道症状。呈急性或亚急性发病，肢体瘫痪呈对称性，弛缓性，有或无感觉障碍。可伴有颅神经损害，以运动性颅神经障碍为主；呈上升性麻痹；少数呈下行性麻痹，神志清楚。病情危重者可累及呼吸肌麻痹。脑脊液呈蛋白细胞分离现象。治疗方法：以黄芪桂枝五物汤合四君子汤为基础。处方：黄芪 60g，怀牛膝、生龙骨、生牡蛎、白芍、白术各 15g，太子参、茯苓、忍冬藤各 30g，桂枝、生姜、当归、全蝎各 10g，蜈蚣 3 条，甘草 3g。根据症状，辨证加减：属湿热浸淫型，酌加苍术、黄柏、萆薢、薏苡仁以清热祛湿；脾胃亏虚型，酌加白术用量，加怀山药、砂仁、陈皮以益气健脾和中。水煎，浓缩取汁 300ml，共煎 2 次，混合后早、晚温服。结果：临床痊愈 9 例，显效 6 例，好转 4 例，无效 1 例，总有效率 95%。

（三）末梢神经炎

有报道[5]以本方加味治疗末梢神经炎50例，疗效满意。治疗药物：黄芪、桂枝、赤白芍、牛膝、红花、木瓜、天麻、大枣。每日1剂，水煎服。忌食辛辣、油腻，避免受冻及接触冷水。结果：痊愈36例，好转11例，无效3例，总有效率94%。

（四）面神经麻痹

徐福明等[6]以黄芪桂枝五物汤加味合牵正散治疗面神经麻痹68例，疗效较好。所治68例面瘫病人均为门诊治疗。黄芪桂枝五物汤加味：黄芪30g，桂枝15g，赤白芍各15g，生姜10g，大枣10g，当归15g，白芷12g，细辛3g，威灵仙15g，防风12g，秦艽12g，甘草10g。水煎服，每日1剂，分早、晚2次各半温热服，以10日为1个疗程。牵正散处方：全蝎20g，白僵蚕20g，白附子20g。共研细末，每服3g，分早、晚2次温热水或温黄酒冲服。以上为成人1个疗程剂量，儿童剂量酌减。治疗结果为：痊愈62例，占91.18%；好转6例，占8.82%。总有效率为100%。

（五）桡神经损伤

张天健[7]采用加味黄芪桂枝五物汤治疗桡神经损伤98例。经15~30天治疗，痊愈69例，占70.4%；好转18例，占18.4%；无效11例，进行手术松解。药物组成为：生黄芪30g，桂枝15g，生白芍30g，蜈蚣3个，全蝎7g，地龙15g，细辛3g，片姜黄15g，大枣5枚，当归20g，甘草3g。每日1剂，水煎服。病程长，素质弱，全身无力，合并掌腕关节不能伸直者，加熟地黄20g，党参15g，鸡血藤30g；畏寒怕冷，手背桡侧皮肤发凉而不汗出者，加制川、草乌各10g，威灵仙12g，防风15g。

（六）坐骨神经痛

许建功[8]以黄芪桂枝五物汤合乌头汤化裁治疗坐骨神经痛病例，疗效较好。基本方药：黄芪30~60g，桂枝10g，白芍21g，制川乌6~12g（先煎），制草乌6~12g（先煎），五加皮15g，川续断15g，川牛膝12g，当归12g，威灵仙15g，甘草6g，生姜片3片，大枣4枚。每日1剂，水煎，分2次服。加减变化：气虚明显者，重用黄芪；血虚者，重用当归、白芍；阳虚者，加附子；肾虚者，重用川续断、五加皮或加杜仲；局部发冷，疼痛剧烈者，重用川乌、草乌；拘挛制痛屈伸不利者，重用白芍、甘草，加川木瓜；下肢沉困重者，酸痛不适，湿邪明显者，加防己、川羌活；痛程日久，顽痛不已者，加全蝎、蜈蚣、䗪虫；局部麻木者，重用当归，加鸡血藤。结果：痊愈40例，显效11例，无效3例，总有效率94.4%。

（七）肢端麻木

黄桂英[9]以黄芪桂枝五物汤治疗肢体麻木32例，疗效较好。治疗方法：肢体麻木，肢端感觉迟钝，脉沉细微，是气虚血弱，血流不畅，血不荣筋所致，治疗选用补气补血黄芪桂枝五物汤加减。基本方：黄芪25g，桂枝9g，白芍9g，生姜12g，大枣 12g。每天 1 剂，10 天为 1 个疗程，可连续服 2～3 个疗程。随症加减：头晕乏力明显，舌质淡白，脉沉细微为气虚，黄芪重用至 40～60g，再加党参 20g，白术 15g，以加强补气健脾的作用；指端麻木发凉，且喜温抚，皮肤颜色苍白，麻木感觉持续者为阳虚，加制附子 12g（先煎）以温通阳气，当归 12g，熟地黄 15g 以补血；活动后麻木症状加重，头晕，皮肤干枯不润者为血虚甚，加当归 12g，阿胶 12g（烊服），鸡血藤 30g 以补血濡养经脉；麻木的肢体疼痛或刺痛，局部皮肤颜色紫暗，或半夜麻木加重者，为血行瘀滞不畅，减白芍，加赤芍 12g，川芎 8g，当归 12g，红花 4g 以活血通脉；肢体顽麻伴有胀坠感觉，舌质淡、舌体胖、舌苔白滑为湿阻经脉，加陈皮 6g，茯苓 15g，薏苡仁 15g，苍术 12g 以健脾燥湿；上肢麻木，加羌活 8g；下肢麻木，加牛膝 15g 为引以活血通络。结果：痊愈 19 例，好转 10 例，无效 3 例。

（八）脱疽

崔振波等[10]以黄芪桂枝五物汤加减治疗脱疽 20 例，疗效较好。主方：炙黄芪 30g，桂枝 10g，白芍 10g，当归 30g，川芎 10g，红花 10g，川牛膝 10g，鸡血藤 30g，炙乳没各 10g，炙甘草 6g，水蛭末 3g（冲），三七粉 3g（冲）。肢凉明显者，加制附子 10g（先煎），细辛 6g；下肢酸胀沉重者，加木瓜 20g，薏苡仁 30g；患肢局部有紫红色斑点，压久褪色者，加丹参 30g，牡丹皮 10g，赤芍 15g。上药随症加减水煎服，煎二煎合而为一，分 2 次口服，倒入脸盆再煎趁热外洗患肢，每日外洗 2～3 次，每次不少于 20 分钟。每 60 剂为 1 个疗程，1 个疗程结束后用水蛭、三七粉（1:1 比例）口服巩固疗效，每次 3g，每日 2 次。病人应绝对禁烟，适当休息，患肢注意保暖，防止外伤，鞋袜不宜过小过紧，防止压迫患趾，影响血脉流畅。病人适当活动肢体，在床上做患肢抬高（45°）、下垂、水平位交替活动（每项不少于 2 分钟），以促进患肢血脉流畅。结果：临床治愈 9 例，显著好转 5 例，进步 6 例，无效 0 例。

（九）痛痹

覃厚华[11]以黄芪桂枝五物汤治疗痛痹 114 例，疗效较好。均有肢体关节疼痛，麻木，畏寒怕冷，脉迟缓或细涩，其中经拍片为颈椎病、腰骶骨质增生病 25 例，皆属素体阳虚，感受寒邪，寒凝经脉，气血闭阻而成痛痹的病人。治疗基本方：黄芪、骨碎补、白芍各 30g，当归、杜仲、续断各 15g，桂枝、炙甘草、生姜各 10g。若是湿邪偏重，加薏苡仁、防己；风邪偏重，加防风。文火，水煎服，每日 3 次，2 天 1 剂。结果：显效 111 例，无效 3 例；最多服药 120 剂，最少服药 2 剂（药酒剂）；平均服 5.6 剂。典型病例：张某，女，39 岁，农民。1992 年 10 月始，左腰脊骶椎髋关节疼痛，麻木，筋脉挛缩，得热则减，遇寒则甚，肢体活动受限，经用中西药抗风湿，不得缓解，阴雨及劳动，日渐加剧，畏寒怕冷，腰腿酸软无力，面色㿠白，舌淡苔薄白，脉迟涩。拟方：骨碎补、白芍各 30g，黄芪、杜仲、续断、狗脊、当归、大枣、千年健各 15g，甘草、生姜各 10g。水煎温服，每日 3 次，2 日 1 剂，共服 35 剂而告痊愈。

（十）雷诺病

金璧君等[12]以黄芪桂枝五物汤加减治疗雷诺病40例，疗效较好。20例做了自身抗体检测：抗核抗体阳性者20例，抗dSDNA抗体阳性者12例，抗心肌抗体阳性者6例。其中阳虚型2例，阳虚兼肝郁型24例，阳虚兼心阴虚型14例。阳虚型治宜温经活络，濡养筋脉。处方：黄芪40g，桂枝、白芍、柴胡、独活、川芎各15g，当归、路路通、皂角刺、牛膝、鸡血藤各20g。阳虚兼肝郁型治宜温经活络，解肝胃郁热。处方：黄芪30g，桂枝、白芍、延胡索各15g，柴胡、黄芩、威灵仙、鸡血藤各20g，水蛭10g。阳虚兼心阴虚型治宜温经活络，解郁滋养心阴。处方：黄芪30g，桂枝、白芍、党参各15g，黄芩、丹参、威灵仙各20g，麦冬、鸡血藤各25g，五味子10g。其疼痛严重，可加乳香、没药或延胡索；寒热错杂者，加蒲公英、金银花、玄参；如有发热或表证者，要本着急则治其标，缓则治其本的原则，辨证解表除邪，待热退后再用此方。结果：治愈4例，显效35例，无效1例。总有效率为97.5%，显效率为87.5%。

（十一）不安腿综合征

姜志昂[13]采用加味黄芪桂枝五物汤治疗不安腿综合征24例，效果满意。本组病例均有下肢小腿深部肌肉酸、胀、重的感觉，有时酸痒似爬虫，一般于夜间休息时发作。治疗方法：黄芪桂枝五物汤加减（黄芪30g，桂枝6g，白芍10g，生姜3片，大枣7枚，千年健10g，当归10g，木瓜10g，伸筋草30g，独活10g，威灵仙10g，防风10g）。兼血瘀者，加桃仁10g，红花10g；兼肾虚者，加桑寄生10g，怀牛膝10g；兼肝肾不足者，加生地黄10g，枸杞子10g。结果：治愈20例，显效4例，服药最少3剂，最多18剂，平均7剂。

王玉玺[14]治疗不安腿综合征46例。本组病例诊断以不同程度反复发作的腿部尤其是深部有特别不适感觉为依据，似虫爬、瘙痒或烧灼样感，有时难以形容，难以忍受，活动后减轻，安静或晚上症状加重。全部病例均用黄芪桂枝五物汤加味进行治疗。处方：黄芪30g，白芍60g，川牛膝20g，桂枝、地龙各10g，生姜6片，大枣5枚。每日1剂，水煎服，7天为1个疗程。结果：痊愈36例，好转7例，无效3例。

（十二）脑外伤头痛

汤夏珍[15]以四物汤合黄芪桂枝五物汤加减治疗脑外伤头痛80例，疗效较好。主方：当归15g，赤芍12g，川芎12g，熟地黄15g，炙黄芪30g，桂枝8g，丹参30g，石菖蒲10g，炙龟甲15g，炙鳖甲15g，大枣15g。头痛甚者，加细辛；气虚懒言者，加炒党参；舌质红阴虚者，加北沙参；舌淡阳虚者，加淫羊藿；食欲不振者，加炒山楂、鸡内金。6周为1个疗程。结果：经1个疗程治疗后，痊愈48例，有效29例，无效 3 例, 总有效率 96.25%。3 例无效病人为年老体弱并伴有其他慢性疾病者。

(十三) 颈性眩晕

苏东升[16]以黄芪桂枝五物汤加味治疗颈性眩晕 52 例, 疗效较好。处方: 黄芪 20~60g, 桂枝、酒白芍、丹参、川芎、葛根各 15~30g, 生姜 6~10g, 大枣 12 枚。每日 1 剂, 分 3 次饭后服。结果: 痊愈 34 例, 显效 15 例, 无效 3 例, 总有效率 94.23%。

(十四) 颈椎病

舒谦[17]用黄芪桂枝五物汤配合手法治疗神经根型颈椎病 300 例, 疗效满意。单纯神经根型者 182 例, 混合型者 90 例, 伴有肩周炎、网球肘、肱二头肌腱鞘炎者 28 例。结果: 治疗时间最短 7 天, 最长 60 天, 治愈 246 例, 好转 54 例。

温云君[18]运用枕颌带悬吊牵引、手法理筋治疗结合应用黄芪桂枝五物汤倍量加味治疗颈椎病。经临床观察, 本法可缩短疗程, 治疗效果满意。临床均可见颈项、肩背部疼痛, 并向上肢放射性窜麻疼痛, 颈项活动时痛麻加重, 严重者伴有头痛、头晕、耳鸣等。结果: 本组经 18~26 天治疗均获效, 其中痊愈 42 例, 显效 27 例, 有效 17 例。经 6 个月~1 年随访未见复发。

党建军等[19]用黄芪桂枝五物汤加味治疗神经根型颈椎病 41 例, 取得较好疗效。结果: 经 1~3 个疗程治疗, 41 例中治愈 25 例, 好转 14 例, 无效 2 例, 总有效率 95.1%。

(十五) 肩周炎

孟来保[20]用黄芪桂枝五物汤加减治疗老年性肩关节周围炎 40 例, 取得较好疗效。主方: 黄芪 30g, 白芍药 15g, 姜黄 6g, 桑寄生 15g, 羌活 10g, 地龙 10g, 当归 10g, 山茱萸 20g, 葛根 10g, 炙甘草 10g, 大枣 12 枚。水煎服, 每日 1 剂, 10 剂为 1 个疗程。若便溏者, 加白术; 关节疼痛较甚者, 加制川乌、草乌; 血瘀明显者, 加生地黄、赤芍; 关节灼痛遇冷则舒者, 加黄柏; 肝肾亏损明显者, 加川续断、杜仲。服药 1 个月观察疗效。结果: 治愈 18 例, 显效 14 例, 好转 5 例, 无效 3 例, 总有效率为 92.5%。

盛鸿烈、何超[21]用水针疗法配合中药黄芪桂枝五物汤治疗本病, 取得了较好效果。结果: 治疗组治愈 21 例, 有效 16 例, 无效 1 例, 总有效率 97.37%; 注射 1 次治愈 4 例, 2 次治愈 12 例, 3 次治愈 5 例。对照组治愈 8 例, 有效 11 例, 无效 12 例, 总有效率 61.29%。治疗组疗效优于对照组 ($P < 0.01$)。副作用: 治疗组出现注射处皮下瘀斑 2 例, 头晕 1 例。

(十六) 产后身痛

范济平[22]以芪归桂枝汤治疗产后身痛 130 例, 疗效较好。治疗方法为: 羊肉

250g（先煎取汤），黄芪、桂枝、生姜、炙甘草各15g，白芍、当归、鸡血藤各30g，大枣15枚。水煎服，每日1剂。偏寒湿腰痛重者，加桑寄生、狗脊各20g，腿痛重，加独活、附子各10g；偏风湿上肢痛者，加羌活、片姜黄各10g；头痛明显，加藁本、川芎各12g；偏气血瘀滞兼胁痛或恶露不畅，加香附、枳壳、桃仁、没药各10g。结果：痊愈73例，显效45例，好转10例，无效2例，总有效率98.46%。本组病例服药最少3剂，最多30剂。

（十七）白细胞减少症

李济民[23]以中医理论为指导，选用黄芪桂枝五物汤加减治疗白细胞减少症病人128例，取得较好疗效。白细胞计数（1.5～1.9）×10⁹/L 49例，（1.91～2.9）×10⁹/L 42例，（2.91～3.6）×10⁹/L 37例。处方：黄芪50g，白芍10g，桂枝10g，太子参20g，补骨脂15g，红枣20g，炙甘草5g。每日1剂，文火煎2次取药汁600ml，分2次温服，10天为1个疗程。服药期间停止放化疗及放射治疗。结果：显效79例，占61.7%；有效37例，占28.9%；无效12例，占9.4%。总有效率为90.6%。

此外，张帆等[24]报道黄芪桂枝五物汤可用于围绝经期综合征、慢性结肠炎等病的治疗。

关站力[25]报道黄芪桂枝五物汤治疗十二指肠球部溃疡。

董先荣[26]记载了黄芪桂枝五物汤治疗小儿多汗症。

寿越敏等[27]报道黄芪桂枝五物汤在非霍奇金淋巴瘤化疗后及下肢静脉曲张的应用。

参 考 文 献

［1］谢争鸣．黄芪桂枝五物汤合脉络宁治疗糖尿病周围神经病变．黑龙江中医药，2001，（4）：12.

［2］孟凡霞，李兆娥．黄芪桂枝五物汤治疗糖尿病周围神经病变20例．山东中医杂志，2001，20（11）：672.

［3］周德玉，魏昌景．黄芪桂枝五物汤治疗多发性神经炎36例．菏泽医专学报，2000，12（3）：29.

［4］韩志贞．中药治疗急性感染性多发神经根炎20例．新中医，1996，（3）：39.

［5］全国第二届仲景学术思想研讨会论文集．中国中医药学会，郑州，1995：559.

［6］徐福明，姜希才，张杰．黄芪桂枝五物汤加味合牵正散治疗面神经麻痹68例．长春中医学院学报，1996，55（12）：22.

［7］张天健．加味黄芪桂枝五物治疗桡神经损伤98例报道．中医正骨，1994，6（2）：18.

［8］许建功．黄芪桂枝五物汤合乌头汤化裁治疗坐骨神经痛54例临床体会．河南中医，1984，（1）：27.

［9］黄桂英．黄芪桂枝五物汤治疗肢体麻木32例．中医研究，1995，8（5）：39.

［10］崔振波，陈洪利，赵洪芳．黄芪桂枝五物汤加减治疗脱疽 20 例．黑龙江中医药，1998，
　　（1）：18.

［11］覃厚华．黄芪桂枝五物汤治疗痛痹 114 例．湖北中医杂志，1995，17（6）：11.

［12］金璧君，陈静岚，谭丽君．辨证治疗结缔组织病雷诺现象 40 例．陕西中医，1996，17
　　（6）：253.

［13］姜志昂．加味黄芪桂枝五物汤治疗不安腿综合征 24 例．吉林中医药，2000，（5）：45.

［14］王玉玺．黄芪桂枝五物汤加味治疗不安腿综合征 46 例．新中医，1998，30（1）：45.

［15］汤夏珍．四物汤合黄芪桂枝五物汤加减治疗脑外伤后头痛．浙江中医学院学报，1997，
　　21（3）：41.

［16］苏东升．黄芪桂枝五物汤加味治疗颈性眩晕 52 例．四川中医，1993，（5）：26.

［17］舒谦．黄芪桂枝五物汤配合手法治疗神经根型颈椎病 300 例．中医药研究，2000，16
　　（4）：19.

［18］温云君．黄芪桂枝五物汤倍量治疗神经根型颈椎病．中国民间疗法，2000，8（4）：41.

［19］党建军，刘敏．黄芪桂枝五物汤为主治疗神经根型颈椎病 41 例．陕西中医，2003，23
　　（9）：844.

［20］孟来保．加味黄芪桂枝五物汤治疗老年性肩关节周围炎 40 例．河北中医，1999，21
　　（3）：164.

［21］盛鸿烈，何超．水针配合黄芪桂枝五物汤治疗肩周炎．浙江中西医结合杂志，1999，9
　　（5）：334.

［22］范济平．芪归桂枝汤治疗产后身痛 130 例．陕西中医，1995，16（6）：247.

［23］李济民．黄芪桂枝五物汤治疗白细胞减少症 128 例．国医论坛，2000，15（4）：9.

［24］张帆，周坤，杜宁，等．黄芪桂枝五物汤临床运用验案 5 则．湖南中医杂志，2014，30
　　（9）：100.

［25］关站力．黄芪桂枝五物汤临床运用举隅．辽宁中医学院学报，2006，8（1）：27.

［26］董先荣．黄芪桂枝五物汤在儿科运用举例．中国当代医药，2009，16（14）：98.

［27］寿越敏，史亦谦．史亦谦运用黄芪桂枝五物汤经验举隅．浙江中医杂志，2010，45
　　（2）：92.

二十一、桂枝芍药知母汤

（一）肩关节周围炎

李忠超[1]运用桂枝芍药知母汤加减治疗肩关节周围炎 31 例，收到较好效果。处方：桂枝 15g，白芍 15g，知母 16g，白术 15g，防风 12g，麻黄 10g，附子 12g，生姜5 片。疼痛遇寒增重，得热则舒，寒邪为著者，生姜易干姜，加羌活、细辛；疼痛剧烈，痛如针刺，且日轻夜重，属瘀血为患者，选加丹参、红花、制没药、制乳香、延胡索、鸡血藤等。每日 1 剂，水煎，分 2 次温服。用药期间停服其他药物。15 日为 1 个疗程。结果：治愈 28 例，占 90.3%；好转 3 例，占 9.7%。有效率 100%。

杨润兰[2]用加味桂枝芍药知母汤治疗肩周炎 40 例，收到满意的疗效。治宜祛风除湿，通阳行痹，方用加味桂枝芍药知母汤。基本方：桂枝、麻黄、熟附子各 8g，白芍 20g，白术、知母、地龙各 15g，防风、羌活、姜黄各 10g，白花蛇 1 条（约 30g），蜈蚣 2 条，全蝎 6g，葛根 30g。加减：病程较长，痛有定处，舌质瘀暗，加苏木 10g，穿山甲 15g；血虚者，加当归、川芎各 10g；气虚者，加党参、黄芪各 20g；阴虚者，加山茱萸 10g，熟地黄 15g；阳虚者，加肉桂 6g，干姜 10g；前伸受限明显者，加白芷 10g；后屈受限者，加柴胡 10g。结果：治愈 28 例，有效 11 例，无效 1 例，总有效率为 97.5%。服药时间最短 20 天，最长 50 天，多数在 30～40 天，其中症状缓解时间最短 3 天，最长 7 天。

（二）类风湿关节炎

李典鸿等[3]采用桂枝芍药知母汤加减治疗类风湿关节炎（RA）143 例，取得肯定的疗效。处方：桂枝 12g，白芍 9g，炙甘草 6g，麻黄 12g，白术 15g，知母 12g，炮附子 10g，生姜 15g。加减：痛甚，加徐长卿、延胡索；风甚，加秦艽、独活；湿甚，加苍术、薏苡仁；病久入络，加僵蚕、全蝎、三七粉；气虚，加黄芪、党参；阴虚，加生地黄、葛根；阳虚，加淫羊藿。每日 1 剂，水煎，早、晚各服 1 次。1 个月为 1 个疗程，治疗 2 个疗程后观察疗效。结果：临床治愈 90 例，显效 21 例，有效 23 例，无效 9 例，总有效率为 93.71%。其中有 121 例类风湿因子（RF）转为阴性，转阴率为 84.62%；血沉（ESR）及免疫球蛋白 IgG、IgA、IgM 治疗后明显下降，与治疗前相比均有显著性差异。

姜百灵[4]以桂芍知母汤治疗类风湿关节炎 36 例，疗效满意。基本方：桂枝 15g，附子 10g（先煎 30 分钟），甘草、麻黄各 10g，白芍 15g，白术 20g，知母、防风各 15g，生姜 50g。得热痛减，附子加至 15～20g，麻黄加至 15g；关节肿胀甚，白术加至 25g，并加苍术、防己各 15g，薏苡仁 25g；日轻夜重倍加知母，白芍易赤芍；上肢重，加桑枝 25g；下肢重，加独活、牛膝各 15g；恶寒发热，加黄柏 15g。每剂药煎 3 次，混合，分 3 次口服，每天 2 次。结果：服药 2～3 周，临床症状消失 17 例；服药 1～2 个月临床症状消失 4 例；症状缓解，疼痛减轻 11 例；服药 2 周，症状无明显改善 4 例。有效率为 88.9%。

安欣欣[5]以桂枝芍药知母汤为基础，随症加减治疗类风湿关节炎 48 例，获得较为满意的疗效。处方：桂枝、白芍、知母、白术、防风、生姜、麻黄、甘草各 10g，桑枝、威灵仙各 15g，附子 15～30g，续断 12～20g，补骨脂 12g，熟地黄 24g，淫羊藿 12g。水煎服，每日 1 剂，分 2 次服。加减法：上肢关节病重者，去续断，加羌活 10g，片姜黄 10g；瘀血明显者，加红花 10g；关节晨僵重者，加蝉蜕 10g，草薢 15g，稀莶草 15g，木瓜 15g；脊柱强直变形者，加金毛狗脊 30g，鹿角胶 10g，羌活 10g；腰腿痛较重者，加桑寄生 30g，并加大续断、补骨脂用量；发热身痛者，去附子加生石膏15g，忍冬藤30g；还可在此基础上根据病情加生地黄、黄芪、女贞子。此外还可加用雷公藤和蜈蚣、地龙、僵蚕、土鳖虫等虫类药提高疗效。结果：临床控制12例，显效20例，好转14例，无效2例，总有效率95.8%。

（三）关节型银屑病

田学文[6]自1989年以来，运用此方加减治疗关节型银屑病46例，取得良好效果。处方：桂枝6g，白芍12g，知母10g，白术12g，防风10g，桑寄生15g，秦艽10g，青风藤30g，甘草10g。加减：病在上肢者，加桑枝20g；病在下肢者，加牛膝10g；关节疼痛较剧者，加制乳香、没药各10g；肿胀明显者，加防己12g，苍术12g；关节屈伸不利者，加伸筋草、络石藤各20g；热盛，加生石膏30g，黄柏10g；伴腰膝疼痛者，加杜仲、川续断各10g；有月经不调者，加仙茅、淫羊藿各10g；气虚者，加黄芪10~30g，党参10~30g；血虚者，加当归10g，鸡血藤15g。结果：临床治愈5例，好转34例，未愈7例。

（四）慢性膝关节滑膜炎

金思东等[7]自1991年2月至1993年10月运用桂枝芍药知母汤治疗慢性膝关节滑膜炎病人48例，取得了较好的效果。处方：桂枝、芍药、知母、防风各12g，麻黄、生姜、制附子、甘草各10g，白术15g。肿胀明显者，加薏苡仁、汉防己、独活；脾肾阳虚者，加川续断、牛膝、狗脊。同时配合适当膝关节制动及股四头肌锻炼。15天为1个疗程。经治2个疗程后，临床痊愈34例，痊愈率70.8%；好转10例，无效4例。总有效率占91.7%。

仲跻高[8]采用桂枝芍药知母汤治疗膝关节积液，病人均已排除细菌性关节炎积液。基本方：桂枝8g，白芍、知母、防风各10g，附子、生麻黄、甘草各3g，白术12g，生姜3片。热象明显，可加用石膏15~20g，生地黄10~15g，木通5~10g；寒象明显或疼痛较重，可加制川乌10g。每剂2煎，各取汁150ml，分早、晚2次服用，每日1剂。治疗期间忌食生冷，患膝制动。结果：治愈32例，有效5例，无效1例，总有效率为97.4%，平均治愈时间48天，疗效较好。

（五）坐骨神经痛

张建功等[9]运用加味桂枝芍药知母汤治疗62例坐骨神经痛病人，疗效满意。大部分病例劳累及天气变冷时症状加重，严重的不能起坐，翻身困难。桂枝芍药知母汤化裁：桂枝12g，白术12g，知母12g，防风12g，白芍9g，黑附子10g，麻黄6g，甘草6g，生姜10g，独活12g，牛膝12g，细辛6g，透骨草12g，鸡血尾12g。1剂/天，水煎分早、晚2次服。疼痛剧烈，遇寒痛甚者，加制川乌、制草乌（先煎）；重浊沉重者，加防己、木瓜、薏苡仁；游走窜痛者，加威灵仙、红花；气虚明显者，加黄芪；拘挛掣痛不可曲伸者，重用白芍、甘草，加全蝎、乌梢蛇。结果：62例病人中治愈36例，占58%；显效23例，占37%；无效3例，占5%。总有效率95%。

此外，桂枝芍药知母汤还可用于痛经、腰痛、骨性关节炎等病。

参 考 文 献

［1］李忠超．桂枝芍药知母汤治疗肩关节周围炎 31 例．河北中医，2002，24（9）：662.

［2］杨润兰．加味桂枝芍药知母汤治疗肩周炎 40 例．新中医，1998，30（7）：26.

［3］李典鸿，胡祖光，高敏．桂枝芍药知母汤治疗类风湿关节炎 143 例．山西中医学院学报，1997，10（1）：20.

［4］姜百灵．桂枝芍药知母汤治疗类风湿关节炎 36 例．辽宁中医杂志，2002，29（10）：614.

［5］安欣欣．桂枝芍药知母汤治疗类风湿关节炎 48 例观察．甘肃中医，2001，14（1）：31.

［6］田学文．桂枝芍药知母汤治疗关节型银屑病 46 例．河南中医，1996，16（5）：286.

［7］金思东，商薛成，黄海．桂枝芍药知母汤治疗慢性膝关节滑膜炎．浙江中医学院学报，1995，19（3）：28.

［8］仲跻高．桂枝芍药知母汤治疗膝关节积液 38 例．四川中医，2000，18（12）：40.

［9］张建功，王兴凯．加味桂枝芍药知母汤治疗坐骨神经痛 62 例临床报告．时珍国医国药，2005，16（9）：907.

第二章
涌吐剂

瓜蒂散

现代医生较少使用瓜蒂散，因而报道不多。有人[1]根据《金匮要略》使用一味瓜蒂汤治疗黄疸的经验，单用一味瓜蒂 5g 煎煮，治疗传统性肝炎，取得了较为满意的疗效。其使用有口服法和鼻腔吸入法两种给药方法。共治疗 151 例，除年老体弱及小儿单用瓜蒂液或丸口服外，其余均用鼻腔吸入法。重症病人加用其他中药、静脉输液等。结果：治愈者占 93.33%，好转者占 6.67%。平均治愈日数 34.77 天。普遍在进药 1~2 次后食欲增进，黄疸消退。一般吸药 3~5 次即可治愈。部分病人在吸药后鼻黏膜干燥，甚至引起出血。还有人单用瓜蒂液口服治疗急性黄疸型肝炎 103 例，结果：在 10 天内治愈者占 46.6%，15 天内治愈者达 92.2%；肝肿大恢复至肋缘下 1.5cm 以内，在 30 天内者占 35.92%，在 40 天内者占 97.09%；黄疸在 5 天内消失者占 70.87%，10 天内消失者为 95.14%。尿三胆试验阳性及肝功能异常者治疗后全部恢复正常。追踪观察 1~2 年未发现肝硬化或死亡病例。治疗中未见副作用。

参 考 文 献

[1] 江苏新医学院. 中药大辞典. 上海：上海人民出版社，1977.

第三章
攻下剂

一、大承气汤

（一）肠梗阻

庞春宏[1]对 64 例粘连性肠梗阻病人在基础疗法基础上，运用复方大承气汤。病人临床表现均为单纯性粘连性肠梗阻，均有腹部外科手术史。方药：大黄 12g（后下），枳实 12g，厚朴 12g，木香 12g，黄柏 12g，芒硝 9g（冲服）。水煎 500ml。用法：先行有效的胃肠减压，使上消化道处于空虚状态，将中药 500ml 1 次或 2 次从胃管注入，若为 2 次注入者，应间隔 0.5～1 小时，但芒硝应在第 1 次全部服下。注药后关闭胃管 2～3 小时，密切观察。观察期间如有恶心，则给予止吐；当有便意时，用复方大承气汤 300～500ml 灌肠。结果：58 例梗阻症状消失，5 例因症状加重转手术，1 例因使用 3 次无效，转手术治疗。

陈桂铭[2]采取清热通腑消胀法，用复方大承气汤保留灌肠治疗 58 例，收效满意。临床诊断要点：腹痛，腹胀，便秘。体征：腹平软，腹部压痛。腹部透视均提示有液平面及肠管积气。无反跳痛，肠鸣音亢进。用复方大承气汤保留灌肠治疗。处方：桃仁 15g，赤芍 15g，莱菔子 18g，枳实 12g，生大黄 9g（后入），厚朴 15g，芒硝 9g（冲）。上药头煎及再煎，共取汁 200ml，保留灌肠，每天 2 次，每次 100ml。疗效结果：本组 58 例治愈。保留灌肠治疗后，痊愈时间为 3～7 天，平均 5 天。本组无 1 例发生腹膜炎。

冯文进等[3]运用中西医结合疗法治疗粘连性肠梗阻，效果较好。治愈 51 例，占 85%。其余 9 例未见好转而行手术治疗。治愈时间为 10～73 小时，平均为 36.28 小时。

江跃华[4]采用胃管及肛管置入同时灌注大承气汤中西医结合治疗粘连性肠梗阻 35 例，依据上攻下吸冲开狭窄、解除梗阻这一思路，在临床上进行了尝试，结果比单纯使用胃管灌注取得更加满意的疗效。中医治疗以大承气汤加味：大黄 15g，芒硝 12g，厚朴 12g，枳壳 10g，莱菔子 12g，槟榔 12g，大腹皮 9g，沉香 8g。大黄、芒硝、沉香另包，后下。2 次煎得药液 400ml，放置冷却待用。将冷却煎液 300ml，从留置肛管注入后夹管，再将100ml从胃管内注入夹管。停抽胃液6小时并严密观察。若病人此阶段腹痛突然减轻，腹胀好转，便意强烈时拔除肛管后排便排气，表示梗阻基本解除。次日再从胃管注入上述中药液150～200ml，大便通，即可拔去胃管；若腹痛腹胀加重，腹部有压痛，则立即中止，手术。结果：均在灌药后4～6小时腹痛顿时消失，大量肛门排气排便，无1例中止，住院3～4天，痊愈出院。

王荣泉等[5]用腹腔内注入复方丹参液加口服大承气汤治疗粘连性肠梗阻，效果较好。设西医治疗为对照组。结果：治疗组47例中，优42例，占89.36%；良5例，占10.64%。优良率为100%。对照组38例中，优24例，占63.16%；良4例，占10.53%；一般6例，占15.79%；差4例，占10.53%。优良率为73.68%。两组疗效比较，差异显著（$P < 0.01$）。

项氏[6]报道，将本方改为冲剂，治疗肠梗阻214例，多在发病6小时～4天治疗，治愈率79.4%，无效转手术治疗为20.6%，以粪团、蛔虫团、功能性肠梗阻效佳，尤对腹部手术后调整胃肠功能更为理想。但对肠扭转、内疝等绞窄性肠梗阻以及肠道肿瘤疗效欠佳，此类病人宜早作手术治疗。

（二）胸腰椎压缩性骨折早期腹胀便秘

李耀庚[7]运用复方大承气汤加味治疗胸腰椎压缩性骨折早期腹胀便秘103例，取得满意效果。中医辨证均属气血瘀滞、腑气不通所致腹胀便秘。药用复方大承气汤加味：川厚朴25g，炒莱菔子15g，枳实16g，桃仁9g，赤芍15g，大黄15g（后下），芒硝9g（冲服），番泻叶6g（焗），陈皮3g（焗）。药后24～36小时无效者，可再服1剂，中病即止；2剂不效者停服。大便未通前忌生冷之品。结果：以药后排气排便为疗效标准。本组103例中，最快5小时，最慢36小时，平均7小时排气排便；1剂获效68例，2剂获效32例，无效3例。

王松等[8]运用复方大承气汤治疗脊柱胸腰段外伤性便秘，效果较好。

丁小新[9]采用复方大承气汤治疗腰椎骨折后腹胀痛病人50例，取得了较满意效果。方药：厚朴15g，炒莱菔子15g，枳实10g，桃仁10g，赤芍10g，大黄（后下）12g，芒硝（冲服）9g。前5味药以水600ml，煮取400ml，入大黄，再煮沸，去渣，加芒硝冲入沸汤。成人每天1剂，分2～3次服。年老体弱者酌减，大便次数3次/天以上者停用。结果：本组50例，服药2天内腹胀痛消失者38例，余者服药3～5天后腹胀痛消失。

邰东旭[10]运用大承气汤加减治疗腰椎骨折便秘86例，效果较好。病人均有腹胀腹痛、大便干结难下、欲解不能、甚则六七日不大便、午后潮热等症状。治疗1～9天后，全部治愈（以大便通畅、腹胀腹痛等症状消失为痊愈）。

（三）胃排空障碍

孟伟等[11]运用复方大承气汤治疗食管贲门癌术后胃排空障碍20例，效果较好。

治疗组加用复方大承气汤：厚朴 15 ~ 30g，炒莱菔子 30g，枳实 9g，桃仁 9g，赤芍 15g，大黄 12g（后下），芒硝 9g（冲服）。煎成 200ml，经胃管注入，夹管 3 ~ 4 小时，每日 2 次；对照组用 3% 高渗盐水 300ml、地塞米松注射液 5mg；庆大霉素注射液 16 万 U 洗胃，每日 2 次。结果：治疗组进食恢复时间为 6 ~ 13 天，平均（8.45 ± 2.15）天；对照组为 9 ~ 30 天，平均（16.31 ± 2.75）天。有高度显著性差异（$P < 0.01$）。治疗组每日平均胃液量为 700.36ml，对照组为 1106.80ml，有高度显著性差异（$P < 0.01$）。

李华国等[12]应用大承气汤加味肛滴治疗术后胃肠运动功能低下，获得满意效果。肛滴后胃肠功能恢复例数：治疗组 52 例，对照组 6 例；恢复率分别为 86.67% 和 12.50%。两者差异有高度显著性（$P < 0.01$）。

边进科等[13]运用大承气汤治疗残胃无张力症，效果较好。

刘玉华等[14]收治慢性胆囊结石准备择期行胆囊切除术的病人 40 例，子宫肌瘤等待择期行子宫切除术的病人 40 例，共 80 例随机分为中药组和对照组，各 40 例。各组病人麻醉方法相同，术后常规处理，常规应用抗生素，无胃肠减压。中药组：手术后 1 ~ 3 天，每天给予大承气汤冲剂 2 袋，分 2 次服用（大黄、厚朴、枳壳、芒硝，制成冲剂，每袋 6g）。饮水、进食无限制。对照组：给予等量温开水。结果表明：中药组肠音开始恢复时间和恢复正常时间早于对照组，具有显著性差异（$P < 0.05$）。中药组病人术后排气、排便和进食时间与对照组比较均有明显提高，具有显著性差异，说明中药组病人能达到早期胃肠功能恢复。中药组术后第 3 天血氧饱和度值高于对照组，两组比较具有显著性差异（$P < 0.05$）。

（四）痛风性关节炎

何尔扬[15]运用大承气汤配合抗痛风药物治疗痛风性关节炎 16 例，效果较好。治疗：秋水仙碱 1mg，每 2 小时 1 次。大承气汤：大黄 6g，芒硝 6g，枳实 6g，厚朴 6g，甘草 3g。加减：年轻体壮者，大黄用 10g；热甚烦躁者，加石膏、知母；年老体弱者，加黄芪、麦冬。当病情发作时，出现下肢踇趾、跖趾、踝关节红肿热痛，伴有脘腹满闷或发热、烦躁、舌红苔黄或黄腻者，即口服秋水仙碱 1mg，以后每 2 小时给药 1mg，再服中药大承气汤 1 剂。若 1 剂有腹泻，即停服中药；若 2 小时后无腹泻，再服 1 剂让其泻下；2 剂无腹泻，改用其他药物治疗。16 例均采用上述疗法，结果：74 人次中服药 1 剂出现腹泻的 56 人次，2 剂有腹泻的 12 人次，2 剂无腹泻 6 例，停用中药，改用其他药物治疗；74 人次中症状在 4 小时内缓解 41 人次，6 小时内缓解 24 人次，9 人次在 6 小时以后逐渐缓解。较单纯应用秋水仙碱或其他药物治疗症状缓解时间缩短 6 小时以上。

（五）中风

曹产高[16]应用加味大承气汤治疗中风病 22 例，取得较满意的效果。处方：制大黄、枳实、川厚朴、芒硝、生龙骨、生牡蛎。煎汤喂服、鼻饲或灌肠给药，以保证大便日解 1~2 次为度。结果：显效 11 例，有效 8 例，无效 3 例。

赵敬东[17]运用大承气汤治疗出血性中风急性期，效果较好。本组共选择病例 60 例，随机分为治疗组和对照组。临床表现：神清或神昏，半身不遂，语言不利，烦躁不安，面色潮红，头晕头痛，腹胀痛或腹满，口臭或口舌干燥，便秘，尿赤，舌暗红、干红，苔黄干、焦黑或起芒刺，脉弦滑、滑数。其中腹胀、便秘为必备的用药指征。结果：治疗组的治愈率为 36.67%，总有效率为 93.33%；对照组治愈率为 23.33%，总有效率 80.0%。结果经统计学处理，有显著性差异（$P < 0.05$）。

（六）细菌性腹膜炎

自发性细菌性腹膜炎（SBP）常见于肝病晚期。李伟林等[18]用大承气汤加味合头孢噻肟注射液治疗 SBP 22 例，并与单纯头孢噻肟治疗作对照，取得较好疗效。随机分为治疗组 22 例，对照组 20 例。治疗组以大承气汤为基础方治疗：大黄、芒硝各 10g，枳壳 20g，川厚朴 10g。随症加减，每日 1 剂。头孢噻肟注射液 5g，加入液体中静脉滴注，每日 1 次。对照组单用头孢噻肟治疗。结果：治疗 2 个疗程，治疗组 22 例中，显效 19 例，有效 2 例，无效 1 例，总有效率 95.5%；对照组 20 例中显效 11 例，有效 4 例，无效 5 例，总有效率 75.0%。两组总有效率比较无显著性差异（$P > 0.05$），两组显效率比较有显著差异（$P < 0.05$）。治疗组在服药 2~5 剂时出现腹痛、腹泻 5 例，大便 1 天 4~6 次，但均能完成疗程。两组均出现肝肾综合征 1 例，对照组出现肝性脑病 2 例。

（七）儿童休克型大叶性肺炎

杨献民等[19]运用大承气汤加味治疗儿童休克型大叶性肺炎 20 例，效果较好。结果：20 例患儿全部治愈。休克纠正时间为 6~30 小时，体温降至正常时间为 2~5 天，X 线肺部阴影消失时间为 5~8 天，呼吸恢复时间为 3~8 天。

（八）肺源性心脏病心力衰竭

杨惠琴[20]运用大承气汤加减配合西药治疗肺源性心脏病心力衰竭 32 例，收效甚佳。临床表现为咳嗽、咳白泡沫痰或黄痰，半卧位，胸闷，气短，心悸，动则加剧，尿少，双下肢水肿。病人均伴有腹胀，便秘，舌质紫暗，苔黄，脉数。中药用大承气汤加减：大黄、厚朴、芒硝（后下）各 15g，枳实、赤芍、桃仁各 10g，连翘 12g，金银花、杏仁各 8g，鱼腥草 30g，麻黄、炙甘草各 6g，茯苓 50g。水煎服，每天 1 剂，分 3 次口服。所有病人均给予西药抗炎、利尿、扩管、强心及支持对症处理。结果：临床治愈 20 例，好转 11 例，无效 1 例。临床治愈率 62.5%，总有效率为 96.9%。

（九）肝性脑病

嵇玉峰[21]运用大承气汤滴肛治疗原发性肝癌并发肝性脑病 38 例，疗效较好。滴肛方剂组成为：大黄30g（后下），厚朴60g，枳实30g，芒硝20g（冲）。用1000ml水慢火煎至500ml，待药液温度降至39℃~41℃时，以滴肛法将药液滴入结肠40~60cm处，并尽量延长药液保留时间以利吸收。每日使用1剂滴肛，连续7天为1个疗程。结果：本组38例病人中，治愈3例，有效19例，显效3例，好转10例，无效3例，总有效率92.1%。

邢刚等[22]运用复方大承气汤保留灌肠治疗肝性脑病16例，效果较好。结果：16例病人除1例上消化道出血抢救无效死亡外，余15例皆在用药后3~8天完全清醒后，经中、西药综合治疗好转出院。所有病人未见因灌肠所致副作用。

（十）胰腺炎

颜开明[23]运用大承气汤治疗急性胆源性胰腺炎72例，效果较好。随机分为两组，治疗组72例，对照组46例。对照组给予常规保守治疗方法包括禁食，胃肠减压，维持水电解质平衡以及抗生素控制感染等治疗。治疗组在对照组治疗基础上加用大承气汤，方以大黄30g（后下），芒硝20g（冲服），枳实15g，厚朴10g为主。加减：黄疸，加茵陈、金钱草各30g；腹胀，加大腹皮20g，莱菔子15g；热重，加黄芩、栀子各10g，龙胆草6g。水煎250ml，分2次内服或胃管内注入，1天1剂。结果：治疗组痊愈53例（73.6%），好转14例，无效5例，总有效率为93.1%；对照组痊愈26例（56.5%），好转14例，无效6例，总有效率为87%。与对照组相比，P<0.05。

张凤欣[24]收治急性坏死性胰腺炎46例，采用中西医结合综合治疗36例，取得了良好疗效；同期采用单纯西医治疗10例作为对照组。结果：治疗组36例中，中西医结合综合治疗和中药肛滴治疗非手术治愈27例；综合治疗和中药肛滴治疗及手术治疗治愈3例。共治愈30例占83.3%，死亡6例占16.7%。对照组10例中，综合治疗和腹腔灌洗治疗2例，死亡2例；综合治疗和手术引流治疗8例，治愈4例。对照组共治愈4例，死亡6例。

杨应林等[25]运用大承气汤配合西药治疗急性胰腺炎伴腹胀32例，效果较好。均结合病史、临床症状、B超、血尿淀粉酶测定确诊为急性胰腺炎。全组病例均有明显腹胀，肛门排气减少，肠鸣音减弱，其中5例伴频繁呕吐。结果：显效15例，有效12例，无效5例，总有效率为84.4%。其中无效5例中有2例系服药后即吐，汤药不能进入肠道所致。

（十一）胃山楂石

石绍刚[26]治疗胃山楂石26例，均为男性，病人均有近期内大量服食山楂，上腹部有胀痛、压痛，其中伴食欲不振、恶心欲呕者23例，大便秘结者17例，大便溏薄者9例。其中山楂石最大者9cm×6.5cm，最小者3cm×2cm。采用大承气汤加味：大黄10g（后下），枳实15g，厚朴15g，芒硝9g（冲服），青皮15g，莱菔子12g，三棱

10g。痛甚者，加延胡索；恶心欲吐，加旋覆花、代赭石。每日 1 剂，水煎，早、晚分服。经治疗后 26 例全部治愈。一般服药 3～6 剂，临床症状消失，X 线复查胃石消失。

（十二）内毒素血症

陈海龙等[27]以经手术证实的血清胆红素在 75mmol/L 以上的肝外梗阻性黄疸病人 43 例作为观察对象，随机分为黄疸对照组（n＝19）和中药防治组（n＝24）。同时设立无黄疸对照组（n＝17），这些病人均接受胆道手术而无梗阻性黄疸的存在。对照组在手术前不服用任何中药制剂，仅按常规治疗；中药防治组除按常规治疗外在手术前 5 天服用中药复方大承气汤。复方大承气汤由大黄、芒硝、枳实、厚朴、茵陈、牡丹皮、栀子、金银花、蒲公英、黄芩等 10 味中药组成。以水煎取法（大黄后下、芒硝冲服）制成 100% 的药液 100ml，每日 1 剂，早、晚分服。结果：中药防治组病人在服用中药后平均每天大便 2.8 次，而黄疸对照组病人平均每天大便 0.8 次。中药防治组病人对复方大承气汤均能良好耐受，未见任何副作用及不良反应。复方大承气汤对内毒素血症（ETM）的影响：与黄疸对照组相比，中药防治组术中门静脉血 ETM 的发生率和术后周围静脉血 ETM 的发生率均出现了明显的下降。复方大承气汤对肾功能的影响：中药防治组内生肌酐清除率术前为（91.51±28.28），术后为（119.86±38.20），说明了复方大承气汤对黄疸病人肾功能具有良好的保护作用。复方大承气汤对血浆纤维结合素的影响：中药防治组术前为（188.36±39.44），术后为（159.79±35.32）。三组病人术后 3 天血浆 Fn 含量均出现了不同程度的下降。但术后 3 天，中药防治组 Fn 含量与黄疸对照组相比明显上升，两者差别有显著性（$P < 0.01$），与无黄疸对照组相比无显著性差别（$P > 0.05$）。说明复方大承气汤有效地预防了由于梗阻性黄疸而引起的血浆 Fn 含量的下降。

（十三）出血热急性肾衰竭

薛景歧等[28]临床观察 17 例出血热急性肾衰竭病人，临床表现尿闭最短 1 天，最长 5 天；伴有恶心、呕吐、腹胀、浮肿、出血倾向、高血钾、氮质血症。西医利尿、导泻无效，即改用大承气汤加紫草治疗：大黄 20g（后入），芒硝 15g（冲），厚朴 9g，枳实 9g，紫草 30g。每日 1 剂，药量随症加减，水煎服。结果：用药最短 2 天，最长 5 天，一般 4 天进入多尿期。显效 11 例，有效 5 例，无效 1 例，总有效率 94.12%。

（十四）重症颅脑损伤

宋晓光等[29]治疗重症颅脑损伤住院病人 32 例。本组病例用常规西医治疗困难或无效者，属中医血瘀气滞、实热伤津型者。其中有 8 例行血肿清除术或血肿清除加减压术。在静脉滴注常规西药的同时，口服或鼻饲注入中药，每日 1 剂，分 2 次温服，每次给 100～150ml，10 天为 1 个疗程，一般治疗 2 个疗程。药物组成：酒大黄

10g，厚朴10g，枳实6g，芒硝6g，丹参20g，红花10g，牡丹皮12g，当归12g，石菖蒲4g，木通6g。并随症加减运用：若顽固性头痛，且痛有定处，加水蛭、虻虫；若失眠，加黄连、远志或柏子仁、何首乌；若眩晕如坐舟，不能坐起和站立者，合苓桂术甘汤；若肢体功能活动障碍，加穿山甲、䗪虫、地龙、络石藤。结果：本组32例病人全部临床治愈，格拉斯哥（GCS）分级均达13～15分，眩晕、头痛、失眠多梦等临床症状消失；记忆力改善、肢体功能恢复或明显改善。其中治愈28例，显效4例，未出现中残、重残及病情恶化或死亡。

（十五）破伤风

徐风兰[30]治疗该病351例，中药用大承气汤加蝉蜕50g，煮取200ml，冷后再加灭滴灵1g灌肠。4～14岁用半量，重型每天2次。务必做到尽早腑通，保持每天解大便1～2次。西医综合疗法为抗感染、中和外毒素、止痉、积极治疗各种并发症、支持疗法，常规用青霉素、灭滴灵、破伤风抗毒、安定。病情处于高峰期采取静脉补给各种营养物质，使病情稳定后再鼻饲高营养流质。结果：轻、中型病人全部治愈；重型病人死亡33例，占重型病人的32.35%。

（十六）急性有机磷中毒

刘军[31]报道运用大承气汤治疗急性有机磷中毒34例病人，收录于2006年6月至2009年6月，被随机分为治疗组（n =34），对照组（n =31）。两组病例在性别、年龄、中毒程度、毒物种类方面，差异无统计学意义（$P > 0.05$）。两组均采用常规综合抢救措施。先用全自动洗胃机洗胃，至洗出液为无色且无药味为止，一般使用10～20L清水洗胃，洗胃同时给予阿托品、解磷定肌内注射及抗感染、护胃、纠正水电解质紊乱等对症处理，出现呼吸衰竭者给予气管插管＋呼吸机辅助呼吸。两组洗胃后均立即给予活性碳30g＋生理盐水50ml胃管内注入。同时，对照组经胃管注入20%甘露醇125ml以导泻，1次/天，连续3天；治疗组经胃管注入大承气汤汤剂（大黄12g，厚朴24g，枳实12g，芒硝6g，水煎，取汁200ml）100ml/次，2次/天，连续3天。保证在治疗过程中大便次数3～5次/天。观察两组病人有效率、死亡率、胆碱酯酶活力恢复正常时间、住院平均时间。结果：治疗组总有效率94.12%，胆碱酯酶活力恢复正常时间为（7.15±1.28）天，住院时间（8.53±1.46）天；对照组的这些指标分别为87.10%，（10.65±1.50）天，（12.03±2.17）天。两组相比，总有效率的差异没有统计学意义（$P > 0.05$）。胆碱酯酶活力恢复正常时间和住院时间相比对照组的更快、更短，差异有统计学意义（$P < 0.01$）。

此外，大承气汤还可以治疗胆囊炎、肾绞痛、重型肝炎、消化不良、胃结石、破伤风等病。

参 考 文 献

[1] 庞春宏. 复方大承气汤治疗粘连性肠梗阻64例. 中国中西医结合外科杂志，2000，6

（5）：360.

［2］陈桂铭．复方大承气汤保留灌肠治疗术后粘连性不全性肠梗阻58例．福建中医药，2001，
32（1）：38.

［3］冯文进，宋慧柱．复方大承气汤为主治疗粘连性肠梗阻60例．内蒙古中医药，2001，（增
刊）：1.

［4］江跃华．双管灌注大承气汤治疗粘连性肠梗阻35例．江西中医学院学报，2000，12（4）：149.

［5］王荣泉，陈菊珍，任光园，等．腹腔内注入复方丹参液加口服大承气汤治疗粘连性肠梗阻
临床观察．中国中西医结合杂志，1994，14（10）：595.

［6］项育民．大承气汤剂型改革及其临床应用．中药通报，1984，（3）：123.

［7］李耀庚．复方大承气汤治疗胸腰椎压缩性骨折腹胀便秘103例．广西中医药，2001，24
（1）：40.

［8］王松，李宏武，黄锐，等．复方大承气汤治疗脊柱胸腰段外伤性便秘．贵阳中医学院学
报，2001，23（1）：18.

［9］丁小新．复方大承气汤治疗腰椎骨折后腹胀痛50例小结．时珍国医国药，2001，12
（3）：244.

［10］邰东旭．大承气汤加减治疗腰椎骨折便秘86例．中医函授通讯，2001，12（9）：33.

［11］孟伟，李保东，丁涛．复方大承气汤治疗食管贲门癌术后胃排空障碍20例．陕西中医，
2001，22（7）：390.

［12］李华国，陈术芳，崔英岩．大承气汤加味肛滴治疗术后胃肠运动功能低下108例．中国
中西医结合外科杂志，1997，3（1）：35.

［13］边进科，麦玉发，房玉庆，等．大承气汤治疗残胃无张力症．江苏中医，1994，15
（7）：13.

［14］刘玉华，邹英杰，解基民．中医药促进术后胃肠功能恢复的临床研究．天津中医，1996，
13（6）：16.

［15］何尔扬．大承气汤配合抗痛风药物治疗痛风性关节炎16例．中国中医药科技，2001，8
（5）：278.

［16］曹产高．加味大承气汤治疗中风22例体会．浙江中西医结合杂志，2001，11（5）：303.

［17］赵敬东．大承气汤治疗出血性中风（急性期）30例．实用中医内科杂志，2003，17
（1）：57.

［18］李伟林，张君利．大承气汤加味合头孢塞肟针治疗细菌性腹膜炎．浙江中西医结合杂志，
2001，11（7）：426.

［19］杨献民，杨军．大承气汤加味治疗儿童休克型大叶性肺炎20例．国医论坛，2000，15
（2）：12.

［20］杨惠琴．大承气汤辅助治疗肺源性心脏病心衰32例．湖北中医杂志，2000，22
（6）：21.

［21］嵇玉峰．大承气汤滴肛治疗原发性肝癌并发肝性脑病38例临床疗效观察．中医药研究，
1998，14（4）：29.

[22] 邢刚，于美红，刘珍华. 复方大承气汤保留灌肠治疗肝性脑病 16 例. 时珍国医国药，2000，11（8）：726.

[23] 颜开明. 运用大承气汤治疗急性胆源性胰腺炎 72 例. 陕西中医，2003，24（1）：17.

[24] 张凤欣. 复方大承气汤肛滴在治疗急性坏死性胰腺炎中应用. 中国中西医结合外科杂志，1994，1（1）：142.

[25] 杨应林，汪晓林. 大承气汤配合西药治疗急性胰腺炎伴腹胀 32 例. 陕西中医，2001，22（7）：388.

[26] 石绍刚. 大承气汤加味治疗胃山楂石 26 例. 国医论坛，1995，（4）：16.

[27] 陈海龙，周俊元，关凤林. 复方大承气汤防治梗阻性黄疸时内毒素血症的临床研究. 中西医结合杂志，1991，11（12）：724.

[28] 薛景歧，杨学然，汪兰云. 大承气汤和紫草治疗出血热急性肾衰 11 例. 山东中医大学学报，1997，21（3）：203.

[29] 宋晓光，胡仕祥. 大承气汤加减治疗重症颅脑损伤 32 例. 河南中医，1995，15（5）：26.

[30] 徐风兰. 大承气汤配合西药治疗破伤风 351 例. 中国中医急症，1995，43（3）：110.

[31] 刘军. 大承气汤治疗急性有机磷中毒 34 例. 中国中医药现代远程教育，2010，8（15）：28.

二、小承气汤

（一）肠梗阻

吴超杰[1]应用小承气汤合四君子汤方治疗粘连性肠梗阻 120 例，并与单纯西医疗法治疗的 95 例作对比观察，效果较好。215 例病人随机分为两组。治疗组 120 例，对照组 95 例，两组资料经 t 检验处理差异无显著性。病人均给予禁饮食、持续胃肠减压、补充电解质液、维持酸碱平衡、应用抗生素等治疗。治疗组 120 例另给予小承气汤合四君子汤煎剂（党参、茯苓、白术各 20g，大黄、枳实、厚朴各 15g，甘草 6g）。水煎浓缩成 200ml，每次 100ml，口服或由胃管注入，注入后持续夹管 2 小时，每天 2 次。结果：对照组有效 57 例，无效 38 例；治疗组有效 107 例，无效 13 例。两组比较差异有显著性（$P < 0.01$）。对照组有效病人 57 例中，病程 < 24 小时者 43 例，24 ~ 48 小时 14 例；治疗组有效 107 例中，病程 < 24 小时者 67 例，与对照组比较差异无显著性（$P > 0.05$），24 ~ 48 小时 25 例，> 48 小时者 15 例，与对照组比较差异有显著性（$P < 0.05$）。第 1 次排便时间：对照组平均为（31.47 ± 10.51）小时，治疗组平均为（12.98 ± 6.35）小时，两组比较差异有显著性（$P < 0.01$）。两组病人治疗前及治疗后分别检测血清总 TBIL、ALT、BUN 等指标均在正常范围，两组之间及治疗前、后比较差异无显著性（$P > 0.05$）。

王勇等[2]对 169 例腹部手术后病人运用中西医结合治疗方法，将小承气汤用于腹部手术后预防粘连性肠梗阻，促进了术后胃肠功能的早期恢复，有效地预防了粘连性肠梗阻的发生。设对照组 167 例术后常规对症治疗。结果：治疗组胃肠功能恢复时间为 4～22 小时，平均 7.5 小时；对照组胃肠功能恢复时间为 8～96 小时，平均 23 小时。两组比较，治疗组较对照组胃肠功能恢复时间平均提前 15.5 小时。经统计学处理，有显著性差异（$P < 0.01$）。对 336 例手术病人随访 2 年，治疗组出现粘连性肠梗阻症状者 1 例，发生率为 0.6%；对照组出现粘连性肠梗阻症状者 18 例，发生率为 10.8%。治疗组明显优于对照组，经统计学处理有显著性差异（$P < 0.01$）。

周群等[3]运用小承气汤加味治疗新生儿胎粪性肠梗阻 28 例，取得了很好的疗效。采用小承气汤加味治疗，药用：枳实 3g，厚朴 3g，生大黄 3g，生甘草 3g。4 味同煎，大黄不必后下，少量频饮，每日 1 剂。结果：所有病例服用 1 剂后即开始排出黏液样粪便，3 剂后症状明显好转，患儿转为安静。

（二）中毒性肠梗阻

肖家菊等[4]采用鼻饲小承气汤治疗小儿中毒性肠麻痹 10 例，收到满意疗效。本组均为住院患儿，均有急性细菌性痢疾的典型经过，中毒性肠麻痹多发生于起病后 7～10 日。表现为呕吐频繁，全腹高度膨胀，腹部持续性胀痛，肠鸣音减弱或消失，无排便、排气，烦躁，口渴，尿少；严重者甚至虚脱、嗜睡等。药用：大黄（后下）、厚朴各 6g，枳实 8g。将上药水煎、过滤，取汁 250ml 鼻饲。鼻饲前抽取胃内容物。首次鼻饲 40ml，以后每隔 2 小时注入药汁 20ml，18～24 小时为 1 个疗程。本组病例经治 1 个疗程均获痊愈。

（三）呃逆

王子文等[5]应用小承气汤加减，配合口服氯丙嗪，穴位注射山莨菪碱三联治疗脑卒中后顽固性呃逆，效果显著。选脑卒中急性期病人 66 例，其中脑出血 18 例，脑梗死 42 例，蛛网膜下腔出血 6 例。随机分为三组：治疗组 23 例，服药组 21 例，穴位注射组 22 例。经统计学处理，各组年龄、呃逆频度均具有可比性。除外中毒、感染、精神因素及胃肠道疾病所致呃逆。治疗组给予小承气汤加减，处方：陈皮 10g，茯苓 10g，枳实 10g，柿蒂 5 个。水煎服，每日 1 次；氯丙嗪 25mg，每日 3 次，口服；取胃脘、足三里二穴，以注射器抽取山莨菪碱共 15mg，以针灸方法刺入以上穴位，得气后每穴注射山莨菪碱各 5mg，每日 1 次。服药组仅服小承气汤加减，每日 1 剂。穴位注射组仅行山莨菪碱穴位注射，方法同治疗组。结果：本研究中病人 66 例，除 1 例自动出院外，均治愈。但治疗组起效快，治愈时间短，且无复发，明显优对照组。

毕庶波[6]运用小承气汤加减治疗顽固性呃逆 3 例，效果较好。就诊时，呃逆发作时间最短 48 小时，发作时间最长达 5 天 5 夜，病人坐卧不得安，水谷不得下，昼夜不能眠，心烦意乱，周身不适。处方：炒酸枣仁、砂仁壳、炒枳实、生大黄。以上4味, 重用酸枣仁, 一般用量为30~60g, 砂仁壳10~15g, 枳实10~15g, 大黄用量宜慎, 里热实证用6~9g, 寒盛阳虚者3~6g。上药加水共煎, 每日1剂, 早、中、晚分4~6次温服。结果: 3例均治愈, 其中1例服1剂呃逆即止, 饮食、睡眠恢复正常。另2例服1剂后, 呃逆呈间歇性停顿, 服2剂症状消失痊愈。

(四) 胆汁反流性胃炎

李斯文等[7]采用加味小承气汤治疗胆汁反流性胃炎106例, 疗效确切。处方: 酒制大黄8g, 枳实12g, 厚朴12g, 九香虫12g, 槟榔9g, 青皮9g, 木香9g, 炙甘草10g。加冷水300ml浸泡30分钟, 煮沸10分钟, 取汁100ml, 二煎加开水150ml, 煮沸5分钟, 取汁100ml, 将两次煎汁混合, 分3次温服, 每日1剂。加减: 肝气犯胃, 胃脘疼痛攻窜胁背, 嗳气频作者, 加香附、延胡索各15g; 胃热炽盛, 胃脘胀满撑痛伴口渴, 便秘甚或嘈杂吐酸, 心烦口苦者, 加炒栀子10g, 麦冬12g, 八月札10g; 食滞胃肠, 胃脘胀痛, 嗳腐吞酸者, 加焦山楂20g, 麦芽20g, 大腹皮15g, 半夏12g; 瘀血阻络, 胃痛剧烈, 痛如针刺或伴呕血黑便者, 加炒五灵脂10g, 三七粉6g (兑服); 久病气虚或老年体弱, 去大黄、槟榔, 加太子参30g, 山药、白扁豆各20g。结果: 治愈84例, 好转14例, 未愈8例。

(五) 慢性胃炎

陈泽民[8]治疗该病55例, 均经胃镜检查确诊, 以小承气汤为基本方, 共分6型加味治疗。结果: 显效40例, 有效13例, 无效2例, 总有效率为96.36%。胃镜复查30例, 显效10例, 有效13例, 无效7例, 总有效率76.67%。

(六) 食管癌

杨瑞合[9]报道以本方加减治疗14例食管癌病人, 通腑后病证缓解, 症状改善。

(七) 肝炎

海氏[10]报道用本方合茵陈蒿汤加减治疗妊娠合并急性黄疸型肝炎13例, 疗效较好。

陈氏[11]报道用本方加茵陈、丹参、金钱草, 采用中西医结合治疗23例重症肝炎。服药后腹胀改善或腹围减少者12例, 胃纳增加者9例, 排尿增加者8例, 黄疸消退14例, 存活12例, 对肝硬化腹水也获良效。

(八) 术后胃肠功能紊乱

黄宝安[12]采用小承气汤佐治腹部手术后胃肠道功能紊乱146例, 疗效满意。病人术后均接受输液、补充电解质, 应用抗生素, 必要时输血等常规治疗。同时服用小承气汤: 大黄、厚朴、枳实各15g。属血瘀型, 加鸡血藤20g, 乌药、木香、川楝子各10g; 气滞寒痛型, 加青皮15g, 木香、肉桂、乌药、干姜、小茴香各10g; 气滞郁结型, 加青陈皮 (各) 5g, 木香、砂仁、香附各10g。每天2剂, 每剂煎2次。一般术后6小时（胃切除10小时后）开始服药。水煎成药液50~100ml，每3~4小时服1次，每次30~50ml。服至肛门排气，腹胀、腹痛消失后继服2~3剂即可。结果：术后8~10小时肛门排气51例，11~20小时肛门排气58例，21~24小时排气17例。总有效率为86.3%。

残留排空延迟症（DGES）是胃切除术后常见的并发症之一，其发生率为5.2%~10%。该并发症在术后2~3天肛门排气，拔除胃管，进食流汁后发生，特征为上腹胀、溢出性胆汁样呕吐。龙期伯等[13]采用小承气汤保留灌肠以观察中药对DGES有无防治作用。176例需行胃切除术的住院病人随机分为治疗组和对照组。两组病人性别、年龄、病种无显著性差异（$P > 0.05$）。结果：两组DGES发生比较，治疗组80例，DGES的发生为1例，发生率1.25%；对照组96例，DGES发生为8例，发生率8.33%。两组疗效比较有显著性差异（$P < 0.05$）。治疗组中所发生的1例DGES病人，未重新置入胃管，继续用小承气汤灌肠，仅1天后呕吐停止，能正常进食，说明小承气汤术后早期保留灌肠，对胃切除术后并发DGES有一定的防治作用。

黄勇[14]运用小承气汤治疗肛门部手术后肠胃功能紊乱48例，效果满意。治疗组48例，对照组47例。出现时间：治疗组为术后8~48小时，平均时间为术后36.75小时；对照组术后3~47小时，平均时间术后37.50小时。治疗组10小时内排气24例，占50%；10~24小时肛门排气20例，占41.67%；24小时以后肛门排气4例，占8.33%。对照组24~48小时肛门排气25例，占53.19%；49~72小时排气15例，占31.92%；72小时以上肛门排气7例，占14.89%。术后肛门排气时间，治疗组明显早于对照组。肛门排气后，腹胀腹痛随之缓解或消失。

齐德军[15]采用中药小承气汤加味术后灌肠，对促进腹部手术后胃肠功能恢复和预防肠粘连的发生收到良好的效果。145例中随机抽取75例为灌肠组（治疗组），另70例常规治疗（对照组）。两组年龄、腹部手术种类、麻醉方式、术后用药等构成因素经统计均无明显差异（$P > 0.05$）。结果：灌肠组灌肠后0.5~2小时排气者占85%，平均排气时间为术后（8.79 ± 2.01）小时；对照组为（40.51 ± 3.72）小时（$P < 0.01$）。灌肠组肛门排气时间明显较对照组提前，有显著性差异（$P < 0.05$）。术后经随访观察，灌肠组随访50例，术后1年内发生肠粘连者1例；对照组随访45例，1年内发生肠粘连者5例。两组比较有显著性差异（$P < 0.01$）。

薛开远等[16]选择腹部术后病人204例随机分为治疗组及对照组，治疗组104例，对照组100例。治疗组给予中药口服，组成：党参10g，白术12g，茯苓12g，厚朴15g，枳壳12g，木香15g，大黄9g（后下）。各药物剂量应根据病人年龄大小和体质强弱酌情增减，水煎服，每日1剂，分2次服，一般于术后10小时开始服药。对照组病人术后不给予任何刺激肠蠕动的药物，观察肛门自然排气及肠鸣音恢复情况。治疗组术后肛门排气时间分别为：<24小时者87例，占83.7%；24~48小时者13例，占12.5%；>48~72小时排气者4例，占3.8%。对照组依次分别为4例（4%）、

19 例（19%），49 例（49%），＞72 小时排气者 28 例（28%）。两组资料经统计学处理后，治疗组与对照组术后肛门平均排气时间分别为（23.98±5.48）小时和（49.60±18.25）小时，治疗组明显早于对照组，有非常显著差异（$P < 0.01$）。且治疗组均为服 1 剂后即为肠鸣音恢复并有排气或排便，无 1 例腹泻及其他副作用。

（九）促进剖宫产术后排气效果

原建超[17]选择身体健康而仅因胎儿窘迫或梗阻性难产剖宫产者 95 例，从 95 例中随机取 45 例术后给予服药（服药组），另 50 例不服药（对照组）。两组产妇年龄、孕周、胎位等构成因素经统计均无显著差异（$P > 0.05$）。所用方剂：当归 9g，黄芪 9g，大黄 3～5g，厚朴 9g，莱菔子 30g，木香 5g，枳壳 9g，枳实 9g，甘草 3g。全药同下煎浓汁 300ml，1 次顿服。服药时间是术后（18.70±2.19）小时，均用药 1 剂。结果：服药组术后（27.57±4.39）小时排气，对照组术后（41.53±4.74）小时排气。服药组术后排气平均较对照组提前 13.96 小时。两组产妇术后的子宫复旧速度、恶露及泌乳量等均无显著性差异（$P > 0.05$）。

此外，小承气汤还可以加减治疗急性期中风、荨麻疹、小儿紫癜、慢性阻塞性肺病、水肿、咳嗽、精神疾病、大便不通或干燥的高血压、糖尿病、慢性支气管炎及更年期综合征等病证。

参 考 文 献

[1] 吴超杰. 小承气汤合四君子汤治疗粘连性肠梗阻 120 例. 中国中西医结合杂志，2001，21（2）：149.

[2] 王勇，陈光林，陈忠东，等. 小承气汤用于腹部手术后预防粘连性肠梗阻 169 例临床分析. 四川医学，2001，22（2）：184.

[3] 周群，唐宇轩. 小承气汤加味治疗新生儿胎粪性肠梗阻 28 例. 天津中医，2001，18（6）：45.

[4] 肖家菊，蔡虹，李家珍. 鼻饲小承气汤治疗小儿中毒性肠麻痹 10 例. 湖北中医杂志，1997，19（4）：36.

[5] 王子文，郭爱云，张忠友. 小承气汤加减等三联治疗脑卒中后顽固性呃逆的对比研究. 脑与神经疾病杂志，1999，7（2）：84.

[6] 毕庶波. 小承气汤加减治疗顽固性呃逆 3 例. 中医药研究，1995，（2）：32.

[7] 李斯文，王云. 加味小承气汤治疗胆汁反流性胃炎 106 例疗效观察. 云南中医学院学报，1999，22（2）：38.

[8] 陈泽民. 中西医结合治疗慢性肾炎. 湖南中医杂志，1988，（6）：8.

[9] 杨瑞合. 食管癌应注意通腑. 浙江中医杂志，1988，（3）：135.

[10] 谢鸣. 中医方剂现代研究. 北京：学苑出版社，1997：147.

[11] 谢世平. 金匮方应用及研究. 郑州：河南科学技术出版社，1994：18.

［12］黄宝安．小承气汤佐治腹部手术后胃肠道功能紊乱 146 例．江苏中医，1999，20
　　　（4）：31.

［13］龙期伯，徐晋．小承气汤保留灌肠防治胃切除术后残留排空延迟症 176 例．南京中医药
　　　大学学报，1997，13（3）：142.

［14］黄勇．浅谈小承气汤治疗肛门部手术后肠胃功能紊乱（附 48 例临床分析）．时珍国药研
　　　究，1996，7（5）：266.

［15］齐德军．小承气汤加味灌肠对腹部术后胃肠功能的作用．中国中西医结合外科杂志，
　　　1997，3（3）：184.

［16］薛开远，黎廷进，张志忠．小承气汤加减恢复术后肠功能的疗效观察．中国中西医结合
　　　杂志，1996，16（7）：435.

［17］原建超．加味小承气汤促进剖宫产术后排气的效果观察．实用中西医结合杂志，1992，5
　　　（6）：326.

三、调胃承气汤

（一）消化道肿瘤

陈玉[1]运用调胃承气汤加味治疗 35 例晚期消化道肿瘤病人，在减轻症状方面取得较好的疗效。处方：生大黄（后下）12g，玄明粉（冲服）6g，生黄芪 30g，炒党参 15g，生、炒薏苡仁各 15g，鸡内金 30g，人参 6g，丹参 15g，当归 12g，半枝莲 15g，猫爪草 60g，茯苓 12g，炒谷、麦芽各 12g，白花蛇舌草 15g，大枣 10 枚，炙甘草 10g。若有黄疸，加茵陈 45g，栀子 12g；若腹痛较甚，加川楝子 15g，延胡索 30g；呕吐明显者，加旋覆花 10g（包），代赭石 10g。上方加水煎服。每日 1 剂，加水煎取两煎汁为 150ml 左右，分早、晚 2 次口服，呕吐严重者分 4～5 次口服，亦可少量频服，连服 20～25 天；有黄疸者，继服至 25～30 天。少数病人服药后出现头晕乏力、口干、舌淡红少苔等气阴两虚证，此时可去原方中玄明粉，加用生地黄 12g，太子参 15g，麦冬 10g，以增强益气养阴之功。近期疗效，即缓解率，以开始治疗后第 4 周末病人的情况为据，采用 1979 年 WHO 制定的疗效判断标准进行评定。结果：完全缓解率（CR）为 0，部分缓解率（PR）为 0.5%，无变化（NC）为 30%，扩展（PD）为 61.5%，有效率（CR + PR）为 0.5%。其他方面如下。生化指标：经治后，部分病例血红蛋白及白蛋白指标均有不同程度提高，个别病例已达到正常值，少数病例血胆红素也有所下降。体力状况：经治疗后 35 例病人体力状况积分大部分都有所提高，个别病例积分下降，其中 > 50 分 11 例，40～50 分 13 例，30～39 分 7 例，20～29 分 3 例。

（二）肺源性心脏病急性发作合并肝损害

朱渊红等[2]应用调胃承气汤治疗肺源性心脏病急性发作期合并肝损害 27 例，疗

效良好。调胃承气汤治疗组 27 例，对照组 27 例，两组病人在病程、性别、年龄、病情等方面无明显差异（$P > 0.05$），具有可比性。两组均表现为咳嗽、咳痰、胸闷、气急、紫绀、肺部湿啰音、肝脏肿大、肝区压痛、下肢浮肿、颈静脉怒张等；心电图示肺型 P 波和右心室肥厚。调胃承气汤治疗组：方药为大黄 12g，炙甘草 6g。煎水 100ml，再将芒硝 9g 加入大黄甘草液中即顿服，每日 1 次。另予保持呼吸道通畅、改善通气功能、持续低流量吸氧、抗感染、小剂量强心剂和扩血管药、利尿剂及营养支持、维持水电解质和酸碱平衡等综合及对症治疗，无需特别护肝治疗。对照组：采用上述综合及对症治疗，亦不加特别护肝治疗。结果：调胃承气汤治疗组服药 2 周，开始时除个别病人反映胃肠不适、轻度腹泻外（继续服药则消失），无其他不良反应。治疗后，治疗组谷丙转氨酶（ALT）、谷草转氨梅（AST）改善例数优于对照组（$P < 0.05$）。

（三）急性心肌梗死

姚群元[3]采用调胃承气汤结合西医西药治疗急性心肌梗死病人 23 例，疗效显著。凡收住院的急性心肌梗死病人绝大多数采用调胃承气汤结合西医西药进行治疗。中药方剂：大黄 12g（后下），芒硝 10g（冲），甘草 6g，瓜蒌 15g，赤芍 15g，前胡 15g，五灵脂 12g，蒲黄 12g。水煎服，每日 1 剂。当病情稳定、心绞痛缓解后，再投以益气活血中药以善其后。结果：23 例病人除 3 例伴有严重心律失常者死亡外，其余 20 例临床治疗全部有效。

（四）夏季鼻衄

刘文君[4]运用犀角地黄汤合调胃承气汤加减治疗夏季鼻衄 120 例，疗效显著。处方：犀角（水牛角 20g 代替），生地黄 15g，白芍 10g，芒硝 3g，茜根 10g，知母 10g，石膏 30g，升麻 10g，甘草 5g，牡丹皮 15g，酒大黄 3g，侧柏叶 15g，白茅根 30g，仙鹤草 15g。如失血较多者，加太子参 20g，当归 20g；大便稀溏者，酌减酒大黄、芒硝，加茯苓 10g，白术 10g。每日 1 剂，连服 20 剂。第 2 年夏秋再服 20 剂。结果：痊愈 68 例，有效 49 例，无效 3 例，总有效率达 97.5%。

（五）内毒素血症

余林中等[5]用大肠埃希菌内毒素静脉注射造成家兔内毒素血症模型，观察调胃承气汤对模型动物的解毒作用。结果表明：灌服该方可抑制模型动物的发热效应，减少血浆内皮素（ET）含量，降低血浆肿瘤坏死因子（TNF-α）水平，降低血清脂质过氧化物含量，增加超氧化物歧化酶活性，抑制脑脊液前列腺素 E_2、环核苷酸升高效应，减轻脏器组织病理损害，体现了多方面的治疗作用。

（六）老年性便秘

石熹亮[6]运用加味调胃承气汤治疗老年性便秘 85 例，结果：85 例服 2 ～ 3 剂大便变软。

（七）痔疮

杨德明[7]运用本方增量（生大黄、生甘草各 50g，芒硝 30g）外用治疗痔疮 100 例，煎汤外洗，一般 3～5 天可愈。

（八）上呼吸道、肺部疾病

有报道[8]以本方加玄参、生地黄、薄荷、牛蒡子、鲜芦根治疗急性扁桃体炎和慢性咽喉炎 37 例，结果：治愈 28 例，好转 9 例；用本方加鱼腥草、杏仁、瓜蒌霜、海浮石、海蛤壳治疗大叶性肺炎 19 例，结果：治愈 10 例，好转 9 例。

（九）口腔溃疡

王紫阳[9]以本方为主治疗 10 例口腔溃疡，结果：治愈 8 例，好转 2 例。

（十）其他疾病

文献报道以本方为主治疗产后癃闭、结膜炎[8]、流行性出血热[10]、有机磷农药中毒[10,11]，还可用于胆道疾病、急性胰腺炎、糖尿病[12]、传染性软疣、尿潴留、肺炎、扁桃体炎、老年便秘、冠心病及肝硬化腹水等。

参 考 文 献

[1] 陈玉. 调胃承气汤治疗晚期消化道肿瘤 35 例临床观察. 安徽中医临床杂志, 1998, 10 (4)：197.

[2] 朱渊红, 朱东, 蔡宛如, 等. 调胃承气汤治疗肺源性心脏病合并肝损害 27 例观察. 浙江临床医学, 2000, 2 (1)：63.

[3] 姚群元. 调胃承气汤治疗急性心肌梗死 23 例疗效观察. 中西医结合实用临床急救, 1997, 4 (7)：292.

[4] 刘文君. 犀角地黄汤合调胃承气汤加减治疗夏季鼻衄 120 例. 湖南中医杂志, 2000, 16 (4)：40.

[5] 余林中, 黄泳. 调胃承气汤对家兔内毒素血症的解毒作用. 中药新药与临床药理, 1999, 10 (6)：347.

[6] 石熹亮. 加味调胃承气汤治疗老年性便秘 85 例. 陕西中医, 1991, 12 (3)：115.

[7] 杨德明. 调胃承气汤外用治疗痔疮. 福建中医药, 1989, 20 (5)：16.

[8] 谢鸣. 中医方剂现代研究. 北京：学苑出版社, 1987：148.

[9] 王紫阳. 调胃承气汤临床运用体会. 江苏中医, 1995, (8)：37.

[10] 刘正德, 崔树松. 调胃承气汤新用. 山西中医, 1998, 14 (2)：46.

[11] 王尧, 曹用征. 抢救急性农药中毒应用调胃承气汤的体会. 中西医结合杂志, 1985, 5 (5)：317.

[12] 陈奇. 中成药名方药理与临床. 北京：人民卫生出版社, 1998：289.

四、麻子仁丸

（一）便秘

屈振挺等[1]以麻子仁丸治疗外伤便秘、中风后便秘、产后便秘、老年便秘等多种便秘证 172 例，疗效确切。方药：麻子仁 20g，杏仁 15g，白芍 15g，大黄 15g（另包后下），枳实 15g，厚朴 15g，蜂蜜 30g 兑汁中。水煎 2 次，取 600ml，分 2 次服。结果：服药 3 剂而痊愈者 129 例。

吴振西[2]用麻子仁丸合增液汤加减治疗中老年习惯性便秘 55 例，方药组成：火麻仁、苦杏仁、枳实、厚朴、玄参、生地黄各 12g，白芍、麦冬各 9g，大黄 6g。并随症加减。结果：治愈 36 例，好转 15 例，无效 4 例，总有效率 92.7%。

宋丽君[3]用麻子仁丸加减对 40 例顽固性便秘病人进行治疗，经临床观察取得了满意的疗效。方药组成：麻子仁 30g，白芍 20g，枳实 10g，厚朴 10g，杏仁 15g，大黄 6g，当归 15g，熟地黄 20g，郁李仁 12g，沙参 15g，玉竹 20g，麦冬 15g，木香 10g，黄芪 20g，何首乌 10g，桃仁 10g，甘草 10g。每日 1 剂，水煎 2 次，每次服 250～300ml，早饭前、晚睡前 1 小时服用，连续服用 3 剂即可见效。结果：40 例病人显效 26 例，有效 14 例。

骆洪武等[4]报道 2 型糖尿病病人凡伴有大便秘结或虽不秘结但便干硬、便时涩滞者，均可在灵活辨证论治的同时加服麻子仁丸，疗效显著。不但能消除腹胀便秘，而且能逐步减少降糖药的用量，减少并发症的发生或减轻其病变程度，确能达到事半功倍的效果。观察了老年 2 型糖尿病病人 68 例，结果：显效 39 例，有效 24 例，无效 5 例，总有效率 92.6%。

吴积涵等[5]用该方治疗抗精神病药所致便秘 80 例，总有效率达 93.75%。

（二）肛肠病术后并发症

王胜文等[6]运用麻子仁汤（丸）防治肛肠病术后并发症 327 例，疗效较好。方药组成：麻子仁 12g，杏仁 12g，大黄（后下）6g，枳实 12g，厚朴 12g，白芍 20g，蜂蜜 20ml，白茅根 30g。手术前 1 天水煎服，每日 1 剂，早、晚分服。服用丸药者，每次 6g，每日 2 次，温开水冲服。服用汤或丸剂均 5 天为 1 个疗程。注意服本药时，其他药物停用。结肠炎病人，症见腹泻、大便次数增多、腹痛、下坠者忌服。服用本方以术后无感染、尿潴留、便秘、肛缘水肿及出血为有效；上述症状出现一项或见其他症者为无效；20 天以内愈合数和治疗数的比率为正常愈合率。结果：痔疮 107 例中有效 103 例，肛裂 132 例中有效 130 例，肛瘘 48 例中有效 41 例，肛旁脓肿 40 例中有效 37 例；并发症 16 例，20 天内愈合 320 例。而参考组 169 例中，并发症 134 例，20 天内愈合 47 例。

（三）胆石症

朱炳林[7]运用麻子仁丸治疗胆石症，疗效确切。方药组成：柴胡10g，黄芩10g，姜半夏10g，茯苓15g，川楝子5g，金钱草15g，郁金9g，牛膝9g。2剂。每日煎3次，每次吞服麻子仁丸15g。药后大便日行3次，诸症均减，续予上方3剂，而诸症皆除。

（四）胆道蛔虫症

此证属蛔厥。朱炳林[7]治以安蛔缓下。药用：乌梅30g，花椒3g，川黄柏9g，石榴片10g，干姜3g，川黄连3g，柴胡9g，槟榔6g，麻子仁丸10g。共煎。2剂后疼痛减半，大便1次，有蛔虫2条；复予2剂，痛止，大便日行4次，又下蛔虫2条。

（五）肺气肿

此证属阴虚津亏，腑气不通。朱炳林[7]治宜养阴化痰，润肠通便。药用：当归5g，生地黄10g，半夏6g，川贝母10g，瓜蒌子10g，麦冬6g，麻子仁丸12g。共煎。3剂，大便通畅，诸症减轻，续予5剂，咳喘渐平。

（六）食积腹痛

朱炳林[7]予焦山楂9g，六曲9g，陈皮6g，麦芽9g，广木香5g，藿香5g，紫苏5g，麻子仁丸10g。1剂。药后大便解3次，解后腹中舒适，仍不思食，于上方麻子仁丸改为5g。再2剂，食积尽去，予香砂六君子丸1瓶，每服9g，每日3次而愈。

（七）噎膈

唐祖宣[8]以麻子仁丸加减治疗贲门痉挛、慢性咽炎、幽门梗阻等病，疗效确切。麻子仁丸改厚朴为君，用量15～30g，酌加旋覆花、代赭石。非占位性病所致的噎膈服后多能收效，对于占位性病服后亦能缓解症状。

（八）咳喘

唐祖宣[8]运用麻子仁丸治疗咳喘，疗效较好。方药组成：杏仁、麦冬、厚朴、枳实、白芍各15g，大黄（后下）12g，蜂蜜60g（冲服），火麻仁30g。服2剂，大便通畅，饮食量增加。又服5剂，胸闷咳喘减轻，继以他药调治，肺源性心脏病症状明显好转。以本方加减治疗肺源性心脏病、高血压心脏病之咳喘及老年支气管哮喘伴有大便不通之症者，多能取效。杏仁用量以10～15g，蜂蜜以30～60g为宜，酌加麦冬、沙参、桔梗以养阴清热。

（九）烦躁

唐祖宣[8]报道以本方加减治疗老年感应性精神病，宜重用火麻仁、蜂蜜、白芍。有报道方用大黄（后下）9g，杏仁、白芍、火麻仁、枳实、厚朴各15g，蜂蜜60g（冲服）。服3剂，泻下坚硬黑晦如煤之便，烦躁减轻，神识清楚。继服2剂，又泻

3 次，诸症好转，用上方改汤为丸调治而愈。

（十）非胰岛素依赖型糖尿病

徐然[9]运用麻子仁汤治疗非胰岛素依赖型糖尿病 2 例，结果：均治愈。

（十一）术后胃肠功能减弱

赵迅[10]报道运用麻子仁胶囊治疗术后胃肠功能减弱 45 例，疗效较好。随机分成中药组 15 例、西药组 15 例、对照组 15 例，3 组病人手术均采用持续硬膜外阻滞麻醉，在年龄、性别、手术种类等方面均无明显差异（$P > 0.05$），具有可比性。中药组，基本方药：麻子仁15g，白芍10g，枳壳10g，大黄10g（后下），厚朴10g，杏仁6g。水煎成150ml，待病人术后完全清醒后口服或从胃管灌注，少量多次。根据中医理论辨证施治，在基本方的基础上进行加减治疗。湿热内蕴型：症见腹胀脘痞，口干口渴，尿色赤，或发热，舌质红、苔薄黄腻，脉滑数，加用金银花10g，黄柏10g，苍术5g。寒湿内聚型：症见腹胀不舒，腹隐痛绵绵，畏寒肢冷，喜热喜按，唾液较多，舌淡、苔白厚或腻，脉沉滑，加用吴茱萸10g，苍术10g，干姜5g。气滞血瘀型：症见腹胀脘痞，痛处固定不移，拒按，舌质暗紫、苔薄白，舌下脉络曲张，脉象弦或涩，加用桃仁10g，红花5g，乌药10g。气血亏虚型：症见腹痛隐隐，反复发作，面色苍白，四肢厥冷，口干不渴，小便清，舌淡苔白，脉细弱，加用党参15g，黄芪15g，当归15g。西药组：每天口服新斯的明10mg至肛门排气时停药。对照组：不给任何促进肠蠕动药。疗效标准：主要比较肛门排气出现时间，腹部症状和腹部体征及饮食情况。结果：中药组及西药组平均肛门排气时间均早于对照组，而中药组又明显早于西药组。

参 考 文 献

[1] 屈振挺，海青云．麻子仁方治疗便秘172例．湖南中医药导报，1997，3（6）：54.

[2] 吴振西．麻子仁丸合增液汤加减治疗中老年习惯性便秘55例．新中医，2000（1）：18.

[3] 宋丽君．麻子仁丸加减治疗老年人顽固性便秘．河南中医，2002，22（4）：7.

[4] 骆洪武，李强．麻子仁丸在 2 型糖尿病便秘中的应用．辽宁中医杂志，2002，29（6）：330.

[5] 吴积涵，翁信会．麻子仁丸治疗抗精神病药所致便秘80例．四川中医，1996，14（9）：29.

[6] 王胜文，李德波，李改非．麻子仁汤（丸）防治肛肠病术后并发症327例．国医论坛，1994，（1）：21.

[7] 朱炳林．麻子仁丸临床运用举隅．江西中医药，1989，（2）：24.

[8] 唐祖宣．麻子仁丸的异病同治．浙江中医杂志，1985，（4）：174.

[9] 徐然．麻子仁汤治疗NIDDM（非胰岛素依赖型糖尿病）临床体会．全国第二届仲景学术思想研讨会，1995：308.

[10] 赵迅. 麻子仁汤对术后胃肠功能恢复的临床观察. 云南中医中药杂志, 1997, 18 (5): 11.

五、厚朴三物汤

(一) 反流性食管炎

汪寿松[1]应用厚朴三物汤加味配合小剂量雷尼替丁治疗反流性食管炎 68 例, 疗效显著, 并与单纯西药治疗的 30 例病人作对照观察。98 例病人按照就诊先后随机分为治疗组 68 例, 对照组 30 例; 两组病人的性别、年龄、病程、原发病及合并症基本一致 ($P > 0.05$), 具有可比性。治疗组口服厚朴三物汤加味。药用: 厚朴 20g, 制大黄 3g, 炒枳实 12g, 柴胡 9g, 白芍 15g, 高良姜 15g, 延胡索 12g, 西党参 15g, 茯苓 15g, 甘草 8g。若上腹烧灼痛较剧, 加广郁金、瓦楞子; 反胃吐酸明显者, 加半夏、藿香; 吞咽困难较重者, 加旋覆花、代赭石; 合并有浅表性胃炎者, 加木香、砂仁; 合并有萎缩性胃炎者, 加乌梅、三七粉。1 剂/天, 水煎, 分 2 次饭后服; 配服雷尼替丁。对照组口服胃复安、硫糖铝。两组均以 15 天为 1 个疗程, 连用 2 个疗程后判定效果。结果: 治疗组 68 例中痊愈 41 例, 显效 13 例, 好转 9 例, 无效 5 例, 总有效率为 92.65%; 对照组 30 例中痊愈 9 例, 显效 8 例, 好转 4 例, 无效 9 例, 总有效率为 70%。两组临床治愈率及总有效率比较均有显著性差异 ($P < 0.01$), 提示治疗组疗效明显优于对照组。毒副反应: 治疗组口服厚朴三物汤加味后大便变稀每天超过 3 次者 13 例。一般于第 4 天后大便逐渐恢复正常, 无须停药及其他治疗, 余未发现异常。

(二) 术后腹胀

倪桂芬等[2]采用厚朴三物汤治疗输卵管结扎术后腹部胀痛 38 例, 疗效满意。其中输卵管结扎并卵巢囊肿切除术者 5 例。以上受术者术后均有明显腹部胀痛症状。口服厚朴三物汤。药物组成: 厚朴 20g, 枳实 15g, 大黄 12g (后下)。腹痛者, 加白芍 20g, 延胡索 12g (打); 腹胀者, 加木香 10g, 莱菔子 20g; 血瘀者, 加桃仁 9g, 红花 10g, 赤芍 9g, 鸡血藤 15g; 呕恶者, 加代赭石 30g (先煎), 竹茹 15g。水煎服, 每日 1 剂, 服至肛门排气, 腹胀痛消失为止。结果: 38 例病人服 1 剂后 24 小时内肛门排气者 15 例, 2 剂 24～48 小时排气者 19 例, 服 3 剂后 49～72 小时内排气者 4 例。肛门排气后, 腑气通畅, 腹中胀痛亦缓。

欧阳世英等[3]运用厚朴三物汤治疗消化道术后腹胀, 效果较好。选择住院做消化道手术后 10 天仍然腹胀的病人 86 例, 随机分为两组, 治疗组 50 例, 对照组 36 例。结果: 治疗组 50 例, 痊愈 45 例, 显效 3 例, 有效 1 例, 无效 1 例, 总有效率 98%; 对照组 36 例, 痊愈 20 例, 显效 8 例, 有效 2 例, 无效 6 例, 总有效率 83%。两组治疗总有效率经统计学处理有非常显著的差异 ($P < 0.01$)。

高庆春等[4]通过厚朴三物汤对术后胃肠功能恢复的临床作用观察，证实疗效较好。48 例分成中药组、西药组及对照组。每组 16 例，3 组在年龄、性别、手术种类等方面均无明显差异（$P > 0.05$），具有可比性。结果：3 组病人胃肠功能恢复（肛门排气）比较，有高度显著性差异（$P < 0.01$）。3 组病人中，中药组病人腹痛腹胀较快缓解，肠鸣音较早出现，进食早，饮食量恢复快，明显优于西药组及对照组（$P < 0.05$）。

（三）胃扭转

宁卫国等[5]采用厚朴三物汤加减治疗胃扭转 12 例，取得较好效果。以行气导滞为治疗原则，方用厚朴三物汤。处方：厚朴 24g，枳实 12g，大黄 9g。水煎服，每日 1 剂，分 2 次服。随症加减：脾胃虚寒、脘腹冷痛者，合理中汤增减，原方加党参、白术、干姜各 9g；复感寒邪而致胃脘部剧痛者，加桂枝、生姜各 12g，大枣 6 枚；恶心呕吐者，加陈皮、姜半夏、竹茹、生姜各 9g；兼肝气犯胃证候，可加柴胡、郁金、青皮、陈皮各 9g，白芍 18g。结果：12 例病人中，8 例服药 9 剂，症状消失，经 X 线复查正常而治愈；4 例服药 15 剂，临床症状消失，X 线复查正常而治愈。随访 1 年无复发。

（四）胃石症

田萍等[6]采用厚朴三物汤加味治疗胃石症 63 例，疗效满意。胃石最大为 12cm × 12cm，多个者 19 例。给予厚朴三物汤加味：厚朴 15g，枳实、枳壳、鸡内金、生大黄（后入）各 10g，焦山楂 30g，莱菔子、神曲、麦芽、延胡索各 15g。水煎 300ml，每日 1 剂，早、晚分服，用 20 天。结果：治愈 58 例，有效 5 例，总有效率为 100%。

（五）肠梗阻

何华延[7]报道用厚朴三物汤加减治疗 130 例肠梗阻，取得了比较满意的疗效。其临床表现以腹痛、腹胀、呕吐、便秘四大症状为主。药用：厚朴 35g，枳实 30g，生大黄 20g。肠腑气滞，加莱菔子 30g；气滞血瘀，加桃仁 8g，丹参 15g，赤芍 10g；热结阳明，加芒硝 30g；寒凝肠腑，加附子 9g，细辛 3g；蛔虫梗阻肠道，加槟榔 10g，川楝子 12g，花椒子 3g；食滞胃肠，加山楂 9g，麦芽 10g，莱菔子 20g。每剂加水 500ml，煎成 200ml，分 2 次服，1 次量在 1 小时内分次口服，以防呕吐，成人日服 2～3 剂。高位性肠梗阻，呕吐频繁者，可置胃管抽空胃内容物，然后将药液注入胃管。结果：临床治愈 98 例，显效 13 例，无效 19 例，总有效率为 85.38%。从治疗结果的分析表明对绞窄性高位性肠梗阻治疗效果欠佳，粘连性肠梗阻复发率高。

（六）小儿中毒性肠麻痹

李德启[8]介绍以厚朴三物汤加味治疗小儿中毒性肠麻痹 28 例，取得较好疗效。治疗组 28 例，年龄 7 天～19 个月，其中新生儿 13 例，小于 6 个月的幼婴儿 9 例。结果：24 例痊愈，3 例显效，1 例无效。文中同时附有对照组 23 例，采用禁食、胃肠减压、肛管排气以及酚妥拉明、新斯的明药物治疗，肥皂水、盐水灌肠等，结果：7 例痊愈，13 例显效，3 例无效。

（七）脾胃湿热证

王氏[9]以本方加味治疗脾胃湿热证，症见：脘腹痞闷，呕恶厌食，肢体困重，大便干燥或溏泄不爽，小便短赤，日晡潮热，舌红苔腻等。药用：厚朴 9g，枳实 12～24g，大黄 6g，黄芩 9g，黄连 9g，鸡内金 6～24g，丹参 24g，白术 6～24g，益母草 30g，白茅根 15g。治疗萎缩性胃炎和慢性肝炎各 1 例，疗效确切。

参 考 文 献

[1] 汪寿松．厚朴三物汤配合雷尼替丁治反流性食管炎 68 例．时珍国医国药，2000，11（2）：167.

[2] 倪桂芬，高来秀．厚朴三物汤治疗输卵管结扎术后腹部胀痛 38 例．河北中医，1999，21（4）：199.

[3] 欧阳世英，田玉江，徐桂芝，等．厚朴三物汤治疗消化道术后腹胀．中国实验方剂学杂志，1998，4（3）：47.

[4] 高庆春，刘菊华．厚朴三物汤对术后胃肠功能恢复的临床作用观察．中西医结合实用临床急救，1996，3（6）：250.

[5] 宁卫国，王玉新．厚朴三物汤治疗胃扭转 12 例．安徽中医临床杂志，1996，8（2）：64.

[6] 田萍，单文声．加味厚朴三物汤治疗胃石症．山东医药，2002，42（11）：36.

[7] 何华延．厚朴三物汤治疗肠梗阻 130 例临床观察．湖北中医杂志，1984，（1）：24.

[8] 李德启．厚朴三物汤加味治疗小儿中毒性肠麻痹 28 例．浙江中医杂志，1988，（10）：446.

[9] 谢世平．金匮方应用及研究．郑州：河南科学技术出版社，1994：229.

六、厚朴七物汤

（一）肠梗阻

刘俊士[1]运用厚朴七物汤治疗肠梗阻 1 例，疗效较好。病人腹满，便秘，舌质红，脉浮数。证属表里同病，以气滞为主。以厚朴七物汤减味主之：厚朴、甘草、生姜各 9g，大枣 5 枚，枳实 15g。煎汤分 2 次服，当日显效，2 剂而愈。

（二）食积发热

王占玺[2]运用厚朴七物汤合保合丸加减治疗小儿食积发热 1 例，疗效较好。患儿 6 岁，发热 39.5℃，3 日未便，食后即吐，烦躁，腹部触诊有胀气，拒按。服上药 1 剂，体温降到 37.5℃，再进 1 剂，便通，诸症除。

（三）发热腹痛

有报道[3]运用厚朴七物汤治疗发热腹痛病人 1 例，疗效较好。病人发热腹痛月余，脐周压痛明显，体温 39.8℃，症见：消谷善饥，大便稀黏不爽。究其病因，起于洗澡。证属营卫失调，里实夹热证。先后投以党参加白虎汤无效。后以厚朴七物汤 2 剂，诸症顿减，体温正常。

（四）前列腺肥大

松本一男[4]运用厚朴七物汤治疗前列腺肥大病人，获得较好疗效。

参 考 文 献

[1] 刘俊士．急症用经方举隅．上海中医药杂志，1998，（9）：11.
[2] 王占玺．张仲景药法研究．北京：科学技术文献出版社，1984：394.
[3] 谢世平．金匮方应用及研究．郑州：河南科学技术出版社，1994：225.
[4] ［日］松本一男．关于厚朴七物汤．国外医学·中医中药分册，1985，（1）：22.

七、桃核承气汤

（一）泌尿系结石

张文光等[1]应用桃核承气汤加味治疗泌尿系结石 36 例，取得满意疗效。治疗方法：以桃核承气汤为主方进行加减。桃核承气汤方药组成：桃仁 15g，大黄 9g，芒硝 12g，桂枝 6g，甘草梢 9g。气虚，加黄芪 15g；尿血，加白茅根 18g；湿热，加黄柏 9g，蒲公英 12g；肾绞痛，加延胡索 9g，白芍 15g；肾积水者，加当归 12g，茯苓 12g。每日 1 剂，水煎，分 2 次服，30 剂为 1 个疗程。结果：痊愈 19 例，有效 13 例，无效 4 例，有效率 88.9%。本组共排出结石 32 块；平均排石时间为 43 天，其中最短为 3 天，最长为 90 天。

陈福连[2]运用桃核承气汤加味治疗泌尿系结石 44 例，取得较好疗效。全部病例均有典型的肾、输尿管疼痛，排尿时有刺痛感。结果：治愈 28 例，有效 13 例，无效 3 例，总有效率为 93.18%。

潘建华[3]运用桃核承气汤加味治疗泌尿系结石 120 例，效果较好。对照组 80 例，其中男女比例、年龄分布、结石部位等与治疗组无差异（$P > 0.05$）。结果：治疗组痊愈 46 例，好转 57 例，无效 17 例，总有效率 85.8%；对照组痊愈 7 例，好转 29 例，无效 44 例，总有效率 45.0%。经统计学处理，两组疗效有非常显著差异（$P < 0.01$）。

（二）胆囊炎

李贞等[4]用桃核承气汤加减治疗胆囊炎病人 108 例，取得了比较满意的效果。基本方组成：大黄 10g，桃仁 20g，桂枝 15g，黄芪 10g，黄连 10g，枳实 10g，甘草

6g。痛甚者，加白芍 15g，延胡索 10g；发热者，加栀子 10g，金钱草 15g。每日 1 剂，2 次煎液混合，急性者每 6 小时服 1 次，慢性者分 2 次服用。结果：痊愈 25 例，临床治愈 68 例，好转 9 例，无效 6 例，总有效率为 94%。

周庆端等[5]将本方去芒硝加黄连、黄芩、枳实为基础方治疗急慢性胆囊炎 100 例。痛甚者，加白芍、延胡索；发热者，加栀子、金钱草。每日 1 次，2 次煎液混合。急性者每 6 小时服 1 次，慢性者分 2 次服用。结果：痊愈 23 例，临床治愈 64 例，好转 7 例，无效 6 例，总有效率为 94%。

（三）脑卒中

潘金辉等[6]治疗急性脑卒中病人 83 例，早期以桃核承气汤加味配合西药对症治疗，疗效颇佳。收治发病后 3 天内入院的脑卒中病人 83 例。临床症状与体征：头痛 30 例，眩晕 51 例，呕吐 9 例，昏迷 9 例，嗜睡 4 例，构音困难 30 例，脑膜刺激征 6 例，偏瘫 83 例，大便困难或秘结 36 例，舌质红 46 例，苔黄腻或厚腻 23 例，脉弦滑紧 46 例。药用：桃仁、桂枝、三七、大黄、芒硝（冲服）、地龙、天竺黄、枳实、牛膝各 10g。昏迷，加石菖蒲 8g，郁金 10g，送服安宫牛黄丸 1 粒；头痛剧，加羚羊角、钩藤；眩晕，加天麻、白术；痰涎壅盛，加胆南星、川贝母、法半夏。配合西药对症治疗，如脑水肿期加用脱水剂，脑水肿期过后，配用脑细胞激活剂、抗凝剂、脑血管扩张剂等。结果：总有效率 75.9%。治疗前后症状、体征、肌力对比，治疗后对头晕、头痛、呕吐、大便秘结等症改善较好，但对构音困难疗效较差。治疗后对肌力有不同程度的恢复，对去除舌苔疗效较佳。

焦波涛[7]在临床上运用桃核承气汤治疗急性脑出血，并同西医治疗组进行对比观察，疗效较好。综合疗效评定与中风积分的变化，治疗组的综合疗效明显高于对照组，两组对比有显著差异（$P < 0.01$）。结果：无论是治疗组还是对照组，治疗 20 天后与入院时比较，脑出血病人的中风积分减少较对照组明显，两组对比有显著差异（$P < 0.01$），提示加用桃核承气汤对减少脑出血病人中风积分有较好的效果。

王延文等[8]运用桃核承气汤加减配合西医常规治疗急性脑出血 26 例，并与单纯常规西医治疗进行比较，取得较好的疗效。选择病例 46 例为住院病人。均为首次发病，有脑动脉硬化病史及高血压病史。46 例病人随机分为两组，治疗组 26 例，对照组 20 例。积分评定按中风病诊断及疗效评定标准，治疗前：治疗组平均积分（12 ±4）分；对照组平均积分（11 ±5）分。经统计学处理，两组性别、年龄、病情轻重及血肿位置均无显著性差异（$P > 0.05$）。结果：治疗组痊愈率明显优于对照组。治疗后，治疗组平均积分（20 ±3）分，对照组平均积分（18 ±2）分，两组有显著性差异（$P < 0.05$）。

权晓理等[9]以本方为主，呕恶者加姜半夏、竹茹，头剧痛者加天麻、白芷，痰涎壅塞者加胆南星、川贝母，煎汤或鼻饲，治疗出血性脑血管病 24 例。结果：痊愈

15 例，显效 4 例，好转 3 例，无效或恶化死亡 2 例。并认识到本方有促进颅内血肿吸收，降低颅内压之功效。

引网宏彰[10]以本方治疗多发性脑梗死病人 6 例，研究其瘀血得分、红细胞变形能力、红细胞聚集性、纤维蛋白原的变化。并根据投药前的问诊表计算得分，探讨阴阳所致的证候变化及血流变的变化。有效组瘀血得分有明显改善，无效组未见改善。有效组与无效组的红细胞变形能力都有缓慢改善的倾向。红细胞聚集性有效组显著改善，而无效组未见变化。纤维蛋白原的变化与红细胞聚集性相同。

（四）肝脏疾病

急性黄疸型肝炎高胆红素血症的临床治疗颇棘手。朱孔思等[11]采用桃核承气汤加味治疗本病 56 例，取得了显著疗效。全部病例均有不同程度的纳差、恶心、腹胀、口苦等消化道症状，皮肤、巩膜均明显黄染。结果：显效 23 例，有效 29 例，无效 4 例，总有效率为 92.86%。治疗后主要症状和体征明显改善。

马富忠[12]运用桃核承气汤合五苓散治疗肝硬化腹水 38 例，效果较好。本组 68 例均为临床诊断为肝硬化腹水而入院治疗的病人，随机分为治疗组 38 例，对照组 30 例。两组病例在年龄、性别上无明显差异，病因、病情、腹水的性质、发病次数及腹水量均具有可比性。结果：治疗组显效 30 例，好转 3 例，无效 5 例，总有效率 86.8%；对照组显效 11 例，好转 6 例，无效 9 例，死亡 4 例，总有效率 56.7%。治疗组疗效明显优于对照组（$P < 0.01$）。两组腹水消退情况比较：治疗组病人腹水消退时间为 8～39 天［平均（18±11）天］，对照组 30～60 天［平均（33.48±13.18）天］，差异有非常显著意义（$P < 0.01$）。两组治疗过程中并发症情况比较：治疗组共 16 例出现并发症，其中上消化道出血 3 例，感染 7 例，肝性脑病 2 例，肝肾综合征 4 例；对照组 18 例出现并发症，其中上消化道出血 3 例，感染 8 例，肝性脑病 3 例，肝肾综合征 4 例。肝功能恢复情况比较：治疗组肝功能恢复正常 33 例，对照组 19 例，组间比较差异有显著意义（$P < 0.05$）。

李少松等[13]运用桃核承气汤合保和丸治疗 48 例脂肪肝病人，取得较好疗效。全部病例均有不同程度的高脂血症。结果：临床治愈 26 例，有效 17 例，无效 5 例，总有效率 89.6%。初服上药病人有轻微腹泻，大便次数增多，一般服 5～10 剂药后恢复正常，无其他明显副作用。

（五）胸腰椎骨折后腹胀

赵相洪[14]报道胸腰椎骨折脱位早期便秘腹胀用桃核承气汤疗效较好。桃核承气汤组成：桃仁 10g，大黄 18g，桂枝 10g，炙甘草 6g，芒硝 18g（兑服）。水煎，日服 1 剂。适应证：腹胀、便秘、腹痛、腹肌呈轻度紧张，全腹有压痛，肠鸣音减弱，脉弦洪数，舌质红、苔黄厚腻。服药 1 剂后排气排便，腹部胀痛消失，食欲增加，精神状态随之明显好转者评为显效，共 49 例，占 72%；服药 1 剂后虽然已排气排便，但是腹部胀痛未彻底消除，续服药后才能达到上述标准评为有效，共 19 例，占 27.9%。服药后排气排便时间最早 4 小时，最晚 28 小时，平均 11 小时；服药剂数最少 1 剂，最多 3 剂。68 例病人随着腹部症状的消失，骨折及脱位处的疼痛均有不同程度的减轻。禁忌证：用桃核承气汤必须排除腹腔内脏器质性损伤破裂，穿孔，内出血。机械性肠梗阻者属禁忌范围。

申屠群平[15]运用桃核承气汤辅治胸腰椎压缩性骨折，疗效较好。根据编号随机分组，对照组给予常规治疗。卧硬板床，腰部垫枕，功能锻炼，口服伤科接骨片、芬必得胶囊，外贴麝香伤膏。治疗组在常规治疗基础上加用桃核承气汤煎服：桃仁 10g，大黄 12g（后下），桂枝 6g，甘草 6g，芒硝 6g（冲服）。1 个疗程 5 天。结果：治疗组显效率 73.53%（50/68），总有效率 94.12%（64/68）；对照组显效率 26.47%（9/34），总有效率 58.82%（20/34）。两组显效率和总有效率有显著性差异（$P < 0.05$）。

汤培根[16]用桃核承气汤加味，随症化裁，治疗胸腰椎骨折早期并发腹胀、疼痛、便秘、发热等症，收到明显效果。病人 54 例，服药 1 剂后便通、排气，腹部胀痛基本消失，精神状态好转者为显效，共 44 例；服药 1 剂后，虽已排便、排气，但腹部胀痛仍未完全消除，续服药后达到上述标准者为有效，共 10 例。服药后排气、排便时间最早 3 小时、最晚 30 小时。服药剂数最少 1 剂，最多 3 剂。54 例病人，随着排便、排气，腹部症状的消失，瘀热得到缓解，骨折局部的疼痛也有不同程度减轻。

江涛等[17]运用桃核承气汤治疗胸腰椎骨折创伤后的腹胀等症，效果较好。本组病例 154 例，经悬吊复位，垫高枕，戴腰围，局部敷药，理疗等综合保守治疗 136 例，因稳定性需要而行后期手术复位内固定支撑 18 例。治疗结果：经治疗后显效 131 例，有效 18 例，无效 5 例，总有效率为 96.75%。无效病人经外用开塞露或保留灌肠并配合使用番泻叶后便通，症状消失。全部病人平均服药剂数 1.14 剂，排便最早 1 小时，最晚 38 小时。116 例病人在服药后 2～8 小时内排便，占总有效例数 78%。全部病人经通腑治疗后均觉得胸腰椎局部疼痛较治疗前减轻，纳食、精神均好转。

（六）肾病综合征出血热少尿

邓根飞[18]采用桃核承气汤加味治疗肾病综合征出血热（HFRS）少尿期 32 例，并和西医传统导泻法 30 例疗效比较。两组在年龄、性别、治疗前尿蛋白量、血压及血尿素氮（BUN）水平等方面具有可比性，效果较好。两组基础对症治疗及护理相同，对照组少尿期第 2 天有血压升高，或有腹痛、腹胀者，采用 20% 甘露醇 250ml 口服；治疗组少尿期病人采用桃核承气汤加味治疗。方药：桃仁 10g，生大黄 20g，芒硝 10g，桂枝 10g，白芍 15g，牡丹皮 10g，栀子 10g，泽泻 10g，竹叶 10g，木通 10g，白茅根 30g，金银花 15g。每日 1 剂，浓煎成 500ml 分 2 次服。结果：治疗期间日平均小便量，治疗组为（1278.23±642.06）ml，对照组为（863.57±614.57）ml，两组有高度显著性差异（$P<0.01$）；电解质情况无明显差异。少尿期持续天数，治疗组（2.48±1.64）天，对照组（4.07±2.63）天，差异具有统计学意义（$P<0.01$）；尿蛋白减少（≤50mg/L）所需天数，治疗组（8.76±4.53）天，对照组（13.72±5.09）天，两组相比差异具有统计学意义（$P<0.05$）；血BUN复常日数，治疗组（12.04±5.11）天，对照组（16.07±5.63）天，差异显著（$P<0.01$）。

（七）乳糜尿

曹全波[19]报道以本方加丹参、地龙、天花粉、苍术、黄柏为基础方，若腰痛者加白芍，尿不通者加泽泻、车前子，尿道刺痛者加生地黄、木通，口干苦者加葛根，发热头痛者加金银花、连翘，治疗复发性乳糜尿15例，病人均有丝虫病史。结果：近愈8例，显效4例，有效2例，临床总有效率93.3%，近期治愈率53.3%。

（八）血尿

刘昌华[20]以本方去甘草、桂枝加当归、牡丹皮、白芍为基础方，治疗小儿特发性血尿22例。伴四肢无力者，加党参、白术；腰酸痛者，加山茱萸、生地黄、菟丝子；尿行不畅者，加金钱草；尿浑浊者，加草薢。结果：小便转为正常，尿常规无异常变化，1年以上未复发者17例，占77.3%。

（九）慢性肾盂肾炎

刘国强[21]用本方加减治疗46例反复发作迁延不愈的慢性肾盂肾炎病人。大便稀薄者，去芒硝；尿频尿急者，加滑石；少腹拘急明显者，重用桂枝或加天台乌药。结果：显效24例，好转13例，总有效率为80.4%。

（十）慢性肾功能不全

岸田建一[22]对以初诊主诉有便秘证的慢性肾功能不全病人，每日投予5～7.5g的桃核承气汤，与对照组比较表明，本方可推迟慢性肾功能不全者应用透析。对18例慢性肾衰竭病人，投以加味桃核承气汤（桃仁、大黄、桂枝、炙甘草、黄芪、附子、泽泻、益母草、女贞子）每日1剂，60天后判断结果，治疗前BUN、SCr、CO_2-CP分别为（19.11±9.4）mmol/L、（375.85±222.07）μmol/L、（18.26±4.08）mmol/L。治疗后分别为（12.19±7.87）mmol/L、（245.32±734.34）μmol/L、（21.32±3.57）mmol/L，治疗前后对比均有明显差异（$P<0.05$）。治疗前后的血红蛋白对比，亦有显著差异（$P<0.05$）。

（十一）精神病

胡炜昌[23]用本方加木香、生山楂、益母草、丹参治疗经期先后精神紊乱300例。经前可加细辛3g，每次递增1g直至经行方可定量，但最高不得超越18g；经期只将细辛用至3g，腹胀满者可加乌药10～30g；经后可将甘草用至30～100g，益母草用至

30g。于每次月经期前 6～10 天开始服本方，连续服至经血来潮。结果：有效 265 例，占 88.33%。与 300 例未经治疗的病人配对比较，未经治疗的自然缓解率为 19.00%。

（十二）脑外伤头痛

阎国章[24]以本方为主治疗脑外伤后头痛 11 例，疗效满意。治以桃核承气汤为基础方，头痛呕恶者，加煅磁石、石决明、钩藤、菊花、豨莶草、地龙；仍不解者，加全蝎、蜈蚣；烦躁易怒者，加龙胆草、川黄连；睡眠不佳者，加煅磁石、珍珠母、合欢皮。结果：痊愈 4 例，显效 5 例，进步 1 例，总有效率达 90.9%。

（十三）糖尿病

熊曼琪等[25]运用加味桃核承气汤（片）治疗糖尿病，疗效满意。单纯中药组（A）：对于病情较轻，空腹血糖＜200mg/dL 的病人，可中止其原有的治疗。但对于病情较重，空腹血糖＞200mg/dL 的病人，宜视病情于 1 个月内逐渐停用原来口服降糖的西药。中西药合用组（B）：经系统口服西药降糖药足量 1 个月以上病情改善欠佳，而改用本方治疗 1 个月以上血糖仍有波动者，中西药合用。方药组成为大黄、桂枝各 6～12g，桃仁 9～12g，玄明粉 3～6g，甘草 3g，玄参、生地黄各 12～15g，麦冬 12g，黄芪 30～45g。水煎剂，每日 1 剂。全方水煎 2 次，药汁混匀约为 400ml，分 2 次或 3 次服用，每次 120～150ml，于餐后 2 小时服用。服用本方，应以每日 1～2 次大便为宜。若便秘严重者，大黄、玄明粉可后下，或片剂加至 12～15 片；若大便正常或次数多者，大黄同煎去玄明粉，或片剂减为 5～8 片；若病人气虚严重，可于水煎剂中重用黄芪；阴虚者，重用生地黄、熟地黄；阴虚有热者，方中去桂枝加知母、地骨皮；脾虚者，加苍术、怀山药；肾阳虚者，桂枝改肉桂，加附子；尿多者，加山茱萸；眼底出血者，加赤芍、牡丹皮；周围神经炎者，加鸡血藤、忍冬藤、防风。对每一例观察对象，同时按粗算法进行饮食控制和鼓励其进行适当的体育活动。30 天为 1 个疗程，一般观察 2～3 个疗程。结果显示：本方对糖尿病病人降脂的疗效显著。

熊曼琪等[26]运用加味桃核承气汤治疗 2 型糖尿病疗效满意。中药组予加味核桃承气汤：大黄 6～12g，桃仁 9～12g，桂枝 6～12g，玄明粉 3～6g，甘草 3～6g，玄参 12～15g，生（熟）地黄 12～15g，麦冬 12g，黄芪 30～45g。水煎剂，每日 1 剂，每剂水煎 2 次，药汁混匀约 400ml，2～3 次分服，于餐后 2 小时服用。病情轻度者，单用本方制成的片剂，每次 8 片，每日 3 次口服。中药组共 106 例病人，西药组选用优降糖，每日 1～3 次，每次 2.5～5mg。中、西药组均以用药 30 天为 1 个疗程，观察 2 个疗程以上。中药组总有效率 79%，其中显效率 54%，有效率 25%；西药组总有效率 71.4%，其中显效率 43%，有效率 28.4%。两组总有效率差异的比较，无显著性意义（P＞0.05）。空腹血糖变化：中药组空腹血糖治疗前为（231.0±61.4）mg/dL，治疗后为（167.3±54.9）mg/dL；西药组治疗前为（207.8±44.6）mg/dL，治疗后为（162.5±42.4）mg/dL，两组治疗前后比较均有非常显著的差异（P < 0.01）。中药组血糖下降差值（63.7±52.1），西药组为（45.0±47.7），低于中药组（P < 0.05）。主要症状变化：两组治疗后临床主要症状（口渴、多饮、多尿、多食、消瘦、乏力）均有不同程度的改善，经统计学处理，除消瘦症状外，其余各症状改善程度中药组均优于西药组。

（十四）高脂血症、高血压

原中琉离子[27]运用桃核承气汤对患有高脂血症、高血压的45～62岁的女性10例，投与桃核承气汤7.5g/天，药后5例三酰甘油（TG）降低，6例血压有下降倾向。

（十五）原发性血小板减少性紫癜

陈忠琳等[28]运用桃核承气汤加味治疗原发性血小板减少性紫癜18例，疗效满意。以桃核承气汤去芒硝，加水蛭、白僵蚕、紫草、商陆、仙鹤草为基础方。外感风寒者，加麻黄、细辛；夹湿热者，加柴胡、秦艽、滑石；气虚者，加党参；阳虚者，加制附子、干姜。治疗18例原发性血小板减少性紫癜病人，结果：显效15例，良效2例，总有效率达94.4%。

（十六）流行性出血热

艾黎明等[29]应用桃核承气汤中西医结合治疗流行性出血热早期48例。中药用大黄、芒硝、桃仁、赤芍、牡丹皮、枳实、栀子、车前子、滑石、木通。成人每日1剂，水煎频饮。呕吐甚者采用鼻饲，以保持水样便为宜。休克期大黄、芒硝酌情减量，保持大便通畅即可。用至病人体温正常3天，血压稳定，尿量 >1000ml/天，停用本方剂。结果：在休克期、少尿期和缩短发热时间、血小板恢复正常时间和多尿期持续时间等方面疗效均优于对照组。

（十七）关节炎

王守满[30]运用桃核承气汤加苍术、牛膝治疗热痹（相当于风湿性、类风湿关节炎）13例。若无大便干结，减芒硝；关节肿甚，加生薏苡仁、滑石；发热恶寒，加金银花、连翘；高热汗出，加生石膏、知母；关节痛甚，加姜黄；气虚，加黄芪、党参；血虚，加白芍、当归；血瘀，加红花、地龙、鸡血藤。结果：13例中临床治愈5例，显效4例，有效4例。

（十八）肝性血卟啉病

赵桂兰[31]运用经方桃核承气汤治疗肝性血卟啉病100例，均获得满愈疗效。1年内有手术史87例。结果：本组病例经过治疗后全部治愈。治疗时间最短者服6剂，最长者服24剂，平均服12剂。

刘启明等[32]运用桃核承气汤加牡丹皮、白芍为主，治疗肝性血卟啉病100例。

腹胀甚者，加枳壳、厚朴；大便燥结者，加麻子仁、番泻叶；腹痛重者，加延胡索、川楝子；瘀血重者，加蟅虫、丹参；体弱者，加党参、黄芪。平均服药 12 剂，取得良好疗效。

（十九）盆腔淤血症

金振堂等[33]运用桃核承气汤治疗盆腔淤血症 35 例。将桃核承气汤原方用水 1400ml，煮成 450ml，饭后温服 150ml，1 日 3 次。结果：显效 23 例，有效 12 例。

（二十）乳腺病

井卜雅睛[34]运用桃核承气汤治疗乳腺病 130 例。结果：单纯乳房痛，治疗组和对照组有效率分别为 94%（16/17）、83%（5/6）；单纯乳腺肿瘤，治疗组和对照组有效率分别为 46%（26/57）、40%（4/10）。乳房痛并有乳腺肿瘤的病例当中，仅乳房痛有效的，治疗组和对照组分别为 38%（11/29）、50%（3/6）；仅乳腺肿瘤有效的，治疗组和对照组分别为 14%（4/29）、0%（0/6）；乳房痛、乳腺肿瘤均有效的，治疗组和对照组分别为 24%（7/29）、17%（1/6）。按症状进行综合统计，对于乳房痛，治疗组和对照组的有效率分别为 74%（34/46）、75%（9/12），对于乳腺肿瘤，治疗组和对照组的有效率分别为 43%（37/86）、31%（5/16）。

（二十一）更年期障碍

原田清行[35]运用桃核承气汤治疗更年期障碍以瘀血、便秘、苔黄为主症的病人 12 例，其中 10 例得到改善，有效率为 83.3%。

（二十二）急性咽炎

王继仙[36]运用桃核承气汤加怀牛膝、射干、桔梗、胖大海等药，治疗 47 例急性咽炎病人。症见：咽部红肿，悬雍垂肿胀，咽后壁淋巴滤泡肿大，吞咽困难等。结果：全部有效。

（二十三）化脓性扁桃体炎

金涛等[37]运用加味桃核承气汤治疗急性化脓性扁桃体炎 64 例。中药组用加味桃核承气汤：桃仁、桔梗各 12g、炒大黄、皂角刺、生甘草、芒硝各 10g（冲），桂枝 6g，蒲公英 20g，金银花、浙贝母、牛膝、板蓝根各 15g。每日 1 剂，煎 2 次并浓缩取汁 500ml，嘱其少量频服慢咽，尽量延长药物与口咽部的接触时间。儿童药量酌减。高热抽搐者加用紫雪丹。西药组 51 例，用青霉素或其他抗生素治疗。结果：中药组治愈 60 例，无效 4 例；西药组治愈 42 例，无效 9 例。两组比较，差异无显著意义（$P > 0.05$）；两组治愈病例中，在白细胞系数恢复正常方面，经统计学处理亦无显著差异（$P > 0.05$）。但退热天数不同：中药组平均 1.84 天，西药组平均 3.05 天。平均治愈日数分别为 2.35 天、3.65 天。中药组明显优于西药组（$P < 0.01$）。

（二十四）慢性前列腺炎

原田一哲[38]运用桃核承气汤治疗25例慢性前列腺炎，每日7.5g，连续3周，结果：显效率52%，总有效率为96%。

（二十五）抑郁症

松本一男[39]运用桃核承气汤合龙骨汤治疗抑郁症1例，治愈。

（二十六）牙痛

白峻峰[40]运用本方加夏枯草、白芷为基本方治疗牙痛病人100例。风火牙痛，加防风、全蝎；胃火牙痛，加生石膏、升麻；虚火牙痛，加生地黄、白芍；龋齿牙痛，加露蜂房、威灵仙；牙痛，加连翘、浙贝母；牙宣，加乌贼捣末外用刷牙，早、晚各1次。结果：治愈94例。

（二十七）卵巢囊肿

庞春生[41]运用本方为主随症加减治疗卵巢囊肿，疗效满意。15~18天为1个疗程。结果：最短服药1个疗程，最长3个疗程。其中1个疗程内治愈35例，2个疗程治愈10例，3个疗程治愈53例，占53%；显效38例，占38%；无效9例，占9%。总有效率为91%。提示疗程长，治愈率高。无效9例，均为卵巢囊肿直径大于5cm者，而1~2疗程治愈者，卵巢囊肿大小均在5cm以下。提示疗效与囊肿大小有密切关系，囊肿愈大，疗效愈差。

（二十八）难治性痤疮

田中原一[42]运用桃核承气汤治疗难治性痤疮9例。7例女性6例中月经前期皮疹加重，5例有痛经。全部病人中8例有便秘。第1周每晚睡前服桃核承气汤2.5g，用药过程中停用其他药物。由于桃核承气汤具有较强的通便作用，故在注意观察大便及皮疹的同时逐渐加大药量，最大增至7.5g/天，4周后判定疗效。结果：显效4例，有效4例，无效1例。有效以上的8例病人的便秘和痛经均减轻或消失。

（二十九）子宫内膜异位症

黄西戎等[43]运用桃核承气汤治疗了56例子宫内膜异位症的病人。要求曾用西药者，必须停用西药3个月以上。56例病人除17例为初诊首治病人外，其余39例为在接受本疗法前曾服用西药或其他疗法治疗半年以上而无效者。56例全部有痛经以及盆腔触痛结节及包块。以活血祛瘀、消癥止痛为治疗原则，采用桃核承气汤为基本方，按月经周期和行经用药或加减治疗。方药组成：桃仁12g，牡丹皮10g，赤芍10g，当归10g，酒大黄10g，芒硝10g。伴有气滞证明显者，加香附10g，青皮10g；瘀血疼痛证明显者，加延胡索15g，皂角刺12g；伴湿热证明显者，加黄柏10g，苦参10g；伴有肝肾不足证者，加女贞子12g，桑寄生12g，沙苑子12g。行经前7~10天开始服药，经期不停药，每日 1 剂，分早、晚 2 次服，连服 2 个月，经周期为 1 个疗程，治疗最少 1 个疗程，最长 3 个疗程。临床治愈：症状全部消失，盆腔包块等局部体征基本消失，不孕症病人得以妊娠；显效：症状基本消失，盆腔包块缩小 1/3；有效：症状减轻，盆腔包块无增大或略缩小；无效：症状无变化或恶化，局部病变有加重趋势。56 例病人经过 1～3 个疗程治疗，临床治愈 17 例（占 30.4%），显效 21 例（占 37.5%），有效 14 例（占 25.0%），无效 4 例（占 7.1%），有效率为 92.9%。

此外，桃核承气汤还可以治疗附睾炎、胰腺炎、牙龈炎、经行发热、脂肪肝、荨麻疹、银屑病、盆腔炎、陈旧性宫外孕、难治性痛经、尿潴留、局灶增生性 IgA 肾病等病。

参 考 文 献

[1] 张文光，段健伟. 桃核承气汤加味治疗泌尿系结石 36 例. 河南中医，2000，20（1）：623.

[2] 陈福连. 桃核承气汤加味治疗泌尿系结石 44 例. 实用中医药杂志，2000，16（6）：20.

[3] 潘建华. 桃核承气汤加味治疗泌尿系结石 120 例. 国医论坛，1996，11（6）：13.

[4] 李贞，韩芳. 桃核承气汤加减治疗胆囊炎 108 例. 山西中医，1995，11（2）：22.

[5] 周庆端，周庆铎，张秀梅. 桃仁承气汤加减治疗胆囊炎 100 例. 山东中医杂志，1993，12（3）：28.

[6] 潘金辉，黄坚. 桃核承气汤治疗急性脑卒中 83 例. 辽宁中医杂志，2001，28（4）：210.

[7] 焦波涛. 桃核承气汤治疗急性脑出血 30 例临床观察. 天津中医学院学报，2000，19（4）：13.

[8] 王延文，贺景宏，田勇. 桃核承气汤治疗急性脑出血 26 例疗效观察. 中西医结合实用临床急救，1999，6（1）：36.

[9] 权晓理，张慧. 桃核承气汤治疗出血性脑血管病 24 例. 陕西中医，1993，14（3）：125.

[10] 引网宏彰. 桃核承气汤对多发性脑梗死患者的疗效. 国外医学·中医中药分册，1996，18（2）：15.

[11] 朱孔思，李承功，陈延斌. 桃核承气汤加味治疗急性黄疸型肝炎高胆红素血症 56 例. 时珍国医国药，1999，10（6）：458.

[12] 马富忠. 桃核承气汤合五苓散治疗肝硬变腹水 38 例. 陕西中医，2001，22（1）：4.

[13] 李少松，张英丽. 桃核承气汤合保和丸治疗脂肪肝 48 例临床分析. 黑龙江中医药，2003，（2）：21.

[14] 赵相洪. 桃核承气汤治疗胸腰椎骨折脱位早期便秘腹胀 68 例. 云南中医中药杂志，1998，19（2）：24.

[15] 申屠群平. 桃核承气汤辅治胸腰椎压缩性骨折疗效观察. 浙江中西医结合杂志，2000，10（2）：120.

[16] 汤培根.桃核承气汤治疗胸腰椎骨折早期并发腹胀痛便秘 54 例.云南中医学院学报,1998,21（4）：45.

[17] 江涛,吕燃.桃核承气汤在胸腰椎骨折创伤治疗中的运用.福建中医药,2002,33（5）：17.

[18] 邓根飞.桃核承气汤加味治肾病综合征出血热少尿 32 例.江西中医药,2000,31（3）：27.

[19] 曹全波.桃核承气汤加味治疗复发性乳糜尿 15 例.安徽中医学院学报,1989,（3）：47.

[20] 刘昌华.桃仁承气汤治疗小儿特发性血尿 22 例.湖北中医杂志,1987,（5）：42.

[21] 刘国强.桃仁承气汤治疗慢性肾盂肾炎 46 例.吉林中医药,1986,（4）：10.

[22] 岸田建一.桃核承气汤推迟肾功能衰竭透析的效果.国外医学·中医中药分册,1989,11（2）：52.

[23] 胡炜昌.加味桃核承气汤治疗经期先后精神紊乱 300 例.北京中医学院学报,1988,11（4）：33.

[24] 阎国章.桃仁承气汤为主治疗脑外伤后头痛 11 例.天津中医,1990,（1）：23.

[25] 熊曼琪,吴清和.加味桃核承气汤（片）治疗糖尿病临床疗效观察.新中医,1988,（4）：53.

[26] 熊曼琪,梁柳文,林安钟.加味桃核承气汤治疗 2 型糖尿病的临床和实验研究.中国中西医结合杂志,1992,12（2）：74.

[27] 原中琉离子.桃核承气汤对增龄的影响.国外医学·中医中药分册,1992,14（4）：40.

[28] 陈忠琳,魏雪舫.桃仁承气汤加味治疗原发性血小板减少性紫癜 18 例.辽宁中医杂志,1989,13（11）：22.

[29] 艾黎明,杜功舜.早期应用桃核承气汤中西医结合治疗流行性出血热.中西医结合杂志,1994,11（7）：42.

[30] 王守满.桃核承气汤加减治疗热痹 13 例临床观察.国医论坛,1991,（6）：16.

[31] 赵桂兰.运用经方桃核承气汤治疗肝性血卟啉病 100 例.青海医药杂志,1997,27（11）：47.

[32] 刘启明,赵桂兰.经方桃核承气汤治疗肝性血卟啉 100 例.中医药学报,1993,（1）：24.

[33] 金振堂,牛太义.桃仁承气汤治疗盆腔淤血症 35 例.安徽中医学院学报,1990,9（3）：33.

[34] 井卜雅晴.桃核承气汤治疗乳腺病的效果.国外医学·中医中药分册,1993,15（5）：1.

[35] 原田清行.桃核承气汤在治疗更年期障碍的使用经验.国外医学·中医中药分册,1990,12（3）：52.

[36] 王继仙.桃核承气汤加味治疗急性咽炎 47 例.广西中医药,1989,12（2）：21.

[37] 金涛,吴家清.加味桃仁承气汤治疗急性化脓性扁桃体炎 64 例.湖北中医杂志,1992,（6）：15.

[38] 原田一哲. 祛瘀血剂治疗慢性前列腺炎的效果及血液黏度的变化. 国外医学·中医中药分册，1991，13（5）：36.

[39] 松本一男. 桃核承气汤合龙骨汤治疗抑郁症. 国外医学·中医中药分册，1994，16（1）：23.

[40] 白峻峰. 桃核承气汤加减治疗牙痛100例. 天津中医，1991，（2）：14.

[41] 庞春生. 伤寒百家言. 香港：亚洲医药出版社，1998：171.

[42] 田中原一. 桃核承气汤治疗难治性痤疮. 国外医学·中医中药分册，1995，17（1）：33.

[43] 黄西戎，邱小平. 桃核承气汤对子宫内膜异位症的治疗作用. 中医药临床杂志，2007，19（3）：231.

八、大黄附子汤

（一）急腹症

靳艳钗等[1]以大黄附子汤为主治疗肠梗阻21例，疗效满意。治疗用大黄附子汤加味。药用：大黄、附子、细辛、莱菔子、大腹皮。若热盛者，加败酱草、黄芩、栀子；虫积者，加槟榔、乌梅、花椒、川楝子；血瘀明显者，加丹参、延胡索、鸡血藤；呕吐频繁者，加代赭石、竹茹，必要时胃管灌入；腹胀明显者，可用上药煎汤，保留灌肠；全部配合针刺双侧足三里，强刺激，每隔10分钟提插捻转1次，留针2小时。经上述治疗无效者，可转手术治疗。疗效观察：21例病人全部治愈，其中半年后复发3例，再经复诊治疗全部治愈，随访1年以上未再复发，无1例死亡。

杨述龙等[2-5]以本方加味治疗肠梗阻，见腹部痛胀甚剧，大便数日未行者，服药后，便通腹痛除。

赵业勤[6]运用本方治疗急腹症的经验：里寒积聚，宜本方合三物备急丸、温脾汤化裁；阴黄病，加茵陈、白术、茯苓等；治结石，用本方加金钱草、石韦等；少阴本虚之体，常配干姜、砂仁、厚朴等；肠痈者，可于大黄牡丹汤加附子、红藤、败酱草等。并附有治疗不全性肠梗阻、胆囊炎、胆石症、左侧尿路结石、慢性胰腺炎急性发作及阑尾脓肿的验案。

胡共和[7]亦用该方治愈1例胆道蛔虫致胁下偏痛厥逆者，疗效满意。

（二）慢性肾衰竭

徐俊业[8]以大黄附子汤治疗慢性肾功能不全46例，取得了较满意疗效。药物组成：生大黄12g，制附子10g，北细辛3g。加减法：寒重于热者，重用附子；热重于寒者，重用大黄；肺气不化者，加麻黄、紫苏叶以宣肺气；气虚者，加参、芪、术以益气；肿甚者，加车前子、防己、大腹皮以利水湿；恶心呕吐者，加竹茹、半夏、生姜以和胃降逆；有瘀血者，加丹参、红花、泽兰以活血祛瘀。煎服法，先煎附子30分钟，再与诸药同煎30分钟，倒出药液，分温3服，每日1剂。若有呕吐者，则少量频服。结果：显效 16 例，有效 22 例，无效 8 例，总有效率为 82.6%。

周胜连[9]以大黄附子汤保留灌肠为主治疗慢性肾衰竭，收效良好。治疗组用大黄丹附汤：大黄 50g，丹参 30g，附子 20g，益母草 20g，蒲公英 20g，牡蛎 30g。浓煎取汁 400ml，每次 200ml 高位保留灌肠，上、下午各 1 次，并应用蛋白同化激素利尿、降血压、纠正酸中毒，维持水电解质平衡，控制和预防继发感染等。对照组只应用上述西药常规治疗。治疗组：显效 31 例，有效 18 例，无效 15 例，死亡 3 例，总有效率为 73.13%。对照组：显效 11 例，有效 12 例，无效 19 例，死亡 7 例，总有效率为 46.94%。两组比较，差异有显著性意义（$P < 0.05$）。两组治疗后血尿素氮均明显下降。治疗前血尿素氮治疗组为（80.99 ± 27.59），对照组为（74.8 ± 26.65），比较差异无显著意义（$P > 0.05$）；治疗后分别为（58.15 ± 33.025），（67.05 ± 29.64）。两组治疗后血尿素氮变化率相比较，治疗组下降率为（30.65 ± 24.19）%，对照组下降率为（14.31 ± 21.07）%，两组差异有非常显著意义（$P < 0.001$）。

（三）下肢静脉曲张

李蜜蜂等[10]运用经方大黄附子汤热敷患肢，治疗因下肢静脉曲张引起的腿痛 56 例，均收到较好的效果。方药：大黄 60g，附子 60g，细辛 30g。加水至 500ml，武火煎至 300ml。将两条干净毛巾浸入药液中，取出后迅速热敷于双侧患肢上。毛巾凉后再浸入药液中加热，缠绕在患肢上，反复 3～5 次。此法每晚睡前应用，治疗后将双脚垫高入睡。每日 1 次，7 天为 1 个疗程。治疗时应注意毛巾热度，防止皮肤烫伤。结果：疼痛消失，能参加正常活动，1 年以上未复发者，为临床治愈，共 43 例；疼痛消失，能参加正常活动，1 年内复发者，为好转，共 8 例；治疗时疼痛消失，停药后疼痛又作者，为有效，共 3 例；用药热敷后，疼痛未能缓解者，为无效，共 2 例。

（四）急性胆囊炎

徐国樯[11]应用大黄附子汤加减治疗急性胆囊炎 25 例，疗效满意。临床均以右上腹呈急性剧烈疼痛为主症。均经 B 超检查提示胆囊有程度不同的囊壁粗糙，囊体增大，透声差。白细胞总数 $> 10 \times 10^9/L$ 者 16 例，占 64%；血检正常者 9 例，占 36%。发病至就诊时间最长的 4 天，最短的 2 小时。基本方药组成：生大黄 10g，制附子 15g，细辛 2g。加减法：寒战者，附子、细辛量可加倍；黄疸者，加茵陈；气滞者，加枳实、郁金；呕吐者，加制半夏、陈皮、吴茱萸、黄连；胀甚者，加六神曲、炙鸡内金之类；另可随症加入川楝子、延胡索、金钱草、蒲公英、虎杖，然柴胡为必用之品。治疗结果：25 例中，治愈 16 例，好转 7 例，无效 2 例，总有效率达 92%。疗程最短的 3 天，最长的 7 天，平均治疗天数为 4.6 天。血常规恢复正常最快的 3 天，最慢的 6 天。B 超复查胆囊，恢复正常者 16 例，欠佳者 7 例，无变化者 2 例。

(五) 糖尿病肾病

吕宏义等[12]运用加味大黄附子汤治疗糖尿病肾病30例，效果较好。处方：大黄9g，熟附子9g，黄芪30g，竹茹6g，益母草60g，车前子30g，白术15g，丹参15g，当归12g，川芎12g，巴戟天15g，肉苁蓉15g，枸杞子12g，僵蚕12g，蝉蜕9g，黄连15g，山茱萸12g。每日1剂，水煎，分2次服。呕吐严重者，加藿香12g，法半夏12g；腹胀满，加沉香6g，陈皮12g；瘀血甚者，加桃仁12g，红花12g。同时注意控制饮食，合并肾功能不全者以低磷低蛋白饮食为主，蛋白摄入量每日限为0.5g/kg。治疗以1个月为1个疗程，一般治疗2~3个疗程后评定疗效。结果：显效9例，好转18例，无效3例，总有效率90%。

(六) 慢性结肠炎

伊德军[13]运用大黄附子汤随证加味治疗27例慢性非特异性溃疡性结肠炎病人，收到良好疗效。以本方随证加味用药，寒湿，加小茴香、干姜、乌药；脾肾阳虚，加肉苁蓉、巴戟天、补骨脂；肝旺脾虚，加柴胡、香附、合欢皮、炒白术；湿热，加黄连、白头翁。结果：16例寒湿积聚型者，治愈11例，好转4例，无效1例；4例脾阳虚者，治愈2例，好转2例；5例肝旺脾虚者，治愈3例，好转1例，无效1例；2例湿热蕴结者，治愈1例，好转1例。总有效率为92.6%。

(七) 十二指肠球部溃疡

李克绍[14]用大黄附子汤治疗1例十二指肠球部溃疡病人，见疼痛频繁，心痛彻背，或连两胁，剧烈难忍，大便秘结，脉象沉紧者。服1剂，即大便通畅，疼痛消失。还用此方治疗顽固性胃痛、蛔虫性肠梗阻等病取效。

(八) 用作肠道清洁剂

吕竞竞[15]报道将进行纤维结肠镜受检前的340例病人，随机分为4组做肠道清洁，其中中药组160例，于镜检前4小时服加减大黄附子汤1000ml（于40分钟内饮完），且不要求禁食；其他3个对照组分别为100例，50例，30例，采用口服蓖麻油、甘露醇及硫酸镁，或清洁灌肠，并均按常规禁食。结果：中药组明显优于各对照组（$P < 0.05$）。

(九) 泌尿系结石

陈锡华[16]报道用大黄附子汤加味治疗66例泌尿系结石病人。所有病例都经B超检查，确诊为泌尿系结石，且结石的直径不超过1.2cm。所有病例均采用大黄附子汤加味治疗。药物有大黄10g，制附子20g，细辛3g，金钱草20g，枳实6g。疼痛剧烈者，先给予西药止痛后，再服中药。每日1剂，水煎2次，煎液混合后分2次口服，15天为1个疗程。治愈：疼痛消失，结石排出，B超复查未发现阳性结石。好转：疼痛消失，双肾区无叩击痛，B超复查结石缩小，或位置下降或积水消失。无效：仍有疼痛，双肾区叩击痛阳性，B 超复查结石、积水无明显变化。结果：66 例中，治愈 15 例，好转 47 例，无效 4 例，总有效率为 93.9%。

此外，大黄附子汤还可以治疗重症急性胰腺炎、慢性肺源性心脏病心力衰竭、老年性便秘、胆石症、急性细菌性痢疾、肾小球肾炎伴氮质血症等。

参 考 文 献

[1] 靳艳钗，沈鸿宾．大黄附子汤为主治疗肠梗阻 21 例．河北中医药学报，2001，16（3）：28.

[2] 杨述龙．辨证施治治愈肠梗阻四例报道．中医杂志，1965，（9）：22.

[3] 宋维新．不全性肠梗阻 1 例治验．中医杂志，1964，（11）：15.

[4] 张绍宗．医案三则（寒疝腹痛）．福建中医药，1981，（5）：29.

[5] 俞凡先．运用仲景泻下治疗急腹症体会．浙江中医杂志，1983，（4）：171.

[6] 赵业勤．大黄附子汤在急腹症中的运用．黑龙江中医药，1986，（2）：26.

[7] 胡共和．大黄附子汤治疗胁下偏痛厥逆案．四川中医，1986，（5）：15.

[8] 徐俊业．大黄附子汤治疗慢性肾功能不全 46 例．成都中医药大学学报，1999，22（2）：24.

[9] 周胜连．以大黄附子汤保留灌肠为主治疗慢性肾衰．湖南中医杂志，1988，（6）：6.

[10] 李蜜蜂，何洛建．大黄附子汤热敷法治疗下肢静脉曲张疼痛 56 例．河南中医，1998，18（6）：342.

[11] 徐国樯．大黄附子汤辨治急性胆囊炎的体会．天津中医，1994，11（5）：17.

[12] 吕宏义，邹蕴珏，安玲．加味大黄附子汤治疗糖尿病肾病 30 例．中国民间疗法，2002，10（8）：41.

[13] 伊德军．大黄附子汤治疗慢性结肠炎 27 例．云南中医杂志，1993，（2）：10.

[14] 李克绍．大黄附子汤治验．浙江中医学院学报，1988，（1）：29.

[15] 吕竞竞．大黄附子汤可清洁肠道．中国中西医结合杂志，1992，12（1）：45.

[16] 陈锡华．大黄附子汤加味治疗泌尿系结石．上海中医药杂志，2004，38（7）：14.

九、抵当汤（丸）

（一）血管性痴呆

夏卫军等[1]通过抵当汤治疗老年期血管性痴呆的实验研究显示：抵当汤灌胃给药可显著改善 D – 半乳糖亚急性衰老小鼠和老年大鼠的学习记忆能力，提高血清和大脑皮层组织超氧化物歧化酶活力，降低血清和大脑皮质丙二醛含量，抑制亚急性衰老小鼠胸腺指数的下降，改善老年大鼠血液流变学和微循环。

（二）前列腺增生

樊学中[2]以加味抵当汤为主，对前列腺增生症 185 例进行追踪观察，取得了较满意的疗效。方药组成：生水蛭 15g，西洋参 10g，生大黄 6g，穿山甲 15g，桃仁 12g，虻虫 6g，生牡蛎 30g，鸡内金 15g，生甘草 3g。若湿热下注较重，加黄柏、知母、车前子、木通、泽泻等；若兼有肝郁气滞，以致小便不通或点滴不爽者，加柴胡、沉香、牛膝、陈皮、郁金、龙胆草、牡丹皮等；若兼肾阳亏虚，加肉桂、巴戟天、附子、山茱萸、鹿茸、生地黄等。每日 1 剂，水煎服，连续服药 2 个月为 1 个疗程，在服汤药期间停服一切治疗前列腺病的药物，禁食辛辣刺激性食物。临床治愈 63 例，显效 96 例，有效 18 例，无效 8 例，总有效率为 95.7%。

俞勇等[3]运用加味抵当汤治疗前列腺增生 42 例，取得较为满意的疗效。全部病例均有不同程度的排尿困难、淋沥不尽或点滴不畅。直肠指诊发现全部病例均前列腺肥大 I 度以上，质中，中央沟变浅或消失，并经 B 超检查确诊。治疗结果：经 1～3 个疗程治疗后，28 例痊愈，11 例好转，3 例无效。

（三）异位妊娠

王小晶[4]采用肌内注射甲氨蝶呤、口服抵当汤联合治疗早期异位妊娠，取得了较好的疗效。治疗前常规检查血常规、肝肾功能在正常范围后，予甲氨蝶呤 20mg 肌内注射，每日 1 次，5 天为 1 个疗程。由专科医师门诊观察。用药后隔日测量尿人绒毛膜促性腺激素（HCG）呈阳性或第 2 次为弱阳性者，加服中药水蛭 1g，虻虫 4g，制大黄 6g，桃仁 12g，丹参 12g，赤芍 12g，乳香、没药各 3g，皂角刺 10g，炮穿山甲 8g，香附 10g，忍冬藤 15g。水煎，每日 1 剂，分 2 次口服至包块缩小消失。如有腑实兼证，易制大黄为生大黄泻下通便；阴道出血较多，加三七、茜草，不用炭类止血药；胃纳不佳，加山楂、鸡内金和胃健脾；兼神疲乏力，加党参、生黄芪扶正。结果：本组 42 例病人，40 例临床治愈，治愈率 95.2%；2 例失败后行手术治疗，术中证实为输卵管妊娠破裂。其中尿 HCG 在治疗第 3 天即转阴者 12 例，40 例全部在第 1 个疗程内转阴；中药治疗 1 周后妇检包块消失时间为 7～15 天，平均 14.6 天，包块消失时间与包块大小有关；并于 35～45 天恢复正常月经；复查肝肾功能、血常规均未发现异常。

（四）缺血性中风

近期研究表明：缺血性中风急性期血液处于高凝状态，活血化瘀药物的应用越早越好。董荣芬等[5]应用加味抵当汤从临床的角度进一步阐述了活血化瘀对于缺血性中风的治疗作用。治疗组内服加味抵当汤煎剂（水蛭、虻虫、黄芪、川芎、桃仁、大黄）150ml，每日 2 次。对照组内服血栓心脉宁胶囊 4 粒，每日 3 次。两组均用药 2 周为 1 个疗程，治疗前停用其他药物，分别检查血液流变学、肝肾功能，并于治疗后复查。治疗期间不加其他药物，但均辅助针灸治疗。结果：治疗组 68 例，治愈 49 例，好转 15 例，无效 4 例，有效率为 94.12%；对照组 20 例，治愈 4 例，好转 14 例，无效 2 例，有效率 90%。两组的治愈率分别为 72%、20%，有显著性差异

（$P < 0.05$）。其中对半身不遂、口眼歪斜、偏身麻木的改善治疗组优于对照组，对语言障碍的改善治疗组劣于对照组。对血流变指标的影响：两组治疗后全血低切值、血浆黏度、红细胞聚集指数较治疗前均有明显改善（$P < 0.01$ 或 $P < 0.05$），其中血浆黏度、纤维蛋白原、三酰甘油的改善治疗组更为明显（$P < 0.01$ 或 $P < 0.05$）。

张歌心等[6]运用加味抵当汤治疗脑梗死41例，效果较好。结果：两组病人治疗前后脑电图比较：治疗组好转31例，无变化10例；对照组好转17例，无变化15例。两组比较有显著性差异（$P < 0.05$）。

（五）脑出血

孙岩等[7]采用抵当汤治疗脑出血。处方：水蛭6g，虻虫10g，桃仁10g，制大黄10g。每日1剂，分2次口服，每次约200ml；有意识障碍或吞咽困难者鼻饲或高位灌肠。不用止血药或其他神经营养药。对照组采用常规西医治疗：抗血纤溶芳酸，每日 0.4～0.6g，静脉注射；止血定，每日0.2g，静脉注射；脑复康，每日16g，用葡萄糖稀释后静脉滴注。对症处理两组相同：抗感染、降血压、纠正电解质紊乱及支持疗法，并根据病情适当给予甘露醇、激素。经4周治疗后，治疗组：痊愈7例，显效9例，有效21例，无效3例，有效率为92.5%。对照组：痊愈6例，显效8例，有效18例，无效8例，有效率80%。两组比较有显著差异（$P < 0.01$）。

（六）下肢深静脉血栓

马建波[8]以抵当汤为主合四妙勇安汤加味治疗下肢深静脉血栓形成的病人19例，取得了满意的疗效。血栓形成于小腿肌肉静脉丛14例，髂股静脉5例。治疗结果：临床治愈16例，显效2例，无效1例，总有效率94.74%。本组有1例并发肺栓塞，经急诊处理后，继以中药治疗痊愈。

（七）高脂血症

李振明[9]应用抵当丸治疗高脂血症69例，并用脂必妥治疗44例为对照组，收到满意疗效。治疗方法：治疗组抵当丸1粒，每日2次口服，4周为1个疗程；对照组口服脂必妥。服药期间不再服用其他影响血脂的药物，日常饮食，于服药前和治疗后采取早晨空腹血标本测定TCH（总胆固醇）、TG（三酰甘油）、HDL-C（高密度脂蛋白胆固醇）。治疗组69例，显效51例，有效16例，无效2例，总有效率97.10%；对照组44例，显效27例，有效9例，无效8例，总有效率81.82%。两组总有效率比较，有显著性差异（$P < 0.01$）。两组治疗前后血脂变化，治疗组TCH、TG下降幅度显著（$P < 0.001$），对照组治疗前后无显著差异（$P > 0.05$）。

（八）输卵管炎性不孕症

徐崇华等[10]用抵当汤加味治疗因输卵管炎引起的不孕症92例，临床效果满意。92例都有人工流产或自然流产史，多伴有不同程度的下腹痛，月经前或劳累后加重。

基本方：当归、大黄（后下）、丹参、牡丹皮、败酱草、忍冬藤、红藤各20g，生地黄、桃仁各12g，穿山甲、肉桂、芒硝（冲）各10g，三棱、莪术各15g。服法：经行第1天开始服药，上方每日1剂，水煎，分2次服用，月经干净后第2天停药。治疗2个月经周期为1个疗程，可治疗3个疗程。治疗期间不使用其他药物，并嘱其排卵期同房。治疗结果：治愈82例，占89.1%，其中受孕74例，占80.4%；有效7例，占7.6%；无效3例，占3.3%。总有效率为96.7%。

（九）子宫肌瘤

王氏[15]用本方合三甲散加味治疗子宫肌瘤98例。其中36岁以下19例，最多服药2个半月，全部治愈；36～45岁38例，服药3个月后，痊愈15例，显效和有效17例，无效6例；45岁以上41例，痊愈38例，显效3例。总有效率94%。

（十）增生型肠结核

钱光明[11]报道用本方治疗增生型肠结核，证属下焦蓄血者有效。药后腹痛剧烈，频频泻下黑水便3天，伴倦怠乏力，遂调理休养旬日，诸症消失。

（十一）血栓性静脉炎

刘氏[14]治疗产后血栓性静脉炎，运用本方加味有效。温氏以本方加味治愈2例单侧下肢血栓性静脉炎。

（十二）急性尿潴留

汪风杰[12]本方加味治疗急性尿潴留30例。结果：全部治愈，服药最少1剂，最多19剂，平均疗程为1周。随访1～2年，未复发者24例；偶有复发，再服药有效者3例；反复发作，再服药有效者2例；1例尿道广泛断裂者经治无效。

（十三）久喑（声带肥厚）

周景伟[13]用本方合会厌逐瘀汤化裁：水蛭4g，制大黄、柴胡、桃仁、当归、赤芍、川牛膝、玄参各10g，三棱、莪术、桔梗各6g，北沙参20g，甘草5g。治疗声嘶久喑，声带充血，增厚，声门闭合不密者，药用10剂声嘶好转，声带肥厚减轻。

（十四）肠息肉

李氏[15]治疗下腹硬满疼痛，大便干结，纤维结肠镜检为"结肠炎并发炎性息肉"，证属脾气虚弱，瘀热互结，治宜健脾益气、活血化瘀，方拟本方加黄芪治之。服用3个月，复查肠镜，未见异常。

（十五）癥瘕积聚

近代常用抵当丸治疗癥瘕积聚，每日服0.3g，可使瘕块软化以至消失。罗氏[15]用抵当汤（丸）治疗晚期血吸虫病例，观察到肝脾均有不同程度的缩小。刘氏[15]用抵当丸治疗血吸虫病2例，每日10～12g，分2次服，均在饭前服。20天后脾脏缩小，大便孵化均呈阴性，恢复健康。张氏[15]对结核性（干性）胸膜炎、结核性腹膜炎，均采用抵当丸治疗，获得了满意的治疗效果，并认为抵当丸对肝脾肿大、炎症包块均有治疗作用。

此外，抵当汤还可以治疗外伤性癫痫、产后血栓性静脉炎、糖尿病肾病、梦游症等。

参 考 文 献

[1] 夏卫军，金妙文，张莉．抵当汤治疗老年期血管性痴呆的实验研究．中药药理与临床，2000，16（4）：6.

[2] 樊学中．加味抵当汤治疗前列腺增生症 185 例．河南中医，1999，19（6）：7.

[3] 俞勇，徐建．加味抵当汤治疗前列腺增生症 42 例．浙江中医杂志，1997，（9）：398.

[4] 王小晶．氨甲蝶呤合抵当汤治疗早期异位妊娠 42 例．中国中医急症，1999，8（1）：45.

[5] 董荣芬，王宝玉，王绪．加味抵当汤治疗缺血性中风临床研究．北京中医，1998，（4）：17.

[6] 张歌心，孙岩，陈眉．加味抵当汤治疗脑梗死 41 例疗效观察．浙江医学，1997，19（3）：179.

[7] 孙岩，张歌心．抵当汤治疗脑出血 40 例疗效观察．浙江中医学院学报，1997，21（3）：38.

[8] 马建波．抵当汤合四妙勇安汤治疗下肢深静脉血栓形成 19 例．北京中医，2003，22（2）：31.

[9] 李振明．抵当丸治疗高脂血症 69 例．北京中医，1998，（4）：447.

[10] 徐崇华，李晶．代抵当汤加味治疗输卵管炎性不孕 92 例．实用中医药杂志，2000，16（7）：10.

[11] 钱光明．经方新用五则．新中医，1988，（8）：40.

[12] 汪风杰．加味抵当汤治疗急性尿潴留 30 例．湖北中医杂志，1988，（1）：20.

[13] 周景伟．伤寒论方治五官疾病撷拾．江苏中医，1991，（1）：11.

[14] 王三虎，吴喜荣．经方妇科应用近况．中医药信息，1987，（1）：46.

[15] 杨百茀，李培生．实用经方集成．北京：人民卫生出版社，1996：107.

十、大陷胸汤

（一）急性胰腺炎

陈超等[1]用大柴胡汤与大陷胸汤合方加减治疗 93 例急性胰腺炎病人，临床疗效满意。处方：柴胡 15g，黄芩 15g，黄连 10g，枳实 15g，半夏 10g，赤芍 15g，大黄 20～30g，芒硝 10g，天花粉 30g，延胡索 10g。有蛔虫者，加乌梅 15～30g，槟榔 10g；黄疸者，加金钱草 30g，虎杖 15g。根据合并感染疼痛程度酌情配合补液、抗炎、解痉、短期禁食。不用胃肠减压和抑制胰腺分泌药物。结果：痊愈91例；治疗24小时后死亡1例，合并胰腺脓肿转外科手术1例。腹痛平均3.5天消失，体温、血常规分别经3天和5天复常，血/尿淀粉酶平均7天降至正常。

谢鸣[2]记载本方和大承气汤加减治疗急性胰腺炎20例，治疗过程中不禁食，并不用抗生素和补液，药后腹痛开始缓解时间为2~48小时，平均19.5小时；腹痛消失时间24~96小时，平均为68小时。

（二）急性肠梗阻

有报道[2]用大陷胸汤或复方大承气汤治疗肠梗阻72例，其攻下成功54例，占全组病例的75%，并使96%的病人在24小时以内解除梗阻。在攻下成功的54例中，服药1~10次者为47例。改大陷胸汤为散剂，治疗外科急腹症80例，其中肠梗阻40例，腹膜炎40例，总有效率为95%。用减味大陷胸汤（甘遂末1g，芒硝9g）加驱蛔灵治疗儿童蛔虫性肠梗阻12例。结果：全部治愈。且服药后梗阻缓解较快，于服药后6~24小时内，排出蛔虫最多者达120余条，治疗中未发现不良现象。此外，减味大陷胸汤治疗其他类型肠梗阻10余例，均取得较好效果。

张增仁等[3]以甘遂粉0.9g、大黄粉0.6g、芒硝0.3g为1次量，加20ml沸水冲化口服，或从胃管注入。2小时追加1次，以后2~6小时1次，1日限4次。用本方治疗肠梗阻244例，治愈226例，中转手术18；中转手术治愈7例，死亡3例，无效8例。有效病例中，用药1次梗阻缓解者113例，2次74例，3次27例，4次12例。经4次用药可缓解226例，244例3次内缓解率达88%。但肠梗阻有气虚者忌用。

（三）急性腹膜炎

张增仁等[3]报道以甘遂硝黄散为主，结合中西药治疗急性腹膜炎106例。药用甘遂面0.9g、大黄面0.6g、芒硝0.3g为1次量，加20ml沸水冲化口服，或从胃管注入。2小时追加1次，以后2~6小时1次，1日限4次。结果：治愈103例，中转手术3例，死亡（术后）3例。下腹局限性腹膜炎忌用。

（四）结核性渗出性胸膜炎

刘景琪[4]报道用本方治疗结核性渗出性胸膜炎6例。方用大黄、芒硝各9g，甘遂3g，水煎服。结果：4例少量胸水病人服1~3剂后，胸水消失；另2例服6~9剂，胸水亦退，其他症状均已消失。药后除出现腹泻外，无其他副作用。2年内随访无复发。

（五）胆道疾患

北京海淀医院[5]用甘遂硝黄散治疗胆道疾患（包括胆囊炎、胆道感染、胆道蛔虫症）44例，疗效甚佳。生甘遂粉0.9g，大黄粉0.6g，芒硝0.3g。用20ml开水冲化口服，或自胃管内注入。如服后引起呕吐者，可装入空心胶囊内口服，或同时给予止吐药。除配合输液及其他对症治疗外，其中 9 例合并使用抗生素。使用抗生素者，一般均因病人全身中毒症状较重，效果不佳，而服用甘遂硝黄散后病情好转。

（六）其他

此外，有王氏[2]用本方加鳖甲、马鞭草、枳壳、水蛭等治疗肝硬化腹水；加茵陈、焦栀子、安宫牛黄丸治疗胆囊炎感染败血症等，均取较好的疗效。

对一脑挫伤西药治疗 3 天无效者，苟氏[2]以本方加味煎汤自胃管注入，2 次后即有干便排出，其后为恶臭清稀便，用药至第 3 天神志转清，血压降至正常。

有人[2]以本方治疗 1 例胃溃疡穿孔并发腹膜炎病人，因病人拒绝手术而行保守治疗，急予本方并配合西药治疗而于次日腹痛、反跳痛消失。X 线复查示膈下游离气体消失。

另有文献报道[2,6]本方可用于急性肠梗阻、胰腺炎、胸腺炎、急性阑尾炎、十二指肠溃疡伴慢性肥厚性胃炎等急性消化系统疾病。

张立民[7]报道治疗流行性出血热，临床随症加减辨证用药，每获良效。

参 考 文 献

[1] 陈超，姚长蕙. 大柴胡汤与大陷胸汤合方治疗急性胰腺炎 93 例. 上海中医药杂志，1997，（3）：20.

[2] 谢鸣. 中医方剂现代研究. 北京：学苑出版社，1997：156.

[3] 张增仁，赵文栓，邱宝梁. 甘遂硝黄散治疗急腹症疗效观察. 北京中医，1992，（3）：50.

[4] 刘景琪. 大陷胸汤治疗结核性胸膜炎. 上海中医药杂志，1983，（1）：45.

[5] 北京市海淀医院外科急腹症组. 甘遂硝黄散在外科急腹症的应用. 中草药通讯，1979，（9）：35.

[6] 陈奇. 中成药名方药理与临床. 北京：人民卫生出版社，1998：287.

[7] 张立民. 《伤寒论》方治流行性出血热经验. 辽宁中医杂志，1985，9（4）：22.

十一、大黄硝石汤

（一）肝炎

大黄硝石汤治疗肝炎疗效较好。李氏报道病人郭某，口渴欲饮，腹满拒按，大便 4 日未解，一身面目尽黄，小便短小，黄如橘子汁，脉滑数有力。病属瘀热内结，湿热熏蒸，热甚于湿之阳黄，用大黄硝石汤加味主治。药用：大黄9g，黄柏9g，芒硝9g，栀子18g，茵陈18g，茯苓18g，白扁豆18g。服药13剂后，诸症即愈。

（二）钩端螺旋体病（黄疸出血型）

另有报道某病人，女性，15 岁。劳动后，全身疲乏高热，右上腹疼痛，次日全身肌肉发痛，尤以腓肠肌为甚，同时全身发黄，口干而渴，唇燥而焦，尿黄如茶，6日未大便，微有咳血，神志模糊，烦躁鼻衄，体征有肝区压痛，肝大，舌苔黄燥，脉滑数。化验：黄疸指数16单位，凡登白试验（＋＋），麝浊7单位，麝絮（＋＋），脑磷脂胆固醇（＋＋），病原体找到螺旋体。诊断为钩端螺旋体病（黄疸出血型）。处方：茵陈45g，栀子15g，大黄20g，黄柏15g。水煎服，1日3次，加减治疗18剂而愈。

十二、大黄牡丹皮汤

（一）急性阑尾炎

周丽琼[1]以加味大黄牡丹皮汤治疗急性阑尾炎158例，疗效满意。方药：大黄（后下）、金银花、牡丹皮、赤芍、桃仁、延胡索（冲）、台乌药、桔梗各15g，冬瓜仁、败酱草、薏苡仁、黄芪各30g，芒硝（吞）10g。腹胀甚者，加木香10g，厚朴、大腹皮各15g；脾胃虚弱者，加党参、怀山药各30g，白术、山楂各15g，谷芽20g；气血不足者，加党参30g，白术、当归各15g；湿热重者，加黄连、黄芩各15g；湿重者，加藿香、木通各10g，紫苏梗15g，滑石20g；阴虚者，加生地黄、玄参、麦冬各15g；瘀阻日久，形成包块者，加三棱、莪术各15g；热毒炽盛者，加重金银花剂量，并加黄连、蒲公英、皂角刺各15g。水煎服，每日1剂，文火煎煮20分钟，取汁300ml，分早、中、晚服。服药期间忌辛辣、油腻、生冷饮食。治疗结果：治愈101例，占64%；好转43例，占27%；无效14例，占9%。总有效率91%。最少服药5剂，最多服药20剂。

（二）髂窝脓肿

郑天贵等[2]用大黄牡丹皮汤治疗髂窝脓肿13例，效果满意。处方：生大黄、芒硝、牡丹皮、赤芍、桃仁各10g，冬瓜子、蒲公英、白花蛇舌草、败酱草各30g，郁金、金银花各15g，黄连6g。每日1剂，水煎服，7天为1个疗程。1～3剂后，若寒热退，大便通，疼痛减，方中去黄连，生大黄改为6g。1个疗程后，视病情可复服1个疗程以巩固疗效。结果：本组13例均痊愈。

（三）过敏性紫癜

范华云[3]运用大黄牡丹皮汤化裁治疗过敏性紫癜36例，取得较好疗效。处方：大黄10g，牡丹皮10g，桃仁10g，冬瓜子10g，生槐花30g，茜草炭30g，金银花炭20g，蝉蜕6g。伴腹痛者，加白芍、延胡索、木香；皮肤瘙痒较剧者，加地肤子、白鲜皮；关节疼痛，加秦艽、忍冬藤、海风藤；尿血者，加白茅根、小蓟、生蒲黄；便血者，加大蓟、生地榆。每日1剂，水煎，早、晚2次分服。15日为1个疗程。结果：本组36例中，治愈29例，显效5例，无效2例，总有效率达94.4%。

（四）肾综合征出血热

肾综合征出血热（HFRS）少尿是临床较为危重的病证。周中辰等[4]治疗了112例HFRS病人，其中有13例病人少尿期在4天以上，最长达10天之久，并出现了氮质血症。在此阶段采用中、西两法并行治疗。中药应用大黄牡丹皮汤口服，每天1~2剂，在没有血液透析的条件下，取得了满意的效果。采用大黄牡丹皮汤化裁：大黄30g，牡丹皮15g，桃仁12g，芒硝6g（冲），蒲公英30g，丹参45g。水煎服，每天1~2剂，分早、晚2次服下，使病人大便每天保持2~3次为宜。心率低于55次/分者，加服心宝4~6粒，每天3次；水肿明显者，加桂枝12g，葶苈子30g。疗效标准：经用大黄牡丹皮汤化裁水煎服治疗后，病人度过少尿期，安全进入多尿期，为有效；病人在少尿期出现严重氮质血症，虽用大黄牡丹皮汤化裁治疗，仍需做血液透析者为无效。结果：有效12例，无效1例，总有效率92%。

（五）慢性结肠炎

曲洪萍等[5]采用大黄牡丹皮汤保留灌肠治疗慢性结肠炎病人35例，取得了满意的效果。均有不同程度的腹泻、黏液便、腹痛。粪便镜检有大量白细胞，血液检查白细胞增高，18例结肠镜查者均有弥漫性充血、水肿。用大黄牡丹皮汤加水200ml，头煎30分钟取汁60ml，2煎取汁40ml，混合。操作：病人取左侧卧位，用100ml清洁注射器抽吸药液100ml，用石腊油润滑肛管后自肛门轻轻插入深18~20cm，将药液缓慢注入肠道，每日1次，10日为1个疗程。疗效：1个疗程后治愈10例；2个疗程后治愈26例，好转7例，无效2例。总有效率为94.29%，治愈率为74.29%。

（六）腰椎骨折后腹胀

刘诗荣[6]应用大黄牡丹皮汤治疗腰椎骨折后腹胀痛的病人180例，取得了满意效果。可见低热，腹部膨隆，叩诊呈鼓音，按之疼痛、拒按，无反跳痛，可扪及肠形及燥屎，肠鸣音减弱，舌质红、苔黄腻，脉弦。药用：大黄18g，牡丹皮9g，桃仁12g，冬瓜子30g，芒硝9g（另包）。前4味药以水600ml，煮取400ml，去滓，入芒硝，再煎沸。成人每日1剂，分2~3次服。年老体弱者酌减。大便次数每日在3次以上者停用。结果：服药2日内腹胀痛消失者120例；服药3~5天内腹胀痛明显减轻者52例；服药5剂，腹胀痛减轻不明显，大便稀溏者8例。

（七）疮疖

张小燕[7]运用大黄牡丹皮汤治疗疮疖56例，效果较好。大黄牡丹皮汤加减：大黄12g，牡丹皮15g，桃仁15g，冬瓜子12g，赤芍、金银花、菊花各15g，蝉蜕12g，甘草10g。每日1剂，分3次内服。其药渣再煎外洗患处，每日3次，7剂为1个疗程。疗效标准：痊愈：疮疖全部消退。显效：疮疖消退80%。好转：疮疖消退50%。无效：疮疖无好转或加剧。治疗结果：治疗1个疗程41例，2个疗程15例。其中痊愈

45 例，显效 10 例，好转 1 例，全部有效。

（八）盆腔炎

王俊兰[8]采用大黄牡丹皮汤加减治疗盆腔炎 30 例，取得较为满意效果。基本方：生大黄 10g（后下），牡丹皮 10g，桃仁 10g，冬瓜子 10g，延胡索 10g，薏苡仁 20g，紫丹参 15g，益母草 10g。每日 1 剂，水煎，分 2 次服。若湿热蕴结，少腹痛拒按，低热起伏不退，附件增厚压痛，带下量多，色黄质稠如脓，原方加鱼腥草 15g，红藤 12g，苦参 10g，椿根皮 10g；邪毒壅盛，发热口渴，加野菊花 10g，连翘 10g，芒硝 3g（冲服）；若瘀血停滞，腹痛且胀，或刺痛难忍者，加红花 6g，生蒲黄 10g，五灵脂 10g，柴胡 8g，枳壳 10g，香附 10g；若病程日久，少腹疼痛，属气虚者，加黄芪 12g，党参 10g；阴虚血少，加黄精 10g，鳖甲 10g，何首乌 10g；带下夹血丝，加海螵蛸 10g，茜草根 10g；阴道瘙痒，加苍耳子 10g，苦参 15g。另用药渣加白酒炒热外敷腹部相应部位，每日 1 次，每次 30 分钟。月经第 5 天开始，敷 10 天停药，连敷 3 个月。治疗结果：痊愈 10 例，好转 16 例，无效 4 例，总有效率为 86.67%。

（九）痔疮

牛治君[9]报道，采用大黄牡丹皮汤加味治疗 30 例嵌顿性内痔病人取得较好疗效。处方：大黄 15～30g，牡丹皮 15g，桃仁 10g，冬瓜子 30g，芒硝 9g，蒲公英 30g，红花 10g，地榆 12g，枳实 15g。取上药加水 200ml，煎沸 30 分钟，以缓大黄峻性，防止发生水泻。每日 1 剂，2 次分服。也可配合白芍、甘草以减轻腹痛。熏洗方：大黄 30g，花椒 15g。加水煎沸 3 分钟。大便后熏洗肛门并坐浴，早、晚各 1 次。结果：30 例病人服药 72 小时内均治愈。

（十）慢性鼻窦炎

李新等[10]报道采用大黄牡丹汤加味治疗 38 例慢性化脓性鼻窦炎病人。结果：治愈 25 例，好转 12 例，无效 1 例。

此外，大黄牡丹皮汤还可以治疗粘连性肠梗阻、局限性腹膜炎、肠间脓肿、阑尾周围脓肿、肺脓肿、慢性咽炎、外伤性血肿、产后发热等。

参 考 文 献

[1] 周丽琼. 加味大黄牡丹皮汤治疗急性阑尾炎 158 例. 实用中医药杂志，2002，18（3）：25.

[2] 郑天贵，张玉兰. 大黄牡丹皮汤治疗髂窝脓肿 13 例. 新疆中医药，2001，19（2）：封4.

[3] 范华云. 大黄牡丹皮汤化裁治疗过敏性紫癜 36 例. 河北中医，2000，22（8）：607.

[4] 周中辰，高宗娣. 大黄牡丹皮汤治疗肾综合征出血热少尿 13 例. 山东中医杂志，2000，19（5）：280.

[5] 曲洪萍，胡彩云，王爱荣. 大黄牡丹皮汤保留灌肠治疗慢性结肠炎的护理. 黑龙江护理杂

志，1999，5（2）：68.

[6] 刘诗荣．大黄牡丹皮汤治疗腰椎骨折后腹胀痛 180 例小结．中医正骨，1999，11（9）：54.

[7] 张小燕．大黄牡丹皮汤治疗疮疖 56 例．实用中医药杂志，1998，14（12）：9.

[8] 王俊兰．大黄牡丹皮汤治疗盆腔炎 30 例．江苏中医，1995，16（7）：15.

[9] 牛治君．大黄牡丹汤加味治疗嵌顿性内痔．中国肛肠杂志，1995，16（7）：15.

[10] 李新，李沈．大黄牡丹汤加味治疗慢性化脓性鼻窦炎 38 例．北京中医，1996，（5）：17.

十三、三物白散

（一）肾衰竭

王长有等[1]应用温下涤浊的三物白散导泻治疗急性肾衰竭，收到了较为满意的效果。共收治 5 例急性肾衰竭病人，服用三物白散后，病人均有较强的导泻作用，其中 2 例，每日泻下棕绿色败卵样黏液便 2500～3000ml，随之小便量逐渐增加，尿闭、呕逆、谵妄、惊厥等症缓解，应用中西药善后调理。相继 3 人痊愈出院。2 例亚急性肝坏死合并肾衰竭者，虽起到导泻作用，但因肝脏损害严重，昏迷后死亡。

（二）结核性胸膜炎胸腔积液

刘维强等[2]运用三物白散治疗结核性胸膜炎胸腔积液，效果较好。本组 10 例在治疗期间均未采取胸穿抽液的措施。采用中药三物白散泻水以治标，配合抗结核西药以治本之法。三物白散：巴豆霜、川贝母末、桔梗末各等量装入胶囊，每粒 0.3g。首次量 0.6g，每日服 2 次，早、晚温开水送服。若泻下不多，可饮热开水以助药力；若无泻下，可视病情加大药量，最大用量为 1.2g，或用葶苈子 50g、大枣 10 枚煎汤150ml，送服三物白散；若泻下不止，服冷米汤 1 杯可减缓泻下之势。服药期间密切观察药后反应，详细记录大、小便的排出量，定时 X 线胸透或摄胸片，观察积液的消失情况。积液一旦消失，即刻停服中药。在服用中药同时，口服抗结核西药和静脉滴注异烟肼、地塞米松，肌内注射链霉素，防止积液复发和胸膜粘连。结果：本组病例服中药后，积液消失时间最短 24 小时，最长 8 天，平均 5.5 天。10 例中显效者 7 例，良效者 3 例；除 1 例积液消失后因未及时用抗结核药而复发外，其余全部治愈，半年后随访均无复发。

（三）肺痈

有报道[3]用本方治疗肺痈 5 例，包括初晚期不同之病例，皆经用千金苇茎汤、葶苈大枣泻肺汤、桔梗汤、泻白散，以及西药青霉素等治疗多日不效，而改用本方后取效。一般下午服药，至晚上泻下十数次，服冷粥 1 碗而泻止，次日热退、胸畅、咳嗽痰消，继以肃肺化痰收效。

（四）白喉

有报道[3]用三物白散合《普济本事方》雄黄解毒丸加黄连治疗咽喉部白喉而伴呼吸梗阻者 101 例。其中痊愈 82 例，未愈 19 例，治愈率 81.2%。并观察到，如服药后，没有出现咳嗽、呕吐及腹泻反应者，一般无效。此外，还有报道用此方治疗小儿肺炎等疾病亦有疗效。

（五）胆道蛔虫症

有报道[3]以巴豆为主，治疗胆道蛔虫症 55 例。将巴豆去皮及白膜，仅取仁用，切碎成细小颗粒，置胶囊吞服，每次服 100mg，小儿酌减，至畅泻为度，每天巴豆用量以不超过 400mg 为宜。一般 12 小时内服药 1~3 次，胆绞痛多能缓解。疼痛缓解后，给予口服驱虫净驱蛔虫，按 1kg 体重 3mg 给药，少数病人于入院时和巴豆同时给药。55 例中 51 例有效，4 例无效，有效率占 92.7%。

（六）流行性出血热

有报道[4]以桔梗、川贝母、巴豆霜各等份，用热米汤调成糊状喂服，治疗危重型流行性出血热 219 例，大部分休克已持续 24 小时以上，日尿量少于 50ml 或完全无尿已 48 小时，尿蛋白均为（＋~＋＋），并有血尿、管型尿、膜状物，血中非蛋白氮有 79% 的病人为 100~240。治疗后获愈 199 例，死亡 20 例。药后的 4 小时一般就有小便排出，多为先大便后小便，90% 病例的 24 小时小便量可达 800~1500ml；平均 5.55 天尿蛋白转阴，3.13 天血尿消失，5.47 天非蛋白氮恢复正常。

（七）其他疾病

有报道[3]用本方治愈 2 例不语证，其中 1 例，年七十余，素嗜酒并有气管炎，咳嗽痰多、痰湿恒盛。初春某日，大吃酒肉饭后，即入床睡眠，翌日不起，至晚出现昏迷，询之瞪目不知答。因不发热、不气急，第 3 天始邀余诊，两手脉滑大有力，满口痰涎，舌苔厚腻垢浊，呼之不应，问之不答。两目呆瞪直视，瞳孔反应正常，按压其胸腹部，则蹙眉，大便不行，小便自遗，因作寒实结胸论治。用桔梗白散 1.56g 嘱服 3 回，以温开水调和，缓缓灌服。2 次药后，呕吐黏腻胶痰，旋即发出长叹息呻吟声。3 次药后，腹中鸣响，泻下 2 次，病人始觉胸痛、发热、口渴、欲索饮，继以小陷胸汤 2 剂而愈。另 1 例为 5 岁小儿，患大叶肺炎经用青霉素缓解后，呈无欲状态，不哭不叫，不饮食，不闹不眠。以三物白散 0.3g 送服，呕吐痰涎甚多，继而泻下黏痰，旋即出现哭闹声而逐渐康复。

参 考 文 献

[1] 王长有，黄小林. "三物白散"抢救急性肾功衰竭. 陕西中医，2002，23（4）：340.

[2] 刘维强，武家骥. 三物白散治疗结核性胸膜炎胸腔积液. 上海中医药杂志，1997，

（10）：47.

[3] 杨百茀，李培生．实用经方集成．北京：人民卫生出版社，1996：116.

[4] 谢鸣．中医方剂现代研究．北京：学苑出版社，1997：165.

十四、十枣汤

（一）尿路结石

刘克奇等[1]用十枣汤穴位外敷内病外治疗法，治疗小于0.8cm的尿路结石30例，取得了较满意的疗效。药物：甘遂、大戟、芫花各等份，大枣10枚。加工成药末，以75%乙醇加蜂蜜适量调成膏，每用3～5g用胶布固定于神阙、中极、肾俞（双）、阴陵泉（双）、三阴交（双）穴位。药物1次贴敷48小时，去药后停药6小时继续外敷药。5次为1个疗程，观察3个疗程如无效改为其他疗法。结果：本组30例经治疗后，痊愈12例，显效6例，有效5例，无效7例，总有效率为76.7%。共有20例排出0.2～0.8cm结石31枚。

（二）胸腔积液

王彩琴等[2]采用十枣汤或加味十枣汤，及常规抗结核治疗结核性胸膜炎胸腔积液68例，疗效显著。68例病人随机分为两组，治疗组38例，对照组30例。治疗组采用异胭肼、利福平、链霉素。抽胸水：一般为1～2次，平均1.29次，抽水量1000ml左右。加味十枣汤为十枣汤加生黄芪，每药各等份，共研细末装胶囊，每粒胶囊含药量为1.0g。辨证为虚实夹杂者，用加味十枣汤；辨证为实证者，单用十枣汤。服法：每次服1～2粒，每3天服1次，晨起大枣10枚煎汤服药，直至胸腔积液消失，胸腔积液消失后，继续抗结核治疗半年。对照组采用异胭肼、利福平、链霉素。抽胸水：一般1～2次，抽水量每次1000ml左右。治疗结果：治疗组胸腔积液吸收显效18例，有效17例，无效3例。其中积液改善最快者3天，最慢者25天；对照组积液吸收显效为7例，有效者13例，无效者10例。其中积液改善最快者8天，最慢者为39天。

杨艳平等[3]收治胸腔积液病人21例，经用中药十枣汤排水，均获得满意疗效。其中炎性积液15例，非炎性积液6例。胸水量中等以上者17例，中等以下者4例。21例病人中，曾胸腔穿刺放液随后又长者5例。治愈标准以X线显示胸水完全消失为度。21例病人中，1个疗程治愈者17例，2个疗程痊愈者3例，因经受不住局部刺激而放弃者1例。

王恕[4]用本方治疗结核性胸膜炎28例，经X线检查，胸水在2～3前肋以下18例，3～4前肋以下6例，4～5前肋以下4例。除西药抗结核治疗外，一律采用十枣汤治疗，均不行胸腔穿刺抽液疗法。芫花、甘遂、大戟（均制）各等份研为细末备用。另用肥大枣15枚破后煎汁300ml备用。方药功效：攻逐水饮，使体内停聚的水饮从大小便排泄而出。药量、服法：于晨空腹先服枣汤 150ml，5 分钟后将配制的药末 4g 用剩余枣汤送服。注意事项：服药期间忌服甘草类制剂；孕妇、心功能不全者忌服；体质极度虚弱者慎用。服药后中病即止，停服后，下利后糜粥自养。24 小时内吸收者 13 例，48 小时内吸收者 9 例，72 小时以上吸收者 6 例。

张柏盛[5]用十枣汤外用贴敷治疗胸腔积液 2 例，疗效显著。十枣汤去枣外敷方法如下：每次取甘遂、大戟、芫花各 5g 研末，加白醋调匀成膏，做成饼状，约 5mm 厚，直接贴敷在背部肺俞穴、膏肓穴及胸水病变部位，再用纱布覆盖，胶布固定。每次贴敷时间 4～6 小时，1 周 2～3 次。若贴敷皮肤处无发红、瘙痒、起皮疹、起疱等反应，可适当延长贴敷时间。治疗 1 周后，病人小便量较前增多，大便变稀，日行 3～4 次，贴敷处皮肤微红，未见皮疹、水疱。为减少皮肤反应，可在药膏及皮肤之间隔一层纱布。

（三）肝硬化腹水

周毅[6]用加减胃苓汤与十枣汤交替使用治疗肝硬化腹水 52 例，获得较为满意的效果。其中阳虚型 40 例，阴虚型 12 例。一般都先后用加味胃苓汤与十枣汤治疗，并据情使用某些对症性西药。加减胃苓汤：炒苍术、白术各 12g，茯苓 12g，炙黄芪 30g，青皮、陈皮各 9g，泽泻 9g，猪苓 9g，怀山药 15g，焦山楂 12g，焦麦芽 12g，五味子 5g，丹参 12g，红花 5g，三棱 5g，莪术 5g，炙甘草 5g，丁香 2g，大枣 10g。水煎取浓汁，饮服。其中，阳虚者，加巴戟天 10g，菟丝子 12g；阴虚者，去苍术，并改炒白术为生白术 10g，同时加炙鳖甲（先煎）12g，枸杞子 10g，麦冬 10g，太子参 15g。加减十枣汤：芫花 15g，炒车前子 10g，大枣 15g。不论阳虚阴虚均可用，先将芫花、车前子研细末，再纳入已去核的大枣中，文火慢煎，取浓汁饮服。配服少许米汤顾其胃气。使用方法：先服加减胃苓汤 2 周，以扶正气，再投加减十枣汤 1 剂，续服米汤少许，一旦泻下，然后再先后如法服用加减胃苓汤与加减十枣汤，可如此连续交替至腹水完全消失。结果：所有病例在服用上药期间，均未发现毒副反应。经 6 个月～1 年治疗后，临床治愈 14 例，好转 37 例，无效 1 例。

李兴锋[7]采用八珍汤与十枣汤治疗肝硬化腹水，取得了较好疗效。本组 105 例，分为中医治疗组、西医对照组。治疗组 75 例，对照组 30 例，两组具有可比性。临床疗效比较：治疗组显效 48 例，有效 22 例，无效 5 例，总有效率为 93.3%；对照组显效 5 例，有效 16 例，无效 9 例，总有效率 70.0%。两组治疗结果，有高度显著性差异（$P < 0.01$）。腹水消退时间比较，治疗组 15 天消退者 28 例，30 天消退者 36 例，45 天消退者 8 例，消退率为 96.0%；对照组 15 天消退者 12 例，30 天消退者 9 例，45 天消退者 1 例，消退率为 73.3%。两组比较有高度显著性差异（$P < 0.01$）。远期疗效比较：对有效病例进行随访，治疗组跟踪 47 例，2 年内复发 5 例，经治疗好转 20 例 3～5 年无复发，已能参加工作或劳动；对照组跟踪 15 例，2 年内复发 11 例，

其中 7 例经中医治疗获效，2 例合并消化道出血死亡。

（四）流行性出血热少尿期肾衰竭

袁毓梅[8]选择住院的重症流行性出血热（EHF）少尿期病人 63 例，随机分为治疗组、对照组。治疗组 33 例，对照组 30 例，两组临床资料具有可比性。两组病人均采用控制输液量，稳定内环境，综合利尿以减轻高血容量综合征、肺水肿及高血压脑病，口服甘露醇导泻等综合常规治疗措施。治疗组在上述对症治疗的基础上全部用中药十枣汤：大戟、芫花、甘遂各等份研细末，视病情轻重每次 1～2.5g，用大枣 10 枚水煎冲服，每日 1 次。大便秘结不通，口舌干燥，热结阴亏者（15 例），加服增液承气汤加味方：玄参 30g，生地黄、麦冬各 25g，大黄 9g，芒硝 5g，人参 6g。每日 1 剂，煎至 400ml，分 2 次服，并随症加减：发热者，加石膏、金银花、连翘；其中 5 例出现心力衰竭肺水肿兼肾阳衰者，在加味方的基础上人参增至 30g，加葶苈子、附子；2 例血瘀较重者，加桃仁、赤芍、丹参。十枣汤用至多尿期停用。33 例病人中服十枣汤 3 剂者 3 例，4～6 剂者 28 例，7 剂者 2 例。呕吐不能服药者，先用镇静止吐药，再服中药。对照组只用上述西医对症治疗，不用中药。结果：治疗组治愈 30 例，好转 2 例，死亡 1 例，总有效率为 97%；对照组治愈 20 例，好转 2 例，无效 5 例，死亡 3 例，总有效率为 73.3%。主要症状、体征消失天数治疗组明显短于对照组（均 $P < 0.01$），其中头痛、腰痛治疗组及对照组分别为 2.9 天、3.9 天，颜面、颈部、前胸潮红分别为 3 天、4.7 天，恶心 2.4 天、4.5 天，呕吐 1.9 天、3.6 天，球结膜水肿 3.1 天、5 天，少尿 1.9 天、3.3 天，血小板正常时间分别为 4.1 天、4.9 天，尿蛋白转阴性分别为 7.1 天、10.3 天，BUN 转为正常分别为 8.9 天、12.1 天，Cr 下降至正常分别为 11.2 天、14.5 天。

（五）恶性胸水

张亚生[9]用本方加减外敷治疗恶性胸水疗效确切，治愈率 20.5%，显效率 44.1%，总有效率 88.2%。本药对各种类型引起的恶性胸水均有较满意的疗效。

（六）胃酸过多症

林氏[10]用本方治疗 14 例胃酸过多症，无 1 例复发。服法是将大戟、芫花、甘遂各 7.5g 研细末；大枣 10 个，先将大枣煎汤 2 碗，早晨空腹服 1 碗，1 小时后将药末投入另一碗中服下，服后可有胸中呕恶，腹内嘈杂感；2 小时后开始泻下 2～3 次，泻后自觉疲倦，可用大枣煮粥食之，再用党参、茯苓、橘红、半夏、大枣煎服以善后。

（七）小儿肺炎

房氏[10]用本方治小儿肺炎 45 例，方法是用大戟、芫花、甘遂等量，加醋煮沸后晾干，研为细末，每日服 1 次，每次 0.5～2g，用大枣 10 枚煎汤送服。服药前先注射冬眠灵 1mg/kg，以防呕吐，最初 3 天，每天同时用葡萄糖液与维生素静脉滴注。结果：45 例中，除 1 例死亡之外，其余均治愈。

（八）血吸虫病腹水

有人报道[10]以本方合瞿麦合剂治疗 7 例晚期血吸虫病病人，结果：肝脾肿大均显著缩小，其中 5 例腹水消失，2 例似仅存轻度可疑腹水。追踪观察 1 年均保持出院时体征，病人的劳动力在短期内也有不同程度的恢复。

（九）不良反应

一般于服散或丸后 1~3 小时引起腹泻腹痛，另外还有恶心、呕吐、头晕、无力、食欲不振等不良反应。有报道[9]加大大枣用量，即取大枣 15 枚水煎 300ml，于早晨空腹先饮枣汤 150ml，5 分钟后再用余下的枣汤送服药末，可防治呕吐及头晕等。张氏[10]报道使用本方治疗的 51 例中，腹痛 19 例，恶心呕吐 6 例。若改汤剂，则腹痛甚剧，恶心呕吐亦较服丸、散者更重。另有人称[10]若服药后有吐泻不止者，可饮浓米汤 1~2 盏即可停止。

李瑞[11]报道 1 例结核性胸膜炎病人，用大戟 5g、芫花 5g、甘遂 5g 共为末，加服大枣 10 枚共煎汤，于晚间 10 时 1 次服尽。药后约半小时，病人自觉头晕、恶心、腹痛；又约 1 小时，泻水样便，1 夜六七次，同时尿量增加，腰痛，后半夜则尿量减少，并发现尿血 1 次。李瑞嘱其大量饮用白糖水和绿豆汤，并以人参 15g（另包煎），麦冬 15g，五味子 15g，天花粉 15g，白茅根 30g，仙鹤草 15g。水煎服。1 周后，尿色恢复正常。

参 考 文 献

[1] 刘克奇，高燕飞．十枣汤穴位贴敷治疗尿路结石 30 例．内蒙古中医药，2001，20（2）：33.

[2] 王彩琴，曾升海．加味十枣汤治疗结核性胸膜炎胸腔积液 68 例．陕西中医，2001，22（4）：193.

[3] 杨艳平，吴寅凡．十枣汤治疗胸腔积液 21 例．中国社区医师，2001，17（1）：37.

[4] 王恕．十枣汤治疗 28 例结核性胸膜炎对胸水吸收的临床疗效观察．中医药学报，1984，（1）：53.

[5] 张柏盛．十枣汤外用贴敷治疗胸腔积液 2 例．中医药导报，2015，21（20）：96.

[6] 周毅．加减胃苓汤与十枣汤交替使用治疗肝硬化腹水 52 例．安徽中医临床杂志，1999，11（5）：324.

[7] 李兴锋．八珍汤十枣汤并用治疗肝硬化腹水 75 例．实用中医内科杂志，2003，17（4）：9.

[8] 袁毓梅．以十枣汤为主治疗重症流行性出血热少尿期肾功能衰竭 33 例．中国中西医结合杂志，1995，15（6）：20.

[9] 张亚生. 十枣汤加减外敷治疗恶性胸水 34 例临床观察. 中成药, 1992, 14 (11): 23.

[10] 谢鸣. 中医方剂现代研究. 北京: 学苑出版社, 1997: 172.

[11] 李瑞. 十枣汤过量煎服致血尿案. 中国医药学报, 1994, 9 (6): 38.

十五、葶苈大枣泻肺汤

(一) 慢性肾衰竭合并心包积液

范萍[1]运用葶苈大枣泻肺汤治疗慢性肾衰竭 (CRF) 合并心包积液 48 例, 效果较好。方药组成: 葶苈子 30g, 大枣 10g。加减: 辨证属心肾阳虚, 水凌心肺者, 合五皮饮; 大便秘结, 小便短少, 加牵牛子 15～30g; 证属肝肾阴虚, 瘀水互结, 合五皮饮加丹参 30g, 鸡血藤 30g, 夏枯草 30g, 牛膝 30g; 证属脾肾两虚, 浊毒蕴结, 加半夏 10g, 陈皮 12g, 槐花 30g, 藿香 12g, 佩兰 12g。对症治疗: 严格低盐低磷优质蛋白饮食, 控制入水量, 控制血压血糖, 纠酸补钙, 调节电解质平衡, 合并充血性心力衰竭者给予扩管利尿。结果: 治愈 23 例, 好转 20 例, 无效 5 例。症状消失或好转者 46 例, 2 例合并充血性心力衰竭者症状加重死亡。

(二) 渗出性胸膜炎

李建华等[2]运用加味葶苈大枣泻肺汤治疗渗出性胸膜炎 28 例, 效果较好。采用葶苈大枣泻肺汤为基本方加味, 其组成有: 葶苈子、桔梗、杏仁、陈皮、半夏、枳壳各 10g, 炙百部、全瓜蒌、炙紫菀、茯苓、炒麦芽各 15g, 桑白皮 12g, 甘草 6g, 大枣 3 枚。每天 1 剂, 水煎服。加减: 发热、咳嗽痰稠者, 加贝母、黄芩各 10g, 鱼腥草 15g; 胸胁痛甚者, 加郁金、延胡索各 10g, 丹参 15g; 纳差, 加鸡内金、莱菔子各 10g; 潮热盗汗甚者, 加沙参、五味子各 10g, 地骨皮 15g, 牡蛎 24g。治疗结果: 本组病例均以胸水消失后为治愈而出院, 住院天数最短 8 天, 一般 10～14 天, 胸水消失一般为 7～12 天。其中胸水消失后遗留胁痛者 5 例, 经调治 2 周痊愈。

陈斯宁[3]采用葶苈大枣泻肺汤配合抗结核药治疗结核性渗出性胸膜炎 35 例, 同期与抗结核药治疗的 35 例对照, 疗效显著。所有病例均确诊为结核性渗出性胸膜炎。两组病人在性别、年龄、病程、病情等方面无明显差异 ($P > 0.05$), 具有可比性。经 1 个疗程治疗后, 治疗组: 临床治愈 28 例, 显效 5 例, 好转 2 例。经追踪观察发现胸膜肥厚 6 例。对照组: 临床治愈 15 例, 显效 14 例, 好转 6 例。经追踪观察发现胸膜肥厚 18 例。治疗组的临床治愈率明显高于对照组, 而胸膜肥厚发生率低于对照组。

王晓平[4]运用葶苈大枣泻肺汤合小陷胸汤治疗结核性胸膜炎 48 例, 效果较好。病人均有中量以上胸腔积液, 胸液为草黄色, 比重 > 1.018, 以淋巴细胞为主。均排除其他原因所致的胸腔积液。本组经治疗, 显效 37 例, 好转 9 例, 无效 2 例, 总有效率 95.83%。胸水消失最快 6 日, 最慢 14 日; 平均热退时间为 3 日; 胸痛消失时间平均 12 日；胸闷、气急消失时间平均 5 日；咳嗽消失时间平均 7 日。

（三）非进行性血胸

一般来说，创伤性血胸积液量超过 300ml 时宜行胸腔穿刺术抽吸积液并行闭式引流，属进行性血胸时还应考虑开胸止血。只有血胸积液量不足 300ml 时，才考虑采用保守疗法。但保守治疗有时积液消退较慢，易留下纤维胸等后遗症，给病人留下长期的痛苦。

杨义靖等[5]采用加味葶苈大枣泻肺汤治疗非进行性血胸 31 例，收到良好效果。本组 31 例中，伴肋骨骨折 13 例，无骨折 18 例，积液量均在 300ml 左右。以葶苈大枣泻肺汤为基本方，药用：葶苈子 12g，大枣 10g，柴胡 10g，枳壳 10g，当归 10g，川芎 10g，三七粉 3g（冲服）。痛甚者，加郁金 15g；瘀甚者，加乳香、没药各 5g；年老体弱，加山药 10g，党参 10g。每日 1 剂，水煎服。结果：本组 31 例，服药 8～9 剂积液消失者 6 例，10～12 剂消失 15 例，13～15 剂消失 7 例，16～20 剂消失 3 例。无 1 例留有后遗症，全部治愈。

（四）小儿肺炎

小儿肺炎是婴幼儿期的常见病，易合并心力衰竭，且主症和阳性体征（尤其是肺部干湿性啰音）不易消除治愈。刘锋[6]以葶苈大枣泻肺汤加味治疗小儿肺炎（包括支气管炎）68 例，取得良好的效果。本组病例伴有心力衰竭者，加用西药强心剂予以纠正，再用本方加味治疗。也有经西医用多种抗生素、祛痰止咳剂治疗而效不显著者改用本方加味治疗。方药：葶苈子 3～10g，大枣 2～3 枚。随证加减：以上方为基本方，无论风寒束肺、风热犯肺、痰热壅肺、痰饮射肺，均用上方加味。风寒束肺者，合三拗汤加减；风热犯肺轻证者，合银翘散或桑菊饮加减；风热犯肺重证者，合麻杏石甘汤或贝母瓜蒌散加减；痰热壅肺者，合涤痰汤加减；痰饮射肺者，合苓桂术甘汤加减。每日 1 剂，用温水先泡 5～10 分钟后煎，10～15 分钟，滤出温服，较大儿童 1 日 3 次，每次 50ml 左右，婴幼儿少量多次服，直至临床主症及肺部干湿啰音消失。本组平均治疗天数为 5 天，其中治愈 49 例，占 72.1%；有效 14 例，占 20.6%；无效 5 例，占 7.4%。总有效率为 92.6%。

谢梅华等[7]采用中西医结合方法治疗小儿病毒性肺炎 46 例，取得满意效果。86 例随机分为两组，治疗组 46 例，对照组 40 例，两组在年龄、性别、病程及病情等方面具有可比性，无显著性差异（$P > 0.05$）。两组均给予抗感染、祛痰止咳、吸氧及对症支持等治疗。治疗组加服中药葶苈大枣泻肺汤加味：葶苈子、金银花各 9g，大枣 4 枚，车前子、麻黄、射干各 6g，地龙 5g，鱼腥草 10g。口唇发绀严重者，加丹参 6g；高热不退者，加蝉蜕 4g，生石膏 9g；大便干结者，加桑白皮 9g，瓜蒌子 10g。每日 1 剂，水煎 2 次，混合后分 5～10 次口服，连续服药 3 天。结果：治疗组显效 42 例，有效 3 例，无效 1 例，总有效率 97.83%；对照组显效 30 例，有效 4 例，无效

6 例，总有效率 85.00%。经统计学处理 P < 0.05。

（五）心包积液

纪秀兰[8]运用葶苈大枣泻肺汤治疗心包积液，效果较好。每位病人，每周复诊1 次，详细记录症状、舌象、脉象、体征的变化。用药 1 个月复查心电图、X 线、超声心动图或彩色多普勒。方药：葶苈子 10g，大枣 10 枚，麦冬 12g，五味子 6g，党参15g，酸枣仁 25g，车前子（布包）30g。加减：结核性心包炎引起的心包积液用上方，加功劳叶 10g，百部 10g，地骨皮 15g；病毒性心包炎引起的心包积液，加金银花25g，黄芩 10g，板蓝根 15g；出现心力衰竭，减党参 15g，加红参（先煎）10g，泽泻10g。服法：每日服 1 剂，每剂煎 2 次，早、晚各服 1 煎，或两煎混合晚 8 点服，待病情缓解后，改 2~3 天服 1 剂，继服 1 个月即可巩固疗效。结果：心包炎引起的心包积液经 1~3 个月的治疗后症状全部消失，各项检查均恢复到正常范围，个别病例治疗时间稍长些需 6 个月左右。治愈后，随访 1~8 年，15 例病人均健在，无 1 例反复发作，亦无转变缩狭性心包积液者。

（六）充血性心力衰竭

幸良诠[9]报道，用重剂葶苈大枣泻肺汤加枳实治疗充血性心力衰竭 50 例，其中心肌炎 8 例，风湿性心脏病 7 例，肺源性心脏病 13 例。结果：服药后 48 小时内显效36 例，有效 12 例，无效 2 例，取得较好效果。

此外，葶苈大枣泻肺汤还可以治疗肺源性心脏病伴肺部感染、肺气肿伴肺部感染、术后胸腔积液、狼疮性肺炎、类风湿伴肺间质纤维化、狼疮性胸水及顽固性呃逆等。

参 考 文 献

[1] 范萍．葶苈大枣泻肺汤治疗 CRF 合并心包积液 48 例分析报道．河南中医，2000，20（5）：36．

[2] 李建华，李智琴．加味葶苈大枣泻肺汤治疗渗出性胸膜炎 28 例．陕西中医，2000，21（10）：446．

[3] 陈斯宁．葶苈大枣泻肺汤配合抗结核药治疗结核性渗出性胸膜炎 35 例．浙江中医杂志，2002，37（2）：57．

[4] 王晓平．葶苈大枣泻肺汤合小陷胸汤治疗结核性胸膜炎 48 例．中国民间疗法，2002，10（12）：48．

[5] 杨义靖，尹辉林．加味葶苈大枣泻肺汤治疗非进行性血胸．中医正骨，1998，10（3）：57．

[6] 刘锋．葶苈大枣泻肺汤治疗小儿肺炎 68 例疗效观察．甘肃中医，1996，9（1）：29．

[7] 谢梅华，吴虹．葶苈大枣泻肺汤为主治疗小儿病毒性肺炎．湖北中医杂志，2003，25（6）：21．

[8] 纪秀兰. 葶苈大枣泻肺汤治疗心包积液的疗效观察. 天津中医, 1994, 11 (3): 22.

[9] 幸良诠. 重剂葶苈大枣泻肺汤加枳实治疗充血性心力衰竭 50 例临床观察. 中医急症通讯, 1988, (5): 3.

十六、硝石矾石散

(一) 肝胆结石

李长春等[1]运用硝石矾石散治疗肝胆结石 128 例, 效果较好。其中 12 例出现黄疸。所有病例均经 B 超确诊。基本方: 硝石、矾石各 1g, 研为极细末以汤剂冲服。肝胆湿热型, 药用柴胡 6g, 金钱草、海金沙、茵陈各 30g, 大黄、木香、黄芩各 10g, 枳壳、白芍各 15g; 肝气郁结型, 药用柴胡 6g, 枳壳、白芍各 15g, 鸡内金、香附各 10g, 金钱草、海金沙各 30g。水煎内服, 每日 1 剂。结果: 治愈 64 例, 有效 45 例, 无效 19 例, 有效率为 85%。

(二) 淤胆型肝炎

胡新林等[2]自 1991 年以来用该院协定处方利胆消瘀汤合硝石矾石散治疗淤胆型肝炎 30 例, 疗效满意。处方: 茵陈 25g, 丹参、金钱草、赤芍各 15g, 郁金、枳实、香附、生大黄、王不留行各 10g, 甘草 5g。水煎, 每日 1 剂。硝石矾石散每次 5g, 每日 3 次。伴胁痛者, 加甘松、木灵芝; 腹胀者, 加麦芽、莱菔子; 伴恶心、呕吐、口苦、苔黄者, 加紫苏叶、黄连。结果: 治愈 25 例, 占 83.3%; 显效 2 例, 占 6.7%; 有效 1 例, 占 3.3%; 无效 2 例, 占 6.7%。

此外, 有报道运用硝石矾石散加减治疗尿路结石。

参 考 文 献

[1] 李长春. 硝石矾石散治疗肝胆结石 128 例. 湖北中医杂志, 1996, 18 (2): 42.

[2] 胡新林, 何世才. 自拟方合硝石矾石散治疗瘀胆型肝炎 30 例. 湖南中医药导报, 1995, 1 (3): 45.

第四章
和解剂

一、小柴胡汤

（一）胆汁反流性胃炎

李俊明[1]用小柴胡汤合苏连饮治疗因幽门括约肌功能失调引起的胆汁反流性胃炎 20 例，取得较好疗效。基本方药：党参（或太子参）15g，柴胡 12g，黄芩 6g，法半夏 6g，紫苏叶 6g，川黄连 3g，延胡索 10g，佛手 10g，甘草 3g。吐酸者，加海螵蛸 15g；腹胀、嗳气者，加旋覆花 9g，代赭石 6g，生姜 5 片。每日 1 剂，分 2 次水煎，饭前温服。饮食忌酒、辛辣及生冷和不易消化之品，停药 14 天后复查胃镜。治疗结果：治愈 15 例，有效 4 例，无效 1 例。疗程最短 4 天，最长 28 天，平均 15 天。

周永良[2]采用小柴胡汤加减治疗胆汁反流性胃炎，取得了较好的疗效。治疗方法：以泄胆和胃为主，用小柴胡汤加味。药用：柴胡 8g，黄芩 8g，太子参 10g，法半夏 10g，枳壳 12g，佛手 10g，川楝子 10g，丹参 12g，白芍 10g，生赭石 20g（先煎），甘草 5g，生姜 2 片，大枣 5 枚。上药煎汤于饭前 30 分钟温服，2 次/天。加减：呕甚，加姜竹茹 10g；阴亏，加生地黄 15g，麦冬 10g；痛甚，加延胡索 10g，乳香 5g；食后胀甚，如伴胃下垂，加黄芪 20g，白术 10g，升麻 8g，去代赭石；胁痛（伴胆囊炎）者，加金钱草 30g，郁金 10g。15 天为 1 个疗程，休息 5 天后继续下 1 个疗程，连续服药 3 个疗程。服药期间停止使用其他治疗胃病的药物。结果：痊愈 36 例，好转 27 例，无效 3 例，总有效率为 95%。

刘道喜[3]用小柴胡汤治疗胃切除后胆汁反流性胃炎 80 例，并与单服胃达喜治疗组比较，取得较好疗效。治疗组 80 例，对照组 78 例。均有胃脘部灼热、胀满，疼痛连胁，喘气，嘈杂，恶心呕吐，口干口苦，乏力，舌红、苔黄，脉弦而虚。胃镜检查胃黏膜炎症，胃内有大量黄色胃液，或胃黏膜有黄色黏液附着。病理检查均排除萎缩性胃炎。治疗结果：治疗组治愈 22 例，好转 53 例，无效 5 例；对照组分别为 10 例,48 例，20 例。总有效率：治疗组 93.75%，对照组 74.36%。两组疗效经 Ridit 分析，差异有非常显著性（$P < 0.01$），治疗组优于对照组。

（二）病毒性肝炎

缪伟峰等[4]运用加减小柴胡汤合丹参注射液治疗慢性乙型肝炎，与静脉滴注肝得健治疗的对照组比较，取得较好疗效。随机分为加减小柴胡汤合丹参注射液观察组和肝得健对照组。观察组共 24 例，对照组共 20 例。观察组用加减小柴胡汤：柴胡、黄芩、党参、半夏、防己、枸杞子、女贞子、白术各 10g，黄芪、白芍各 15g，生甘草 6g。每日 1 剂，水煎，分 2 次服，同时合用丹参注射液 16ml 加入 5% 葡萄糖注射液 250ml 中静脉滴注，每日 1 次，连续 3 个月为 1 个疗程。对照组用肝得健 5ml 加入 5% 葡萄糖注射液 250ml 中静脉滴注，每日 1 次，连续 3 个月为 1 个疗程。两组在治疗同时，可服维生素 B_6、维生素 C 等辅助药物。结果：观察组近期痊愈 8 例，显效 4 例，有效 9 例，无效 3 例，总有效率 87.5%；对照组近期痊愈 1 例，显效 8 例，有效 7 例，无效 4 例，总有效率 80.0%。两组比较，总有效率及肝功能改善无明显差异（$P > 0.05$）。

余安清等[5]运用加味小柴胡汤与病毒唑联用治疗慢性乙型肝炎，效果较好。共纳入 112 例，随机分为治疗组 57 例，对照组 55 例，两组病例非治疗因素无差异。结果分析：临床表现如乏力、腹胀、纳差、黄疸、肝区不适及 ALT 两组均有明显减轻或消失，但治疗组 ALT 恢复正常时间（28.07 ± 10.45）天，明显短于对照组（44.96 ± 11.33）天（$P < 0.05$），治疗组和对照组 ALT 复常率分别为 91%、87%（$P > 0.05$）。治疗后 HBeAg 阴转率治疗组 45.6%，对照组 16%，两组相比有显著性差异（$P < 0.05$）。血 HBV – DNA 阴转率治疗组 42%，对照组 12%，两组相比有显著性差异（$P < 0.05$）。

马英梅等[6]运用小柴胡汤为主治疗丙型肝炎 32 例，临床上取得了较好的近期疗效。单纯丙型肝炎病毒感染者 22 例，丙型和乙型病毒重叠感染者 10 例。辨证施治以小柴胡汤为主，选加清热解毒、健脾利湿、活血化瘀、补益肝肾之品。单纯性急性丙型肝炎，兼以清热利湿，加连翘、白茅根、葛根各 15 ~ 20g，白花蛇舌草 12 ~ 15g；黄疸甚者，加茵陈 30 ~ 60g，赤芍 30 ~ 40g，金钱草 15 ~ 20g，栀子 12 ~ 15g，大黄 6 ~ 9g；胁痛者，加川楝子 9g；乙丙肝重叠感染者，还应注重活血化瘀，加丹参、赤芍各 15 ~ 20g，郁金 6 ~ 9g；腹胀甚者，加大腹皮 6 ~ 9g，川厚朴 9 ~ 12g。每日 1 剂，分早、晚 2 次煎服。3 个月为 1 个疗程。全部病例均辅以一般护肝药物，但不用降酶和免疫抑制药物，如联苯双酯、强力宁、糖皮质激素等。结果：临床治愈 18 例，有效 8 例，无效 6 例，近期总有效率为 81%。

（三）外感高热

杨东红[7]运用小柴胡汤治疗病毒性上呼吸道感染高热 35 例，效果较好。把全部病例随机分为治疗组 35 例及对照组 30 例。全部病例均有发热或伴有头痛、咳嗽、流涕、鼻塞等症状。两组临床资料均有可比性（$P > 0.05$）。治疗组用小柴胡汤加味：

柴胡、党参各 12g，黄芩、半夏各 9g，生石膏 30g，生姜 6g，大枣 4 枚。加减：小便短少者，加滑石 18g；身骨酸痛，加藿香 10g；咽痛，去半夏加板蓝根 10g；纳差，加神曲 10g；体温 >40℃者，合用解热药对症治疗。未用其他抗病毒西药。对照组：静脉滴注病毒唑并对症口服西药。结果：治疗组 35 例中，显效 22 例（62.86%），有效 10 例（28.57%），无效 3 例（8.57%），总有效率 91.43%；对照组 30 例中，显效 10 例（33.33%），有效 5 例（16.67%），无效 15 例（50%），总有效率 50%。两组疗效经统计学处理有非常显著性差异（$P < 0.01$）。

邹世光等[8]运用加味小柴胡汤治疗外感高热 425 例，效果较好。本组 425 例，住院病人为 69 例，门诊病人 356 例。体温均在 38.5℃以上。有 378 例曾经中西药治疗效差。结果：显效 410 例，无效 15 例，显效率为 96.47%。经观察，多数高热病人常服用 1 次即开始出现体温下降，再服用 2～3 次则体温降至正常，服完 3～4 剂，体温不再复升。

（四）梅尼埃病

张安富[9]运用小柴胡汤合泽泻汤加味治疗梅尼埃病 48 例，疗效显著。所有病例发作时均有典型的眩晕、呕吐表现，伴耳鸣者 25 例，听力减退者 14 例。结果：痊愈 28 例，有效 18 例，无效 2 例，总有效率 95.83%。治疗时间最短 3 天，最长 25 天，平均 7 天。

兰志红等[10]运用小柴胡汤结合西药治疗梅尼埃病，效果较好。选择住院的梅尼埃病病人 51 例。结果根据梅尼埃病疗效分级标准，评定中西医结合治疗组及单纯西药对照组疗效。眩晕控制。中西医结合治疗组：A 级（完全控制）23 例，B 级（基本控制）2 例，C 级（部分控制）1 例，D 级（未控制）0 例，E 级（加重）0 例，A 级率 88%。西药对照组：A 级 16 例，B 级 7 例，C 级 2 例，D 级 0 例，E 级 0 例，A 级率 64%。听力改善。中西医结合治疗组：A 级（改善 >30dB 或各频率听阈 <20 dB）20 例，B 级（改善 15～30dB）5 例，C 级（改善 0～14dB，即无效）1 例，D 级（恶化）0 例，A 级率 77%。西医对照组：A 级 13 例，B 级 9 例，C 级 3 例，D 级 0 例，A 级率 52%。两组病人眩晕控制及听力改善的 A 级率经统计学处理（$P < 0.05$），说明中西医结合治疗组疗效优于单纯西药对照组。

（五）心肌炎

秦飞虎[11]用加减小柴胡汤治疗病毒性心肌炎，获得较满意的疗效。随机分为治疗组 31 例，对照组 31 例。两组临床情况基本相同，具有可比性（$P > 0.05$）。结果：治疗组 31 例，痊愈 18 例，好转 12 例，无效 1 例；对照组 31 例，痊愈 12 例，好转 7 例，无效 12 例。总有效率分别为 96.77%、61.29%，组间比较 $P < 0.05$，治疗组疗效明显优于对照组。

毕志红等[12]用小柴胡汤加减治疗心肌炎 30 例，取得了满意的疗效。治疗组共

30 例,对照组共 15 例。两组病人因劳累、七情、六淫而发病,两组无显著差异（$P >$ 0.05）。两组病人在治疗前胸闷、心前区隐痛、心悸、呼吸困难、乏力等证候的严重程度无显著性差异（$P > 0.05$）。两组治疗前,其心肌缺血、心率失常的变化及严重程度和酶学的改变无显著差异（$P > 0.05$）。结果:治疗组 30 例,显效 22 例,有效 5 例,无效 3 例,总有效率 90%;对照组 15 例,显效 6 例,有效 5 例,无效 4 例,总有效率 73%。两组治疗后,疗效差异显著（$P < 0.01$）。所有病例在服药中未见不良反应,血、尿常规及肝、肾功能均未见异常。

（六）细菌性肝脓肿

杨香锦[13]采用小柴胡汤加减治疗 28 例细菌性肝脓肿病人,疗效满意。28 例中,均有发热恶寒,食欲降低,口苦咽干,右上腹部胀痛不适,白细胞增高,均经 B 超检查提示为肝脓肿。治疗用药:柴胡 12g,黄芩 10g,党参 15g,法半夏 10g,黄连 10g,蒲公英 20g,白芷 10g,黄芪 30g,甘草 5g。目黄,加茵陈、车前子;便秘,加枳实、大黄。以上均为成人用量,水煎服,每日 3 次。10 天为 1 个疗程。结果为:治愈 18 例,占 64.29%（其中 1 个疗程 5 例,2 个疗程 13 例）;好转 8 例,占 28.57%;无效 2 例,占 7.14%。

（七）胸胁苦满

聂风是等[14]用小柴胡汤治疗 30 例胸胁苦满病人,疗效满意。其中 9 例病人口服小柴胡汤:柴胡 12g,黄芩 9g,党参 9g,半夏 6g,炙甘草 9g,生姜 9g,大枣 4 枚。以水 2000ml,煮取 1000ml,去渣,浓缩至 500ml。口服药液 250ml 及水 100ml 后,连续观测肝外胆管上段内径及胆囊的形态改变,并测量长径和宽径。对照组 9 例服等量水,9 例服 2 个油炸鸡蛋,观测方法、仪器、体位同前。30 例胸胁苦满病人 B 型超声波观测:肝、胆、脾、胰未见异常,肝外胆管壁回声增强,上段前后内径 $0.5 \sim 1.0$cm,均值 ± 标准差（$\overline{X} \pm SD$）为（0.67 ± 0.115）cm,与正常值（0.52 ± 0.12）cm 相比有非常显著差异（$P < 0.01$）。门静脉内径 $0.8 \sim 1.3$cm,$\overline{X} \pm SD$ 为（1.003 ± 0.125）cm。肝外胆管上段前后内径与相应门静脉内径比值 $0.5 \sim 1.0$,$\overline{X} \pm$ SD 在（0.67 ± 0.103）（正常人肝外胆管上段测值一般 < 0.4cm,超声测值在 $0.6 \sim 1.0$cm 为轻度扩张;正常肝外胆管内径只为伴行其背侧之门静脉管径的 $1/4 \sim 1/3$,即 $0.25 \sim 0.33$ 单位）,较正常人也明显增大。9 例"胸胁苦满"病人服小柴胡汤的 B 型超声观测:$10 \sim 40$ 分钟,较服药前胆囊长径缩小 $0.3 \sim 1.2$cm,宽径缩小 $0.2 \sim 1.0$cm,肝外胆管无明显改变。$60 \sim 120$ 分钟,胆囊长径增大 $0.3 \sim 2.5$cm,宽径增大或缩小 $0.2 \sim 0.6$cm,肝外胆管内径增大 $0.1 \sim 0.2$cm。$120 \sim 150$ 分钟,胆囊长径收缩 $0.8 \sim 1.0$cm,宽径收缩或增大 $0.4 \sim 1.2$cm,肝外胆管变细。对照组观测结果:9 例"胸胁苦满"病人服等量水,胆囊及肝外胆管无明显改变。9 例"胸胁苦满"病人服 2 个油炸鸡蛋,$60 \sim 90$ 分钟,胆囊明显收缩,肝外胆管及门静脉无明显改变。此外,

3 例肝硬化代偿期病人，服活血化瘀、软坚散结药物，胆囊及肝外胆管也无明显改变。

（八）抑郁症

李发明等[15]运用小柴胡汤治疗抑郁症病人 90 例，疗效较好。小柴胡汤加减：柴胡 15g，党参 20g，姜半夏 10g，甘草 10g，生姜 6 片，大枣 6 枚。阴虚内热，症见心悸失眠、心烦易怒、手足心热、舌质红、脉细数，加生地黄、玄参、麦冬；肝郁气滞，症见头痛头晕、胸满胁痛、喜叹息、舌苔白腻、脉弦，加香附、郁金、枳壳；痰湿困脾，症见四肢无力、不思饮食、苔腻、脉濡数，加厚朴、白术、茯苓。每日 1 剂，水煎服，连用 10 天为 1 个疗程。结果：痊愈 64 例，好转 7 例，19 例效果不明显合并西药治疗，总有效率 78.9%。

（九）慢性胆囊炎

阎辉[16]运用小柴胡汤治疗慢性胆囊炎 146 例，疗效较好。146 例病例经 B 超检查确诊。B 超检查胆壁模糊者 85 例，胆壁模糊毛糙并胆壁增厚者 61 例，合并胆结石 28 例。146 例病人均采用中草药治疗，以小柴胡汤加味：柴胡、白芍各 15g，制半夏、黄芩、川芎各 12g，人参、川楝子、香附各 10g，炙甘草 6g，生姜 3 片，大枣 4 枚。有黄疸者，加茵陈 30g，郁金 15g；有结石者，加芒硝 30g（冲服），金钱草 30g；大便秘结者，加大黄 10g（后入）；便溏者，加炒白术 15g，炒山药 15g。水煎服，每日 1 剂。服药 14 天治愈 27 例，服药 21 天治愈 52 例，服药 28 天治愈 21 例，服药 35 天临床症状及阳性体征消失，B 超复查明显好转而以后复发者 28 例，服药 40 天后病情无任何改善者 18 例。治愈率 68.5%，总有效率为 87.7%。

（十）原发性肝癌

常敏毅[17]运用小柴胡汤加味治疗原发性肝癌 15 例，疗效较好。药物和剂量：柴胡 35g，黄芩 20g，清半夏 20g，党参 30g，生甘草 5g，藏红花 1g。有腹水者，另加龙葵 30g。每日 1 剂，水煎分 4 次分服。其中藏红花须单包，每日代茶沸水冲泡，时时饮之，至色淡味无时，全部嚼于口中吃下。每 15 剂为 1 个疗程。第 1 个疗程结束后，可停小柴胡汤 2～3 天，但藏红花不停。然后再用第 2 个疗程，如此类推，可长期应用。本组均为 2 个疗程。观察方法均根据临床体征及病人主诉来进行用药前后的自身对比。15 例中，显效者 10 例，有效者 3 例，无效者 2 例，痊愈者无。显效主要表现在疼痛、发热、不思饮食和腹水等 4 项体征消失或明显改善。有效 3 例，主要是在疼痛和发热方面情况好转。对疼痛、发热总有效率达 86.7%，腹水总有效率 67.2%，呕吐为 53.4%，不思饮食为 33.0%，在治疗期间无 1 例死亡。

（十一）胃脘痛

祝建华[18]运用小柴胡汤治疗胃脘痛 151 例，疗效较好。151 例均系住院病人，以胃脘痛为主症，并均经胃镜确诊为胃和十二指肠球部溃疡。治疗用药的基础方由柴胡15g，半夏9g，黄芩12g，党参9g，甘草6g，生姜6g，大枣4枚组成。胃脘隐痛，喜温喜按，神疲便溏，加白术；胃脘隐痛，口燥咽干，便结尿黄，去生姜，加白芍、百合、乌梅；胃脘时痛甚，拒按，舌边尖有瘀点或瘀斑，加丹参、五灵脂；胃脘灼痛，烦躁易怒，口干口苦，去党参、大枣，加牡丹皮；因情志因素而痛作，加白芍；胃脘痛甚，得温痛减，脉紧，加桂枝；暴饮多食诱发去党参、大枣，加山楂、神曲。每日1剂，水煎2次混合，分2次温服。

（十二）胃下垂

范道长等[19]运用小柴胡汤加味治疗胃下垂60例，疗效较好。均经钡餐透视检查，胃下垂最重者髂嵴下11cm，最轻者髂嵴下6cm。临床表现：脘痞，纳差，食则作胀，有下坠感，隐痛嗳气，大便时干，四肢倦怠，舌苔薄白或腻，脉弦。治疗药物组成：柴胡、黄芩、半夏、枳实、槟榔、生麦芽各10g，党参、鸡内金各12g，大枣10枚，生姜少许。随症加减：痞满嗳气者，加旋覆花、代赭石；胃脘痛者，去党参，加失笑散、酒大黄；性情抑郁者，加当归、白芍、炒香附；胃喜温暖者，加吴茱萸、高良姜；脾湿困顿者，加苍术、紫苏梗、陈皮；有食积者，加砂仁、神曲；阴虚者，加石斛、沙参。每日1剂，水煎温服，1个月为1个疗程。结果：60例病人治疗1个疗程痊愈29例，显效22例，有效9例。60例病人随访40例，随访时间最短半年，最长2年。其中痊愈20例，显效16例，有效4例。

（十三）急性发热

李爱兰等[20]运用小柴胡汤加减治疗急性发热50例，疗效较好。治疗用药为小柴胡汤去人参、姜、枣，加金银花、连翘（即柴胡、半夏、黄芩、金银花、连翘、甘草）。加减法：以湿为主，加藿香、滑石；湿热并重，加茵陈、生石膏、栀子；咳嗽，加杏仁、贝母；咽干，加牛蒡子、玄参；头身痛，加羌活、防风；便秘，加大黄；纳差，加山楂等。每剂煎2次至500ml，4~6小时1次分服。结果：速效34例，显效10例，有效3例，无效3例，总有效率为94%。

（十四）急性扁桃体炎

蔡丽娜[21]运用小柴胡汤加味治疗急性扁桃体炎108例，疗效较好。用药基本方为小柴胡汤加射干9g，夏枯草15g。咽喉痛甚，加板蓝根15g；化脓，加马勃9g、蒲公英15g；咳嗽痰多，加桑白皮9g，瓜蒌9g；大便未下或难下者，加大黄炭9g；便溏，加蚕沙9g、车前子15g；鼻流浊涕，加辛夷花9g，苍耳子9g；口渴甚，加石膏24g、芦根15g。1日1~2剂，服药期禁食辛辣刺激之品，多饮水。本组病例主要观察体温、血白细胞、局部脓性分泌物及充血等项目，并以此4项指标5天内完全恢复正常为治愈，否则无效。结果：108例中，102例痊愈，有效率达94%。疗程最短2天，绝大多数用药后第2天热退，咽痛明显减轻。

（十五）　咳嗽

潘子锰[22]运用小柴胡汤加减治疗外感后咳嗽不愈41例，疗效较好。41例中，经X线胸透肺纹理增强者28例，肺组织呈蜂窝状改变者3例，两肺无异常者10例。临床分型为寒夹饮型、痰热型、燥热型、气阴不足型。以上各型均有夜间阵咳，尤以午夜后至天明为甚，咳甚则呕吐。治疗用药为小柴胡汤加减组成：柴胡6～15g，黄芩5～10g，法半夏、生甘草各4～10g。因寒夹饮者，加干姜、细辛，五味子；痰热者，加全瓜蒌、川贝母、胆南星、前胡；燥热者，加麦冬、天冬、沙参；气阴虚者，加太子参、麦冬、五味子。每日1剂，水煎，分2次服，1周为1个疗程。疗效标准为咳嗽消失，短期内未复发者为治愈；服药后咳嗽减轻，未继续治疗，自然恢复者为有效；先后服药4剂咳嗽未减而改用他药治疗者为无效。结果：寒夹饮型18例，治愈14例，有效3例，无效1例；痰热型12例（其中包括小儿顿咳6例），治愈11例，有效1例；燥热型9例，治愈7例，有效2例；气阴不足型2例，有效1例，无效1例。共治愈32例，有效7例，无效2例。

（十六）　结膜炎

黄庆山等[23]运用小柴胡汤治疗春季结膜炎60例，疗效较好。观察病例116例（221眼），均为球结膜型，随机分为两组治疗。治疗组60例（116眼），对照组56例（105眼），以上两组资料基本相似（均 $P > 0.05$），具有可比性。治疗组用小柴胡汤加葛根，去半夏治疗。处方：柴胡12g，黄芩、葛根各9g，人参、炙甘草各6g，生姜3片，大枣4枚。每日1剂，水煎2次，分2次温服。对照组口服消炎痛25mg，每日3次，儿童用量酌减。两组均用2%色甘酸钠眼药水滴眼，每日4次。连续治疗2周后判断疗效，对有效病人继续用药治疗至显效，并做泪液IgG含量测定（ELISA法）和结膜嗜酸细胞检查（直接计数法），无效者改用其他方法治疗。结果为：治疗组显效35例68眼，有效20例38眼，无效5例10眼，总有效率91.7%。泪液IgE（26.40±2.19），结膜嗜酸细胞阳性率36.4%。随访1年（55例），复发6例。对照组显效26例49眼，有效18例33眼，无效12例23眼，总有效率78.6%。随访1年（44例），复发13例。两组总有效率比较有非常显著性差异（ $P < 0.01$），两组复发率有显著性差异（ $P < 0.01$）。小柴胡汤疗效明显优于消炎痛疗效。治疗前后泪液IgE和结膜嗜酸细胞阳性率比较均有非常显著性差异（ $P < 0.001$），小柴胡汤有明显增强机体免疫力，抗过敏和抗炎作用。

（十七）　带状疱疹

刘天骥[24]运用小柴胡治疗带状疱疹49例，疗效较好。49例中，病变部位腰胁部39例，头面部8例，下肢2例。治疗用药：柴胡10g，黄芩12g，甘草10g，栀子10g，泽泻15g，金银花30g。腰胁部，加青木10g，郁金15g；头部，加荆芥10g，菊花10g；面部，加白芷6g，葛根12g；下肢，加川牛膝10g，萆薢15g；疼痛较重，加醋延胡索 20g，全蝎 10g。水煎服，每日 1 剂，1 周为 1 个疗程，连服 2 个疗程。外用药：黄连、青黛等量，研为细末，用香油调涂患处，每日 1 次。结果：痊愈 35 例（其中 1 周痊愈者 23 例，2 周痊愈者 12 例），占 71.4%；显效 6 例，占 12.2%；有效 6 例，占 12.2%；无效 2 例，占 4.2%。总有效率为 95.8%。

（十八） 流行性腮腺炎

王北岭等[25]运用小柴胡汤加味治疗流行性腮腺炎 318 例，疗效较好。治疗用药为柴胡、黄芩各 30g，半夏、甘草各 6g，党参 18g，连翘 60g，板蓝根 120g，生姜 9g，大枣 3 枚。上药为 9 岁年龄用药剂量（随年龄大小适量增减）。加水 1000ml，2 次煎液 600ml，水瓶保存，每日 3 次，每次服 100ml，2 日 1 剂。结果：318 例服药后 1～3 天热退痛止，4～6 天局部消肿。

（十九） 变应性鼻炎

黄庆山等[26]运用小柴胡汤治疗变应性鼻炎 130 例，变应原皮肤试验（＋＋＋＋）47 例，（＋＋＋）41 例，（＋＋）32 例，（＋）10 例。用小柴胡汤治疗，每日 1 剂，水煎 2 次分服，连服 4 周，结果收效良好。

（二十） 原发性痛经

刘军等[27]运用小柴胡汤加味治疗原发性痛经 57 例，疗效较好。治疗用基本方：小柴胡汤加香附、白芍（柴胡 10g，西党参 10g，甘草 5g，半夏 10g，黄芩 10g，生姜 5g，红枣 5g，白芍 10g，香附 10g）。加减：血郁气滞，腹胀满，胁闷痛，加川楝子、延胡索；乳房胀满者，加青皮、枳壳；受寒血滞，行经不畅，血色暗紫，白带清稀，加吴茱萸、当归、川芎、艾叶；肝血不足，兼气滞血郁，颜面苍白无华，乏力体倦，脉细者，配四物汤；肾气不足，冲任流通不畅，行经腹痛，伴恶心呕吐，泄泻，出冷汗，四肢厥逆，腰膝酸软，加巴戟天、附子、吴茱萸、杜仲、补骨脂；中气不足，里虚便溏，气短乏力，加白术、茯苓；瘀血阻滞，经行不畅，血块多，腹刺痛，或舌有瘀点紫络，加泽兰、鸡血藤、蒲黄；如症情较重，见有膜状物与血块排出，可配化膜汤（蒲黄、赤芍、三棱、莪术、青皮、山楂、乳香、没药、血竭）。每月从行经之日起，连服 10 剂，每日 1 剂，早、晚各 1 服，3 个月为 1 个疗程。症状完全消失 3 个月以上者为痊愈。共痊愈 28 例，显效 22 例，有效 5 例，无效 2 例，总有效率为 96.5%，痊愈和显效率为 87.7%。

（二十一） 妊娠恶阻

凌绥百[28]运用小柴胡汤治疗妊娠恶阻 320 例，疗效较好。临床共分肝胃不和、肝郁血虚、肝热脾虚三型。肝胃不和型给予小柴胡汤加吴茱萸、黄连、红豆蔻，肝郁血虚型给予小柴胡加当归、白芍、白豆蔻。结果：显效 180 例，有效 100 例，无效 40 例，总有效率 87.5%。

（二十二）热入血室

李智芬等[29]运用小柴胡汤治疗妇人热入血室160例，疗效较好。160例病人均系住院病人，有典型的临床症状。发生于新产之后者128例，月经期中者32例；体温39℃以上者56例，38℃～39℃者72例，37℃～38℃者32例；少腹部坠痛，明显压痛者148例；阴道分泌物腥臭者136例。全部病例均采用小柴胡汤加减治疗。方药组成：柴胡10g，黄芩10g，人参6g（亦可用党参15g代替），半夏10g，生姜3片，大枣15枚。加减：发热恶寒甚，加荆芥10g，防风10g；下午发热有定时，加地骨皮10g，青蒿10g；少腹痛甚，加香附10g，丹参15g；阴道分泌物腥臭，加蒲公英30g，紫花地丁、金银花各15g，败酱草15g；热退，加三棱、莪术各10g；如产后，加当归10g，黄芪30g。结果：160例中痊愈137例，占85.6%；显效13例，占8.1%；无效10例，占6.3%。有效率为93.7%。其中痊愈137例中，用药时间最短7天，最长15天；血常规恢复正常时间，最短5天，最长13天。

（二十三）早孕低热

龚克昌等[30]运用小胡汤加味治疗早孕低热86例，疗效较好。治疗最长者3天，共7例，占8.1%；其余79例都在一二天内体温降至正常，占91.9%。全部病例均及时（4天内）行人流术。治疗用药基本方为党参12g，半夏12g，柴胡7～14g，黄芩9～15g，鲜生姜3～5片，大枣12～18g，甘草3～6g，生地黄12～24g，粉牡丹皮12～18g，生赤芍12～18g。根据辨证论治，体温超过38℃，兼有宫颈糜烂或阴道炎症严重，白细胞超过$11×10^9$/L者，方中去党参、大枣，加黄柏、栀子、金银花、连翘、蒲公英等；白带较多伴有阴道充血者，加用苍术、黄柏、萆薢、墓头回等，也可适当加用阴道塞药；兼夹暑湿者，可加用藿香、厚朴、半夏、茯苓。疗效标准：服药1剂后体温降至正常才为显效，共68例，占79.1%；服2～3剂后体温降至正常者为有效，共18例，占20.9%；服4剂及以上体温下降或不降者为无效，结果无1例无效。服药后均及时（4天内）做了人工流产，术后1周，分别随访，无1例有不良反应。

（二十四）乳腺病

杨刚[31]运用小柴胡汤治疗乳腺病36例，疗效较好。36例病人均为门诊病例，本组病人均使用中药小柴胡汤为基础进行加减治疗，不用西药。肝气郁结明显，加香附、青皮、郁金、川楝子、白芍、橘皮、橘核等；乳痈，加清热解毒的蒲公英、金银花、连翘、紫花地丁等；痰湿明显，加昆布、海藻、贝母、生牡蛎；如属气滞血瘀，加三棱、莪术、丹参、桃仁、红花、鹿角等。结果：治愈18例，显效10例，有效6例，无效2例，总有效率为94.4%。

（二十五）慢性肾功能不全

王静[32]运用小柴胡汤加减治疗慢性肾功能不全30例，疗效较好。30例中原发病为慢性肾炎 17 例，慢性肾盂肾炎 5 例，糖尿病肾病 3 例，多囊肾 3 例，系统性红斑狼疮 1 例，肾移植 1 例；氮质血症期 18 例，尿毒症期 12 例。30 例均给予低蛋白饮食、必需氨基酸、对症处理等常规治疗。中医根据临床表现分为：气阴两虚、温毒壅盛和脾肾衰败、水温不化两型。前者以小柴胡汤加太子参、焦大黄、车前草等治疗，后者以小柴胡汤和六君子汤加减治疗，1 个疗程 2 个月。结果：经 2 个月治疗，30 例中显效 6 例，有效 12 例，稳定 7 例，无效 5 例，总有效率 83.3%。

(二十六) 慢性泌尿系感染

吴士康[33]运用小柴胡汤加味治疗慢性泌尿系感染 97 例，疗效较好。全部病人皆用小柴胡汤为基本方，一般选加白茅根、车前草、败酱草、石韦、白花蛇舌草、凤尾草、茯苓。尿道痛甚者，加琥珀；兼虚者，加黄芪；阴虚者，加太子参、女贞子。病重者每天 2 剂，水煎服，7 天为 1 个疗程，可连续 2 个疗程。结果：97 例病人，痊愈 73 例，显效 13 例，有效 6 例，无效 5 例，总有效率为 94.8%。

(二十七) 真心痛

邵桂珍等[34]运用小柴胡汤加味治疗真心痛 77 例，疗效较好。本组病例均在心绞痛发作期。35 例为住院病人，42 例为门诊病人。50 例用西药或中成药缓解后，心绞痛又持续不断发作而改用本法治疗，或用中药益气活血等法治疗，症状缓解较慢，而改用本法治疗。治疗用小柴胡汤加味：柴胡、川楝子各 25g，半夏、当归、附子各 15g，人参 15g（不以党参代），黄芩、生姜、炙甘草各 10g，川芎 20g，大枣 6 枚。水煎服。根据病情，每日 1 剂，或 2 日 3 剂，个别病例 1 日 2 剂。辨证如无明显寒热偏颇，一般不作药味加减，仅作药量调整；气郁甚者，重用柴胡、川楝子；血瘀甚者，重用当归、川芎；夹痰浊者，重用半夏、生姜；偏于气虚者，重用人参；偏于阳虚者，重用附子。结果：全部病例在服药 3 剂后心绞痛即获明显改善，15 例服药 1 剂即缓解，30 例服药 6 剂后疼痛完全消失，32 例服药 10 剂疼痛完全消失。77 例中，服药最少的 5 剂，最多 28 剂，随着心绞痛的缓解，各种肝气郁结症状也为之改善或消失。经 2 年追访，22 个月未见复发者 48 例，15 个月未见复发者 29 例。在少数复发的病例中，再用本方仍有效。

(二十八) 血管性头痛

乔连厚等[35]运用安脑定痛冲剂（小柴胡汤加减方）治疗血管性头痛 100 例，疗效较好。治疗组 100 例，对照组 30 例，两组具有可比性。按照简单随机法分组，治疗组服用安脑定痛冲剂（小柴胡汤加减方），每次 1 袋，每袋 9g，每天 3 次。疼痛剧烈者加服 1 袋，10 天为 1 个疗程，儿童酌减或遵医嘱。对照组服用复方羊角冲剂，每次 1 袋，每天 3 次。疼痛剧烈者加服 1 袋，10 天为 1 个疗程。结果：治疗组 100 例，临床治愈 43 例，显效 33 例，有效 15 例，无效 9 例，总有效率为 91.0%；对照组 30 例中，临床治愈 7 例，显效 6 例，有效 9 例，无效 8 例，总有效率为 73.3%。

气滞血瘀型58例中,临床治愈30例,显效21例,有效6例,无效1例,总有效率为98.3%;痰浊血瘀型33例中,临床治愈13例,显效10例,有效8例,无效2例,总有效率为93.9%;阴虚阳亢型9例中,临床治愈0例,显效2例,有效4例,无效3例,总有效率为66.7%。

（二十九）脑功能障碍综合征

张横柳等[36]运用小柴胡汤加减治疗脑功能障碍综合征100例,疗效较好。将100例患儿随机分为两组,其中中药组80例患儿,智力商数（IQ）低于70者5例,70～85者34例,86～100者32例,101～115者8例,115以上者1例;脑电图异常者33例。西药组20例患儿,智力商数低于70者1例,70～85者9例,86～100者7例,101～115者3例;脑电图异常者9例。智力检查采用韦氏儿童智力量表,严格依照该量表的规则要求,对受检查者逐一测试,智力复查在患儿接受治疗后3个月进行。中药组:以小柴胡汤加减。柴胡6～12g,黄芩5～10g,北黄芪30～60g,党参10～15g,女贞子10～15g,淡竹叶5～10g。每日1剂,水煎分2次服,治疗期间不用其他疗法。1个月为1疗程,1～3个疗程评定疗效。西药组:利他林5～15mg,每日服2次,疗程同中药组。结果:中药组80例治愈23例,好转46例,无效11例,有效率86.25%。西药组20例治愈6例,好转12例,无效2例,有效率90.0%。两组有效率比较（$P > 0.05$）。中药组患儿脑电图异常者35例,治疗后显著改善27例;西药组患儿治疗前脑电图异常者7例,治疗后显著改善者5例。中药组患儿服药后出现失眠者4例,头痛者1例,恶心者3例,食欲下降者2例;西药组患儿,服药后出现失眠者5例,眩晕者1例,头痛者6例,恶心者8例,食欲下降者10例。两组比较,西药组治疗后出现副作用的情况较中药组严重（$P < 0.01$）。

（三十）颈性眩晕

关建国[37]运用小柴胡汤加味治疗颈性眩晕66例,疗效较好。全部病例不同程度具备口苦、咽干、目眩及心烦喜呕之少阳病见症,均以小柴胡汤加味治疗。兼肾精不足而有腰酸膝软,头晕耳鸣者,加菟丝子15g,山茱萸12g,枸杞子15g,杜仲15g;兼气血不足,加黄芪30g,当归12g;兼脾虚不运而见神疲气短、面色少华、纳少便溏、声低气怯者,加黄芪30g,薏苡仁30g,白术12g,升麻10g;颈项不舒,加葛根30g;湿化热,加黄连6g,佩兰15g。每日1剂,水煎服。对进食不足及呕吐者适当补液。结果:临床治愈40例,好转22例,无效4例。

（三十一）皮质激素副作用

陆曦等[38]运用小柴胡汤加减治疗皮质激素副作用31例,疗效较好。其中多发性硬化症11例,多发性肌炎、慢性复发性古兰－巴雷综合征各4例,急性脊髓网膜炎、重症肌无力各2例。小柴胡汤治疗始于应用皮质素25～240天之后。其中出现库欣综合征25例,失眠、不同程度精神障碍及肌肉萎缩各20例,眩晕18例,血压、血糖偏高各5例，消化道溃疡并出血、骨质疏松各3例，激素减量后出现肾上腺皮质功能不全者2例。实验室检查：血清丙酮酸增高9例，血胆固醇、三酰甘油增高8例，血糖高于120mg%者5例，血液流变学和血小板聚集率增高13例。在逐渐减少激素用量，同时给予大量神经营养剂的基础上，应用小柴胡汤加减治疗。基本方：柴胡、党参各9~15g，黄芩9~12g，法半夏6~9g，红枣9~12g，甘草3~5g，黄芪、当归、丹参、生地黄、枸杞子、知母各9~12g。每日1剂，水煎服。加减法：肝肾阴虚，去法半夏、柴胡，加白芍、女贞子、何首乌；脾胃虚弱，去生地黄、知母，加白术、茯苓、陈皮；血瘀，去枸杞子、大枣，加川芎、赤芍；湿热，去生地黄、枸杞子、当归，加茵陈、木通、竹茹、大黄、茯苓、枳实；肌肉萎缩明显者，重用当归，并加川续断、阿胶；便血，加紫珠草、地榆炭、侧柏叶。全组病例分别连服上方15~65剂，平均每例25剂。其中5例已完全停用激素，仅以上方加减巩固治疗，15例激素量减至口服维持量泼尼松，其余病例激素用量也有明显减少，所有病例原发病均有显著好转。此外，肥胖见减，体重下降者20例，失眠、精神障碍、肌肉萎缩等亦随之逐渐改善；5例血压偏高者均恢复正常；5例血糖偏高者，复查4例已降至120mg%以下；9例血清丙酮酸增高者，复查6例已正常；13例血液流变学和血小板聚率增高者，复查10例也都有明显改善；2例肾上腺皮质功能障碍者，分别服中药38~45剂后，激素用量已渐减至隔日口服泼尼松10mg维持，且病情仍继续好转。

（三十二）男性不育症、房事不射精

李嘉荣[39]以小柴胡汤治疗5例男性不育症，房事不射精者，3个疗程（14天为1个疗程）后，治愈1例，无效4例；又以小柴胡汤为基础方辨证治疗7例，治愈5例,有效1例,无效1例。

（三十三）副作用

张玉琛等[40]统计小柴胡汤有以下严重副作用：药物性肺炎、药物性肝损伤、药物性膀胱炎、类肾上腺皮质功能亢进综合征。

参 考 文 献

[1] 李俊明.小柴胡汤合苏连饮治疗胆汁反流性胃炎20例.江西中医药,2002,33（2）：27.

[2] 周永良.小柴胡汤治疗胆汁反流性胃炎68例报道.江苏临床医学杂志,2002,6（6）：601.

[3] 刘道喜.小柴胡汤治疗胃切除后胆汁反流性胃炎80例.河北中医,2003,25（5）：38.

[4] 缪伟峰,李惠义.加减小柴胡汤合丹参注射液治疗慢性乙型病毒性肝炎30例观察.实用中医药杂志,2001,17（6）：3.

[5] 余安清,王克奇,张文鼎,等.加味小柴胡汤与病毒唑联用治疗慢性乙型肝炎.浙江中西医结合杂志,2000,10（3）：133.

［6］ 马英梅，张专才，宿敏．小柴胡汤为主治疗丙型肝炎 32 例．内蒙古中医药，1995，
　　　（2）：8.

［7］ 杨东红．小柴胡汤治疗病毒性上感高热 35 例临床观察．实用中医药杂志，1998，14
　　　（10）：15.

［8］ 邹世光，张琴．加味小柴胡汤治疗外感高烧 425 例疗效观察．四川中医，1996，14
　　　（7）：25.

［9］ 张安富．小柴胡汤合泽泻汤加味治疗梅尼埃病 48 例．中国中医急症，2002，（4）：285.

［10］ 兰志红，张成永，邹朝福．小柴胡汤结合西药治疗美尼埃氏病的临床观察．中国中西医
　　　结合耳鼻咽喉科杂志，2003，11（4）：182.

［11］ 秦飞虎．加减小柴胡汤治疗病毒性心肌炎 31 例．上海中医药杂志，2001，（4）：22.

［12］ 毕志红，任川．小柴胡汤治疗病毒性心肌炎 30 例．中医药学刊，2003，21（5）：779.

［13］ 杨香锦．小柴胡汤加减治疗细菌性肝脓肿 28 例．湖南中医杂志，1992，（6）：22.

［14］ 聂凤禔，狄淑珍．实时超声探讨“胸胁苦满”及用小柴胡汤治疗的临床观察．中西医结
　　　合杂志，1986，6（7）：419.

［15］ 李发明，高志刚．小柴胡汤治疗抑郁症 90 例临床观察．山西中医，1996，（3）：10.

［16］ 阎辉．小柴胡汤治疗慢性胆囊炎 146 例观察．实用中医药杂志，1997，（1）：17.

［17］ 常敏毅．小柴胡汤加味治疗原发性肝癌 15 例．实用中医药杂志，1995，（1）：20.

［18］ 祝建华．小柴胡汤治疗胃脘痛 151 例．河南中医．1995，15（4）：14.

［19］ 范道长，孔繁霞．小柴胡汤加味治疗胃下垂 60 例．四川中医，1995，（2）：20.

［20］ 李爱兰，潘宇清．小柴胡汤加减治疗急性发热 50 例．陕西中医，1989，10（2）：61.

［21］ 蔡丽娜．小柴胡汤加味治疗急性扁桃体炎 108 例．福建中医药，1996，27（3）：36.

［22］ 潘子锰．小柴胡汤加减治疗外感后咳嗽不愈 41 例．新中医，1994，（10）：23.

［23］ 黄庆山，马绪风．小柴胡汤治疗春季结膜炎 60 例．新中医，1994，（10）：18.

［24］ 刘天骥．小柴胡汤加减治疗带状疱疹 49 例．实用中医药杂志，1994，（2）：32.

［25］ 王北岭，李合庆，王雪振，等．小柴胡汤加味治疗流行性腮腺炎 318 例．安徽中医学院
　　　学报，1994，13（4）：41.

［26］ 黄庆山，李静美，刘红玉．小柴胡汤治疗变应性鼻炎临床研究．实用中医药杂志，1995，
　　　（2）：36.

［27］ 刘军，傅建文．小柴胡汤加味治疗原发性痛经 57 例疗效观察．江西中医药，1992，23
　　　（4）：32.

［28］ 凌绥百．小柴胡汤治疗妊娠恶阻 320 例．陕西中医，1989，10（5）：203.

［29］ 李智芬，吕振松．运用小柴胡汤治疗妇人热入血室 160 例．河南中医，1992，12
　　　（3）：20.

［30］ 龚克昌，龚立新．小柴胡汤加味治疗早孕低热 86 例．上海中医药杂志，1993，（7）：17.

［31］ 杨刚．小柴胡汤治疗乳腺病 36 例．四川中医，1994，12（8）：47.

［32］ 王静，潘振海，刘佳彬．小柴胡汤加减治疗慢性肾功能不全 30 例分析．天津中医，
　　　1994，11（6）：33.

[33] 吴士康. 小柴胡汤加味治疗慢性泌尿系感染 97 例. 四川中医, 1996, (7): 21.

[34] 邵桂珍, 王延周, 康素燕. 小柴胡汤加味治疗真心痛 77 例. 山西中医, 1994, (4): 20.

[35] 乔连厚, 王红青, 李东芳. 安脑定痛冲剂治疗血管性头痛 100 例. 中成药, 1995, 17 (9): 25.

[36] 张横柳, 黄佳. 儿童轻微脑功能障碍综合征的中医治疗初探. 中西医结合杂志, 1990, 10 (5): 278.

[37] 关建本. 小柴胡汤加味治疗颈性眩晕 66 例临床观察. 河南中医, 1995, 15 (3): 13.

[38] 陆曦, 黄炳峰. 小柴胡汤加减治疗皮质激素副作用 31 例. 河南中医, 1989, 20 (4): 23.

[39] 李嘉荣. 小柴胡汤加减治疗男性房事不射精、不育症的临床研究. 中医药研究, 1991, (1): 9.

[40] 张玉琛, 陈士勇. 小柴胡汤及类方的严重副作用. 北京中医, 1995, (5): 54.

二、大柴胡汤

(一) 胆石症

陈保红[1]应用加味大柴胡汤治疗胆石症病人 60 例, 取得了较好的疗效。中医辨证: 肝气郁结型 43 例, 肝郁湿热型 17 例。药物组成: 柴胡 15g, 黄芩 10g, 大黄 6g, 半夏 12g, 白芍 10g, 枳壳 10g, 金钱草 15g, 海金沙 10g, 郁金 10g, 当归 15g, 甘草 6g。湿热重者, 加栀子、茵陈; 气郁重者, 加川楝子、乌药。每日 1 剂, 1 个月为 1 个疗程, 连服 2 个疗程判断疗效。结果: 治愈 37 例, 占 62%; 好转 19 例, 占 31%; 无效 4 例, 占 7%。总有效率为 93%。

张宝林[2]运用大柴胡汤治疗胆石症 50 例, 效果较好。50 例胆石症病人, 均经 B 超检查, 确诊为胆石症, 均有不同程度的临床症状, 如有上腹疼痛, 疼痛放射至右肩, 纳差, 腹胀, 恶心, 呕吐, 或出现黄疸症状。结果: 治愈 5 例, 临床治愈 30 例, 显效 13 例, 无效 2 例, 总有效率 96%。

何方敏等[3]报道用大柴胡汤加减治疗 36 例肝内胆管结石病人。以自身治疗前后彩色 B 超检查对照的方法进行疗效观察。以大柴胡汤加减为基础方: 柴胡 15g, 黄芩 12g, 法半夏 12g, 枳实 12g, 白芍 30g, 大黄 10g, 大枣 12g, 生姜 12g, 金钱草 30g, 鸡内金 15g (研末吞服)。加减: 肝胆气郁证, 加香附 12g, 厚朴 12g; 肝胆湿热证, 加茵陈 30g, 虎杖 10g; 舌苔腻者, 去大枣; 肝脾不和证, 加白术 15g; 大便溏者, 去大黄; 肝胆血瘀证, 加琥珀粉 6g (研末吞服), 莪术 6g, 穿山甲 6g (研末吞服)。煎服法: 水煎 2 次, 第 1 次以水浸泡药物饮片约半小时, 使水高出药面约 1 寸, 然后煮沸后再小火煨 15 分钟, 倾出药汁; 第 2 次使水高出药面约半寸, 煮沸后再小火煨 20 分钟, 再倾出药汁。将 2 次所煎的药汁混合 (500~800ml), 每日分 2~3 次服用, 1~2 日 1 剂, 3 个月为 1 个疗程。治愈: 症状、体征消失, 结石全部排出。有效: 症状、体征明显减轻或消失，结石减少或缩小。无效：症状、体征无改善，结石无减少或缩小，甚至结石增大或增多。结果：治愈 24 例，有效 6 例，无效 6 例，治愈率 66.7%，总有效率 83.3%。服药时间最短的 1 个疗程（2 例），最长者 4 个疗程（1 例），一般 2~3 个疗程。对痊愈病例 24 例随访 5 年，复查彩超提示有 3 例复发肝内胆管结石，经再次治疗获愈，其余均未复发。

（二）胆囊炎

潘玉珍等[4]运用大柴胡汤治疗慢性胆囊炎 52 例，效果较好。药物组成：柴胡 15g，黄芩、白芍、大黄、半夏各 10g，枳实、生姜各 5g，大枣 4 枚。肝郁气滞型，加郁金、延胡索各 15g；肝胆湿热型，原方去姜枣，加金钱草 20g，栀子 15g；瘀血型，加郁金 15g，莪术 10g。每日 1 剂，1 周为 1 个疗程，一般服 1~2 个疗程。治疗结果：治愈 40 例，显效 8 例，总有效率 92.3%。服药时间最短 8 天，最长 45 天。

陈伟明等[5]运用大柴胡汤治疗急性胆囊炎，效果较好。急性单纯性胆囊炎为 A 组，急性化脓性胆囊炎为 B 组。A 组观察组 76 例，对照组 41 例。B 组观察组 106 例，对照组 62 例。结果：A 组观察组病人 76 例，用中药治疗 7 天，痊愈 66 例，好转 8 例，无效 2 例；对照组病人 41 例，西药抗生素治疗 7 天，痊愈 26 例，好转 15 例。B 组观察组病人 106 例，用中西药结合治疗 15 天，痊愈 81 例，好转 24 例，无效 1 例；对照组病人 62 例，治疗 15 天，痊愈 40 例，好转 21 例，无效 1 例。两者比较，无显著差异（$P>0.05$）。

于富波[6]用大柴胡汤加减治疗急性胆囊炎 30 例，其中合并胆囊结石者 7 例，有明显慢性胆囊炎病史者 5 例。用药：柴胡 10~20g，黄芩 15~20g，枳壳 10g，大黄 15~30g（后下），芒硝 15~30g（冲服），大枣 10 枚，半夏 10g，生姜 6g，白芍 15g。腹痛较重者，加木香 20g，延胡索 15g，郁金 15g；黄疸较重者，加茵陈 50g，栀子 15g；发热及腹膜刺激征较重者，加金银花 50g，败酱草 30g，蒲公英 30g；合并胆结石者，加海金沙 30g，金钱草 50g。治疗结果：本组治疗 30 例，治愈 23 例，好转 6 例，无效 1 例，治愈率为 76.7%，总有效率为 96.7%。本组治愈 23 例，均为急性单纯性胆囊炎，好转 6 例均合并结石，1 例无效者也合并胆结石，体会单纯性急性胆囊炎中药疗效较显著；合并胆结石者，疗效稍差，而且疗程要长，须配合其他疗法。

（三）慢性胆囊炎伴胆石症

武喜龙[7]以大柴胡汤加减治疗慢性胆囊炎伴胆石症 126 例，均经 B 超检查确诊。中医辨证：气滞型 60 例，湿热型 66 例。基本方以大柴胡汤去姜、枣加茵陈、栀子而成：柴胡、黄芩、制半夏各 10~15g，枳壳 15~20g，大黄（后下）10~20g，白芍 12g，茵陈 20g，栀子 15g。气滞型，加香附、郁金各 15g，川楝子、芒硝（冲服）各 10g；湿热型，加金钱草 30~60g，虎杖 15~20g。每日 1 剂，12 天为 1 个疗程。疗效标准为以发热、黄疸、胁痛、恶心、呕吐、墨菲征 5 项指标观察。显效：5 项完全消失者。有效：5 项中有 1~2 项存在者。无效：5 项中有 4 项存在者。结果：经 1 个疗程治疗，60 例气滞型病人中，显效 32 例，有效 27 例，无效 1 例，总有效率 98.3%；66 例湿热型病人中，显效 44 例，有效 21 例，无效 1 例，总有效率 98.5%。

（四）胆绞痛

赵焕秋等[8]运用大柴胡汤灌肠治疗胆绞痛 34 例，效果较好。治疗组 34 例，其中单纯性胆囊炎 21 例，胆道结石 13 例。并设对照组 15 例。两组临床资料无显著性差异（P>0.05），具有可比性。大柴胡汤方药组成：柴胡 25g，半夏 15g，黄芩 25g，白芍 20g，枳实 20g，生大黄 25g，延胡索 20g。便秘者，加芒硝 20g。上药加水 1500ml，煎取 500ml 去渣，药液按常规行保留灌肠。治疗组先予大柴胡汤灌肠，再按常规给予青霉素 800 万 U 及山莨菪碱注射液 20mg 静脉滴注。待呕吐缓解后再按辨证分型给以中药。同时针刺阳陵泉、胆俞、足三里、内关、中脘、至阳等穴，采用强刺激手法，每次留针 20 分钟。对照组除不用大柴胡汤灌肠外，其余治法与治疗组相同。结果：治疗组显效 15 例，有效 19 例。多数病人于灌肠后 1~3 分钟排便。排便后疼痛立即缓解者 13 例，2 天内缓解者 19 例，3 天缓解者 2 例。平均疼痛缓解时间为 1.38 天。对照组显效 6 例，有效 9 例。2 天内疼痛缓解者 3 例，3 天内缓解者 7 例，4 天内缓解者 4 例，5 天内缓解者 1 例，平均疼痛缓解时间 3.2 天。两组相比，治疗组平均疼痛缓解时间较对照组缩短 1.82 天。

朱豫珊[9]采用大柴胡汤治疗胆绞痛 50 例，效果较好。本组 50 例均经 B 超确诊为胆囊结石、胆囊管结石或胆总管结石。大柴胡汤（柴胡、黄芩、半夏、生大黄、枳实、白芍、生姜、大枣），每日 1 剂。兼黄疸者，加茵陈、栀子。结果：50 例中服药 1 剂痛止者 15 例，服药 2 剂痛止者 16 例，服药 3 剂痛止者 13 例。有 6 例服药 3 剂无效，改行手术治疗，止痛有效率达到 88%。

（五）胆道蛔虫病

李义玲[10]采用大柴胡汤治疗胆道蛔虫病 20 例，效果较好。20 例均经 B 超证实为胆道蛔虫病。采用大柴胡汤随证化裁：柴胡 15g，黄芩 20g，枳实 15g，白芍 60g，法半夏 10g，大枣 10g，茵陈 20g，川楝子 10g。每日 1 剂。生大黄 20g，泡开水服，服至解稀大便时减量。结果：治愈 18 例，无效 2 例。服药最少者 2 剂，服药最多者 7 剂。

（六）急性胰腺炎

林少辉等[11]运用大柴胡汤治疗水肿型急性胰腺炎 38 例，疗效肯定。基础治疗为禁食、禁水、胃肠减压，停留胃管，接负压袋，补充液体，调节电解质紊乱及营养支持。中药治疗以大柴胡汤加减，药用：生大黄 15g，柴胡、枳实、黄芩、法半夏、白芍各 10g，甘草 6g，生姜 8g。发热重，加龙胆草 10g；黄疸，加绵茵陈 30g；疼痛重，加乌药或血竭 10g；呕吐，加厚朴 15g 或重用生姜；饮食不节引起，加莱菔子

10g。上方每剂水煎成200ml。①中药鼻饲：中药从胃管注入，每次100ml，注入后夹管30分钟，每隔2小时1次。②中药保留灌肠：每次200ml，每日3次。先用中药治疗12小时，如症状缓解，则继续用中药治疗，如症状加重，则加用抗生素静脉滴注。必要时转手术治疗。中药治疗24例，加用抗生素14例，其中发展为坏死型并转手术3例。结果：治愈22例，好转14例，无效1例，死亡1例，总有效率为94.7%。

贾春慧[12]采用静脉滴注穿琥宁粉针剂结合内服大柴胡汤治疗急性水肿型胰腺炎38例，疗效满意。其中并发胆囊炎7例，并发胆石症12例，并发十二指肠乳头炎性狭窄2例；中医辨证均为湿热中阻型。经检查确诊为重症急性胰腺炎者不属于本文观察范畴。穿琥宁粉针剂400mg加入5%葡萄糖注射液500ml中，静脉滴注，每日1次,5～7天为1个疗程。大柴胡汤：柴胡、生大黄、枳实、黄芩各10g，白芍15g，半夏9g，大枣5枚，生姜6g。煎服，每日1剂，疗程同上。西医治疗：禁食，胃肠减压，治疗并发症，加强支持疗法等。结果：临床痊愈31例，显效5例，有效2例，总有效率达100%。

史一成等[13]采用加味大柴胡汤为主治疗急性胰腺炎136例，取得了较好的效果。其中合并胆囊炎、胆囊结石72例，胆总管结石15例，胆道蛔虫9例。结果：痊愈106例，好转27例，无效3例，总有效率为97.8%。疗程最短5天，最长16天。

伍维华等[14]采用大柴胡汤加减治疗急性胰腺炎100例，取得了较好的效果。病人均有不同程度的上腹部持续性疼痛和阵发性加剧，并有明显的右上腹压痛及肌紧张。舌质红或偏红，舌苔黄腻或白腻，脉以弦滑数为主。基本方：柴胡15g，生黄芩、生白芍各12g，枳实10g，姜半夏10g，延胡索9g，生大黄（后下）、生甘草各6g。肝郁气滞型，加广木香、莱菔子各10g；脾胃实热型，加金银花、连翘、炒栀子、厚朴各10g；肝胆湿热型，加龙胆草10g，茵陈12g，蒲公英30g。每日1剂，病情重者每日2剂，1个疗程一般为7～10天。除上述治疗外，有59例补液纠正电解质紊乱，41例用抗生素治疗3～7天。结果：治愈90例，好转5例，无效5例，总有效率95%。治愈时间最短3天，最长11天，平均7.1天。

（七）胆汁反流性胃炎

潘建华等[15]运用大柴胡汤加味治疗胆汁反流性胃炎30例，随机设对照组30例进行观察。结果：治疗组疗效满意，且远期疗效巩固。治疗组用大柴胡汤加味：柴胡15g，枳实、白芍、黄芩、制半夏、制大黄各10～15g，生姜、大枣各20g，蒲公英、白及各15～30g，炙甘草5g。反酸量多，加浙贝母（打碎）10g，乌贼骨15～30g；呕甚，加代赭石（先煎）30g，姜竹茹10g；心下痞满，加厚朴10g，莪术10～15g；喜暖畏寒，加吴茱萸、干姜各6～10g；厌食油腻，加焦栀子10g，焦山楂30g，炙鸡内金10g；胁痛，则去大枣，加延胡索10～15g，郁金、金钱草各30g。每日1剂。对照组用胃复安10mg，黄连素0.3g，每日3次口服。两组均以15天为1个疗程。结果：1 个疗程后，治疗组临床治愈 14 例，好转 15 例，无效 1 例，总有效率 96.67%；对照组临床治愈 6 例，好转 17 例，无效 7 例，总有效率 76.67%。经经统计学处理，两组疗效有非常显著差异（$P < 0.01$）。远期疗效观察：半年后对临床治愈者随访，发现治疗组 14 例中复发 2 例，复发率 14.29%；对照组 6 例中复发 4 例，复发率 66.67%。两组远期疗效亦有非常显著差异（$P < 0.01$）。

（八）阻塞性黄疸

李海成[16]运用大柴胡汤治疗阻塞性黄疸病 5 例，取得满意疗效。5 例病人中，3 例因砂石样结石阻滞胆道，1 例因胆道蛔虫阻滞，1 例胆囊切除术后黄疸。大柴胡汤由柴胡、黄芩、半夏、枳实、白芍、大黄、生姜、大枣组成。因砂石阻滞胆道者，加茵陈、金钱草、海金沙、鸡内金以疏肝利胆、清热消石、退黄；因虫体阻滞胆道者，大柴胡汤去枳实、大枣，加茵陈、栀子、乌梅、花椒、细辛、黄连以安蛔止痛、疏肝利胆、退黄。每日 1 剂。5 例病人均治疗 1～3 周，结果：痊愈 3 例，好转 2 例。

（九）溃疡病穿孔

本方是中西医结合治疗溃疡病急性穿孔第二期的主要方药。有报道[17]以此方治疗 212 例溃疡病急性穿孔，除 20 例中途手术外，其余 192 例均收到较好疗效，并对其中 75 例进行 1～2 年追访，结果：溃疡症状消失者 31 例，好转 28 例，复发者 16 例，说明本方在治溃疡穿孔的同时，尚能缓解溃疡病症状。采用中西医结合治疗本病在肠蠕动恢复时间、腹痛消失、发热消退、住院时间等指标上均较纯西医治疗组为优，用本方配合针刺、胃肠减压治疗上消化道穿孔 41 例，治愈 36 例，占 87.8%。

（十）十二指肠球部溃疡

郑宣伦[18]以本方水煎服治疗 34 例十二指肠球部溃疡，并以甲氰咪胍治疗 36 例为对照，共用药 30 天。结果：大柴胡汤治愈 23 例，有效 9 例，无效 2 例，总有效率 94.1%；甲氰咪胍组治愈 1 例，有效 26 例，无效 9 例，总有效率 75%。

（十一）反流性食管炎

王炜[19]将食管贲门术后反流性食管炎病人 84 例，随机分为治疗组 38 例、对照组 46 例。治疗组以大柴胡汤加味，每日 1 剂，水煎分 2 次服，上午服药后平卧，时间不少于 30 分钟，床头垫高 20cm，晚间服药后即睡，1 个月为 1 个疗程；对照组用胃复安或多潘立酮 10～20mg，每日 3～4 次，餐前 15 分钟用，庆大毒素 8 万 U，每日 3 次，于食后 15 分钟缓缓咽下，甲氰咪胍 0.4g，每日 4 次。以吞酸、吐酸等主症消失，兼症明显减轻，食管镜复查糜面消失、充血水肿好转为临床治愈；以症状明显减轻，食管镜复查糜烂面缩小 1/2 以上为显效。结果：1 个疗程后，治疗组临床治愈 22 例，显效 8 例；对照组临床治愈 13 例，显效 11 例。两组疗效比较差异非常显著（$P < 0.01$）。

（十二） 肝炎

郑宣伦[18]报道用本方治疗急性无黄疸型肝炎、迁延性及慢性肝炎活动期，均有一定的疗效。

姚广峰[20]以本方加减治疗急性黄疸型肝炎 196 例，结果：痊愈 179 例，有效 15 例，平均疗程 25 天。治疗毛细胆管型肝炎 20 例，结果：20 例症状均消失，其中 8 例肝大缩至正常，肝功能除 3 例锌浊度偏高外，余均恢复正常。另有报道本方对 HBsAg 阳性及肝功能损害有一定疗效。

（十三） 发热

张俊杰[21]以本方治疗小儿高热 39 例，其中病毒感染者 28 例，上呼吸道感染者 9 例，右下肺炎 2 例，均为接受足量抗生素和解热药效果不明显而改服中药者。给予本方煎服后，1 剂热退者 17 例，2 剂热退者 14 例，3 ~ 6 剂热退者 6 例，右下肺炎 2 例无效。

（十四） 急性化脓性扁桃体炎

庞瑞英[22]以大柴胡汤治疗急性化脓性扁桃体炎 36 例，病程最长 3 天，最短 1 天，双侧扁桃体化脓者 27 例，单侧 9 例。用药后全部治愈，体温下降最短 1 天，最长 3 天；症状消失最短 1 天，最长 4 天。

彭世桥[23]治疗 60 例，其中扁桃体肿大Ⅰ度者 13 例，Ⅱ度者 36 例，Ⅲ度者 11 例，均有脓性分泌物、高热。结果：3 天治愈 53 例，好转 5 例，无效 2 例。

（十五） 流行性腮腺炎

以本方内服配紫金锭醋调外敷治疗流行性腮腺炎 40 例，并设病毒唑等治疗对照组。结果：两组病例治愈，但大柴胡汤组在退热、消肿及消除腹痛方面均优于对照组。

（十六） 高脂血症

诸多研究[24-27]证明，本方有较好的降血脂作用。

有用本方治疗高脂血症病人 65 例，其中合并高血压 49 例，合并糖尿病 41 例。治疗用大柴胡汤颗粒剂每次 2.5g，每日 3 次，连续 16 周。有合并症者合用冠脉扩张剂或胰岛素，口服降压药或降糖药。根据总胆固醇下降程度，自觉症状改善，体征及实验室指标，体重和血压，血液学、生化学检查改变等综合评价疗效。结果：65 例中显著和中轻度改善占 71%。胡青懿等[28]采用大柴胡汤降血脂，收效显著。用本方治疗高脂血症病人 54 例，用药 12 周后，血肌酐由治疗前平均 128.183μmol/L 降至 121.995μmol/L（$P < 0.05$）；血清总胆固醇给药 1 周后由 7.33mmol/L 降至 6.06mmol/L（$P < 0.01$）；三酰甘油由 2.29mmol/L 降至 2.12mmol/L（$P < 0.05$）；高密度脂蛋白由 0.83mmol/L 至 1.06mmol/L（$P < 0.01$）。以血清总胆固醇降至

6.22～6.73mmol/L 为轻度改善，降至 5.18～6.22mmol/L 为中度改善。结果：54 例中，中度和轻度改善者占 61%。另有用本方治疗 40 例高脂血症病人，比较用药前和用药 12、20 周后的血脂水平。结果：总胆固醇值下降无统计学意义（$P>0.05$），三酰甘油有显著的下降（$P<0.05$），高密度脂蛋白有显著上升（$P<0.05$）。

（十七）高血压

苏德易等[29]以大柴胡汤治疗高血压 23 例，疗效显著。以大柴胡汤加味组方：柴胡 15g，白芍 20g，黄芩 9g，半夏 9g，枳实 12，酒大黄 9g，大枣 4 枚，生姜 9g，石决明 30g，灵磁石 30g，钩藤 12g。每日 1 剂，7 天为 1 个疗程，连服 2 个疗程。治疗期间暂停降压西药，单使用中药观察疗效。治疗 2 个疗程后统计：病人头痛、头晕、胸闷等症状消失，血压降为 120～129/79.5～90mmHg，2 周内未用降压药而血压稳定者为治愈，16 例；病人自觉症状消失血压下降为 139.5～150/90～94.5mmHg 者为显效，7 例，其中 2 周内血压稳定未服降压药者 5 例，而 1 周后血压变化又配服中药及降压药者 2 例。服药 1 个疗程血压降低者 16 例，服药 2 个疗程血压降低 5 例，临床观察总有效率为 91.3%。

（十八）术后肠粘连

谢建兴等[30]以加味大柴胡汤治疗 78 例术后肠粘连。所有病人均有腹部手术史及腹痛腹胀、肛门停止排便排气症状，大部分病例兼有呕吐，可闻及高调气过水声，X 线腹透或腹平片符合肠梗阻征象。在常规禁食、胃肠减压、纠正脱水、纠正酸碱平衡及电解质紊乱、抗生素治疗的基础上，予大柴胡汤加味治疗。处方：柴胡、黄芩、姜半夏各 12g，白芍、生姜、炒枳实、厚朴、大黄（后下）各 15g。加减法：湿热偏甚者，加茵陈 20g；阳明燥实者，加芒硝（冲）10g；年老体弱者，去大黄，加太子参、火麻仁、当归各 15g，黄芪 25g；热毒壅盛者，加金银花、生地黄各 15g，赤芍 12g。每天 1～2 剂，从胃管注入或口服，连用 3～5 天为 1 个疗程。78 例中，完全控制（腹痛、腹胀、呕吐消失，停药后 3 个月不复发）48 例，基本控制（腹痛、腹胀、呕吐消失，其他症状显著改善，但停药后，又出现轻度腹痛、腹胀、再投药有效）27 例，无效（腹痛、腹胀、呕吐无改善）3 例，总有效率为 96.2%。

此外，大柴胡汤还可以加减治疗麻痹性肠梗阻、脂肪肝、梅尼埃病、支气管哮喘、奇痒症、尿血、呕吐、麻醉后头痛、输卵管结石、小儿颌下腺炎、急性咽炎、慢性盆腔炎、复发性口疮等病证。

参 考 文 献

[1] 陈保红. 加味大柴胡汤治疗胆结石症 60 例疗效观察. 河南中医药学刊, 2000, 15 (2)：34.

[2] 张宝林. 大柴胡汤治疗胆石症 50 例. 陕西中医, 2001, 22 (7)：413.

[3] 何方敏，梁山华. 大柴胡汤加减治疗肝内胆管结石 36 例. 四川中医，2008，26（12）：77.

[4] 潘玉珍，吴玉英. 大柴胡汤治疗慢性胆囊炎 52 例. 中医药学报，1997，(3)：18.

[5] 陈伟明，谢跃明，杨益虎. 大柴胡汤治疗急性胆囊炎疗效分析. 河南中医药学刊，2001，16（6）：33.

[6] 于富波. 大柴胡汤加减治疗急性胆囊炎 30 例. 中医药信息，1998，(1)：22.

[7] 武喜龙. 大柴胡汤加减治疗慢性胆囊炎伴胆石症 126 例. 安徽中医学院学报，1994，13（1）：28.

[8] 赵焕秋，赵英芳. 大柴胡汤灌肠治疗胆绞痛 34 例. 中国民间疗法，2003，11（6）：22.

[9] 朱豫珊. 大柴胡汤治疗胆绞痛 50 例. 湖北中医杂志，2002，24（7）：16.

[10] 李义玲. 大柴胡汤治疗胆道蛔虫病 20 例. 四川中医，2002，20（1）：39.

[11] 林少辉，张元豪. 大柴胡汤治疗水肿型急性胰腺炎 38 例. 辽宁中医杂志，2001，28（10）：609.

[12] 贾春慧. 穿琥宁粉针剂合大柴胡汤治疗急性水肿型胰腺炎 38 例. 中国中西医结合脾胃杂志，2000，8（5）：317.

[13] 史一成，袁明，费树钢. 加味大柴胡汤治疗急性胰腺炎 136 例. 实用中医药杂志，2001，17（2）：9.

[14] 伍维华，方炳福. 大柴胡汤加减治疗急性胰腺炎 100 例. 安徽中医学院学报，1998，17（2）：29.

[15] 潘建华，冯冬梅. 大柴胡汤治疗胆汁反流性胃炎及远期疗效观察. 国医论坛，1994，(5)：14.

[16] 李海成. 大柴胡汤治疗阻塞性黄疸 5 例. 新疆中医药，2001，19（3）：84.

[17] 谢鸣. 中医方剂现代研究. 北京：学苑出版社，1997：428.

[18] 郑宣伦. 大柴胡汤临床治验. 河南中医，1986，(2)：37.

[19] 王炜. 大柴胡汤加味治疗食管和贲门术后反流性食管炎 38 例. 国医论坛，1995，(2)：13.

[20] 姚广峰. 大柴胡汤加减治疗急性黄疸性肝炎 196 例. 陕西中医，1989，(5)：223.

[21] 张俊杰. 大柴胡汤治疗小儿高热 39 例. 中西医结合杂志，1990，10（3）：167.

[22] 庞瑞英. 大柴胡汤治疗急性扁桃体炎 36 例. 四川中医，1987，5（6）：44.

[23] 彭世桥. 大柴胡汤治疗急性化脓性扁桃体炎 60 例. 云南中医杂志，1992，13（1）：15.

[24] Shizuo Toda. 小柴胡汤、大柴胡汤及柴胡加龙骨牡蛎汤对 48/80 复合物引起之小鼠腹膜肥大细胞脱颗粒及组胺释放的作用. 国外医学·中医中药分册，1998，10（5）：48.

[25] 原田和道. 汉方处方的解析（第 38 版）——汉方方剂对免疫反应的影响. 国外医学·中医中药分册，1989，11（6）：38.

[26] 太田好次. 大柴胡汤对乙醇引起大鼠脂质代谢异常的改善作用. 国外医学·中医中药分册，1989，11（11）：60.

[27] Hirokolwama. 汉方药对免疫反应的作用——活体内大、小柴胡汤对羊红细胞及脂类糖抗

体反应的研究. 国外医学·中医中药分册, 1988, 10 (5): 48.

[28] 胡青懿, 叶钰, 边垠. 大柴胡汤降血脂作用的临床观察. 山东中医杂志, 1995, 14 (1): 12.

[29] 苏德易, 王自立. 大柴胡汤治疗高血压病 23 例. 实用中医药杂志, 1998, 14 (1): 28.

[30] 谢建兴, 黄坚, 孙锋. 加味大柴胡汤治疗术后肠粘连 78 例. 新中医, 2004, 36 (6): 57.

三、柴胡桂枝汤

(一) 慢性胃炎

刘方红[1]运用柴胡桂枝汤加减治疗慢性胃炎 120 例, 疗效满意。其中浅表性胃炎 58 例, 肥厚性胃炎 42 例, 萎缩性胃炎 20 例。方药: 柴胡、黄芩各 15g, 半夏、党参、大枣各 15 ~ 20g, 甘草 6g, 桂枝 12g, 白芍 15 ~ 24g, 生姜 3 片。瘀血停滞者, 加丹参、片姜黄、莪术; 气郁者, 加香附、佛手; 脘痛彻背, 加台乌药、九香虫; 反酸, 加吴茱萸、黄连、煅瓦楞子; 胃脘灼热, 加蒲公英、生石膏; 胃脘胀满, 加杏仁、厚朴; 舌苔厚腻, 加砂仁、苍术、茯苓。每日 1 剂, 1 个月为 1 个疗程。本组经治最短 30 天, 最长 150 天。结果: 治愈 52 例, 有效 66 例, 无效 2 例, 总有效率为 98.3%。

(二) 流行性感冒

胡兆明[2]应用柴胡桂枝汤加减治疗流行性感冒 2650 例, 疗效满意。柴胡桂枝汤为基础方: 柴胡 10g, 桂枝 6 ~ 10g, 白芍 10 ~ 30g, 半夏 10g, 人参 10g, 炙甘草 10g, 杏仁 10g, 薄荷 6 ~ 10g, 建神曲 10g, 连翘 15g, 金银花 10g, 生姜 4 片。加减: 寒重, 加炙麻黄、细辛; 风邪重, 加羌活、防风; 热重, 倍加金银花、连翘, 再加生石膏、板蓝根; 湿重, 加藿香、苍术; 气虚, 加黄芪或党参; 阳虚, 加附子、干姜; 阴虚, 加麦冬、天花粉、知母; 汗出不止, 加龙骨、牡蛎。1 剂/日, 3 ~ 5 天 1 个疗程。疗效标准如下。痊愈: 服药 1 个疗程后体温正常, 能正常上班工作。好转: 体温下降仍有低热 37℃ ~ 38℃或仅有乏力、纳差等。无效: 服药后症状不减, 体温不降或有并发症出现。结果: 本组痊愈 2405 例, 好转 208 例, 无效 37 例, 总有效率 98.6%。

(三) 经期感冒

宁显明等[3]运用柴胡桂枝汤治疗经期感冒 68 例, 效果较好。辨证分型属风寒型 52 例, 风热型 16 例。全部病例具备鼻塞流涕, 恶风, 恶寒发热, 身痛酸楚, 咽干燥而痛等特征。药物组成: 柴胡 10g, 桂枝 10g, 黄芩 10g, 杭白芍 15g, 党参 30g, 半夏 10g, 生姜 6g, 大枣 10g, 炙甘草 12g。风热型, 易党参为沙参 30g。于经前 3 天服 3 剂, 每日 1 剂。

林丹等[4]用柴胡桂枝汤防治经行感冒病人 63 例，疗效满意。63 例病人中，经前感冒 21 例，经期感冒 37 例，经后感冒 5 例。全部病例均具有恶风，或畏寒发热、鼻塞流涕、头痛、肢体酸楚、咳嗽等典型症状。处方：柴胡 15g，黄芩 12g，法半夏12g，党参 30g，桂枝 9g，白芍 12g，炙甘草 12g，大枣 15g，生姜 6g。舌质偏红脉数者，加葛根、薄荷；舌质偏淡，脉迟者，加荆芥、防风。每日 1 剂，水煎服。于月经前 1 周开始服药，连服 5～7 剂，3 个月为 1 个疗程。结果：63 例中痊愈 48 例，好转12 例，无效 3 例。

（四）耳后神经痛

郭杰等[5]以柴胡桂枝汤加减治疗耳后神经痛 36 例，疗效满意。伴皮肤痛觉过敏者 15 例，颈部活动不利者 14 例，疼痛剧烈难忍并影响日常生活者 17 例。予柴胡桂枝汤加减：柴胡 12g，白芍 15g，桂枝 10g，制半夏 10g，黄芩 10g，党参 10g，生甘草6g，大枣 6 枚，生姜 3 片。每日 1 剂，结果：服药 1 剂痛止者 8 例，2 剂痛止者19 例，3 剂痛止者 5 例，4 剂痛止者 1 例，余 3 例服药 5 剂止痛效果不理想而改用其他治疗方案后缓解。

（五）癫痫

曾文长[6]报道，运用柴胡桂枝汤加味治疗癫痫 84 例，痊愈 25 例，显效 41 例，好转 13 例，总有效率 94.05%。

另有周加信[7]报道以柴胡桂枝汤加味治疗小儿癫痫 23 例，疗效较好。方药组成：柴胡、甘草、天麻、石菖蒲、郁金各 5～10g，黄芩、党参、半夏各 5～15g，桂枝 3～10g，白芍 15～25g，生龙齿 10g，钩藤 15～30g。结果：23 例治愈 12 例，显效2 例，好转 4 例，无效 5 例，总有效率 78.3%。

（六）冠心病（心阳不振、痰气瘀阻型）

赵秀琴等[8]运用柴胡桂枝汤加减治疗冠心病心阳不振、痰气瘀阻型，疗效较好。治宜振奋心阳，解郁化痰，拟柴胡桂枝汤加减。处方：柴胡 20g，桂枝 20g，黄芩15g，红参 15g，白芍 20g，生姜 10g，甘草 10g，半夏 15g，大枣 8 枚。每日 1 剂。心绞痛明显者，加郁金、延胡索、香附、三七、五灵脂、丹参；心慌心悸明显者，加龙骨、牡蛎；数脉者，加川黄连、玄参；缓脉者，加麻黄、附子、细辛；促脉者，加苦参；结代脉者，加磁石、青礞石；头晕明显者，加川芎、葛根、菊花、天麻、钩藤、白蒺藜；胸胁痞满明显者，加瓜蒌、川楝子、莱菔子、木香；乏力明显者，加黄芪、白术、茯苓；气短明显者，加黄芪，加大红参的用量。2 周为 1 个疗程。结果：治疗后心绞痛及其伴随症状显效 50.4%，改善 42.7%，无效 5.4%，加重1.5%，总有效率为 93.1%。治疗后心电图显效 33.5%，改善 42.9%，无改变22.4%，加重 1.2%，总有效率为 76.4%。速效止痛药物的停减率为 81.4%，左房左室增大的 34 例治疗后复查心动超声 6 例有不同程度的缩小。

（七）心律失常

王子融[9]运用柴胡桂枝汤加减治疗心律失常 24 例，疗效较好。其中室颤 4 例，房性早搏 3 例，室性早搏 12 例，房室传导阻滞 2 例，病窦综合征 3 例。治愈 16 例，好转 4 例，无效 4 例。

（八）发热

傅永魁[10]运用加味柴胡桂枝汤治疗病毒感染性发热病人 112 例，服药 5 ~ 8 剂后，体温至正常且寒证消失而痊愈者 85 例，体温低于 38℃而好转者 13 例，无效 14 例。

（九）慢性胰腺炎

锦引元[11]观察了 21 例慢性胰腺炎病人，经内窥镜逆行胆囊－胰腺造影检查，提示重度胰腺炎 5 例，中度胰腺炎 4 例，轻度胰腺炎 2 例；胰腺 US（超声波）、CT 检查，胰结石 2 例，胰囊肿 3 例，胰腺外分泌功能障碍者 5 例；尿淀粉酶增高者 11 例，合并糖尿病者 6 例。用柴胡桂枝汤提取剂，每日 7.5g。结果：上腹部痛改善率为 75%（9/12），上腹部不适感 60%（3/5），背痛为 83%（5/6），全身倦怠 100%（5/5），大便异常 100%（1/1），体重减轻 67%（2/3），食欲不振 67%（2/3）。在 21 例病例中，有效 8 例，稍微有效 7 例，无效 6 例，总有效率为 71%。作者认为柴胡桂枝汤治疗慢性胰腺炎的适应证为胸胁苦满，并伴有腹直肌挛急、心下痞、食欲不振、腹痛等，除此以外尚有精神不安、失眠等精神神经症状。本方为治疗慢性胰腺炎的有效方剂，以心窝部痛和胸胁苦满为用药指标。

（十）肝炎后综合征

刘茜[12]用该方治疗肝炎后综合征 116 例，对照组 38 例，两组共 154 例。年龄、分布、患病时间，经统计学处理 $P > 0.05$。对照组均 1 日 3 次口服以下药物：谷维素 20mg，维生素 B_1 20mg，维生素 E 100mg，肌苷 400mg，肝区痛加服延胡索止痛片；治疗组服柴胡桂枝汤。结果：治疗组平均用药（19.2 ± 4.4）天，治愈 87 例，有效 21 例，无效 8 例；对照组平均用药（18.9 ± 4.5）天，治愈 14 例，有效 11 例，无效 13 例。经统计学处理，治愈率与总有效率均有显著差异。

（十一）肩凝

今井隆喜[13]运用柴胡桂枝汤治疗肩凝，疗效较好。门诊治疗 26 例，主要是侧颈及前颈有压痛的肩凝病人。给予柴胡桂枝汤，4 周后判断疗效。对有效、无效病例均作了舌证（有无白苔）、腹证（有无脐旁悸动，有无胸胁苦满）的观察。26 例病人均属虚证。结果：26 例中 22 例有效。有效例中，舌证为白苔者 20 例，非白苔者 2 例；无效例均未见白苔。有效例中腹证为脐旁悸动者 12 例，无效例中有 3 例；胸胁苦满，有效 14 例，无效 2 例。

（十二） 涎石

花轮寿彦[14]运用柴胡桂枝汤（芍药增量）加枳实、桔梗治疗涎石效验 1 例，治疗 2 个月余涎石全部排出，全身症状改善，且无副作用。

（十三） 慢性胆囊炎

李金海[15]运用柴胡桂枝汤治疗慢性胆囊炎 45 例，疗效满意。共有 88 例病人，按就诊时间随机分为两组。两组间性别、年龄、病程、病情等方面比较，差异无显著性意义（$P > 0.05$），具有可比性。两组在治疗前均告之要注意保持情绪稳定，避免过怒、过悲、过劳及过度紧张；饮食要清淡，切忌过度饮酒或嗜食辛辣肥甘。治疗组运用柴胡桂枝汤治疗，药物组成：柴胡 12g，白芍、党参各 15g，黄芩、半夏、桂枝各 10g，生姜（切）、甘草（炙）各 6g，大枣（擘）6 枚。加减：胁痛重者，加延胡索、川楝子、香附；腹胀，加枳壳、厚朴；呕吐恶心，加旋覆花、陈皮；烦热口苦，去桂枝，加牡丹皮、栀子；肠鸣腹泻，加茯苓、白术。1 剂/天，水煎服。对照组口服消炎利胆片，6 片/次，3 次/天。两组均 2 周为 1 个疗程，连续用药 2 个疗程后观察疗效。临床治愈：临床症状及体征全部消失，B 超检查正常。显效：症状及体征基本消失或大部分消失，B 超检查明显改善。有效：症状及体征大部分或部分消失，B 超检查有改善。无效：症状、体征及 B 超检查无改善。治疗组临床痊愈、显效、有效、无效的人数分别为 24，12，5，4，总有效率 91.11%，而对照组则为 3，12，8，20，总有效率为 53.49%，差异具有统计学意义（$P < 0.01$）。

（十四） 功能性消化不良

娄朝晖[16]报道柴胡桂枝汤加减治疗功能性消化不良疗效观察。2009 年 7 月 - 2012 年 12 月，选取符合条件的病人 80 例，均有早饱、反酸、腹痛、腹胀等上腹持续性症状，内镜检查未发现器质性病变，且无糖尿病等全身性疾病。将病人随机分为观察组和对照组各 40 例。观察组给予柴胡桂枝汤加减治疗。药物组成：桂枝 15g，党参 15g，鳖甲 20g，牡蛎 15g，柴胡 12g，白芍 15g，制半夏 10g，黄芩 9g，土鳖虫 6g，茜草 10g，炙甘草 10g，红花 6g，生姜 10g。胀满甚者，加陈皮、枳壳；吞酸明显者，加乌贼骨、煅瓦楞子；纳差明显者，加鸡内金、炒麦芽；便秘者，加槟榔、威灵仙。每日 1 剂，水煎，取汁 400ml，分 2 次温服。对照组口服莫沙必利 5mg，3 次/天。两组均 4 周为 1 个疗程。治疗前后进行胃排空实验及症状评分计算有效率。临床治愈为症状疗效指数 ≥95%，试餐后 5h 胃排空率 ≥95%；显效为症状疗效指数 70%~94%，试餐后 5h 胃排空率为 70%~94%；有效为症状疗效指数 30%~69%，试餐后 5h 胃排空率 30%~69%；无效为症状疗效指数 <30%，试餐后 5h 胃排空率 <30%；出现症状疗效指数标准与胃排空率标准不同步现象时，统计胃排空率。胃排空率 =（20 - 胃残留钡条数）/20×100%，餐后 5h 胃排空率 <50% 为异常。治疗 4 周后，观察组治愈 12 例，显效 15 例，有效 10 例，无效 3 例，总有效率为 92.5%；

对照组分别为 10 例，13 例，7 例，10 例及 75.0%。观察组总有效率与对照组比较，$P < 0.05$。观察组治疗前胃排空率分别为（22.89±9.92）%、（77.03±21.78）%，对照组分别为（21.90±9.16）%、（57.29±20.23）%。两组治疗前与治疗后比较，均 $P < 0.05$；观察组治疗后与对照组比较，$P < 0.05$。

此外，柴胡桂枝汤还可以治疗多汗症、风湿病、腹型癫痫、面神经炎、夜尿症、术后发热、冠心病、支气管哮喘、女性更年期综合征、癌性疼痛、神经性头痛、抑郁症、半身窜痛、腹泻型肠易激综合征、产后风、失眠、颤证等病。

参 考 文 献

[1] 刘方红．柴胡桂枝汤治疗慢性胃炎 120 例．四川中医，2000，18（7）：31.

[2] 胡兆明．柴胡桂枝汤治疗流行性感冒疗效分析．时珍国医国药，1998，9（5）：404.

[3] 宁显明，朱洪民．柴胡桂枝汤治疗经期感冒 68 例．国医论坛，2000，15（6）：9.

[4] 林丹，韩星光．柴胡桂枝汤防治经行感冒 63 例．海南医学院学报，2003，9（2）：103.

[5] 郭杰，王玉平，朱瑞娥．柴胡桂枝汤治疗耳后神经痛 36 例．中国中医急症，2002，11（6）：498.

[6] 曾文长．柴胡桂枝汤加味治疗癫痫 84 例．辽宁中医杂志，1990，14（6）：23.

[7] 周加信．柴胡桂枝汤加味治疗小儿癫痫 23 例．中医药信息，1998，15（3）：2.

[8] 赵秀琴，孙雷闯．柴胡桂枝汤加减治疗冠心病心阳不振痰气痹阻型临床观察．黑龙江中医药，1998，（2）：14.

[9] 王子融．柴胡桂枝汤加减治疗心律失常 24 例．河南中医，1991，11（4）：11.

[10] 傅永魁．加味柴胡桂枝汤治疗病毒感染发热 112 例．山东中医杂志，1990，9（6）：17.

[11] 锦引元．柴胡桂枝汤治疗慢性胰腺炎的经验．国外医学·中医中药分册，1992，14（1）：40.

[12] 刘茜．柴胡桂枝汤治疗肝炎后综合征 116 例．湖北中医杂志，1991，7（4）：42.

[13] 今井隆喜．柴胡桂枝汤治疗肩凝的效果．国外医学·中医中药分册，1992，14（2）：41.

[14] 花轮寿彦．柴胡桂枝汤（芍药增量）加枳实、桔梗治疗涎石效验 1 例．国外医学·中医中药分册，1993.

[15] 李金海．柴胡桂枝汤治疗慢性胆囊炎 45 例疗效总结．国医论坛，2012，27（3）：11.

[16] 娄朝旺．柴胡桂枝汤加减治疗功能性消化不良疗效观察．山东医药，2013，53（32）：72.

四、柴胡桂枝干姜汤

（一）心律失常

武志平等[1]运用炙甘草汤合柴胡桂枝干姜汤加减治疗心律失常 32 例，取得较好疗效。其中频发室性早搏 12 例，多源性室性早搏 7 例，频发性房性早搏 6 例，阵发性心动过速 3 例，心动过缓 4 例。中医辨证为心气心阴两虚兼少阳枢机不利。方用炙甘草汤及柴胡桂枝干姜汤加减。基本方：炙甘草 20g，龙骨、牡蛎、生地黄各 30g，桂枝、麦冬、红参、柴胡、天花粉、黄芩各 15g，阿胶（烊）10g，干姜 5g。气虚有热，加黄芪 30g，知母 15g；肝郁肾虚，加合欢花 20g，枸杞子 20g；心动过速，加柏子仁 15g，石菖蒲 10g；血瘀，加丹参 15g，桃仁 10g；心阳虚心动过缓，去天花粉、黄芩，加附子 10g，麻黄、细辛各 5g；胸阳不振兼痰浊，去黄芩，加瓜蒌 15g，薤白、半夏各 10g。每日 1 剂，30 天为 1 个疗程。治疗 2 个疗程后多次复查心电图。结果：显效 24 例，有效 4 例，无效 4 例。

（二）慢性乙型肝炎

张林军等[2]运用柴胡桂枝干姜汤治疗慢性乙型肝炎 49 例，效果较好。全部病例均为 HBsAg、HBeAg、抗 HBc 阳性，ALT 50～200U 的病人。本组病例经中医辨证为肝热脾寒型，用柴胡桂枝干姜汤加减（柴胡 15g、桂枝 10g、干姜 8g、黄芩 6g、天花粉 12g、生牡蛎 15g、炙甘草 6g）。90 天为 1 个疗程，治疗 3 个疗程。上腹胀满和（或）畏寒、肠鸣、便溏脾虚寒证明显者，桂枝加至 15g，加白术 12g，吴茱萸 5g，茯苓 15g；全身乏力、食欲不振以脾气虚证明显者，加黄芪 15g，党参 10g；口苦、苔黄湿热证明显者，黄芩加至 10g，加茵陈 20g，金钱草 20g，桂枝、干姜减量；有瘀血症状者，加丹参 10g，姜黄 10g，三七粉 2g；体征、HBV 标志物及生化异常的，根据临床证候中的侧重而随症用药。结果：治愈 21 例，好转 24 例，无效 4 例。

（三）亚健康病

刘晓琳等[3]运用柴胡桂枝干姜汤治疗亚健康病 30 例，效果较好。主要症状为：精神不佳，四肢困倦、乏力、胸闷、虚汗，寐差，腰酸等。治疗方法：柴胡桂枝干姜汤基本方。柴胡 15g，桂枝 12g，瓜蒌 10g，黄芩 9g，牡蛎 20g，干姜、甘草各 6g。脾虚湿甚者，加薏苡仁 15g，党参 10g，杏仁、藿香各 6g；心神不安者，加远志 15g，夜交藤、五味子各 10g；肾虚者，加山茱萸、杜仲各 15g。代煎中药 1 袋 1 次，每天 3 次，20 天 1 个疗程。对照组采用西医谷维素、安定、肌苷等，辅以心理辅导。结果：中药组治愈 12 例，显效 16 例，无效 2 例，总有效率 93.3%；对照组治愈 1 例，显效 15 例，无效 16 例，总有效率 50%。经统计处理有显著差异（$P < 0.01$）。

（四）支气管哮喘

徐行[4]运用大柴胡汤合柴胡桂枝干姜汤治疗支气管哮喘 48 例，疗效满意。48 例哮喘均符合中华医学会呼吸系病学会制定的诊断标准。中医分型：寒哮 29 例，热哮 19 例。采用大柴胡汤合柴胡桂枝干姜汤。基本方：柴胡 15g，桂枝、天花粉各 12g，黄芩、白芍、枳实、半夏各 9g，干姜、生大黄（后下）各 6g，生牡蛎（先下）20g，生甘草 3g，生姜 3 片，大枣 7 枚。热哮，加生石膏（先下）30g；寒哮，加细辛 3g；气虚，加西洋参（另煎）6g，黄芪 20g。水煎，早、晚分服，每日 1 剂，2 周为 1 个疗程。重度合用西药支气管舒张剂、激素、抗感染等常规治疗。结果：临床控制28例，显效17例，无效3例，总有效率93.75%。

胜野达郎[5]报道运用本方治疗哮喘9例，疗效满意。给予柴胡桂枝干姜汤加茯苓治疗，观察1年以上，比较给药前后哮喘发作次数、重症度的变化。结果：显效2例，有效4例，不变2例，1例未完成治疗，无恶化者。显效病例服药1~2个月，哮喘发作次数明显减少，重症度也明显减轻，半年内哮喘基本消失。全部病例包含血液检查、腹部X线片检查，均未发现副作用。以上经验表明，对支气管哮喘病人应用桂枝干姜汤加茯苓治疗可获得良好的效果。

（五）发热性疾患

日本学者[6]指出，此方可用于"未明热"的治疗。李文瑞[7]曾治一女性病人，发病40余日，昼夜恶寒肢冷，自觉如处冷水之中，晚间则但热不寒，口渴思饮，上半身有汗而下半身无汗，伴右胁隐痛、心烦恶心等，辨证为少阳不和，水饮内停，治以柴胡桂枝干姜汤加减，服药2剂，遍体汗出，症情缓解，续服2剂，诸症告平。

（六）乳癖

李文瑞[7]指出，本方可用于妇科赤白带下、产褥热等疾患。书中记载一女性病人，39岁，乳房胀闷不适半年。近1个月来发现乳房有肿块如核桃仁大，触之质坚韧，用力有痛感，推之可移，边界不清；右乳房有1个肿块如枣大，触之有痛感。经前乳胀痛加重，肿块增大，经后痛减，肿块缩小，伴胸胁胀满，口苦咽干，六脉弦滑，舌体偏胖、边红如锯齿状、苔白有津。证属肝郁气滞，痰间断凝结，而成乳癖（乳腺增生），方用柴胡桂枝干姜汤原方，20剂后两侧乳房肿块消失，自觉症状缓解而愈。

（七）头痛

中村谦介[8]报道：某某，女，10岁。主诉每天早晨头痛，晨起精神不舒，因头痛屡屡休学。病人体瘦，颜面无泽，表情淡漠。某院按低血压症治疗，效果不显。经常患感冒和感冒性肠炎，易疲劳。脉沉，舌质淡红、干湿中度、苔微白。腹稍软，季肋下轻微抵抗，两侧腹直肌紧张。予小建中汤提取剂每日10g，2次分服，柴胡桂枝干姜汤提取剂每日2.5g，1次服用。三四日后，持续了数月的头痛消失。直到现在（1990年1月下旬）仍服用小建中汤和柴胡桂枝干姜汤的提取剂，当服至10个月左右，从前常出现的感冒、腹痛证，已很少发生，精神也安定。

（八）慢性胆囊炎

史锁芳[9]以本方加味治疗慢性胆囊炎33例，其中急慢性胆囊炎急性发作11例，合并胆石症9例，胆囊炎或胆石症术后感染5例。服用20剂后，近期临床痊愈10例，显效15例，有效5例，无效3例。

（九）咳嗽变异性哮喘

陈海涛等[10]报道柴胡桂枝干姜汤联合孟鲁司特钠片治疗咳嗽变异性哮喘 60 例，按随机法分为治疗组和对照组，治疗组 60 例，对照组 60 例，两组一般资料经统计学处理，差异无显著性意义（$P > 0.05$），具有可比性。治疗组给予柴胡桂枝干姜汤，基本方：柴胡、桂枝、干姜、黄芩各 10g，天花粉 20g，生牡蛎 15g。加减：偏于寒者，加紫苏叶、半夏以温化寒饮；偏于热者，加苦杏仁、桔梗以清热宣肺；体虚者，加太子参、沙参以益气养阴。每天 1 剂，加水 500ml 煎取 150ml，每天服 2 次。孟鲁司特钠片，每次 10mg，睡前口服，每天 1 次，疗程 14 天。对照组孟鲁司特钠片，每次 10mg，睡前口服，每天 1 次，疗程同上。临床控制：临床症状、体征消失或基本消失，证候积分减少≥95%。显效：临床症状、体征明显改善，证候积分减少≥70%。有效：临床症状、体征均有好转，证候积分减少≥30%。无效：临床症状、体征无明显改善，甚或加重，证候积分减少不足 30%。证候积分减少 =（治疗前证候积分 – 治疗后证候积分）/治疗前证候积分×100%。治疗组临床控制、显效、有效、无效的人数分别为 20，16，19，5，其总有效率 91.7%；对照组则为 5，8，19，28，其总有效率 53.3%，差异具有统计学意义（$P < 0.05$）。

此外，李文瑞[7]指出：本方可用于治疗颈淋巴结核、结核性腹膜炎、神经衰弱、失眠、更年期障碍、肾盂肾炎、中耳炎、腮腺炎、头疮等疾患，但其病机应属表里内外阴阳气虚、邪气残留不尽，引起津液不足，兼有气上冲者。刘渡舟[11]指出：此方可用于治疗寒多热少之疟疾，口渴欲饮之糖尿病。

用柴胡桂枝干姜汤还可以治疗食管癌、胸膜炎后遗症、房事茎痛、眩晕、失音、腹泻型肠易激综合征、银屑病、激素依赖性皮炎、慢性缺血性心脏病等病。

参 考 文 献

[1] 武志平，闫桂玲．炙甘草汤合柴胡桂枝干姜汤治疗心律失常 32 例．新中医，2002，34（8）：56．

[2] 张林军，张军爱，郑博．柴胡桂枝干姜汤治疗慢性乙型肝炎 49 例临床观察．河北医科大学学报，1999，20（5）：310．

[3] 刘晓琳，赵连皓，王润国．柴胡桂枝干姜汤治疗亚健康病 30 例．陕西中医，2002，23（9）：814．

[4] 徐行．大柴胡汤合柴胡桂枝干姜汤治疗支气管哮喘 48 例．河北中医，2002，24（2）：131．

[5] 胜野达郎．柴胡桂枝干姜汤加茯苓治疗支气管哮喘的经验．国外医学·中医中药分册，1996，18（6）：32．

[6] 史载祥（译）．"未明热"的汉方治疗．国外医学·中医中药分册，1983，（5）：6．

[7] 李文瑞．伤寒论汤证论证．北京：人民军医出版社，1989：329．

[8] 中村谦介. 小建中汤兼柴胡桂枝干姜汤治疗头痛. 国外医学·中医中药分册, 1991, 13 (6): 32.

[9] 史锁芳. 柴胡桂枝干姜汤治疗慢性胆囊炎 33 例. 江苏中医, 1993, 14 (3): 9.

[10] 陈海涛, 刘忠达. 柴胡桂枝干姜汤联合孟鲁司特钠片治疗咳嗽变异性哮喘临床观察. 新中医, 2014, 46 (12): 54.

[11] 刘渡舟. 新编伤寒论类方. 太原: 山西人民出版社, 1984: 156.

五、柴胡加龙骨牡蛎汤

(一) 癫痫

林松[1]采用柴胡加龙骨牡蛎汤合白金丸治疗癫痫 30 例, 治疗以柴胡加龙骨牡蛎汤合白金丸为基本方: 柴胡 18g, 黄芩 18g, 半夏 12g, 龙骨、牡蛎各 30g, 桃仁 9g, 大黄 9g, 夜交藤 30g, 茯苓 12g, 白芥子 6g, 白矾 3g (研冲), 郁金 9g, 炙甘草 3g。水煎服, 每日 1 剂, 20 天为 1 个疗程。癫痫持续状加用镇静剂、降颅压治疗。随症加减: 脾虚者, 加白术 9g, 山药 15g; 粪检蛔虫卵阳性, 加驱蛔药槟榔、乌梅炭各 9g; 外伤史, 加活血化瘀之地龙 9g, 全蝎 9g; 久病阴虚者, 加麦冬 9g, 当归 9g, 白芍 9g。结果: 除 2 例脑发育不全无效外, 其余均有效, 定期随访 1 年均未再发。

卢化平[2]用柴胡加龙骨牡蛎汤治疗 50 例癫痫, 取得较好效果。本组病例大发作 30 例, 大小发作 14 例, 局限性发作 6 例。结果: 近期痊愈 25 例, 好转 19 例, 无效 6 例, 有效率 88%。

王锡伟[3]运用柴胡加龙骨牡蛎汤治癫痫 10 例, 效果较好。所有病人均经鲁米那、苯妥英钠、扑癫酮等治疗, 效果不佳。处方: 柴胡 25g, 姜半夏 30g, 党参、黄芩、桂枝、生姜、茯苓、大枣各 15g, 龙骨、牡蛎各 30g, 大黄 (后下) 10~20g, 铅丹 (包煎) 5g。1 日 1 剂, 水煎服。儿童用量酌减。结果: 6 年以上未发作者 2 例, 2 年以上未发作者 6 例, 1 年后复发作, 服上方仍有效者 2 例。

闫炳远[4]运用柴胡加龙骨牡蛎汤治疗癫痫 65 例, 近期治愈 26 例, 好转 34 例, 无效 5 例, 总有效率为 92.3%。

(二) 眩晕

王兰[5]应用柴胡加龙骨牡蛎汤化裁治疗眩晕病人 51 例, 收到满意疗效。其中脑动脉硬化椎基底动脉供血不足 27 例, 高血压病 8 例, 颈椎病 11 例, 梅尼埃病 2 例, 功能性眩晕 3 例。药物组成: 柴胡 15g, 生龙骨、生牡蛎各 20g, 葛根、杭白芍各 20g, 生地黄、黄芩、枸杞子、半夏各 10g, 茯苓 12g, 菊花 15g, 甘草 6g。肝阳上亢, 兼见头痛、心烦易怒, 去茯苓、葛根, 加龙胆草、石决明各 15g, 钩藤 10g; 痰浊中阻, 兼见头重如裹、纳呆、胸闷, 去生地黄、杭白芍, 加陈皮 15g, 天麻 10g; 肝肾阴虚, 兼见耳鸣、腰酸、精神萎靡, 去茯苓、半夏、黄芩, 加杜仲 10g, 龟甲 10g;

气血两虚，兼见心悸、体倦、神疲、面色无华，去菊花、黄芩、生地黄，加黄芪30g，酸枣仁 20g，当归 10g。每日 1 剂，水煎服，早、晚各服 1 次。结果：治愈32 例，好转 18 例，无效 1 例，有效率为 98%。治疗天数最短 5 天，最长 15 天。

（三）失眠

沈莉[6]用柴胡加龙骨牡蛎汤化裁配合行为疗法治疗失眠，取得较明显的疗效。中医分型：肝火上扰 12 例，胃腑不和 8 例，阴虚火旺 11 例，心脾两虚 5 例。治疗以柴胡加龙骨牡蛎汤为主方加减：柴胡 12~20g，龙骨、牡蛎各 20~30g，黄芩、茯苓、半夏各 10~15g，大黄 6~10g，合欢花 20g，大枣 3~5 枚，生姜 3~5 片。肝火上扰，加龙胆草、栀子；胃腑不和，加神曲、莱菔子；阴虚火旺，加黄连、阿胶；心脾两虚，加党参、当归。水煎，日服 1 剂，睡前 1 小时服头煎，二煎翌日上午服。7 天为1 个疗程。在病人充分认识本病、消除顾虑的基础上，进行渐进放松训练。7 天为1 个疗程。治疗 4 个疗程后判断疗效。结果：显效 19 例，占 52.8%；有效 13 例，占36.1%；无效 4 例，占 11.1%。总有效率 88.9%。

张丽君[7]以柴胡龙骨牡蛎汤加减（柴胡、黄芩、桂枝、菊花各15g，生龙骨、生牡蛎各 20~40g，大黄 5~15g，白芍、生地黄各 20g，夜交藤 20~50g，半夏、甘草各10g）治疗不寐证 230 例。心脾两虚，合用归脾汤；心火亢盛，肾水不足者，合人参黄连阿胶汤；若属阳明腑实，结合大承气汤；属肾阳不足，合六味地黄汤。水煎服，每日 1 剂，日服 2 次。结果：210 例痊愈，20 例有效。

（四）慢性盆腔炎

彭光超等[8]用柴胡加龙骨牡蛎汤加减治疗慢性盆腔炎 323 例，取得了较好的疗效。治疗以柴胡加龙骨牡蛎汤为基础方：柴胡、黄芩、半夏、党参、桂枝、三七、大黄各 10g，金银花、蒲公英、茯苓、龙骨、牡蛎各 30g。兼肾阳虚者，加杜仲、芡实、菟丝子；偏肾阴虚者，合二至丸；夹气郁者，加郁金、枳实；湿甚者，加薏苡仁、苍术。结果：痊愈 178 例，显效 112 例，好转 26 例，无效 7 例，有效率为97.8%。治疗时间最短者为 2 个疗程，最长者为 6 个疗程。

（五）消化性溃疡

张国安等[9]运用柴胡加龙骨牡蛎汤治疗消化性溃疡 39 例，疗效满意。其中气滞型 15 例，虚寒型 11 例，郁热型 9 例，血瘀型 3 例，阴虚型 1 例。采用柴胡加龙骨牡蛎汤加减治疗。基本方药：柴胡 12g，黄芩 10g，法半夏 10g，茯苓 15g，党参 12g，桂枝 10g，大黄 5g，龙骨 30g，牡蛎 30g，生姜 10g，大枣 15g。临床运用时，首先视寒热之轻重，灵活调整桂枝、黄芩的用量或取舍，并据小柴胡汤原方后有"腹中痛者……加芍药"一法，故常增白芍、炙甘草以缓急止痛，而舍有毒之铅丹。若疼痛较剧者，加川楝子、延胡索；虚寒便溏者，去大黄，增白术、干姜；胃阴虚明显者，加沙参、麦冬、石斛；久痛夹瘀有刺痛感者，加丹参、五灵脂；胃酸过多者，加瓦榔子、乌贼骨；嗳气频作者，加旋覆花、代赭石；解黑便或大便潜血试验阳性者，加白及、地榆炭。每日1剂，煎服2次。4周为1个疗程。治疗期间忌饮酒及生冷、酸辣等刺激食物。结果：临床痊愈为24例，显效8例，有效5例，无效2例。

（六）甲状腺功能亢进引起的心功能不全症

雪村八一郎[10]用柴胡加龙骨牡蛎汤对8名30～71岁的经血中甲状腺激素测定和血清促甲状腺激素放射免疫测定而确诊的甲状腺功能亢进心功能不全病人进行治疗。受试者有的曾服用甲状腺剂、β-阻断剂和利尿剂无效，有的未用任何药物而直接服用柴胡加龙骨牡蛎汤。结果表明：应用该汤剂后所有甲亢性心功能不全症状明显缓解，1周后血压开始下降，肺水肿及湿性啰音减少，心扩大、肝肿及下肢浮肿减轻。连续服用两周后血压恢复正常，浮肿减退，心功能不全症状消失。

（七）心绞痛

矢数道明[11]用柴胡加龙骨牡蛎汤加味治疗心绞痛1例，疗效较好。病人61岁，女性。1981年10月初诊，诊为肥胖型实证，面赤，脉紧数有力，血压有时高达200mmHg，自诉几年来经常感冒、咳嗽痰多，曾诊断为慢性支气管炎，经治疗不见好转，故来院要求汉方治疗，给予清肺汤服用3个月，明显好转，3年未用药。1991年9月12日来院，自诉2个月前突觉胸闷心悸、气喘加重、胸部出现持续的压痛感，经医院检查诊为心绞痛，血压160/85mmHg，心悸气喘，持续胸背痛。因有胸胁苦满，脐上动悸，予柴胡加龙骨牡蛎汤加黄连1g，葛根5g，瓜蒌2g，薤白3g，枳壳1.5g。服药1个月诸症减轻。1992年1月复诊，病痛基本消失，心电图正常，血压143/73mmHg，脉搏79次/分。

（八）男性不育症

莲田精之[12]根据辨证，将男性不育症者分为柴胡加龙骨牡蛎汤组和补中益气汤组，部分病人并用红参治疗。在至少治疗2个月后，检测R值并与治疗前比较，以R值上升3倍以上为有效。结果：有效率为57.7%（15/26）。柴胡加龙骨牡蛎汤加红参组有效率55.6%（10/18），补中益气汤加红参组40%（2/5），柴胡加龙骨牡蛎汤组40%（2/5），补中益气汤组40%（2/5）。交换药物后有效2例，各药均无效1例，停药改用其他方药有效1例。结果表明：汉方疗法对抑制精子活动力的迅速降低有效。

平松正义[13]对24例主诉不育的男性病人，每日投与柴胡加龙骨牡蛎汤7.5g（13例），补中益气汤7.5g（11例），单独服用2周。探讨了精液的改善、血中激素以及精浆锌、果糖的变化。以未服药病人精液检查精子数不足$20 \times 10^6/ml$的病例以及精子运动率不足50%，精子数不足$40 \times 10^6/ml$的病例为对象，投与前平均精子浓度、平均精子运动率、精子运动能量指数（SMEI），柴胡加龙骨牡蛎汤组依次为$24.2 \times 10^6/ml$、41.3%、62.6；补中益气组为$25 \times 10^6/ml$、37.4%、54.7。服药12周后，柴胡加龙骨牡蛎汤精子浓度明显增加（$P < 0.01$），精子运动率显著改善（$P < 0.01$），SMEI 显著改善（$P < 0.01$）。补中益气汤精子浓度明显增加（$P < 0.01$），精子运动率显著改善（$P < 0.01$），SMEI 显著改善（$P < 0.05$），血中促黄体生成素（LH）、卵泡生成素（FSH）、睾丸酮、催乳素以及精浆锌、果糖等检查，只有 FSH 有显著差异（$P < 0.01$）。

（九）精神分裂症

王明祥[14]运用柴胡加龙骨牡蛎汤治疗精神分裂症 45 例，疗效较好。临床类型：精神分裂症偏执型 23 例，单纯型 9 例，青春型 7 例，紧张型 4 例，未定型 2 例。本组所用方剂量：软柴胡 12g，生龙骨 20g（先煎），生牡蛎 20g（先煎），潞党参 15g，制半夏 12g，生大黄 10g，赤茯苓 12g，淡黄芩 12g，川桂枝 6g（去心），紫丹参 15g，生姜 3 片，大枣 6 枚。每日 1 剂，每剂 2 煎，上、下午各服 1 煎，30 剂为 1 个疗程，有效者可继服 1 个疗程，方药内容基本上不作过大范围的加减。大部分病例（35 例）配合口服小剂量抗精神病药物氯丙嗪治疗，氯丙嗪计量每日不超过200mg（个别病人氯丙嗪达每日250mg），并可长期维持服用；其中 7 例未合并小量抗精神病药物，仅仅给予一些安定、利眠宁或 50mg 非那根作安眠药物，另 3 例未用任何药物。服用 30 剂以内者 16 例，30 剂以上或连服 2 个疗程者共 29 例。见效剂数：服 5 ~ 31 剂均见效。平均见效剂数：15 剂。45 例中显著进步 31 例，进步者 8 例，无效 6 例，总有效率为 86.67%。其中合并小剂量抗精神药物达显著进步的为 26 例，进步的为 5 例，无效的为 4 例，有效率为 88.57%；未合并小剂量抗精神病药物达显著进步的为 6 例，进步和无效的各为 2 例，有效率为 80%。

（十）慢性项背疼痛

浅见隆康[15]用本方治疗 3 例慢性项背疼痛病人，均取得显著效果。

（十一）甲状腺功能亢进

田厚英—[16]以本方与炙甘草汤并用治疗甲状腺功能亢进 2 例，治疗后各项指标均正常。

（十二）痛经

贾东强[17]以柴胡加龙骨牡蛎汤合失笑散（柴胡、五灵脂、太子参、茯苓各 12g，黄芩、半夏、生姜各 10g，桂枝、大黄、蒲黄各 6g，龙骨 15g，牡蛎 30g）治疗痛经 26 例。乳房胀痛，加青皮 10g，川楝子 12g；头晕烦躁，加远志 10g，石菖蒲 12g；失眠心悸，加柏子仁、酸枣仁各 12g。结果：服用本方 10 ~ 20 剂，19 例痊愈，3 例好转，4 例无效。获愈病例 1 年随访，6 例复发，再用本方，4 例获愈，1 例好转，1 例无效。

（十三）乳腺癌术后

崔小天等[18]运用柴胡加龙骨牡蛎汤加减治疗乳腺癌术后 77 例，疗效较好，可以改善乳腺癌手术后病人不适症状，提高并维护病人的生存质量。病人要求复诊次数不少于 3 次，且连续口服柴胡加龙骨牡蛎汤治疗超过 27 剂。病人 PS 评分除 1 例在 3 分以外，其余病人均在 0~2 分，其中 0 分为 22 例，1 分为 39 例，2 分为 15 例。以柴胡加龙骨牡蛎汤为基础方加减治疗，药用：柴胡 10g，太子参 15g，生龙骨 20g，生牡蛎 20g，半夏 10g，黄芩 15g，炙甘草 10g，莪术 15g，半枝莲 20g，夏枯草 15g，浙贝母 20g 等。并在其基础上辨证施治，随症加减。睡眠欠佳者，加远志、夜交藤；烘热汗出者，加浮小麦、麻黄根；口苦口干者，加石斛、玉竹；术后上肢浮肿、活动不利者，加入五苓散；烦躁者，加入栀子、牡丹皮；便溏者，加参苓白术散；手足心热者，加入生地黄、女贞子、墨旱莲等；乏力气短者，加黄芪；肢体疼痛者，加胆南星；便秘，加当归、肉苁蓉；饮食欠佳者，加焦三仙、鸡内金。各药用量应根据病情斟酌使用。1 剂为 1.5 天量，水煎，早、晚 2 次温服，每次 50~100ml。77 例病人主要症状有 15 种，口服柴胡加龙骨牡蛎汤加减饮片对于 15 种症状的均有显著的改善作用（$P < 0.05$）。治疗前后比较，体力状况评分改善率为 42.9%，且 0~1 分和 2~3 分的病人治疗前后人数有明显差别（$P < 0.05$）。

（十四）不良反应

鄢建君[19]报道以本方治疗甲状腺功能亢进引起贫血 2 例。推测与此方中含有铅丹有关，铅中毒引起卟啉代谢紊乱，导致血红蛋白合成障碍。提示临床使用本方应予注意。

此外，柴胡加龙骨牡蛎汤还可以治疗口疮、慢性荨麻疹、梅尼埃病、阳痿、遗精、心脏神经官能症、产后脏躁、产后惊悸、产后呃逆、老年便秘、虚人感冒、更年期综合征、耳鸣耳聋、奔豚气、恶性心律失常、慢性疲劳综合征、木村病、多发性抽动症、慢性胃炎、多寐、骨性关节炎、类风湿关节炎、小儿夜啼、颞颌关节脱位、小舞蹈病等病。

参考文献

[1] 林松. 柴胡加龙骨牡蛎汤合白金丸治疗癫痫 30 例. 吉林中医药, 2001, (3): 34.

[2] 卢化平. 柴胡加龙骨牡蛎汤治疗癫痫 50 例. 四川中医, 1998, 16 (7): 36.

[3] 王锡伟. 柴胡加龙骨牡蛎汤治癫痫 10 例. 国医论坛, 1994, (6): 15.

[4] 闫炳远. 柴胡加龙骨牡蛎汤治疗癫痫 65 例. 四川中医, 2002, 20 (4): 48.

[5] 王兰. 柴胡加龙骨牡蛎汤化裁治疗眩晕患者 51 例. 河南中医, 2000, 20 (3): 12.

[6] 沈莉. 柴胡加龙骨牡蛎汤配合行为疗法治疗失眠 36 例疗效观察. 天津中医, 1999, 16 (2): 25.

［7］张丽君．柴胡加龙骨牡蛎汤治疗不寐．中医药信息，1994，（2）：44.

［8］彭光超，唐光风，周海军．柴胡加龙骨牡蛎汤加减治疗慢性盆腔炎323例．河南中医，1999，19（1）：18.

［9］张国安，杨经建．柴胡加龙骨牡蛎汤治疗消化性溃疡39例．湖南中医杂志，2000，16（4）：27.

［10］雪村八一郎．柴胡加龙骨牡蛎汤治疗甲亢引起的心功能不全症．中药药理与临床，1987，3（1）：10.

［11］矢数道明．柴胡加龙骨牡蛎汤加味治疗心绞痛．国外医学·中医中药分册，1993，15（2）：29.

［12］莲田精之．汉方治疗精子活动迅速降低的探讨．国外医学·中医中药分册，1997，19（1）：23.

［13］平松正义．柴胡加龙骨牡蛎汤、补中益气汤治疗男性不育症的经验．国外医学·中医中药分册，1993，15（3）：48.

［14］王明祥．柴胡加龙骨牡蛎汤治疗精神分裂症45例临床分析．实用中西医结合杂志，1998，11（2）：170.

［15］浅见隆康．柴胡加龙骨牡蛎汤治疗慢性项背疼痛．国外医学·中医中药分册，1996，18（4）：37.

［16］田厚英一．中药治疗甲状腺功能亢进有效2例．国外医学·中医中药分册，1997，19（4）：37.

［17］贾东强．柴胡加龙骨牡蛎汤合失笑散治疗痛经26例．浙江中医杂志，1992，（7）：301.

［18］崔小天，殷东风．柴胡加龙骨牡蛎汤加减治疗乳腺癌术后77例．辽宁中医杂志，2011，38（11）：2216.

［19］鄢建君．柴胡加龙骨牡蛎汤致贫血2例报道．四川中医，1987，5（12）：30.

六、柴胡加芒硝汤

有文献报道[1]运用柴胡加芒硝汤治疗热入血室、感冒、发热等病证，疗效较好。柴胡加芒硝汤适用于少阳病兼有里实证或大便不通，腹有坚块，苦满难解之里实证；热入血室如疟状，胸腹胀满，大便不通或坚硬者；大柴胡汤证较虚而里实不甚者，均可用本方治疗。

参 考 文 献

［1］杨百茀，李培生．实用经方集成．北京：人民卫生出版社，1996：210.

七、半夏泻心汤

（一）慢性胃炎

殷菁[1]运用半夏泻心汤加减治疗慢性胃炎124例，疗效满意。其中慢性浅表性胃炎 73 例，慢性萎缩性胃炎 51 例。主要临床表现：上腹部疼痛、胀满、痞闷阻塞感，食欲减退，嗳气吞酸等。结果：痊愈 75 例，好转 44 例，无效 5 例。

刘冬梅等[2]运用半夏泻心汤加减治疗脾胃湿热型慢性胃炎 83 例，效果较好。其中慢性浅表性胃炎 65 例，慢性萎缩性胃炎 18 例；幽门螺杆菌（Hp）阳性者 57 例。结果：近期临床治愈 51 例，显效 23 例，有效 6 例，无效 3 例，总有效率 96.39%；Hp 转阴 46 例，Hp 根除率为 80.70%。治疗后胃镜像均有改善，以充血、水肿、糜烂等急性活动性炎症像改善明显，而对黏膜色泽灰白、颗粒增生和血管透见的改善作用较差。

罗强等[3]运用半夏泻心汤治疗慢性胃炎 45 例，效果较好。结果：痊愈 30 例，好转 13 例，无效 2 例，治愈率 66.7%，总有效率 95.6%。

汪东丽[4]运用半夏泻心汤加味治疗慢性萎缩性胃炎，取得较好的疗效。73 例病人随机分为两组，两组在性别、年龄、病程、病理检查等方面无显著差别（$P > 0.05$），具有可比性。两组症状疗效比较：治疗组显效 17 例，有效 19 例，无效 7 例，总有效率 83.72%；对照组显效 3 例，有效 11 例，无效 16 例，总有效率 46.67%。两组比较，治疗组疗效明显优于对照组（$P < 0.01$）。两组胃镜、病理比较：治疗组治疗前后胃腺体萎缩程度均有显著改善（$P < 0.01$）。对照组仅腺体萎缩程度治疗前后比较无明显改善（$P > 0.05$）。治疗后胃腺体萎缩程度的改善情况治疗组明显优于对照组（$P < 0.01$ 或 $P < 0.05$）。两组治疗前后 Hp 情况比较：治疗组治疗前 Hp 阳性 29 例，阴性 14 例；治疗后阳性 12 例，阴性 31 例。对照组治疗前 Hp 阳性 19 例，阴性 11 例；治疗后阳性 15 例，阴性 15 例。两组治疗后比较，有显著性差异（$P < 0.05$）。

李克东等[5]运用半夏泻心汤加减治疗幽门螺杆菌相关性慢性胃炎 92 例，效果较好。随机分为治疗组 42 例，对照组 50 例，两组病人年龄、性别、临床主症及内镜表现均具有可比性。治疗组基本方：半夏 10g，干姜 10g，党参 15g，黄芩 10g，黄连 10g，吴茱萸 6g，枳实 8g，炙甘草 10g，大枣 5 枚。胃脘痛较甚者，加延胡索 10g；反酸甚者，加瓦楞子 10g；呕吐较甚者，加陈皮 10g；腹胀嗳气者，加川厚朴 10g；有内热，舌苔黄燥者，可重用黄连，减少干姜用量；舌苔厚腻者，加白术 10g、佩兰 10g；大便秘结者，加大黄 8g。水煎服，1 日 1 剂，早、晚空腹服用为宜，14 天为 1 个疗程。对照组给予丽珠胃三联，枸橼酸铋钾片 220mg，每日 2 次，早、晚餐前 30 分钟空腹服用；替硝唑片 500mg，每日 2 次，早、晚餐后服用；克拉霉素片 250mg，每日 2 次，早、晚餐后服用。14 天为 1 个疗程。腹痛明显者，加雷尼替丁 150mg，早、晚各 1 次口服；上腹饱胀、嗳气明显者，加多潘立酮 10mg，每日 3 次，饭前口服。结果：临床表现上，治疗组显效 29 例，好转 11 例，无效 2 例，总有效率为 95.2%；对照组显效 31 例，好转 15 例，无效 4 例，总有效率为 92%。两组总有效率比较，$P > 0.05$。治疗组复查胃镜 24 例，显效 13 例，好转 11 例，总有效率为 100%；对照组复查胃镜 29 例，显效 12 例，好转 15 例，无效 2 例，总有效率为 93.1%。两组总有效率比较，$P > 0.05$。全部病例均复查 C－尿素呼气试验，治疗组 Hp 阴性 34 例，阳性 8 例，有效率为 80.9%；对照组 Hp 阴性 38 例，阳性 12 例，有效率为 76%。两组有效率比较，$P > 0.05$。治疗期间，治疗组无明显不良反应；对照组有 8 例出现上腹不适、恶心，2 例出现头晕、头痛，1 例出现皮疹。

柴可夫等[6]用半夏泻心汤治疗幽门螺杆菌相关性胃炎，效果较好。随机分为半夏泻心汤组和痢特灵组。多数病人有情志不畅、饮食失节、饥饱无常等病史。治疗前曾接受过中、西药治疗。两组按顺序随机分组，年龄、性别、病程、症状情况相近，无统计学差异（$P > 0.05$），具可比性。治疗结果：半夏泻心汤组治愈 36 例，显效 22 例，好转 9 例，无效 5 例，总有效率为 93%；痢特灵组治愈 13 例，显效 9 例，好转 5 例，无效 13 例，总有效率 68%。半夏泻心汤组疗效高于痢特灵组（$P < 0.05$）。在治疗中观察到，胃黏膜炎变程度与临床症状不完全一致，幽门螺杆菌清除率与临床症状的改善也不完全平行。

（二）慢性溃疡性结肠炎

彭国英[7]运用半夏泻心汤和桃花汤治疗慢性溃疡性结肠炎病人 58 例，疗效较好。所有病例均表现有不同程度的大便次数增多，质稀，有黏液或脓血，伴腹痛，里急后重，可持续或反复发作。多因饮食不调或情志因素而诱发。方药：半夏 12g，黄芩 15g，黄连 8g，党参 12g，赤石脂 30g（其中 15g 入煎剂，15g 研粉冲服），薏苡仁 30g（代粳米），干姜 6g，大枣 5 枚，炙甘草 10g，白术 15g，木香 10g，煨豆蔻 10g。便血者，加地榆炭、赤芍；脾肾阳虚，加肉桂、补骨脂；病程较长，久泻滑脱，加诃子。水煎，每日 1 剂。服药期间忌食生冷油腻及刺激性食物。结果：58 例中临床治愈 18 例，有效 35 例，无效 5 例，有效率为 91.38%。治疗时间最长 3 个疗程，最短 1 个疗程。5 例无效的病人其病程均超过 10 年，可见发病时间的长短与治疗效果有关。复发病人再次服用仍然有效。

陈小刚等[8]运用半夏泻心汤加味治疗慢性非特异性溃疡性结肠炎 60 例，效果较好。组间的临床类型及病情程度等资料具有可比性。随机分为三组：口服组 20 例，灌肠组 20 例，口服加灌肠组 20 例。口服组，临床治愈 6 例，显效 4 例，有效 4 例，无效 6 例，总有效率 70%；灌肠组临床治愈 5 例，显效 4 例，有效 6 例，无效 5 例，总有效率 75%。两组间总有效率差异无显著性意义（$P > 0.05$）。口服加灌肠组临床治愈 11 例，显效 5 例，有效 3 例，无效 1 例，总有效率为 95%，分别与上两组比较，其总有效率差异有显著性意义（$P < 0.05$）。

（三）胆汁反流性胃炎

邹春光等[9]运用半夏泻心汤加味治疗胆汁反流性胃炎 70 例。所有病人主要临床表现均为上腹部胀痛、恶心、口苦、食欲不振等。方药：半夏、干姜、甘草、大枣各 10g，黄连 6g，党参、木香、厚朴、郁金各 12g，蒲公英 15g。如有便秘者，加枳实、大黄；寒证明显者，加吴茱萸、肉桂；夹食滞者，加焦三仙；恶心，加竹茹、生姜；嗳气者，加代赭石、旋覆花。每天 1 剂，煎 2 次取汁 300ml，分早、晚餐前半小时服，连续服用 1 个月。疗程结束后，立即复查胃镜，与治疗前检查对比，观察治疗后的变化。结果：显效 51 例，有效 14 例，无效 5 例，无 1 例发生不良反应。

阮宗武等[10]用半夏泻心汤治疗胆汁反流性胃炎 40 例，效果较好。结果：痊愈 20 例，好转 16 例，无效 4 例，其中 3 例随后做手术治疗，总有效率 90%。

闫英华[11]运用半夏泻心汤加减治疗胆汁反流性胃炎 52 例，疗效较好。52 例病人均有胃脘胀疼痛、嗳气、灼热感，或恶心呕苦。胃肠钡剂检查提示为胃窦炎。方药：半夏、黄芩、黄连、干姜、太子参、白芍、枳壳、甘草。纳食不佳者，加白术、茯苓，枳壳易枳实；嗳气频作者，加沉香曲、代赭石；痛似针刺者，加九香虫、青皮；大便溏泄者，干姜易炮姜；夜半痛醒、汗出怕冷者，加熟附子，去半夏、太子参、干姜；乏力短气者，加百合等。每日 1 剂，水煎。连续服药 2 个月为 1 个疗程，52 例病人连续服药 2 个疗程。统计疗效如下：痊愈 16 例，显效 18 例，有效 14 例，无效 4 例，总有效率达 92.3%。

覃祥耀[12]运用半夏泻心汤治疗胆汁反流性胃炎 30 例，与单纯用西药雷尼替丁合多潘立酮相比，其总有效率高达 96.67%，而仅用西药的总有效率 80.00%，差异具有统计学意义（$P < 0.05$）。

（四）十二指肠炎

朱琳[13]运用半夏泻心汤加减治疗十二指肠炎 16 例，效果较好。主要表现为消化不良，上腹胀，嗳气，反酸，恶心呕吐，舌红、苔黄腻，脉弦滑。半夏泻心汤药物组成：制半夏、黄芩、茯苓、枳壳各 10g，黄连 3g，砂仁 4g，薏苡仁 30g，厚朴 15g。酸水多，加吴茱萸、煅瓦楞子各 3g，煅乌贼骨 30g；嗳气、呕吐明显，加代赭石 15g，旋覆花 3g。每天 1 剂，水煎 2 服，早、晚各 1 次。治疗结果：16 例中，经过半个月治疗，症状消失，未见复发者 10 例，4 例病人症状已缓，2 例疗效不佳。

（五）胃窦炎

龙敏丽[14]运用半夏泻心汤加减治疗胃窦炎 62 例，疗效较好。本组均以半夏泻心汤为基本方加减治疗。方药：姜半夏 15g，黄芩 6g，黄连 6g，干姜 10g，甘草 6g，白芍 12g，党参 15g，大枣 10g。临证加减：单纯性胃窦炎，加佛手 10g，砂仁 6g，厚朴 10g；伴幽门痉挛者，加公丁香 6g，柿蒂 10g；伴高血压者，加代赭石 15g，夏枯草 15g，天麻 10g。每天 1 剂，水煎温服。结果：62 例中，显效 48 例，好转 12 例，无效 2 例，总有效率 96.8%。本组服药最多者 18 剂，最少者 6 剂，平均 12 剂。服药期间未发现任何不良反应。

（六）肠易激综合征

卓立甬[15]运用半夏泻心汤加减治疗肠易激综合征 59 例，取得较好疗效。右下腹或脐周疼痛不适，大便黏液，便秘与腹泻交替出现，大便常规正常，钡剂灌肠造影无异常，排除器质性病变。方用半夏泻心汤加减：半夏 12g，黄芩 12g，黄连 4g，木香 12g，石榴皮 15g，白芍 15g，吴茱萸 2g，生大黄 10g。偏寒者见大便溏泄、舌质淡、苔白腻，则改生大黄为制大黄 10g，加厚朴 12g，防风 12g；伴失眠、焦虑者，加石菖蒲 12g，茯苓 12g，薏苡仁 30g。每日 1 剂，水煎服 2 次。结果：治愈 29 例，显效 10 例，好转 16 例，无效 4 例，总有效率为 93%。

崔新成[16]用半夏泻心汤加味治疗肠易激综合征 96 例，效果较好。结果：经 2 个疗程治疗，显效 63 例，有效 23 例，无效 10 例，有效率 89.6%。

（七）不全性幽门梗阻

林群莲等[17]用半夏泻心汤治疗不全性幽门梗阻 41 例，近期疗效较为满意。其中十二指肠球部溃疡 33 例（其中球部溃疡合并胃炎 7 例），胃溃疡 2 例，慢性胃炎 6 例。所有病人均有胃痛病史，长者达 25 年，短者有 1 年；多伴有朝食暮吐，暮食朝吐，或食下一二小时吐出，或宿食不化。方药：半夏、干姜、黄连、黄芩、党参、大枣、甘草、生大黄。每日 1~2 剂。加减：寒重者，倍用干姜，或加淡附子；热重者，倍用黄连或黄芩，并可酌加蒲公英；呕吐酸臭者，加建曲、炒谷麦芽；呕吐痰涎者，加砂仁、桂枝；大便干结者，加生大黄粉 2~4g，冷开水稀释后胃管注入，1 日 1~2 次，以大便日行 2~3 次为佳。笔者治反胃，生大黄必用，少量用 3~6g 以健胃，大量用 10~15g 以通腑。必要时配合西药补液等支持疗法，但不用抗生素及其他胃药。结果：本组病例一般在服药 3 剂后症状减轻，5~7 剂后均能控制症状。26 例显效，9 例好转，6 例无效，其中属外科梗阻者 4 例，肿瘤者 2 例。总有效率为 85.37%。

（八）十二指肠壅积症

崔骞等[18]运用半夏泻心汤加减治疗十二指肠壅积症 48 例，效果较好。48 例中，均经 X 线透视确诊，并排除肿瘤等疾病。组成方药：紫苏梗 30g，槟榔、石菖蒲各 15g，半夏 12g，黄芩、干姜、人参、黄连、炙甘草各 9g。每日 1 剂，水煎服。服药期间，禁食鸡、鱼、茶、辣及绿豆等食品。气滞重，加柴胡、青皮；脾胃气虚重，加黄芪、当归、升麻；呕重，加旋覆花、竹茹、白蔻仁等。结果：治愈 32 例，有效 12 例，无效 4 例，总有效率 91.7%。

（九）痞证

谢辅弼[19]运用半夏泻心汤加减治疗痞证 44 例，疗效较好。44 例中均以上腹痞塞，心下如有物阻为主症，多数感觉饮食后痞塞感加重，以手触按，小有抵抗感。

兼有腹胀，腹痛，腹泻，便溏，大便干结，口干苦。以半夏泻心汤去大枣加枳实、建曲为主：党参15～30g，干姜6g，半夏10～15g，黄连6g，黄芩10～15g，枳实10～15g，甘草6g，建曲15g。水煎服，每日1剂。舌红或苔腻，以泡参或太子参易党参；舌苔少或无苔，以北沙参易党参，加麦冬、石斛各15g；腹胀，加厚朴、木香各15g，甚则加青陈皮、槟榔各10g；胁肋胀满，加香附、佛手各15g，柴胡10g；腹痛，加延胡索10～15g，鸡血藤30g；热痛，加炒川楝子15g；疼痛喜按，加白芍30～60g，甘草增为10～15g；食后痞塞，加鱼腥草30g，鸡内金15g，炒莱菔子15g；恶心呕吐，加藿香10～15g；口苦，加竹茹20g；大便溏，加白扁豆30g，车前子15g；便清如水，加茯苓、猪苓各30g，泽泻20g，荷叶15g；腹中肠鸣，加大腹皮20g，生姜6g；反酸，加吴茱萸6g，煅瓦楞子30g；恶寒，加紫苏叶10g，或桂枝10g；寒热往来，加柴胡15g，或青蒿6g；口干思冷饮，加生石膏30g，知母10g；口舌生疮，加白及15～30g，贝母15g；大便干结，加火麻仁30g，白芍20g。服药3剂，有13例痊愈；服药6剂，又有29例治愈；服药9剂治愈1例；仅有1例无效，总有效率达97.73%。

（十）中焦湿阻

李宁红等[20]运用半夏心汤加减治疗甲硝唑所致中焦湿阻24例，疗效较好。其中牙龈炎13例，附件炎10例，骨折并感染1例。治疗方法：清中焦湿热、健脾畅中。半夏泻心汤主方：干姜9g，半夏9g，黄芩9g，黄连9g，党参15g。加减：偏湿重者，加薏苡仁、滑石、藿香、佩兰、砂仁、白豆蔻；偏热重者，加制大黄、炒栀子；脘胀，加厚朴、陈皮；腹泻便溏，加炒白术、茯苓、焦楂曲、车前草。1个疗程1周。结果：治愈10例，好转13例，无变化1例，总有效率96%。

（十一）胃节律紊乱综合征

潘建华等[21]运用半夏泻心汤治疗胃节律紊乱综合征120例，疗效较好。治疗组120例，对照组80例，其性别、年龄、症状等与治疗组无明显差异。治疗组选半夏泻心汤加减：姜半夏6～12g，干姜6～10g，黄连3～6g，黄芩6～10g，党参10～15g，厚朴10g，枳实10g，莪术10～15g，生姜30g，大枣5枚。每日1剂，水煎服。嗳气、呃逆，加降香10g，代赭石15～30g；反酸，加浙贝母（打碎）10g，乌贼骨15g；胃寒，加吴茱萸6～10g；胃热、便干、口臭，去干姜、党参，加大黄10～15g；痛甚，加白芍15～30g，五灵脂10g；脐中悸动，加茯苓15g，生牡蛎（先下）30g。对照组予多潘立酮10mg，谷维素20mg，每日3次，口服。以上两组均以14天为1个疗程，停药3天，复查胃电图以观察疗效。结果：治疗组中临床治愈77例，好转38例，无效5例，有效率95.83%；对照组中临床治愈16例，好转23例，无效41例，有效率48.75%。经统计学处理，两组疗效有非常显著差异（$P < 0.01$）。3个月后，治疗组临床治愈者中46人获得随访，复发5人，占随访者的10.87%；对照

组临床治愈者中14人获得随访，复发8人，占随访者的57.14%。

（十二）胃痛

周志龙[22]运用半夏泻心汤治疗胃痛300例，疗效较好。其中胃及十二指肠炎症233例，消化性溃疡67例。半夏泻心汤基本方：清半夏10～15g，干姜2g，黄芩、党参各15g，黄连、炙甘草各6g，大枣6枚。每日1剂，水煎服。若热盛，口苦口干，大便秘结者，加生大黄10～15g，芒硝6～10g；反酸者，加吴茱萸2g；吐酸者，加吴茱萸2g，乌贼骨、浙贝母各15g，煅瓦楞子30g；口干黏腻，大便不爽有痰热者，加瓜蒌子30g，竹茹15g，枳实10g；热伤血络便血者，加用生大黄粉12g（分2次吞服），炒蒲黄20g，阿胶珠10～15g；肝郁者，加柴胡、香附、枳壳各15g；热盛伤阴者，加白芍15g，麦冬12g；脘腹痞胀，食后尤甚，嗳气则舒者，加木香6～10g，枳实10～15g；若大便通畅，但嗳气、呃逆或恶心呕吐者，加旋覆花12g，代赭石20g；夹有瘀血，疼痛剧烈者，加失笑散20～30g，赤、白芍各15g；脾胃虚寒者，去黄芩，黄连减至2～3g，干姜加至6～15g，加制附子10～15g；呕吐者，加生姜6片，清半夏加至25～30g；若其人不呕，胃中寒气上冲胸咽者，加桂枝15g，炒白芍9g；脾不统血黑便者，去黄芩、黄连加黄芩炭12g，炮姜炭10g易干姜，加制附子10～15g，赤石脂20～30g，生地黄10g，阿胶10g；兼食滞者，加焦三仙15～30g；慢性炎症脾胃气虚者，以人参健脾丸善后。结果：治愈294例，有效6例，总有效率100%。

葛传富[23]用本方治疗老年胃痛48例，疗效较好。基本方：半夏12g，黄芩、党参、大枣各10g，黄连、干姜、甘草各6g。胃痛甚，加延胡索、五灵脂；胃脘痞塞，加枳实、木香；气血虚弱，加黄芪、当归；腹中肠鸣，加防风、白芍；便血，加白及、地榆；脾虚，加山药；大便清稀，加葛根、车前子；食滞胃肠，加山楂。每日1剂。胃痛消失，改用益气健脾理气法善后。结果：治愈13例，显效24例，有效8例，无效3例。

（十三）小儿寒热夹杂泄泻

任军芳[24]运用半夏泻心汤小儿寒热夹杂泄泻90例，疗效较好。其中急性泄泻9例，迁延性泄泻47例，慢性泄泻34例；病程最长者3个月，最短者3天。80%的病人使用过多种抗生素治疗。基本方：半夏、党参各6～9g，黄连、干姜、甘草各1～3g，黄芩4～9g，大枣2～4枚。该量为1～5岁患儿1天量，每日1剂，水煎4次分服。加减：大便有不消化物，舌苔厚者，加六曲、麦芽各6～9g；大便清稀如水，寒湿盛者，加车前子6～9g；大便滑脱不禁，伴有脱肛者，加升麻1.5g；面色苍白，贫血严重者，加当归6～9g；舌苔厚腻伴宿食者，加炒大黄3～5g；夜卧不安，阵阵哭叫者，加朱砂0.5g，分次冲服。结果：痊愈25例，显效43例，好转19例，无效3例，总有效率96.7%。

（十四）重症恶阻

姚秀琴[25]用半夏泻心汤加味治疗重症恶阻36例，疗效较好。临床表现主要为恶心呕吐，不能进食，食后呕吐更甚，甚则呕吐物呈咖啡色。治疗方法：半夏泻心汤加砂仁9g（后入），陈皮6g，续断、炒杜仲各15g，柿蒂7个。1日1剂，水煎服。寒重者，减黄芩、黄连用量，加吴茱萸、生姜；热重者，去干姜加生姜、竹茹；呕吐痰涎多者，加茯苓。结果：36例中，服药3剂治愈12例，服6剂治愈15例，服7~12剂治愈9例，总有效率为100%。

（十五）肿瘤化疗引起的消化道反应

赵国华[26]运用半夏泻心汤治疗肿瘤化疗引起的消化道反应，共128例。本组病例均在化疗后1~3天出现脘腹痞满，纳呆，恶心、呕吐，部分病人伴有腹痛肠鸣泄泻。继续用药症状日益加重，多数病例用胃复安、非那根、维生素B6等药而症状未能解除。半夏泻心汤治疗方法：半夏12g，黄芩9g，黄连6g，干姜9g，党参12g，炙甘草6g，大枣10g。恶心呕吐明显，加代赭石30g，旋覆花10g；厌食明显，加莱菔子12g，炒麦芽12g；腹痛明显，加延胡索20g，白芍15g；腹泻甚，加茯苓15g，炒白术12g。每日1剂，水煎服，分多次少量温服，一般服3~6剂。结果：显效86例，有效39例，无效3例，总有效率为97.66%。

（十六）食管癌吞咽梗阻

范准成等[27]运用半夏泻心汤治疗食管癌吞咽梗阻51例，疗效较好。方药组成：半夏、党参各10g，黄芩12g，干姜5g，黄连8g，甘草5g，大枣3枚。水煎服，每日1剂。大便干结，体质不虚者，加生大黄5~10g泄热通便；体质虚者，加瓜蒌15~30g，火麻仁10~15g润之，使大便保持通畅，以1~2天1次为宜，大便通畅，吞咽梗阻可随之缓解；舌红少津，津伤较甚者，去党参、干姜，加沙参、生地黄、石斛、麦冬等以滋养阴液；嗳气呕吐明显，加旋覆花、代赭石以和胃降逆。结果：显效26例，有效14例，无效11例。维持吞咽进食顺利最长者28个月。通过观察证明，本方可使食管癌的吞咽梗阻症状很快好转。

（十七）慢性肾衰竭

刘晶[28]以半夏泻心汤治疗慢性肾衰竭56例，疗效较好。治疗方法：本组全部应用半夏泻心汤。肾阳虚，加炮附子、肉桂；脾虚，加白术；浮肿尿少，加茯苓、泽泻；皮肤瘙痒，加白鲜皮。结果：显效23例，好转27例，无效6例。

（十八）慢性酒精性结肠炎

高新明[29]以半夏泻心汤辨证根治慢性酒精性结肠炎80例。在80例病人中曾经用西医学确诊病例70例，占87.5%；而以临床表现印象诊断病例10例，占12.5%（多为年轻病人）。都可据病情用半夏泻心汤加减治疗，同时注意饮食方面忌酒、性凉、辛辣以及不易消化食物；起居方面不宜与阴凉及不洁环境接触。半夏泻心汤组成：半夏半升（洗），黄芩、干姜、人参、甘草（炙）各三两，黄连一两，大枣十二枚（擘）。以水一斗，煮取六升，去滓，再煎取三升，温服一升，一日三次。加减变化：①食积——神曲、焦槟榔，消食化积；②气滞——枳实、升麻，开结散滞；③痛重——延胡索、枳壳，理气止痛；④泻重——五味子、槟榔，固涩升提。显效：腹痛、腹泻、腹胀明显好转，食欲激增；停药观察 6 个月无复发。有效：腹痛、腹胀明显好转，但是，若不注意饮食及起居，可有或偶有腹胀、腹泻症状。无效：以上症状未得到缓解。在 60 例病人中显效 59 例，有效 1 例，无效 0 例，显效率98.33%，总有效率 100%。治疗疗程长短不一，病程长则疗程相对长，不按时用药、不注意饮食及起居则相对长。

（十九）胃缓（胃下垂）

曾华云等[30]以半夏泻心汤合半夏厚朴汤加减治疗胃缓 32 例。32 例病人均为1996 年至 2002 年门诊病人。全部病例符合《3200 个内科疾病诊断标准》。全部病人均行胃钡餐透视确诊胃下垂。基本方：人参 12g，法半夏 15g，茯苓 15g，大枣 30g，干姜 8g，黄芩 12g，黄连 8g，厚朴 15g，广木香 15g，生甘草 15g。中气下陷（面色萎黄，精神倦怠，不思饮食，食后脘腹痞满，嗳气不舒，或者腹胀而坠，或有呕吐清水痰液，肌肉瘦削，舌淡苔薄，脉象缓弱），加黄芪 30g，升麻 15g，柴胡 15g；阴虚夹湿（热）（形体消瘦，面色略红，唇红而燥，口苦口臭，口渴喜饮或不多饮，嗳气频繁，食后腹胀满，烦闷不舒，大便干结，舌红、苔少或黄腻，脉象细数或弦数），加石斛 15g，麦冬 15g，薏苡仁 30g；脾虚气滞（自觉胀满较甚，进食后坠痛，平卧则坠痛消失，舌淡、苔薄白，脉细或弦），加延胡索 15g，川楝子 12g，佛手 15g。治愈：临床症状消失，X 线检查：示胃角部或胃幽门管在髂嵴连线之上。好转：临床症状改善，X 线检查示胃角部或胃幽门管位置较治疗前上升。无效：临床症状无改善，X 线检查示胃角部或胃幽门管位置无变化。治疗结果：经治最短 21 天，最长 90 天，平均 33 天。32 例中治愈 16 例，占 50%；好转 14 例，占 43.75%；无效 2 例，占 6.25%。

（二十）寒热错杂型便秘

张颖东等[31]报道半夏泻心汤加减治疗便秘 40 例。并经纤维结肠镜等相关检查，排除器质性病变。本组 50 例均采用半夏泻心汤加减治疗，方药组成：法半夏 10g，干姜 10g，黄连 10g，黄芩 10g，党参 20g，炙甘草 6g。若伤阴明显，出现口干，多饮，舌边尖红少津者，加玄参 10g，麦冬 10g，决明子 15g，以滋阴润肠；若气滞明显者，病人腹胀，嗳气，舌苔厚腻，加砂仁 10g，莱菔子 15g，以行气消导；若气虚明显者，出现气短，乏力，舌淡苔白，加白术 20g，茯苓 15g，以益气健脾；若内有热结者，病人大便较干，便下困难，酌加生大黄 6～10g，以攻下。服用方法：水煎服，每日 1 剂，每次 150~200ml，1 日 2~3 次，5 天为 1 个疗程。治疗 2 个疗程后观察疗效。治愈：症状消失，每天排便 1~2 次，解时通畅，停药后大便保持通畅 3 个月以上。显效：症状明显改善，2 天内最少排便 1 次，停药后大便通畅保持 1 个月以上。有效：症状有所改善，服药期间大便通畅，停药后大便欠畅；无效：症状无改变。治疗结果：治愈 8 例，显效 12 例，有效 20 例，总有效率 100%。

(二十一) 消化道溃疡

罗玉昆[32]报道了半夏泻心汤治疗消化道溃疡 62 例。采用半夏泻心汤加减治疗，药物组成：半夏 15g，党参 20g，黄芩 10g，黄连 5g，干姜 10g，煅瓦楞子（先煎）30g，乌贼骨 12g，白及 15g，山药 20g，炒没药 10g，芦子 15g，白芍 20g，鸡内金 12g，大枣 10g，炙甘草 5g。临床随症加减：脘胀、嗳气，加紫苏梗、佛手、香附；烧心反胃，加蒲公英；大便色黑，加地榆炭 15g；刺痛固定，加延胡索 15g，九香虫 10g，失笑散 12g。每日 1 剂，水煎 450ml，分早、中、晚 3 次服用，忌食酸冷、辛辣之品，10 剂为 1 个疗程，2 个月后复诊。62 例病人治疗后，治愈 40 例，好转 20 例，无效 2 例，总有效率 97%。

此外，半夏泻心汤还可以治疗复发性口疮、癌性顽固性呃逆、冠心病、功能性消化不良、胃食管反流症、反流性食管炎、颞下颌关节紊乱综合征、痤疮、消化道肿瘤、失眠、脱发、阳痿、湿疹、原发性痛经、Barrett 食管、胃肠道息肉等病。

参 考 文 献

[1] 殷菁. 半夏泻心汤加减治疗慢性胃炎 124 例临床观察. 北京中医，2001，(3)：15.

[2] 刘冬梅，汤学勤. 半夏泻心汤加减治疗脾胃湿热型慢性胃炎 83 例. 山东中医药大学学报，1998，25 (5)：35.

[3] 罗强，曹小菊. 半夏泻心汤治疗慢性胃炎 45 例. 陕西中医学院学报，2001，24 (2)：23.

[4] 汪东丽. 半夏泻心汤加味治疗慢性萎缩性胃炎临床研究. 河北医学，2001，7 (10)：876.

[5] 李克东，李芳霞. 半夏泻心汤加减治疗幽门螺杆菌相关性慢性胃炎 42 例. 中国中医药信息杂志，2002，9 (9)：50.

[6] 柴可夫，胡补菊. 半夏泻心汤治疗幽门螺杆菌相关性胃炎 72 例临床观察. 新中医，1994，26 (3)：20.

[7] 彭国英. 半夏泻心汤合桃花汤治疗慢性溃疡性结肠炎 58 例. 河南中医，2001，21 (3)：6.

[8] 陈小刚，曲晓璐. 半夏泻心汤加味治疗慢性非特异性溃疡性结肠炎 60 例临床观察. 湖南中医学院学报，2000，20 (2)：49.

[9] 邹春光，李延超. 半夏泻心汤加味治疗胆汁反流性胃炎 70 例. 新中医，2001，33 (7)：20.

[10] 阮宗武，徐兆山. 半夏泻心汤治疗胆汁反流性胃炎 40 例. 四川中医，1998，16

（9）：19.

［11］闫英华．半夏泻心汤加减治疗胆汁反流性胃炎 52 例．浙江中医学院学报，1997，21（4）：40.

［12］覃祥耀．半夏泻心汤治疗胆汁反流性胃炎 30 例．中国中医药现代远程教育，2014，12（9）：55.

［13］朱琳．半夏泻心汤加减治疗十二指肠炎 16 例．四川中医，2001，19（5）：48.

［14］龙敏丽．半夏泻心汤加减治疗胃窦胃炎 62 例．湖南中医杂志，1997；13（1）：30.

［15］卓立甬．半夏泻心汤加减治疗肠易激综合征 59 例．山西中医，2001，17（1）：54.

［16］崔新成．半夏泻心汤加味治疗肠易激综合征 96 例．安徽中医临床杂志，2000，12（4）：279.

［17］林群莲，黄发盛．半夏泻心汤治疗不全性幽门梗阻 41 例．浙江中医杂志，1994，29（3）：104.

［18］崔骞，刘其平，冀志芹，等．半夏泻心汤加减治疗十二指肠壅积症 48 例．四川中医，1996，14（10）：31.

［19］谢辅弼．半夏泻心汤加减治疗痞证 45 例一得．甘肃中医，1997，10（4）：16.

［20］李宁红，丁悟冒，李岚萍．半夏泻心汤加减治疗甲硝唑致中焦湿阻 41 例．长春中医学院学报，1996，12（12）：41.

［21］潘建华，冯冬梅，蒋兰矩．半夏泻心汤治疗胃节律率乱综合征 120 例．国医论坛，1997，12（4）：10.

［22］周志龙．半夏泻心汤治疗胃痛 300 例．陕西中医，1997，18（7）：299.

［23］葛传富．半夏泻心汤治疗老年胃痛 48 例．四川中医，1996，14（10）：32.

［24］任军芳．半夏泻心汤治疗小儿寒热夹杂泄泻 90 例．陕西中医，1996，17（8）：344.

［25］姚秀琴．半夏泻心汤加味治疗重症恶阻 36 例．山东中医杂志，1997，16（9）：405.

［26］赵国华．半夏泻心汤在食管癌化疗中减毒作用的临床观察．中医研究，1996，9（2）：40.

［27］范准成，李密英．半夏泻心汤治疗食道癌吞咽梗阻 51 例．陕西中医，1996，17（11）：488.

［28］刘晶．半夏泻心汤治疗慢性肾功能衰竭 56 例．实用中医内科杂志，1996，10（1）：43.

［29］高新明．半夏泻心汤辨证根治慢性酒精性结肠炎．中医临床研究，2012，4（13）：98.

［30］曾华云，何秉政．半夏泻心汤合半夏厚朴汤加减治疗胃缓 32 例．光明中医，2006，21（6）：48.

［31］张颖东，蒋丽珠．半夏泻心汤加减治疗便秘 40 例．云南中医中药杂志，2012，33（8）：83.

［32］罗玉昆．半夏泻心汤治疗消化道溃疡 62 例．云南中医中药杂志，2013，34（8）：40.

八、甘草泻心汤

（一）糖尿病胃轻瘫

王聪一[1]应用甘草泻心汤加减治疗糖尿病胃轻瘫32例，取得显著疗效。在控制血糖和纠正水电解质失衡的基础上，应用甘草泻心汤加减治疗。药物组成：炙甘草12g，黄芩9g，半夏12g，大枣15g，黄连9g，干姜6g，人参9g，吴茱萸6g，陈皮12g，枳实9g，鸡内金10g。每日1剂，水煎服，7日为1个疗程。连服1～3个疗程。结果：痊愈18例，好转10例，无效4例，总有效率为87.50%。

（二）慢性胃炎

文红梅[2]运用甘草泻心汤治疗慢性胃炎42例，疗效满意。慢性浅表性胃炎28例，慢性萎缩性胃炎14例。均有不同程度的上腹疼痛痞硬，食欲减退，嗳气反酸，肠鸣下利，均经胃镜检查确诊为慢性胃炎。均用甘草泻心汤治疗：炙甘草12g，半夏12g，干姜9g，黄芩9g，黄连3g，大枣12g，人参9g。视寒热偏盛的程度，调整干姜、黄连的用量，水煎，分2次服，1日1剂，10天为1个疗程。结果：42例中治疗1个疗程者30例，2个疗程12例；痊愈者27例，好转10例，无效5例。

刘子祥[3]运用甘草泻心汤加减治疗慢性胃炎60例，取得满意疗效。病人均以上腹胀满、疼痛、嗳气、饱胀为主要症状。慢性浅表性胃炎40例，慢性糜烂性胃炎13例，胆汁反流性胃炎6例，慢性萎缩性胃炎1例。治疗方法：以甘草泻心汤为基础方治疗。药物组成：法半夏、黄芩各10g，黄连、干姜各6g，党参20g，大枣10枚，炙甘草15g。加减：恶心嗳气甚者，加竹茹15g，柿蒂10g；反酸者，加海螵蛸30g；胃脘痛甚者，加延胡索、川楝子各15g；舌红、少苔或无苔，脉细数者，去党参、干姜，加石斛、北沙参、麦冬各15g；食积者，加山楂、枳壳各15g，神曲30g。每天1剂，水煎2次，分早、晚餐前半小时服用，治疗6周统计疗效。治疗结果：显效45例，好转13例，无效2例。

（三）肠易激综合征

李荣[4]运用甘草泻心汤加减治疗肠易激综合征18例，效果较好。病程1年以内者3例，1～3年者12例，3年以上者3例。所有病例均有反复发作的腹痛，尤以左上腹及上腹、脐周痛为多见，伴有泄泻、便秘交替出现。处以甘草泻心汤加减：炙甘草、半夏各12g，干姜、大枣各10g，黄连9g，党参、白芍各20g。每日1剂，分2次服，一般服4～6周。结果：治愈12例，有效4例，无效2例。

万志成[5]运用甘草泻心汤加减治疗肠道易激综合征23例，疗效满意。结果：23例中，治愈15例，有效6例，无效2例。

（四）复发性口腔溃疡

牛舜宝等[6]运用甘草泻心汤治疗复发性口腔溃疡18例，效果较好。其中病程最短的 1 年，最长的 7 年；全部病例均有复发史，最多复发过 9 次。药物组成：生甘草 12g，法半夏 15g，黄芩 9g，党参 10g，干姜 9g，黄连 6g，大枣 3 枚。水煎服，每日 1 剂，煎 2 次，早、晚饭后分服。4 ~ 7 天为 1 个疗程，最短 3 ~ 5 天，最长 5 ~ 10 天。结果：18 例中经用此法治疗 3 ~ 10 天痊愈，半年后随访无 1 例复发。

张寿清等[7]运用甘草泻心汤治疗复发性口腔溃疡 87 例，并与以牛黄解毒片口服，冰硼散外敷对照组 30 例相比，效果满意。两组病人的性别、年龄、病程，经统计学处理 $P > 0.05$，具有可比性。临床表现为反复发作单个或多个口腔溃疡，2 次发作间隔时间少于 1 个月或此起彼伏。治疗组：采用甘草泻心汤加减。药物组成：生甘草 60g，黄连 15g，黄芩 30g，党参 30g，干姜 15g，半夏 15g，苦参 30g。热盛者，加牡丹皮 15g，生地黄 15g；阴虚明显者，加玄参 15g，麦冬 15g；疼痛剧烈者，加川芎 12g；病程过长者，加阿胶 10g（烊化），白术 15g。对照组：口服牛黄解毒片，每次 3 片，每日 3 次；冰硼散适量，敷于患处。结果：治疗组 87 例，痊愈 67 例，显效 15 例，有效 4 例，无效 1 例；对照组 30 例，痊愈 2 例，显效 16 例，有效 12 例。两组总有效率分别为 98.8%、100%，经统计学处理 $P > 0.05$；治疗组与对照组治愈率有显著差异，分别为 77.0% 和 6.7%（$P < 0.01$）。

谷海亮[8]运用甘草泻心汤治疗口腔溃疡 21 例，疗效显著。21 例中，单发溃疡 5 例，多发溃疡 16 例；其中半年内发生 2 ~ 3 次以上者 13 例，此 13 例病人大多应用过维生素 B_2、冰硼散，内服中药或外部涂药治疗，因效不佳而改用本方。治疗结果：痊愈 18 例，有效 3 例。

董梅林等[9]运用甘草泻心汤治疗复发性口腔溃疡 64 例，治愈 48 例，显效 11 例，有效 3 例，无效 2 例，总有效率为 96.9%。随访 1 年未复发者 48 例，1 年内有复发、间歇期 1 ~ 3 个月为 16 例，复发后仍用上方治疗 2 ~ 4 剂后痊愈。在服药过程中未发现任何不良反应。

（五）带状疱疹

刘敏等[10]从 1987 - 1991 年应用甘草泻心汤加减治疗带状疱疹 40 例，取得良好效果，并与对照组进行了疗效对比。所有病人均有典型皮疹，疼痛明显，受累局部淋巴结肿大疼痛。治疗组治疗方法：生甘草 10g，黄连 10g，黄芩 10g，干姜 3g，法半夏 10g，党参 10g，大枣 2 枚，丹参 30g，延胡索 6g，郁金 10g。发于头部者，加葛根 15g；发于胸背部者，加炒柴胡 10g；发于下肢者，加牛膝 15g；发于上肢者，加片姜黄 15g。每日 1 剂，煎 2 次，早、晚分服；第 3 煎，取药汁用纱布沾取湿敷患处 20 分钟。对照组用病毒灵 0.2g 口服，每日 3 次；消炎痛 25mg 口服，每日 3 次；维生素 B_{12} 500mg 肌内注射，每日 1 次；外用 2% 龙胆紫外涂，每日 2 次。治疗组 40 例经治 1 ~ 2 天皮疹即停止发展，无新皮疹出现，原有皮疹开始干涸、结痂。疼痛逐日减轻，直至痊愈。治疗组 1 个疗程 4 ~ 22 天，平均 7.5 天；对照组 15 ~ 22 天，平均18天。

（六）性病

郭本传[11]运用甘草泻心汤加味治疗性病42例，效果满意。其中，淋病31例，尖锐湿疣11例。处方：生甘草30g，黄连5g，黄芩10g，半夏10g，干姜10g，党参15g，大枣4枚，土茯苓30g，白花蛇舌草30g，紫草15g。淋病者，加蒲公英30g，车前子（包煎）30g，滑石60g；尖锐湿疣，加穿山甲5g，皂角刺15g，茜草15g，疣体多或大者，可配合氟脲嘧啶外点。每日1剂，水煎服。20剂为1个疗程。煎剂第3遍可熏洗或湿敷外阴30分钟。31例淋病中，1个疗程治愈者6例，2个疗程治愈者12例，3个疗程治愈者13例，总有效率为100%；11例尖锐湿疣中，1个疗程治愈3例，2个疗程治愈5例，3个疗程治愈3例，其中3例配合氟脲嘧啶外点而愈，总有效率为100%。以上病人无再治疗，1年后随访无复发。

（七）急性胃肠炎

朱豫珊[12]采用甘草泻心汤治疗急性胃肠炎200例，取得显著疗效。所有病人均有发病急骤、泄泻水样便、腹胀、腹痛、肠鸣等临床表现，部分病人兼有呕吐、发热、脱水等症状。病程最短者2小时，最长者5天。疗效标准：以泄泻停止，腹胀、腹痛解除为痊愈。其中服1剂痊愈者67例，服2剂痊愈者95例，服3剂痊愈者30例。另8例因服药期间贪食生冷油腻，服药3剂无效，改为中西医结合治疗。治愈率为96%。

（八）狐蜜病

王子和[13]采用甘草泻心汤为主治疗狐蜜病60例，疗效较好。加减如下：食欲不振，加佩兰；咽喉溃疡，加升麻、水牛角；口渴，去半夏加天花粉；目赤，加赤芍、夜砂；口鼻出热气，加石膏、知母；胸胁烦满，加柴胡；湿偏盛，加赤苓、木通；热偏盛，加生姜、干姜；便秘，加酒制大黄；五心烦热，加胡黄连。同时以《金匮要略》苦参汤外洗，雄黄散烧熏肛门。

姚念宏[14]采用甘草泻心汤合重剂板蓝根治疗狐蜜病，疗效较好。急性发作期治疗：板蓝根注射液4ml肌内注射，每日2次，5～10天为1个疗程；或口服板蓝根冲剂10～20g，每日2次，5～10天为1个疗程。甘草泻心汤（用生甘草）随症化裁：有皮肤、黏膜糜烂、溃疡者，加薏苡仁、苦参；眼部症状明显者，加龙胆草、栀子、菊花；有热象者，加栀子、柴胡；关节疼痛者，加牛膝、苍术；阴液不足者，加麦冬、生地黄；脏腑燥实者，加生大黄、芒硝；大便秘结者，加炙大黄。外用药：有肌肤糜烂、溃疡者，可先用板蓝根30～100g煎液冲洗患处，再撒溃疡粉（黄芩、黄连、黄柏各10g，硼砂、冰片各3g，外阴糜烂加苦参10g，共研为细粉）敷患处。缓解期治疗：视治疗前发作的规律，即缓解期的长短，每间隔10～20天或出现急性发作征兆时口服板蓝根冲剂10～20g，每日2次，3～5天为1个疗程，或用生药板蓝根30～60g代茶饮。同时兼服补中益气丸或金匮肾气丸，每日2次，每次2丸，3～5天为 1 个疗程。急性发作期临床治愈标准：经 1 周治疗症状消失，或在 2 周内口腔黏膜溃疡、外阴、皮肤溃疡、鸠眼（虹膜睫状体炎）等完全消失。缓解期治愈标准：经本法治疗 1 ~ 3 个疗程未再发作。近期疗效：13 例急性发作者经治疗后症状、体征全部消失，临床治愈率为 100%。随访 3 年内有复发者 5 例（8 人次），治愈率为 61.5%。远期疗效：随访 3 ~ 5 年有复发者 2 例（3 人次），治愈率为 84.6%。复发者均为农民，与用药不彻底有关。随访 5 ~ 12 年者 7 例，无 1 例复发，根治率为 100%。

（九）慢性咽炎

有报道[15]运用甘草泻心汤治疗慢性咽炎属湿毒蕴结于咽部、痰湿内生、正气受损病人 5 例，均达到近期治愈。

（十）药物过敏反应

张氏[15]报道用本方加减治愈因碘胺、解热止痛类药物过敏导致口咽、龟头糜烂病人 12 例。加减如下：本方去参、枣，加泽泻 10g。水煎服，每日 1 剂。另以苦参 60g，煎水先熏后洗阴茎，每日 1 次，12 例均在 7 日内治愈。其中服药 20 剂，并配合西药抗感染等治疗，诸症悉除。

白峰[16]用甘草泻心汤治疗 5 例因药物过敏（4 例磺胺过敏，1 例四环素过敏）反应引起的皮肤黏膜皮疹、外阴龟头溃疡病证，取得了很好疗效。

此外，还可以治疗风湿病、化疗后消化道副反应、口腔黏膜炎、强直性脊柱炎、艾滋病真菌性感染、白塞综合征、糖尿病并皮肤瘙痒症等。

参 考 文 献

[1] 王聪一. 甘草泻心汤加味治疗糖尿病胃轻瘫 32 例. 国医论坛, 2001, 16 (5): 9.

[2] 文红梅. 甘草泻心汤治疗慢性胃炎 42 例. 湖南中医药导报, 2001, 7 (2): 66.

[3] 刘子祥. 甘草泻心汤加减治疗慢性胃炎 60 例. 新中医, 2000, 32 (8): 41.

[4] 李荣. 甘草泻心汤加减治疗肠易激综合征 18 例小结. 甘肃中医, 200, 13 (4): 41.

[5] 万志成. 甘草泻心汤加减治疗肠道易激综合征 23 例. 新中医, 1994, 26 (9): 25.

[6] 牛舜宝, 牛虎, 牛爱萍. 甘草泻心汤治疗复发性口腔溃疡 18 例. 内蒙古中医药, 2000, (19): 110.

[7] 张寿清, 陈志凤, 程丙峰. 运用甘草泻心汤治疗复发性口腔溃疡. 山东中医杂志, 2000, 19 (2): 73.

[8] 谷海亮. 甘草泻心汤治疗口腔溃疡 21 例临床观察. 新中医, 1994, 26 (5): 28.

[9] 董梅林, 田智强. 甘草泻心汤治疗复发性口腔溃疡 64 例. 中医药研究, 2002, 18 (2): 25.

[10] 刘敏, 李义君. 甘草泻心汤治疗带状疱疹 40 例疗效分析. 皮肤病与性病, 1996, 18 (3): 17.

[11] 郭本传. 甘草泻心汤加味治疗性病 42 例. 国医论坛, 1994, (6): 11.

［12］朱豫珊．甘草泻心汤治疗急性胃肠炎 200 例．湖北中医学院学报，2002，4（3）：51.

［13］王子和．狐蟚病的治疗经验．中医杂志，1963，（11）：9.

［14］姚念宏．甘草泻心汤合重剂板蓝根治疗狐蟚病远期疗效观察．山东中医杂志，1989，3（6）：17.

［15］谢世平．金匮方应用及研究．郑州：河南科学技术出版社，1994：64.

［16］白峰．甘草泻心汤治疗药物过敏五例．新中医，1991，（2）：47.

九、生姜泻心汤

（一）妊娠恶阻

毛玲[1]运用小陷胸汤合生姜泻心汤治疗妊娠恶阻 51 例，效果较好。处方：黄连 10g，半夏 15g，全瓜蒌 12g，生姜 15g，干姜 5g，黄芩 10g，党参 15g，木香 6g，炙甘草 6g。口淡吐清水者，重用干姜至 10g，减黄芩、黄连各为 6g；吐酸苦水者，加吴茱萸 3g，重用黄连至 15g；胁肋胀满者，加佛手 12g，郁金 15g。每日 1 剂，水煎服。连服 3 剂以观疗效，有效者续服。结果：51 例中，痊愈 45 例，好转 5 例，无效 1 例，总有效率 98.04%。其中服药最多 15 剂，最少 3 剂。

（二）幽门不全性梗阻

孙大兴[2]以生姜泻心汤为主方治疗幽门不全性梗阻 48 例，收到较满意疗效。本次发病均以食后胃脘部胀满不适、呕吐为主症，呕吐或于食后 1~2 小时即作，或朝食暮吐、暮食朝吐，或隔日呕出酸臭停积之物。病程最短 1 天，最长 3 周。基本方：生姜 10g，法半夏 12g，干姜 10g，黄连 5g，炒黄芩 10g，党参 10g，炙甘草 6g，制大黄 6g，厚朴 10g。寒盛者，加淡吴茱萸、高良姜，并酌减黄芩、黄连；热盛者，加蒲公英，酌减干姜；气滞者，加枳壳、木香；呕吐酸臭物者，加焦六曲、炒谷麦芽；吐痰涎者，加桂枝、茯苓；反酸者，加海螵蛸、浙贝母；大便干结，易制大黄为生大黄。每日 1 剂，水煎后分 3~4 次服用。5 剂为 1 个疗程，服用 2 个疗程以上无改善者为无效。经 1~2 个疗程治疗后，32 例显效，13 例好转，3 例无效，总有效率为 93.75%。

刘成极[3]运用生姜泻心汤治疗幽门梗阻 52 例。处方：生姜 25g，炙甘草 15g，人参 10g（或党参 20g），干姜、黄芩、黄连各 10g，半夏 12g，大枣 20 枚。每日 1 剂，分 4 次口服，每隔 6 小时 1 次；病情重者，每隔 1~2 小时服 1 次。结果：全部获愈 52 例。其中服药 2~5 剂者占 30.8%，服 6~10 剂者占 30.8%，服 11~15 剂者占 23%，服 16~20 剂者占 15.4%。

（三）慢性结肠炎

徐秀全等[4]运用生姜泻心汤治疗慢性结肠炎 30 例，效果较好。全组病例均有反复发作性腹痛腹泻，腹泻多在餐后出现，粪便检查无特殊发现。生姜泻心汤加味：生姜 12g，半夏 10g，干姜 10g，大枣 10g，黄连 6g，黄芩 10g，党参 15g，白芍 20g，炙甘草 10g。水煎服，每日 1 剂，一般服 5~7 周。结果：30 例中痊愈 24 例，有效 4 例，无效 2 例，总有效率为 93.3%。

（四）小儿腹泻

余纪平等[5]运用生姜泻心汤治疗小儿病毒性腹泻 30 例，效果较好。30 例患儿发病季节为 6~8 月长夏之季；起病至就诊时间多在 48 小时内，8 例超过 1 周，最长的达 10 天；发病前多有恣食冷饮史；均有腹痛、腹胀、腹泻及不同程度的脱水，日腹泻次数 8~12 次，多为水样或蛋花样便。实验室检查：白细胞计数（5~10）×10^9/L，大小便常规无异常。30 例患儿均以生姜泻心汤治疗。处方：生姜 12g，甘草 9g，生晒参 9g，黄芩 9g，半夏 6g，黄连 3g，大枣 6 枚。加水 1000ml，煎取 600ml，浓缩至 300ml。每日 1 剂，小量频服。每次服药后，加服淡糖盐水适量。有脱水及电解质紊乱者，住院或门诊留观，输液纠正之；有中毒症状者，对症处理之。结果：30 例全部治愈。其中，服药 1 天大便次数明显减少者 19 例，2 天内痊愈 10 例，3~4 天痊愈者 16 例，5~7 天痊愈者 4 例。

周红三[6]运用生姜泻心汤加味治小儿腹泻 56 例，效果较好。56 例患儿均有外感发热、腹胀肠鸣、泄泻、大便色黄秽臭的共同症状。处方：生姜 3~12g，炙甘草 3~6g，黄芩 3~6g，干姜 1~3g，人参 3~6g，半夏 3~6g，黄连 1~3g，大枣 3~6 枚。加减：暑湿较重者，加葛根、茯苓、荷叶等清热利湿、消暑；表证重者，加荆芥、防风；热重者，加金银花、连翘；湿重者，加藿香、佩兰；腹胀重者，加木香、炒枳壳；呕甚者，加灶心土；烦躁者，加莲子心；兼肺炎咳嗽者，加炙杏仁、瓜蒌子；脱水者，配以西医补液。每日 1 剂，加水 200~300ml，煎至 100~200ml，每 30 分钟到 1 个小时喂 1 次，每次 10~20ml。结果：56 例中，治愈 48 例，显效 6 例，无效 2 例，总有效率为 96.4%。服药最多 6 剂，最少 2 剂。2 周后随访均无复发。

（五）慢性浅表性胃炎

河南中医学院、张仲景学术研究中心[7]选用仲景方生姜泻心汤加蒲公英研制而成"胃炎平冲剂"，以其治疗经病理检查确诊的慢性浅表性胃炎、浅表性萎缩性胃炎 305 例，并同期与 100 例服用丽珠得乐者作对照。结果：症状有效率 90.16%，胃镜有效率 77.40%，病理有效率 68.75%。与对照组相比，在控制症状方面较好，且未发现任何毒副作用。

（六）急性糜烂性胃炎

米国曙[8]运用生姜泻心汤加减治疗急性糜烂性胃炎，疗效较好。方由生姜泻心汤加黄芪、蒲公英组成：黄芪 30~60g，蒲公英 15~45g，生姜 3 片（干姜 5~10g），半夏 10g，黄连 10~15g，黄芩 10~20g，党参 10~45g，甘草 3~10g，大枣 3~5 枚。热偏盛者，加大蒲公英、黄芩、黄连用量；气虚偏重者，加大黄芪、党参、甘草用量；气虚寒盛者，以干姜易生姜，且加大黄芪、党参用量。每日 1 剂，10 天为 1 个疗程。结果：本组 78 例中，痊愈 52 例，有效 24 例，无效 2 例（属化学性特大面积糜烂），总有效率 97.4%。胃镜复查者 62 例，其中痊愈 42 例，有效 18 例，无效 2 例，胃镜总复查率 79.5%。随访 16 例，其中痊愈 10 例，有效 6 例，无效 0 例，随访率为 20.5%。

（七）心下痞证

刘天明[9]运用生姜泻心汤治疗心下痞证 245 例，疗效较好。245 例心下痞证病人均以两胁下、脐部以上的胃脘部位气壅不舒为主症，发作时鼓起有声，午后发作，逐渐加重，至夜半后逐渐减轻或至黎明得下利而消，多伴嗳气口臭厌食等症，部分伴下利。用本方加减（偏热者减生姜，偏寒者减黄芩、黄连）治疗。结果：痊愈 187 例，有效 45 例，无效 13 例。

（八）其他

本方加减用于胃扭转、急性胃肠炎、冠心病、长期低热不退、糖尿病腹泻，也可收到良效。

参 考 文 献

[1] 毛玲. 小陷胸汤合生姜泻心汤治疗妊娠恶阻 51 例. 国医论坛，1999，14（5）：11.
[2] 孙大兴. 生姜泻心汤加减治疗幽门不全性梗阻 48 例. 江苏中医，1997，18（6）：52.
[3] 刘成极. 生姜泻心汤治疗幽门梗阻 52 例. 辽宁中医杂志，1986，(10)，41.
[4] 徐秀全，高秀云. 生姜泻心汤治慢性结肠炎 30 例. 国医论坛，1995，(3)：15.
[5] 余纪平，杨连玉. 生姜泻心汤治疗小儿病毒性腹泻 30 例. 国医论坛，2002，17（3）：23.
[6] 周红三. 生姜泻心汤加味治小儿腹泻 56 例. 四川中医，2002，20（2）：52.
[7] 河南中医学院张仲景学术研究中心. 胃炎平治疗慢性浅表性胃炎的临床及实验研究. 张仲景学术研究辑萃，1998.
[8] 米国曙. 黄蒲泻心汤治疗急性糜烂性胃炎 78 例. 福建中医药，1996，27（4）：13.
[9] 刘天明. 生姜泻心汤治疗心下痞证 245 例. 浙江中医杂志，1988，(2)：75.

十、附子泻心汤

（一）慢性肾衰竭

郭佩玲等[1]运用附子泻心汤治疗慢性肾衰竭 37 例，取得了较好的效果。74 例慢性肾衰竭（CRF）病人随机分成两组，中药组 37 例，肾安对照组 37 例，两组具有可比性。中药组治疗：附子泻心汤（淡附子 5～15g，川黄连 3～6g，黄芩 5～10g，大黄 5～10g）加马鞭草 30g、六月雪 30～45g 为方。再据阴阳气血虚衰偏重，酌加黄芪、党参或生地黄、当归。每日 1 剂，早、晚分 2 次口服，21 天为 1 个疗程。肾安对照组：用肾安注射液，每瓶为 250ml（含氮 1.675g），每日静脉滴注 250ml，21 天为

1个疗程。两组均以高热量、优质低蛋白、低磷饮食，进行纠正水电解质、酸碱平衡失调、控制感染、降压等对症治疗。中药组：SCr（血肌酐）下降幅度为164.53μmol/L，与治疗前比较有显著差异（$P < 0.05$）；BUN（血尿素氮）下降幅度为11.9mmol/L，与治疗前比较有高度显著性差异（$P < 0.01$）；CCr（肌酐清除率）治疗后上升为（23.96±8.06）ml/min，也有显著性差异（$P < 0.05$）。肾安组：SCr下降幅度为80.82μmol/L，与治疗前比无显著差异（$P > 0.05$）；BUN下降幅度为9.5mmol/L，与治疗前比有显著性差异（$P < 0.05$），CCr上升为（17.15±9.67）ml/min，与治疗前比无显著性差异（$P > 0.05$）。

（二）神经性头痛

姬云海[2]运用附子泻心汤治疗40例神经性头痛，疗效确切。其中分型属风热甚者5例，风湿甚者16例，瘀血甚者7例，肝阳上亢甚者4例，阴虚甚者3例，气虚甚者5例。结果：治愈28例，好转10例，无效2例，总有效率95%。

（三）复发性口疮

复发性口疮是常见的口腔黏膜病。赵麦焕等[3]运用《伤寒论》中附子泻心汤加减治疗复发性口疮，疗效满意。96例中，病程3个月~10年61例，11~20年20例，21~30年以上15例，平均7.2年。均口腔溃疡频频复发达3个月以上。方药：附子10g，大黄10g，黄连10g，黄芩10g，党参15~30g，莱菔子15~30g，麦冬20g，淡竹叶10g，生甘草10g，焦三仙各10~30g。每日1剂，水煎服。痊愈61例，显效20例，无效15例。

此外，有报道附子泻心汤用于慢性荨麻疹、肠易激综合征、痤疮、老年便秘的治疗，疗效较好。实验研究表明，附子泻心汤还具有抗衰老、抗凝血作用，还可用于治疗肺结核咯血。

参 考 文 献

[1] 郭佩玲，张卫新，骆仙芳，等．附子泻心汤治疗慢性肾功能衰竭37例疗效观察．浙江中医学院学报，1995，19（4）：34.

[2] 姬云海．大黄附子泻心汤加减治疗神经性头痛40例．陕西中医，1994，15（10）：30.

[3] 赵麦焕，乔保钧．附子泻心汤治疗复发性口疮．河南中医，1994，14（5）：282.

十一、干姜黄芩黄连人参汤

（一）尿毒症性胃炎

蓝华生[1]用干姜黄芩黄连人参汤治疗尿毒症性胃炎10例，疗效较好。尿毒症性胃炎病程15~62天，平均35天。治则：辛开苦降、调和脾胃。方药：干姜、黄芩、黄连各5g，党参10g，鸡内金10g，焦山楂、焦神曲各12g，紫苏叶、紫苏梗各10g。反酸，加乌贼骨；便秘，加制大黄或火麻仁。每日1剂，水煎浓汁200ml，分2次口服。15天为1个疗程。有效者连服2个疗程。符合血透条件者，动员其择时做动静脉内瘘术，待4~6周后，以血透来缓解病情，延长寿命。全部病例服药7天后，恶心、呕吐均有不同程度好转，1个疗程后恶心、呕吐基本消失，食欲增加，体力及精神也好转，嗣后再服1个疗程。

（二）小儿秋季腹泻

张洪洲[2]在临床上应用干姜黄芩黄连人参汤治疗小儿秋季腹泻，取得了显著疗效。

（三）消化性溃疡

田亮[3]运用干姜黄芩黄连人参汤治疗消化性溃疡，取得了较好疗效。

此外，有报道运用干姜黄芩黄连人参汤治疗2型糖尿病，疗效显著。

参 考 文 献

[1] 蓝华生. 干姜黄芩黄连人参汤治疗尿毒症性胃炎10例报道. 时珍国医国药，2002，13（1）：50.

[2] 张洪洲. 干姜黄芩黄连人参汤临床新用. 光明中医，1994，（6）：28.

[3] 田亮. 干姜黄芩黄连人参汤治疗消化性溃疡. 四川中医，1989，（7）：27.

第五章
温阳散寒剂

一、桂枝去芍药汤

包晓祖[1]报道,用桂枝去芍药汤合麻黄附子细辛汤治疗肺源性心脏病和扩张型心肌病各1例,取得较好疗效。

参 考 文 献

[1] 包晓祖,管利民.桂枝去芍药汤合麻黄附子细辛汤治验两则.中国中医急症,2003,(4):294.

二、桂枝去芍药加附子汤

有文献[1]报道,桂枝去芍药加附子汤可用于治疗心胸阳虚、寒邪凝滞的胸痹;可用于阳虚之感冒及平日常恶寒者、关节痛者,临床疗效较好。

参 考 文 献

[1] 杨百茀,李培生.实用经方集成.北京:人民卫生出版社,1996:27.

三、桂枝人参汤

腹泻

艾英[1]报道运用桂枝人参汤治疗腹泻1例,疗效较好。某某,女,46岁,1993年6月13日初诊。素有心下痞。4天前午饭后洗发未干即睡,醒后头痛,胃脘不适,恶心欲吐,至晚则腹泻,次日又泻下多次,伴发热恶风,口干少津,喜热饮,下痞喜按,纳少。服藿香正气散、葛根芩连汤均不效。刻诊:面色㿠白,语言低微,舌淡体胖,脉细弱。此属下利,法当温中健脾,兼以解表。方用桂枝人参汤:川桂枝、太子参、焦白术、炮姜、炙甘草各10g,黄连3g。服4剂,利止热退。二诊减炮姜量为 5g，续服 4 剂病愈。

按：本案虽发病夏月，有食后受寒病史及腹泻，然并非风寒湿滞之证，故用解表化湿药不效。易医误为表邪内陷阳明，故用清里解表之药亦乏效。前贤云："腹满，按之不痛为虚，痛者为实。"本病心下痞喜按，知为脾虚证。又"有一分恶寒，便有一分表证"，病人恶风知为表未解。《伤寒论》163 条："太阳病外证未除……，遂协热而利，利下不止，表里不解者，桂枝人参汤主之。"本方即理中汤加人参，意在治里虚寒下利而兼表，与葛根芩连汤相比，此为表里皆寒而设，彼为表里皆热下利而立，不可混为一谈。

此外，王付[2]运用桂枝人参汤治疗慢性萎缩性伴浅表性胃炎、贲门失弛缓症、胃食管反流病、胃和十二指肠球部溃疡、慢性阑尾炎、慢性肠胃炎、食管鳞状上皮癌术后呕吐、慢性喉炎等病。

熊燕等[3]报道桂枝人参汤可治疗发热、过敏性鼻炎、便秘等病证。

参 考 文 献

[1] 艾英. 经方应用二则. 国医论坛，1997，12（2）：17.

[2] 王付. 桂枝人参汤临床应用札记. 中医药通报，2010，9（2）：7.

[3] 熊燕，何晓晖. 桂枝人参汤临床应用举隅. 实用中西医结合临床，2014，14（2）：62.

四、干姜附子汤

康宜兵[1]运用干姜附子汤治疗产后发热、产后恶露不尽、泄泻、消渴、胃痛等病证，疗效满意。

王慧敏[2]报道运用干姜附子汤治疗尿毒症不安腿综合征 1 例，值得借鉴。

干姜附子汤适用于以下证候：昼日烦躁不得眠，夜而安静，身无大汗，脉沉微。同时，病人不呕不渴，无表证，舌质淡、苔薄白。

参 考 文 献

[1] 康宜兵. 干姜附子汤的临床应用. 内蒙古中医药，2015，（5）：88.

[2] 王慧敏. 干姜附子汤治疗尿毒症不安腿综合征验案 1 则. 中医药导报，2014，20（12）：98.

五、茯苓四逆汤

（一）急性心功能不全

周雪林等[1]应用重剂茯苓四逆汤加味，治疗急性心功能不全 54 例。全部病例均以重剂茯苓四逆汤加味水煎剂口服或鼻饲，同时直肠点滴，必要时配合高流量吸氧、镇静、利尿、输液等西医支持疗法。方药组成：茯苓60g，制附子30g，红参30g，干姜15g，炙甘草10g，川芎24g，泽泻10g，丹参30g，红花20g。上药由医院制剂室制成每瓶500ml的无菌口服液备用。每次50ml口服，每日数服；同时每日2次，每次150ml直肠点滴。结果：显效37例（68.5%），有效9例（16.7%），无效8例（14.8%）。心电图较治疗前改善者30例（55.6%）。治疗前后血液流变学检验结果，高切全血黏度、低切全血黏度、血细胞压积、红细胞电滤时间对比，均 $P < 0.05$，血浆比黏度 $P < 0.01$。主要症状呼吸困难缓解的平均时间为7.8小时，急促缓解的平均时间为5.3小时，水肿消失的平均时间为7天，心力衰竭完全纠正的平均时间为6.8天。

（二）风湿性心脏病

颜永湖[2]应用本方治疗风湿性心脏病（二尖瓣狭窄并关闭不全心力衰竭），中医辨证为气阴俱损、心阳衰微、水气凌心、心脉瘀阻。拟益气回阳救逆，强心利尿。以茯苓四逆汤加减：茯苓、麦冬各15g，党参、淡附子、炙甘草、山茱萸各10g，干姜、桂枝、五味子各6g，三七5g（分吞）。服药3剂后即逆已回，自汗亦止，四肢暖，胃纳苏，心悸气促亦愈，尿量增多，腹水减少。

叶可夫[3]运用本方治疗风湿性心脏病证属心阳衰微、气不摄血；治疗肺源性心脏病证属阳虚阴盛；治疗冠心病证属心气不足、胸阳痹阻、兼夹痰湿内阻，均取得较好的疗效。

（三）脑血管病

樊淡[4]自1969年以来，运用茯苓四逆汤加味，共观察治疗急性脑血管病病人55例。结果：显效16例，好转31例，总有效率为85%。获得了较好的加速催醒及消减后遗症的效果。

佐腾勇[5]报道，运用茯苓四逆汤治疗脑血管病慢性期中急性全身循环障碍，服用1~4周后，循环障碍症状得到缓解，还可改善右心功能不全、呼吸道损伤和血压低等症状。

（四）内耳眩晕症

欧阳诚[6]运用茯苓四逆汤加减治疗内耳眩晕症，疗效较好。症见：头晕眼花，甚则天旋地转，并伴恶心呕吐，形体肥胖，舌质淡嫩、苔白腻，脉濡滑，四肢不温。处方：熟附子、肉桂各5g，薏苡仁30g，茯苓、泽泻、半夏、神曲各12g，天麻10g，白术9g，磁石（先煎）20g，干姜6g，炙甘草5g。5剂后明显好转，仅中午起床后，稍有头晕感。续服2周，以巩固疗效，遂告痊愈。

（五）类风湿关节炎

中村谦介[7]运用茯苓四逆汤合芍药甘草附子汤，治疗类风湿关节炎，获得较好疗效。

（六）难治性雷诺综合征

刘敏[8]运用茯苓四逆汤为主治疗 1 例难治性雷诺综合征。何某，女，64 岁，2004 年 1 月 15 日初诊。手指间歇发作苍白、发紫、寒冷，针刺样疼痛，麻木僵硬已五六年，并逐渐发展至整个手掌，冬天尤甚，下冷水则更加严重，即使戴皮手套下冷水仍觉手指疼痛难以忍受。入夏稍减，起初发作时间较短，浸泡温水、揉擦或加快上肢运动十几分钟后可以缓解，后逐渐加重，以至于整天均无缓解之时，自觉手指皮肤变硬如蜡样，常感头晕、头痛、心烦，周身疲倦，鼻流清涕，不能自已，大便干结如羊屎，口干欲饮不多，睡眠极差，近来双足底亦发麻发冷。曾在他院诊断为雷诺综合征，先后服用双氢麦角碱、烟酸、硫酸胍乙啶等及中药当归四逆汤、桃红四物汤、黄芪桂枝五物汤以及针刺、艾灸、理疗等，症状略有改善，但持续时间较短。就诊时病人诉心烦性急，双手呈紫黑色，腕指关节难以屈伸，皮肤粗硬，触之如冰，形寒声怯，头痛不适，鼻流清涕，唏嘘不已，颜面㿠白无华，自诉胃中寒冷，时有腹痛，小便清长频数，大便干结，口唇紫绀，舌质淡暗而胖、边有齿痕如刀削，舌苔水滑欲滴，六脉沉微，似有似无，模糊不清。证属真阳衰微，血虚寒凝，脉道不通。治宜温阳益气，活血通脉。以茯苓四逆汤合黄芪桂枝五物汤加减。药用：制附子（先煎 2 小时）30g，山茱萸 30g，茯苓 30g，党参 15g，防风 15g，桂枝 20g，黄芪 60g，姜黄 10g，川芎 10g，炙甘草 30g。黑豆、蜂蜜适量同煎，3 剂，水煎服，1 日1 剂。之后，连续复诊，至 2004 年 2 月 2 日左手完全康复，既无麻木疼痛，也无发黑苍白，右手示指及无名指稍感疼痛，略有蜡样感，服药后舌尖略麻，但二煎时则口无麻感，口苦，胃纳可，无胸闷、心悸等，双手稍凉不冷，舌质淡暗、苔白，脉左沉滑，右关寸弦细尺弱。药用：制附子（先煎 2 小时）45g，当归 30g，茯苓 30g，山茱萸 30g，防风 20g，细辛 15g，桂枝 20g，黄芪 60g，通草 10g，赤芍、白芍各 20g，泽泻 30g，炙甘草 30g。黑豆、蜂蜜适量同煎。服上方后头晕，大便 1 次/小时，不干，纳可寐平，眼眶略肿，舌质淡红略暗、苔薄白，脉沉细略数，但较前有力。前方去细辛加大枣 15g，炙甘草 15g 同煎。以前方进退加减继服，病人手指冰冷、麻木、疼痛、屈伸不利等症状逐渐改善。

（七）其他

程志文[9]运用本方加减治疗妊娠呕吐、黄疸、劳淋（肾盂肾炎）、心悸水肿（心肌病）、水肿心悸（冠心病）、阳虚感冒，均取得较好的疗效。

日本小林丰[10]运用茯苓四逆汤治疗虚寒型慢性头痛、剧烈的偏头痛有效。

参 考 文 献

[1] 周雪林，王艳晖. 重剂茯苓四逆汤加味治疗急性心功能不全 54 例. 国医论坛，1996，11（6）：15.

［2］颜永湖．茯苓四逆汤加减治疗心血管病举隅．光明中医，1996，(4)：15.

［3］叶可夫．茯苓四逆汤在心脏疾病中的应用．浙江中医杂志，1999，34(8)：350.

［4］樊淡．茯苓四逆汤加味治疗急性脑血管病55例小结．国医论谈，1989，(2)：15.

［5］佐腾勇．脑血管病慢性期中急性全身循环障碍的汉方治疗．国外医学·中医中药分册，1992，14(6)：36.

［6］欧阳诚．加减茯苓四逆汤加减治疗内耳眩晕症有良效．浙江中医杂志，1989，(11)：518.

［7］中村谦介．茯苓四逆汤合芍药甘草附子汤并用西药治疗类风湿关节炎．国外医学·中医中药分册，1992，14(5)：32.

［8］刘敏．茯苓四逆汤为主治疗难治性雷诺综合征1例．河北中医，2006，28(8)：594.

［9］程志文．茯苓四逆汤治疗疑难病验案5则．新中医，1996，28(12)：38.

［10］郭恒岳(摘译)．茯苓四逆汤治疗慢性头痛的经验．国外医学·中医中药分册，2005，27(1)：29.

六、甘草干姜汤

(一) 冷哮

李惠德[1]报道运用甘草干姜汤加味治疗支气管哮喘 (冷哮) 1例。中医辨证属肺脾不足，痰浊蕴肺，外感风寒，肺失宣降，发为冷哮。以健脾温中、回阳补肺、疏表散寒、降气化痰为治则。处方：生甘草30g，干姜30g，茯苓30g，麻黄6g，炒莱菔子15g。3剂，水煎服。药后哮喘已止，续服以巩固疗效。效果明显。

(二) 遗尿

李守文[2]报道运用本方治疗遗尿，以温之而复其阳而愈。临证时，若前医已用补脾肾而不效时，细察有肺阳虚证候者，采用该方，效果满意。

(三) 咳嗽

白慧[3]运用甘草干姜汤加味治疗肺寒咳嗽48例，收到了较好的效果。辨证属风寒咳嗽者，症见：咳嗽，痰色白，恶寒头痛，鼻塞流清涕，舌淡苔白，脉浮或浮紧，病程短。治宜疏风宣肺，散寒止咳。方用甘草、干姜、杏仁、前胡、桔梗、枳壳、陈皮、荆芥、生姜、半夏、茯苓、紫菀。辨证属寒饮咳嗽者，症见：咳嗽，咳逆上气，喘息，胸闷气急，痰清色白，量多，舌淡苔白，脉滑或浮滑。治宜温肺化饮，降气止咳。方用甘草、干姜 (病程短者用干姜，病程长者用炮姜)、杏仁、紫苏子、厚朴、前胡、川贝母、姜南星、五味子、半夏、陈皮、茯苓、炙款冬花。辨证属寒湿咳嗽者，症见：嗽嗽痰多，胸脘痞闷，纳呆食少，舌淡苔白腻，脉濡。治宜散寒除湿，化痰止咳。方用甘草、炮干姜、半夏、陈皮、茯苓、枳壳、厚朴、苍术、杏仁、川贝母、薏苡仁、前胡。辨证属虚寒咳嗽者，症见：咳嗽久治不愈，干咳或痰少色白，面色淡白，舌淡苔白，脉细或弱。治宜温肺散寒止咳。方用炙甘草、炮干姜、炙款冬花、炙紫菀、杏仁、罂粟壳、川贝母、陈皮、党参、枳壳、炒白术。总有效率 95.8%。

（四）消化性溃疡

有报道[4]运用甘草干姜汤加味治疗消化性溃疡 31 例，绝大部分在较短时间内获效。29 例中，腹痛消失时间最快的 4 天，最长的 28 天。另 2 例时有复发，但复用之仍有效，总有效率 93.5%。

（五）寒证

朱氏[4]运用甘草干姜汤治疗 34 例寒证，疗效较好。其中有胃寒、吐酸、腹胀、腹泻、胸痛、眩晕、咳喘、痛经等，病虽异，但舌淡、苔白，皆因寒所致。故用本方获效。

（六）眩晕

何崇湘[5]运用甘草干姜汤治疗阳寒内盛、水不化气、影响人体气机升降之眩晕病病人，疗效显著。

（七）肺炎

马建平[6]运用甘草干姜汤治疗 1 例重症肺炎患儿。症见：口唇发绀，四肢厥冷，呼吸急促，呕吐泄泻，抽搐频频，舌淡、苔白滑。诊为中阳大衰，阴寒内盛。急予本方煎汤频服，1 剂症减，2 剂诸症全除。

（八）其他

吴干银[7]运用甘草干姜汤化裁治疗胃脘痛、痰饮咳喘、泄泻、痹证、痛经等，多获良效。

参 考 文 献

[1] 李惠德. 甘草干姜汤治疗冷哮一得. 北京中医，1991，(4)：43.

[2] 李守文. 甘草干姜汤治疗遗尿浅述. 陕西中医函授，1997，(3)：37.

[3] 白慧. 甘草干姜汤加味治疗肺寒咳嗽 48 例. 云南中医中药杂志，2000，21 (4)：31.

[4] 谢世平. 金匮方应用及研究. 郑州：河南科学技术出版社，1994：165.

[5] 何崇湘. 甘草干姜汤治疗眩晕病. 新中医，1983，(10)：20.

[6] 马建平. 甘草干姜汤治重症肺炎. 四川中医，1986，(5)：55.

[7] 吴干银. 甘草干姜汤的临床应用. 江苏中医药，1985，(5)：22.

七、吴茱萸汤

（一）更年期顽固性呕吐

王保定[1]报道，从 1990 年至 1992 年以本方治疗更年期顽固性呕吐 16 例，均愈，随访 2 年未复发。16 例病人均为女性，年龄最小的 47 岁，最大 56 岁；病史最短的半年，最长的 3 年；均以间断性呕吐为主，每次发作时间 3 ~ 10 天，间隔时间 10 ~ 30 天；伴有头痛者 5 例，伴有失眠者 6 例，伴有烦躁，心中懊侬者 4 例；16 例病人均有不同程度的倦怠乏力，腰酸腿软；16 例病人均有月经不定期后延，或 2 ~ 3 个月一行，或 4 个月一行；年长者半年尚未行经，月经量少色淡。以吴茱萸汤原方进行治疗：吴茱萸、党参、生姜、大枣，重证加清半夏。每日 1 剂，早、晚各煎 1 次。服药 3 天，呕吐消失者 5 例；服药 4 天，呕吐消失者 4 例；服药 7 天，呕吐消失者 4 例。16 例病人全部治愈，调理伴随症状服药最长时间为 1 个月。

(二) 神经性呕吐

廖久兴[2]以吴茱萸汤加减治疗神经性呕吐。处方：吴茱萸 9g，党参 12g，生姜 15g，大枣 10g。每日 1 剂，水煎，视呕吐轻重分 3 ~ 4 次温服。苔白腻湿盛者，加藿香、佩兰；伴胸胁胀者，加沉香曲、青皮；舌红、烦热者，加川黄连、竹茹；久吐伤及胃阴见口干者，加沙参、麦冬。对照组，口服维生素 B_6，每次 20mg，每日 3 次；谷维素 20mg，每日 3 次；安定 5mg 或氯丙嗪 12.5mg，每日 1 ~ 2 次。并配合针刺内关、中脘、足三里、公孙、丰隆、阳陵泉、肝俞、隐白等穴。结果：治疗组显效 53 例，有效 15 例，无效 0 例；对照组显效 4 例，有效 6 例，无效 10 例。两组对比，有显著性差异（$P < 0.05$）。

(三) 非特异性溃疡性结肠炎

陈亚军[3]报道运用本方加味治疗慢性非特异性溃疡性结肠炎 68 例。病人均有反复发作的慢性腹泻、黏液脓血便、腹痛、里急后重等症状，伴有不同程度的全身症状或肠外病变。采用吴茱萸汤加味治疗，基本方组成：吴茱萸 5g，党参 15g，焦白术 15g，赤白芍各 10g，防风 10g，陈皮 6g，黄连 6g，广木香 10g，焦薏苡仁 30g，红豆蔻 8g，干姜 5g，大枣 10g。加减法：若肝旺脾虚，加柴胡 9g，鸡内金 10g；腹痛拒按，舌常有瘀点，加川白芍 9g，延胡索 10g；湿热蕴结，加白头翁 10g，秦皮 6g；寒湿积聚，加小茴香 5g，茯苓 12g；脾胃虚弱，加山药 30g，炒白扁豆 10g；食滞，加神曲、炒山楂各 10g；脾肾阳虚，加巴戟天 8g，补骨脂 12g；久病，加紫丹参、肉豆蔻、茜草炭、蒲黄炭各 10g。每日 1 剂，水煎 2 次分服，30 天为 1 个疗程，服药 1 ~ 2 个疗程后判断疗效。结果：临床治愈 42 例，好转 23 例，无效 3 例，总有效率为 95.6%。治愈病例中停药 1 年后随访者 38 例，有 2 例复发。

(四) 上消化道癌并发泛吐清涎证

牛占海[4]报道应用吴茱萸汤（吴茱萸、红参、生姜、大枣）治疗上消化道癌并发泛吐清涎证 168 例，治愈率 69%，总有效率 92.9%。提示：本法有温中降逆作用，并能提高癌症病人的生存期。

（五）偏头痛

杨修策[5]报道应用吴茱萸汤加味治疗偏头痛 50 例。处方：吴茱萸 6～10g，党参 15g，甘草 10g，大枣 5 枚，生姜 6g。风热者，加黄连 10g，蔓荆子 20g，知母 10g，菊花 20g；体胖湿寒，加羌活 15g，半夏 10g，茯苓 15g，白术 15g，厚朴 12g，细辛 5g；体瘦头痛偏左侧痛甚血虚者，加当归 20g，干地黄 20g，川白芍 30g，赤芍 20g，桑叶 30g；头痛偏右侧痛甚气虚者，加白术 10g，黄芪 20g，天麻 10g；久痛者，加全蝎 5g，僵蚕 15g。每日 1 剂，水煎，上、下午各温服 250ml，5 天为 1 个疗程，30 天统计疗效。结果：服药 2 个疗程有效者 18 例，3 个疗程有效者 20 例，4 个疗程有效者 5 例。

（六）颅内压增高性头痛

唐安宁[6]运用吴茱萸汤加味治疗颅内压增高性头痛 2 例。2 例均治从厥阴，用吴茱萸汤加味，效果满意，认为厥阴头痛用吴茱萸汤，其头痛部位及呕吐与否并非辨证关键，应以舌苔白厚滑腻、溲清、脉弦或沉为主要依据。本文 2 例头痛部位均不在头顶，其中 1 例并无呕吐，但均获良效。

（七）神经性头痛

李敬柱[7]运用吴茱萸汤治疗神经性头痛获良效。处方：吴茱萸 9g，党参 18g（原方人参），枣 6 枚，生姜 10g（切片）。水煎，分早、中、晚，每日 3 次。若脘腹嘈杂难受，舌质红，尿黄，加苦参；睡眠不宁易出汗，加酸枣仁；不出汗，加夜交藤；有瘀血，加川芎、丹参、红花。所有病例经治疗，痊愈 117 例，占 65%；显效 60 例，占 33.33%；有效为 3 例，占 1.67%。有效率达 100%。

（八）腰穿后头痛

山田宽幸[8]应用吴茱萸汤提取剂治疗腰穿后头痛（PSH）25 例，每日 7.5g，结果：服药后 12 小时内头痛显效者 9 例，24 小时内有效者 6 例，48 小时有效者 5 例，无效 5 例。未见副作用。

（九）丛集性头痛

满川博美[9]应用吴茱萸汤提取剂治疗丛集性头痛，给予吴茱萸汤提取剂 10g，药后每日 1～6 次的丛集性头痛渐减，服药 5 日后症状消失。9 周后药量减至每日 7.5g，未见症状发作。

（十）耳源性眩晕

关俭[10]运用吴茱萸汤加味治疗虚寒型耳源性眩晕 142 例。中医辨证属肝脾虚寒。症见：眩晕，耳鸣，呕恶，纳呆，疲倦或见头痛，或有畏寒，手足不温，舌质淡或淡红，苔薄白或厚腻，脉弦细或沉迟。部分病人兼有痰湿或气血虚。除外阴虚阳亢者。方药组成：吴茱萸 3～10g，党参、法半夏、川黄连各 15g，生姜 3 片，大枣

4枚。每日1剂，水煎，分2次温服。痰湿盛者，去党参、大枣，加橘红、茯苓、泽泻；气血不足，重用党参，或易以吉林参，并加北黄芪、何首乌；中寒明显者，加制附子、干姜；外感风寒，加紫苏叶、藿香；耳鸣耳聋重者，加石菖蒲。急性发作缓解后根据辨证选取参苓白术散、陈夏六君汤及左、右归饮调理。部分病人入院初期症状较重，不能进食时静脉注射50%葡萄糖或静脉滴注10%葡萄糖加维生素。全部病例未用激素、抗组胺类、抗胆碱能类、扩张血管类及镇静、镇吐类西药。7天为1个疗程，服药1个疗程无效改用其他疗法。治疗结果：临床治愈116例，好转26例。其中服药1剂起效者46例，2剂起效者58例，见效最慢者1例服药7剂。住院时间最短3天，最长28天，平均8.46天。全部病人住院期间均无再次发作。

（十一）癫痫

逯文君[11]报道，用吴茱萸汤治疗癫痫2例，均取得满意效果。

（十二）十二指肠球部溃疡

梁美花[12]经过多年经验总结，发现对于此类病人理中汤类方疗效较差，而用吴茱萸汤加味治疗疗效较好。

（十三）痛经

陈树人[13]用吴茱萸汤加当归、赤芍治因沐浴受凉致经期腹痛病人，3剂而愈。连续3个月经前服药3天，未再发作。

有报道[14]用吴茱萸汤提取剂治疗因布舍瑞林在子宫内膜异位症、子宫肌瘤的治疗中产生的头痛、头重等副作用，每日57.5g，分3次服用。结果：几乎全部病例于药后第10~28日，不适症状消失或减轻，无必须停用布舍瑞林的病例，可以继续施行假绝经疗法。

（十四）高血压

张松柏[15]以本方加减治疗临界性高血压44例，每日2次，每日1剂，水煎服。多在5剂时见效。结果：治愈34例，好转8例，无效2例，总有效率95.45%。

（十五）吸毒综合征

段从伟[16]以吴茱萸汤加减方（吴茱萸10g，人参15g，生姜15g）治疗吸毒综合征，获良效。吸毒综合征发作症状见头痛如劈，手足厥冷，口中流涎，脉弦，舌质紫、苔白滑者为"寒凝肝脉，水湿不化"。治疗以吴茱萸汤为主方，临床有良效。另有报道，吸毒综合征症状以烦躁心悸，呕吐涎沫，面色苍白，四肢厥冷，骨节疼痛，脉沉细或细数，舌青紫、苔白滑为主者，证为寒凝少阴，虚火上扰，中阳不振，治疗以吴茱萸汤合理中汤加附子30g，重用茯苓至30g。结果：所治病例的头痛，腹痛，全身肌肉、骨节疼痛，心悸烦躁，呕吐，腹泻，均在2~4周消失，只有困倦乏力等轻度症状反应。

（十六）糖尿病胃轻瘫

教富娥等[17]运用吴茱萸汤加减治疗中焦虚寒型糖尿病胃轻瘫，疗效满意。治疗组和对照组各28例，两组年龄、性别、病程方面差异均无统计学意义（$P > 0.05$）。在饮食少量多餐低脂、胰岛素严格控制血糖和莫沙比利治疗基础上，治疗组给予吴茱萸汤加减治疗。主方：吴茱萸6g，党参9g，生姜18g，大枣12枚，沉香6g。气虚甚者，加黄芪15g，山药15g，白术10g；呕吐甚者，加半夏9g；腹胀，加枳实9g，焦三仙15g；血瘀者，加丹参15g，刘寄奴10g。每日1剂，水煎，分2次口服。对照组胰岛素和莫沙比利治疗。1个疗程4周，4周后观察X线钡餐、胃电图、临床症状变化。显效：临床症状消失，X线钡餐胃内钡半排空时间小于2小时，胃电图恢复正常。有效：临床症状好转，X线钡餐胃内钡半排空时间小于4小时，胃电图较前改善；无效：临床症状无好转，X线钡餐胃内钡半排空时间大于6小时，胃电图无改善。结果：治疗组显效5例，有效17例，无效6例，总有效率78.57%；对照组显效2例，有效12例，无效14例，总有效率50.00%。两组总有效率比较，差异有统计学意义（$P < 0.05$）。

此外，有文献报道吴茱萸汤可用于治疗失眠、顽固性呃逆、咳嗽、幽门痉挛、顽固性便秘、不孕、急性胃炎、妊娠恶阻、痛经、带下等病证。

参 考 文 献

[1] 王保定．吴茱萸汤治疗更年期顽固性呕吐临床体会．中原医刊，1996，23（10）：41.

[2] 廖久兴．吴茱萸汤加减治疗神经性呕吐68例．湖南中医杂志，1998，14（2）：42.

[3] 陈亚军．吴茱萸汤加味治疗慢性非特异性溃疡性结肠炎68例．北京中医，1997，16（1）：19.

[4] 牛占海．吴茱萸汤治疗上消化道癌并发泛吐清涎证168例．陕西中医，1997，18（1）：9.

[5] 杨修策．吴茱萸汤加味治疗偏头痛50例．现代中医，2002，（1）：23.

[6] 唐安宁．吴茱萸汤加味治疗颅内压增高性头痛2例．安徽中医学院学报，1997，16（4）：42.

[7] 李敬柱．吴茱萸汤治疗180例神经性头痛的临床总结．实用中西医结合杂志，1997，10（19）：1895.

[8] 山田宽幸．吴茱萸汤提取剂对腰穿后头痛的效果．国外医学·中医中药分册，1992，14（3）：44.

[9] 满川博美．吴茱萸汤奏效的剧烈丛集头痛1例．国外医学·中医中药分册，1992，14（3）：44.

[10] 关俭．吴茱萸汤加味治疗虚寒型耳源性眩晕142例．实用中医药杂志，2000，16（5）：25.

[11] 逯文君．吴茱萸汤治疗癫痫2例．河南中医，2001，21（3）：7.

［12］梁美花．吴茱萸汤加味治疗虚寒型十二指肠球部溃疡．吉林中医药，2001，（4）：5.

［13］陈树人．吴茱萸汤加味治疗痛经．实用中医内科杂志，1989，3（2）：36.

［14］浅井芙和．汉方药对使用布舍瑞林的假绝经疗法副作用的效果．国外医学·中医中药分册，1994，1（4）：22.

［15］张松柏．吴茱萸汤合小半夏加茯苓汤加味治疗临界性高血压44例．黑龙江中医药，1995，（6）：9.

［16］段从伟．用仲景方戒毒初探．云南中医学院学报，1995，18（1）：38.

［17］教富娥，丛科．吴茱萸汤治疗糖尿病胃轻瘫疗效分析．中国误诊学杂志，2011，11（10）：2339.

八、理中汤

（一）口腔溃疡

张进[1]运用理中汤加味治疗顽固性口疮18例。18例均经抗生素、维生素等对症治疗，其中9例服中药治疗并同时外敷冰硼散、锡类散，效果不显。拟方：党参、白术、干姜、黄芪、五倍子、白及、炙甘草。临床加减：大便溏泄，改白术为焦白术，加山药、茯苓、炒白扁豆；苔白腻者，加苍术、蔻仁；肤冷畏寒明显者，加附子、肉桂。治疗期间忌服生冷油腻辛辣之品。经治疗结果显示：显效10例，有效4例，基本有效3例，无效1例，总有效率为94.4%。

张冰等[2]为了探讨益气温里、健脾利湿类中药治疗脾胃虚寒型复发性口腔溃疡的疗效，采用理中汤加味（党参、白术、炒山药、炙甘草、干姜、附子、五味子、苍术）治疗本病64例，总有效率97%。提示：理中汤加味对脾胃虚寒型复发性口腔溃疡，有健脾温阳、补土伏火之功效。

胡兆明[3]以理中汤合金匮肾气丸治疗复发性口腔溃疡，基本方：党参、熟地黄、山茱萸各25～30g，附子、茯苓、山药、炙甘草各15～25g，白术、泽泻、牡丹皮、干姜各10～12g，肉桂3～6g。每日1剂，水煎取汁分3次温服，服药期间禁忌生冷。加减：头晕、乏力、畏寒甚者，加炙黄芪、巴戟天、仙茅各20～30g；大便溏薄者，易白术为焦白术，熟地黄减至15g，加肉豆蔻12g；腹胀、纳差者，加砂仁、鸡内金各10g。5天为1个疗程，连续观察1～2个疗程后，统计疗效。结果显示：痊愈34例，有效3例，无效1例，总有效率为97.4%。

白峻峰[4]运用理中汤加减治疗复发性口疮106例，病程3个月～24年，所有病人均经维生素B$_2$、冰硼散等药治疗，见效甚微甚至无效。以理中汤为基本方，随症加减：脾虚甚者，红参易党参；有寒象者，加肉桂；有热象者，加黄连。106例全部治愈。疗程最短2天，最长17天。

（二）胃炎、消化性溃疡

吴涛[5]报道用理中汤加味治疗胃炎、消化性溃疡30例。经过治疗，25例胃脘痛消失，5 例胃脘痛减轻，经胃镜检查好转 17 例，余 13 例无变化。其中萎缩性胃炎上皮化生的 7 例中，有 4 例好转。本方尤对胃脘疼痛疗效为佳。

王积科[6]以理中汤加味治疗浅表性胃炎 97 例。病人病程 1~34 年。经纤维内窥镜或 X 线钡餐造影，97 例病人皆为浅表性胃炎。其中，局限性黏膜充血、水肿、糜烂和出血者 58 例，弥漫性黏膜出血、水肿、糜烂、出血者 25 例，白色黏液遮黏膜者 14 例。治疗结果：痊愈 58 例，好转 33 例，无效 6 例，总有效率 93.8%。

张杰等[7]报道用理中汤治疗脾胃虚寒型胃炎，也有较好疗效。

(三) 肠炎

有报道[8]用理中汤加味治疗急、慢性肠炎等引起的腹泻 30 例，一般 3~10 天可基本控制，显效 18 例，好转 8 例，无效 4 例，总有效率为 86.6%。与西医组比较差异显著 ($P < 0.01$)。基本方为：人参 6g，白术 12g，干姜 6g，炙甘草 3g，制附子 3g，白芍 15g，陈皮 10g，乌梅 6g，赤石脂 12g。随症加减，收效较好。

李大寿[9]运用加减理中汤治疗慢性结肠炎 50 例。其伴有腹痛者 26 例，腹胀者 28 例。大便常规检查示 27 例有未消化食物残渣，15 例有白细胞（＋）以上，10 例有红细胞在（＋）以上。结果：50 例均有效，其中显效 32 例。

(四) 慢性溃疡性结肠炎

高欣铎[10]以理中汤合桃花汤加减治疗慢性溃疡性结肠炎。全部病例均有腹痛、腹泻和黏液脓血便反复发作，病程最长为 5 年，最短为 3 个月。基本方由党参、白术、干姜、赤石脂、生薏苡仁、冬瓜子、枳实、白芍、桔梗、败酱草、陈皮、防风、甘草组成。急性发作期症见腹痛拒按，脓血便较多者，加白头翁、生地榆；脾肾两虚，腰膝酸软，畏寒肢冷，黏液白胨便，舌质淡，苔白腻，脉沉迟者，去败酱草，加补骨脂、肉豆蔻；腹胀较甚，加木香；口渴，加乌梅。每日 1 剂，以 20 天为 1 个疗程。服药期间禁用其他药物。结果：用药 1 个疗程后，治愈 12 例，好转 10 例，总有效率为 95.65%。

(五) 婴幼儿腹泻

严松伟[11]采用理中汤加减治疗婴幼儿秋季腹泻 98 例，并设西药治疗 72 例为对照组，结果：治疗组总有效率为 90.8%，对照组总有效率为 77.8%。治疗组明显优于对照组 ($P < 0.05$)。

黄薇等[12]以理中汤加味治疗小儿轮状病毒感染性腹泻 40 例，疗效显著。

(六) 功能性胃潴留

吉雯[13]运用理中汤合小半夏汤加减治疗功能性胃潴留 28 例。其基本方：党参、茯苓、干姜、白术、制半夏、生姜各 10g，甘草 6g。气滞，加枳壳、木香各 10g；寒甚，加吴茱萸 3g；寒郁化热，减干姜，加川黄连 3g；呕吐酸臭，加焦神曲、谷麦芽各 15g；泛吐酸水，加乌贼骨 10g；大便难解，加生大黄 6g（后下）；气虚甚者，加黄芪 30g。每日 1 剂，水煎后分 3 ～ 4 次服用。6 周为 1 个疗程。结果：经 1 ～ 2 个疗程治疗后，18 例显效，8 例好转，2 例无效，总有效率达 92.86%。

（七）慢性肾功能不全

国外学者[14]报道，用人参汤（即理中汤）合大黄甘草汤治疗 15 例诊断为慢性肾功能不全而未进行血液透析的病人。其中 12 例患慢性肾小球肾炎，1 例为多囊肾，1 例为肾结核，1 例为糖尿病性肾病。每例病人均服人参汤提取剂 1.7g 和大黄甘草汤提取剂 2.5g，每日 3 次，均于饭前半小时服，通常治疗 3 个月。根据主观症状和血液检查来评价临床效果，记录副作用。2 例同服以往西药，10 例同时给予饮食疗法。2 例因病情恶化接受了血液透析治疗。结果：第 1 个月的有效率为 66.7%，而后下降至 40%。

（八）男性不育症

据日本学者[15]报道，以本方合八味地黄丸治疗男性不育症 10 例，效可。其中精液平均量（ml）由治疗前的（2.73 ± 0.93）ml，增加到治疗后（3.28 ± 0.89）ml；显效 1 例，有效 1 例，不变 8 例。精子数由治疗前的（1170 ± 706）/ml，增加到治疗后的（2185 ± 1129）/ml；显效 3 例，有效 1 例，不变 6 例。精子活动率由治疗前（29.0 ± 23.2）%，增加到治疗后的（35.5 ± 27.0）%；显效 2 例，有效 3 例，不变 5 例。治疗结果：2 例收到妊娠效果。有报道用本方合八味丸治疗 36 例少精者，服药后精液量、精子计数、生育指数都有一定增加。结果显示对轻、中度少精症，疗效显著。

（九）小儿慢惊风

杨金国[16]报道，服用理中丸可以用于治疗小儿慢惊风。

金永枯[17]报道，用理中汤加减治疗小儿慢惊风 50 例，一般服药 3 ～ 5 剂。

（十）盆腔炎

林树芳[18]用本方合四物汤治疗已婚妇女腰痛、西医诊断为盆腔炎者 135 例。病程最短 4 个月，最长 10 年。结果：治愈 37 例，有效 82 例，无效 16 例。有效者平均治疗时间为 6.52 天，疗效较好。

（十一）小儿多涎症

吴四喜[19]用本方加减治疗小儿脾阳虚多涎症 42 例，疗效满意。42 例中，病程短者 20 天，长者达 3 年。处方：党参 10 ～ 18g，益智仁 5 ～ 10g，干姜 5 ～ 8g，甘草 4 ～ 6g，白术 8 ～ 10g。随症加减：吐涎日久、纳差、便溏者，加砂仁 4 ～ 6g，鸡内金 5 ～ 8g；兼虫积腹痛者，去甘草，加乌梅 10 ～ 18g，使君子 7 ～ 10g，花椒 4 ～ 6g。病人服药 3 ～ 9 剂，平均 4.6 剂。42 例全部有效。伴随脾阳虚症状消失或明显好转，随访

3个月无复发者为痊愈，共计40例；服药时吐涎症状消失或减轻，但停药不到半月复发，但症状较前轻者为好转，共2例。

（十二） 变态反应性鼻炎

姜厚德[20]运用人参汤治疗变态反应性鼻炎28例。共选择变态反应性鼻炎病人55例，随机分成两组。治疗组口服人参汤，每日1剂，水煎2次，3次分服。对照组口服鼻炎片和阿司咪唑。结果：治疗组28例中，痊愈25例，显效2例，无效1例，有效率96.4%；对照组27例中，痊愈4例，显效10例，好转4例，无效9例，有效率66.7%。两组有效率有显著差异（$P < 0.01$）。

（十三） 冠心病心绞痛

秦鉴等[21]运用四逆加人参汤治疗冠心病心绞痛，疗效较好。选择确诊为冠心病心绞痛病人88例，分为治疗组60例，对照组28例。另选10例健康人作正常对照。所有入选病人治疗前停用有关心血管药物5个半衰期或1周，硝酸甘油可在心绞痛发作时临时服用，并记录用量。治疗组用四逆加人参汤：黑附子9g，干姜6g，甘草6g，红参5g。黑附子先煎30分钟，再加水至400ml，加入干姜、甘草同煎至150ml，红参另煎50ml，混兑后分2次口服，时间间隔为6~10小时，每日1剂，2周为1个疗程。对照组服用冠心苏合胶囊，每日3次，每次2粒。根据1979年全国中西医结合治疗冠心病心绞痛及心律失常座谈会制定标准判断心绞痛和心电图疗效。结果：四逆加人参汤控制心绞痛发作显效20例，改善28例，无效12例，总有效率80%；冠心苏合胶囊控制心绞痛发作显效8例，改善14例，无效6例。四逆加人参汤心电图ST-T改变显效12例，改善28例，无改变20例，总有效率66.7%；冠心苏合胶囊心电图ST-T改变显效5例，改善13例，无改变10例。四逆加人参汤治疗后，平均心绞痛发作次数、持续时间及硝酸甘油用量均明显减少（$P < 0.01$ 或 $P < 0.05$），NST 和 ΣST 均显著下降（P 均 < 0.05）。服用四逆加人参汤煎剂2周后，病人血液流变学发生了明显的变化，全血黏度、血浆黏度、红细胞压积、纤维蛋白原较治疗前明显下降（$P < 0.05$ 或 $P < 0.01$）。

（十四） 风湿性心肌炎

刘明达[22]运用理中汤随症加减，治疗6例风湿性心肌炎。结果：4例恢复出院，1例死亡，1例无效出院。可见理中汤温中健脾，并不局限于消化系统疾病。

（十五） 血液病

陈某[23]报道运用附子理中汤为主治疗自身免疫性溶血性贫血10例。经2个疗程治疗，症状改善、病情稳定、血象正常者5例；症状改善、血象偏低者3例；无效（死亡）2例。

（十六）其他

王飞飞等[24]报道运用理中汤治疗气虚血瘀盆腔炎性疾病后遗症，能有效改善慢性盆腔疼痛、性交痛等临床症状。

有报道[25]理中汤还可用于治疗脾阳不足、脾不统血所致的吐血、便血、肌衄、鼻衄、血崩、贫血等阳虚失血之病证，还可治疗脾胃阳虚的黄疸（阴黄）、慢性肝炎、胆道蛔虫病等肝胆疾病，还可治疗肾下垂、慢性肾炎、胃下垂、过敏性鼻炎、荨麻疹、习惯性便秘、咽痛等病证。

另有报道[26]，本方可用于吸毒综合征的治疗，具有戒毒功用。

参 考 文 献

[1] 张进．理中汤加味治疗顽固性口疮18例．九江医学，1996，11（3）：178.

[2] 张冰，柴隆．理中汤加味治疗复发性口腔溃疡64例．陕西中医，2002，23（3）：218.

[3] 胡兆明．理中汤合金匮肾气丸治疗复发性口腔溃疡．湖北中医杂志，2002，24（12）：32.

[4] 白峻峰．理中汤加减治疗复发性口疮106例．浙江中医杂志，1992，27（10）：474.

[5] 吴涛．22例脾阳虚患者探讨．江西中医药，1981，（3）：32.

[6] 王积科．理中良附煎治疗浅表性胃炎97例．陕西中医，1990，（1）：12.

[7] 张杰，刘乎．经方辨治慢性胃炎70例临床总结．安徽中医学院学报，1994，13（2）：25.

[8] 陈奇．中成药名方药理与临床．北京：人民卫生出版社，1998：310.

[9] 李大寿．加减理中汤治疗结肠炎50例．民间疗法，1997，（1）：33.

[10] 高欣铎．理中汤合桃花汤加减治疗慢性溃疡性结肠炎的体会．河南中医，1996，16（3）：31.

[11] 严松伟．理中汤加减治疗婴幼儿秋季腹泻98例．山西中医，1999，15（5）：19.

[12] 黄薇，李万针．理中汤加味治疗小儿轮状病毒感染性腹泻40例．四川中医，2000，18（2）：27.

[13] 吉雯．理中汤合小半夏汤加减治疗功能性胃潴留28例．四川中医，2000，18（6）：33.

[14] 大平（摘译）．人参汤合大黄甘草汤对慢性肾功能不全的影响．国外医学·中医中药分册，1994，16（6）：30.

[15] 谢鸣．中医方剂现代研究．北京：学苑出版社．1997：368.

[16] 杨金国．理中汤加减治疗慢惊风．四川中医，1990，8（1）：26.

[17] 金永枯．理中丸（汤）的临床应用及实验研究．河北中医，1986，（4）：45.

[18] 林树芳．四物合理中汤治疗妇人腹痛135例．新中医，1986，18（8）：41.

[19] 吴四喜．理中汤加减治疗小儿脾阳虚多涎症42例．广西中医药，1992，15（2）：15.

[20] 姜厚德．人参汤治疗变态反应性鼻炎28例．四川中医，1996，14（12）：51.

[21] 秦鉴，罗致强，金明华．四逆加人参汤治疗冠心病心绞痛血液流变学观察．实用中医药杂志，1997，（2）：25.

[22] 刘明达．中医治疗风湿热95例临床分析．上海中医药杂志，1963，（4）：12.

[23] 陈添炽. 附子理中汤为主治疗自身免疫性溶血性贫血 10 例. 江苏中医, 1997, 18
　　(12): 15.
[24] 王飞飞, 吴燕平. 理中汤治疗气虚血瘀盆腔炎性疾病后遗症体会. 陕西中医学院学报,
　　2014, 37 (1): 95.
[25] 陈奇. 中成药名方药理与临床. 北京: 人民卫生出版社, 1998: 310.
[26] 段从伟. 仲景方戒毒初探. 云南中医学院学报, 1995, 18 (1): 24.

九、桂枝甘草汤

(一) 低血压

高天德[1]运用桂枝甘草汤治疗原发性低血压 46 例。其病程 1～3 年 26 例, 3～
5 年 10 例, 5～10 年 10 例; 血压 75/45～90/60mmHg (排除继发性低血压者)。表现
为心悸, 头晕, 少气神疲, 面色㿠白, 劳累则加剧, 舌质淡, 脉虚无力居多。给予桂
枝甘草汤: 桂枝 20g, 炙甘草 10g。气虚者, 加黄芪; 血虚者, 加当归; 阴虚者, 加
五味子、麦冬。每日 1 剂, 水煎服, 取汁 200ml, 早、晚分服, 5 天为 1 个疗程。
46 例中, 治愈 40 例, 其中 1 个疗程治愈 8 例, 2 个疗程治愈 12 例, 3 个疗程以上治愈
20 例; 好转 6 例。总有效率 100%。

高正怡[2]运用本方治疗低血压病 40 例。40 例病人中均有不同程度的头晕, 面色
㿠白, 畏寒肢冷, 舌质多淡红或胖嫩、苔多白润, 脉多弱或沉细、缓而无力。辨证为
心阳不振, 脾肾阳虚。以温补脾肾, 振奋心阳为治疗大法。药用桂枝甘草汤加肉桂:
桂枝、甘草、肉桂各 9g。用开水冲泡, 频频代茶饮, 每日 1 剂。睡眠差者, 加夜交
藤 9g; 血压低至休克者, 加红参 10g, 附子 30g (先煎 1 小时)。结果显示: 40 例病
人一般服药 3～9 剂, 多至 12 剂后, 血压均有不同程度的上升。最高上升 39.15/
20mmHg, 血压均上升 15mmHg 左右。治疗后的收缩压平均值为 111.75mmHg, 舒张
压平均值为 68.25mmHg。随着血压升至正常范围, 病人的临床症状也随之缓解。
40 例中随访 37 例, 除个别病例因慢性病较重、停药过久而血压又复下降外, 大部分
病例疗效巩固。其中有 15 例血压恢复正常后, 半年以上未见下降。

(二) 失眠

刘景超等[3]以桂枝甘草汤治疗 50 例失眠。处方: 桂皮末 0.6g, 甘草末 0.3g。混
合后, 用开水在睡前半小时顿服。2 周后判定疗效。另外, 50 例中 18 例允许在睡前
并服安定药物或催眠药物, 余 32 例皆让其停服镇静安眠药。结果: 改善率
为 77.8%。

葛西浩史[4]运用桂枝甘草汤治疗失眠, 收效良好。治疗对象为接受汉方治疗的
病人 50 例, 均在饭前或饭后服用汉方药 3 次, 对于入睡困难病人, 在睡前约 30 分钟
时, 给予桂枝甘草汤 (桂枝末 0.6g, 甘草末 0.3g。混合, 以水送服), 2 周后进行疗

效判定。18 例曾于睡前服用抗焦虑药或安眠药，服用桂枝甘草汤时，停服上述药剂。结果：失眠改善者33 例（66%）。诊病时腹诊见脐周围腹部动悸20 例，其失眠改善率为80%；无腹部动悸者30 例，失眠改善率为56.7%。服药时因恶心停药的女性6 例，腹诊时都有上腹部振水音。睡前服用抗焦虑药或安眠药的18 例病人中，可以停用西药的8 例，失眠改善率44.4%。不使用西药的32 例中，失眠改善25 例（78.1%）。选择的治疗对象中除入睡困难外，中途觉醒、早醒、多梦、熟睡障碍、抑郁情绪、焦虑、紧张等症状给予桂枝甘草汤，效果不佳。

（三）心力衰竭

孙慧君等[5]运用真武汤合桂枝甘草汤治疗充血性心力衰竭48 例，疗效较好。全部服用真武汤合桂枝甘草汤，并随症增益。心悸、气短、动则尤甚者，加黄芪、人参；兼血瘀者，加当归、川白芍、红花；水肿甚者，加车前子、草果、泽泻。每日1 剂，水煎，分2 次服，15 天为1 个疗程，连服1~3 个疗程。服药期间停用强心、扩管、利尿等西药。48 例中显效16 例，有效30 例，无效2 例，总有效率为96%。其中心功能Ⅲ级的32 例中，显效14 例，有效18 例；心功能Ⅳ级的16 例中，显效2 例，有效12 例，无效2 例。

（四）房室传导阻滞

张国斌[6]运用加味桂枝甘草汤治疗高度房室传导阻滞1 例，疗效较好。病人症见胸闷、心慌，并出现双下肢浮肿，翌日来院求治。既往无高血压、慢性支气管炎病史。入院查体：血压150/65.25mmHg，口唇紫绀，颈软，颈静脉无怒张，桶状胸，两肺底部可闻及少量湿啰音。心浊音界稍向左扩大，心率34 次/分，律不齐，心尖部第一心音强弱不等，可闻及Ⅱ级收缩期吹风样杂音。腹平软，肝脾未触及。双下肢浮肿，按之凹陷。舌淡白、苔白滑，脉沉弦细结代。心电图检查示：心房颤动合并高度房室传导阻滞。超声心动图示：二尖瓣狭窄并关闭不全。胸部X 线正位片示：心影横径增宽，心胸比>50%，以左心增大为主，两肺纹理增多。诊断为慢性风湿性心脏病，二尖瓣狭窄并关闭不全，心房颤动并高度房室传导阻滞，心力衰竭（三度）。入院后给予10% 葡萄糖注射液加复方丹参注射液20ml 静脉滴注，上午11 时予阿托品注射液0.5mg 肌内注射，下午1 时，心率仍为35 次/分，再行肌内注射阿托品注射液0.5mg。15 时测心率仍为35~40 次/分，律不齐，16 时予以中药汤剂150ml 口服（党参、车前子各30g，桂枝9g，炙甘草、麦冬各15g。煎取汁300ml，分2 次口服）。3 月16 日上午7 时再服150ml，8 时30 分查房时，病人诉胸闷、心慌症明显减轻，心率64~90 次/分，律不齐。复查心电图示：房室传导阻滞消失，仍呈心房颤动表现。连服上方6 剂，诸症均大减，心率维持在65~90 次/分，未再出现房室传导阻滞现象。

（五）阳虚感冒

房景芬等[7]运用桂枝甘草汤治疗阳虚感冒，疗效较好。病人诊见形体消瘦，畏寒喜暖，尤其冬天虽然厚衣御寒，仍然四肢发凉，大便时软时溏，舌淡苔白，脉迟而软。查体扁桃体不大，无鼻炎及鼻窦炎，X线透视检查报道心肺正常。此乃阴脏体质，故易患阳虚感冒，拟桂枝甘草汤治疗。处方：桂枝500g，甘草250g。为极细末，炼蜜为丸，重3g，每次1丸，每日2次。坚持服用1年余，形寒肢冷明显见轻，1年当中很少感冒，收到理想疗效。

（六）青紫舌

凌荣荣[8]运用桂枝甘草汤治愈青紫舌。病人全舌青紫，伴四肢欠温，平素畏寒，苔薄白，脉沉细。证属心阳不振、脉络瘀滞，治拟温补心阳，宗仲景桂枝甘草汤。药用：桂枝（去皮）36g，炙甘草18g，10剂。再诊：病人服药后症情明显好转，效不更法，原方20剂再进。1个月余后追访，病人舌体已与常人无异。

（七）其他

有报道[9-11]运用桂枝甘草汤治疗心源性哮喘、先天性心脏病并发肺炎、心悸、缓慢性心律失常、月经期心动过缓，均能收到良效。

参 考 文 献

[1] 高天德. 桂枝甘草汤治疗原发性低血压46例. 实用中医药杂志，2001，17（6）：20.

[2] 高正怡. 桂枝甘草汤加肉桂治疗低血压病. 湖北中医杂志，2001，23（9）：38.

[3] 刘景超，郭炳新. 桂枝甘草汤治疗50例失眠的经验. 河南中医药学刊，1996，11（4）59.

[4] 葛西浩史. 桂枝甘草汤治疗失眠的经验. 国外医学·中医中药分册，1997，19（1）：24.

[5] 孙慧君，霍根红. 真武汤合桂枝甘草汤治疗充血性心力衰竭48例. 国医论坛，1992，（6）：13.

[6] 张国斌. 加味桂枝甘草汤治高度房室传导阻滞验案. 新中医，1997，29（6）：51.

[7] 房景芬，赵景华. 仲景小方应用举隅. 实用中医内科杂志，1989，3（4）：37.

[8] 凌荣荣. 桂枝甘草汤治愈青紫舌案. 陕西中医，1996，17（1）：28.

[9] 杨百茀，李培生. 实用经方集成. 北京：人民卫生出版社，1996：65.

[10] 宋歌，高原，李彬. 桂枝甘草汤在缓慢性心律失常中的辨治体会. 中医临床研究，2016，8（16）：53.

[11] 任利，张红瑞. 桂枝甘草汤治疗月经期心动过缓. 中华中医药学刊，2007，25（12）：2470.

十、桂枝甘草龙骨牡蛎汤

(一) 心律失常

吴治恒等[1]报道用桂枝甘草龙骨牡蛎汤加减治疗心律失常 100 例。其中窦性心动过速 (心率 100 次/分) 16 例,频发房性早搏 26 例,心房纤颤 15 例,阵发性室上性心动过速 7 例,频发室性早搏 26 例,一度房室传导阻滞 6 例,二度房室传导阻滞 3 例,三度房室传导阻滞 1 例。本组病例依据《中医病证诊断疗效标准》,符合心虚胆怯型者 25 例,心脾两虚型者 14 例,心血瘀阻型者 12 例,水气凌心型者 10 例,心阳虚弱型者 39 例。对于缓慢性心律失常,或每因心动过缓时心律失常发生频繁者,酌情加重桂枝用量;四肢逆冷、畏寒明显者桂枝改用肉桂,加制附子、红参;快速性心律失常者,加五味子、苦参、炙瓜蒌皮;血瘀证明显者,加生三七、川白芍、丹参、血竭;惊悸明显者,加炙远志、夜交藤、珍珠粉;气血虚弱者,配服归脾丸;痰湿盛纳差者,加姜半夏、茯苓、白术、麦芽。每日 1 剂,水煎,分 3 次服,治疗结果示:显效 53 例,其中 9 例窦性心动过速心率下降 (90 次/分),5 例房性早搏消失,20 例室性早搏消失,8 例心房纤颤消失,6 例阵发性室上速未发作,3 例一度房室传导阻滞恢复正常,1 例二度房室传导阻滞恢复正常,1 例三度房室传导阻滞恢复正常;有效 45 例。有效率达 98%。

黄清河等[2]运用桂枝甘草龙骨牡蛎汤治疗冠心病心律失常。以桂枝 10g、炙甘草 20g、生龙骨 30g、生牡蛎 30g 为基本方。阳虚气弱者,加炙黄芪 20g,太子参 15g,檀香 10g,丹参 15g;阳虚水泛者,加炙黄芪 20g,泽泻 30g,防己 10g,益母草 20g;阳虚寒凝者,加全瓜蒌 20g,薤白 12g,细辛 10g;阴阳两虚者,加天花粉 20g,麦冬 20g,乌附子 10g,山楂 40g;气阴两虚夹湿热者,加太子参 20g,苦参 15g,生牡蛎 30g,丹参 15g,桂枝量减为 6g;若心动悸甚,生龙骨、生牡蛎各重用至 45g;若短气、乏力甚,炙黄芪、太子参各增至 30g;若胸闷甚,增桔梗 15g,枳实 20g;若胸痛甚 (心绞痛发作),加舌下含服速效救心丸。汤剂,每日 1 剂,60 天为 1 个疗程。治疗期间停用其他抗心律失常药物。结果:心悸、胸闷、气短、胸痛等症基本消失者 24 例,占 80%;心悸、胸闷、气短、胸痛等症明显减轻者 4 例,占 13.3%;无效者 2 例,占 6.7%。总有效率为 93.3%。心电图:缓慢性心律失常恢复正常者 17 例 (窦性心动过缓 15 例、房室传导阻滞 2 例),快速性心律失常恢复正常者 7 例 (窦性心动过速 3 例,室性早搏 2 例,阵发性室上性心动过速 2 例)。心肌缺血改善率 (ST - T 恢复正常或肢体导联低电压消失) 占 42.3% (11/26)。

(二) 甲状腺功能亢进症

阳怀来[3]用本方治疗甲状腺功能亢进症 (以下简称甲亢) 38 例,诊前曾服过地巴唑等西药者 29 例,全部病例均具有甲亢典型症状。处方:桂枝 10g,甘草 10g,龙骨、牡蛎各 20g（先煎）。肝郁痰结型，加柴胡、浙贝母；阴虚阳亢型，加麦冬、玄参、珍珠母；气阴两虚型，加参须、黄精；颈肿，加夏枯草；眼突，加石菖蒲、白芥子；心悸，加茯神；多汗，加浮小麦。水煎 300~400ml，分 2 次服，每日 1 剂，30 天为 1 个疗程，持续用药 3~5 个疗程。治疗结果显示：治愈 19 例，好转 16 例，无效 3 例，总有效率为 92.1%。疗程最短 45 天，最长 150 天，平均为 77 天。

（三）中风

韩玉秀[4]运用桂枝甘草龙骨牡蛎汤加味治疗老年中风 73 例，疗效较好。急性期：中经络者，多见神志清醒，口眼歪斜，半身不遂，四肢麻木，言语不清，舌苔白腻，脉象弦滑。用桂枝甘草龙骨牡蛎汤加钩藤、天麻、地龙、半夏。若头目晕眩、四肢抽搐，加石决明。中脏腑者闭证：多为突然昏仆，两手握紧，肢体拘急，牙关紧闭，抽搐鼾睡，溲黄便秘，舌苔黄腻，脉象弦数。用桂枝甘草龙骨牡蛎汤加石菖蒲、郁金、钩藤、天麻、地龙、半夏。便秘腹胀，加生大黄（后下）、芒硝（冲服）。中脏腑者脱证：不省人事，目合口开，手撒，二便失禁，脉象细数。用桂枝甘草龙骨牡蛎汤加麦冬、红参、五味子。恢复期：多见肢体酸软，偏枯不用，舌强语謇。用桂枝甘草龙骨牡蛎汤加当归、黄芪、地龙、全蝎、牛膝、杜仲、枸杞子、狗脊。11 例脑出血引起颅内高压者配用 50% 葡萄糖 60ml，20% 甘露醇 250ml 交替静脉滴注。对 22 例急性缺血性脑血管病，每日静脉滴注低分子右旋糖酐 50ml 加维脑路通400mg。73 例中，基本痊愈 15 例，显效 47 例，无效 7 例，恶化（死亡）4 例。

（四）其他

有文献[5-7]报道本方可用于神经官能症、肌纤维组织炎、荨麻疹、遗精、失眠、雷诺综合征、前列腺炎、汗证等病证的治疗，临床疗效满意。

参 考 文 献

[1] 吴治恒，张晓岚，龚勇. 桂枝甘草龙骨牡蛎汤加减治疗心律失常 100 例. 中国民族民间医药杂志，2002，(2)：84.

[2] 黄清河，黄骏. 桂枝甘草龙骨牡蛎汤加味对冠心病心律失常的调整作用. 实用中西医结合杂志，1993，(6)：48.

[3] 阳怀来. 桂枝甘草龙骨牡蛎汤治疗甲状腺功能亢进症 38 例. 实用中医药杂志，1996，12 (3)：3.

[4] 韩玉秀. 桂枝甘草龙骨牡蛎汤加味治疗老年中风 73 例. 浙江中医杂志. 1987，(3)：106.

[5] 杨百茀，李培生. 实用经方集成. 北京：人民卫生出版社，1996：66.

[6] 赵宗刚，王胜男，王玉. 桂枝甘草龙骨牡蛎汤应用案例. 光明中医，2005，20 (4)：48.

[7] 高洁，李浩. 李浩运用桂枝甘草龙骨牡蛎汤治疗汗证经验. 北京中医药，2014，33 (11)：824.

十一、桂枝去芍药加蜀漆牡蛎龙骨救逆汤

本方原用于伤寒火劫，亡阳之证。基本指征是恶寒发热，有汗，胸满，痰涎量多，惊狂烦躁，卧起不安，胸腹动悸，苔黏，脉滑。现代多用于具有上述见症之感冒、流感、间日疟、三日疟、恶性疟、精神分裂症、阿米巴痢疾、气管炎；亦可用治疗胃和十二指肠溃疡、神经衰弱。王氏[1]常用此方治疗由于自主神经功能紊乱所致的忽寒忽热、心神不宁、口干心悸、肢寒等症状，以及癔病、神经官能症、更年期综合征、精神分裂症，以及女性青春期交感神经兴奋占优势的某些疾病。如治1例男学生，23岁。失眠、遗精1年，伴腰酸腿软，小便频，耳鸣胁痛，舌苔薄白，六脉虚大。辨为先天不足，心肾失摄。仿桂枝去芍药加蜀漆牡蛎龙骨救逆汤以调补心肾，降逆安神。服十余剂，诸症大转，后改汤为丸，缓治其本。

张景义等[2]根据桂枝去芍药加蜀漆龙骨牡蛎救逆汤化裁，采用自拟方平律煎（桂枝、赤芍、柴胡、丹参、菖蒲、郁金、当归、鸡血藤等）治疗心律失常45例，总有效率为95.5%。并认为本方具有活血行气、重镇安神、气阴并补、增强免疫功能的效用。

参 考 文 献

[1] 杨百茀，李培生．实用经方集成．北京：人民卫生出版社，1996：68.
[2] 张景义，卢忆兰，张景华．平律煎治疗心律失常45例．陕西中医，2003，24（2）：108.

十二、桂枝加桂汤

（一）虚寒型腹痛

王亚[1]报道运用桂枝加桂汤治疗虚寒型腹痛50例。50例中，病程最短2天，最长3个月，均有腹痛绵绵，时作时止，喜热恶冷，痛时喜按，饥饿及疲劳时更甚，大便溏薄，兼有神疲气短，怯寒，舌质淡、苔白，脉沉细等临床表现。基本方：桂枝、白芍、生姜各10g，肉桂、炙甘草各5g，大枣5枚。随症加减：疼痛甚者，加郁金、木香；气虚甚者，加黄芪、党参；兼呕者，加半夏、灶心土；兼泻者，加茯苓、焦白术；兼胀者，加厚朴、砂仁。水煎滤汁400ml，早、中、晚分服，每日1剂，6日为1个疗程，儿童用量酌减，疗效显著。

（二）奔豚气病

江怀筹[2]认为桂枝加桂汤是汉代张仲景《伤寒论》中治疗"奔豚证"的方剂，即桂枝汤加重桂枝份量组成。原方为：桂枝五两（去皮），芍药三两，生姜三两（切），甘草二两（炙），大枣十二枚（擘）。上五味，以水七升，煮取三升，去渣，

温服一升。本云桂枝汤，今加桂满五两，所以加桂者，以能泄奔豚气也。前人认为本方具有"驱除寒毒，宣通经脉，运行气血，降泄水积"的作用，用治寒毒闭阻经络与积水上冲于心的"奔豚证"。江氏临证运用此方随症化裁，用治属于寒凝经脉、营卫气血不调畅之多种疾病，收到满意的效果。既扩大了该方治疗范围，又较好地体现了中医"异病同治"这一学术观点。

刘渡舟[3]认为临床常见的某些心脏病病人，可出现奔豚气，其人自觉气上冲胸时，便发生早搏、心律不齐、心悸憋闷、窒息等症状，用本方治疗结果满意。

张世筠[4]报道1例病人，阵发脐上动悸6年，某医院诊断为神经官能症，经中西药治疗未效。近月脐上悸更频，每日发作4~5次，每次历时半小时，发则腹胀满痛、胸闷气短、心悸不宁、背部发凉、四肢及口唇麻木、头晕、咳嗽痰多、色白而稀、口苦口干，舌红苔白，脉弦数。辨为奔豚气病，用养肝和营，降逆止冲，佐通阳利水，以桂枝加桂汤合奔豚汤治愈。

周文川[5]报道1例病人，男，32岁。因和衣躺卧受凉发病，日发多次呃逆，继之气从少腹如豚之奔，沿左侧腹部上冲，随着冲动上行，呃逆愈发愈频，最后冲至胸咽则窒闷气厥。辨为寒客冲脉，用桂枝汤加紫苏梗、檀香、白蔻仁、西茴香、陈皮。服药2剂，病已痊愈，不再发作。

张丽宏等[6]运用桂枝加桂汤加减治疗2例奔豚气病人，效果显著。

（三）脑外伤综合征

左凤云[7]认为脑外伤综合征的临床表现多样而复杂，一般来说以自主神经功能失调和癔症样症状为主。中医学认为气滞血瘀、痰湿中阻是发生本病的主要机制，常见肝脾不和或脾胃不和诸证。其以桂枝加桂汤加赤芍、桃仁、礞石、石菖蒲、远志、马尾连、瓜蒌，治疗30例脑外伤，其病程均较长，临床表现亦复杂。以1个月为1个疗程，其中23例经2~3疗程后，症状基本消失，6例明显好转，1例较有好转。

（四）其他

江怀筹[2]报道，运用本方加味治疗梅尼埃病、高血压、充血性心力衰竭，可收到满意的效果。

刘敬尧等[8]报道王克穷主任医师运用桂枝加桂汤治疗恶性肿瘤如胰腺癌放疗后、喉癌术后放化疗后、膀胱癌术后化疗后等，可明显改善病人症状，提高生存治疗。

参 考 文 献

[1] 王亚. 桂枝加桂汤治疗虚寒型腹痛50例. 现代中医药，2001，(6)：30.

[2] 江怀筹. 桂枝加桂汤的临床应用. 实用中西医结合杂志，1998，11 (6)：518.

[3] 刘渡舟. 伤寒论诠解. 天津：天津科学技术出版社，1983：77.

[4] 张世筠. 奔豚气治验. 辽宁中医杂志，1982，(3)：封三.

[5] 周文川. 略述奔豚气的证治. 河南中医, 1980, 3 (1): 38.

[6] 张丽宏, 史衍军. 桂枝加桂汤加减治疗奔豚气 2 例. 黑龙江医药科学, 2005, 28 (3): 52.

[7] 左凤云. 对脑外伤后综合征的治疗体会. 新医药学杂志, 1977, (9): 23.

[8] 刘敬尧, 王克穷. 王克穷主任医师运用桂枝加桂汤治疗恶性肿瘤验案三则. 陕西中医学院学报, 2013, 36 (6): 40.

十三、大建中汤

(一) 胃肠疾病

张德宏[1]治疗 1 例十二指肠球部溃疡腹痛病人，辨证属脾胃虚寒型，予大建中汤加白芍 10g，炙甘草 8g，7 剂痛止，30 余剂症状消失，随访 3 年未复发。另治 1 例胃下垂病人，予大建中汤加附子 3g、山茱萸 5g，2 个月后症状消失。

张德宏[1]报道 1 例休息痢病人，用磺胺药、激素无效，辨证为脾阳虚微，水湿停滞，服用本方加炒白术、白芍、槟榔各 10g，川厚朴 5g，15 剂后症状消失。

李成银[2]用大建中汤治疗慢性浅表性胃炎脾胃虚寒型 3 例，1 例痊愈，1 例显效，1 例有效。

王占空[3]认为，大建中汤对多种消化道疾病引起的脘腹痛，偏于虚寒者均可加减应用。治疗 1 例阳虚寒凝腹痛女性病人，投本方加乌药、延胡索等，3 剂病止，6 剂痊愈。另治 1 例虚寒型慢性胃炎病人，予大建中汤（易饴糖为红糖 30g 分冲），6 剂痊愈。

张思奎[4]报道治 1 例慢性胃窦部胃炎病人，发作时腹痛剧烈，经用追逐散、香砂六君子汤等方及抗酸解痉西药无效，辨证为阳虚阴寒内盛腹痛，予大建中汤加吴茱萸 9g、附子 15g（先煎 1 小时），2 剂痛减，连服 13 剂痛止，其后十余年未复发。

李葆华[5]用本方加乌贼骨、白及各 15g，黄芪 20g，地榆 30g，治疗慢性浅表性胃炎并胃溃疡黑便，胃镜复查，示溃疡愈合。

袁兴石[6]治疗 1 例男性食猪蹄肉后腹痛剧烈，服用本方 3 剂好转，6 剂痊愈；又治 1 例女性结肠痉挛病人，服本方 2 剂痊愈。

有报道[7]观察 53 例呈肠梗阻症状克罗恩病病人，经补液、栓剂、灌肠治疗并给大建中汤（5g/天），口侧肠管扩张组 9 例肠梗阻症状改善，其中大建中汤治疗组需 12.4 小时，非大建中汤治疗组需 78.7 小时；非扩张组全部病例肠梗阻症状改善，其中大建中汤治疗组平均需（5.8±2.1）小时，非大建中汤治疗组为（84±8）小时，表明大建中汤对不伴有口侧肠管扩张的肠管狭窄性肠梗阻有效，反之欠佳。

田仁德[8]亦报道用本方加减 20 余剂治愈 2 例克罗恩病病人。

川村健儿[9]用大建中汤治疗 72 例慢性便秘患儿，排便明显改善 7 例，改善

50 例,无效 15 例，无恶化病例，有效率为 79.2%，排便及其有关症状的有效率为 80.6%，均获得较好疗效。

董品军等[10]报道运用本方加味治疗慢性浅表性胃炎 80 例。80 例病人均属西药治疗效果差或无效。病程最短 2 个月，最长 3 年。采用大建中汤加味：花椒、桂枝各 9g，干姜、川厚朴、白芍各 12g，党参、黄芪各 20g，木香、半夏、大枣各 15g，砂仁、甘草各 10g。以上 12 味药物组成协定处方，对症辨证加减。每日 1 剂，水煎至 300ml，每日服 3 次（饭后）。结果：治愈 58 例，好转 20 例，无效 2 例。服药最少者 6 剂，最多者 20 剂。

岛仁[11]运用大建中汤治疗粘连性肠梗阻 10 例，疗效较好。既往有消化道手术史，从末次手术到出现症状的时间为 1 个月~41 年，平均 6 年 9 个月。其中插管解除肠梗阻者 4 例，其余 6 例经保守治疗缓解，未行手术。解除肠梗阻后，迅速投药，6 例给予大建中汤，4 例给予中建中汤（小建中汤合大建中汤）。结果：全部病例中，1 例服中建中汤 8、12、15 个月后恶心、呕吐等肠梗阻症状复发，每次复发经保守治疗均缓解，其余 9 例至今仍未复发。作者认为本方及中建中汤对预防粘连性肠梗阻复发有效。

另有报道[12]，用大建中汤治疗腹部手术后的腹部不适病人 23 例。对于食后腹鸣者：显效 8 例，有效 5 例，有用 1 例，无效 0 例。无食后腹鸣者：显效 0 例，有效 3 例,有用 5 例，无效 1 例。$P < 0.01$，有显著性差异。对于食后腹痛者：显效 6 例，有效 7 例，有用 1 例，无效 0 例；无食后腹痛者：显效 2 例，有效 1 例，有用 5 例，无效 1 例，$P < 0.05$，有显著性差异。对于食后腹胀者：显效 5 例，有效 2 例，有用 4 例，无效 0 例。无食后腹胀者：显效 3 例，有效 6 例，有用 2 例，无效 1 例。无显著性差异（$P > 0.01$）。对于有其他愁诉者：显效 4 例，有效 6 例，有用 4 例，无效 1 例。无其他愁诉者：显效 4 例，有效 2 例，有用 2 例，无效 0 例。无显著性差异（$P > 0.01$）。结果显示：此方适用于腹部手术后有食后腹鸣和食后腹痛不定愁诉者。

有报道[13]给胃癌根治术后 31 例病人服用大建中汤，疗效满意，可减少腹部症状的出现。将病人分为两组。Ⅰ组：术后立即口服大建中汤（7.5g/天）者 7 例。Ⅱ组：症状出现后给药者 16 例，未给药者 8 例，共计 24 例。腹部症状包括食后肠鸣、腹胀、腹痛，与饮食无关的腹痛、腹泻、软便、便秘，以及其他症状（肠梗阻、反胃、口苦）。治疗结果：Ⅰ组：无症状者 4 例，有症状者 3 例。Ⅱ组：无症状者 3 例，有症状者 21 例。两组之间有显著性差异（$P < 0.05$）。将Ⅰ组有症状病变的药量增加到每天 15g，则全部病人的症状消失，即Ⅰ组中无症状者 7 例，有症状者 0 例；而Ⅱ组中无症状者 3 例，有症状者 21 例。两组间有显著性差异（$P < 0.01$）。以上结果显示：胃癌根治术后立即服用本方可抑制腹部症状出现。如服用本方（7.5g/天）后出现腹部症状时，增加药量（15g/天）可明显减少有腹部症状的病例数。

（二）肝胆胰疾病

李氏[5]治1例急性胰腺炎病人，上腹绞痛阵发加剧伴呕吐，始用清胰汤，继用本方加苍术、鸡内金各10g，赤、白芍各15g，制大黄10g，厚朴6g。2剂后腹痛大减，9剂后痊愈。又治1例胆绞痛病人，用本方加川楝子10g，吴茱萸5g，赤、白芍各15g。1剂痛止，1周后痊愈。

石明山[14]治疗胆囊炎急性发作寒积上攻，心胁攻痛、绞痛，甚则突起如拳，吐逆汗出，大便数日不行，苔白腻，脉沉弦，用大建中汤合附子大黄汤佐猪胆汁半匙冲服，2剂诸症俱除。

有人[15]治疗慢性肝炎用本方加附子，兼服当归芍药散加附子酒剂2个月余，诸症消失，肝功能复常。

盛冈等[16]治疗肝硬化腹水1例，用补中益气汤、五苓散等效不佳，投与大建中汤取得较好疗效。

（三）循环系统

施波[17]治疗多发性大动脉炎并脑梗死后遗症1例。予大建中汤加川芎、延胡索、桂枝、地龙、路路通各15g，白芍20g，黄芪25g，甘草10g。服药12剂症状减轻，32剂病愈出院。

（四）生殖系统疾病

张德宏[1]用大建中汤加乌药、茴香、荔核、吴茱萸等治疗2例腹股沟斜疝、睾丸鞘膜积液，寒邪入于厥少二阴，阴囊肿胀者。服药30余剂症状消失，后调治而愈。

朱树宽[18]用大建中汤加淫羊藿、巴戟天、蜈蚣等以温中散寒、温壮肾阳，治疗80例年龄25~59岁阳痿病人，平均服药12剂，65例治愈。

另有报道治疗肠梗阻、胃肠术后粘连等。

参 考 文 献

[1] 张德宏. 大建中汤的临床运用. 江苏中医杂志, 1983, (5): 37.

[2] 李成银. 慢性浅表性胃炎60例治疗总结. 安徽中医学院学报, 1997, 216 (2): 30.

[3] 王占空. 张仲景药法研究. 北京: 科学技术文献出版社, 1998: 395.

[4] 张思奎. 经方验案两则. 云南中医学院学报, 1987, 10 (3): 29.

[5] 李葆华. 大建中汤的临床运用. 南京中医药大学学报 1998, 14 (5): 308.

[6] 袁兴石. 大建中汤治疗腹部疑难病证. 河南中医, 1990, 10 (1): 29.

[7] 张丽娟 (摘译). 大建中汤对克罗恩病患者肠梗阻的疗效. 国外医学·中医中药分册, 1998, 20 (6): 19.

[8] 田仁德. 大建中汤治愈克罗恩病二例. 山东中医学院学报, 1983, 7 (3): 62.

[9] 川村健儿. 大建中汤对小儿慢性便秘的临床疗效. 汉方医学, 1998, 22 (6): 22.

［10］董品军，路康新．大建中汤加味治疗慢性表浅性胃炎 80 例．四川中医，2002，20
　　　（6）：53.

［11］岛仁（日）．大建中汤治疗肠粘连性肠梗阻的经验．国外医学·中医中药分册，1993，
　　　15（5）：39.

［12］程立（摘译）．大建中汤用于腹部手术后的腹部不适．国外医学·中医中药分册，1993，
　　　15（6）：30.

［13］白丽（摘译）．胃癌术后患者口服大建中汤的意义．国外医学·中医中药分册，1994，
　　　16（6）：28.

［14］石明山．经方运用举隅．山西中医，1990，6（2）：24.

［15］程方，等（译选）．大建中汤加减治疗慢性肝炎白内障等病．新中医，1980，(2)：56.

［16］盛冈，等．大建中汤治愈肝硬化腹水 1 例．日本东洋医学杂志，1999，49（5）：845.

［17］施波．大建中汤加减治疗多发性大动脉炎举隅．吉林中医药，1997，(2)：14.

［18］朱树宽．加味大建中汤治疗阳痿 80 例．河北中医，1999，21（1）：43.

十四、四逆汤

（一）冠心病心绞痛

金明华[1]观察四逆汤防治冠心病心绞痛的临床疗效。方法：将辨证为阳虚或寒凝的 63 例冠心病心绞痛病人随机分为四逆汤治疗组及消心痛对照组。比较两组在症状、ECC 心肌耗氧、心功能等方面的疗效。减少硝酸甘油用量等方面与消心痛相似但在降低心肌耗氧、改善心功能方面，四逆汤较优。结论：四逆汤可用于冠心病心绞痛的防治，是治疗阳虚寒凝型冠心病心绞痛的有效方药。

（二）急性心肌梗死

吴伟康[2]为探讨四逆汤对急性心肌梗死溶栓后再灌注损伤的改善作用。采取随机病例对照方法，对 22 例急性心肌梗死溶栓病人服药前后分别进行动态心电图监测。结果：急性心肌梗死溶栓治疗者服用四逆汤后的弓背型 ST 段抬高持续时间、心肌梗死总负荷、GRS 波群记分、Q - T 离散度、再灌注心律失常发生率均比单纯的溶栓治疗显著降低（$P < 0.05$）。结论：四逆汤有助于改善急性心肌梗死溶栓治疗的再灌注损伤。

有报道[3]治疗 105 例急性心肌梗死，其中 23 例并发休克，有 10 例采用中西医结合疗法治疗，结果无 1 例死亡。文中指出，对于心源性休克的亡阳型，宜用四逆汤或四逆加人参汤救治。其方有升压、强心作用，与生脉散等中西药结合应用，可解决较长时间用升压药以后停药血压下降的问题。

另有报道[3]采用中西结合疗法治疗心肌梗死休克病人 50 例。其中轻度休克 33 例，单用中药者 17 例，中西结合治疗 13 例，另 3 例单用西药。结果：全部治愈。

重度休克15例，单用西药者5例，死亡4例；中西结合或单用中药者9例，死亡3例。此外还有感染休克9例，出血性休克4例，心源性休克7例，均用中药治疗，服药后19例有效，仅1例无效。

南开医院[3]临床治疗20例心肌梗死并发心源性休克的病人，其中17例采用生脉或四逆汤注射。结果：除1例死亡外，余16例血压均恢复正常。并观察到：生脉、四逆汤注入后1~20分钟即可见血压回升，并维持在90~110/60~90mmHg，对心率影响不大，但心音增强，脉搏有力，可使四肢厥冷、唇及皮肤灰白或青紫症状得到明显改善。

（三）心力衰竭

日本学者土佐宽顺等[3]用茯苓四逆汤治疗肺源性心脏病急性发作患儿，收到较好的效果。服药后可迅速出现利尿现象，继之脉搏、呼吸情况也随之改善。

张氏[3]也有用茯苓四逆汤治疗风湿性心脏病、肺源性心脏病所致之心力衰竭获效的报道。

（四）胃下垂

张氏[3]以四逆汤为主方，随症加减治疗7例胃下垂。若兼腹痛，加肉桂、橦木子、吴茱萸；腹胀，加枳实、木香、厚朴；嗳气，加山楂、麦芽；恶心，加砂仁、半夏。结果：病人腹痛、腹胀、嗳气等主要症状均显著减轻或消失；腹部压痛及X线所见之胃张力和胃大弯位置，亦有部分改善。

（五）泄泻

有报道[3]将本方加黄连微火煎至80ml，过滤加糖适量煮沸备用。5个月以下每次3~5ml，6~10个月每次5~8ml，1~1.5岁每次0.8~10ml，每4小时服1次。治疗70例小儿泄泻，症见大便溏薄、微热、肢冷、脉微弱、苔薄白者。结果：痊愈58例，有效8例，无效4例，总有效率为94%。治疗时间最长者有7天，最少者只1天，平均为4天。

另有报道[3]用本方加味治疗真菌性肠炎等泄泻的报道。又有人报道小儿慢性肠炎、长期水泻不止、用其他方剂无效而四肢厥冷者，用四逆汤能收速效。

杨承祖[4]报道四逆汤用于泄泻，肾虚有寒，湿热留恋胃肠而致大便稀薄，微热，肢冷，脉微弱，苔白滑。

（六）精神分裂症

李爱峰[5]报道，近年来采用四逆汤加味治疗精神分裂症30例，取得了较好的疗效。方以四逆汤加味：附子10~60g（先煎1小时），干姜10~20g，炙甘草10g，人参5~10g，肉桂10g。水煎2次，共取汁400ml，分多次口服，每日1剂，30天为1个疗程。结果：30例中，治愈15例，显效9例，好转3例，无效3例，有效率为90%。

（七）痛经

史建辉[6]以四逆汤加味治疗痛经85例，取得满意疗效。症见：痛经，小腹冷痛，痛引腰府，伴有面色苍白，出冷汗，四肢逆冷，恶心呕吐，腹泻，甚者昏厥，苔白，脉沉紧。以四逆汤加味治疗。药物组成：焦附子6g，干姜9g，甘草12g，延胡索12g，五灵脂12g，乌药10g，木香7g，小茴香15g，生蒲黄12g，白芥子7g，血竭（冲服）3g。如兼血瘀者，加莪术9g，炒乳香10g，炒没药10g；小腹冷，加荜茇9g，胡芦巴10g；兼气虚，加人参12g，香附10g；腹泻者，加薏苡仁30g，山药12g；青春期病人，加巴戟天12g，紫河车9g；恶心呕吐，加陈皮9g，砂仁9g；育龄期兼不孕病人，可加紫石英20g，蛇床子12g。每月于经前5日开始服药，经期继续服用，连用10日，每日1剂。经后可暂停服用。如合并子宫内膜异位症、不孕症等，经后可根据不同病情，继续服用调经治本药物。3个月为1个疗程。结果：本组85例，治愈48例，好转33例，无效4例，总有效率为95.3%。

（八）单纯性晕厥

潘小锋[7]报道四逆汤加味治疗单纯性晕厥96例。96例均为门诊及住院治疗病人，因晕厥或晕厥先兆（发作性头晕伴恶心、面色苍白、出汗，视、听觉障碍等）同时伴有以下几种情况之一：①舒张压<50mmHg和（或）收缩压<80.25mmHg或平均动脉压下降25%以上；②窦性心动过缓，心率<50次/分；③窦性静止>3秒；④一过性一度房室传导阻滞；⑤交界性心律。经询问病史、体检、常规心电图、X线胸片、超声心动图、动态心电图及头颅CT等检查排除心源性及其他有明确病因的晕厥后确诊为本病。治疗以四逆汤加味：炮干姜、制附子各6g，炒枳实、炙甘草、炒白芍各12g，党参30g，当归、川芎、生地黄各12g。面色苍白、汗出不止，加龙骨（先煎）、牡蛎（先煎）各30g；胃纳差、神疲乏力，加炒白术12g，黄芪30g，茯苓12g；心悸不宁、失眠多梦，加远志10g，酸枣仁12g，合欢皮15g；恶心欲呕，胸闷，加姜半夏、陈皮各12g，桂枝6g。上药2日1剂，1剂2煎，早、晚分服，1个月为1个疗程，一般治疗1个疗程。随访半年观察疗效。结果：显效64例，有效28例，无效4例，总有效率95.8%。

（九）雷诺病

窦立刚[8]报道运用四逆汤合方治疗雷诺病28例。治疗组治疗方法：四逆汤合当归四逆汤化裁，组成：附子10g，干姜、甘草、桂枝、赤芍、黄芪、当归、延胡索各20g，细辛5g，丹参25g。每日1剂，水煎服，20天为1个疗程。对照组治疗方法：盐酸妥拉苏林25mg，烟酸50mg，每日3次，口服。疗程同治疗组。治疗组28例中，治愈15例，好转10例，无效3例，总有效率89.29%，治愈率53.57%；对照组25例中，治愈6例，好转10例，无效9例，总有效率64%，治愈率24%。两组疗效经统计学处理，差别非常显著（$P < 0.05$）。

（十）十二指肠壅积症

宋振海[9]运用四逆汤加减治疗十二指肠壅积症 32 例，疗效较好。全部病例均以四逆泻心汤加减治疗。基本方药组成：枳实 15g，柴胡 10g，白芍 10g，半夏 10g，人参 10g，黄芩 9g，干姜 5g，黄连 3～6g，白术 10g，葛根 12g，甘草 6～12g，大枣 5 枚。每日 1 剂，水煎 500ml，早、晚分服。辨证属肝胃不和、升降失调者：症见情志消沉，纳差，胁腹胀满作痛，呕吐，嗳气，舌苔黄白腻，脉弦数。用此方取其升清降浊、降逆止呕、调和肝脾之意。呕吐明显者，加陈皮、白蔻仁；纳呆重者，加砂仁、石菖蒲；胀痛者，加香附。辨证属脾胃虚弱、升降失调者：症见消瘦，乏力倦怠，面黄头晕，饮食减少，食后腹胀甚，嗳气，恶心呕吐，便溏，舌苔薄白，脉弦细或缓弱。其治清补兼用，重用炙甘草益胃调升降，除痞满，止呕吐。若仍体乏无力者，加陈皮、当归、黄芪、山药。结果：本组 32 例，服药最短 9 天，最长 24 天，平均 16.5 天。X 线透视 27 例壅积消失，2 例胃肠神经官能症体征缓解，3 例胃下垂病人症状亦明显好转。

（十一）白细胞减少症

有报道[3]，以本方为主，酌加补血补肾之当归、熟地黄、枸杞子、肉苁蓉，健脾祛湿之白术、山药、厚朴、大腹皮，止血药续断、阿胶治疗放射性白细胞减少症 8 例。结果：痊愈 3 例，显效 2 例，较差 3 例。作者认为，本方的治疗作用，可能是对骨髓的造血功能产生了特殊作用。

此外，邹世光等[10]报道运用四逆汤加减治疗顽固性冷汗、重度溃疡性结肠炎、癌性腹痛等病证，疗效满意。司胜林等[11]报道王付教授用四逆汤治疗失眠、窦性心动过缓及慢性前列腺炎，效果明显。

参 考 文 献

[1] 金明华. 四逆汤防治冠心病心绞痛的临床研究. 中药材，2003，26（1）：71.

[2] 吴伟康. 四逆汤防治急性心肌梗死溶栓疗法再灌注损伤的动态心电图研究. 中国中西医结合杂志，2001，21（10）：744.

[3] 谢鸣. 中医方剂现代研究. 北京：学苑出版社，1997：394，395，397，398.

[4] 杨承祖. 四逆汤临床应用及现代研究. 陕西中医，1990，11（12）：558.

[5] 李爱峰. 四逆汤加味治疗精神分裂症 30 例. 河南中医，2003，23（2）：9.

[6] 史建辉. 四逆汤加味治疗痛经 85 例. 河北中医，2001，23（10）：768.

[7] 潘小锋. 四逆汤加味治疗单纯性晕厥 96 例. 浙江中西医结合杂志，2000，10（8）：475.

[8] 窦立刚. 四逆汤合方治疗雷诺综合征 28 例临床观察. 中医药报，2000，（2）：21.

[9] 宋振海. 四逆泻心汤加减治疗十二指肠壅积症 32 例. 山东中医杂志，1996，15（1）：16.

[10] 邹世光，刘志群，何静. 疑难重病运用四逆汤治验举隅. 陕西中医，2007，28（3）：357.

[11] 司胜林，张敏. 王付教授运用四逆汤辨治杂病三则. 中医药学报，2010，38（3）：137.

十五、通脉四逆汤（四逆加人参汤）

（一）发热

许世斋[1]报道用通脉四逆汤加芍药或麦冬、知母治疗发热（少阴格阳证）16 例，均痊愈。其中 1 例患儿，发热 7 天持续不退，西医诊断为重感冒，曾用青霉素、链霉素、安乃近等消炎退热药治疗，体温仍 39.5℃，伴闭目嗜睡，四肢厥逆，血常规检查白细胞 $19.8 \times 10^9/L$。服用通脉四逆汤 1 剂后，体温降至 37℃，四肢转暖，精神好转，白细胞降至 $8.4 \times 10^9/L$。后宗原方加减，症状消失而愈。

傅世杰[2]报道 1 例患感冒发热二旬不愈者，消瘦羸弱，四肢厥冷，反复发热，面红口渴喜热饮，时而躁扰不宁，脉微，舌苔黑润，投以通脉四逆汤，重用附子达 30g，服药 1 剂，诸症大减，后宗原方加减调治而愈。

（二）尿毒症

李文瑞[3]治疗 1 例尿毒症，症见面色发赤，身热不恶寒，时有神昏，嗜睡，恶心呕吐，尿少腹胀，下肢浮肿，四肢厥冷者。予通脉四逆汤加味，急煎冷服 1 剂，药后至夜半，神已渐清，身热已退，并能安然入睡。再投其他方药善后而基本康复。

（三）吐泻

邓介豪[4]治 1 例忽患吐泻证，服多药不效者，症见：吐泻交作，四肢厥冷，六脉全无，气息微细，言语断续，大汗出。予大剂通脉四逆汤。处方：北干姜45g，炮附子30g，炙甘草18g。服 1 剂后，泄泻已止，再用上方减量加高丽参15g，服后吐止脉现，饮食渐进，继投以健脾之剂而安。

（四）痛痹

聂小平[5]运用通脉四逆汤加味治疗"痛痹"数例，取得满意疗效。其中 1 例患双下肢自膝关节以下冷、麻、痛已 2 年余，夜间或遇冷加重，伴神疲畏寒，予通脉四逆汤加味，每日 1 剂。连服 5 剂后下肢冷、麻、痛明显好转，继用原方 5 剂，药尽病愈，随访 1 年未见复发。

曾祥珲等[6]报道通脉四逆汤治疗痛风性关节炎，疗效尚佳。

（五）病窦综合征

亚全志等[7]运用通脉四逆汤加人参治疗病窦综合征，疗效较好。治疗组 24 例，平均年龄53.8 岁（范围20～65 岁）。基础心脏病为冠心病者12 例，心肌炎者 7 例，心肌病者 5 例。对照组23 例，基础心脏病为冠心病者11 例，心肌炎者 6 例，心肌病者 5 例，风湿性心脏病者 1 例。治疗组用通脉四逆汤加人参治疗：制附子6g，人参10g，干姜6g，炙甘草3g。加水 500ml 文火煎取 150～200ml，每日 1 剂，分早、晚

2次温服。连续用药45天。对照组用山莨菪碱片10mg，每日4次口服，男性病人存在前列腺增生或对山莨菪碱收效不佳者改用喘息定10mg，每日4次口服，连续用药时间同治疗组。两组病人在治疗期间均用能量合剂静脉滴注。结果：治疗组24例中显效14例，有效7例，无效3例；对照组23例中，显效5例，有效6例，无效12例。两组显效率、有效率比较具有极显著差异。

（六）周围血管病

曾祥珲等[6]报道通脉四逆汤可治疗肺部感染。

此外，谭福天[8]多年来依据通脉四逆汤温经通脉之功效，运用其治疗血栓闭塞性脉管炎、血栓性静脉炎、雷诺病等周围血管疾病，多获良效。

参 考 文 献

[1] 许世斋. 少阴格阳证辨证治疗的初步经验. 中医杂志，1962，（2）：14.

[2] 傅世杰. 治病求本临证一得. 新中医，1981，53（2）：40.

[3] 李文瑞. 伤寒论汤证论治. 北京：人民卫生出版社，1989：394.

[4] 邓介豪. 吐泻证. 福建中医杂志，1973，（3）：45.

[5] 聂小平. 通脉四逆汤加味治疗痛痹. 四川中医，1984，（6）：55.

[6] 曾祥珲，张锦祥，温姗，等. 经方通脉四逆汤临证应用探讨. 中国中医急症，2013，22（12）：2062.

[7] 亚全志，郑全章. 通脉四逆汤加人参治疗病窦综合征. 全国第二届仲景学术思想研讨会论文集，1995：371.

[8] 谭福天. 通脉四逆汤在周围血管疾病中的运用. 吉林中医药，1993，（3）：31.

十六、通脉四逆加猪胆汁汤

通脉四逆加猪胆汁汤证则是在通脉四逆汤证的基础上，更有吐利俱停，四肢拘急不解，脉出等阴液涸竭之候，病变程度更为严重。古今临床单纯用通脉四逆加猪胆汁汤者较为罕见。仅见许氏[1]介绍1例病案。周某，年届弱冠。大吐大泻之后，汗出如珠，厥冷转筋，干呕频频，面如土色，肌肉削弱，眼眶凹陷，气息奄奄，脉象将绝，此败象毕露，许为不治矣，而病家苦苦哀求，姑尽最后手段。着其即觅大猪胆两个，处方用炮附子三两，干姜五两，炙甘草九钱。一边煎药一边灌猪胆汁，幸胆汁纳入不久，干呕渐止，药水频投，徐徐入胃。是晚再诊，手足略温，汗止，惟险证尚在。再处方：炮附子二两，川干姜一两五钱，炙甘草六钱，高丽参三钱，即煎继续投服。翌日巳时过后，其家人来说："昨晚服药后呻吟辗转，渴饮，请先生为之清热。"观其意嫌昨日姜附太多也。诎至则见病人虽有烦躁，但能诉出所苦，神志渐佳，诊其脉亦渐显露。凡此皆阳气复振机转，其人口渴，心烦不耐，腓肌硬痛等证出现，原系大吐大泻之后，阴液耗伤太甚，无以濡养脏腑肌肉所致。阴病见阳证者生，且云今早有小便 1 次，俱佳兆也。照上方加茯苓五钱，并以好酒用力擦其硬痛处，如是两剂而烦躁去，诸症悉减，再两剂而神清气爽，能起床矣。后用健运脾胃、阴阳两补法，佐以食物调养数日复原。

参 考 文 献

[1] 杨百弗，李培生．实用经方集成．北京：人民卫生出版社，1996：272.

十七、白通汤

（一）高血压

叶勇[1]以白通汤加味治疗高血压 24 例，取得了较满意的效果。处方：制附子 30g，干姜15g，葱白6g。先将附子用开水煎 4 小时，再投入其他药物共煎 10 分钟，取汁 200ml，每次服 100ml，每日 2 次。结果：显效 8 例，有效 13 例，无效 3 例，总有效率 87.5%。

（二）喉源性咳嗽

蒙信飞[2]运用白通汤治疗喉源性咳嗽43 例。多数病人有感冒病史，经治疗感冒症状消失，仅有咳嗽症状，咽喉发痒则咳，或初起见喉痒咳嗽，不痒不咳，遇冷加重，甚者引胸腹疼痛，舌淡胖、边有齿痕、苔白滑或稍腻。X 线检查未见异常。方药：熟附子、干姜各6g，葱白10 根。每日 1 剂，水煎服。结果：全部治愈，其中服药 1~3 剂者34 例，4~5 剂者9 例。

（三）头痛

范氏[3]报道，运用白通汤治疗 1 例头痛反复发作病人，疗效较好。病人头痛反复发作 6 年之久，发作时头暴痛如裂，不敢睁眼，心烦，气短，四肢厥冷，面色萎白，舌质淡暗、边缘有明显齿痕、苔灰白薄润，脉沉微。治疗用白通汤原方，服药 4 剂后，头痛减轻，精神好转。续用四逆汤合理中汤加味配丸药调治而愈。

刘氏[3]也用本方治疗 1 例阳虚头痛而获效。病人每天晨起头痛缠绵，伴精神倦怠，自汗，畏寒喜温，舌质淡白，脉沉细无力。服用白通汤加炙甘草 2 剂而病愈。

俞氏[3]报道 1 例外感风寒后，突发寒战，四肢逆冷，腹痛自利，口干舌燥，但欲寐，脉沉微者。投以白通汤加味：炮附子12g，干姜9g，炙甘草6g，党参30g，葱白3 茎。水煎分 2 次服。药后利止，手足转温，诸症均愈。

李氏[3]报道 1 例孕妇怀孕 9 个月时，突发头晕眼花，跌倒后昏迷不醒，伴四肢厥冷，面色㿠白，两颧微红，时恶心欲吐，脉伏不见。服白通汤加味 1 剂后，自觉胸腹漉漉作响，泻下许多水分，诸症随之减轻。次日仍有腹泻，以理中汤加味调治而痊愈。

此外，徐姗姗等[4]报道运用白通汤治疗腹痛、真心痛、胃胀等病证，疗效满意。

参 考 文 献

[1]　叶勇．白通汤加味治疗高血压病．中国民间疗法，2000，8（8）：29.
[2]　蒙信飞．白通汤治疗喉源性咳嗽43例．新中医，2001，34（4）：61.
[3]　杨百茀，李培生．实用经方集成．北京：人民卫生出版社，1996：227.
[4]　徐姗姗，金钊，傅元谋．白通汤验案3则．新中医，2006，38（4）：82.

十八、白通加猪胆汁汤

（一）腹泻

祝远之[1]运用白通加猪胆汁汤化裁治疗虚寒型腹泻40例，收效良好。药用方法：葱白3茎，干姜10g，附子12g，半夏10g，苍术10g，木通3g，猪胆汁10滴，人尿1酒盅。前5味煎汤去渣，加入后2味，温分2次服。

（二）呃逆

曲战河等[2]运用本方加柿蒂、肉桂治顽固性呃逆1例。每日1剂，早、晚分服，6剂见效，继服9剂痊愈。

（三）震颤

曲战河等[2]运用本方加当归、细辛、全蝎治双手震颤1例。每日1剂，早、晚分服，4剂有好转，守方继服6剂，震颤减轻。上方葱白减半，再服8剂，痊愈。

（四）其他

有文献[3]报道运用本方治疗咽颊炎、皮肤结节性红斑，以及突发呕吐泻利，疗效较好。

参 考 文 献

[1]　祝远之．白通加猪胆汁汤化裁治疗虚寒型腹泻40例．中医函授通讯，1999，18（3）：59.
[2]　曲战河，马付山．白通加猪胆汁汤验案2则．国医论坛，1994，（3）：18.
[3]　杨百茀，李培生．实用经方集成．北京：人民卫生出版社，1996：228.

十九、乌头赤石脂丸

（一）急性心肌梗死

徐光华等[1]用经方乌头赤石脂汤合丹参注射液静脉滴注治疗急性心肌梗死20例，并以硝酸甘油作对照。结果显示：两组在心前区疼痛程度及持续时间、心电图Q波、T波与ST段的改变以及在提高心输出量等方面，差异无显著性意义。

谭日强[2]报道，以本方为主救治 1 例老年冠心病心肌梗死病人。症见：心痛彻背，背痛彻心，面色发绀，汗出肢冷，舌质紫暗，脉沉细。用炮乌头 5g，炮附子10g，川椒 3g，干姜 5g，赤石脂 10g，加红参 10g，苏木 10g，作汤剂服，并配合西药抢救，1 剂汗止肢温，再剂心痛渐止。

（二）冠心病心绞痛

李荣寿[3]运用乌头赤石脂丸加减治疗冠心病，获效良好。用附子、干姜、花椒大辛大热散寒止痛；伍黄芪、丹参、三棱、莪术益气化瘀，温通心阳；合以白芥子、远志、茯苓、赤石脂散寒调中，收敛阳气，益心安神。并附案 2 则。

刘俊士[4]、秦书礼[5]均运用乌头赤石脂丸治疗冠心病心绞痛，而获良效。

（三）胃痛

有报道[6]运用乌头赤石脂丸治疗胃痛，获得良效。某某，男，胃脘痛 2 年余，经常发作，遇冷加重，痛甚则冷汗出。辨证属寒凝气滞胃痛。药用：乌头 8g，干姜30g，附子 5g，赤石脂 30g。共为细末，炼蜜为丸如豌豆大，每次 5g，每日服 1 次，早饭后服。1 个月病愈，再未复发。

（四）胃溃疡

刘熹[7]运用乌头赤石脂丸加人参治疗胃小弯溃疡出血，疗效较好。病人胃脘痛，柏油样便，呕血。药用：川乌 2g，花椒 10g，生附子 5g，干姜 10g，赤石脂 10g，红参 5g。文火煎 1 小时，少少予之。2 剂后胃脘痛、吐血皆止，大便转黄。原方去花椒、乌头，加白术炭 15g，炙甘草 6g，黄芪 15g。3 剂后病情好转，大便正常。再拟调理剂善后。

（五）动脉栓塞

曲瑰琦[8]运用乌头赤石脂丸治疗 1 例动脉栓塞，获得良效。某某，女，风湿性心脏病病程 20 年，心房纤颤 4 年。近 2 天左下肢温度下降，明显低于右侧，左下肢腓肠肌疼痛，舌尖发麻伴咽痛，舌质淡红衬紫、苔薄黄，脉弱、结。听诊：心律不齐。考虑心气亏损，血脉运行不畅，又加外感风热，热滞咽喉。治宜益气通脉，清热解毒。处方：党参 20g，炙黄芪 30g，桂枝 5g，炙甘草 5g，麦冬 10g，五味子 8g，金银花 10g，忍冬藤 30g，大青叶 20g，当归、红花各 10g，地龙 15g。4 剂后，舌尖麻木、咽痛均消失，但左下肢温度低，腓肠肌中间胫后动脉相当于承山穴处疼痛，按之疼痛加重，舌苔薄白，脉弱、结。考虑此为心房纤颤引致胫后动脉栓塞所致。诊为痹证（痛痹），属心阳不足，心气亏损，血脉瘀滞不畅，阴寒痼结肢体。治宜温阳益气，通脉祛寒。予以乌头赤石脂丸方加减：花椒 5g，附子 8g（先煎 30 分钟），川乌 6g（先煎 30 分钟），干姜 6g，五味子 10g，炙黄芪 40g，党参 20g，赤芍 20g，忍冬藤 30g，红枣 5 枚。9 剂后，左足温度已恢复正常，左腓肠肌仍有一点疼痛，大便较干，舌质淡红、苔薄白、脉弱、结。上方加三棱、莪术、苦参、皂角各10g，3剂后，左腿腓肠肌疼痛消失。随访1年未复发。

（六）甲状腺功能减退症之肌肉疼痛

曲瑰琦[8]运用乌头赤石脂丸治疗1例甲状腺功能减退症所致肌肉疼痛病人，收到较好疗效。某某，女，反复发作肌肉疼痛6年，加重2个月。病人于1991年元旦因甲状腺结节行部分切除术。术后出现腓肠肌及肋间肌肉疼痛，按之痛甚，咀嚼肌也时常痉挛，出现阵发性紧咬牙关之症。眼睑呈非凹陷性浮肿，面部有黄色瘤。曾出现过数次低血糖性休克，少汗，大便秘结（7～8日1次）。心电图示心肌供血不足。今年6月因左踝部扭伤行小针刀手术。术后左踝部青紫浮肿，多日方消，后左下肢腓肠肌外侧肌肉疼痛加重发凉，久站则痛甚，至夜多次出现腓肠肌痉挛"肌丘"现象。在某医院进行实验室检查，血钙无异常，甲状腺检查异常，诊断为甲状腺减退症。查体：舌质紫滞，舌苔白、干燥少津，脉细缓；血压97.5/60mmHg，心率58次/分。诊断：中医痛痹。证属心肾阳虚，心气亏虚，血脉运行不畅，阴寒内盛，筋脉失养。治宜温阳益气，活血通痹。处方：川乌6g，附子5g，花椒、川芎各6g，当归、桃仁、木香各10g，丹参、党参各20g，生黄芪30g。3剂后，腓肠肌及肋间肌疼痛减轻，大便仍秘结，上方加肉苁蓉10g，继进7剂。药后腓肠肌痉挛疼痛、咀嚼肌痉挛均消失，腿自觉有力，大便正常。上方再服10剂，药后眼睑非凹陷性浮肿消失，面部黄色瘤较前缩小，舌质淡红、苔白。上方继服7剂，半年后随访，未出现肌肉痉挛、疼痛，未出现低血糖性休克。

（七）坐骨神经痛

董恒星等[9]用乌头赤石脂丸治疗坐骨神经痛60例。所有病例均直腿抬高试验阳性，沿坐骨神经走向之臀点、腓肠肌点压痛阳性。药以乌头赤石脂丸加减：制川乌、制草乌、花椒、附子、防风各10g，干姜、乌梢蛇各12g，赤石脂、薏苡仁各20g，细辛、甘草各6g。结果：痊愈43例，基本痊愈14例，无效3例。服药最多者65剂，最少者14剂，平均服药30剂。

（八）痛证

陈慧[10]临床运用此方化裁，治疗顽固性痛证如顽固性头痛、肩关节周围炎、冠心病，均收到满意疗效。笔者认为：乌头赤石脂丸大辛大热，属燥烈走窜之品，临床运用本方须辨证精当，谨守"阴寒痼结"之病机。阴虚体质、虚火偏亢者禁用；真热假寒者禁用；无明显寒象或寒象轻者不宜久用。各种先天性心脏病或心脏病已成器质性病变者，须在严密观察下使用。

此外，张玉岭[11]运用乌头赤石脂汤治疗风湿性关节炎、慢性前列腺炎等病，疗效满意。

参 考 文 献

[1] 徐光华，张学山，黄展新，等．乌头赤石脂汤合丹参注射液治疗急性心肌梗死的疗效观察．新中医，2001，33（9）：30.

[2] 谭日强．金匮要略浅术．北京：人民卫生出版社，1981：149.

[3] 李荣寿．乌头赤石脂丸加减治疗冠心痛．浙江中医杂志，1986，（3）：108.

[4] 刘俊士．乌头赤石脂丸的辨证新用．中医杂志，1987，（4）：28.

[5] 秦书礼．胸痹心痛治案五则．中医药学报，1986，（2）：31.

[6] 张有俊．经方临证集要．石家庄：河北人民出版社，1983：307.

[7] 刘熹．乌头赤石脂丸治愈溃疡病出血．四川中医，1985，（4）：41.

[8] 曲瑰琦．乌头赤石脂丸方的临床应用．中国医药学报，1998，13（2）：49.

[9] 董恒星，吕长青．《金匮》乌头赤石脂丸治疗坐骨神经痛60例．四川中医，2001，19（9）：9.

[10] 陈慧．乌头赤石脂丸治痛证临床运用体会．中国中医基础医学杂志，1998，（S1）：207.

[11] 张玉岭．乌头赤石脂汤临床应用举隅．河北中医，2010，32（5）：691.

二十、附子粳米汤

（一）慢性肠胃炎

叶益丰[1]运用附子粳米汤治疗1例脾肾虚寒、寒气上逆型慢性胃肠炎，疗效较好。症见：脘腹冷痛，腹中雷鸣，呕吐清水，便溏纳差，四肢逆冷。本方加干姜10g。3剂诸症皆消。

（二）腹痛

张廷浒[2]运用附子粳米汤治疗1例儿童腹痛，疗效较好。患儿7岁，腹痛反复发作，予安蛔止痛剂无效，触其四肢欠温，腹中咕咕水响声，口吐清涎。给药1剂痛缓，再进1剂痛止，后以理中汤善后病愈。

（三）肠功能紊乱

有报道[3]运用附子粳米汤合四磨饮子治疗肠功能紊乱、腹胀、腹痛、肠鸣等症，疗效较好。方药组成：附子9g（先煎）、党参、薏苡仁各12g，制半夏、乌药各9g，槟榔30g，沉香粉0.6g（分吞）。服5剂，病愈。

（四）妊娠期疾病

王万方[4]在临床上酌情使用附子粳米汤，发现有疗疾安胎作用。药用本方治疗1例孕妇于化脓性阑尾炎术后出现呕恶不止，肠鸣腹痛，经西药补液消炎止痛解痉均无效，用本方治疗。1剂呕吐即止，3剂症皆除，终未影响胎儿发育。

参 考 文 献

[1] 叶益丰. 经方治疗肠胃病四则. 新中医, 1991, (3): 47.

[2] 张廷浒. 经方拯幼举隅. 陕西中医, 1986, (11): 505.

[3] 谢世平. 金匮方应用及研究. 郑州: 河南科学技术出版社, 1994: 227.

[4] 王万方. 运用含附子经方治疗妊娠期疾病举验. 国医论坛, 1991, (1): 12.

二十一、当归生姜羊肉汤

(一) 室性早搏

韩阳儒[1]报道运用当归生姜羊肉汤加大枣治疗室性早搏 42 例。42 例均经抗心律失常治疗，或多年无效，或停药复发，伴胸闷、心悸、气短等症状，舌淡、苔薄白，脉结代。药物组成：羊肉 500g，生姜 100g，当归 60g，大枣 10 枚（去核）。瓦煲加清水文火将以上药物炖成糊状。渣肉同食，每日早、晚各 1 次。分 3 天服完，未食完部分贮藏于冰箱内保存，次日取适量蒸热再服，3 天为 1 个疗程。同时常规服用肌苷、B 族维生素、谷维素、三磷酸腺苷（ATP）等西药。每疗程结束后查心电图 1 次，早搏和症状消失后，隔 3 天重复疗程，坚持服 5 ~ 6 个疗程。1 个月后，每旬服 1 个疗程以维持疗效。结果：女性组 30 例中，显效 28 例，无效 2 例。男性组 12 例中，有效 6 例，无效 6 例。女性组总有效率 93.33%，男性组总有效率 50%，两组有显著差异（$P < 0.05$）。

谢东霞[2]报道用当归生姜羊肉汤加味治疗频发室性早搏 88 例，并与使用心律平治疗 84 例对照。结果：治疗组显效 66 例，有效 14 例，无效 8 例，总有效率为 90.9%；对照组显效 48 例，有效 12 例，无效 24 例，总有效率为 71.4%。两组总有效率比较差异显著（$P < 0.05$）。

(二) 多发性神经炎

张宏吉[3]报道用当归生姜羊肉汤加味治疗多发性神经炎 42 例，均为病因不明的慢性进行性或慢性多发性神经炎。病程最长 5 年，最短月余。均有针刺、蚁行感，皮肤发冷，肌肉压痛等症状。全部在门诊治疗，均予当归生姜羊肉汤加味：当归 30g，生姜 50g，羊肉 250g，党参、炙黄芪各 15g，赤白芍各 10g，川芎 6g，鸡血藤 20g。煎服法：先将羊肉洗净，煨汤，将上药纳入汤液，文火煎，早、晚各服 1 次。结果：服药 6 ~ 10 剂后痊愈者 36 例，服药 20 ~ 30 剂后好转者 4 例，服药 30 剂无效者 2 例。有效率为 95%。

(三) 普 – 文二氏综合征

有报道[4]以本方合芍药甘草汤治愈普 – 文二氏综合征 1 例。药用白芍 10g，甘草

45g，当归30g，羊肉250g，生姜3片为引。用水在铁锅煎煮，喝汤啖肉，每日1剂，服至25剂，诸症消失，化验数据基本正常。

（四）产后发热

有报道[4]以本方治疗产后发热1例，疗效满意。方药为：当归50g，生姜9g。炖服，每日1剂，3剂后热退。

（五）女性性欲低下

龙家乐[5]报道运用金匮当归生姜羊肉汤，并配合西药育亨宾治疗女性性欲低下50例，取得了满意的疗效。50例女性病人均为门诊病人，全部为已婚妇女，随机分为治疗组与中西医结合组。对照组用育亨宾6mg，口服，3次/日，若发生胃或神经症状不能耐受者，剂量减为2mg，3次/日，并逐渐增加至18mg/天，10天为1个疗程，共观察3个疗程。治疗组：在对照组内服育亨宾基础上，增加内服当归12g、生姜3片、羊肉50g，加水200ml，煎至100ml，每晚睡前半小时服，10天为1个疗程，共观察3个疗程。治疗结果及统计检验表明，两组疗效差异有显著性意义（$P < 0.05$）。治疗组疗效高于对照组，总有效率达86.7%。

（六）闭经

刘爱国[6]以本方治疗冬季闭经。方药为：当归50g，生姜100g，羊肉250g。加水2500ml，煎取1000ml，每次250ml，每日服2次，服药12天，自觉诸症减轻，又服药8剂，月经来潮。

（七）男子不育

毕明义[7]以本方治疗男子不育症20例，效果良好。方药：当归45g，生姜50g，瘦羊肉125g。以水2000ml，煎至500~750ml药液，4次分服，每日服3次，治疗期间严禁房事。

（八）腹痛

魏龙骧[8]报道，治疗1例女性病人，腹痛久不除，绕脐而作，剧则汗出，系正虚里急，卫气不荣于外而致，予乌头桂枝汤化裁。12剂后诸症显减，终用当归生姜羊肉汤10剂获愈。

赵锡武老中医[9]治疗1例男性病人，每日发作下腹痛急，坚硬，两腿强直，四肢逆冷，身出冷汗，先予抵当乌头桂枝汤1剂见效，后改服当归生姜羊肉汤多剂而愈。

来春茂[10]报道用当归生姜羊肉汤治疗1例产后少腹绞痛，痛甚拒按病人，投1剂则腹痛霍然而愈。

参 考 文 献

[1] 韩阳儒．当归生姜羊肉汤加大枣治疗女性室性早搏42例．山东中医杂志，1997，16

（7）：299.

[2] 谢东霞. 当归生姜羊肉汤加味治疗频发性室性早搏88例. 山西中医，2002，18（5）：17.

[3] 张宏吉. 当归生姜羊肉汤加味治疗多发性神经炎. 浙江中医杂志，1997，32（4）：177.

[4] 谢世平. 金匮方应用及研究. 郑州：河南科学技术出版社，1994：250.

[5] 龙家乐. 中西医结合治疗女性性欲低下的临床疗效观察. 湖南中医学院学报，1995，15（3）：26.

[6] 刘爱国. 归姜羊肉汤治冬季闭经案. 河南中医，1988，（6）：43.

[7] 毕明义. 当归生姜羊肉汤治疗男子不育. 山东中医杂志，1984，（5）：46.

[8] 魏龙骧. 续医话四则（寒疝疝治验）. 新医药学杂志，1978，（12）：16.

[9] 中医研究院西苑医院编. 赵锡武医疗经验集. 北京：人民卫生出版社，1980：83.

[10] 来春茂. 当归生姜羊肉汤治验记录. 浙江中医杂志，1986，（1）：21.

二十二、甘草干姜茯苓白术汤

（一）半身出汗

翟海定[1]运用本方治疗半身出汗12例。病程最长2.5年，最短半年；左侧腰以上出汗4例，右侧腰以上出汗2例，左半身出汗3例。结果：治愈9例，好转3例。服药最少2剂，最多12剂。病者皆有脾阳不足、寒湿内盛如汗出、身冷、畏寒等症状。

（二）风湿性关节炎

夏季南[2]运用本方治疗寒湿所致的肌肉或诸关节痹痛，随症加减，获得良效。曾治1例女性病人，产后全身大小关节痹痛，腰亦胀痛，下肢沉重怕冷。服方6剂，痹痛消失，随访2年未见复发。

李笔怡[3]报道，1例男性病人右膝肿大，酸楚重着，步履艰难。服本方15剂，诸症消失，追访未复发。

姚传平[4]运用本方加味治疗寒湿痹阻经络，两膝关节屈伸疼痛难忍者。服方8剂，加以艾灸熏烤两膝关节7次，恢复健康。

现代药理研究[5]表明，干姜、甘草、茯苓具有抗炎镇痛作用，白术对垂体-肾上腺皮质系统有促进作用。为本方治疗风湿性关节炎提供了依据。

（三）带下

李笔怡[3]运用本方加味治愈寒湿阻滞胞宫而致带下证。药用：茯苓、白术各30g，干姜、甘草各10g，苍术20g。煎服4剂后，带下明显减少，腰痛，头晕好转。前方加炒党参30g，调治半月而愈。

（四）哮喘

谢自成[6]运用本方治疗1例咳喘患儿，疗效较好。患儿哮喘病史已逾10年之久，好发于冬春两季，虽进开肺化痰、温肾纳气之品，疗效不佳，故采用培土生水法。方以甘姜苓术汤合苓甘五味姜辛汤加味：熟附子、白芥子、炙甘草各8g，茯苓15g，炮干姜、浮海石、白术各10g，五味子6g，细辛2g，沉香5g，生姜3片。煎服4剂，喘息稍平，连服30余剂而愈。

（五）舌痛

兰少敏[7]报道运用本方治愈1例因常涉水冒雨，坐卧湿地，而致寒凝脉阻之舌痛症。其舌痛伴抽搐感，下午加重。处以干姜、白术、茯苓各9g，甘草6g。服3剂疼痛消失，随访3年，未见复发。

（六）胃炎

王海江[8]以本方加益母草、红花、延胡索为基本方，随症加减，治疗胃炎311例，疗效较好。311例中，浅表性胃炎237例，萎缩性胃炎74例，伴十二指肠溃疡59例，伴胃下垂17例。结果：痊愈213例，有效67例，无效31例，总有效率90%。

（七）阳痿

王海江[9]以本方加减治疗阳痿26例。其中阳痿11例，阳痿伴遗精15例。基础方药：甘草、干姜、茯苓、白术、肉桂、淫羊藿。遗精合五味子、桑螵蛸、龙骨、牡蛎。结果：6剂治愈4例，12剂治愈6例，13～18剂治愈9例，19～30剂治愈4例。

（八）过敏性鼻炎

孙广健[10]运用本方治疗过敏性鼻炎3例，疗效甚佳。方药组成：茯苓12g，白术、附子、甘草各10g，干姜15g，麻黄5g，葱白3节。水煎服。

（九）腰痛

丁红平[11]报道冯世纶运用肾着汤治疗腰痛1例。病人劳累后出现两侧腰痛，站立时加重，俯卧时减轻，无下肢放射痛、麻木等症，未曾诊治，因症状无缓解来诊。刻诊：腰痛，腰冷，胃脘凉，易心悸，口中和，纳可，大便干，每日1次，饮水则排尿，夜尿1次，四肢逆冷，舌淡、苔白微腻，脉细。以肾着汤加减，共计服用21剂，病愈。

（十）腰椎间盘突出症

高俊等[12]报道了张曦主任中医师运用肾着汤治疗寒湿型腰椎间盘突出症60例。方用肾着汤加味治疗，药物组成：干姜6g，茯苓12g，苍白术各10g，甘草5g，细辛3g。1日1剂，水煎，分早、晚2次饭后温服。7天为1个疗程，治疗1～3个疗程。寒偏盛者，加桂枝、肉桂、制草乌；湿偏重者，加川乌、独活；关节游走疼痛者，加防风、川芎、独活；伴有脾虚者，加党参、黄芪；肾阳虚者，加狗脊、补骨脂；兼气血亏虚者，加黄芪、熟地黄、何首乌；有外伤史者，加红花、三七；腰痛剧烈者，加生薏苡仁、泽兰；夜间疼痛加剧者，加制乳香、制没药、延胡索；伴下肢麻木者，加黄芪、天麻；腰部酸软无力者，加桑寄生、杜仲、五加皮、胡桃肉；腰部空痛者，加骨碎补。60例经治疗后，结果：优26例，占43.3%；良29例，占48.3%；可3例，占5.0%；差2例，占3.3%。总有效率96.7%。

（十一）第三腰椎横突综合征

原涟靖[13]报道经方肾着汤治疗寒湿型第三腰椎横突综合征96例病人，其中病程最短者1周，最长者64个月；单纯左侧腰痛48例，右侧腰痛19例，双侧腰痛者29例，放射至臀部及大腿后侧27例。口服肾着汤：干姜30g，白术15g，茯苓30g，生甘草10g。腰膝酸软者，加桑寄生15g，杜仲15g，狗脊15g，萆薢15g；伴腹泻、舌淡胖者，加苍术15g，炒薏苡仁30g；女性病人伴带下清稀者，加芡实15g，白果15g；疼痛日久表现为刺痛较剧者，加乳香10g，没药10g。每天1剂，加水800ml，1次煎成400ml，分2次温服，5天为1个疗程，连服1~3个疗程。服药期间注意保暖，避免贪凉饮冷，避免弯腰久坐，避免腰部长期处于一个姿势。96例病人最多连服4个疗程，最短2剂，平均10剂。结果：治愈83例，好转11例，未愈2例。治疗前疼痛视觉模拟评分法（VAS）评分为（6.56 ± 1.08）分，治疗后为（1.82 ± 0.89）分。治疗后VAS评分较治疗前明显改善，差异有统计学意义（P < 0.05）。

参 考 文 献

[1] 翟海定. 甘姜苓术汤治疗半身出汗. 陕西中医，1984，(3)：26.

[2] 夏季南. 肾着汤治寒湿痹痛. 浙江中医杂志，1980，(2)：77.

[3] 李笔怡. 肾着汤的临床新用. 浙江中医杂志，1985，(4)：175.

[4] 姚传平. 肾着汤验案二则. 四川中医，1984，(8)：36.

[5] 王筠默. 高等医药院校试用教材中药药理学（中药专业用）. 上海：上海科学技术出版社，1985：51，104，112.

[6] 谢自成. 甘姜苓术汤加减对儿科遗尿、腹泻、脱肛、喘证的应用. 上海中医药杂志，1987，(12)：17.

[7] 兰少敏. 舌痛. 山东中医杂志，1987，(2)：30.

[8] 王海江. 加味肾着汤治疗胃炎311例观察. 河北中医，1991，13(4)：8.

[9] 王海江. 肾着汤加味治疗阳痿证26例观察. 河北中医，1990，12(1)：32.

[10] 孙广健. 甘草干姜苓术汤治疗鼻衄. 四川中医，1988，(5)：15.

[11] 丁红平. 冯世纶运用肾着汤临床经验. 上海中医药杂志，2016，50(4)：24.

[12] 高俊，盛永华，吕正祥，等. 张曦主任中医师运用肾着汤治疗寒湿型腰椎间盘突出症60例疗效总结. 国医论坛，2008，23(1)：7.

[13] 原涟靖. 经方肾着汤治疗寒湿型第三腰椎横突综合征. 河南医学研究, 2016, 25
(6): 1091.

二十三、胶姜汤

有报道[1]运用本方治疗功能性子宫出血、子宫内膜炎、宫颈糜烂、支气管扩张
及肺结核咯血等病证。

参 考 文 献

[1] 尚炽昌, 王付. 经方配伍用药指征. 北京: 中国中医药出版社, 1998: 351.

二十四、当归四逆汤

(一) 坐骨神经痛

当归四逆汤是治疗疼痛的常用方剂, 主要用于血虚寒凝所致的各种疼痛。谢
凯[1]报道运用当归四逆汤加牛膝治疗坐骨神经痛86例。其中腰椎间盘突出症27例,
梨状肌损伤19例, 腰椎管狭窄症6例, 第3腰椎横突综合征12例, 骶髂筋膜脂肪疝
4例, 臀上皮神经炎6例, 臀中肌综合征7例, 脊柱滑脱5例。服6剂药 (9天) 为
1个疗程, 一般1~5个疗程。结果: 治愈54例, 好转28例, 无效4例, 有效
率95.35%。

刘淦新[2]报道采用当归四逆汤治疗30例坐骨神经痛。20例治愈, 6例好转,
4例无效。临证加减: 痛甚, 加姜黄、威灵仙; 气虚, 加黄芪; 血虚, 加川芎、鸡血
藤; 肾虚, 加桑寄生、杜仲; 病程长, 加乌梢蛇; 血瘀, 加黑老虎; 阴虚型, 去桂
枝、细辛, 加玉竹、生地黄; 湿热型, 去桂枝、细辛, 合三妙散。

贾建平[3]报道用当归四逆汤重用细辛治疗坐骨神经痛1例。症见: 舌质淡红、
边有齿痕、苔白而薄润、脉细、腘窝、足背外侧压痛明显。方药: 当归、桂枝、白
芍、细辛、大枣各15g, 通草、炙甘草各5g。6剂而愈。

(二) 肩关节周围炎

陈飞雄[4]用当归四逆汤治疗28例肩周炎。症见: 肩周疼痛、夜间尤甚, 肩关节
外展、外旋均有不同程度功能障碍, 均出现 "扛肩" 现象。方用当归四逆汤加白芥
子、黄芪、威灵仙、桑枝 (先煎)、淫羊藿、片姜黄、地龙。气虚, 加炒白术; 肾
虚, 加炒杜仲; 瘀滞甚, 加炮穿山甲、竹节参。10日为1个疗程, 同时配合理筋手
法及功能锻炼提高疗效。结果: 治愈25例, 好转3例, 总有效率100%。

吴春[5]报道用当归四逆汤加味治疗冻结肩55例。方药: 当归15g, 桂枝、白芍、
制川乌、木瓜各10g, 细辛、炙甘草、木通各10g, 生黄芪15g、大枣10枚。先将川

乌与蜂蜜 50g，同入锅煎 30 分钟，然后放其他药加水至 700ml 再蒸 20 分钟，共煎 2 次，为 500ml，分 2~3 次均匀服完。结果：痊愈 34 例，显效 19 例，无效 2 例，总有效率为 96.36%。

（三）血栓闭塞性脉管炎

詹学斌[6]用当归四逆汤加减治疗血栓闭塞性脉管炎 15 例，其中 13 例系长期寒湿环境作业，1 例发病前有明显寒冷刺激史，病程最长 3 年，最短 3 个月。结果：临床治愈 13 例，显著好转 1 例，进步 1 例。

张云翔[7]对其证属于寒湿凝聚、血脉瘀阻、郁而化热，热毒蕴结，久病伤身，气血两虚，寒热错杂，虚实相兼的坏疽期血栓闭塞性脉管炎 10 例，同时运用 3 个方剂进行治疗。Ⅰ方：当归四逆汤加赤芍、丹参、鸡血藤、生姜。Ⅱ方：四妙勇安汤加乳香、没药、白芷、生地黄。Ⅲ方：十全大补汤人参换成党参、去甘草加陈皮。以上 3 方每日 1 剂，交替服用，30 天为 1 个疗程。结果：治愈 7 例，好转 2 例，无效 1 例，总有效率为 90%。

李立凯[8]报道治疗 1 例血栓闭塞性脉管炎。其为受凉太过，左下肢足背、趾麻木刺痛，夜间痛剧，间歇性跛行已 1 年半。方用当归四逆散加减：当归 15g，桂枝 12g，细辛 3g，赤芍 12g，木通 9g，炙甘草 9g，川芎 10g，黄芪 30g，丹参 30g，鸡血藤 20g，熟附子 15g（先煎）。连服半月，足趾麻木刺痛减轻、症状好转。前方减熟附子 10g。再服半月，间歇性跛行消失。检查：足背动脉、胫后动脉搏动好，脉象细数有力。肢端皮温较前升高，原方附子减至 6g，细辛 2g，又服 70 余剂，临床症状消失。

（四）冻疮

对初起皮肤苍白麻木，有冷感，局部红肿出现水疱，皮肤渐起青紫色瘀斑，继之溃烂成疱者，证属寒冷侵袭导致皮肤局部组织循环障碍或组织坏死者，李培[9]认为均可用当归四逆汤治之。对已形成溃疡者 14 例，未溃者 12 例，溃而久不收口者 6 例，以当归四逆汤加枳实、柴胡为基本方。全身恶寒怕冷、手足冷如冰有虚寒症状，局部冻疮将生未成者，加鸡血藤、附子、生姜、大枣；局部灼热，有硬结，疼痒难忍有瘀血症状者，加桃仁、丹参、赤芍、红花、川芎，去白芍，甚者加制乳没；局部肤色暗红，溃皮如流者，加赤芍、丹参、金银花、玄参；溃疡疮面肉芽生长缓慢难收口者，加黄芪、党参、白术、茯苓、陈皮、路路通、生姜、大枣。7 日为 1 个疗程。32 例中经 1~2 个疗程，结果：治愈者 27 例，好转 5 例，总有效率 100%。

卢寅熹[10]认为对冻疮初起或已溃较久者，均可使用当归四逆汤，每天 1 剂，水煎 2 次，合并煎液，熏洗患处，每天 30 分钟。此法可以恢复血脉温煦濡养的功能，增强御寒的能力，加强皮肤对寒冷的防卫能力，从而达到防治冻疮的目的。

吴利群[11]将当归四逆汤加减（当归、桂枝、赤芍、白芍、细辛、通草、附子、甘松等 12 味药）制成霜剂，治疗冻疮 35 例。结果：痊愈 23 例，显效 8 例，有效 3 例，无效 1 例，总有效率为 97.14%。医者通过对治疗前后甲襞微循环的检测发现，治疗后微循环均有不同程度的改善，且与临床疗效具有相关性，表现为血流增快，红细胞聚集减少，渗出消失等。

（五）肥大性脊椎炎

卢寅熹[10]报道运用当归四逆汤加减治疗 24 例肥大性脊椎炎。其中颈椎 6 例，腰椎 14 例，骶椎 4 例。病人腰部冷痛难忍，屈伸受限，下肢伴有麻木冷痛，入夜及活动则疼痛加剧，按之稍舒，神疲乏力，舌淡苔白，脉沉紧。X 线示：椎体呈唇状增生。方用当归四逆汤加狗脊、杜仲、伸筋草、牛膝。结果：36 剂后，显效 12 例，有效 11 例，无效 1 例。

曹钟东[12]报道以当归四逆汤为基本方加味治疗神经型颈椎病 36 例，疗效较好。处方：当归 30g，桂枝 15g，酒白芍 45g，细辛 10g，通草 6g，生黄芪 45g，羌活 15g，制乳没各 6g，大枣 15g，炙甘草 15g。若素体阳盛者，加焦栀子、菊花（后下）；形胖痰湿加，白芥子；体瘦阴虚者，加生地黄，桂枝减为 10g；气虚明显者，可易黄芪 60~90g。10 天为 1 个疗程。连用 2 个疗程，治疗期间停用他药。结果：痊愈 20 例，显效 14 例，无效 2 例，总有效率为 94.4%。

凌继荣[13]报道用当归四逆汤加伸筋草、川芎、秦艽、葛根治疗颈椎病 32 例，19 例治愈，11 例显效，2 例无效。临证加减：气虚者，加黄芪；肾虚者，加鸡血藤、杜仲、骨碎补；湿重者，加半夏、厚朴；寒重者，加干姜、附子。

（六）荨麻疹

对于皮肤受冷或接触寒冷物质后，于暴露或接触部位出现肉团或水肿伴瘙痒疼痛，遇暖后可自行缓解或消退，且冰块试验阳性的寒冷性荨麻疹，王隆胜[14]报道用当归四逆汤治疗 55 例，其中风寒外袭型 16 例，阳气不足型 39 例，治愈 41 例，有效 13 例，无效 1 例。并设对照组 30 例，服用抗组胺药赛庚定、酮替芬、多虑平等配合山莨菪碱、利血平等内服为主。结果：治愈 1 例，有效 10 例，无效 19 例，总有效率为 36.67%。而治疗组为 98.19%。治疗组治疗此可随症加减：风寒外袭，去当归、木通，加麻黄、荆芥、防风；肢体酸、恶寒重，加羌活、独活，并加重细辛用量；阳气不足、气血两虚，加熟地黄、何首乌、党参、黄芪；血虚甚，加熟地黄、何首乌；气虚甚，加党参、黄芪；畏寒肢冷反复发作，加制附子、肉桂、干姜；痒甚，加白鲜皮、白蒺藜、蝉蜕。

（七）腰椎间盘突出症

周惠清[15]报道用当归四逆汤加味配合牵引及手法治疗腰椎间盘突出症 441 例。均以当归四逆汤为基本方随症加味内服。偏于寒湿者，加甘姜苓术汤；个体属于气血虚者，加党参、黄芪、鸡血藤；偏于肾阳虚者，加右归饮；偏于肾阴虚者，加左归饮；兼血瘀者，加乳香、没药、丹参、桃仁、红花；寒郁化热者，加黄柏、知母。并设对照组 203 例，给予西药及硬膜外腔骶管封闭疗法。结果：治疗组优良率为 90.33%，对照组为 71.42%；治疗组复发率为 5.58%，对照组为 22.75%。

冯新送[16]报道在三步八法大推拿的基础上，改良出一套大推拿的新疗法，配合当归四逆散治疗 86 例腰椎间盘突出症。疼痛剧烈，加延胡索；久病，加全蝎、蜈蚣、白花蛇；腰膝酸软，加牛膝、杜仲、狗脊；阳虚，加附子、鹿角霜；气虚，加黄芪、党参。治疗时间一般为 7~56 天。经过半年后追踪复查，优（腰腿疼消失，功能正常，恢复工作）58 例；良（腰腿痛基本消失，功能基本正常，恢复工作生活）22 例；腰腿痛减轻 4 例；无效（治疗 1 个月，症状无改善）2 例。

（八）腰腿痛

刘日光[17]报道用当归四逆汤配合穴位敷贴治疗腰腿痛 33 例。其中腰椎间盘突出症 8 例，梨状肌综合征 10 例，腰肌劳损 15 例。临床表现主要为腰痛，下肢放射性疼痛，劳累后加重，椎旁压痛。以当归四逆汤为基本方：当归 15g，芍药 15g，桂枝 10g，细辛 3g，通草 12g，大枣 5 枚，核桃肉 30g，安痛藤 15g。腰腿冷者，加山茱萸、淫羊藿；疼痛时轻时重，足背微肿者，加木瓜、吴茱萸；腰腿灼痛，苔黄脉滑者，加黄柏、薏苡仁；痛如针刺，夜间尤甚者，加乳香、没药、地龙。服药期间配合穴位贴敷，取穴八髎、委中、照海、承山，药用白芥子、延胡索、甘遂、马钱子、防己、川芎各等份，粉碎以陈醋调。结果：优（症状消失，椎旁无压痛，能工作）12 例；良（症状基本消失，椎旁压痛不明显，可以从事日常工作）11 例；可（症状体征有所改善，但易反复发作）9 例；差（症状与体征无明显改善）1 例。

刘增会[18]报道用当归四逆汤治疗厥阴血虚感寒、寒邪凝滞、气血运行不畅、四肢失于温养的中老年腰腿痛，疗效较好。1 例病人常感觉下肢酸痛乏力，肌肤麻木冷凉，小腿抽筋，天冷刮风其症状明显。舌红、苔薄白，脉沉弱，腰椎片示"椎体骨质疏松"。方用当归四逆汤加牛膝、鸡血藤、生黄芪、杜仲、制附子。药渣加水煎煮后熏洗下肢。15 剂后，症状消失，续以金匮肾气丸合养血荣筋丸善后。

布凤学[19]用当归四逆汤加牛膝、威灵仙、木瓜、鸡血藤等治疗梨状肌综合征 20 例，全部病人症状消失，服药最少者 3 剂，最多者 30 剂。

蒋四清[20]以本方加川芎、草乌内服，配合手法治疗梨状肌综合征 38 例，痊愈 28 例，显效 6 例，进步 4 例。治愈的 28 例经 6 日~1 年随访，未见复发。

（九）关节炎

对于多发生在手、足趾（指）关节及腕关节，以中老年人多见的痛风性关节炎，刘和平[21]报道以当归四逆汤治疗 36 例。方用：当归、白芍、生地、木瓜、薏苡仁、木通、苍术各 10g，玄参、摇竹消（徐长卿）各 15g，黄柏 8g，桂枝 5g，细辛 2g，甘草 4g。急性期红肿痛甚者，加知母 20g，石膏 10g，桑枝 30g；慢性期，加黄芪 15g，枣皮 10g，枸杞子10g。结果：临床痊愈 12 例，显效 14 例，有效 7 例，无效（治疗前后无改善）3 例,总有效率为91%。

周锦春[22]报道用此方治疗 14 例痿躄案均 1~3 剂而愈。1 例病人发病前 1 天骑摩托车外出远行，次日自觉上肢无力、下肢痿软，不能屈伸与站立，舌质淡体胖，苔薄白，脉沉细，无关节肿痛、肢不麻。方用当归四逆汤加生薏苡仁、独活。3 剂而愈。

周学平[23]报道治疗 1 例四肢关节疼痛近 10 年，证属产后血虚，风寒湿邪入客，痹阻血脉，久痹伤及肝肾，痰瘀互结者。症见：双手指、腕关节疼痛明显，皮色暗紫，手足清冷，手指呈梭形肿胀，僵硬不和，腰膝酸软。用当归四逆汤加减：当归、炙桂枝、赤芍、炙细辛、木通、淫羊藿、川续断、鹿角霜、红花、鸡血藤、制南星、乌梢蛇。2 个半月后，病情缓解，自觉症状消失，复查血沉正常。

陈炳坤[24]报道用当归四逆汤加减治疗虚寒型膝关节骨性关节炎 85 例。临床均有膝部疼痛，体位改变时疼痛加剧，不能久站、久行等症状。药用：当归、白芍各15g，桂枝9g，细辛3g，通草12g，大枣 10g，炙甘草 6g，乌梢蛇 12g，鸡血藤 25g。肾阳不足，膝部冷痛，遇寒加重，得温则减，舌淡苔白脉沉细者，加肉苁蓉、淫羊藿等；痰浊内行，关节肿胀较重，加白芥子、半夏、秦艽等；湿热袭络，膝部自觉有热感，大便秘结，舌红苔腻，脉细数或滑数，加薏苡仁、苍术、忍冬藤等；无明显湿热之象者，均配合外洗法；合并急性损伤者，用双柏油膏外敷患处。7 天为 1 个疗程。一般 2~8 个疗程。结果：优 30 例，良 28 例，可 23 例，无效 4 例。

（十）骨科疾病

马德华[25]报道用当归四逆汤加味治疗四肢骨折后期肢端肿胀证属血虚寒凝者45 例。结果：痊愈 30 例，有效 10 例，无效 5 例。临床加减：年老体弱，加黄芪、丹参、泽兰；上肢肿，加姜黄、桑枝；下肢肿，加牛膝、独活；肿胀严重并伴有发热者，加黄柏、苍术、防风。

刘洪旺[26]以当归四逆汤加独活寄生汤加减（当归、桂枝、白芍、细辛、地黄、独活、川牛膝、秦艽、防风、茯苓、泽泻、威灵仙），治疗退行性膝关节骨性关节病26 例，收到较好疗效。

李义垣[27]报道用此方治疗 1 例早期股骨头骨骺无菌性坏死。症见：患儿身材矮小，形体羸瘦，右腿肌群萎缩，跛行，面色㿠白，舌淡红、苔薄白，脉缓。方选当归四逆汤合阳和汤加减：黄芪、丹参、熟地黄各30g，白芥子、甘草、鹿角胶、当归、赤芍各2g，桂枝6g，麻黄3g，细辛3g，木通9g，附子8g。3 剂后疼痛明显减轻，精神大振。效不更方，继服上方。后痊愈。

（十一）多发性末梢神经炎

刘启全[28]采用当归四逆汤治疗多发性末梢神经炎 12 例。其中双上肢病变者

6 例,双下肢者 4 例,上下肢同时病变者 2 例。患肢痛甚,加鸡血藤、制川乌、制草乌;麻木甚,加蜈蚣、全蝎、黄芪。结果:9 例痊愈,3 例好转,总有效率 100%。

(十二) 风寒型银屑病

洪世德[29]报道用当归四逆汤加味(黄芪 20g,当归、白芍、桂枝、木通、荆芥、防风、大枣、炙甘草各 10g,细辛 6g),治疗 79 例风寒型银屑病。结果:临床痊愈 34 例,基本痊愈 23 例,有效 11 例,无效 11 例。临床加减:恶寒甚,加附子、干姜各 10g;关节酸楚或疼痛,加独活、川芎各 10g,桑寄生 15g;痒甚,加露蜂房 3g,乌梢蛇 10g;皮损呈地图状,加鸡血藤、制何首乌各 15g;病程长、鳞屑厚,加桃仁、三棱各 10g。

(十三) 多形性红斑

王兆阳[30]报道用当归四逆汤治疗 1 例多形性红斑。症见:手足背及掌跖发生多个绿豆大小如疮及蚕豆大浮肿性鲜红斑,中央颜色稍暗,边缘微隆起,轻度瘙痒,伴有手足发凉,肢体沉重。方用当归四逆汤加白术、熟附子、鸡血藤、丹参,服药 3 剂而痊愈。

师武青[31]报道用当归四逆汤治疗寒冷性多形红斑 40 例,并进行随证加减。脾肾阳虚者,加附子、鹿角胶、党参、干姜、白术;气虚甚者,加红参、炙黄芪;血虚甚者,加鸡血藤、制何首乌、川乌;瘀滞者,加桃仁、红花、苏木;病在上肢者,加姜黄,下肢者,加牛膝。外治采用炎松尿素软膏外擦患部。结果:痊愈 28 例,有效 8 例,好转 4 例,总有效率 100%。

(十四) 系统性硬化症、雷诺病

系统性硬化症分为弥漫性硬皮病和局限性硬皮病两种,是临床以全身皮肤肿胀、发硬,后期萎缩为特征的全身结缔组织病。目前无满意的治疗方法。纪伟[32]报道用当归四逆汤加黄芪、川芎、全蝎治疗 18 例。其中有雷诺现象者 16 例,肢端溃疡者 2 例,皮肤肿胀者 9 例,肝胆硬化者 9 例,关节痛者 12 例,食道吞咽困难者 5 例,肺部纤维化者 4 例,全身乏力者 17 例,畏寒怕冷者 14 例。结果:基本痊愈 1 例,显效 6 例,好转 9 例,无效 2 例。临证加减:皮肤明显变薄或发硬,宜加重祛风通络之功,可用乌梢蛇、蟅虫、蝉蜕、地龙等;若肤色变深或肌肤甲错,宜加桃仁、红花、穿山甲、蟅虫、水蛭等;若皮肤顽厚如木板状,乃痰瘀胶着所致,除加重活血化瘀药还可用海藻、昆布、牡蛎、白芥子、浙贝母等化痰软坚之品;若病邪内舍于脾,吞咽困难、纳差、胃脘隐痛,则合用理中汤;若咳嗽气急,则合用补肺汤;寒凝肝脏者,配合暖肝煎;若腰酸怕冷,生殖功能低下,手足青紫,加巴戟天、菟丝子、鹿角胶等;若阴虚内热,可去细辛,减量桂枝,加生地黄、牡丹皮、知母等。

王兆阳[30]报道治疗 1 例雷诺病。症见:手足紫绀 8 年,有时不受任何刺激发生皮肤苍白,继由青红色变为青紫色,且面颊部也出现紫绀。月经期加重,伴四肢逆冷，舌质淡，脉沉细。方用当归四逆汤加丹参、香附、鸡血藤，5 剂后面颊紫绀消失，手足逆冷好转。继服 20 剂而诸症皆失。

庄球钦[33]报道用当归四逆汤加味治疗雷诺病 50 例，治愈 25 例，有效 18 例，无效 7 例。

（十五）痛痹

对于感受风、寒、湿三邪而致肢体关节疼痛较剧，遇寒加重，昼轻夜重，得热痛减，关节不能屈伸，痛处不红，触之不热，苔白滑，脉弦紧的痛痹。丁明珠[34]治疗 116 例，其中风湿性关节炎 98 例，类风湿关节炎 18 例。方用当归四逆汤加减：当归尾 15g，桂枝 10g，细辛 5g，通草 5g，赤芍 12g，大枣 3 枚，甘草 6g，黄芪 15g，鸡血藤 15g。疼痛以上肢为甚者，加羌活、姜黄；疼痛以下肢为甚者，加独活、川牛膝、桑枝；痛在腰背者，加杜仲、桑寄生、葛根；寒甚者，加乌头、麻黄。10 天为 1 个疗程。结果：临床治愈 34 例，好转 74 例，无效 8 例。其中类风湿关节炎治愈 2 例，无效 4 例，疗效略差。

（十六）产后身痛

产后身痛的发病特点是突然感受外邪—夜间肢体疼痛或不能屈伸。症见：周身肢体关节酸痛不能转侧，颈项强痛，头痛，足跟冷痛，甚则不能着地行走，严重者双臂抬举困难，双手不能持续，舌淡脉细。李景伟[35]用当归四逆汤加黄芪、桑枝为基本方，治疗 52 例，20 剂为 1 个疗程。结果：痊愈 28 例，有效 24 例。临证加减：腰背酸痛，加桑寄生、续断；伴颈项强痛，加葛根；头痛甚，加荆芥穗、防风；足跟痛，加杜仲。

王志红[36]治疗 1 例人工流产后感受风寒而身痛证属血虚受寒者，方用当归四逆汤加黄芪、党参、秦艽、地龙、牛膝、路路通、艾叶，5 剂后身痛、头晕、肢冷减轻，仍畏寒。守上方去艾叶、地龙加鹿角胶（烊化）。10 剂后诸症明显减轻，用归脾丸善后而愈。

（十七）子宫内膜异位症

余跃平[37]运用加味当归四逆汤治疗 10 例均以继发性、进行性痛经为主的子宫内膜异位症病人。方药：当归、川芎各 10g，莪术、桂枝、白芍各 15g，益母草、蒲黄各 30g，吴茱萸 3g，细辛 6g。气虚者，加黄芪、党参各 30g；月经期，减当归为 6g，川芎 4g，蒲黄 15g。煎 3 次取汁 600ml，分 3 次服，15 天为 1 个疗程。结果：治愈 2 例，有效 6 例，无效 2 例。

王晓萍[38]报道治疗 1 例子宫内膜异位症引起的痛经，每次月经来潮前腹痛不已，痛甚时手足厥逆，冷汗出，服止痛药亦不能缓解。方用当归四逆汤加减：当归、白芍、桃仁、杜仲、补骨脂各 12g，桂枝、吴茱萸、枳壳、蒲黄、五灵脂各 10g，细辛、木通各 6g，薏苡仁 24g，药服 5 剂，月经来潮，虽腹痛但能忍受。后在此方基础上加三七粉6g，并配合消瘾发结胶囊（本院制剂）痛经基本解除。

（十八）盆腔炎

孙炳文等[39]用当归四逆汤加萆薢、蒲公英、金银花，治疗76例慢性盆腔炎。其中子宫内膜炎63例，输卵管卵巢炎3例，盆腔蜂窝组织炎10例。结果：治愈52例，好转20例，无效4例，1个疗程10～30天。若湿热重，加大黄、黄柏、薏苡仁；虚寒重，加黄芪、吴茱萸、小茴香；腹痛甚，加延胡索、川楝子；血脓样白带，加地榆、贯众、升麻；有包块，加炮穿山甲、水蛭；腰膝酸软，加杜仲、桑寄生。

（十九）月经周期性水肿

喻峰[40]报道用当归四逆汤加味治疗月经周期性水肿34例。症见：经前7～14天开始感颜面部发胀、继则眼睑浮肿，日益加重，甚则波及全身，为凹陷性水肿。伴有烦燥而怒，乳房胀痛，腰酸，小腹冷痛，头痛恶心等。行经后浮肿逐渐消退，症状消失。方药：当归20g，桂枝10g，白芍12g，细辛8g，木通10g，大枣5枚，甘草5g，硫黄3g（研末服）。肿甚，加黄芪30g，泽兰12g；寒甚，加制川乌10g；瘀血甚者，加穿山甲10g；血虚者，加阿胶12g。于行经前7～14天开始服药，行经开始即停药，连服3月为1个疗程。结果：1个疗程后症状全部消失，且治愈22例，显效8例，好转4例；第2个疗程治愈6例，显效6例。有效率100%。

（二十）痛经

对经期小腹疼痛，按之则成，经水过期量少色淡，面色无华，头晕心悸，舌淡，脉细弱，证属血虚寒凝者，卢寅熹[10]报道用当归四逆汤加艾叶、吴茱萸等药温经祛寒、补血调经。服药5剂而愈。

王志红[36]治疗1例痛经，症见：每于经前2天即觉小腹胀痛，经期第1天加剧，疼痛常持续至经期第3～4天才消失，伴头晕、肢冷、恶心、便溏。方用当归四逆汤加味：桂枝12g，赤芍15g，炙甘草6g，当归10g，大枣20g，细辛2g，香附10g，艾叶6g，通草10g，干姜12g，小茴香20g，白术6g。12剂后基本正常，经质少许瘀块，上方去党参、白术、干姜，继服6剂而愈。

周月萍[41]报道应用当归四逆汤治疗32例虚寒痛经，结果：治愈29例，有效2例，无效1例，随访1年未见复发。临证加减：若血块多者，加蒲黄、没药、五灵脂；呕吐者，加半夏、小茴香；寒痛甚者，加桑寄生、续断、菟丝子。

（二十一）闭经

王晓萍[38]报道治疗1例经期冒雨感寒，翌日月经即止。现3个月未潮，证属血虚寒邪阻滞。方用当归四逆汤加川牛膝、制香附、川楝子、延胡索，7剂经净，余症皆除。又嘱每次经前服3剂，3个月后痊愈。

张宽智[42]报道对寒湿凝滞闭经，用当归四逆汤治疗77例，结果：痊愈42例，好转 27 例，无效 8 剂。同时根据病情轻重不同，酌情加重当归、桂枝用量。若寒甚者，加制附子、干姜；湿重带下量多者，加苍术、茯苓；瘀血明显，加莪术、红花；气滞者，加香附、青皮；腹痛者，加生蒲黄、延胡索；腰痛者，加川续断、杜仲。

杨云霞[43]报道以当归四逆汤为基本方，将闭经证分为：①虚证：自初潮后即表现为闭经或先见月经稀少，后发展为闭经，伴头晕无力、畏寒肢冷、体倦纳差、腰膝酸痛等。多以冲任虚损、血海空虚为主，故用原方加淫羊藿、炙黄芪。②实证：平素月经规律，常因环境或情志引起突然闭经，伴心烦不寐、腹痛、胸闷、嗳气、胁肋胀满或精神郁闭，舌质暗红或淡红、苔薄白，脉沉涩或弦细。多见气滞血瘀，将原方加柴胡、牛膝、丹参；体胖偏湿者，加苍术、香附；纳差，加山楂；内热、口干，去细辛，加生地黄、地骨皮；腹痛，加延胡索、香附；胸胁胀满者，加柴胡、郁金；白带多者，加车前子。结果：48 例中除 1 例无效，其他最早为服药 5 天行经，最晚为 30 天。

（二十二）月经不调

李立凯[8]报道治疗 1 例经行抽搐，症见：每次月经来潮时，四肢发冷，麻木抽搐，小腹冷痛，月经量多，有紫血块，经后而平。应用当归四逆汤去木通加吴茱萸、川芎、香附、生姜。10 剂下月经行，未见抽搐，但仍感麻木，仍服前方月经干净后，停服汤剂，早、晚各服人参养荣丸 9g，4 个月后痊愈。

卢寅熹[10]报道，对月经后期量少色淡，无血块，小腹绵绵冷痛，得热则减，头晕腰酸，形寒怕冷，舌淡苔白，脉细弱者，用当归四逆汤加吴茱萸、熟地黄、川续断、巴戟天等药，治疗效果很好。

杨秀金[44]报道治疗 1 例功能性子宫出血，症见：月经周期 35 天左右，经期 7~15 天，量少色暗有血块，手足发凉，舌暗红边有瘀点，脉沉涩。方用当归四逆汤加柴胡、香附。6 剂诸症皆轻。嘱每月周期前 1 周服 3~5 剂，3 个周期后月经正常。

（二十三）子宫脱垂

卢寅熹[10]报道治疗 1 例子宫脱垂。病人 3 个月余小腹坠胀疼痛不休，痛而拒按，阴部有所下坠，大时如紫茄，细如豆，舌淡苔白，脉细弱。服用当归四逆汤加木贼、生姜，7 剂而愈。

（二十四）缩阴症、阴阳易

刘贵仁[45]报道用当归四逆汤加减治疗 22 例虚寒型缩阴症。其中原发性 18 剂，继发 4 例；单纯用中药治疗者 15 例，配合针灸关元穴、三阴交穴者 7 例。方药：制附子（先煎）、当归、桂枝、细辛、小茴香各 10g，酒白芍、炒干姜各 30~60g，吴茱萸、炙甘草各 15g。若伴四肢厥冷，小便淋沥，心慌气短，脉细微欲绝者，加山茱萸、乌药、肉苁蓉、生黄芪；若素有阳痿、早泄、月经不调，又伴四肢厥逆、汗出心悸、脉细弱或沉迟无力者，加肉桂、菟丝子、茯苓、党参。病情轻者每日 1 剂，另外煎取第 3 剂之药汤熏洗外阴；病重者，日进 2 剂可熏洗 2 次。结果：治愈 20 例，显效 2 例。治疗时间 3～30 天。

翟亚春[46]报道治疗 1 例阳物内缩案。病人频繁进出于空调房，突说小腹冷气内窜，随之阳所内缩，已无露头，伴腹皮拘急，腹中掣痛不休，手足不温，冷汗外沁，舌淡紫，脉沉。方选二化汤合当归四逆汤化裁：仙茅 12g，淫羊藿 15g，当归 8g，炒白芍 15g，炒桂枝 4g，细辛 2g，乌药 6g，炙甘草 3g。2 剂 4 煎，每 4 小时热服 1 次，并以 3 煎药汁熏蒸，后浸浴外阴。次日腹痛已止，阳所外露正常。

高普轩[47]报道治疗 2 例阴阳易。其一与妻子（患感冒）同房后自觉身体沉重，少气无力，时有寒热，呕吐，腹痛牵引前阴部，手足厥冷、四肢关节疼痛，舌淡苔白，脉细欲绝。方用当归四逆汤，8 剂后症状消失。其二同丈夫同房后，自感身体酸痛，少气无力，月经先后无定期，淋漓不净，量少色暗红，伴腰痛，少腹痛牵引前阴，手足不温。方用当归四逆汤，7 剂后痊愈。

（二十五）阳痿及其他男性病

卢寅熹[10]对寒凝气滞所致的下腹部疼痛连及阴茎，伴有轻度肠鸣腹泻，次日症状加重，阴茎胀痛难忍，玉茎稍勃起无红肿、手护其所于床上辗转不安，四末欠温，面色晦暗。用当归四逆汤加沉香、肉桂、藿香治疗。1 剂服后症状减，安然入睡，3 剂后症状皆无。

崔亚萍[48]报道治疗阳痿 1 例，因房事频繁，行房后常用凉水洁身。3 个月前出现阴茎勃起困难或举而不坚，小腹冷痛，畏寒怕冷，眼眶周围色青。方用当归四逆汤加减：当归、肉苁蓉、淫羊藿、丹参各 30g，炒白芍、桂枝、川芎、香附各 10g，炙甘草、木通、细辛各 6g，蜈蚣、巴戟天各 10g。20 剂后痊愈。

崔亚萍[48]报道治疗 1 例精液不化症。病人平素阴器发凉，形寒肤冷，腰部酸冷，曾有遗精或阳痿，精液射出 1 小时后仍然黏稠不化。方用当归四逆汤加减：当归、桂枝、赤芍、细辛、木通、吴茱萸、川芎、蜈蚣、淫羊藿、小茴香。30 剂后精液 30 分钟内液化而痊愈。

崔亚萍[48]还报道治疗 1 例阴部冰冷或冷汗不止者。病人半年前酒后行房事，复感风寒，致少腹部拘急不适，阴部冰冷，半月渐感阴囊部潮湿有冷汗渗出，伴性欲减退，阴茎举而不坚，腰膝酸软。拟用当归四逆汤加黄芪、独活、熟附子、生龙牡、五味子、麻黄根。15 剂后痊愈。

朱彤[49]报道治疗 1 例精子凝集症。精液分析示：重度精子凝集，精子存活动率 60%，但性生活尚可。惟觉手足逆冷，双手足皮肤紫红，可见若干大小不一冻伤皮损，舌暗淡、苔薄白、脉沉细。方用当归四逆汤加附子（先煎）、淫羊藿，10 剂后手足逆冷减轻，守方加蜈蚣 2 条，再进服 10 剂，手足皮肤颜色近于正常，可见轻度精子凝集，精子活率 70%。嘱服金匮肾气丸而愈。

(二十六) 头痛

陈浩[50]以当归四逆汤为主治疗血管神经性头痛58例。疼痛剧烈者，重用桂枝，加蜈蚣；发作频繁者，加威灵仙、葛根；疼痛持续者，重用当归，加鹿角10g；兼有热象者，加大黄6g，红藤15g。结果：痊愈46例，显效10例。

周丽娜[51]以本方加川芎治疗偏头痛70例，丛集性头痛30例。其中偏头痛服药15~20剂，有效率88.6%。丛集性头痛病人平均服药19剂，有效率96.7%。本方对神经性血管头痛的治疗，具有远期疗效和预防作用，为西药所不及，可能是改善了全身特别是末梢的血管功能失调和血运障碍，从而防止或减轻、减少了偏头痛的发作。

杨建平[52]报道治疗1例偏头痛。其感受寒邪，头痛加剧，呕吐清稀痰涎，畏寒喜暖，甚则四肢厥冷。方用当归四逆汤加减：细辛15g，当归、桂枝、白芍、川芎、半夏、吴茱萸、陈皮各10g，天麻12g，茯苓15g，炙甘草3g。6剂后头痛未作，四肢轻温。又外出感寒，右侧头部复隐隐作痛，方用：细辛6g，当归、桂枝、白芍、川芎各10g，天麻12g，茯苓15g，麦冬10g，大枣5枚，炙甘草3g。7剂而痊愈。

林珍莲[53]报道以当归四逆汤加牛膝为基本方，治疗经期头痛100例。巅顶痛重，加吴茱萸6g；颞部痛甚者，加蔓荆子10g；呕吐者，加竹茹6g；经量多而头晕乏力者，加黄芪、仙鹤草。于经前3日开始服用，至头痛减轻或消失停药。一般以5~6剂为1个疗程。服用3个月经周期后观察疗效。并设头痛片对照组30例。结果：治疗组100例，痊愈78例，显效16例，无效6例，有效率94.00%；对照组30例，痊愈5例，显效12例，无效13例，有效率56.67%。

(二十七) 中风

郑均山[54]报道用当归四逆汤加乌附子、生麻黄、川芎治疗36例以畏寒肢冷，肢体活动受限，麻木不仁为特点的中风后遗症。结果：治愈14例，好转18例，无效4例。服药时间26~105天。其临证加减：口咽干燥，加沙参、麦冬；肢体麻木或疼痛甚者，加全蝎、水蛭、浙贝母；气短乏力甚者，加黄芪。

王开尧[55]治愈1例中风者，症见：左手不遂，右肢不用，头晕头重，面色紫暗，舌强言謇，四肢厥冷，咯泡沫痰，小便失禁，胸闷欲呕。证属血虚寒凝，痰湿瘀阻脑窍。方用当归四逆汤加减：当归15g，桂枝、赤芍、通草、天南星、石菖蒲、红花、藿香各10g，细辛3g。3剂后，肢温语清食增。7剂后四肢能伸屈，半个月后可拄拐杖走动。后用补阳还五汤合二陈汤服月余告愈。

尹国有[56]报道用当归四逆汤加水蛭、川芎、琥珀（冲服）配合清开灵注射液60ml加入10%葡萄糖注射液500ml中静脉滴注，治疗急性脑梗死52例。并设对照组26例，用低分子右旋糖酐注射液500ml，加入维脑路通注射液500mg，静脉滴注。结果：治疗组痊愈19例，进步31例，无效2例；对照组痊愈6例，进步15例，无效

5 例。

(二十八) 冠心病心绞痛

卢寅熹[10]用本方治疗 1 例陈旧性心肌梗死、心力衰竭、心绞痛，证属气虚阳微，心阳不足，寒闭心阳者。方以当归四逆汤加党参、附子、法半夏、麻黄、川芎。连服 6 剂，喘平消肿，紫绀消失，续方减细辛、麻黄、附子剂量，加麦冬、五味子。服后诸症悉除。

杨锋[57]将冠心病心绞痛分为 5 型，对其中的阴寒凝滞型 21 例，运用本方加味治疗，疗效较好。症见：受寒冷侵袭后卒然心痛发作，痛彻胸背，气短心悸，四肢厥冷，重者喘息不能平卧，舌淡苔薄白，脉沉细或紫。处方：当归、赤芍、附子（先煎）各15g，桂枝、细辛、通草各10g，丹参30g，檀香6g，生甘草6g，大枣 6 枚。对心绞痛不缓解者，加服冠心苏合丸或舌下含服硝酸甘油片。

黄忠新[58]治疗 1 例冠心病，症见：左侧胸部憋闷板紧，疼痛甚时牵引彻背，遇寒加重，伴心悸气短，手足不温，舌淡、边有瘀点。方用当归四逆汤加丹参、郁金、全瓜蒌、薤白。10 剂后诸症皆消。

(二十九) 窦性心动过缓

章继才[59]报道用当归四逆汤加黄芪、党参、丹参（2 日 1 剂，10 剂为 1 个疗程）。治疗窦性心动过缓 15 例。其中心胸憋闷、气短乏力者 15 例，心胸隐痛者 12 例，心悸、心慌者 15 例，头目晕眩或头痛者 15 例，肢冷者 15 例。经 1～2 个疗程后，心率均提高至 60 次/分以上，心电图复查正常。

(三十) 室上心动过速

对症见心悸气短，胸闷乏力，面色暗淡，口唇淡红，手足发凉，心电图（EKG）心率18 次/分，Ⅰ、Ⅱ、aVF 导联倒置，S－TV5 导联下移的室上心动过速、心肌劳损病人，卢寅熹[10]报道用当归四逆汤加党参、附子治疗。5 剂后诸症皆失。

(三十一) 肺源性心脏病

马波[60]多年来运用加味四逆汤治疗肺源性心脏病合并心力衰竭 52 例。症见：喘促不能平卧，夜间尤甚，咳嗽咳痰，尿少浮肿等。X 线示：双肺透明度增加，心脏有不同程度扩大。心电图示：右心室肥厚，肺型 P 波。其中一度心力衰竭 21 例，二度心力衰竭 26 例，三度心力衰竭 5 例。方药：当归尾、桂枝、赤芍、太子参、桑白皮各10g，通草、细辛各3g，葶苈子30g，大枣 6 枚。伴脾肾阳虚，咳痰清稀、苔白腻，边有齿痕者，加茯苓、白术；伴阳虚加盛，见腹大胀满，肢体肿甚者，加附子、大腹皮；伴痰涎壅盛，见咯黄痰量多者，加鱼腥草、半枝莲；瘀血重者，加泽兰、苏木；大便秘结者，加大黄。结果：显效 25 例，有效 23 例，无效 4 例，总有效率92.3%。提示本方法对肺源性心脏病具有缓解症状，改善心肺功能的作用。

（三十二）高血压

杨秀金[44]报道1例病人，高血压病史5年。现正头顶胀痛，头晕目眩，耳鸣纳差，形寒怕冷，神疲健忘，大便时干时溏，舌淡、苔白腻，脉沉细弦，血压170.25/120mmHg。方用当归四逆汤加吴茱萸、黄芪。10余剂后手足转退，食欲增加，头痛目眩症大减。上方加菟丝子、淫羊藿，连服50余剂，诸症基本消失，追访5个月，血压一直稳定在150/84mmHg。

（三十三）胸痛

杨建平[52]报道治疗1例胸痛病人。其患肋间神经痛4年余，胸痛遇寒冷则诱发或加剧。现右胸部胀痛不休，时有刺痛，右上肢活动时疼痛加剧，右胸前4~5肋骨压痛。方用当归四逆汤合瓜蒌薤白半夏汤化裁：当归12g，细辛15g，通草4g，桂枝、白芍、半夏、红花、薤白各10g，大枣5枚，炙甘草3g。6剂后胸痛已止。余症皆消，仅胸中隐隐不舒。改当归补血汤善后而愈。

唐茂清[61]用当归四逆汤治疗血虚寒凝之胸痹40例。症见：胸部憋闷疼痛，痛引背部，遇寒加剧，气短，心悸，动则为甚，头目晕眩，手足厥冷。心电图示：房室传导阻滞27例，左前半分支传导阻滞14例。结果：临床治愈3例，显效22例，有效12例，无效3例，有效率92.5%。其临床加减：若胸痛甚者，加丹参、郁金；血脂高者，加山楂、草决明。

（三十四）儿科疾病

卢寅熹[10]报道治疗1例小儿麻痹症，患儿患病月余，症见：面色苍白，四肢厥冷，上下肢活动障碍，肌肉松弛，腱反射迟钝，脉沉细。方用当归四逆汤原方，每日1剂，17剂后四肢活动如常。

管鹏声[62]报道对于新生儿坏死性小肠结肠炎，用当归四逆汤加减治疗，可获良效。证属气虚伏寒。临床表现为：先天精气不足，胎期患病，脏腑畸形，产伤或早产。面色苍白或青紫，呼吸气弱，肢冷，神情淡漠，合目少神，不乳呕吐，腹胀，大便稀溏见血丝，肌肤硬肿，指纹暗晦不显，舌淡苔白，脉沉细无力。方用当归四逆汤加减：当归、赤芍、桂枝、桃仁、细辛、茯苓、血余炭、大黄、枳壳、甘草各3~5g。出现皮肤硬肿者，生脉注射液加温静脉滴注，或与参附注射液交替静脉滴注。

李遂卷[63]报道治疗1例新生儿硬肿症伴睾丸鞘膜积液。患儿7个月早产，生后2个月始吐奶，夜啼不安，小腿及大腿内侧皮肤肿胀、扪之冷硬、色紫暗，睾丸及阴囊肿硬。方用当归四逆汤加减：当归、桂枝、白芍各6g，细辛、通草、红花各3g，炙甘草4g，乌药5g，川牛膝9g。9剂后阴囊肿硬明显好转，大腿内侧皮肤冷硬减半，色紫暗不显，上方加黑附子3g。18剂后痊愈。

冯视祥[64]报道治疗3例小儿睾丸鞘膜积液均运用当归四逆汤加减。其一症见右侧阴囊肿大下垂如鸡卵，扪之略硬，未触及睾丸和实质硬块，透照试法阳性，一般情况良好，二便如常，脉平，舌质正常、苔薄白。诊断为癫疝，证属寒凝气滞，经脉不通。方药：当归、桂枝、木通、台乌药各6g，白芍、大枣、八月札、小茴香各9g，细辛、甘草各3g，橘核15g。水煎3次和匀，分3~5次服，每日1剂。14天后右侧阴囊与左侧等大，睾丸已可扪及而痊愈。

（三十五）癌性疼痛

杨树明[65]报道用当归四逆汤治疗癌性疼痛50例。结果：显效18例，有效24例，无效8例。其临床加减：气虚者，加黄芪、山药、何首乌；瘀血明显者，加莪术、水蛭；有热象者，加白花蛇舌草、半枝莲。医者认为癌痛属正虚（气血双亏），邪实（阴虚凝结），故以当归四逆汤可治之。

（三十六）术后肠粘连

杨德明[66]用当归四逆汤加酒大黄治疗术后肠粘连108例。症见：腹痛腹胀，恶心呕吐，腹部可触及痞块，腹泻与便秘交替或有大便不畅感，舌淡、青紫或有瘀点，脉弦或涩。每次50ml，每天5~6次，5天为1个疗程。结果：63例完全控制，41例基本控制，4例无效（治疗前后无变化），总有效率96.3%。

（三十七）霉菌性肠炎、直结肠炎

对于寒性慢性便秘，症见大便难解，腹中冷痛，四肢欠温，小便清长，病情遇寒加重者，卢寅熹[10]认为当归四逆汤有效。

张炉高[67]报道对于21例体质虚弱、中阳不足、寒湿内蕴、复加饮食不慎而致的霉菌性肠炎，以当归四逆汤为基本方治疗，收效良好。热毒盛者，加黄连、黄柏、金银花；气滞者，加槟榔、枳壳；阴虚者，加生地黄、麦冬、玄参；食积，加山楂、鸡内金、谷麦芽。5天为1个疗程。结果：19例痊愈，2例无效。

刘峰岭[68]将溃疡性直结肠炎分为3型。针对其中的寒热交杂型，症见黏液血便，腹泻，腹部微痛，午后低热，乏力，食少，舌质胖大苔薄，脉沉或细数无力，多为活动期者，方用当归四逆汤加味：当归15g，细辛3g，桂枝节12g，白芍10g，党参18g，白术12g，柴胡12g，木通6g，诃子肉10g，茯苓10g，地骨皮10g，香附10g，炙甘草6g。水煎服，早、晚各1次。同时用紫草汤去地榆、加五倍子，每次50ml保留灌肠。结果：有效率100%。

（三十八）前列腺肥大

张辉[69]报道对前列腺肥大，症见排尿困难甚至点滴难下，淋沥不尽，夜尿次数增多，阴冷肢凉，用当归四逆汤加味治疗：当归、桂枝、白芍、细辛、通草、知母、黄柏、怀牛膝、车前子、王不留行、炮穿山甲、甘草。随症加减：肾阳虚，加附子、淫羊藿；气虚者，加黄芪、党参；血尿者，加白茅根、阿胶；腺体较硬者，加鳖甲、昆布、海藻。10剂为1个疗程，一般服药6~30剂。结果：42例中治愈20

例,有效19例,无效3例。

(三十九) 石淋

唐茂清[70]报道用本方治愈石淋1例。病人左侧腰腹绞胀样疼痛,痛引少腹,窘迫难忍。X线示:左侧输尿管结石、肾绞痛。方用当归四逆汤加减:当归12g,肉桂6g,细辛6g,白芍30g,甘草10g,石韦、金钱草各30g。1剂后,手足转温,疼痛即止。半个月后排出结石1枚而痊愈。

(四十) 紫癜

卢寅熹[10]治疗血小板减少性紫癜,证属脾阳不振、生化乏源、气血亏虚、寒郁血溢、阴血益虚,症见上下肢内侧有多处出现紫斑、始少而小渐之增大,初起紫暗,隐皮及暗黄无痛痒,压之不退者,用当归四逆汤加味,芍药为赤芍,加黄芪、阿胶、生地黄、丹参、鸡血藤。15剂后,诸症皆失。

胡溶[71]用当归四逆汤加黄芪、丹参、桃仁治疗18例过敏性紫癜,全部治愈。其中5~10天痊愈者4例,11~20天痊愈者8例,21~30天痊愈者6例。

(四十一) 耳鼻喉科疾病

当归四逆汤是治疗鼻炎的常用方剂。尹文艳[72]用本方加黄芪、党参治疗65例过敏性鼻炎。30日为1个疗程。结果:痊愈38例,好转21例,无效6例。临床加减:肾阳亏虚,加仙茅;脾气虚弱,加白术、茯苓;气阴两虚,加麦冬、乌梅、太子参。

龙铁牛[73]报道用本方加减治愈1例慢性鼻炎。症见:鼻塞夜甚,两颧面部分别约2cm直径大小冻疮,色紫赤,未溃疡。方用当归四逆汤加黄芪、桔梗、干姜、五味子、辛夷。12剂后诸症好转,面部冻疮基本愈合。仍有交替性鼻塞,涕从口出。上方去干姜、五味子,加川芎。6剂而愈。

龙铁牛[73]还用当归四逆汤合真武汤加减,治疗1例声带水肿,证属阳虚感寒、邪空声户者,2剂而愈。另1例颈动脉炎,伴慢性鼻炎、慢性咽炎、冻结肩者,亦用当归四逆汤加减:附子、桂枝各6g,当归15g,细辛3g,姜黄、白术、木通、黄芩各10g,柴胡、炙甘草各6g,大枣6枚。4剂后咽部疼痛不适已消失,鼻塞瘥,臂冷麻木显著好转,但仍口苦、腹胀,原方去大枣,加枳壳10g,4剂未再治。

(四十二) 胆道蛔虫病

卢寅熹[10]治疗1例胆道蛔虫病,症见:大汗淋漓、四肢发冷、继而昏厥,服乌梅丸无效,舌右边有拇指大小瘀斑1块,脉细微。月事每40天左右来1次,色淡量少,夹有瘀块。诊为蛔厥。服用当归四逆汤,重用细辛加乌梅、槟榔。1剂病痛基本消失,次日下蛔虫数条。仍以原方细辛减半量,去乌梅、槟榔,加丹参、桃仁、黄芪,10剂后月事正常未复发。

（四十三） 血管角化瘤

段汉文[74]报道治愈1例血管角化瘤。病人6年前左手背及指背出现针头至米粒大紫黑色斑疹，渐增多且呈角化性丘疹，现右手背也发生类似皮疹，均压之不退色。有冻疮史。唇色紫暗，方用当归四逆汤加赤芍。30剂后余症皆除仅见左手背数粒针头大小的角化性丘疹。将原方加桃仁、红花，服10剂痊愈。

（四十四） 小静脉淤滞症，浅静脉炎

孙义荣[75]报道治疗1例小静脉淤滞症。病人双下肢膝关节以上出现青紫色细筋，双下肢冰冷1年，月经来前4~5天加重，青紫色细筋融合成1片，呈暗红色，双股部肿胀不舒，经量少暗红色，月经期少腹、腰臀部怕冷，似有冷风吹袭。用他方治疗无效。今用当归四逆汤，赤芍易白芍，加地龙、丹参、生姜、水蛭（为末，黄酒冲服），每日1剂，月经期间停服。同时将上药渣加花椒树枝250g（粉为粗末）、胡椒50g，加白酒适量拌匀炒热，用纱布包，均匀地摊在患处热敷，每天3次，每次1小时以上。2个月后痊愈。

杜建忠[76]报道治疗1例腿部浅静脉炎。病人小腿有外伤史，现在小腿后侧及腘窝部可触及一长约15cm左右条索状肿物，质较硬，压痛明显，自觉受凉或劳累后加重。方用当归四逆汤加减：当归30g，桂枝20g，细辛6g，赤芍10g，木通10g，川芎15g，䗪虫10g，穿山甲6g，鸡血藤20g，乌梢蛇6g，蜈蚣2条，川牛膝10g，木瓜10g，甘草10g。水煎服。余渣加川乌30g，姜黄20g，泽兰20g，芒硝50g，装纱布袋中，加水煎30分钟，热敷于患处，每日2次，每次30分钟，10剂后静脉肿硬及腿痛消失，近期治愈。

（四十五） 亚急性后索合并变性症

周裕仁[77]报道治愈1例亚急性后索合并变性症。病人下肢感觉异常，呈袜套状厥冷，穿3双棉纱袜子还感觉阴冷，用热水浇洗无热感，腓肠肌痉挛压痛，已不能行走，舌淡边紫暗、苔薄白。方用当归四逆汤去大枣，加牛膝15g，黄芪30g，红花9g，淫羊藿9g。50剂后，厥冷已除，已能行走。

（四十六） 其他

杜建忠[76]用当归四逆汤化裁治疗间歇性跛行、不安腿综合征、手足发痹症，取得了良好的疗效。

对于寒疝腹痛，李秀珍[78]报道用当归四逆汤加乌药、茯苓、小茴香、沉香、荔枝核，治疗1例，4剂后痊愈。

门军章[79]认为动脉硬化性闭塞症初期以阳虚寒凝、气血瘀滞为主要病机，用当归四逆汤加黄芪、鸡血藤，以扶心阳通血脉。适用于四肢冷痛、皮肤苍白者。

刘红梅等[80]运用当归四逆汤加减治疗乳腺增生病、崩漏等，取得了良好的效果。

杜少雄[81]运用当归四逆汤化裁治疗糖尿病周围神经病变、下肢静脉栓塞等，效果良好。

刘新生等[82]将当归四逆汤运用于妇科急症如妊娠癃闭、产后恶露、产后眩晕等治疗，疗效满意。

此外，当归四逆汤在临床上还可治疗腹中积块、尿血、小便不利、异位排尿、脐腹痛、肠梗阻、夜盲症疗效亦佳[10]。

参 考 文 献

[1] 谢凯. 当归四逆汤加牛膝治疗坐骨神经痛86例报道. 中医正骨, 1997, 9 (3): 38.

[2] 刘淦新. 当归四逆汤治疗坐骨神经痛30例. 新中医, 1995, (6): 53.

[3] 贾建平. 当归四逆汤重用细辛治疗坐骨神经痛验案. 福建中医药, 1996, 27 (3): 18.

[4] 陈飞雄. 当归四逆汤加减治疗肩周炎临床观察. 新疆中医药, 1999, 17 (3): 15.

[5] 吴春. 当归四逆汤加味治疗冻结肩55例体会. 现代中西医结合杂志, 1999, 8 (9): 1468.

[6] 詹学斌. 当归四逆汤加减治疗血栓闭塞性脉管炎. 浙江中医学院学报, 1985, (5): 24.

[7] 张云翔. 联合四方组治疗坏疽期血栓闭塞性脉管炎. 中医药研究, 1999, 15 (5): 32.

[8] 李立凯. 当归四逆汤临床应用举隅. 实用中医内科杂志, 2000, 14 (2): 17.

[9] 李培. 当归四逆汤治疗冻疮32例. 中国民间疗法, 1998, 6 (5): 37.

[10] 卢寅熹. 当归四逆汤临床应用举隅. 中成药, 1993, 15 (11): 39.

[11] 吴利群. 当归四逆霜治疗冻疮及其对甲皱微循环的影响. 中医外治杂志, 1995, 4 (5): 24.

[12] 曹钟东. 当归四逆汤治疗神经根型颈椎病36例. 国医论坛, 1999, 14 (6): 10.

[13] 凌继荣. 当归四逆汤加味治疗颈椎病32例. 实用中医药杂志, 2000, 16 (9): 16.

[14] 王隆胜. 当归四逆汤加减治疗寒冷性荨麻疹55例. 实用中医药杂志, 2000, 16 (6): 19.

[15] 周惠清. 当归四逆汤加味配合牵引及手法治疗腰椎间盘突出体会. 中国乡村医生杂志, 1995, 10 (11): 29.

[16] 冯新送. 大推拿改良法治疗腰椎间盘突出症86例. 新中医, 1997, 29 (3): 17.

[17] 刘日光. 当归四逆汤配合穴位敷贴治疗腰腿痛33例小结. 贵阳中医学院学报, 1997, 19 (3): 17.

[18] 刘增会. 当归四逆汤加味治疗中老年腰腿痛. 光明中医, 1997, 12 (1): 40.

[19] 布风学. 中药治疗梨状肌综合征20例. 甘肃中医, 1995, 8 (5): 7.

[20] 蒋四清. 手法配合中药治疗梨状肌综合征38例. 湖北中医杂志, 2000, 22 (1): 46.

[21] 刘和平. 加味当归四逆汤治疗痛风性关节炎36例. 湖南中医杂志, 1999, 15 (3): 47.

[22] 周锦春. 异病同治当归四逆汤临床运用. 河北中西医结合杂志, 1998, 7 (6): 881.

[23] 周学平. 仲景辨治尪痹经方选萃. 中医函授通讯, 2000, 19 (5): 2.

[24] 陈炳坤. 当归四逆汤加减治疗膝关节骨性关节炎85例疗效观察. 中医正骨, 1995, 17

（5）：30.

［25］马德华．当归四逆汤加味治疗骨折后期肢端肿胀 45 例．北京中医药大学学报，1998，21
（4）：39.

［26］刘洪旺．退行性膝关节骨性关节病的中医辨证施治．中国骨伤，1997，10（4）：27.

［27］李义垣．中药治疗股骨头骨骺无菌性坏死一例报道．北京中医学院学报，1989，12
（5）：39.

［28］刘启全．当归四逆汤加减治疗多发性末梢神经炎 12 例．新中医，1996，（2）：46.

［29］洪世德．加味当归四逆汤治疗风寒型银屑病．云南中医学院学报，1993，16（4）：47.

［30］王兆阳．当归四逆汤皮肤科应用举隅．黑龙江中医药，1998，（4）：26.

［31］师武青．当归四逆汤加减治疗寒冷性多形红斑．中国民间疗法，1998，（1）：43.

［32］纪伟．当归四逆汤加减治疗系统性硬化症的体会．北京中医，1997，16（5）：19.

［33］庄球钦．加味当归四逆汤治疗雷诺病 50 例．陕西中医，1995，16（11）：488.

［34］丁明珠．当归四逆汤加味治疗痛痹 116 例．湖南中医杂志，1997，13（6）：29.

［35］李景伟．加减当归四逆汤治疗产后肢体酸痛 52 例．河北中医，1995，17（4）：15.

［36］王志红．加味当归四逆汤治疗产后身痛及痛经体会．贵阳中医学院学报，1999，21
（6）：43.

［37］余跃平．加味当归四逆汤治疗子宫内膜异位症 10 例．云南中医杂志，1993，14
（6）：14.

［38］王晓萍．当归四逆汤治疗妇科病举隅．湖北中医杂志，1999，21（3）：132.

［39］孙炳文，张爱芳．当归四逆汤加味治疗慢性盆腔炎 76 例．陕西中医，1995，16
（12）：533.

［40］喻峰．当归四逆汤加味治疗月经周期性水肿 34 例．北京中医，1988，（5）：33.

［41］周月萍．当归四逆汤加减治疗虚寒痛经 32 例．内蒙古中医药，2000，19（1）：16.

［42］张宽智．当归四逆汤治疗女性寒湿凝滞闭经 77 例．湖北中医杂志，1995，17（1）：47.

［43］杨云霞．当归四逆汤治疗闭经 48 例．河南中医药学刊，1994，9（2）：41.

［44］杨秀金．当归四逆汤临床新用．山东中医杂志，1999，18（8）：378.

［45］刘贵仁．"温阳神挛汤"治疗缩阴症 22 例．黑龙江中医药，1987，（2）：15.

［46］翟亚春．男科急症验案四则．江苏中医，1999，20（12）：33.

［47］高普轩．当归四逆汤治疗阴阳易．中医杂志，1999，40（9）：572.

［48］崔亚萍．当归四逆汤治疗男性病．陕西中医学院学报，2000，23（4）：40.

［49］朱彤．经方治疗精子凝集症验案 2 则．国医论坛，1998，13（1）：11.

［50］陈浩．当归四逆汤治疗血管神经性头痛 58 例．陕西中医，2000，21（9）：399.

［51］周丽娜．当归四逆汤的药理研究与临床应用．中成药，2000，22（7）：58.

［52］杨建平．当归四逆汤的临床应用．福建中医药，1989，20（5）：45.

［53］林珍莲．当归四逆汤治疗经期头痛 100 例——附头痛片治疗 30 例对照．浙江中医杂志，
2000，35（10）：423.

［54］郑均山．当归四逆汤加味治疗中风后遗症 36 例．国医论坛，1999，14（2）：11.

［55］王开尧．当归四逆汤加减治愈中风．四川中医，1989，7（1）：22.

［56］尹国有．当归四逆汤配合清开灵注射液治疗急性脑梗死 52 例．四川中医，1997，15（5）：30.

［57］杨峰．冠心病、心绞痛辨证分型治疗 118 例．中国中医急症，1994，3（4）：153.

［58］黄忠新．当归四逆汤临床新用举隅．安徽中医临床杂志，2000，12（2）：120.

［59］章继才．参芪当归四逆汤治疗窦性心动过缓．四川中医，1996，14（9）：34.

［60］马波．中药治疗肺源性心脏病合并心力衰竭 52 例．陕西中医，1994，15（10）：443.

［61］唐茂清．当归四逆汤治疗胸痹 40 例．安徽中医临床杂志，1999，11（2）：68.

［62］管鹏声．"六衰"及新生儿急症的中医疗法．云南中医学院学报，1989，12（4）：12.

［63］李遂卷．运用经方治疗儿科疾病三则．河南中医药学刊，1994，9（6）：24.

［64］冯视祥．当归四逆汤治小儿睾丸鞘膜积液．成都中医学院学报，1981，（1）：21.

［65］杨树明．当归四逆汤治疗癌痛 50 例．国医论坛，1994，9（4）：14.

［66］杨德明．当归四逆汤加大黄治疗手术后肠粘连 108 例．浙江中医杂志，1995，30（3）：107.

［67］张炉高．当归四逆汤治疗霉菌性肠炎二十一例．浙江中医杂志，1987，22（2）：59.

［68］刘峰岭．中药灌肠兼内服治疗溃疡性直结肠炎 20 例临床观察．甘肃中医学院学报，1993，10（2）：25.

［69］张辉．当归四逆汤加味治疗前列腺肥大 42 例．云南中医中药杂志，1998，19（4）：15.

［70］唐茂清．当归四逆汤治疗石淋．湖南中医杂志，1990，6（4）：37.

［71］胡溶．当归四逆汤加味治疗过敏性紫癜 18 例体会．甘肃中医，1997，10（1）：9.

［72］尹文艳．当归四逆汤加减治疗过敏性鼻炎 65 例．云南中医中药杂志，1999，20（4）：29.

［73］龙铁牛．当归四逆汤在耳鼻喉科临床应用举隅．湖南中医学院学报，1998，18（1）：52.

［74］段汉文．当归四逆汤治愈血管角化瘤 1 例．中国皮肤性病学杂志，1996，10（2）：123.

［75］孙文荣．当归四逆汤加减治疗小静脉瘀滞症．中医正骨，1999，11（12）：54.

［76］杜建忠．当归四逆汤化裁治验举隅．内蒙古中医药，1997，16（1）：38.

［77］周裕仁．当归四逆汤治愈亚急性后索合并变性症 1 例．江西中医药，1981，（4）：44.

［78］李秀珍．当归四逆汤临床应用经验点滴．云南中医学院学报，2000，23（1）：49.

［79］门军章．并证分期治疗动脉硬化性闭塞症．中医药研究，1997，13（2）：15.

［80］刘红梅，王长松．当归四逆汤临床新用．中华中医药杂志，2013，28（10）：2977.

［81］杜少雄．当归四逆汤善治四肢病证．光明中医，2009，24（5）：954.

［82］刘新生，刘怡杉．当归四逆汤在妇科急症的运用．中国中医急症，2008，17（12）：1778.

二十五、当归四逆加吴茱萸生姜汤

（一）头痛

当归四逆加吴茱萸生姜汤是治疗头痛的常用方剂。主要适用于内有久寒、手足厥寒、脉细欲绝证。卢寅熹[1]认为素体血虚阳衰，巅顶头痛，且系连于目，形寒怕冷，干呕吐涎沫甚则四肢厥冷，苔白脉弦，乃营阴久虚，肝不藏血，又感风寒所致。治疗宜用当归四逆加吴茱萸汤加地龙、川芎、半夏、藁本等药，可有很好疗效。

（二）拘挛症

卢寅熹[1]治疗1例拘挛症。病人平素畏寒，某日晨感四肢违和，至下午突然四肢拘急，屈曲剧痛，颈项两侧亦强直不舒、神清、食纳，二便如常。方用当归四逆加吴茱萸生姜汤加黄芪、防风扶正祛邪而愈。

（三）风冷脚丹毒

对症见由膝下至足背红肿，皮肤呈紫红色，肿痛难忍，步履不便，舌青色，苔淡黄，脉弦细的脚丹毒，卢寅熹[1]报道用当归四逆加吴茱萸生姜汤加红花、炮附子而治愈。

（四）寒冷性多形性红斑

熊晓刚[2]报道本方治疗寒冷性多形性红斑36例，收效良好。其好发于女性，症见：皮疹呈多形性，典型皮疹呈虹膜样红色，常对称发于手、足背及关节附近，遇寒加重。证属内有蕴湿，复感寒邪，气血凝滞郁于肌肤而成，方用当归四逆加吴茱萸生姜汤化裁：当归、白芍、桂枝、通草、吴茱萸、茯苓各10g，细辛3g，鸡血藤15g，干姜、炙甘草各6g，大枣5枚。其临证加减：伴冻疮结节者，加桃仁、红花各10g，丹参15g；有小疱、红肿溃烂者，加野菊花、泽泻、生薏苡仁各15g；痒剧者，加白鲜皮15g，地肤子30g；气虚者，加红花30g；上肢发病者，加姜黄15g；下肢发病者，加牛膝、木瓜各15g。结果：36例中，痊愈30例，好转6例，痊愈率83.3%。

（五）腰椎管狭窄

对主诉下肢麻木、发凉，腰及下肢疼痛无膀胱直肠障碍的腰部椎管狭窄，山上裕章[3]用本方治疗7例。1个月后判定疗效。结果：显效1例，有效2例，稍效4例，没有无效及加重者。医者认为此方有改善末梢循环的作用。

（六）血栓闭塞性脉管炎

酒谷信一[3]报道用当归四逆加吴茱萸生姜汤治疗脉管炎1例，症状有改善。医者认为此方能减轻与循环相关的全身寒证，加速外周血液循环而奏效。

（七）雷诺病

梁兆龙[4]报道用当归四逆加吴茱萸生姜汤治疗2例雷诺病病人，效果满意。其中1例患儿症见：双手指端皮肤青紫而凉，双手若置热水中则痛甚，舌嫩、苔白，脉沉细。用此方加丹参、川芎、红花，半月后痊愈。另一患儿形体消瘦，畏寒怕冷，双手逆冷至肘，双足逆冷至膝，手足皮肤均呈青紫，趾端苍白，趺阳脉细弱。方药：当归12g，桂枝9g，黄芪、赤白芍、木通、怀牛膝、吴茱萸各6g，细辛、炙甘草各

1.5g，生姜2片，大枣5枚。7剂后皮肤转温、疼痛减轻，上方加党参、山药各5g，4周后痊愈。

（八）冷症

日本医者[3]对患冷症的21例病人投以当归四逆加吴茱萸生姜汤（10.5g/天，分3次饭前服）。结果：显效5例，有效13例，有效率为85.7%。见效时间最短7天，最长105天。服药后手冷先改善，继而足冷改善，并见四肢末端颜色改善及指甲趾甲变形的改善。

日矢久保修嗣[5]经实验研究认为：此方对冷症的改善作用与其调节自主神经系统功能有关。

张天嵩[6]用本方治疗1例肢端感觉异常症。病人捉鱼感寒，双侧手指刺痛反复发作月余，呈对称性，伴指端皮肤苍白、局部有汗出，入温水中方舒。方用当归四逆加吴茱萸、生姜汤加味：当归24g，桂枝9g，赤白芍各15g，木通6g，细辛3g，吴茱萸9g，炙黄芪30g，百合15g，麻黄6g，生姜3片，炙甘草6g。3煎熏洗患处。12剂后刺痛止。

（九）睾丸炎

张天嵩[6]报道治疗1例发病5年的睾丸炎。现症见：左侧阴囊内坠胀、冷痛，痛牵少腹，得寒则剧，得温则舒，耳鸣，睾丸略肿大有压痛，附睾增大，触诊有硬结，稍有压痛，舌紫暗，脉沉迟。方用当归四逆加吴茱萸生姜汤去大枣，加赤芍、槟榔、小茴香、荔枝核、生薏苡仁、炙黄芪。3煎加水浓煎，温浴阴囊。6剂后除耳鸣（链霉素后遗症）外诸症皆除。

（十）少腹痛

日本医者[3]用此方治疗1例40岁女性病人。该病人行子宫肌瘤及卵巢囊肿全切术后，出现全身麻木，动悸，胸胁苦闷，下腹、胸胁及下背部疼痛，且逐渐加重，发作日频，尤以下雨及寒冷时更剧，并出现倦怠、恶寒、头痛恶心、腹泻、耳鸣等症。给予当归四逆汤加吴茱萸、生姜汤，7.5g/天，用药2周，疼痛消失，不再发作。2个月后痊愈，医者认为，此冷痛者是"寒疝"，故奏效。

平山博章[7]对49例既无器质性病变，也无炎症的女性少腹痛病人，给予当归四逆加吴茱萸、生姜汤治疗，每天7.5g，分3次服用。疗效评定标准：给药前少腹痛为10分，疼痛完全消失为0分。2~4周后根据病人自身的判定进行。结果：显效4例（0分）;有效23例（1~4分）；稍有效7例（5~7分）；无效4例（8~10分）。未能追踪观察者8例，出现副作用者3例。有效率71.1%。根据手术史的有无分组进行疗效判定：有手术史组的有效率为80.0%；无手术史组的有效率为65.2%。医者认为，此方对40岁以上，有冷症和手术病史的女性病人的少腹痛疗效极佳。

（十一）胃痛

对平日胃中久寒，反酸呕吐白沫，四肢欠温，身疲乏力，形寒怕冷，喜热饮，舌淡苔白，脉细之胃寒疼痛，卢寅熹[1]报道用当归四逆加吴茱萸生姜汤加姜半夏、黄药子有较好的疗效。

张长恩[8]报道治疗1例胃脘隐痛案。症见：胃脘发凉，隐痛加重，口淡乏味，时淌清水，手足凉麻，面色苍白，眼睑轻度浮肿。证属血虚寒凝，胃虚停饮。方用当归四逆加吴茱萸生姜汤去大枣，干姜易生姜，加半夏、茯苓、白术，15剂后诸症皆清。

（十二）经期腹痛

用此方治疗经期腹痛的报道较多。张长恩[8]认为经期腹痛多因感受寒邪，素体阳虚。治疗1例月经刚净游泳受凉，此后每次月经来潮，即少腹疼痛难忍，喜暖怕凉，月经后错3~10天，色淡量少质稀，1~2天即净，伴头晕目眩，手足发凉。给予当归四逆加吴茱萸生姜汤，水与白酒各半煎。3剂而肢痛止。后用当归芍药散加吴茱萸生姜汤，12剂后痊愈。

戴慧芬[9]教授治疗血虚寒凝所致痛经，症见：经来时腹痛，得热痛减，喜温喜按，经行不畅色淡红，手足厥冷，脉细紧或细涩。方用当归四逆加吴茱萸生姜汤。报道1例未婚、有3年多痛经史，证属血虚寒凝，胞宫虚寒者，用上方3剂后经来无腹痛。

曹忠仁[10]报道治疗1例白带量多、月经后期者。病人1年多来白带量多，质稀如水无臭气，经期错后1周左右，量少色暗，伴四肢厥冷，右肩关节痛。用当归四逆加吴茱萸生姜汤加减：当归15g，桂枝9g，生白芍、菟丝子各12g，通草6g，细辛、白芷各3g，吴茱萸5g，生姜3片，大枣10枚，黄芪30g。6剂后白带止、经期准，且肩关节痛亦愈。

（十三）乳房窜痛

曹忠仁[10]报道治疗1例右侧乳房周围窜痛呈阶段性、阵发性，伴憋胀感，右侧乳房外上象限内有桃核大区域皮肤温度明显低于周围，但无肿块或囊状物，他法治疗无效，乃试投当归四逆加吴茱萸生姜汤。2剂后，窜痛止。

（十四）精不泄症，阴缩

卢寅熹[1]治疗1例精不泄症。病人贪食凉饮，行房时，阴茎缩小、排精不泄。此属欲火太重，君头动相火行，阳物必强，火动情急，又贪食凉物寒积于肝所致，服用当归四逆加吴茱萸生姜汤，2剂而愈。

曹忠仁[10]治疗1例阴缩、阴吹。病人阴部瘙痒无度，小腹发冷，阴户不定时地抽搐，自腹中牵引，变化风寒或气候较冷时发作频繁，伴肢冷汗出。乳房亦有抽搐感。外阴色素减退变白，大小阴唇皲裂，余正常。内服当归四逆加吴茱萸生姜汤，外用当归、蛇床子、没药、硫黄、赤芍、吴茱萸，熏洗外阴，日3次。1周后，阴缩、阴吹已愈，阴痒明显减轻。

张灵芝[11]治疗1例洗澡后阴茎缩至拇指末节大小，手触无感觉，伴头顶和前额痛，饮食两便如常。证属血虚、寒凝厥阴冲脉，方用当归四逆加吴茱萸生姜汤加党参。4剂后，头痛消失，阴茎正常已能勃起，但不坚。上方加巴戟天、锁阳。4剂后痊愈。

张志民[12]报道用当归四逆加吴茱萸生姜汤治妇人性交后缩阴。病人过劳、淋雨、晚房室后，未久睡感寒甚，少腹拘急绞痛，天明时，阴户紧缩外流清液，自觉向腹中牵引，冷汗阵出，手足厥冷，头晕神困，不能起立。予当归四逆加吴茱萸生姜汤，1日服完2大剂。并灸炙气海，关元加余炷，热火熨脐下，次日病愈。

（十五）阴黄

胡安黎[13]将阴黄辨证分为3型。对其中的肝寒血凝型，症见目黄、面色熏黄、身黄不鲜、胁肋隐痛、胸闷腹胀、神萎倦怠、嗜卧向光、腹大如鼓、下肢浮肿、少腹微痛、大便溏黑、舌紫、边有齿痕者，方用当归四逆加吴茱萸生姜汤与平胃散加减：吴茱萸、细辛、肉桂末（冲服）、茯苓、白术、黄芪、人参、大枣、生姜、苍术、陈皮、厚朴、郁金、桃仁、茵陈。结果：治愈48例，显效27例，好转11例，无效8例。

（十六）脑震荡后遗症

胡立敏[14]报道治疗1例脑震荡后遗症。现症见：头晕沉重、如帽压顶，多食及更换体位则恶心欲呕，耳鸣时作，手指久温，少气懒言，舌淡红。治用当归四逆加吴茱萸生姜汤。每剂用水煎150ml，兑等量米酒，少量频频温服。5剂后恶心呕吐消失，余症大减，仅存头微昏沉，偶有耳鸣。上方加石菖蒲、吴茱萸，通草量减半，再进5剂而愈。

（十七）奔豚气

魏庆兴[15]认为"奔豚气"是多种疾病的一种临床表现。症见：自觉有一股凉气自下腹上冲胸，心窝部难受，虽喜热饮，但一进胃则唾涎沫，不反酸；额颞部常痛，手足冷，右半身麻痛，运动不受限；月经周期规则，量少色紫黑夹瘀块。方用当归四逆加吴茱萸生姜汤，9剂，配合针灸5次，诸症消失。

（十八）痹证

李开平[16]治疗1例痹证（左髋关节股骨头无菌性坏死）。其证属营血亏虚，寒邪外袭，闭阻经络。用当归四逆加吴茱萸生姜汤去大枣加黄芪、鸡血藤。10余剂后，疼痛大减，僵硬感已不存在，左下肢手感体温与健肢相比无差别。继以健步虎潜丸调理，2 日余而愈。

（十九）　虚劳

对症见面色苍白无华，焦虑不安，暑热天尚穿 2 件毛衣、1 件棉衣，手足厥冷，舌淡胖边有齿印，脉沉微欲绝，中医诊为闭经者，李开平[16]方用当归四逆加吴茱萸生姜汤，温服，3 剂后手足转温，精神胃纳转佳，曾出大汗，穿 2 件毛衣不觉寒冷。上方加苏木、生龙骨、煅牡蛎、鸡血藤。7 剂后，面稍有血色，脉色转和，继以桂枝加龙牡汤调理。

（二十）　带状疱疹后神经痛

日本医者[17]治疗患 6 个月以上的带状疱疹后神经痛（PHN）病人 36 例，予当归四逆加吴茱萸生姜汤 5~7.5g/d，给药 4 周，以 VAS（直视模拟标度尺）进行疗效判定。给药后 VAS 0%~25% 为显效，26%~50% 为有效，51%~75% 为稍有效，76%~100% 为无效，VAS 给药前后分别为（5.5±1.2），（3.8±1.8），有明显改善（$P < 0.05$），有效率为 44.4%。

（二十一）　其他

金宝良[3]报道，日本医者用当归四逆汤加吴茱萸生姜汤治疗老年性黄斑有效。其认为该病的发病机制主要是视网膜上皮老化。用此方后，能加速眼球的血液循环，改善血供而恢复视力。

日本医者[18]的研究还证明，当归四逆加吴茱萸生姜汤有增加血流的作用，不仅是当归一味药的作用，而是处方构成药品的协同作用。此方主要是激活全部儿茶酚胺代谢产物，通过肾上腺素、正肾上腺素的增加使深部体温上升，并用儿茶酚胺代谢产物的全数活化多巴胺来扩张末端血管，起到改善四肢寒冷的效果[3]。

近年来，有学者报道[19-21]当归四逆加吴茱萸生姜汤可治疗胸痹、腰痛、阴痒、糖尿病足并感染、颈椎病、慢性非萎缩性胃炎、慢性结肠炎、隐睾症等。

另外需要引起注意的是：单味药关木通引起的中毒反应。表现在消化、泌尿、神经、心肺和骨髓诸方面，其中最重要的是肾损害。马红梅[22]报道当归四逆汤加吴茱萸生姜汤亦能造成肾毒性，应引起重视。

参 考 文 献

[1] 卢寅熹. 当归四逆汤临床运用举隅. 中成药，1993，15（11）：38.

[2] 熊晓刚. 经方治寒冷性多形红斑 36 例. 国医论坛，2000，15（3）：11.

[3] 金宝良. 当归四逆汤在国外的研究及应用. 吉林中医药，1996，（2）：42.

[4] 梁兆龙. 当归四逆加吴茱萸生姜汤治疗小儿肢端动脉痉挛病. 河南中医，1994，14（3）：168.

[5] 郭恒岳（译）. 当归四逆吴茱萸生姜汤对冷症的改善作用. 国外医学·中医中药分册，

1998, 20（6）：16.

［6］张天嵩. 当归四逆吴茱萸生姜汤新用2则. 国医论坛, 1996, 11（6）：20.

［7］张丽娟（译）. 当归四逆吴茱萸生姜汤对女性患者少腹痛的疗效. 国外医学·中医中药分册, 1995, 17（4）：29.

［8］张长恩. 当归四逆汤证与当归四逆加吴茱萸生姜汤证探究. 北京中医, 1991,（6）：35.

［9］严继林. 戴慧芬教授治疗痛经的经验. 云南中医学院学报, 1996, 19（4）：32.

［10］曹忠仁. 当归四逆吴茱萸生姜汤在妇科的运用. 新中医, 1984,（12）：41.

［11］张灵芝. 阴缩治验. 江西中医药, 1994, 25（16）：34.

［12］张志民. 略论夹色伤寒. 上海中医药杂志, 1990,（1）：4.

［13］胡安黎. 367例阴黄论治. 上海中医药杂志, 1987（9）：10.

［14］胡立敏. 经方治伤科内伤病症举隅. 国医论坛, 1996, 11（1）：13.

［15］魏庆兴. 奔豚气验案三例. 中医杂志, 1990,（11）：22.

［16］李开平. 当归四逆吴茱萸生姜汤新用. 新中医, 1995, 27（3）：56.

［17］山佳（译）. 当归四逆吴茱萸生姜汤对带状疱疹后神经痛的疗效. 国外医学·中医中药分册, 1998, 20（2）：35.

［18］刘树民（译）. 当归四逆吴茱萸生姜汤对胶原末梢循环障碍的效果. 河南中医, 1998,（4）：封三.

［19］李倩. 曾辅民运用当归四逆加吴茱萸生姜汤经验举隅. 广西中医药, 2008, 31（6）：30.

［20］宋国柱. 当归四逆加吴茱萸生姜汤内科应用举隅. 亚太传统医药, 2015, 11（7）：75.

［21］仲学龙. 当归四逆加吴茱萸生姜汤新用. 时珍国医国药, 2005, 16（11）：1140.

［22］马红梅. 当归四逆吴茱萸生姜汤和关木通肾毒性报道概况. 中草药, 1999, 30（1）：76.

二十六、术附汤

（一）眩晕

术附汤在临床上常用来治疗多种原因引起的眩晕，属于脾肾阳虚、寒水上泛者。龙铁牛[1]报道对33例耳源性眩晕病人，以术附汤为基础方，气血两虚者，加黄芪20g，党参15g，当归10g；舌质胖，有齿痕，苔白滑者，加茯苓10g，泽泻10g；咳嗽吐痰、胸闷、苔白腻者，加法半夏10g，陈皮10g，茯苓10g；肝阳上亢者，姜附减半，加天麻、石决明各15g。结果：痊愈5例，显效9例，好转15例。

胡中梁[2]报道用术附汤治低血压眩晕30例。给予术附汤加味，气虚，加炙黄芪、党参；血虚，加当归、熟地黄；阳虚甚，加肉苁蓉、淫羊藿、鹿茸；中满欲呕者，大枣加半夏、陈皮。结果：治愈21例，显效6例，好转3例。

对于证属脾肾阳虚的头重眩晕，藏本慎[3]报道用"近效"术附汤温阳之法治之，可获良效。

钱俊[4]报道：术附汤原为风虚头重眩晕不知食味而设，其在临床上加味治疗脾肾阳虚寒饮上逆的眩晕几十例效果较好。多数病人服三四剂后，症状明显减轻，至完全缓解不再发作。此乃古人之"益火之源，以清阴霾"的原则。

吴茂荣[5]报道1例眩晕17年的病人，经常发作，惟静卧而已，稍动则如坐舟中，甚则失去知觉。形体虚胖，终日恶寒，脉沉微。用"近效"术附汤1例而眩晕大减，脉舌俱见起色，又3剂，眩晕基本消失。

张秀兰[6]用"近效"术附汤治疗高血压1例，症见：头晕目眩10余年，稍移动如作舟船，双目紧闭，不伴呕吐，纳谷不香，大便时溏，小便清长，脊背恶寒。药至病除。

（二）黄疸

用术附汤治疗阴黄的经验很多。徐乾[7]认为慢性活动性肝炎大多属于中医学"阴黄"范畴，是由于七情劳倦伤及正气，以致湿从寒化、寒湿凝滞、脾土大伤、脾肾虚亏。用术附汤治疗虚寒型慢性活动性肝炎20例，疗效较好。治疗方法：白术15g，附子、干姜、甘草各3g，肉桂1g。每日1剂，同时常规服用酵母片、维生素C；消化道症状严重者酌情输葡萄糖，纠正电解质。服药16～84天临床治愈18例，好转2剂。作者认为本方对退黄降浊、降球蛋白和提高白蛋白/球蛋白比值方面有显著疗效。

张桂荣[8]报道中西医结合治疗新生儿病理性黄疸30例，其中阴黄病人用茵陈术附汤加减。基本方：茵陈15g，白术、茯苓各6g，泽泻9g，附子3～6g，干姜、甘草各3g。纳呆恶心，加陈皮、半夏、竹茹各6～9g；大便稀薄，加党参、山药各6g；口干苔黄厚腻，为有湿热，一般属于阴黄兼阳黄者，应去干姜、附子，加栀子、黄柏、金钱草、车前草各6g；肝脾肿大，加郁金、延胡索、当归、鳖甲、三棱、莪术各3～6g。均每日1服，不能口服者鼻饲管给药。7日为1个疗程。西药配以地塞米松0.1～0.2mg/（kg·d），分2～3次口服，好转后减量；苯巴比妥5～8mg/（kg·d），分3次口服。结果：痊愈28例，好转2例。

崔和贤[9]报道，有1例多发性胆囊结石、脂肪肝病人，因情志郁闷，致右上肢疼痛胀满，24小时后出现黄疸，尿呈皂角汁色，面色黄黑晦暗，神疲畏寒。此乃脾胃阳虚、寒湿内阻之阴黄，方用茵陈术附汤加肉桂、延胡索、郁金、甘草。3剂后，巩膜黄染渐退，肢痛消失，又服13剂，诸症皆除。

对于黄疸、神倦、纳呆、溺黄、肝脏肿大为主要特征的小儿急性黄疸型肝炎，证属寒湿困脾型，陈先泽[10]用茵陈术附汤加茯苓、草蔻仁、郁金、黄芪、川厚朴花，疗效不错。

（三）关节炎

日本学者[11]以桂枝加术附汤7.5g/天，分3次服治疗37例类风湿关节炎（RA），每4周进行疗效评价。结果：医师评价的全面改善率，改善以上14例，轻度改善以上20例。12周病人评价，轻度改善以上64.5%，与医师评价的基本相同。但是，给药5~8周内有恶化的病例，认为给药时应予注意上肢活动4周后明显改善，8周、12周后亦为明显改善，但下肢活动未见明显改善。此研究表明，桂枝加术附汤治疗高龄女性RA病人有效者多。

高淳正人[12]根据虚实投予桂枝加术附汤或越婢加术汤治疗15例RA病人，经临床观察：单用上述两种方法，RA不好控制，而与抗风湿药合并，有较好的疗效。

（四）颈部挫伤（挥鞭式损伤）

用术附汤治疗挥鞭式损伤，要具备颜色浮肿，头沉而痛，眩晕，身倦怠，易疲劳，恶心，精神不振，神经功能低下等症。日本医家[13]报道6例中2例为颈后交感神经型，4例为混合型（并有神经根症状）；1例为摔伤，余皆为交通事故所致。内服术附汤4日~3个月，同时服用活血化瘀的桂枝茯苓丸。6例中显效2例，有效3例，微效1例。

（五）其他

根据崔世麟[14]的经验，对于肝豆状核变性而以肝脏症状为首发者用茵陈术附汤加味，疗效不错。

参 考 文 献

[1] 龙铁牛.近效术附汤治疗耳源性眩晕33例.湖南中医杂志，1987，(6)：56.

[2] 胡中梁.近效术附汤治疗低血压眩晕——附30例分析.福建中医药，1992，12 (3)：14.

[3] 藏本慎.术附汤治疗头重眩晕案例.北京中医药大学学报，1995，18 (5)：16.

[4] 钱俊.近效术附汤、清空膏治疗眩晕的体会.南京中医药大学学报，1996，12 (3)：44.

[5] 吴茂荣.运用《近效》术附汤治疗阳虚眩晕的体会.陕西中医，1981，2 (2)：39.

[6] 张秀兰.温肾助阳法的临床应用.河南中医，1993，13 (3)：133.

[7] 徐乾.茵陈术汤治疗虚寒型"慢活肝"20例临床观察.江苏中医，1988，(2)：8.

[8] 张桂荣.中西医结合治疗新生儿病理性黄疸30例.中西医结合杂志，1991，11 (4)：239.

[9] 崔和贤.茵陈术附汤加味治疗阴黄.天津中医，1992，(2)：10.

[10] 陈先泽.小儿急性黄疸型肝炎与论治体会.新中医，1992，24 (14)：50.

[11] 崔昕（译）.桂枝加术附汤对关节疾病的疗效.国外医学·中医中药分册，1996，18 (3)：36.

[12] 计惠民（译）.越婢加术汤和桂枝加术附汤治疗类风湿关节炎的经验.国外医学·中医中药分册，1995，17 (3)：28.

[13] 王庆甫（译）.并用汉方药治疗挥鞭式损伤的颈后交感神经症状.国外医学·中医中药分册，1990，12 (4)：19.

[14] 崔世麟. 肝豆状核变性的中医治疗. 上海中医药杂志, 1992, (10): 7.

二十七、天雄散

(一) 失精症

天雄散出自《金匮要略》，由天雄、白术、桂枝、龙骨组成，为补阴摄精之方，主治肾阳虚之男子失精，腰膝冷痛。王付[1]用此方治疗数例男子失精症，效果良好。1 例病人手淫 5 年，次数频繁，白昼失精，夜间无梦滑精，1 周 2 ~ 3 次，阳痿，腰酸，耳鸣，记忆减退，舌淡、苔薄白，脉沉弱。方用天雄散加味：附子（代天雄）10g，白术 24g，桂枝 18g，龙骨 25g，芡实、山茱萸各 15g。5 剂后失精、滑精等大减，又守方服 36 剂诸症皆消。

(二) 不育症

吴庆昕等[2]报道戚广崇根据临床需要，将此方由散剂改为丸剂，治疗 32 例男子不育症，取得较好疗效。其中生育者 13 例，精液好转 13 例，无效 6 例。

(三) 阴缩

张尚华[3]报道治疗 1 例小儿阴缩。患儿系早产，面色苍白，四肢冰凉，阴茎内缩，其外形如同女性的会阴部，但阴囊可见，触其脐下，啼哭不止。方用天雄散加味：天雄（用附子代，先煎）、白术各 8g，桂枝、吴茱萸各 5g，生龙骨 10g，乌药 3g。5 剂后全身怕冷好转，脐下压痛减轻。再进 12 剂，阴茎较前增长约 2cm，余症明显减轻。后以小建中汤加减再进 10 剂，阴茎恢复正常。

(四) 尿频、尿急

日本医者[4]以天雄散乌头 0.1g，白术 0.2g，肉桂 0.2g，龙骨 0.1g 做麻子大丸，每日饭后 4 丸，每日 3 次，结果：排尿次数减少，尿急、尿失禁显著改善，尿失禁次数减少，可以控制排尿。显效 4 例，有效 7 例，稍稍有效 3 例，不变 3 例，无恶化病例。

(五) 其他

徐潘[5]介绍运用天雄散加味治疗阳痿、精浊（慢性非细菌性前列腺炎）等病，效果满意。

文质君[6]研究表明：加味天雄散可修复钡中毒所致的睾丸组织损伤，恢复雄性生殖功能。

参 考 文 献

[1] 王付. 天雄散治疗失精证. 浙江中医杂志, 2000, 35 (2): 89.

[2] 吴庆昕, 吴庆旭. 仲景方在男科临床的运用. 河南中医, 1999, 19 (1): 15.

[3] 张尚华. 天雄散治疗小儿阴缩. 四川中医，1989，(5)：24.

[4] 崔昕. 天雄散治疗老年人尿频、尿急. 国外医学·中医中药分册，1996，18 (2)：26.

[5] 徐潘. 天雄散加味治疗男科疾病三则. 浙江中医杂志，2013，48 (4)：277.

[6] 文质君. 加味天雄散治疗钡中毒所致小鼠睾丸组织损害的实验研究. 湖南中医药导报，1999，5 (11)：32.

二十八、桃花汤

（一）泄泻

桃花汤有较好的止泻功能，临床上常用来治疗泄泻（虚寒型）。华锦煊[1]报道对用大量抗生素治疗无效的下利便脓血病人 2 例，用桃花汤后均治愈。

韩庆莲[2]报道对 20 例非特异性溃疡性结肠炎病例，症见：腹泻，严重者每日 10～30 次，排出含有脓血和黏液的粪粒，伴有阵发性结肠痉挛性绞痛与压痛，里急后重，排便后可缓解。暴发型、严重腹泻型以及严重慢性的急性发作期，病人有不同程度的发热，无病原体发现。用桃花汤治疗，其中气虚者，加人参、白术、茯苓；血虚者，加阿胶、鸡子黄 2 枚；出血者，加炒地榆、荆芥炭。结果：治愈 16 例，好转 4 例。

汤瑕玲[3]报道用桃花汤加味治疗慢性溃疡性结肠炎 32 例，方用赤石脂 30g（其中 15g 入煎剂，15g 研粉冲服）、粳米（或薏苡仁）、炒白芍、冬瓜子各 30g，苍白术各 15g，广木香、干姜各 10g。脾肾阳虚者，加补骨脂、肉桂；湿热蕴结者，加炒黄连、黄芩；气滞者，加厚朴、枳壳；血便较甚者，加生地榆、仙鹤草；病程较长、久泄滑脱者，加诃子、乌梅；有瘀者，加少量焦大黄。3 周为 1 个疗程，其中治愈 17 例，显效 9 例，有效 5 例，无效 1 例。

鱼敬堂[4]报道桃花汤合补中益气汤治疗痢疾，基本方为黄芪、赤石脂各 30g，党参、罂粟壳、诃子各 15g，川芎、升麻、柴胡、甘草、黄连、陈皮、干姜各 10g，生姜 3 片，大枣 5 枚。服药时间 6～41 天。16 例中，12 例痊愈，好转 3 例，无效 1 例。

江秋世[5]报道用桃花汤加味治疗 1 例滑泄病人，反复腹泻 2 年余，伴有肠鸣腹痛，被诊断为肠道易激综合征，证属命门火衰、寒饮内停。方用赤石脂 30g，干姜 10g，花椒 6g，半夏 10g，肉桂 10g（研末冲服），诃子 10g，石榴皮 10g。20 余剂后痊愈。

（二）吐血

桃花汤主要用以治疗中阳虚衰、血失统摄之吐血证。主要在此方的基础上加减运用，扩大了本方的应用范围。唐江山[6]报道用加味桃花汤治疗脾胃虚寒型上消化道出血 32 例。基础方：赤石脂 15～30g，炮姜炭 5g，怀山药 30g，乌贼骨 30g，白及 30g，三七 6g，生大黄 3g，炙甘草 3g。阴血亏虚，加阿胶 15g；气虚，加生晒参 10g，黄芪 15g；偏热，加地榆 30g，川黄连 3g；肾阳虚，加附子 6～10g。止血时间最短

2天,最长5天,除2例检查确诊为胃癌外,余均转阴。

唐祖宣[7]报道1例素有胃溃疡病人,酒后胃痛突然发作,呕吐鲜血,面色苍白,胃中觉冷,不欲饮食,腹痛绵绵,泄泻清稀,舌淡苔白,脉沉弱无力。方用赤石脂、黄芪各30g,干姜15g,粳米60g,党参20g。2剂后吐血腹痛减轻,5剂后吐血止,上方加白术15g,半夏12g,10剂后吐泻止。

（三）腹痛

著名老中医周连三[7]生前尝谓:"桃花汤不但能治疗虚寒滑脱下利,凡大便下血、痔疮、脱肛下血,只要辨证为中焦虚寒者皆可应用。"桃花汤所治之腹痛乃为脾阳虚衰,阴寒内盛之腹痛,唐祖宣[7]报道对面色青黄,精神萎靡,腹痛绵绵,喜暖喜按,大便溏薄,舌淡苔白,脉沉无力等肠炎、胃脘痛,都可用此方。气虚无力,加黄芪、人参、茯苓;阳虚甚者,加附子。对中焦虚寒,下元失固之以下各证,都用桃花汤加味:痔疮下血,加地榆、槐角;五更泄泻,加白术、茯苓;脱肛,加黄芪、升麻;吐血,重用干姜;细菌性痢疾,合白头翁汤;下利不止,重用赤石脂。

（四）尿毒症性顽固性腹泻

李运泉[8]报道对慢性肾功能不全所致的泄泻,他方治疗无效,改服桃花汤获愈。1案例因慢性肾小球肾炎,晚期尿毒症,每日腹泻稀便及水样便8~10次,每次量不多,无腹痛等症,用桃花汤后,1周后大便次数正常。

（五）肠癌术后顽固性泄泻

对于肠癌术后顽固性泄泻,治疗上强调温肾固涩两法合用,古有"久泻无火""久泻无不伤肾",治疗上以"滑者涩之""久者可固"之法。田春[9]报道治愈1例肠癌术后顽固性泄泻,症见:反复腹泻1年,腹痛腹胀,稀便,每日6~8次,欲解不尽,口干口苦,纳食不佳,舌淡红、苔嫩黄腻,脉细弦滑。予四逆桃花汤加味,方药:川附子60g（先煎4小时）,炮姜16g,赤石脂20g,粳米20g,薏苡仁30g,败酱草15g,甘草6g。8剂后痊愈。

（六）直肠脱垂

对于直肠脱垂,症见咳时肛门有肿物脱出,面色苍白,体弱肢冷,疲乏无力,气短懒言,头晕心悸,大便溏,夜尿频,腰酸气喘者,李萌[10]用桃花汤加味（赤石脂30g,黄芪10g,五味子、补骨脂、桔梗各15g,干姜6g,白术10g,诃子8g,甘草8g）治疗1例,5剂后症状消失。

（七）带下病

李萌[10]报道治疗1例带下病,为人流术后,腰酸肢楚,头晕尿频,四肢不温,白带增多,色白水样无臭,方用桃花汤加味:赤石脂30g,干姜8g,菟丝子15g,补骨脂20g,黄芪3g,白术10g。6剂后痊愈。

（八）慢性肾炎蛋白尿与癃闭

李萌[10]治疗1例脾肾阳虚、气化无力、清浊难别的蛋白尿病人，症见：面色苍白，形寒肢冷，大便溏薄，舌淡胖、边有齿印、苔白腻，脉沉细。方用桃花汤化裁：赤石脂30g（分2份，取15g与下列药一同水煎，另15g打碎过筛，1次冲服），干姜6g，五味子20g，白术10g，补骨脂15g，黄芪15g，甘草8g。20余剂后水肿腰酸肢冷诸症消失，小便常规示蛋白（＋）。又服上方24剂后尿蛋白（－），诸症皆消。

林上卿[11]报道治愈1例癃闭病人，证属脾肾阳气衰惫，枢机不运，气化无权。方用桃花汤，10日后舌脉复如常人，小便正常，诸症皆消。

（九）单腹胀

林上卿[11]治疗1例单腹胀病人。症见：面色晦暗，厚衣被，腹胀如鼓但腹部肤色尚未变，腰酸，行动不自如，寐差，二便尚可，苔薄白，脉微细。用桃花汤加味：赤石脂60g，干姜、粳米各30g，骨片鹿茸3g。前3味清水煎至未熟为度，后者予人乳1杯，浸泡2小时，取出以开水适量加盖密封，文火慢炖1小时后，再合泡过人乳，并加老酒1盏、冰糖少许，再与桃花汤和匀，分昼三夜一温服。15天后诸症初愈，继予龟鹿二仙汤善后而安。

参 考 文 献

[1] 华锦煊. 桃花汤治验举隅. 河南中医，1995，15（1）：15.

[2] 韩庆莲. 桃花汤治疗非特异性溃疡性结肠炎20例. 实用中医药杂志，1995，（1）：6.

[3] 汤瑕玲. 桃花汤加味治疗慢性溃疡性结肠炎32例. 安徽中医学院学报，1997，16（4）：16.

[4] 鱼敬堂. 桃花汤合补中益气汤治疗痢疾. 四川中医，1995，13（5）：29.

[5] 江秋世. 经方治验二则. 吉林中医药，1997，17（2）：20.

[6] 唐江山. 加味桃花汤治脾胃虚寒型上消化道出血32例. 福建中医药，1994，25（6）：7.

[7] 唐祖宣. 桃花汤的辨证应用. 浙江中医杂志，1982，（8）：378.

[8] 李运泉. 桃花汤治疗尿毒症性顽固性腹泻. 江西中医药，1990，21（6）：38.

[9] 田春. 四逆桃花汤加味治疗肠癌术后顽固性泄泻1例. 云南中医学院学报，1999，22（1）：53.

[10] 李萌. 桃花汤临床应用举隅. 广西中医药，1995，18（6）：31.

[11] 林上卿. 运用仲景桃花汤的体会. 中医杂志，1984，（7）：18.

二十九、瓜蒌薤白半夏汤

(一) 心血管系统疾病

1. 冠心病心绞痛

瓜蒌薤白半夏汤是治疗冠心病心绞痛的常用方剂。主要适用于痰浊壅塞、阴寒凝滞为病机特点的病例，既可以原方应用，也可临证加减扩大其适用范围。周少轩[1]报道用中西医结合治疗冠心病心绞痛66例，并设对照组40例。吸氧，必要时口服安定5～10mg；硝酸甘油0.3～0.6mg，必要时舌下含化，或消心痛5～10mg，1日3次，口服；心痛定5～10mg，1日3次，口服；对症处理：治疗组在西药治疗基础上合用瓜蒌薤白半夏汤加减治疗。处方：瓜蒌、薤白、制半夏、党参、麦冬、五味子、丹参、红花、菖蒲、郁金、制附子（先煎）、檀香、延胡索、炒酸枣仁、炙甘草。阳虚明显、阴寒内盛者，加荜茇、高良姜；阴虚者，易党参为西洋参，去附子；血瘀重者，加五灵脂、蒲黄（包煎）；胸胁胀满者，易檀香为沉香粉（冲服）。14天为1个疗程，一般1～2个疗程。结果：治疗组66例，治愈49例，好转13例，无效4例；对照组40例，治愈26例，好转6例，无效8例，总有效率分别为93.9%和80%，中药组明显优于对照组。

李春贤[2]报道用加味瓜蒌薤白半夏散治疗冠心病52例，按中医分型为气阴两虚、痰阻血瘀。治疗组52例，方由瓜蒌薤白半夏汤加黄芪、太子参、黄精、川芎、当归、葛根、山楂、丹参、淫羊藿等12味组成。每日剂量60g，纱布包煎，开水煎煮5分钟，1日3次适量服用。对照组48例，静脉滴注极化液。15天为1个疗程，一般2个疗程。结果：治疗组显效21例，有效24例，无效7例；对照组分别为13例，20例，15例。心电图治疗组44例显效7例，有效19例，无效18例；对照组35例显效5例，有效11例，无效19例。

管延寿[3]把冠心病辨证分为五型。对其中之痰浊壅塞型：临床多见形体肥胖，胸闷或心前区憋痛，连及肩背，或胸脘痞满，泛泛呕恶，身重乏力，苔白腻或黄腻，脉沉滑、结代或弦滑，用瓜蒌薤白半夏汤合温胆汤加减。一病人患冠心病十余年，胸痛时止时作，发时神志不清，妄意谵语，素喜食肥甘。给予瓜蒌薤白半夏汤合温胆汤加减，5剂后基本如常。对其中之阴寒凝滞型症见心胸痛甚，痛连肩背，或胸痛彻背，疼痛彻心，每因遇寒而诱发，舌淡苔白，脉沉弦或迟或结代者，方用瓜蒌薤白半夏汤合枳实白术汤加减。

汪建华[4]报道治疗2例冠心病，其一症见胸闷心悸、胸背痛甚，气短汗出，脘腹痞闷，脉沉涩，舌质紫暗有瘀斑。方用瓜蒌薤白温胆汤加减：陈皮、半夏、枳壳、甘草各12g，茯苓25g，郁金、薤白各15g，瓜蒌、黄芪各20g，丹参30g，桂枝10g。30剂后症状基本消失。另1例症见心前区绞痛较频，胸闷严重时有窒息濒死感，额部冷汗淋漓，疼痛自左肩部及左上肢放射，舌边尖有紫点。方用瓜蒌薤白半夏汤加枳壳、郁金、丹参、延胡索、黄芪、甘草。30剂后痊愈。

李秋凤[5]报道用补阳还五汤合瓜蒌薤白半夏汤加减治疗胸痹痰瘀互阻型62例。10~15剂为1个疗程。结果：心悸42例中，显效24例，有效14例，无效4例；胸闷痛62例中，显效37例，有效22例，无效3例。

2. 心肌梗死

门军章[6]报道1例冠心病，突发心肌梗死。症见：胸部憋闷，刺痛，头晕目眩，冷汗淋漓，四肢厥冷过肘膝，口唇及指端发青，脉沉迟弱极，舌暗并见瘀斑。先急投附子10g（生、制各半），干姜10g，炙甘草6g，葱白9根，令速取药煎取温灌之。药后3刻，病人冷汗渐止，已能言，心痛减。再予人参汤和瓜蒌薤白半夏汤处方，半月后胸痛基本消失。继以中西药调治2个月余痊愈。

温秀清[7]报道治疗1例心肌梗死。病人因事刺激过度，突然出现胸前区憋闷，气促，面色苍白，大汗淋漓，头重脚轻，昏倒在地。心电图提示：超急性下坠心肌梗死，二度房室传导阻滞。西医救治同时，选用瓜蒌薤白半夏汤加减：瓜蒌皮、薤白、郁金各15g，法半夏10g，甘草5g。3天后症状大减，18天后诸症消失出院。

何熹延[8]对240例急性心肌梗死施以辨证分型中西医结合治疗。除正虚型外，单纯邪实之寒痰瘀血型29例，取南心一号（瓜蒌、薤白、半夏、桂枝加丹参活血化瘀药）以通阳豁痰活血；热痰瘀血型107例用南心二号（瓜蒌、半夏、苦参、桃仁、红花等）以清热化痰活血，获得较满意疗效，病死率14.9%。

3. 心律失常

刘莉[9]报道用瓜蒌薤白半夏汤加生牡蛎、生龙骨、川芎、当归、远志、太子参、黄芪等治疗快速型心律失常38例（各型早搏34例，房颤4例），显效率55.3%，总有效率86.9%。

刘莉[9]报道用橘枳姜汤合瓜蒌薤白半夏汤治疗1例心律失常、房性早搏。症见：脘腹胀闷，心前区不适，心悸，形体消瘦，面色少华，唇暗舌紫，苔白根部厚腻，脉结代。方药：橘皮、枳壳、桂枝、制半夏各10g，生姜、炙甘草、薤白各6g，瓜蒌15g。6剂后早搏已消失，惟食后脘部不适，原方加苦参6g。又6剂，隔日1剂而诸症皆消。

4. 病态窦房结综合征

朱道范[8]用黄芪、桂枝、附子、瓜蒌、薤白、丹参等温阳补气活血药，治疗病态窦房结综合征10例，经40~120剂后，显效9例，无效1例。

刘春华[10]对病态窦房结综合征采用中医辨证分型，对其中的痰瘀互结型，症见胸闷痛，痛甚彻背，肢体沉重，形体肥胖，痰多，舌淡暗，或有瘀斑，苔白腻，脉滑或乍疏乍数者，治以化痰散结，活血祛瘀。方用瓜蒌薤白半夏汤合失笑散加减：全瓜蒌、薤白、法半夏、干姜、白蔻仁、丹参、生蒲黄（另包）、五灵脂、枳壳、莪术。结果：全部 38 例，显效 8 例，有效 13 例，好转 14 例，无效 3 例，总有效率 92.10%。

5. 高脂血症

铁萱[11]报道用瓜蒌薤白半夏汤治疗高脂蛋白血症 31 例。方用瓜蒌薤白半夏汤加味：瓜蒌 25g，薤白 20g，半夏、泽泻各 12g，三七粉（冲）2～3g，何首乌、生山楂各 15～30g，黄精、草决明各 10～30g，茯苓 24g，女贞子 15g。伴糖尿病，加天花粉 15g，僵蚕 9g；伴高血压，加菊花、地龙各 15g，白芍 25g；高黏血症，加大黄粉（冲）2～3g，水蛭 9g。结果：临床治愈 12 例，显效 7 例，有效 11 例，无效 1 例，总有效率为 96.8%。其中服药最长 92 天，最短 7 天。

6. 心房颤动

对以心悸、惊恐、胸闷气短、脉促结为主症的心房颤动，徐明扬[12]将其辨证分为 4 型。其中的痰瘀痹阻证症见：胸中窒闷，气短不能吸，心痛时作，心悸惊恐，唇甲色紫，舌紫苔浊腻，脉弦结。方选瓜蒌薤白半夏汤合丹参饮加减：瓜蒌、薤白、半夏、竹沥、丹参、檀香、川芎、桃仁、红花、枳实。

7. 心电图改变

龚一萍[13]研究了加味瓜蒌薤白半夏汤对 40 例胸痹证心电图的改变，对病例在治疗开始及结束时分别进行心电图观察。首次心电图检查 ST 段水平压低或下斜压低 0.75mm 以上，T 波低平或倒置。并兼有胸闷、胸痛、短气，甚则不能平卧。方用瓜蒌薤白半夏汤加枳壳、炙黄芪、炒党参、川芎、郁金、丹参、降香。口服汤剂，每日 2 次，每次 50ml，2 个月为 1 个疗程。结果：1 个疗程后治愈 4 例，显效 7 例，有效 23 例，无效 6 例。

吴兰珠[14]认为心脏病猝死病人约有 1/4 生前无任何冠心病症状，应引起重视。其采用"薤白汤"治疗无症状性心肌缺血，并设对照组 30 例（用消心痛治疗）。薤白汤治疗组 56 例，方用：全瓜蒌 15g，薤白 12g，太子参 15g，川芎 10g，丹参 15g，炙黄芪 50g，全当归 12g，炒白术 10g，制黄精 12g。阴虚者，加用山茱萸、麦冬、枸杞子；阳虚者，加补骨脂、菟丝子、杜仲。6 周为 1 个疗程。进行治疗前后自身对照和组间比较。结果：治疗组缓解心肌缺血显效率和总有效率分别为 53.6% 与 96.4%；而对照组显效率为 23.3%，总有效率为 76.6%；治疗后血清超氧化物歧化酶（SOD）均有不同程度升高，但两组 SOD 改善率比较有显著差异。提示"薤白汤"有升高 SOD，改善心肌缺血的作用。

（二）中风

中风先兆系指中风发生前间断出现的头晕目眩、头痛、肢体麻木、肌肉瞤动，或一过性语言不利等前驱症状。孙开玲[15]根据临床经验总结归纳为辨治 5 法，疗效满意。其痰瘀并治法适用于痰浊瘀血闭阻清窍而致中风先兆，症见：头晕重痛，胸闷胀痛或刺痛，肢体麻木，手足不灵活，或一过性失语，偏瘫，昼轻夜重，舌质暗红，边有瘀斑或瘀点、苔薄白，脉沉缓或弦涩。此证多见于老年脑动脉硬化、冠心病、高脂血症病人。方用瓜蒌薤白半夏汤加减。气虚血瘀甚者，加黄芪、党参、丹参。常用药物：半夏、瓜蒌、浙贝母、胆南星、丹参、川芎、天麻、桃仁、红花、赤芍、白芍、石菖蒲、郁金等。

卢峰[16]报道用瓜蒌薤白半夏汤，配合中西药治疗痰瘀阻络型缺血性中风60例，并设对照组48例。主要临床表现见：半身不遂，口舌歪斜，语言謇涩，感觉减退或消失，头晕，痰多而黏，舌质暗淡、苔腻，脉沉滑。两组病例均在发病3日内进行治疗。对照组：尼莫通30mg，1日3次口服；力抗栓0.25g，1日1次口服；元活苏常规剂量加入液体中静脉滴注10~15日；对有颅内高压者或高血压者予对症处理。治疗组在对照组基础上加用加味瓜蒌薤白半夏汤：瓜蒌30g，薤白10g，半夏10g，䗪虫6g，水蛭6g。夹肝风者，加天麻10g，钩藤10g；有郁热者，加黄芪10g，大黄6g。结果：治疗组基本痊愈14例，显效25例，进步12例，无效7例，恶化2例；对照组分别是：4例、11例、18例、12例、3例。总有效率分别为85%和68.75%。结果显示，中西医结合疗法治疗痰瘀阻络型缺血性中风急性期疗效确切。

瓜蒌薤白汤治疗痰瘀综合征。此病尤以老年人多见，以胸闷，身重，眩晕，舌暗苔腻为其共同特点。1例脑出血后遗症[17]，症见：左侧肢体麻木，半身不遂，言语不利，吞咽困难，咳嗽咳痰量多。证属气虚血瘀。方用补阳还五汤合瓜蒌薤白汤加减，10剂后诸症皆见好转。1例脑梗死后遗症——左小脑多发性梗死，服用补阳还五汤合瓜蒌薤白半夏汤加减。20余剂后，病人右上肢麻木疼痛、阵发性眼前发黑、饮水发呛等症状基本消失。1例脑血栓形成病人，症见：左侧肢体活动受限，软弱无力，握物欠佳，时有头晕、口干不欲饮，舌底脉络迂曲。证属气虚血瘀，痰瘀互结。方用补阳还五汤合瓜蒌薤白汤加减：黄芪、当归、川芎、赤芍、桃仁、红花、地龙、水蛭（冲）、瓜蒌、薤白、葛根、陈皮。以此方为主方，随症加减，连服30余剂，病人左侧肢体已活动自如，握物较有力，无头晕、乏力等症状。

（三）颈椎病

曹红霞等[17]报道1例颈椎病病人伴头晕且鸣，视物旋转，又喜食肥甘厚腻，证属气虚血瘀、痰瘀互结者，治以补阳还五汤合瓜蒌薤白半夏汤加减，标本兼治而获痊愈。

（四）肺部疾病

瓜蒌薤白半夏汤是治疗许多肺系疾病的有效方剂，临床应用并不拘泥于一病一证，只要见有"阳微阴弦"的胸痹脉证，即可大胆应用，并灵活根据不同病证进行加减，多可获效。刘建秋[18]实验也证明本方能明显降低常压缺氧性肺动脉高压增强的脂质过氧化反应，纠正失衡的抗氧化物酶。

奚肇庆[19]报道用瓜蒌薤白半夏汤为基本方，辨证治疗 40 例慢性支气管炎肺气肿（单纯型 5 例，喘息型 35 例），并设对照组 30 例（以麻杏石甘汤为基本方）。两组均有长期喘咳、痰鸣、胸满或兼有心悸、胸痛、舌暗、苔黏腻、脉弦滑或滑数等症状。治疗组方药组成：全瓜蒌 15g，薤白 12g，半夏 10g，杏仁 10g，菖蒲 6g，射干 10g，紫菀 10g。热重，加连翘、黄芩、竹沥、苇茎汤；寒重，加苓桂术甘汤、葶苈子；夹瘀，加桃仁、丹参。3 周为 1 个疗程。结果表明：咳、痰、喘、哮鸣音有效率为 82.9% ~ 92.5%，FVC、最大通气量、FEV1/FVC、mmEF、50%肺量位流速和25%肺量位流速六项通气功能指标均有改善，提示大小通气好转，心电图 P 波振幅明显降低，总有效率 87.5%。主要症状的显控率及急性期总有效率优于麻杏石甘汤组。

崔振波[20]报道用加减瓜蒌薤白半夏汤为主治疗慢性阻塞性肺疾病性肺源性心脏病 36 例（急性发作期 17 例，缓解期 19 例）。在积极控制感染、心力衰竭，改善肺心功能的同时，加用瓜蒌薤白半夏汤加炙黄芪、枳实、丹参、川芎、赤芍、炒杏仁、桔梗。若腹胀，纳少，下肢浮肿，尿量少，证属脾肾阳虚者，加茯苓、炒白术、桂枝、葶苈子；喘促，呼多吸少，动则尤甚，证属肾不纳气者，加沉香、五味子、胡桃仁；心悸气短、眠少、舌红少苔，证属气阴两虚者，加人参、麦冬、五味子；发热，咳吐白稠痰或黄痰者，加黄芩、鱼腥草、川贝母；胁下有癥块者，加三棱、莪术、水蛭；烦躁、谵语，甚则神昏者，加服安宫牛黄丸，或清开灵静脉滴注。结果：显效 22 例，好转 9 例，无效 5 例。

本方治疗慢性支气管炎肺源性心脏病合并冠心病时，能同时兼顾，心肺同治。李光华[21]报道用瓜蒌薤白半夏汤加减治疗老年慢性支气管炎肺源性心脏病合并冠心病 46 例。方药：瓜蒌 25g，半夏、薤白、紫菀、款冬花各 15g，甘草 6g。半个月为 1 个疗程。若兼风寒束肺、喘咳气急者，加麻黄 10g，杏仁 15g；痰多清稀者，加细辛、干姜；邪热壅肺烦热口渴者，加重石膏、天花粉，去薤白、款冬花；痰黄稠难咳者，加黄芩、鱼腥草；痰浊阻肺咳喘痰多黏腻者，加茯苓、陈皮、厚朴；胸闷喘促者，加紫苏子、葶苈子、莱菔子；肺气亏虚咳而气促者，加五味子、诃子；倦怠懒言者，加黄芪、白术、党参；偏肺阴虚心烦口干，加麦冬、沙参、百合，减薤白；伴有咯血者，加藕节、白茅、牡丹皮，减薤白。结果：15 例显效，22 例有效，9 例无效。表明此方能明显提高肺功能和心功能，改善心肌缺血，减少肺源性心脏病合并冠心病病人的死亡率。

史锁芳[22]应用瓜蒌薤白半夏汤加减组成的"平哮宁"方治疗支气管哮喘 38 例，方药组成：射干、炙麻黄、薤白、全瓜蒌、法半夏、桃杏仁、海风藤、蛇床子、黄芩、枳壳、炙僵蚕、乌梅、追地风、紫菀、款冬花。每日服 2 次，夜哮明显者，可在临睡前加服 1 次。结果：总有效率达 92.1%，且有显著的抗变应性炎症、抑制细胞脱颗粒和抑制过敏反应的作用。

樊智勇[23]报道用小陷胸汤合瓜蒌薤白半夏汤治疗煤工尘肺合并肺部感染 33 例。

临床主要见：咳嗽、咳痰，喘息气短，胸闷、胸痛。X 线胸片示炎性改变。方药：瓜蒌 15g，半夏 9g，薤白 10g，黄连 6g，桂枝 6g，生龙牡各 15g，杏仁 10g。20 天为 1 个疗程，一般 2~3 个疗程。结果：显效 28 例，好转 3 例，无效 2 例，胸片改善率达 72%。

李石青[24]运用瓜蒌薤白半夏汤加味治疗 1 例液气胸病人，左肺压缩 60%，辨证为饮气注肺，肺失治节，胁脉不和，胸阳不展。症见：左侧胸胁剧痛，胸部闷窒，舌稍红苔黏腻。方用瓜蒌薤白半夏汤加杏仁、柴胡、黄芩、紫苏子、葶苈子、椒目、茯苓、泽泻、薏苡仁、丝瓜络。5 剂后胸部闷窒感消失，气胸已吸收 30%。以原方加入郁金、橘络、赤芍。再服 5 剂后胸胁疼痛即除，复查 X 线示左肺完全复张，气胸完全吸收，随访 2 年未发。

张学书[25]报道治疗 1 例慢性喘息型支气管炎。症见：胸满闷窒，咳喘，咳吐白色黏痰，口唇紫暗，不能平卧，双肺可闻干湿性啰音。方用瓜蒌薤白半夏汤加陈皮、紫苏子、莱菔子、白芥子、苍术、厚朴、茯苓、冬瓜子、鱼腥草。20 剂后喘症消失，肺部啰音消失，有少量咳痰，去鱼腥草，再服 10 剂巩固疗效。

（五）胆囊炎、胆心综合征

逯家君[26]报道用瓜蒌薤白半夏汤加味治疗慢性胆囊炎 46 例。经胆囊造影或超声复查，症状和体征全部消失，恢复正常，3 年未复发者 34 例，症状和体征明显减轻或基本正常，偶发胸胁不适、嗳气纳差者 9 例，有 3 例因胆结石疗效不显。总有效率占 93.5%。方用瓜蒌薤白半夏汤加枳壳、大腹皮、葛根、丹参、陈皮、鸡内金。恶心呕吐者，重用半夏加佩兰、砂仁；胁痛甚者，加川楝子；不欲饮食者，重用鸡内金加焦三仙。

霍丽东[27]报道治愈 1 例胆心综合征。证属胸阳不振，湿滞中焦，瘀阻络脉，症见：胸满憋闷，胸胁疼痛彻背，短气咳唾，烦躁，干呕不能饮食，手足青至节，舌暗红、边有瘀斑、苔白厚腻，脉沉迟。心电图示：急性下壁心肌梗死。B 超示：胆道蛔虫伴慢性胆囊炎。方用瓜蒌薤白半夏汤等方加减：瓜蒌 20g，厚朴、丹参、枳实各 18g，桂枝、檀香各 6g，半夏、郁金、乌梅各 10g，急水煎，1 日 2 剂频饮。翌日胸胁疼痛基本缓解，惟纳差。继上方加焦生山楂各 10g，再进 15 剂而愈。

顾维超[28]认为胆心综合征其病势发展主由胆病及心，来势较急。临床上除见胆病证候外，常伴胸闷、心悸、胸痹心痛等心病证候。对其中的痰浊痹阻证，应通阳泄浊、豁痰开痹。方选瓜蒌薤白半夏汤加减：桂枝、石菖蒲、炒薏苡仁、枳壳、干姜、杏仁、茯苓、苍术、藿香、香附（先下）。若阴寒甚者，选加附子、肉桂、花椒、仙茅、淫羊藿；痛剧，加延胡索、细辛或苏合香丸；如急性心绞痛、心肌梗死者，加麝香保心丸；若胸闷气塞，呕恶纳呆，脘痞苔腻者，加佩兰、蔻仁、泽泻、厚朴等；如湿蕴化热，加黄芩、黄连、竹茹、胆南星；若胁肋胀痛较甚者，可选加郁金、柴胡、姜黄、青皮等；若心胆气虚者，加党参、黄芪、太子参等；若有胆结石者，加虎杖、金钱草、石韦、鸡内金、海金沙；若胆囊炎急性发作，症见恶寒发热明显者，加柴胡、青蒿、金银花、连翘、石膏、荆芥、蒲公英；若见形体肥胖，血脂增高，可加蒲黄、桑寄生、决明子、生山楂、泽泻等；若心律失常者，可选磁石、紫石英、苦参、玉竹、黄连、冬虫夏草、西洋参等加入主方配用。

（六）胃心痛

霍丽东[27]报道1例胃切除术后吻合口梗阻（胃次全切除，结肠后胃空肠吻合术，术后第8天晚餐后开始反胃）。症见：频繁呕吐，呕出胃内容物、胆汁1000ml。对症处理症不减，胃镜示：胃黏膜广泛充血、水肿，并有点状出血糜烂。伴面色萎黄，四肢发冷，咽干口淡，舌暗红。方用瓜蒌薤白半夏汤加生黄芪、枳实、红参、降香、白术，水煎1剂从胃管注入。症减轻，3剂后病人无不适，原方加益智仁、紫苏梗，继进5剂而痊愈。

胃主受纳，升清降浊。如饮食不节、情志怫郁、六淫客邪等致胃系功能失调，气血逆乱上牵胸膺心系致心脉挛急，引起心痛，则称之为胃心痛。张毓华[29]认为：对胃不化痰而致心痛症见嗜食肥甘，肥胖，头重头晕，脘腹饱满，心胸痞闷，气短气促，心悸心慌，乳膺隐痛，舌胖苔腻，脉滑兼弦者，可用瓜蒌薤白半夏汤加山楂、荜澄茄、胆南星、枳实、泽泻、葛根、决明子、丹参、川芎治疗。一病人每因酗酒发作胃脘疼痛，并见心悸胸闷，证属痰浊积滞型胃心痛，拟用瓜蒌薤白半夏汤加减：山楂、神曲、姜半夏各12g，木香、薤白、瓜蒌皮各15g，枳壳、贝母、延胡索、莱菔子各10g，丹参、海螵蛸、苦参各30g，黄连8～12g。服7剂，上症大减，又5剂作蜜丸如梧子大，10g/次，3次/天，饭前服，后痊愈。

龚伟[30]运用瓜蒌薤白半夏汤加减：全瓜蒌20g，薤白、炒半夏、炒白术、旋覆花（包煎）、枳壳各10g，赭石（先煎）30g，陈皮6g，炙甘草5g，水煎服，配合全身支持疗法，治疗胃大部切除术后吻合口水肿12例，2～7天均获痊愈。

（七）肋间疾病

李国瑛[31]报道用瓜蒌薤白半夏汤治疗寒邪内侵，胸阳不振，夹湿，阻滞气机而引起的肋间神经痛115例。结果：93例体征消失；18例症状体征减轻或消失，但1年内复发，程度较轻；4例无效。方药组成：瓜蒌子12g，薤白9g，半夏12g，白酒适量。痛甚、发作频繁者加全蝎3g（研末冲服）；刺痛、固定不移者加柴胡、桃仁、红花、延胡索、川芎；伴两乳胀痛、太息者加柴胡、枳壳、郁金、薄荷。

曹长恩[32]报道用小柴胡汤合瓜蒌薤白半夏汤加减治疗肋软骨病36例。痊愈34例,好转2例。基本方：柴胡、法半夏、党参、黄芩、瓜蒌、薤白、红花、板蓝根、丹参、生姜、大枣。有外伤或疼痛者，加延胡索、郁金、枳壳；湿重，加藿香、佩兰、薏苡仁；肝郁，加青黛；有寒，加细辛、制川草乌；阴虚，加生地黄。一般治疗时间 3 ~ 19 天。

金万斌[33]报道治疗 1 例非化脓性肋软骨炎，症见右侧第 2 肋软骨部有突出物如桃核大，按之固定不移者。其胸痛多呈刺痛，痛甚胸痛彻背，伴有短气咳嗽，脉细涩。以瓜蒌薤白半夏汤加赤芍、乳香、没药、五灵脂、延胡索。7 剂胸痛已有好转，守原方加郁金。十余剂后胸背疼痛、短气咳嗽已止，右侧突出物变小 1/3。前方减去乳没加牡蛎、木香、香附。共服 37 剂痊愈。

（八）乳腺小叶增生

金万斌[33]报道治疗 1 例乳腺小叶增生者，两乳房内有如桃核大小肿块各 1 个，已 5 年余，时大时小，大时则痛，痛甚时牵引两背及臂部，素有胸闷气短，咳嗽，月经常错后，经前腹痛，经后痛减，舌苔白滑腻，脉弦滑。治以瓜蒌薤白半夏汤加柴胡、郁金、王不留行、延胡索、生牡蛎、乳没。10 剂后气短咳嗽已愈。15 剂时两乳房微软痛减，原方减乳没，加路路通继服。服 30 剂时乳房肿痛止，肿块缩小 1/3，余症皆消，前方减路路通，加大生牡蛎量。共服 60 剂，两乳房肿块消失。

（九）神经官能症

金万斌[33]报道治疗 1 例咽部神经官能症。病人自觉咽部有物阻塞，咽不下、咯不出而致心烦不安，但进饮食不受影响，伴胸闷痛，气短心悸，四肢乏力。患病 3 年之多，伴经行腹痛，经期错后或提前 5 ~ 10 天。方用瓜蒌薤白半夏汤加郁金、桔梗、厚朴、代赭石、炒酸枣仁、夜交藤、五味子、射干。18 剂而诸症皆除。

嵇克刚[34]报道用瓜蒌薤白半夏汤加味治疗心脏神经官能症 36 例，除 2 例无效、9 例减轻外，其余全部治愈。方用瓜蒌 15g，薤白、半夏、陈皮、香附、枳壳各 12g，大枣 6 个，炙甘草 6g。脾气不足、纳差乏力，加党参、白术、茯苓；血瘀较重，舌有瘀点，加赤芍、川芎、丹参；焦虑失眠者，加酸枣仁、合欢花、五味子。

（十）心源性牙痛

心源性牙痛，病变表现在牙痛，病机在心。姜玉杰[35]运用瓜蒌薤白半夏汤治疗 2 例，效果良好。其一为痰浊阻滞、心阳不振、心血瘀阻、经脉不通，症见：牙痛难忍，心烦汗出，牙龈无红肿，舌淡、边见瘀斑、苔白腻，脉弦细沉，面色黄而胖肿。西医诊为心肌缺血、冠心病。用瓜蒌薤白半夏汤加丹参、桃仁、红花、桔梗、牛膝、当归、桂枝、厚朴、炙甘草。服药 4 剂牙痛减，胸闷好转，上方加黄芪、桑寄生，继服 4 剂，牙痛消失。其二证属心气虚损、脾失健运、瘀血内阻、脉路不通。西医诊为冠状动脉供血不足、心肌劳损。症见：牙痛剧烈难忍，阵发性劳累及情绪波动更甚，向两肩放射。以瓜蒌薤白半夏汤、桃红四物汤加味治之，另加苏合香丸，10 剂后牙痛止。

参 考 文 献

［1］周少轩．中西医结合治疗冠心病心绞痛66例．河南中医药学刊，1999，14（5）：61．

［2］李春贤．加味瓜蒌薤白半夏散治疗冠心病52例临床观察．实用中西医结合杂志，1997，10（1）：31．

［3］管延寿．冠心病的中医辨治体会．安徽中医学院学报，1997，16（2）：35．

［4］汪建华．冠心病治疗一得．云南中医学院学报，1999，22（4）：48．

［5］李秋凤．补阳还五汤合瓜蒌薤白半夏汤加减治疗胸痹痰瘀互阻型62例．中医研究，2000，13（2）：41．

［6］门军章．门纯得教授经方治证举案．中医药学报，1997，25（3）：35．

［7］温秀清．瓜蒌薤白半夏汤为主治疗急性心肌梗死的体会．实用医学杂志，1995，11（12）：848．

［8］何熹延．瓜蒌薤白及其复方治疗心肺疾病和疗效原理研究概说．陕西中医，1991，12（7）：330．

［9］刘莉．巧用经方愈顽疾．国医论坛，1996，11（5）：13．

［10］刘春华．辨证分型治疗病态窦房结综合征38例总结．湖南中医杂志，1996，12（5）：5．

［11］铁萱．瓜蒌薤白半夏汤治疗高脂蛋白血症31例．陕西中医，1997，18（3）：114．

［12］徐明扬．心房颤动的辨证论治．光明中医，1997，12（4）：25．

［13］龚一萍．加味瓜蒌薤白半夏汤对胸痹证心电图的改变．中国医药学报，1997，12（4）：60．

［14］吴兰珠．"薤白汤"治疗无症状性心肌缺血临床疗效观察．中西医结合实用临床急救，1997，4（3）：107．

［15］孙开玲．中风先兆辨治五法．山东中医杂志，1997，16（4）：160．

［16］卢峰．中西医结合治疗痰瘀阻络型缺血性中风急性期临床观察．河北中医，2000，22（6）：467．

［17］曹红霞，刘国安．浅谈补阳还五汤合瓜蒌薤白汤治疗痰瘀综合征．实用中医内科杂志，1997，11（1）：16．

［18］刘建秋．瓜蒌薤白半夏汤对肺动脉高压氧自由基的影响．中医药学报，1997，25（2）：55．

［19］奚肇庆．慢性阻塞性肺病从胸痹论治的临床探讨．中医杂志，1990，31（6）：35．

［20］崔振波．加减瓜蒌薤白半夏汤为主治疗慢阻肺性肺源性心脏病的体会．实用中医内科杂志，1996，10（2）：34．

［21］李光华．增损瓜蒌薤白半夏汤治疗老年咳喘46例．中医药信息，1997，14（2）：22．

［22］史锁芳．"平哮宁"治疗支气管哮喘38例．南京中医学院学报，1994，10（5）：45．

［23］樊智勇．小陷胸汤合瓜蒌薤白半夏治疗煤工尘肺合并肺部感染33例．北京中医药大学学报，1994，17（1）：37．

［24］李石青．薤白配剂及其临床应用．江苏中医，1999，20（4）：3．

［25］张学书．瓜蒌薤白半夏汤加减治疗慢性喘息型支气管炎验案．北京中医，1997，16
（3）：60.

［26］逯家君．瓜蒌薤白半夏汤加味治疗慢性胆囊炎 46 例．吉林中医药，1996，（3）：11.

［27］霍丽东．瓜蒌薤白半夏汤的临床应用．陕西中医，1995，16（9）：415.

［28］顾维超．胆心综合征辨治探讨．长春中医学院学报，1997，13（3）：16.

［29］张毓华．胃心痛证治浅探．湖北中医杂志，1997，19（4）：8.

［30］龚伟．中医治疗胃大部切除术后吻合口水肿 12 例．江苏中医，1991，12（4）：37.

［31］李国瑛．瓜蒌薤白汤治疗肋间神经痛．中国中医急症，1996，5（4）：封底.

［32］曹长恩．小柴胡汤合瓜蒌薤白半夏汤加减治疗肋软骨病 36 例．实用中医药杂志，1999，
15（1）：9.

［33］金万斌．瓜蒌薤白半夏汤的临床应用．内蒙古中医药，1987，6（1）：12.

［34］嵇克刚．瓜蒌薤白半夏汤加味治疗心脏神经官能症 36 例．四川中医，1999，17
（3）：29.

［35］姜玉杰．瓜蒌薤白半夏汤治疗心源性牙痛．中西医结合实用临床急救，1995，2
（4）：177.

三十、瓜蒌薤白白酒汤

（一）胸痹

瓜蒌薤白白酒汤能通阳散结，行气祛痰，临床上主要用来治疗胸痹，临证加减用之，其适应范围可扩大。申素兰[1]报道治疗 102 例胸痹，其中冠心病 61 例，心肌炎 30 例，心脏神经官能症、更年期综合征等 11 例。辨证分为 4 型。气滞血瘀型，方用瓜蒌薤白白酒汤加桃仁、红花、降香、丹参、玄参、延胡索等，亦可加细辛少许入少阴心肾、温通心阳、化瘀止痛。痰浊壅盛型，方用瓜蒌、薤白、枳实、桂枝、茯苓、杏仁、半夏、郁金、桃仁、丹参，并加生姜温阳化痰、降逆止痛。心阳不足型，方用瓜蒌、薤白、肉桂、附子、降香、延胡索、甘草温阳益气、化瘀止痛。阴血不足型，方选瓜蒌、薤白、生地黄、当归、牡丹皮、麦冬、天冬，酌加丹参、赤芍、郁金之类。结果：显效 52 例，有效 33 例，无效 17 例。

陈建华[2]报道曾治 1 例患冠心病（心绞痛）2 年。用他药治疗疗效不佳。现症见：胸闷，心前区疼痛，常在劳累后或夜晚及阴雨寒冷天加重，伴气喘吐痰，腹满胃胀，时有腹泻，下半身常感发冷窜凉气。舌淡、边有齿痕，苔白腻，脉寸部细数、尺部沉弦。拟用瓜蒌薤白白酒汤加蟅虫、水蛭、麻黄、附子、细辛、半夏、生姜、桂枝。服药 20 余剂诸症皆消。后服当归生姜羊肉汤，下半身发冷窜凉气也渐好转。

杨晓兰[3]报道用瓜蒌薤白白酒汤加味治疗 32 例冠心病。心电图示：心肌缺血13 例，房性早搏 3 例，室性早搏 5 例，房颤 4 例，房颤伴房室传导阻滞、心动过缓4 例。方药：全瓜蒌 30g，薤白 6g。兼有气虚者，加党参、黄芪各 30g；胸阳不振、气

机痹阻者，加桂枝 9g，附子 10～30g；痰浊者，加姜半夏 15g，陈皮 3g；心脉瘀阻者，加蒲黄、五灵脂、全当归各 10g；心阴亏虚者，加五味子 10g，麦冬、玄参各 15g，生地黄 30g。1 个月为 1 个疗程。在服中药同时予复方丹参注射液 20ml 加入 5% 葡萄糖中静脉滴注，1 日 1 次，2 周为 1 个疗程。除 4 例无效外，18 例为有效，余为显效。

雷忠义[4]报道以加味瓜蒌薤白汤（瓜蒌、薤白、丹参、红花、赤芍、川芎、降香）治疗冠心病心绞痛 104 例，显效 36.53%，总有效率为 95.19%，84 例心电图有效率 40.4%；并观察到疗效与分型关系不大。

李姝花等[5]报道以瓜蒌薤白白酒汤加味治疗冠心病心绞痛 30 例，疗效满意。基本方：瓜蒌 15g，薤白 15g，生地黄 15g，赤芍 15g，川芎 15g，水蛭 5g，炙甘草 15g，桔梗 15g，牛膝 15g，红花 15g，白酒 5g 为引。1 日 1 剂，水煎 2 次，早、晚分服。14 天为 1 个疗程，2 个疗程间隔 5 天。显效：症状消失或基本消失，或由重度减到轻度，即症状减轻进步 2 度。有效：疼痛发作次数、程度及持续时间减轻，或症状减轻进步 1 度。无效：症状与治疗前基本相同。加重：疼痛发作次数、程度及持续时间有所加重。心电图疗效评定标准。显效：心电图恢复正常。有效：ST 段降低或 T 波变浅达 25% 以上者或 T 波由平坦变直立，房室或室内传导阻滞改善者。无效：心电图与治疗前基本相同。加重：ST 段较治疗前降低 0.05mV 以上，在主要导联测量中 T 波加深达 25% 以上或直立 T 波变平坦，平坦 T 波变倒置，或出现异位心律、房室传导阻滞或室内传导阻滞。心绞痛疗效：显效 20 例，有效 5 例，无效 5 例，总有效率 83.3%。心电图疗效：显效 5 例，有效 13 例，无效 12 例，总有效率 60.0%。

（二）心律失常

对诊断为心肌炎后遗症，且以室性早搏为主症的心律失常，徐建玉[6]将其辨证分为 3 型。对 18 例气滞血瘀型，症见：胸膈闷痛，心悸气短，舌有瘀斑或色紫，脉弦细或小弦，治拟瓜蒌薤白白酒汤合丹参饮加减，并配合气功治疗。结果：显效 7 例，有效 5 例，无效 6 例，总有效率为 66.67%。

（三）病态窦房结综合征

顾军花[7]将病态窦房结综合征辨证分为 6 型。对痰浊阻络型，主症为胸闷痞塞，心悸怔忡，时有昏糊，四肢抽动，呕吐痰涎或喉中痰鸣，舌苔白腻，脉多迟缓而滑或结代不畅者，方用瓜蒌薤白白酒汤合导痰汤或温胆汤化痰宽胸，疗效较好。

（四）心肌炎

唐氏[8]分析 36 例急性病毒性心肌炎，4 例表现为痰湿内阻型，症见：肥胖，胸闷憋气，头晕且胀，苔腻等。以瓜蒌薤白白酒汤合二陈汤加味，化痰湿，通心阳，配合其他治疗，全获效。

（五） 支气管炎

蔡少杭[9]认为慢性支气管炎是慢性阻塞性肺部疾病发展中的重要阶段。肺气亏虚，胸阳不足，痰饮留弊，心脉瘀阻始终起着主导作用。因此必须在临床的缓解期或稳定期适时地把握肺气、胸阳、痰饮、瘀血诸因素的强弱进退加以调整，这对巩固疗效、防止病情的反复发作有着十分积极的意义。瓜蒌薤白白酒汤是治疗胸痹的基础方，其通阳散结、豁痰下气的功用是慢性支气管炎治疗的有效方药。治在灵活应用，药在随症取舍。一病人素有慢性支气管炎二十余年，现感寒急性发作，畏寒发热，咳嗽痰黄，气喘胸闷，动则益甚，不能平卧，舌暗红紫斑、苔黄腻，脉弦滑。西医诊断：慢性支气管炎并感染、肺气肿、肺源性心脏病。即予抗生素静脉滴注，配合麻杏石甘汤合瓜蒌薤白半夏汤加减口服，3 天后寒热退，气喘渐平，余症变化不大，乃用瓜蒌 30g，薤白 10g，半夏 10g，杏仁 9g，川芎 10g，红花 6g，桂枝 9g，浙贝母 9g。5 剂后诸症明显缓解，再服半月胸闷痞塞已平，时有轻咳少痰。而后间断服用上药，配合人参、冬虫夏草炖服，半年来病情稳定，咳痰喘症未作。

（六） 急性胆囊炎

淡成林[10]报道 1 例急性胆囊炎，用他药无效，症见：恶寒发热，T 38.2℃，上腹部胀痛，延及胸部满闷，嗳气频频，恶心欲吐，稍进食则上症加剧，大便 2 日未解亦无便意，苔白厚腻，脉沉有力。此乃食停于中，气壅于上，升降不利，阳气闭郁。方用瓜蒌薤白白酒汤加减：全瓜蒌、薤白、莱菔子、半夏各 15g，白蔻仁 6g（后下）。1 剂服后半小时，吐出大量腐臭秽物，上腹顿觉轻快。2 小时后体温逐渐正常，再服则不吐。1 剂后改方，以瓜蒌、薤白合入三仁汤全方中，3 剂痊愈。

（七） 食管炎

淡成林[10]报道治愈 1 例食管炎。病人 1 个月前冒暑游泳后即恶寒发热，脘痞胸痛，经治后热退，但消化道症状未减，胸骨下段一直疼痛而闷，吞咽时有梗阻感，呃逆，大便干燥如羊屎，口渴不欲饮。方用瓜蒌薤白白酒汤加减：全瓜蒌 15g，薤白 8g，黄连、枳壳、桔梗各 10g，淡豆豉、焦栀子各 12g，鲜石斛、鲜芦根各 30g。以清化宣痹、佐护胃津之品，7 剂而愈。

（八） 十二指肠溃疡

淡成林[10]报道用瓜蒌薤白白酒汤加减治疗 1 例十二指肠溃疡。病人上腹部间隙疼痛已 5 年余，胃底部有 1 个 2cm×2cm 暗红色包块，夜间偶有剑突下绞痛，嘈杂，反酸，嗳气，大便黑色羊屎状。舌偏暗红，舌面有青色瘀斑、苔薄白疏少，脉沉涩。方用全瓜蒌、桃仁、薤白、降香、赤芍、五灵脂、川芎、红花、醋炒延胡索、吴茱萸、丹参。15 剂后已痊愈，以后每入冬季，病人自服上药，数年均安。

（九）冠心病合并血脂异常

张燕辉[11]报道了运用瓜蒌薤白白酒汤治疗冠心病合并血脂异常37例。对照组采用硝酸酯类药物、抗血小板聚集药物、钙拮抗剂等药物进行常规治疗。观察组在此基础上给予瓜蒌薤白白酒汤加味（方剂组成：瓜蒌15g，薤白10g，葛根15g，丹参10g，桂枝5g，甘草5g，白酒5g为引），水煎服，1剂/天，分早、晚2次服用；2周为1个疗程，共2个疗程，疗程间间隔5天。于治疗前后分别检测两组病人血清总胆固醇（TC）、三酰甘油（TG）、低密度脂蛋白（LDL-C）、高密度脂蛋白（HDL-C）等血脂水平。治疗前，这些指标均无统计学差异。治疗后，两组病人TC、TG、LDL-C水平均有不同程度的降低，HDL-C水平不同程度的升高，且观察组优于对照组，差异有统计学意义（$P < 0.05$）。

（十）其他

赵三立[12]报道用瓜蒌薤白白酒汤加减治疗1例纵隔恶性肿瘤。处方：全瓜蒌180g，生薏苡仁100g，黄芪、茯苓、丹参、半夏、天冬、穿山甲各30g，薤白、莪术、䗪虫、水蛭各10g，甘草6g。胸痛甚，加枳壳、郁金；痰多，加贝母、杏仁；纳呆，加山楂、麦芽、神曲。每日1剂，水煎服。服500余剂后，胸痛胸闷基本消失，肿瘤缩小。6年后随访病情稳定。

参 考 文 献

[1] 申素兰. 辨证治疗胸痹102例. 陕西中医, 1995, 16 (6): 252.

[2] 陈建华. 浅谈胸痹的辨证论治. 河南中医, 2000, 20 (5): 7.

[3] 杨晓兰. 瓜蒌薤白白酒汤加味治疗冠心病32例. 上海中医药杂志, 1996, (8): 10.

[4] 雷忠义. 加味瓜蒌薤白汤治疗冠心病心绞痛104例. 陕西中医, 1983, 4 (4): 23.

[5] 李姝花, 范建清, 逄金彩. 瓜蒌薤白酒汤加味治疗冠心病心绞痛30例. 中国民间疗法, 2011, 19 (8): 45.

[6] 徐建玉. 中医辨证配合气功治疗心律失常135例. 陕西中医, 1996, 17 (9): 394.

[7] 顾军花. 病态窦房结综合征的辨证施治. 云南中医中药杂志, 1997, 18 (4): 18.

[8] 何熹延. 痰与心脏疾病. 南京中医学院学报, 1986, (1): 59.

[9] 蔡少杭. 胸痹与慢性支气管炎. 实用中西医结合杂志, 1997, 10 (3): 260.

[10] 淡成林. 瓜蒌薤白白酒汤治疗消化道疾病举隅. 四川中医, 1990, 8 (10): 30.

[11] 张燕辉. 瓜蒌薤白白酒汤治疗冠心病合并血脂异常患者37例临床疗效观察. 中国民族民间医药, 2013, 22 (23): 79.

[12] 赵三立. 重用全瓜蒌为主治疗胸腔肿瘤2例. 江苏中医, 1992, 13 (8): 368.

三十一、枳实薤白桂枝汤

（一）胸痹

枳实薤白桂枝汤主要用于治疗胸痹气结在胸，胸满胁下逆抢心。而中医学的胸痹相当于西医学的冠心病、心绞痛。郭来[1]报道对60例冠心病、心绞痛病人，随机分为两组，治疗组30例，对照组30例。症见胸痛，胸闷，目眩，心悸，失眠，腹胀，胃部不适，舌苔厚腻，脉弦滑，属稳定型心绞痛轻度、中度、较重度者，治疗组用枳实薤白桂枝汤，对照组采用口服地奥心血康。用枳实薤白桂枝汤后，中医症状有明显改善，总有效率为73%；对气滞饮停，阴寒内结者疗效较好，心血瘀阻型疗效低于对照组（44.4%）。提示本方对气滞饮停，阴寒内结型胸痹（心绞痛）疗效较佳。

枳实薤白桂枝汤也可用来治疗室性早搏。杜萍格[2]报道对24例早搏病例，用枳实薤白桂枝汤随症加减。气虚乏力者，加党参、黄芪；血虚者，加当归；大便稀溏，加茯苓、白术；表邪重咳喘者，加天麻；口干者，加太子参、石斛、麦冬；少寐者，加夜交藤、炒酸枣仁等。结果：治愈15例，显效6例，有效2例，无效1例。

（二）慢性支气管炎

枳实薤白桂枝汤也可用来治疗慢性支气管炎。奚肇庆[3]认为心中痞气，气留胸间，胸满气逆上冲等症状，临床上与慢性支气管炎反复发作的病史，咳嗽咳痰、喘促的症状和胸胁胀满的肺气肿体征有相似之处。用枳实薤白桂枝汤合人参汤治疗慢性支气管炎30例。若病情有迁延，痰郁化热，稍减辛热之品，复入黄芩、鱼腥草、竹沥等。每日1剂，1个月为1个疗程，总疗程为3个月。疗程中有4例合并严重感染者，配合抗生素治疗，其中有效率为90.8%，并能有效减少感冒及发作次数。

（三）儿童过度呼吸综合征

邱丽萍[4]用枳实薤白桂枝汤加柴胡、香附、郁金、佛手，每日1剂，7天为1个疗程，治疗儿童过度呼吸综合征。1个疗程后临床症状全部消失23例；8例胸闷、头晕、心慌等症状消失，偶有深大呼吸出现；5例胸闷气塞减轻，继续服药，36例全部治愈。

（四）慢性胆囊炎

枳实薤白桂枝汤对肝郁气滞型胆囊炎有一定疗效。王体福[5]报道1例慢性胆囊炎病人，因家庭纠纷即出现腹胀，右边胁肋疼痛，右背酸胀，呃逆，干呕。用枳实薤白桂枝汤加川芎、香附、青陈皮，服3剂，腹胀疼痛减轻过半，前方再加入建曲、麦芽续服5剂而愈。

（五）慢性胃炎

王体福[5]报道用本方加减治疗慢性浅表性胃炎1例。症见：脘腹胀痛，胃部时有冷感，遇冷胀痛更甚，饮食减少，周身疲乏。用瓜蒌实1枚，薤白15g，厚朴5g，枳实15g，桂枝6g，附子5g，砂仁6g，法半夏12g。服5剂，诸症减轻，冷感消失，去附子，加入白术15g，建曲15g，10剂而愈。

（六）寒湿痢

对小腹胀闷、隐隐作痛，每天解便4～5次，量少，多为白脓状，腰酸胃寒的寒湿痢，王体福[5]报道1例，用枳实薤白桂枝汤加减，疗效较好。

（七）外伤胸痛

对于外来暴力伤及胸背部之气血、筋骨、经络等，失于治疗，余瘀未尽，结而不化所致的胸背部作痛，张永红[6]报道对37例外伤胸痛病人采用枳实薤白桂枝汤加味治疗。临床分为3型。药用枳实10g，薤白10g，厚朴10g，桂枝6g，全瓜蒌20g，当归20g，柴胡10g，延胡索10g。血瘀型，加三七粉3g（冲服），桃仁10g，红花6g；伤气型，加青皮10g，香附20g；痰郁阻滞型，加紫苏子10g，白芥子10g，半夏10g。且在服药同时，嘱病人有意逐渐加大呼吸幅度，对胸痛的解除亦有帮助。结果：痊愈19例，显效12例，无效4例，总有效率为89%。

（八）噫症

郭瑞萍等[7]运用枳实薤白桂枝汤加味治疗噫症1例。刘某，男，68岁，退休工人，2007年5月2日初诊。嗳气已6个月余，间断性发作，痛苦难忍，病人于半年前出现发作性胸前区疼痛、憋闷、短气，经医院诊断为冠心病心绞痛，给予西药治疗，病情好转出院。随后出现嗳气不止，时轻时重，遇寒为甚，多处求医诊治，皆以疏肝和胃，健脾益气，降逆和胃等治疗未见好转。刻诊：病人形体偏胖，神志清楚，精神欠佳，面色淡白无华，嗳气频频，胸闷气短乏力，多为嗳气后胸闷气短症状减轻，口不渴，时有痰，纳差，腹胀，大便不畅，舌淡、苔白腻，脉弦细滑。诊为噫症。辨证为痰浊内阻，胸胃失和。治宜通阳开结，泄满降逆。方选枳实薤白桂枝汤加味，方药：瓜蒌15g，薤白12g，枳实9g，厚朴9g，干姜12g，炙甘草6g，桂枝12g。3剂后复诊，病人自述嗳气明显缓解，同时自感胸闷短气减轻，守原方7剂诸症悉除，后未复发。

（九）其他

根据曲战河[8]的经验，对于素有寒痰内积又因暴怒伤肝的暴盲证，平时阳虚怯弱、因外伤惊吓后气机逆乱的嘴角抽动病人，以及阳虚外感寒邪、气血不通的背部发冷证，用枳实薤白桂枝汤临证加减，均能取得较好疗效。

参考文献

[1] 郭来. 枳实薤白桂枝汤治疗胸痹临床观察. 陕西中医函授, 1998, (2): 16.

[2] 杜萍格. 枳实薤白桂枝汤加减治疗室早24例. 河北中西医结合杂志, 1999, (4): 597.

[3] 奚肇庆. 枳实薤白桂枝汤合人参汤治疗慢性支气管炎30例临床观察. 南京中医药大学学报, 1996, 12 (4): 20.

[4] 邱丽萍. 经方治疗儿童过度呼吸综合征. 四川中医, 1998, 16 (12): 35.

[5] 王体福. 枳实薤白桂枝汤运用点滴. 中国乡村医生杂志, 1998, 14 (12): 28.

[6] 张永红. 枳实薤白桂枝汤加味治疗外伤后遗胸痛. 中医正骨, 1999, 11 (6): 32.

[7] 郭瑞萍, 藏海洋. 枳实薤白桂枝汤加味治疗噎症1例. 吉林中医药, 2009, 29 (3): 235.

[8] 曲战河. 枳实薤白桂枝汤新用3则. 国医论坛, 1994, 15 (1): 8.

三十二、附子汤

(一) 身痛、腹痛

附子汤是为阳虚身痛而设，临床上主要用于肾阳不足、寒湿内侵、筋脉不舒所致的身痛骨节疼痛，以肢冷、口淡不渴、苔白滑、脉沉微为辨证要点。李培生[1]报道1例身痛病人。因病人长期水上作业，遂患身痛骨节疼痛。方用附子汤加减：熟附子、赤芍、当归、焦白术各10g，党参、茯苓各15g，桑枝30g，全蝎、干地龙、制乳香、没药各7g。15剂后病势亦减。后将汤剂改为丸剂常服，后此病虽有时复发，但痛势甚轻。1例老年病人腰痛，右侧为甚，痛连脊部，其身不能转侧，伛偻而行，肢厥怯寒，得暖则舒，小便清长，苔白脉迟。方用附子汤加味：熟附子、焦白术、炒白芍、炒杜仲、盐补骨脂、巴戟天各9g，党参、茯苓各18g，炒胡桃肉、炒菟丝子各14g，外贴狗皮膏。10剂腰背痛势减轻，已弃杖而行，继予温阳益肾小剂以善其后。

(二) 喘咳

因阳气虚衰，肾气失纳，夹寒饮上逆而形成的慢性喘咳，经久不愈。李培生[1]用附子汤治疗1例。症见：心慌气短，日夜不能平卧，喘时有咳嗽，唾清痰甚多，有自汗出，形容憔悴，食欲不振。处方：熟附子、炮姜、五味子、橘红、砂仁各7g，焦白术、党参、炒补骨脂、法半夏、炒胡桃肉各10g，茯苓15g。1剂作3服。另用沉香末2g，醋炙蛤蚧末3g，随每服汤吞服。连服9剂，喘势递减，脉症渐和，后仍以此方加减，守服多剂而愈。

(三) 痿证

李培生[1]用附子汤加强壮筋骨、通行经络之品治疗1例痿证。病人下肢缓纵不随，不能起床已有年余，今上肢又渐露软弱无力之象，小便有时失禁而不能自止，大便2~3日1次，舌淡，脉虚。方用附子汤加醋炙虎骨、制龟甲、鹿角霜、槟榔、炒杜仲、蒸牛膝、桑寄生，并加大活络丹吞服。服药 3 个月，小便失禁已止，肢体稍感有力，但仍卧床不起。续与前方，每服并吞龙马自来丹分许（油炸马钱子、地龙），配合针灸，按摩治疗，1 年后已能扶杖而行。

（四）阳痿

少阴肾阳虚衰，性欲减退，或性功能衰颓而形成阳痿。李培生[1]用附子汤加入壮阳之品温阳壮肾，生精养血，阴阳双补，极有效验。一病人阳痿，夜不安寐，小便多而清利，腰酸腿软，舌淡红、少苔，脉象细而无力。盖此病如属天阉，难以治愈。若是身体虚弱或病后或入房太过所致，对症治疗，多能痊愈。处方：党参、熟附子、茯神、焦白术、白芍、桑螵蛸、鹿角胶、龟甲胶、枸杞子、杜仲、淫羊藿、槟榔、菟丝子，熬膏频服。半年后痊愈。

（五）恶寒

对于表阳不足所致的恶寒，李培生[1]用附子汤加减治疗，效果频佳。一病人证属秉赋不足，肾命阳虚，兼后天脾阳不健，予以制附子 7g，党参 15g，土炒白芍、盐制补骨脂，焦白术、巴戟肉、茯苓、鹿角霜各 12g，砂仁 7g。十余剂后而痊愈。

唐祖宣[2]用附子汤治疗冠心病等属胸阳不振、阴寒内盛所致的背恶寒，疗效较佳。可随症加减：若舌有瘀斑者，加红花、丹参、赤芍；四肢发凉，加桂枝；气虚者，加黄芪，重用参附；夹痰者，重用茯苓，加薤白、半夏。

陈明心[3]报道用附子汤治疗外感风寒 1 例。症见：恶寒，但欲寐，身蜷，呕吐，下利清谷，四肢厥冷。方用附子汤，1 剂泻止，诸症大减。第 2 剂用附子汤加桂枝、炙甘草、大枣，1 剂而愈。

（六）外周血管疾病（脉沉、手足寒）

对于外周血管疾病，冻疮见脉沉、手足寒凉之症，均可用附子汤治疗。唐祖宣[2]在治疗雷诺现象时加水蛭、蜈蚣、全蝎等；栓塞性病变，加水蛭、桃仁、红花等；年老体弱者，酌加当归、黄芪；肢寒甚，加细辛、桂枝等。治疗 1 例脱疽病人。半月前突觉双下肢发凉、麻木。现症见：面色青黑，患处剧痛难忍，入夜加重，心悸气喘，下肢冰冷，呈暗黑色，双足背、胫后、腘动脉搏动均消失，股动脉搏动减弱，左足大趾伤口腐烂、流清稀脓液，舌淡苔白多津，脉沉迟无力。方用附子汤加味：炮附子、党参、茯苓、黄芪各 30g，白芍、桂枝各 15g，白术 18g，细辛 10g。3 剂后痛减，上方加当归 30g，20 剂后伤口缩小，双脚黑色渐退。继服 32 剂，伤口愈合，静止痛消失。

（七）关节炎（骨节痛）

唐祖宣[2]常用附子汤加减治疗风湿性关节炎、类风湿关节炎之骨节疼痛，属阳虚寒盛上肢者，重加桂枝；湿重者，加薏苡仁，重用白术 30～60g；寒盛者，重用炮附子30~45g。类风湿关节炎，可加黄芪、乳香、没药等益气化瘀之品。治疗1例风湿性关节炎。症见：面色青黄，气短乏力，骨节酸困疼痛，固定不移，遇寒加重，舌淡苔薄白，脉沉细无力。方用附子汤加细辛、黄芪，人参易党参。服16剂而愈。

张长恩[3]报道治疗1例关节疼痛，症见：膝踝关节肿痛，不红不热，畏风怕寒，身困乏力，舌淡苔白滑，脉沉弱。用附子汤仅服12剂而愈。

王舒拉[4]报道用桂枝汤合附子汤治疗1例痹证。症见：周身恶风，大关节痛甚，遇风尤剧，下肢发沉，胸背部日间汗出多，甚则汗出如洗，舌淡暗、苔薄白腻，脉沉弦细。药用：桂枝、白芍、白术、木瓜、巴戟天各10g，制附子、甘草各8g，茯苓、党参各12g，生姜4片，大枣20g。8剂后诸症皆缓。

(八) 腹痛下利、泄泻

对于慢性腹泻或湿热痢疾或缠绵久延而形成的久痢，李培生[1]认为只要证属脾肾阳气衰微、水寒充斥、脾阳不能健运、肾阳不能温煦的腹痛下利证，附子汤都可运用。一病人痢疾2年，他药治疗时好时坏。现临床表现见：面色萎黄，怯寒畏冷，口中乏味，不能多食，食后一时许即有大便感，一日3~5次，量不多，脓血黏液亦少，间有呕逆，腹部隐隐作痛，气滞不舒，得温稍快，舌苔微黄，脉缓无力。方用附子汤加砂仁、煨广木香、陈皮、炙甘草、厚朴、生谷芽。服9剂收效，后处方去熟附子，仍以扶脾和中药加减收功。

章继才[5]用附子汤治疗命门火衰、火不生土、水寒下注而成的泄泻证。一病人症见：黎明前腹痛泻，1日十余行，泻下清稀。颜面紫淡，动则欲呕，口渴不欲饮，肢冷。用附子汤加减：附子20g（先煎），党参12g，焦白术15g，茯苓、吴茱萸、炮姜、罂粟壳、广藿香各10g。2剂而痊愈。

(九) 腹痛

附子汤可用来治疗妇人妊娠六七月，腹痛恶寒、脉弦发热的胎胀腹痛证。临床只要见有腹痛发冷，入夜痛甚，喜按喜暖，小便清长，恶寒身倦，舌淡、苔白多津等症，皆可用附子汤治疗，因此时用附子则无坠胎之弊。

唐祖宣[2]治疗1例怀孕6个月的胎胀腹痛，药用：炮附子、白术各24g，白芍、党参各15g，茯苓、黄芪各30g。服药4剂，诸症全消。

另外唐祖宣[2]认为：对于腹中痛、上腹部疼痛，辨证属阳虚寒盛者，皆可用附子汤治疗。如胃痉挛疼痛，加干姜；下利，重用白芍；兼带红白夹杂者，酌加黄连、黄柏；泄泻滑脱不止，去芍药，加赤石脂。

张长恩[3]报道一病人，经期腹痛1年余，每次行经，腹痛之苦难忍，非打针吃止痛药方止。现症见：经色淡质稀如水，少腹冰冷，腰酸疲倦乏力，舌淡苔滑，脉沉弦。投附子汤6剂，月经如期而至，腹痛消失。

章继才[5]治疗1例腹痛。病人为男性，症见：脐周及小腹痛，夜甚，小便清长，大便时溏，肢软无压痛，无包块。用附子汤（党参易人参）加吴茱萸、肉桂、当归、乌药、胡芦巴，2 剂后痛减，6 剂后病瘥。

（十）先兆和习惯性流产

陈才明[6]报道用附子汤温阳散寒安胎11 例，其中流产3 胎4 例，4 胎7 例。方用附子汤（人参易党参）加枣皮、黄芪、炙甘草、大枣。若腹痛，加枳壳、砂仁；腰痛，加杜仲、桑寄生；阴道流血，加阿胶、艾叶。妊娠2 个月开始服用，视病情可先连服3～4 剂，待症状缓解后可 5～10 天服 1 剂，服至临床症状完全消失停药。服药剂数10～25 剂，注意附子应先煎半小时再与余药同煎。结果：11 例中，足月顺产10 胎，流产1 胎。

刘玉海[7]报道用附子汤加减治疗先兆和习惯性流产53 例。结果：有效52 例，无效1 例。其中习惯性流产40 例，有效率为 97.5%；先兆性流产13 例，有效率为100%。方药组成：制附子、当归、炙甘草各10g，党参、黄芪、煅龙骨、煅牡蛎各30g，菟丝子、白术各15g，川续断12g。可临证加减。水煎 3 次合并药液，早、晚分服，每 3～5 天 1 剂，自妊娠 1 个月开始服用至流产月份度过后即可停药。

李淑琴[8]报道用附子汤加味治疗早产31 例，均于妊娠 5 个月后就诊。结果：31 例经治后均保胎成功。治以附子汤加味：炮附子、当归、人参（另炖）各6g，茯苓、炙甘草、白芍各10g，黄芪30g，丹参15g，川续断、补骨脂、白术各12g。于妊娠6 个月后每月中旬服药 5 剂，每日 1 剂。

（十一）头痛、眩晕

附子汤所治之头痛眩晕，乃少阴虚寒、清阳不升所致。章继才[5]报道治疗 1 例高血压头痛眩晕者。症见：形体胖，颜面淡黄，脸、面、肢轻度浮肿，常感冒，自汗出，身软乏力，肢体强痛，舌淡胖、苔薄白，脉虚大，血压 174.75/117.75mmHg。用附子20g（先煎），防风20g，羌活6g，党参、白术、茯苓、钩藤（后下）各20g，白芍15g，黄芪30g，杜仲12g，牡蛎20g（先煎）。6 剂后诸症皆除，继前法调理半月，血压稳定在 129.75～155.25/90～105mmHg 而停药，1 年后随访无恙。

王建升[9]报道用附子汤加味治疗 1 例眩晕。症见：如坐舟车，感觉房屋如欲倒状，伴心悸，耳鸣，头面部如火燎，欲用冷毛巾裹头，而双下肢不温，喜近火取暖，小便清长，大便溏薄，腹胀纳差，舌淡、苔白薄腻，脉沉迟无力。证属下元虚弱，阴寒内盛，逼迫虚阳浮越。方用附子汤（人参易党参）加牛膝、生龙牡、肉桂。6 剂后眩晕渐停，精神转佳，面热、心悸诸症皆除，上方加减出入又服 3 剂而愈。

（十二）心悸、怔忡、胸痛

附子汤常用来治疗心悸，主要是少阴虚寒，心阳不振，血脉无主，神无所依而心悸者。李培生[1]治疗 1 例心悸，症见：面色㿠白，兼带微肿，心悸不安，胸痞闷不舒，恶心欲呕，小便频而量少，舌苔灰白，脉缓无力。先用他方治疗效果不明显，改用附子汤加防己、泽泻、蒸牛膝、车前子、茯神，连服6剂诸症皆安。后以调脾肾之法收功。

章继才[5]治疗1例心悸。症见：心悸，心胸憋闷，自汗出，动则甚，易疲乏，时热时寒，颜面青紫，唇舌紫暗。方用附子汤（人参易党参）加黄芪、桂枝、丹参、牡蛎。6剂心胸舒畅，汗出止，寒热除。宗前方为丸巩固疗效。

章继才[5]治疗1例胸痛，证属阳虚阴盛、脉络痹阻。症见：形体胖，面暗黄，胸痛心悸，憋闷，畏寒神怯，乏力，多虑，食少纳差，舌淡嫩、苔白腻，脉弦缓。用附子汤加减：附子、黄芪、白术、茯苓、赤芍、丹参、法半夏、薤白、瓜蒌皮。15剂后诸症基本消失。

朱广仁[10]报道治疗1例怔忡。症见：心神不宁，惕惕然若无所依，卒闻微响即惊惕，少寐多恶梦，肢冷形寒，少气喘息，纳少，微肿，脉沉无力。用附子汤加味：制附子、高丽参（单煎）、茯苓各12g，炒白术、炙甘草、补骨脂各15g，炒白芍9g，生龙骨30g（先煎）。5剂后二诊：形寒喘息似减，怔忡如敛。上方加附子为15g，高丽参为15g，茯苓24g，增桂枝6g。15剂后五诊：怔忡减，肿渐退，喘止，手足觉温。减茯苓为15g。七诊：服10剂，能安睡达旦，怔忡若失，肿消余症大减。以上方配丸剂常服。3个月后怔忡已愈。

（十三）遗尿、蛋白尿

李培生[1]治疗1例小便数。症见：日行20余次，量多，色清利，面色暗黑，渴不敢多饮，大便量少，入夜梦不安。用附子汤（茯苓换茯神）加麦冬、五味子、桑螵蛸、覆盆子、沙苑蒺藜。连服10剂，诸症皆轻，后以平调脾肾之药收功。

朱广仁[10]认为附与苓重剂相伍，善疗阳虚化蒸无力之尿少癃闭、水气肿胀等证。报道1例遗尿，症见：尿频且余沥不尽，寐中遗尿，气短神疲，腰酸肢冷，纳少乏力，常自汗出，脉沉细而紧，舌淡、苔灰黑，腰脊少腹发凉，如水浸然。方用附子汤加减：制附子、炒白芍、桑螵蛸各15g，高丽参9g（单煎），炒白术24g，覆盆子18g。6剂后腰腹寒凉减，1日仅遗1次，夜遗如故。原方加附子至24g，增鱼鳔胶9g（烊化）。30余剂后遗尿止，但尚有尿后余沥之状，上方加鹿角胶、龟甲胶配丸服用3个月而愈。

对于肾炎蛋白尿，蔡三金[11]根据证情辨证论治。对于脾肾阳虚所致的蛋白尿，症见畏寒肢冷，腰痛腰酸，面目浮肿，倦怠无力，纳差便溏，舌体胖润滑，脉象沉弱者，方选附子汤合真武汤加减：制附子10g，黄芪30g，党参30g，茯苓15g，苍术、白术各10g，生姜10g，白芍12g。

（十四）胃炎、溃疡病

蔡永泰[12]报道用附子汤加味治疗溃疡病及糜烂性胃炎65例。主要临床表现为上腹痛，胀满纳差，舌苔厚腻、舌质红、舌体胖，脉弦缓。方用附子汤加味：附子、黄连、白芍、白术、茯苓、川厚朴、川楝子、枳壳、鸡内金、麦芽、甘草。疼痛持续不减，酌加延胡索、红花，并口服庆大霉素 16 万 U，1 日 3 次，服 3～5 天；胀满纳差明显，加莱菔子、木香、山楂。结果：病人均在治疗 25～40 天复查胃镜；15 例十二指肠球部溃疡中有 9 例变成红色瘢痕期，5 例溃疡面缩小 0.2～4cm，1 例无明显变化；33 例胃溃疡中有 28 例溃疡面愈合，3 例溃疡面明显缩小，2 例溃疡面无明显变化；17 例糜烂性胃炎均显示慢性浅表性胃炎改变。三者总有效率为 95.77%。

（十五）子宫肌瘤

邹定华[13]将子宫肌瘤辨证分为 3 型，对其中的脾肾阳虚型，用附子汤加味治疗 33 例。结果：显效 14 例，有效 16 例，无效 3 例。主要症见：面色苍白，神疲乏力，手足冷，腰膝酸软，食少痞胀，小便冷长，经期小腹不温胀痛加剧，经期延长，周期缩短，色淡红量多，白带清稀量少，大便溏泻，舌质淡胖嫩、有齿痕、苔白润，脉沉缓。方药组成：附子、茯苓、白术、白芍、香附、仙茅、川牛膝、当归各 10g，党参 15g，生黄芪 20g，醋瓦楞子、皂角刺各 20g，炙甘草 3g。

（十六）癫狂、阴痫

王新生[14]用附子汤治疗痴癫 1 例。病人因与他人吵架后烦恼不已，默默不语，神志痴呆，时叹息，不食，渐致身亏形瘦，两目直视，夜不能眠，如痴如癫。经多方医治不见效。舌胖润、苔厚腻，脉沉细。方用附子汤加减：人参、白术、茯苓、甘草各 10g，附子、桂枝、干姜、半夏各 6g。5 剂后诸症均有好转，又服 5 剂，痴癫已去，精神如常人。惟心悸、气短、多梦、自汗，改补心丹为汤剂，半月痊愈。

韩秀芝[15]治疗 1 例小儿阴痫，效果良好。患女症见：两目上视，手足抽搐，面青身冷，口吐白沫，频频发作，夜间尤甚。发时惊叫，醒后自觉头痛，疲乏无力，神情呆钝 1 年余。他药治疗无效。用附子汤加味：制附子 10g，茯苓 15g，党参 12g，白术 10g，白芍 6g，肉桂 3g。5 剂痫证发作止，此方配成丸剂，每服 3g，每日 3 次，共服 3 个月巩固疗效。

（十七）盗汗

章继才[16]用附子汤治疗 1 例盗汗。症见：夜睡汗多，颜面紫暗，肢凉，舌少纳呆，舌淡、苔薄白，脉沉细。方用附子汤（党参换人参）加黄芪、牡蛎，水煎服，2 剂痊愈。

（十八）暴盲

章继才[16]用附子汤加味治疗 1 例暴盲。症见：视物昏矇，目微胀痛，形体胖，虚浮，形寒肢冷，颜面黯淡，夜间汗出，唇舌紫暗。证属阳衰，阴湿内聚，气血郁滞，脉络痹阻，目失温养。方药：熟附子、茯苓、黄芪、苍术、赤芍、红花、肉桂、覆盆子、茺蔚子。2 剂后症状大减，加枸杞子继进 5 剂后视物较清晰，诸症渐除。宗前法为丸以善后，3个月后随访无恙。

（十九）皮肤瘙痒

症见皮肤瘙痒10余年，入冬夜尤甚，肢冷，舌紫暗者，章继才[16]用附子汤加减治疗：附子、黄芪、党参、苍术、赤芍、细辛、茯苓、红花、蛇床子、桂枝。9剂后痒渐除，再服1个月诸症皆消。

（二十）痹证

严凌凌等[17]介绍附子汤加味治疗痹证。共选有97例病人，两组病人在性别、年龄及病程方面比较，差异均无统计学意义（$P > 0.05$），具有可比性。治疗组给予加味附子汤，组方为炮附子10g，党参20g，白芍15g，白术10g，桂枝9g，熟地黄12g，当归12g，茯苓12g，川芎6g，山药20g，枸杞子10g，菟丝子10g，木瓜10g，威灵仙10g，薏苡仁10g，甘草6g。水煎服，每日1剂，早、晚各1次，饭后服用。对照组给予洛索洛芬钠口服，每次60mg，每日2次。两组均以4周为1个疗程，治疗3个疗程后进行疗效评价。治疗期间不辅助其他疗法。痊愈：关节疼痛、肿胀症状消失，活动良好，能正常进行日常活动。有效：关节疼痛、肿胀症状减轻，能从事一般日常简单活动。无效：关节疼痛、肿胀等症状均无明显改善或进展。经治疗，治疗组痊愈15例，有效28例，无效5例；对照组痊愈12例，有效23例，无效14例。两组临床疗效总有效率比较，治疗组为89.58%，高于对照组的71.43%（$P < 0.05$）。

（二十一）其他

另外对于项背痛[5]，只要证属少阴虚寒、太阳经脉失固而病项背痛者，可用仲景之附子汤加减温少阴之里而宣通太阳之表治之。肌肉痛[5]证属阳虚阴盛、水寒侮脾、脾不合肉而致痛者，可用附子汤补先天命火而温后天脾土，燥化肌络寒湿而使肌肉痛消。近年来，有学者[18]报道附子汤可以用于失眠重症、慢性乙型肝炎、干燥综合征等病证的治疗。

参 考 文 献

[1] 李培生．附子汤的临床运用．湖北中医杂志，1980，(5)：20.

[2] 唐祖宣．附子汤的临床辨证新用．中医杂志，1981，22 (11)：39.

[3] 张长恩．附子汤证探究．北京中医，1991，(4)：38.

[4] 王舒拉．薛伯寿教授经方应用验案举隅．实用中医内科杂志，1997，11 (1)：7.

[5] 章继才．附子汤的临床运用．四川中医，1984，2 (1)：17.

[6] 陈才明．附子汤治疗阳虚滑胎．时珍国药研究，1995，6 (4)：8.

[7] 刘玉海．附子汤加减治疗先兆和习惯性流产53例临床观察．四川中医，1993，11 (12)：45.

[8] 李淑琴．附子汤加味治疗早产31例．浙江中医杂志，1992，27 (11)：510.

［9］王建升．附子汤加味治愈眩晕1例．山西中医，1996，12（5）：29．

［10］朱广仁．附子汤探讨．浙江中医学院学报，1980，（5）：8．

［11］蔡三金．肾炎蛋白尿证治举要．中医函授通讯，1997，16（2）：16．

［12］蔡永泰．附子汤加味治疗溃疡病及糜烂性胃炎65例疗效观察．实用中西医结合杂志，1991，4（1）：679．

［13］邹定华．龚子夫辨证分型治疗子宫肌瘤93例临床观察．江西中医药，1993，24（6）：13．

［14］王新生．经方治愈癫狂四则．山东中医杂志，1986，（5）：35．

［15］韩秀芝．附子汤加肉桂治愈小儿阴痫．河南中医药学刊，1995，10（3）：20．

［16］章继才．附子汤临床运用举隅．云南中医杂志，1987，8（6）：26．

［17］严凌凌，牛志尊，李家庚．加味附子汤治疗痹证临床观察．中西医结合研究，2014，6（1）：30．

［18］李孝波，门九章，邓晓鹏．门九章教授活用附子汤验案3例．光明中医，2011，26（7）：1324．

三十三、白术附子汤

白术附子汤，由白术、附子、甘草、生姜、大枣组成，主治阳虚风寒湿痹证。李俊杰[1]报道用白术附子汤治疗1例风湿性关节炎，阴雨天即发，病情加重，两膝关节酸痛重着，活动不便，口干不渴，身倦乏力，夜尿频多。方用白术附子汤加减：苍术、附子（先煎）、大枣各15g，白术、怀牛膝各20g，独活、甘草各10g，生姜5g。连服17剂，诸症消失病愈。

舒鸿飞[2]把103例风湿性关节炎辨证分为4型。对其中的风寒湿痹，关节冷痛而不红肿而以着痹为主的用白术附子汤或薏苡仁汤加减，或两方合用。结果：103例中，痊愈36例，显效36例，进步31例，全部有效。

参 考 文 献

［1］李俊杰．仲景三个附子汤的临床应用．浙江中医杂志，1992，27（7）：323．

［2］舒鸿飞．103例风湿性关节炎辨证施治小结．新疆中医药，1989，（3）：29．

三十四、桂枝附子汤

（一）关节炎

桂枝附子汤主治太阳病类似证风湿盛于肌表。该方可治尪痹风寒湿证，症见：肢体关节疼痛，时轻时重，沉重怕冷或肿胀麻木，遇寒天阴加重，舌淡、苔薄白腻，脉弦紧或沉紧。多用于类风湿关节炎早期、急性发作期。临床运用可随症加减。若偏于风盛，关节疼痛游走，或部位偏于上肢者，重用羌活，加秦艽、寻骨风等祛风以胜湿；偏于寒盛，关节疼痛固定，拘急冷痛，可加麻黄、细辛、炙草乌温经散寒；湿邪偏盛，关节肿胀，重着不利，病在下肢，加防己、蚕沙、茯苓、五加皮等祛湿。周学平[1]报道1例关节炎，证属风寒湿邪流注经络关节，气血凝滞，营卫不通者。药用桂枝附子汤加减：桂枝10g，炙附子6g，炙川乌6g，防风10g，威灵仙12g，防己10g，炒白术10g，油松节10g，乌梢蛇10g，炮穿山甲（先煎）10g，生姜3片，大枣5枚。服药14剂，四肢关节舒松，膝关节仍微肿胀。原方去生姜、大枣，加薏苡仁12g，川牛膝10g，天仙藤15g。1个月后，症状基本消失。

吴洋[2]报道用加味桂枝附子汤治疗寒湿痹证220例。其中类风湿关节炎108例，风湿性关节炎86例，肩周炎17例，强直性脊柱炎6例，皮肌炎3例。病程最短半个月，最长38年。方用加味桂枝附子汤：附子15g，桂枝15g，杭白芍15g，防风15g，细辛3g，川芎15g，独活15g，羌活15g，怀牛膝15g，海桐皮10g，海风藤15g，淫羊藿15g，薏苡仁15g，生姜15g，大枣10枚，甘草10g。其中附子用开水先煎2小时后，再与其他药物同煎。10天为1个疗程，连服2个疗程。结果：痊愈44例，显效90例，有效66例，无效20例，总有效率为91%。

马维智[3]报道用桂枝附子汤治疗风湿性关节炎20例，经辨证分为痛痹10例，着痹10例。痛痹用桂枝附子汤加减：乌头、桂枝30g，制川乌15g，炙附子15g，生姜6g，甘草20g；着痹用甘草附子汤加防己。同时肌内注射青霉素14天，160～240万U/天。1周后大多病情减轻，服2周后病情基本控制，1个月后不仅临床症状消失，而且血沉和抗"O"值全部下降至正常。

孔祥梅[4]报道1例不安腿综合征。症见：全身走窜性刺痛或跳痛，肌肉时时腘动，畏寒肢冷，腰膝冷痛，双下肢烦困沉重，受凉加重，得热稍减。舌质淡暗、有瘀斑，脉迟涩。证属阳虚血瘀，寒湿阻络。方用桂枝附子汤合四物汤加减：附子、桂枝、鸡血藤、当归、川芎、独活、牛膝、红花、杜仲、桑寄生、鹿角霜、刘寄奴、葛根、生姜、大枣。5剂后诸症均减，惟腰酸困及足跟腿部困疼仍在。上方去桂枝，加山茱萸12g，10剂后诸症悉除。上述药渣重煎熏洗双脚。

（二）产后身痛

对因产时耗气伤血，腠理空疏，或产后气血俱虚、起居不慎，致风寒湿邪乘虚而入所致的产后身痛，曹云云[5]报道用桂枝附子汤治疗20例。方用：桂枝、淡附子、白芍、当归、鸡血藤各20g，淫羊藿、炙甘草各10g，蜂房15g，黄芪30g，生姜3片，大枣6枚。其疼痛甚，加制乳香、没药各10g，醋延胡索12g；腰以上痛，加羌活、川芎各10g；腰下痛，加独活10g，怀牛膝15g。3剂为1个疗程。3个疗程后，痊愈14例，显效4例，好转1例，无效1例，总有效率为95%。

（三）窦性心动过缓

闵捷[6]用桂枝附子汤加味治疗窦性心动过缓34例，其中贫血性心脏病者9例，动脉硬化心脏病者 11 例, 风湿性心脏病者 13 例, 心脏神经官能症者 1 例。方用桂枝附子汤加减: 桂枝 6g, 熟附子 4g, 炙甘草 6g, 生姜 3g, 大枣 12g, 炒酸枣仁 10g, 炙黄芪 10g, 制何首乌 10g。气血亏虚, 症见脉结代, 心动悸, 胸闷气短者, 加党参、当归; 心脉痹阻, 症见心悸, 胸闷或阵发性左胸疼痛者, 加丹参、红花; 心神不安, 症见气短、胸闷、心悸、失眠, 加夜交藤、龙骨。疗效标准: 服药后以心率恢复正常或心率增加为有效。34 例中, 平均心率增加 10 次以上者 24 例, 增加 5~10 次以上者 8 例, 不满 5 次者 2 例。服药 6~90 天。均未见明显异常反应。

(四) 低血压

刘新华根据异病同治的原理, 取桂枝附子汤辛温益阳通络之功, 变煎煮为泡饮, 治疗低血压, 屡建奇效。报道 1 例劳累过度, 心阳虚损的低血压 (69.75/39.75mmHg) 病人, 全身乏力, 头重脚轻, 肢凉脉弱。用桂枝、制附子、炙甘草各 10g, 大枣 4 枚, 冲开水, 代茶频饮。5 剂后血压上升至 109.5/69.75mmHg, 头晕乏力等症好转, 原方剂量减半, 加红枣 10g, 5 剂后血压稳定。医者认为重药轻投, 取气不取味, 且频频饮服, 又能使药力持久, 终获良效, 适应于年高体虚之病人。

(五) 虚寒证

王其仙[7]宗其桂枝附子汤主治"风湿相搏之寒证"之义, 加味治疗儿科虚寒诸证, 每获良效。虚寒泄泻可用本方加白术、茯苓、煅龙骨、赤石脂; 久泻不止, 加肉豆蔻; 洞泄无度者, 干姜易生姜, 去桂枝用肉桂。

虚寒喘咳证属脾肾阳虚, 水湿停聚, 凌心射肺, 肺失肃降而致喘咳。一患儿症见: 面色㿠白, 鼻翼微煽, 口周青, 喘咳气促, 双肺可闻哮鸣音及少许细湿啰音, 四肢不温, 指纹青, 苔薄白。方用: 川附子 (先煨)、姜南星、法半夏、桂枝各 10g, 茯苓 15g, 砂仁 3g, 生姜 2 片, 大枣 1 枚, 炙甘草 3g。5 剂后诸症皆除。

对于虚寒型关节疼痛可用本方加炮川乌、细辛。虚寒呕吐, 可用本方加丁香、法半夏, 以肉桂易桂枝; 兼食积者, 加神曲、鸡内金; 湿重, 加茯苓、苍术。虚寒型腹痛胃痛, 可用桂枝附子汤原方; 兼腹泻或大便稀溏者, 加肉桂、砂仁、苍术; 痛剧, 加吴茱萸; 有虫积者, 加乌梅、花椒、黄连、细辛; 兼反胃者, 加丁香、法半夏。总之, 只要运用得当, 都可收效。

(六) 汗证

桂枝附子汤临床上常用来治疗汗证。朱豫珊[8]报道用此方治疗素虚漏汗证 100 例, 多因伤寒发热, 中西药物发汗不当所致。其中兼发热 52 例 (T<38.5℃), 兼血压下降 58 例, 均有身痛、肢楚恶寒及小便短涩症状。采用桂枝加附子汤原方随症加减, 即阳虚甚者重用附子, 津伤甚者重用芍药, 兼发热者附子减量。结果: 全部病人服 1 剂后出汗均开始减少, 其中服 1 剂汗止 38 例, 服 2 剂汗止 44 例, 服 3 剂汗止 9 例, 服 4 剂汗止 3 例, 治愈率 100%。其他症状皆失。

黄炳初[9]治疗1例产后漏汗，胸前恶寒，小便短少，舌淡、苔薄白，脉浮缓，用桂枝加附子汤加味：桂枝、白芍各10g，熟附子、炙甘草各6g，浮小麦20g，生姜3片，大枣3枚，4剂而愈。

梁建民[10]用桂枝附子汤治疗顽固性汗证3例。其一为自汗，症见：汗多，静则皮肤湿润，动则汗出淋漓，恶风、畏寒，四肢欠温。方用桂枝附子汤加白芍、牡蛎。4剂后汗止诸症愈。其二为盗汗，症见：每至凌晨4时左右即汗出淋漓，湿衣濡被，汗出前有不可名状之感觉，醒后汗出减少，全身发凉，白天时有微汗，恶风，乏力倦怠。方用桂枝加附子汤加白芍、牡蛎、五味子。3剂后汗出大减，恶风畏寒已除，现仍感乏力。上方加黄芪。2剂后诸症消失。其三为头汗，症见：头汗出，即觉头冷，恶风畏寒，气短懒言，动则咳喘，舌质微紫暗、苔白滑，脉细无力。先服黄芪建中汤合玉屏风散见效不大。乃改桂枝加附子汤加味：桂枝12g，附子18g（先煎），白芍15g，大枣10g，牡蛎20g，生姜10g，甘草5g。2剂诸症大减，上方加党参20g，3剂而痊愈。

李铁[11]报道用桂枝加附子汤治愈1例阳虚无汗。病人无汗恶寒已7年，经治无效，现症见：胸闷心烦，头重昏沉，面色晦滞，肢体困重，手足燥裂，月经量少，色淡质稀有血块，舌暗红、苔薄白，脉沉涩。异病同治，用桂枝加附子汤酌加养血活血之品：当归、白芍、川芎、细辛。啜热粥，温覆。5剂后诸症皆轻，上方附子用量加1倍，续服5剂而愈。

（七）其他

胡志安[12]报道链霉素中毒50例，均系神经系统中毒反应较重者，辨证分型。对其中的心肾阳虚型2例，用桂枝附子汤或参附龙牡汤治疗，获得良效。

参 考 文 献

［1］周学平. 仲景辨治尪痹经方选萃. 中医函授通讯，2000，19（5）：2.

［2］吴洋. 加味桂枝附子汤治疗寒湿痹证220例临床观察. 中国中医药信息杂志，2000，7（2）：61.

［3］马维智. 桂枝附子汤治疗风湿性关节炎20例分析. 甘肃医药，1994，13（4）：223.

［4］孔祥梅. 不安腿综合征辨治体会. 河南中医，1995，15（5）：307.

［5］曹云云. 桂枝附子汤治疗产后身痛20例. 四川中医，1999，17（8）：48.

［6］闵捷. 桂枝附子汤加味治疗窦性心动过缓34例临床观察. 河北中医，1986，（4）：22.

［7］王其仙. 桂枝附子汤在儿科临床上的应用. 云南中医杂志，1987，（3）：37.

［8］朱豫珊. 桂枝加附子汤治表虚漏汗证100例疗效观察. 国医论坛，1991，6（3）：13.

［9］黄炳初. 桂枝加附子汤治愈产后漏汗. 四川中医，1986，4（11）：34.

［10］梁建民. 桂枝加附子汤治疗顽固性汗证3例. 实用中医药杂志，1998，14（9）：34.

［11］李铁. 桂枝加附子汤治愈阳虚无汗. 四川中医，1991，9（1）：27.

［12］胡志安. 辨证治疗链霉素中毒50例临床总结. 湖南中医杂志，1988，4（1）：7.

第六章
清热泻火剂

一、黄芩汤

（一）泄泻、痢疾

黄芩汤是治疗泄泻、痢疾的常用方剂，主要用于治疗湿热泄泻、湿热痢疾，症见：身热口苦，泄泻腹痛或下痢脓血，舌质红，脉弦数。现代常用本方治疗急性胃肠炎、细菌性痢疾、阿米巴痢疾等。孙兵[1]报道用加味黄芩汤治疗小儿秋季腹泻120例。方用黄芩汤加葛根（煨）、防风、焦白术、焦麦芽、乌梅、陈皮、生姜。3天为1个疗程，结果：痊愈（热退，呕止，粪便成形，诸症均消失）93例；好转（症状缓解便次减少）27例。

彭力[2]报道用黄连黄芩汤加味结合西药治疗急性腹泻30例。其中治疗组30例（急性细菌性痢疾8例，急性肠炎22例），对照组30例（急性细菌性痢疾9例，急性肠炎21例）。两组均给予口服庆大霉素、氟哌酸、黄连素。治疗组同时加服中药黄连黄芩汤。脓血便湿热盛者，加白头翁、秦皮；脾虚者，加白术、茯苓；湿重者，加苍术、白术。结果：对照组总近愈时间（9.80±4.55）天，治疗组总近愈时间（4.80±1.71）天。

（二）温病

黄芩汤是治疗温病的常用方剂。治疗春温，黄芩汤重在泄热以存阴。柴中元[3]在总结叶天士用黄芩汤治疗温病的经验中，认为春季伏气温病不宜用辛温辛凉表散者，可用原方。因为"暑必夹湿"，所以治疗暑病多用黄芩汤加化湿之品。1例症见身热自汗，腹痛，大小便不利，脉虚右大左小者，用黄芩汤加薄荷、枳实、竹叶心、黑栀子、通草治疗而愈。秋温是叶天士所称伏暑，伏暑证虽有暑湿，但都兼表证。叶天士重在轻清佐苦寒，以透达伏气外出，用黄芩汤加减。1例伏暑至深秋而发头痛烦渴少寐者，用黄芩、白芍、薄荷、淡竹叶、杏仁、连翘、石膏、木通治之。若温热之邪侵于肺，而见咳痰胸满等症，可用黄芩汤加宣肺理气之品。一病人脉数如浮，发热自利，神识烦倦，咳呛痰声如嘶，渴喜热饮，用黄芩、杏仁、枳壳、白芍、郁金、橘红治之。

师群[4]认为传染性单核细胞增多症属于中医学"温病"范畴。病机为正邪相争，邪热内陷，血热互结，气滞血瘀。根据叶天士"在卫汗之可也，利气方可清气，入营犹可透热转气"的原则，对于气营热盛型，症见发热甚，口干渴咽喉红肿，皮疹隐隐，淋巴结及肝、脾肿大，尿短赤，舌红苔黄，脉弦数，方用黄芩汤合清营汤加减。方用：黄芩、紫草、牡丹皮、玄参、生地黄、麦冬、金银花、连翘、贝母、丹参。取得满意疗效。

（三）肺炎喘嗽

黄芩汤临床加减常用来治疗肺炎喘嗽。彭作震[5]报道用黄芩汤治疗小儿肺炎喘嗽128例，治愈125例，无效3例。如一患儿发热，咳嗽痰鸣半月余伴汗出，阵烦啼闹，泄泻黄黏便，鼻翼煽动，指纹紫滞，苔白厚中黄。方用黄芩汤加桑白皮。

周广涵[6]报道用黄芩汤加减治愈1例大叶性肺炎。证属风热外束，痰热蕴肺，药用：黄芩、枳实、厚朴、半夏各15g，瓜蒌60g，白芍、甘草各9g。1剂后大便通体温降，3剂后咳喘减轻，6剂痊愈。

王莲芸[7]报道用复方黄芩汤治疗支气管哮喘50例，取得较好疗效。方用：黄芩、牡丹皮、桂枝、柴胡、甘草。夜间发作频繁者，加麻黄；大便秘结者，加大黄。

（四）妇科疾病

用黄芩汤治疗妇科疾病的经验较多。许小风[8]报道1例月经过多病人，证属肝经郁热，迫血妄行。方用黄芩汤：黄芩20g，白芍20g，甘草6g，大枣5枚。1个月后经量减少，诸症悉减，续用上方，调治3个月，月经恢复正常。对于胎动不安胎漏，证属阴虚生热，损伤胎气者，许小风用黄芩汤加阿胶、百合、桑寄生、菟丝子治疗。对于妊娠恶阻，证属肝经郁热，肝胃不和，胎气上逆者，许小风用黄芩汤加橘皮、竹茹、太子参、生姜治疗，效果良好。

（五）慢性鼻炎

李景昌[9]报道用黄芩汤合苍耳子散治疗慢性鼻渊108例，其中慢性上颌窦炎72例，慢性额窦炎13例，慢性鼻窦炎23例。方药：黄芩、连翘、赤芍、白芷各12g，桑白皮15g，栀子、桔梗、薄荷、荆芥穗、苍耳子、辛夷各10g，甘草6g。头晕头痛，加蔓荆子12g，川芎12g；流黄脓涕，另加藿香12g，车前子10g。10天为1个疗程，共3个疗程。结果：治愈24例，显效57例，好转21例，无效6例，总有效率94.44%。

（六）带状疱疹

周广涵[6]报道1例带状疱疹病人，伴身热，烦燥不安，口苦咽干，溲赤便秘，舌红绛、苔薄黄，脉浮数，T38.2℃。用黄芩汤加减：黄芩15g，甘草、枳实、厚朴、瓜蒌、白芍各12g，栀子皮、大豆黄卷各30g。6剂而愈。

（七）胆囊炎

周广涵[6]报道治愈1例慢性胆囊性炎急性发作病人，证属肝胆郁热，胃气不和，方用黄芩汤加味：黄芩、枳实、白芍各30g，厚朴、栀子、醋柴胡各15g，瓜蒌12g，甘草9g。3剂后痛止热退，诸症悉平。

（八）其他

对于消化道出血，证属胃热炽盛、迫血妄行型，赖祥林[10]报道用黄芩汤或三香泻心汤加牡丹皮、紫珠草、侧柏叶、仙鹤草、藕节炭、三七粉或加云南白药冲服，疗效较好。

参 考 文 献

[1] 孙兵. 加味黄芩汤治疗小儿秋季腹泻120例疗效观察. 甘肃中医，1997，10（6）：30.

[2] 彭力. 黄连黄芩汤加味结合西药治疗急性腹泻30例. 中国中西医结合急救杂志，2000，7（4）：256.

[3] 柴中元. 叶天士用黄芩汤治温病之经验. 江苏中医，1989，（9）：31.

[4] 师群. 中西医结合治疗小儿传染性单核细胞增多症. 陕西中医学院学报，1992，15（1）：36.

[5] 彭作震. 黄芩汤治疗小儿肺炎喘嗽128例. 实用中医内科杂志，1999，13（2）：43.

[6] 周广涵. 黄芩汤的新用. 陕西中医，1995，16（10）：469.

[7] 王莲芸. 复方黄芩汤治疗支气管哮喘前后免疫指标的比较. 山西中医，1995，11（4）：8.

[8] 许小风. 黄芩汤在妇科病中的应用. 国医论坛，2000，15（1）：9.

[9] 李景昌. 黄芩汤合苍耳子散治疗慢性鼻渊108例疗效观察. 河南中医药学刊，1997，12（4）：56.

[10] 赖祥林. 中西医结合治疗上消化道出血101例临床观察. 广西中医药，1988，11（1）：3.

二、黄芩加半夏生姜汤

本方常用于治疗胃肠道疾病。有报道[1]用黄芩加半夏生姜汤治疗肠炎，疗效较好。高某，1997年6月因急性肠炎而腹泻，吃痢特灵后腹泻次数减少，但仍有头痛、发热、口苦、胸胁苦满、腹胀等症，尤其饭量大减，时有恶心呕吐。舌淡、苔微黄，脉弦。应用黄芩加半夏生姜汤加减：黄芩18g，白芍12g，甘草9g，大枣6个，半夏9g，生姜9g，白头翁30g。服3剂，诸症消失而愈。

黄芩加生姜半夏汤还可用于符合本证型的神经性呕吐、细菌性痢疾、阿米巴痢疾、慢性结肠炎、急慢性胃炎、胆囊炎等病。

参 考 文 献

[1] 杨百茀，李培生. 实用经方集成. 北京：人民卫生出版社，1996.

三、黄连汤

（一）胃部疾病

黄连汤是治疗胃病的常用方剂。主要适用于表邪传里，损伤脾胃、升降失职的上热下寒证。除见呕吐、腹痛之主症外，应以烦热口臭、苔腻为使用要点。苏敏[1]报道用黄连汤治疗慢性浅表性胃炎25例。其中单纯型12例，合并各种上消化道疾患13例。方药：黄连10g，炙甘草10g，干姜6g，桂枝4g，太子参20g，半夏10g，大枣6枚。1周为1个疗程，一般服药1~5个疗程。结果：19例治愈，6例显效。

王付[2]报道用黄连汤加味治疗慢性萎缩性胃炎98例。症见：胃脘疼痛而胀满，胸中闷热或有热上冲感，舌苔黄白相兼，脉沉或弦或紧。方用黄连汤加味：人参换党参加柴胡、三棱。胃痛明显偏寒者，加炒白芍12g；偏热者，加生白芍12g；偏虚者，加重党参为15g；偏实者，加重黄连为12g；胃脘痞满者，加炒枳实6g；呕吐明显者，去干姜改为生姜15g；体倦明显者，加黄芪15g；恶寒者，加附子5g；饮食差偏气虚者，加白术9g；食滞者，加神曲9g；大便溏者，加茯苓10g；大便干结者，加大黄3g；口苦者，加黄芩9g；胸中闷热，加蒲公英20g；苔白厚者，加重桂枝为15g；舌上有裂纹者，加石斛9g；舌质紫有瘀斑者，加丹参20g；胃中振水声者，加生姜10g。每日3服，一般15~63剂。结果：临床治愈16例，显效64例，有效17例，无效1例，总有效率98.98%。

姬云海[3]报道用黄连汤治疗胃痛40例。若气滞纳呆甚者，加白蔻仁6g，枳壳、神曲各10g；气虚者，加党参15g，白术10g；肝胃热盛者，加川楝子、黄芩各10g；吞酸嘈杂者，加吴茱萸10g，煅瓦楞子15g；表寒肢冷甚者，重用桂枝、干姜。40例中治愈22例，好转16例，无效2例，1个疗程3~10天。

宫伟星[4]报道用新黄连汤治疗40例胆汁反流性胃炎病人，其中肝胃失和22例，脾胃湿热10例，脾胃虚寒8例，药用：黄连10g，吴茱萸6g，莪术10g，枳壳12g，旋覆花10g，半夏12g，党参10g，干姜3g，大枣10g，甘草6g。肝胃失和和脾胃虚寒均服此方，脾胃湿热去干姜、大枣，加薏苡仁20g，佩兰10g；伴血瘀，加三棱10g，赤芍15g；胃痛甚，加白芍15g，延胡索12g；反酸，加乌贼骨、煅牡蛎各20g；胃黏膜粗糙不平起结节，加血竭3g，穿山甲6g。并设对照组20例，服用胃复安、甲氰咪胍。两组均连续治疗2个月评定疗效。结果：中药组治愈13例，显效24例，无效3例；对照组治愈2例，显效8例，无效10例。两组总有效率分别为92.5%

和 50.0%。

邵继荣[5]报道 1 例病人，症见：畏寒发热，脘痛连胁，剧烈呕吐，水米难进，吐物为痰涎及黄绿胆汁，大便 3 日未解。证属表里受邪，寒热错杂，治用黄连汤加北柴胡、生大黄。1 剂后矢气频作，腑气通，呕吐渐止，3 剂后寒热脘痛相继消失。

陈进等[6]报道 1 例十二指肠球部溃疡，证属上热下寒，升降失司，方用黄连汤合左金丸、良附丸加减，7 剂后诸症尽除。

孙碧珠[7]报道 1 例顽固性呃逆，伴胸脘痞闷，纳食不香，口渴欲饮，大便软，舌尖红、苔薄白腻，脉弦细，用黄连汤加味：黄连 3g，姜半夏 10g，桂枝 6g，干姜 3g，太子参 10g，旋覆花（包）10g，桂枝 3g，大枣 5 枚，枳壳 10g。2 剂后症状大减，原方加竹茹 10g，再服 3 剂，诸症告平。

（二）肠道疾病

黄连汤常用来治疗肠道疾病，薛彩莲[8]报道用黄连汤合白头翁汤治疗慢性非特异性溃疡性结肠炎数例，均获满意疗效。

余谦生[9]报道 1 例阑尾炎术后伴右下腹部阵发性剧痛，伴恶心呕吐，腹部中等膨隆，肠鸣音亢进。确诊为粘连性肠梗阻，用黄连汤加生姜 9g，人参易成党参 9g。1 剂后，呕吐、腹痛停止，但仍有腹部胀满。续用苍术、厚朴、广木香、砂仁、陈皮、甘草，2 剂痊愈。

王仕芹[10]用黄连汤治疗急性出血性坏死性肠炎 28 例。临床上以急骤发病的腹痛、腹泻、呕吐、发热、便血和严重中毒为特征。药用：黄连、大黄各 5g，黄柏、栀子、牡丹皮各 12g，黄芩 15g，生地榆、白及各 30g。其中出血多者，加三七 10g（冲服），阿胶 15g（烊化）；高热者，加金银花 20g，蒲公英 30g；腹痛者，加白芍 30g，甘草 12g。5 剂为 1 个疗程。结果：痊愈 19 例，好转 7 例，无效 2 例，总有效率 92.9%。

（三）食管炎

反流性食管炎是因胃内容物反流进入食管而引起的食管黏膜炎症。喻秀兰[11]报道用黄连汤加味治疗 70 例。方用黄连汤，并随主诉症状适当加味，如制酸，用乌贼骨 15g；解除胃脘嘈杂灼热感，加白及粉 15g；降逆止呕，加吴茱萸 6g；行气除胀，加川楝子 10g。共治疗 12 周，结果：痊愈 41 例，有效 19 例，无效 10 例。医者认为黄连汤对相关的消化道炎症具有同时治疗作用，尤其是对合并有胃窦炎者总有效率达 86.8%，充分证明中药复方整体双向调控和治本的优势。

（四）胆囊炎

陈进等[6]报道 1 例胆囊炎病人，反复右上腹疼痛 6 年，伴恶心呕吐，嗳气反酸，胃脘灼热，大便稀软，舌质淡、苔淡黄，脉沉而弱。证属寒热相兼，胆寒胃热，方用黄连汤合柴胡桂枝干姜汤加减。药用：黄连、柴胡、法半夏、党参、桂枝、干姜、黄芩、郁金、枳壳、香附、白术、炙甘草。17 剂痊愈至今未发。

（五）口腔疾病

日本医者[12]把黄连汤制成冲剂，治疗口疮性口炎。28 例病人分为 3 组，A 组 5 例，不用药观察；B 组 5 例，口腔用类固醇软膏；C 组 18 例，每日黄连汤冲剂 4.5g，分 3 次内服。结果：A 组溃疡治愈时间为 12~21 天，B 组治愈时间为 8~16 天，C 组治愈时间为 2~8 天。表明黄连汤冲剂治疗口疮性口炎有较好疗效。

黄连汤具有抗炎作用，对轻微炎症性口腔异感症的急性期症状有显著疗效。山浦黄[13]报道以主诉舌痛、咽痛及舌以外的口腔内疼痛，且无他病的病人 14 例，不辨证给予黄连汤颗粒剂 7.5g/天，分 3 次饭前服用。仅合用聚烯吡酮碘、甘菊蓝等含漱药和类固醇外用药。结果：急性 8 例均在治疗 1 周内症状改善，慢性 8 例其中 1 周内症状改善者 3 例，2 周 2 例，3 周 1 例，2 例连续治疗 4 周以上未见症状改善。

熊杰[14]报道日本医者用黄连汤治疗无器质性病变的舌痛 28 例，其中舌边缘痛 20 例，全舌或舌中央痛者 8 例。辨证为虚实中间证或虚证，给予黄连提取剂 7.5g/天，分 3 次饭前用。结果：显效 9 例，有效 15 例，无效 4 例。结果表明对于无器质性病变的舌痛，无论其是否合并口腔干燥，应用黄连汤治疗有效。

（六）心脏病

黄连汤治疗心脏病时有报道。于慧卿[15]报道 1 例冠心病心律失常。症见：胸闷、心悸、乏力，时有恶心，胃脘不舒。每当胃部不舒及有空虚感时症状加重，伴口干、口疮疼痛，畏寒喜暖，大便稀而不畅，腰酸冷，舌淡尖红、苔薄白，脉细结。予黄连汤原方服用。4 剂后症状大减，继服 5 剂诸症皆除。

王战和[16]报道治疗 1 例病毒性心肌炎。症见：低热不退，T 37.5℃左右，胸中烦闷，心慌气短，眩晕，呕恶，腹中时痛，日益加重，动辄尤甚。方用黄连汤，10 剂后症状减轻，又 30 剂临床症状消失。1 例房性早搏病人，证属夏令炎热，热郁于胸，恣饮寒凉，郁积于胃。用黄连汤加香薷治疗。2 剂后恶心腹痛停止。去香薷，再服 5 剂结代脉消失，心电图正常。又 1 例心功能不全病人，症见：心慌气短，动则尤甚，下肢午后浮肿，伴眩晕，恶心，胃中时痛，舌淡苔白，脉弱。心电图提示：心肌供血不足。胸 X 线示：肺纹理增粗，左心室增大。B 超示：肝淤血。拟黄连汤加黄芪治疗：黄连、干姜、高丽参、半夏、桂枝各 10g，黄芪 60g，炙甘草 6g，大枣 10 枚。20 剂后下肢浮肿消失，去黄芪，改高丽参为每剂 6g，又服 20 剂诸症痊愈。认为黄连汤在心脏疾病的治疗中，主要适用于以下几个方面：①各类心律失常；②心肌供血不足；③慢性心功能不全；④其他心脏病属于上热下寒，阴阳升降失调者。但在严重心律失常及严重心力衰竭伴有明显水肿的情况下，黄连汤往往不能及时奏效。

参 考 文 献

[1] 苏敏．黄连汤治疗慢性浅表性胃炎 25 例临床疗效观察．黑龙江中医药，1994，80（1）：12.

[2] 王付．黄连汤加味治疗慢性萎缩性胃炎．实用中西医结合杂志，1995，8（1）：51.

[3] 姬云海．黄连汤加减治疗胃痛 40 例疗效观察．浙江中医杂志，1993，28（9）：393.

[4] 宫伟星．新黄连汤治疗胆汁反流性胃炎 40 例临床观察．山东中医杂志，1998，17（4）：156.

[5] 邵继荣．黄连汤在脾胃病中的运用．云南中医杂志，1983，4（1）：37.

[6] 陈进，程远林．黄连汤临床应用举隅．安徽中医临床杂志，2000，12（2）：123.

[7] 孙碧珠．黄连汤治疗胃肠疾病．南京中医学院学报，1995，11（1）：22.

[8] 薛彩莲．黄连汤合白头翁汤治疗慢性非特异性溃疡性结肠炎．河南中医药学刊，1997，12（1）：9.

[9] 余谦生．黄连汤加生姜治疗粘连性肠梗阻．江西中医药，1982，（3）：25.

[10] 王仕芹．黄连汤治疗急性出血性坏死性肠炎 28 例．实用中医药杂志，2000，16（11）：14.

[11] 喻秀兰．黄连汤加味治疗反流性食管炎临床观察．中国中西医结合脾胃杂志，1999，7（3）：140.

[12] 张来虎．黄连汤冲剂治疗口疮性口炎的效果．国外医学·口腔医学分册，1997，24（2）：111.

[13] 张丽娟．黄连汤对口腔异感症的疗效．国外医学·中医中药分册，2000，22（1）：25.

[14] 熊杰．黄连汤治疗无器质性病变的舌痛的效果．国外医学·中医中药分册，1995，17（4）：27.

[15] 于慧卿．黄连汤治疗冠心病心律失常 1 例．河北中医，1996，18（5）：34.

[16] 王战和．黄连汤在心脏病治疗中的运用体会．中原医刊，1997，24（6）：41.

四、葛根黄芩黄连汤

（一）肠炎

葛根黄芩黄连汤可用来治疗肠炎，主要适用于外感表证未解，邪热入里，而致身热下利、胸脘烦热、口渴、舌红苔黄、脉数者。杨翔兰[1]报道用加味葛根芩连汤配合腹部电热吹风治疗小儿病毒性肠炎 51 例。方用：葛根、黄芩、黄连、炙甘草、藿香、草豆蔻、板蓝根、乌梅、茯苓、白术、石榴皮。结果：除因 12 例病情严重加用西药对症处理外，均用本法治疗而治愈。对于慢性溃疡性结肠炎，以实证为主，偏于湿热者。

乔振纲[2]治疗溃疡性结肠炎用葛根芩连汤加减：葛根、黄芩、黄连、秦皮、川厚朴、槟榔、广木香、白头翁、焦山楂、白芍、败酱草。恶心明显者，酌加陈皮、半夏；纳呆明显，加砂仁、鸡内金；腻苔难化，加藿香、杏仁、佩兰。效果良好。

刘国晖[3]报道用葛根芩连汤为主治疗急性出血性坏死性小肠炎15例。症见T 39℃以上，腹痛、腹泻、呕吐，水样大便或果酱样大便，且恶臭异常。15例均有不同程度的电解质紊乱及酸中毒现象。方用葛根芩连汤。便血多且伴有大便坠胀者，加白头翁15～20g，赤芍10g，大黄6g，地榆炭15g，三七10g；腹胀者，加广木香、槟榔、大黄、枳实、厚朴各10g；腹痛，加延胡索10g，同时可针刺双侧足三里、内关；血压下降者先服参麦汤。同时配合禁食、补液、抗休克治疗。结果：15例全部治愈，腹痛、腹泻、便血的改善只需2～5天。

冯淑云[4]报道用葛根芩连汤加味灌肠治疗小儿肠炎76例。方药：葛根5～10g，黄芩5～10g，黄连3～6g，白芍6～15g，甘草3～5g，木香3～6g。脾虚明显，加太子参5～10g，炒山药5～15g；伤阳汗出者，加附子1～3g；血便明显，加地榆3～10g；伤阴明显，加麦冬5～10g；发热较重，加石膏5～20g。取两煎混合液70～130ml，待药温降至37℃时，用50ml注射器接肛管，插入肛门15～20cm，推注10分钟，保留灌肠，5天为1个疗程。结果：精神食欲正常，腹泻呕吐停止，大便常规检查正常，水电解质紊乱纠正为治愈，70例；精神食欲改善，腹泻呕吐显著减轻，水电解质紊乱纠正为好转，6例。治愈时间3～5天。

刘国辉[5]报道用葛根芩连汤加味保留灌肠治疗溃疡性结肠炎31例。方用葛根、黄芩、黄连、苦参、白头翁各10g，枯矾15g，甘草2g。以上药碾末，温开水调和，用100ml注射器注入肠中病变部位，开始7天，每日1次，保留。对肠外症状明显，加泼尼松5mg一同注入。其他严重的给予对症治疗。1周以后，改成隔日1次，2周为1个疗程。结果：痊愈9例，好转20例，无效2例，总有效率93.5%。

慢性结肠炎临床治愈率偏低，对病程迁延日久而出现的一系列自主神经功能紊乱症状，黄泽辉[6]报道对其湿热下注型治疗15例，方用葛根芩连汤加白芍、蒲公英、薏苡仁、木香、槟榔、白头翁、厚朴、夜交藤，总有效率为93.4%。

康小明[7]用葛根芩连汤加白头翁、金银花、栀子、黄柏、秦皮、芍药、甘草，水煎服。同时配合针刺中脘、天枢、足三里、阴陵泉。治疗急性肠胃炎85例，结果：痊愈55例，有效30例，总有效率100%。

高雄[8]报道用葛根芩连汤加味治疗小儿重症腹泻50例。方用葛根芩连汤加荷叶、白术、车前子、炒麦芽、儿茶、甘松、六一散。其中湿热重，加白头翁；寒甚，加藿香；伤食，加神曲炭；脾虚重，加怀山药、党参。1日1剂，分3～4次口服。脱水、酸中毒严重者配合补液和调节电解质平衡。结果：治疗3天后，大便次数减少为每日1～2次，成形，临床症状消失为显效，38例；治疗3天后，大便次数明显减少，性状转为糊状，临床症状基本消失为有效，8例；大便次数无改变，甚至加重而更换其他疗法和药物为无效，4例。总有效率为92%。

陈爱美[9]报道，对30例妊娠期泄泻，中医辨证为湿热证，用葛根芩连汤加菟丝子、桑寄生各 10g，艾叶、木香各 5g。胎动甚者，加白芍 20g；纳呆者，加神曲 15g。结果：痊愈 25 例，显效 4 例，无效 1 例。

郭应修[10]报道用葛根芩连汤加味治疗小儿中毒性消化不良 66 例。方用葛根芩连汤加黄柏、滑石、栀子、川楝子、大青叶。腹胀痛，加木香、青皮、延胡索；腹泻重者，加泽泻、车前子；呕吐，加半夏、藿香；烦渴，加沙参、麦冬、玉竹；高热，加服紫雪丹。结果：治愈 8 例，显效 33 例，有效 21 例，无效 4 例，总有效率 93.9%。

范骞[11]运用葛根芩连汤治疗急性肠炎 42 例病人，另选同期该证病人 42 例作为对照组。对照组行常规西医药物治疗，给予阿奇霉素，0.5g/天，与 0.9% 氯化钠注射液 250ml 混合后静脉滴注，3 天为 1 个疗程。观察组在对照组基础上，行葛根芩连汤治疗，方药：黄芩 5g，葛根 12g，金银花 10g，黄连 4g，茯苓 10g，扁豆衣 10g，马齿苋 10g，竹茹 8g，荷叶 12g，半夏 8g。水煎至 200ml，1 剂/天，3 天为 1 个疗程。观察组治疗总有效率为 92.86%，明显高于对照组 78.57%，观察组治疗效果明显优于对照组，差异有统计学意义（P < 0.05）。观察不良反应发生率为 4.26%，明显低于对照组 14.29%，观察组治疗安全性明显优于对照组，差异有统计学意义（P < 0.05）。

（二）细菌性痢疾

于思强[12]用葛根芩连汤加味治疗急性细菌性痢疾 39 例，方药：葛根 15g，黄芩 6g，黄连 3g，甘草 3g，木香 10g，槟榔 12g，藿香 6g，芍药 10g，马齿苋 12g，焦山楂 12g，枳壳 6g。结果：治愈 35 例，好转 4 例，总有效率为 100%。

赵行五[13]临床应用葛根芩连汤加干姜、羌活治疗细菌性痢疾，效果良好。里急后重，加木香、槟榔；腹痛者，加白芍；有白脓者，加陈皮；白脓多者，加附子；发热，加石膏、金银花；便血多者，加仙鹤草。

孙强英[14]用葛根芩连汤灌肠治疗小儿急性细菌性痢疾 88 例。基本方：葛根 6～10g，黄芩 6～10g，黄连 3～6g，炙甘草 3g，赤芍 6～10g，当归 6～10g，木香 6～10g。兼呕吐者，加半夏；夹食滞者，加炒山楂、六曲；腹痛者，加枳实；脓多者，加枳壳，重用木香 10～15g；血多者，加牡丹皮，重用赤芍 10～15g；高热者，加金银花，重用葛根 10～15g。每日 1 剂，水煎 100～120ml，分 2 次，早、晚各 1 次保留灌肠 1～2 小时，连用 5 天。并设对照组 54 例。结果：治疗组治愈 57 例，好转 24 例，无效 7 例，总有效率为 92.05%；对照组治愈 22 例，好转 15 例，无效 17 例，总有效率为 68.52%。作者认为抗生素治疗本病只是对因治疗，而中药治疗本病既能达到标本同治的目的，又能避免副作用。

（三）消化道出血

周雅莲[15]认为治疗本证必须滋阴清热，凉血止血。报道 1 例胃溃疡病史 7 年，

3 天前出现胃脘疼痛，恶心呕吐带红色血块，舌质暗红、苔黄腻，脉弦数，口中有热臭味，上腹部压痛。用葛根芩连汤加大黄、赤芍各 10g，阿胶 15g，三七粉 3g。3 剂后痊愈。

（四）发热

葛根芩连汤有较好的清热作用，临床上常用来治疗各种原因引起的发热。郑艺文[16]报道一原因不明的高热稽留患儿，用过多种抗生素热不退。症见：肌肤灼热，无汗，口渴，小便略黄，舌质红绛，脉疾数。用葛根芩连汤加玄参、牡丹皮、连翘。1 剂奏效。

乔学军[17]报道用葛根芩连汤加味治疗小儿流感高热 80 例。方药：葛根 15g，黄芩、黄连各 9g，滑石 12g，炙甘草、木香、生白芍各 6g。3 岁以下每次 30ml，4 岁以上每次 50ml，首次加倍。每日 3 次。口服困难者保留灌肠，量 30～50ml，每日 2 次。结果：12 小时内热退至 37℃以下者 61 例，24 小时内热退者 17 例，26 小时内热退者 1 例，无效 1 例。

王玉明等[18]报道 1 例上呼吸道感染伴高热惊厥。证属内热邪毒入里化热，引动肝风。方用葛根芩连汤加味：葛根 10g，黄芩 5g，黄连 5g，甘草 5g，防风 5g，薄荷 3g（后下）。1 剂分 4 次服，首剂服毕，汗出溱溱，躁烦顿除，体温降至 38℃，再剂病愈。

孙风华[19]治愈 1 例发热。初咽痛发热，T37.2℃～39℃，伴有头痛，肢体酸软无力，轻度腹胀。舌红、苔黄腻，脉浮数。西医治疗无效，中医证属表热内陷大肠，致成内热下利。方用葛根芩连汤加味：葛根 15g，黄芩 6g，川黄连 3g，川厚朴 4g，焦三仙 10g，牡丹皮 12g。6 剂诸症皆消。

（五）糖尿病

现代医学研究[20]证明，葛根芩连汤中各药均有不同程度的降糖和（或）改善糖尿病慢性并发症的药理作用。该方除直接降糖作用外，还可减轻 ALX（四氧嘧啶）诱导产生的超氧自由基对胰岛 B 细胞的损伤作用，具有磺脲类药物和双胍类药物的降糖作用。

李志坚[21]报道糖尿病肠病在临床上辨证分为 5 型，对其中的湿热中阻型疗效较好。症见：腹痛泻泄，泻下急迫，泻而不爽，粪色黄褐而臭，烦渴多饮，脘腹痞闷，小便短黄，舌苔黄腻，脉濡缓。用葛根芩连汤加味：葛根 20g，黄芩 10g，黄连、虎杖、苍术、泽泻、甘草各 10g，茯苓 15g，石膏 20g。脘腹胀满，加大腹皮 15g，白蔻仁 10g；泄下伴有不消化食物，夹食滞者，加神曲、麦芽、焦山楂；夏季夹暑泄下如水者，加藿香、香薷、白扁豆、荷叶。

近年来，仝小林团队发现运用葛根芩连汤治疗 2 型糖尿病效果显著，且呈现一定的量效关系。葛根芩连汤辨证施治治疗糖尿病时，在糖尿病重症期，如临床症状明显，血糖持续居高不下的情况用量宜大，葛根 30～120g，黄连 30～60g，黄芩 15～

45g，汤剂荡之；血糖控制稳定期用量宜小，葛根 15～30g，黄连 9～15g，黄芩 9～15g，甚至可做丸剂缓图[22]。

（六）伤寒

葛根芩连汤是治疗伤寒常用的方剂。贺志良[23]报道用此方治疗肠伤寒 98 例。其中湿重于热者 22 例，热重于湿者 29 例，湿热并重者 47 例。方用葛根芩连汤加茯苓、猪苓、泽泻、白术、芦根、冬瓜子。病重者每日服 2 剂。湿重于热者，加佩兰、姜半夏；热重于湿，加黑栀子、淡竹叶；腹胀腹痛者，加柴胡、川厚朴、白芍；呕恶者，加姜半夏、竹茹；便秘者，加桃仁。均服药 2 周以上。结果：98 例均获痊愈，1 个月后随访无复发。

鼠伤寒沙门菌感染传播迅速，病情危重，复杂，腹泻顽固难治，预后凶险严重。储汛[24]应用中医辨证并辅以西医液体、抗生素等治疗 13 例，12 例治愈，1 例死亡。对其中中医辨证属热毒型的给予葛根芩连汤加马齿苋治疗，效果良好。

（七）口疮

刘洁[25]报道用葛根芩连汤加减治疗小儿口疮 1 例，方用：葛根 5g，川黄连 2g，黄芩 3g，生地黄 9g，玄参 7g，麦冬 7g，牡丹皮 3g，板蓝根 6g，竹叶 3g，蝉蜕 2g，厚朴 6g，参须 7g。外用冰硼散点敷，6 剂后口疮消失。

（八）带下

胡献国[26]治愈 1 例带下病。症见：带下绵绵色黄质稠，秽臭而阴痒，伴少腹疼痛，肢软乏力，口苦而腻，心烦少寐，小便短赤，大便溏泄，舌红苔黄，脉滑数。方用葛根芩连汤加车前子、茯苓、黄柏、蛇床子。5 剂后黄带止，诸症皆消。

（九）眩晕

对证属湿热内蕴，阻遏中州，清阳不升，浊阴不降，清窍为之蒙蔽的眩晕。胡献国[26]用葛根芩连汤加藿香、栀子、茯苓、杏仁、厚朴。治疗 1 例，5 剂后眩晕大减，但胸闷恶心仍作，胃纳不香，苔转薄黄。原方去栀子、杏仁，加法半夏、焦楂曲，10 剂后痊愈。

（十）脱肛

胡献国[26]报道治愈 1 例脱肛病人，证属湿热之邪阻滞肠胃，气机升降失常。方用葛根芩连汤加木香、火麻仁、杏仁。15 剂后痊愈。

（十一）痔上黏膜环切术后肛门直肠疼痛

巫国胜[27]运用葛根芩连汤加味治疗痔上黏膜环切术后肛门直肠疼痛症 13 例。两组术后都经过常规抗炎镇痛治疗，但疗效欠佳。以中药方剂葛根芩连汤加味为主方，药物组成：葛根 15g，黄芩 5g，黄连 5g，木香（后入）10g，川楝子 5g，延胡索 10g，生炒白芍各10g，甘草5g。出血加地榆炭12g，黑槐花10g，白及15g；里急后重加蒲公英12g，熟大黄5g。每日1剂，水煎服，日2次。对照组予头孢曲松钠、甲硝唑抗感染治疗，结合肛管直肠塞纳双氯芬酸钠或口服曲马多缓释片镇痛。两组均配合肛管直肠常规消毒，直肠内用本专科消炎膏药治疗。两组治疗1周后在停止治疗用药的情况下判定病人肛门直肠疼痛程度，并将疗效分为治愈、好转、无效3级。治愈：肛门直肠疼痛消失，排便正常；好转：肛门直肠疼痛程度≤Ⅱ度；无效：肛门直肠疼痛程度＞Ⅱ度。治疗组13例全部痊愈，对照组好转2例，无效8例；对照组无效的8例病人转葛根芩连汤加味治疗后痊愈。

（十二）其他

根据王耀献等[28]的经验，对于川崎病证属邪侵肺胃，腹泻较重，肺热下移大肠，可选用清热透邪的葛根芩连汤加减，效果良好。

对于脊髓灰质炎，证属肠热下利，肖德才[29]用葛根芩连汤加薏苡仁、牛膝、伸筋草、木瓜，同时配合西医对症处理和支持疗法，效果频佳。

根据李在邠[30]的实验表明，葛根芩连汤对几种不同类型的心律失常模型，均有一定的对抗作用。

而李在邠[31]的另一实验结果表明：葛根芩连汤水醇法提取液有显著的抗缺氧、抗心律失常、减慢心律及松弛平滑肌作用，这为本方治疗缺氧性疾病、心律失常及平滑肌痉挛性疾病提供了药理依据，也为发现本方的新用途提供了线索。

近年来，有学者报道[32-34]葛根芩连汤治疗放射性肠炎、甲亢性腹泻、肠癌术后腹泻等病。

参 考 文 献

[1] 杨翔兰. 加味葛根芩连汤配合腹部电热吹风治疗小儿病毒性肠炎51例体会. 贵阳中医学院学报，1995，17（2）：23.

[2] 乔振纲. 虚实为纲治疗溃疡性结肠炎117例. 陕西中医，1996，17（1）：13.

[3] 刘国晖. 葛根芩连汤为主治疗急性出血性坏死性小肠炎15例. 湖南中医杂志，1998，14（1）：32.

[4] 冯淑云. 葛根芩连汤加味灌肠治疗小儿肠炎76例. 山西中医，1998，14（6）：38.

[5] 刘国辉. 葛根芩连汤加味保留灌肠治疗溃疡性结肠炎31例. 陕西中医，1999，20（6）：272.

[6] 黄泽辉. 中医治疗慢性结肠炎伴植物神经功能紊乱70例临床总结. 福建中医药，1999，30（1）：7.

[7] 康小明. 针药配合治疗急性肠胃炎85例. 陕西中医，1996，17（1）：32.

[8] 高雄. 葛根芩连汤加味治疗小儿重症腹泻50例. 福建中医药，1995，26（6）：21.

[9] 陈爱美. 葛根芩连汤加味治疗妊娠泄泻30例. 湖北中医杂志，1995，17（5）：33.

[10] 郭应修．葛根芩连汤加味治疗中毒性消化不良66例．山西中医，1994，10（4）：25.

[11] 范骞．葛根芩连汤治疗急性肠炎42例患者的临床疗效分析．中外医疗，2015，（12）：165.

[12] 于思强．葛根芩连汤加味治疗急性菌痢39例．时珍国医国药，1999，10（6）：451.

[13] 赵行五．葛根芩连汤加干姜、羌活治疗菌痢．山东医药，1987，27（5）：9.

[14] 孙强英．葛根芩连汤灌肠治疗小儿急性菌痢88例．江苏中医，1997，18（7）：21.

[15] 周雅莲．葛根芩连汤新用．陕西中医，1994，15（1）：33.

[16] 郑艺文．临床运用葛根芩连汤经验琐谈．中医杂志，1984，25（3）：24.

[17] 乔学军．葛根芩连汤加味治疗小儿流感高热．四川中医，1999，17（9）：45.

[18] 王玉明，王建敏．葛根芩连汤加味在儿科急症中的作用．黑龙江中医药，1995，（2）：24.

[19] 孙风华．葛根芩连汤治愈发热1例．黑龙江中医药，1998，（1）：43.

[20] 潘竞锵．葛根芩连汤降血糖作用的实验研究．中国新药杂志，2000，9（3）：167.

[21] 李志坚．糖尿病肠病的辨证治疗．实用中医内科杂志，1997，11（2）：40.

[22] 赵林华，连凤梅，姬航宇，等．仝小林教授运用不同剂量葛根芩连汤治疗2型糖尿病验案．中国实验方剂学杂志，2011，17（4）：249.

[23] 贺志良．葛根芩连汤加味治疗肠伤寒98例．浙江中医杂志，1991，26（8）：344.

[24] 储泂．婴儿鼠伤寒沙门氏菌感染的辨证治疗．中医杂志，1990，31（5）：30.

[25] 刘洁．葛根芩连汤加减治验6例．江西中医药，1998，29（1）：21.

[26] 胡献国．黄芩黄连汤的临床应用．北京中医，1987，（2）：36.

[27] 巫国胜．葛根芩连汤加味治疗痔上黏膜环切术后肛门直肠疼痛症13例．福建中医药，2011，42（4）：31.

[28] 王耀献，石军．川畸病的中医临床探讨．北京中医学院学报，1993，16（3）：54.

[29] 肖德才．脊髓灰质炎的辨证治疗——附77例临床疗效观察．湖南中医杂志，1988，4（2）：13.

[30] 李在邠．葛根芩连汤的抗心律失常作用．吉林中医药，1986，（6）：30.

[31] 李在邠．葛根芩连汤的药理作用研究．中药药理与临床，1990，6（5）：14.

[32] 魏开建．葛根芩连汤治疗放射性肠炎的临床疗效观察．福建中医学院学报，2009，19（6）：13.

[33] 徐乃佳．加味葛根芩连汤治疗甲亢性腹泻的临床观察．湖北中医杂志，2013，35（9）：43.

[34] 李艺，郭利华，李斯文．李斯文运用葛根芩连汤治疗肠癌术后腹泻．中国中医药信息杂志，2010，17（6）：85.

五、小陷胸汤

（一）胃病

小陷胸汤常用来治疗胃部疾患，多用于慢性浅表性胃炎、十二指肠炎、慢性胃窦炎等，证属痰热互结，气机不畅者。周竞龙[1]报道用小陷胸汤治疗慢性胃炎42例。药物：黄连5g，姜半夏10g，瓜蒌皮20g，柴胡10g，枳壳10g，白芍20g，甘草3g，佛手10g，八月札15g，浙贝母10g。气滞脘胀明显加香附；兼有舌苔白腻加川厚朴；疼痛明显加川楝子、延胡索；反酸加海螵蛸、牡蛎；食滞纳差加焦三仙；舌红苔黄糙乏津加玉竹、麦冬；舌质淡胖边齿印加党参、黄芪。2个月为1个疗程。结果：42例中临床治愈23例，好转16例，无效3例。

日本人伊藤氏[2]治1例胃溃疡病人，空腹胃痛，其人羸瘦，大便潜血强阳性。腹征心下部有局部抵抗，鸠尾、巨阙、上脘有压痛，方用小陷胸汤，2个月后痊愈。

陈鉴清[3]报道用小陷胸汤治疗胃痛1例，诉胸壁气顶，剑突下近心窝处隐隐作痛，脘腹胀满，嗳气，心烦难寐，大便干结。诊为：①慢性胃炎；②十二指肠球部溃疡（如绿豆大）。证属肝经火郁，痰热痞结。用小陷胸汤合大柴胡汤化裁投治：黄连、瓜蒌（先煎）各15g，白芍30g，枳实9g。3剂后腹中大快，大便转烂带胨，即去大黄，减用白芍15g，用炙甘草、车前子（包煎）各9g。自此后，自觉诸症虽有好转，但觉心下灼热，压之仍痛，脘腹胀闷，甚则自背脊放射，两胁下时若刺痛，纤维胃镜检查提示为浅表性胃炎（胆汁反流）。用小陷胸汤合丹参饮加减为：川黄连3g，柴胡、制香附、法半夏各12g，瓜蒌皮、丹参各15g，黄芩、川厚朴、延胡索、炙甘草各9g，三七末6g。2个月后诸症悉除。

王晓贞[4]报道应用小陷胸汤治疗胃部疾患，屡见良效。1例胃扭转，辨证为痰热结于心下，用小陷胸汤加枳壳、广木香、大黄（后下），服药6小时后，胃扭转已复位。1例胃黏膜脱垂症，胃脘痛食后发作呈阵发性，上腹胀满嗳气，恶心呕吐，有时吐隔顿食物。舌体胖大有齿印，舌质淡红、苔黄腻，脉沉滑。用小陷胸汤加味：黄连、半夏、瓜蒌子、枳壳各10g，白扁豆15g，柴胡9g。每日1剂，并嘱病人进食后左侧卧30分钟。6剂后症状明显减轻，上方减白扁豆，加黄芪12g，白术10g，21剂后诸症皆除。

（二）食管炎

反流性食管炎是由于胃和十二指肠内容物反流入食管，引起食管黏膜发生炎症的疾病。马立德[5]报道用加味小陷胸汤治疗34例，并设对照组28例。治疗组用小陷胸汤加味：全瓜蒌20g，法半夏10g，黄连6g，枳壳10g，炒栀子10g，代赭石20g（先煎），郁金10g，香附10g，陈皮10g，赤芍10g，淡豆豉10g。10日为1个疗程，一般1~3个疗程。对照组服用三九胃泰、胃复安。结果：治疗组显效20例，有效9例，无效5例，总有效率85.29%；对照组显效6例，有效11例，无效11例，总有效率60.71%。两者相比，有显著差异。

王晓贞[4]报道治疗1例食管裂孔疝，反流性食管炎。证属痰热壅于心下，用小陷胸汤加白芍、海螵蛸、甘草。6剂后疼痛消失，进食顺畅，惟感胸腹满闷，食欲尚差，上方减白芍、甘草，加茯苓，12 剂后痊愈。

（三）呕吐

对于各种原因引起的呕吐，何正海[6]报道用小陷胸汤治疗 30 例。基本方为小陷胸汤，外邪犯胃者，加藿香正气散；饮食积滞，加保和丸；痰热内阻者，加重基本方用量；脾胃虚寒者，可先用本方止吐再用理中汤，或两方交替服用；胃阴不足，可加沙参、麦冬、知母、石斛、竹叶。30 例中，治愈 21 例，有效 8 例，无效 1 例，总有效率 96.7%。服药 1～5 剂。一病例因操劳过度，饮食失节以致脘腹胀痛，心下痞微痛，烦躁不安，遂呕吐不止。呕吐之物为痰涎和胆汁，病已 6 日，大便秘结，小便黄，舌质红、苔黄腻，脉滑数，证属痰热内阻，方用小陷胸汤，2 剂痊愈。

（四）肝胆疾患

小陷胸汤临床上常用来治疗肝胆疾病。多遵仲景《金匮》"见肝之病，知肝传脾，当先实脾"之宗旨。刘春援[7]报道 1 例慢性迁延性肝炎及肝硬化病人。症见：两胁及右背疼痛麻木，胃脘部阻塞感，纳呆，口中时泛清水，大便时干时稀，小便多，舌胖、质紫暗、苔白，脉沉细弦。证属肝郁脾虚，痰饮水湿互结。方用小陷胸汤合温胆汤加减：瓜蒌皮、黄连、法半夏、竹茹、枳壳、广陈皮、茯苓、柴胡、郁金、赤白芍。5 剂后诸症皆有好转，但未尽除，仍守上方去柴胡、白芍，加厚朴、香附。6 剂后诸症尽除，改拟养肝柔肝、健脾和血的一贯煎加减，7 剂后未再复发。

邵桂珍[8]报道用加味小陷胸汤治疗多种肝病，对肝功能的恢复收到意外疗效。基本方为：瓜蒌 15g，半夏 12g，黄连 9g，枳实 15g，白术 70g，佛手 15g，甘草 6g。30 天为 1 个疗程。伴黄疸、腹水病人待消退后再用本方。治疗期间，停用他药，其疗效观察指标为症状改善及肝功能恢复情况。72 例中，41 例症状消失，肝功能恢复正常；29 例症状及肝功能得到不同程度的改善，2 例中途改用他方治疗。其中 1 个疗程收效 52 例，2 个疗程收效 17 例。

小陷胸汤常用来治疗慢性胆囊炎和胆结石。顾家咸[9]报道用小陷胸汤加味结合抗生素治疗急性湿热型胆囊炎 62 例。症见：右上腹持续性胀痛，多向右肩背放射，伴畏寒发热，甚则高热寒战，口苦咽干，恶心呕吐，不思饮食。部分病例出现巩膜黄染，皮肤发黄，尿黄，便秘，舌红苔黄，脉弦滑而数。中医治疗以小陷胸汤加味：黄连 6g，半夏、木香、瓜蒌皮、柴胡各 10g，大黄 6g。热甚，加金银花、栀子、虎杖；痛甚，加白芍、延胡索；气虚，加党参、黄芪；伴有结石者，加枳壳、鸡内金、金钱草。西药治疗为辅。感染严重者给予补液抗感染，维持水和电解质平衡。7 天为 1 个疗程，一般 2～4 个疗程。结果：治愈 25 例，显效 26 例，好转 6 例，无效 5 例，总有效率为 91.9%。作者认为单用中药治疗，对感染控制较慢，病程延长；如纯用西药，不易根除，复发率高。中西药合并，疗效较佳。

朱初良[10]报道用小陷胸汤加虎杖、柴胡、枳壳、鸡内金、甘草治疗胆石病

37 例。其中胁腹胀者，加郁金、青皮；胁及剑突下疼痛剧烈者，加延胡索、川楝子；嗳气多者，加紫苏梗；呕吐，加橘皮、竹茹；发热，加黄芩；巩膜发黄，加茵陈、金钱草；大便秘结者，加大黄，甚者加玄明粉；形体肥胖者，加山楂。待症状缓解后，原方研细末或炼蜜为丸。服 3～6 个月，以巩固疗效，结果：痊愈 17 例，显效及有效为 18 例，无效 2 例，总有效率 94.6%。

梁世道[11]报道治疗 1 例慢性胆囊炎急性发作，证属痰热交阻，胆腑失通。用黄连 5g、全瓜蒌、茵陈各 20g、法半夏、生大黄（后下）、延胡索粉各 10g。连服 2 日，呕逆平，大便通畅，胁痛锐减。又报道 1 例胆道蛔虫症，突发间歇性胃脘及右胁剧痛，引及右肩，呻吟不已，辗转不安，大汗淋漓，手足厥冷，入食即吐。证属痰热中阻，蛔虫上扰，钻入胆道，气机不畅。方用黄连 5g，法半夏、乌梅丸（包煎）各 10g，全瓜蒌、苦楝皮各 20g，槟榔 9g，加米醋 2 匙兑服。1 剂后痛减，3 剂后痛消，随访 1 年未作。

胆心综合征西医学称之为胆囊炎并发心脏病。杨小乐报道[12]用茵陈四逆散合小陷胸汤治疗胆心综合征 12 例。其中胁痛甚，加败酱草；纳差，加楂曲；气虚，加南沙参。结果：治愈 2 例，基本治愈 5 例，好转 3 例，无效 2 例。

（五）心脏系统疾病

用小陷胸汤治疗心脏病的经验很多。高鸿[13]认为短阵室性心动过速属中医学"胸痹""心悸""怔忡"范畴，属本虚标实之证。本虚为肝虚血少气弱，标实为气滞、血瘀、痰阻，多由情志失调，饮食不当，过度劳累，身体衰弱而致阴乘阳位，胸阳痹阻，痰瘀互结。可用小陷胸汤加减治疗。药用：全瓜蒌 24g，法半夏 12g，炙甘草、桂枝、杏仁、厚朴、神曲、党参各 10g，广木香 6g，丹参 15g。头痛头晕，加生牡蛎 30g，女贞子 15g，草决明 15g；烦躁，加炒栀子 10g，淡豆豉 10g；夜寐不安，加夜交藤 30g，郁金 10g；咳嗽、痰多者，加黄连 6g，熟大黄 6g。上方水煎服 20 分钟，每日 1 剂，2 个月为 1 个疗程。结果：显效 25 例，有效 5 例，无效 2 例。

老年冠心病心律失常属于中医学"心悸"范畴。皮理广[14]认为，《丹溪心法》所主张心悸"责之虚与痰"的理论更符合老年冠心病心律失常的特点。对由于年老体衰，痰邪易上干于心肺，痰热郁阻，气血循环不相续而见脉结代者，用小陷胸汤合西药联合治疗，效果颇佳。皮理广治疗的 96 例病人，随机分为治疗组 49 例，对照组 47 例。两组均给予吸氧、镇静、休息等一般处理。对照组予极化液 500ml 静脉滴注，每日 1 次，14 天为 1 个疗程。期间根据变化临时给予消心痛、心律平或慢心律口服。治疗组：极化液同上，加服参芎小陷胸汤（红参 12g，川芎 12g，黄连 10g，瓜蒌 15g，半夏 10g）。结果：对照组 47 例中显效 13 例，有效 18 例，无效 16 例，总有效率 66.0%；治疗组 49 例中，显效 17 例，有效 26 例，无效 6 例，总有效率 87.8%。

黎裕朝[15]报道用小陷胸汤治疗痰热型冠心病28例,结果:显效14例,有效11例,无效3例。方药为小陷胸汤加丹参、枳实、葛根、山楂。30天为1个疗程。

胡天真[16]报道用小陷胸汤合冠心Ⅱ号治疗冠心病心绞痛痰瘀交阻型50例,治疗组用瓜蒌30g,半夏12g,黄连6g,川芎15g,赤芍30g,丹参30g,红花10g,降香15g。对照组33例口服消心痛、心痛定。两组均以30天为1个疗程,观察1~2个疗程。对心绞痛的疗效:治疗组显效19例,好转23例,无效8例,总有效率84.00%;对照组显效16例,好转13例,无效4例,总有效率87.88%。治疗组与对照组在改善缺血性心电图方面均有效,差异不大。但治疗组有降低血脂倾向。

对于病人自觉胸中堵塞,呼吸不畅,常以深吸气求得一时之快,甚则频频叹气,以致睡眠未能仰卧的胸痹之证,韩斌[17]报道用小陷胸汤合生脉散加味治疗,效果满意。基本方剂组成:瓜蒌12~15g,半夏10g,黄连3~5g,党参20~24g,五味子3~5g,麦冬、桂枝、红花各10g,丹参15~20g,黄芪12~15g。

童安荣[18]报道用承气合小陷胸汤治疗急性心肌梗死1例。病人主要为痰湿从阳化热,阻塞气机,表现为痰热壅盛与阳明腑实俱急,故用小陷胸汤泄浊豁痰,小承气汤理气泄热,并佐以活血化瘀之品以通络止痛。在使热解后,改用养阴清热、活血化瘀之剂而收功。

(六)呼吸系统疾病

急性支气管炎为中医学"咳嗽"范畴,病机为风邪夹寒夹热犯肺,肺失宣降,久则热郁痰结而咳嗽,兼见心下硬满,不思饮食。冯则怡[19]用小陷胸汤治疗急性支气管炎21例,基本方为:法半夏10g,瓜蒌实15g,黄连10g,桔梗、延胡索各10g,金银花20g,虎杖15g,鱼腥草、车前草各30g。鼻塞流清涕,加紫苏叶10g;发热,加红藤、败酱草各15g;胸痛,加枳壳10g,丹参15g;痰黄稠,加天竺黄10g,川贝母10g;咽干痛者,加射干、牛蒡子各10g;便结者,加生大黄6g;口干,加知母10g,麦冬10g;咳甚者,加紫菀10g,枇杷叶10g。结果:治愈16例,好转4例,无效1例,总有效率95.24%。

庞华威[20]报道用小陷胸汤合麻杏石甘汤加减治疗小儿急性支气管炎50例为治疗组,对照组50例用麻杏石甘汤治疗。方法:治疗组以小陷胸汤合麻杏石甘汤加鲜茅根、胆南星、木蝴蝶。咳痰不利、哮鸣音多者,加前胡、白前、紫菀;高热者,加羚羊角粉;痰多者,加川贝母;便秘,加大黄。结果:治疗组治愈37例,好转5例,无效8例,治愈率84%;对照组治愈26例,好转5例,无效19例,治愈率62%。

肺源性心脏病是由慢性呼吸道疾病演变而来,最终都不同程度导致右心衰竭。苏和[21]报道用加味小陷胸汤治疗肺源性心脏病心力衰竭112例,显效率57.1%,总有效率92.9%,且无毒副作用。其在常规抗感染治疗同时给予小陷胸汤,并停用其他强心类中西药物。方药组成:黄连、半夏、瓜蒌、枳实、陈皮、茯苓、杏仁、泽泻、炙甘草。加减：便实者加大黄，小便黄赤者加活见鬼石。14 天为 1 个疗程。

樊智勇[22]报道，对尘肺合并肺部感染，症见咳嗽、胸憋、胸痛的病人 33 例，其中尘肺 I 期 22 例，II 期 8 例，III 期 3 例；合并慢性支气管炎者 25 例，肺炎 5 例，肺气肿 3 例。方用小陷胸汤合瓜蒌薤白半夏汤加味：瓜蒌 15g，半夏 9g，黄连 6g，薤白 10g，桂枝 6g，生龙牡各 15g，杏仁 10g。20 天为 1 个疗程，一般 2～3 个疗程。其中显效 28 例，好转 3 例，无效 2 例，总有效率 93.94%。

雾化吸入给药方法简便，疗效迅速，特别是对于痰液黏稠者及不能服药者更为适宜。钟兴美[23]报道用小陷胸汤加减：全瓜蒌、蒲公英、野菊花各 15g，川黄连 3g，法半夏 6g，丹参 9g，薄荷 3g。加水 300ml 口腔雾化吸入，时间 15 分钟，每天 3 次，连续用药 7～10 天。结果：14 例肺部感染者，治愈 6 例，显效 4 例，有效 3 例，无效 1 例，总有效率 92.86%。

梁世道[11]报道对咽炎，证属痰热互结于咽胸，症见胸痞闷，咽干灼痛，咳痰黏稠，舌红苔黄，脉浮者，用小陷胸汤加北沙参、桔梗、玄参。15 剂后诸症皆除。

田乃姐[24]报道用小陷胸汤治疗 2 例咳嗽。其一为素多痰热、复感外邪，用小陷胸汤合桑菊饮加减疏风清热，宣肺豁痰，6 剂愈。其二证属痰热阻肺、肺失清肃，症见：咳痰不爽黄稠，胸闷憋气，夜不能卧，舌紫红，苔黄燥，脉弦滑。方用小陷胸汤合千金苇茎汤加减，15 剂后诸症消除。

（七）胸膜炎

用小陷胸汤治疗胸膜炎的经验较多。李正[25]认为渗出性胸膜炎，多因平素体弱，外感六淫之邪，痰热互结胸中，郁而化热，热盛肉腐日久则气滞血瘀而成，可用小陷胸汤治疗。方用小陷胸汤加金银花、赤芍、郁金各 30g，穿山甲 12g，陈皮、枳壳各 6g。水煎服，并根据病情适当配用抗结核或抗炎药。治疗 22 例渗出性胸膜炎，显效 13 例，有效 7 例，无效 2 例。

胡纯[26]报道 1 例肺炎合并胸膜炎，也为痰热互结蕴肺。症见：咳嗽，咯少量白痰，胸痛憋闷气短，伴胃脘胀满。用小陷胸汤加甘草 6g，茯苓皮、块各 15g，葶苈子、郁金各 12g，鱼腥草 20g，冬瓜皮、仁各 30g。只服中药 34 剂而痊愈。

（八）泄泻

王维澎[27]报道一病人泄泻，对症治疗后，泄泻止，但不思饮食，干呕呃逆，胃胀满不舒，大便 3 日未行，乃止泻太过，肠胃积滞未清，湿热留连，中焦气滞之证，方用小陷胸汤加莱菔子、焦三仙。3 剂而痊愈。

（九）妊娠恶阻

妊娠恶阻一般由冲脉气盛，上逆犯胃，胃失和降而致，寒自内生，胎气不和，郁而化热，从而形成寒热错杂之证。毛玲[28]报道用小陷胸汤合生姜泻心汤治疗妊娠恶阻 51 例。基本方为：黄连 10g，半夏 15g，全瓜蒌 12g，生姜 15g，干姜 5g，黄芩

10g, 党参15g, 木香6g, 炙甘草6g。口淡吐清水者, 重用干姜至10g, 减芩、连各为6g; 吐酸苦水者, 加吴茱萸3g, 重用黄连至15g; 胁肋胀满者, 加佛手12g, 郁金15g。51例中, 痊愈45例, 好转5例, 无效1例, 服药多为3~15剂。医者认为本病不宜单纯补脾, 过补可致壅而加重脘腹痞胀, 故方中木香、瓜蒌不可轻去。

（十）鼻息肉

许龙泉[29]报道1例女病人持续性鼻塞半年, 伴嗅觉减退, 头晕头痛, 左侧鼻腔内有1个鼻息肉。医者认为是湿热留滞鼻窍, 痰凝血瘀, 脉络瘀阻。用小陷胸汤加味: 黄连5g, 制半夏15g, 瓜蒌子20g, 桔梗15g, 陈皮10g, 穿山甲10g, 王不留行10g。服至第2日, 鼻腔内出现脓血腐肉状物, 时或咯吐脓血, 至第9剂脓血尽而鼻息肉除, 诸症皆无。

（十一）梅核气

程群才[30]报道治疗梅核气证属气火痰热壅阻咽喉。用小陷胸汤加枳实、射干、海藻、月石。6剂后, 胸闷、吐痰、恶心已去, 但咽部异物感未消, 上方加沙参、石斛, 续服8剂, 诸症悉安。

（十二）噎膈

对症见进食梗噎, 并伴胸脘灼痛, 进热食时尤甚, 恶心呕吐, 渴欲凉饮的痰热内盛证, 程群才[30]报道用小陷胸汤加枳实、代赭石、半枝莲、桃仁治疗1例病人, 5剂病告痊愈。

（十三）肺痈

程群才[30]报道对肺痈证属痰热壅肺, 热壅血瘀者, 用小陷胸汤加鱼腥草、连翘、桔梗、桃仁、甘草治疗, 效果理想。

（十四）小结胸证

用小陷胸汤治疗小结胸证的经验较多。主要适用于痰热停阻上焦胸脘所致的病例。既可以原方应用, 又可临证加减。程群才[30]治疗1例小结胸证, 方用小陷胸汤加杏仁、栀子、淡豆豉, 2剂恶心呕吐已除, 食欲转佳, 痞满去半。再进2剂, 诸恙悉平。

（十五）其他

丁其联[31]认为对于血管神经性头痛, 用桂枝加桂汤合小陷胸汤治疗有效。主要是通过有效地调整肝的疏泄功能, 恢复和促进各脏腑的正常功能活动, 以利祛湿化瘀、活血化瘀, 而发挥治疗作用。本方只适用于阴证、寒证, 若为实热证, 不宜应用。

对于白血病高热、出血、昏迷, 证属邪毒内盛、气血两燔、痰浊中阻、腑气不通者, 用小陷胸汤、犀角地黄汤、苍术白虎汤三方加减有一定疗效[32]。

对于甲状腺囊肿，症见心悸胸闷，善太息，失眠，舌暗苔薄白，脉细数者，张惠珍[33]用小陷胸汤合龙胆泻肝汤加减治疗 1 例，效果良好。

周蕾[34]介绍刘嘉湘运用小陷胸汤治疗肿瘤相关症状如胸痛、发热、不寐、便秘等，疗效满意。

周强等[35]介绍全小林用小陷胸汤治疗抑郁症、2 型糖尿病等，效果不错。

参 考 文 献

[1] 周竞龙. 四逆散合小陷胸汤治疗慢性胃炎 42 例. 浙江中医药大学学报, 1995, 19 (5): 29.

[2] 江克明. 小陷胸汤的方证与应用. 福建中医药, 16 (5): 49.

[3] 陈鉴清. 小陷胸汤治胃痛 1 例. 陕西中医, 2000, 21 (6): 281.

[4] 王晓贞. 王顺道应用小陷胸汤的经验体会. 河北中医, 1999, 21 (3): 161.

[5] 马立德. 加味小陷胸汤治疗反流性食管炎 34 例临床观察. 河北中医, 1999, 21 (1): 35.

[6] 何正海. 小陷胸汤治疗呕吐 30 例. 河北中医, 1990, 12 (4): 47.

[7] 刘春援. 杨扶国运用小陷胸汤的经验. 江西中医药, 1996, 27 (1): 4.

[8] 邵桂珍. 加味小陷胸汤对肝功能恢复的疗效观察. 吉林中医药, 1992, (1): 18.

[9] 顾家咸. 中西医结合治疗急性胆囊炎 62 例. 江苏中医, 1994, 15 (4): 17.

[10] 朱初良. 利胆消石汤加减治疗胆石病 37 例. 内蒙古中医药, 1997, 16 (1): 8.

[11] 梁世道. 小陷胸汤临床新用. 四川中医, 1996, 14 (8): 54.

[12] 杨小乐. 茵陈四逆散合小陷胸汤治疗胆心综合征 12 例. 中国中医急症, 1999, 8 (6): 282.

[13] 高鸿. 小陷胸汤加减治疗病理性短阵室速 32 例. 实用中医内科杂志, 1999, 13 (1): 44.

[14] 皮理广. 中西医结合治疗老年冠心病心律失常 49 例. 国医论坛, 1999, 14 (2): 29.

[15] 黎裕朝. 小陷胸汤治疗冠心病 28 例. 国医论坛, 1999, 14 (6): 9.

[16] 胡天真. 小陷胸汤合冠心 II 号治疗冠心病心绞痛 50 例. 山东中医杂志, 1997, 16 (9): 396.

[17] 韩斌. 小陷胸汤合生脉散加味治疗胸痹证. 中医药研究, 1996, (2): 28.

[18] 童安荣. 承气合小陷胸汤治疗急性心梗 1 例. 陕西中医, 1995, 16 (3): 122.

[19] 冯则怡. 小陷胸汤治疗急性支气管炎 21 例. 黑龙江中医药, 2000, (4): 43.

[20] 庞华威. 麻杏石甘汤合小陷胸汤加减治疗小儿急性支气管炎 50 例. 上海中医药杂志, 1986, (1): 27.

[21] 苏和. 加味小陷胸汤治疗肺源性心脏病心衰 112 例临床观察. 内蒙古中医药, 1998, 17 (3): 18.

[22] 樊智勇. 小陷胸汤合瓜蒌薤白半夏汤治疗煤工尘肺合并肺部感染 33 例. 北京中医药大学学报, 1994, 17 (1): 37.

[23] 钟兴美. 加味小陷胸汤雾化吸入治疗肺部感染 14 例. 中国中医药科技, 2000, 7 (1): 53.

[24] 田乃姮. 小陷胸汤的临床应用. 中国医药学报, 1994, 9 (6): 35.

[25] 李正. 小陷胸汤加味治疗渗出性胸膜炎 22 例. 陕西中医, 1994, 15 (8): 368.

[26] 胡纯. 小陷胸汤加味治愈肺炎合并胸膜炎 1 例. 北京中医学院学报, 1991, 14 (5): 52.

[27] 王维澎. 小陷胸汤治疗泄泻举隅. 北京中医, 2000, 19 (4): 30.

[28] 毛玲. 小陷胸汤合生姜泻心汤治疗妊娠恶阻 51 例. 国医论坛, 1999, 14 (5): 11.

[29] 许龙泉. 小陷胸汤加味治愈鼻息肉 1 例. 实用中医药杂志, 1996, 12 (1): 30.

[30] 程群才. 龚振祥老中医运用小陷胸汤的临床经验. 河南中医, 1984, (6): 30.

[31] 丁其联. 桂枝加桂汤合小陷胸汤治疗血管神经性头痛. 河南中医, 1996, 16 (4): 211.

[32] 王瑞祥. 中医药治疗白血病高热、出血、昏迷两例临床一得. 江西中医药, 1988, (5): 14.

[33] 张惠珍. 调脏化癥治验举隅. 北京中医, 1990, (1): 24.

[34] 周蕾. 刘嘉湘运用小陷胸汤治疗肿瘤相关症状举隅. 辽宁中医杂志, 2016, 43 (3): 617.

[35] 周强, 越锡艳, 逄冰, 等. 仝小林应用小陷胸汤临床验案 4 则. 河北中医, 2013, 35 (3): 329.

六、白虎汤

（一）发热

白虎汤能治疗各种高热，阳明经热盛，无论脉之虚实，有汗与无汗，皆可加减用之，甚则热邪扰心，昏愦不语，用之亦有效验；温病高热，无论春温、风温、湿温、伏气化热，均可用之，临床运用时须注意应煎服一大剂，分 3 次服下。王文芝[1]报道用白虎汤治疗小儿持续高热 16 例，其中舌红、尿少、烦躁加竹叶，2 岁以上每日 1 剂，1 岁 2 天服 1 剂。结果：16 例病人全部治愈，退热时间最短 15 小时，最长 60 小时。

徐寿生[2]报道，用加味白虎汤治疗高热 159 例。原发疾病为上呼吸道感染者 77 例，急性支气管炎者 40 例，病毒性肺炎者 10 例，大叶性肺炎者 3 例，急性肠炎者 12 例，急性细菌性痢疾者 4 例，急性泌尿道感染者 13 例。中医辨证为风热 63 例，风寒 49 例，暑湿 10 例，痰湿 18 例，湿热 19 例。方药：白虎汤加板蓝根、金银花、荆芥、紫苏叶。必要时做物理降温并根据病情进行对症支持治疗。159 例中显效 68 例，其中上呼吸道感染者 33 例，急性支气管炎者 23 例，病毒性肺炎者 3 例，急性肠炎 4 例，急性细菌性痢疾者 1 例，急性泌尿道感染者 4 例；有效 51 例，无效 40 例。总有效率 74.84%。另外白细胞总数高于 10.0×10^9/L 的 56 例病人显效 22 例，有效 18 例，总有效率 71.43%；白细胞总数低于 10.0×10^9/L 的 103 例病人总有效率为 76.70%，两类病人的总有效率无差异。

白虎汤也可用来治疗脑出血高热。石景洋[3]报道用白虎汤治疗 11 例脑出血高热，中医辨证均属中风（中脏腑阳闭），症见：昏迷，1例肢体偏瘫，颈项强硬，面红目赤，身热气粗，口噤口臭，自汗或无汗，体温均在39.5℃以上，舌红苔黄，脉滑数。用白虎汤加味治之，方中生石膏用至180g。自汗者加西洋参10g，生龙牡各30g，鼻饲给药；腹胀便闭，触之有燥屎结于腹中者，用大承气汤加西洋参20g治之。结果：显效7例，有效2例，好转2例，总有效率100%。

对于感受温热疫毒所致的流行性出血热，李淑香[4]认为，风温早期传入气分，里热征象明显时，早期运用白虎汤可缩短病程，提高疗效。其用白虎汤加金银花、板蓝根、连翘、丹参、益母草、白茅根、大黄炭。另有恶心呕吐者，加竹茹；口渴甚者，加石斛；出血现象严重者，加服大黄粉胶囊；有低血压倾向者，加人参、五味子。治疗47例发热期病人，结果：34例超过低血压休克期、少尿期，直接进入多尿期，13例出现轻微低血压休克期和少尿期症状，安全进入多尿期。从发病到进入多尿期的时间为4～8天。

发热是恶性肿瘤病人最常见的全身症状之一，肿瘤晚期即使是低热也会增加全身的慢性消耗。柳影[5]报道对均为ⅢB期以上非小细胞肺癌病人及广泛期小细胞肺癌病人15例，其中稽留热型2例，弛张热型6例，间歇热型7例，辨证分为阴虚内热型与热毒炽盛型。前者给予百合固金汤加减；后者症见发热咳嗽，气急胸痛，口渴欲饮，舌质红、苔黄而干，脉大而数者，以白虎承气汤加减。结果：痊愈7例，好转5例，无效3例。

王占魁[6]报道，用白虎汤加味治疗小儿夏季热200例，方药：生石膏50g，知母5g，地骨皮15g，柴胡8g，薄荷、青蒿各10g，甘草6g，鲜荷叶1片。有食滞者，加大黄炭3g；合并支气管炎者，加芦根12g；合并急性肠炎者，加山楂15g，川黄连3g。每日1剂，煎药代茶。结果：服药3天内退热者126例，5天后退热者65例，无效9例。

刘明述[7]治1例暑天高热病人，T 41℃，口渴汗出，惊惕肉瞤，颈项强直。方用白虎汤加桂枝、葛根、大青叶、板蓝根。3剂热平痉止。

张桂森[7]治疗1例产后高热病人，恶露甚少，寒战，舌红、苔黄燥，脉弦数。方用白虎汤合小柴胡汤获愈，恶露下行。

另有报道，白虎汤用于白血病高热[8]辨证论治，亦有一定疗效。

（二）糖尿病

隗合坤[9]认为糖尿病的病机为脾肾之元气亏耗，以气不生津为本，以燥热为标，治当以补脾胃之元气为主法，兼以益先天之精气，再兼以清燥热之白虎汤，疗效颇佳。治疗上分为3法：六味丸法、枳术丸法、白虎汤法，治燥热，保胃气，降血糖。药用：生石膏30～60g，知母8～12g，炙甘草3～6g，粳米10～30g，天花粉10～15g，葛根10～30g，黄连3～8g，紫花地丁10～20g。兼瘀者，酌加丹参、当归、赤芍、桃仁、红花、三七；阳虚者，酌加附子、淫羊藿、鹿茸、紫河车、肉桂、杜仲；血脂高，加决明子、虎杖；夜尿多，加桑螵蛸、益智仁；四肢麻木冷痛，取当归四逆汤化裁。共治疗观察 32 例，结果：临床缓解 19 例，显效 7 例，有效 6 例。

陈步师[7]主张对"三多"症状明显、血糖增高、尿糖阳性以燥热为主的病人，予白虎汤合大补阴丸治疗。

对糖尿病中医属中消，属胃火炽盛，症见多食易饥、渴欲凉饮、便干溲赤、形体消瘦、舌红且干、脉洪滑且数的病人，彭建中[10]报道赵绍琴教授临床活用经方，釜底抽薪，用白虎汤合承气汤，每获收效。

（三）脑出血

蓝恭洲[11]报道用白虎汤去粳米，加大黄、芒硝，通腑清热治疗 120 例脑卒中病人（昏迷病人经胃管注入），并设对照组 60 例（采用一般常规治疗，未加用中药）。结果：治疗组 120 例中，基本痊愈 70 例，显效 34 例，有效 10 例，无效 6 例；对照组中基本痊愈 20 例，显效 17 例，有效 18 例，无效 4 例，死亡 1 例。治疗结果表明，白虎汤加味治疗组，疗效明显优于对照组（$P < 0.01$）。

刘风树[7]报道用大剂量白虎汤治疗胃腑实热型脑出血病人 23 例（加大石膏用量），分 3 次胃管投服。结果：显效 18 例，有效 3 例，昏迷时间由 11 天缩短至 5 ~ 6 天。其认为白虎汤在控制高热、降低血压、防止再出血、制止应激性溃疡出血、防止继发感染等方面，疗效明显。

（四）高血压

樊学忠[7]报道治疗一高血压病人，面赤心烦，汗出口渴，头晕痛，目眩耳鸣，用白虎汤加夏枯草、钩藤、代赭石、磁石。6 剂后余症皆除，续以育阴潜阳之品治疗，血压降至正常。

（五）肺炎

蒋平[12]报道用加减白虎汤治疗支原体肺炎 20 例。症见：发热，咳嗽，痰黏色黄，胸闷憋气，咽干，面赤，大便秘结，舌红苔黄，脉弦滑数。西医诊为支原体肺炎，中医辨证属肺胃热盛、热郁痰阻、复感外邪。用白虎汤加炒杏仁、前胡、连翘、大青叶、石斛、栀子、牡丹皮、瓜蒌、陈皮等。8 例病人服药 1 周，12 例病人服药 2 周，症状均消失。

崔金涛[13]报道对肺炎证属痰热蕴肺、肺失清肃、阳明热盛者，可用白虎汤加杏仁、桑白皮、连翘，去粳米。水煎至 200ml，每 6 小时 1 次。咯血者，加白根、栀子；热甚壅盛者，加大青叶、蒲公英。其还报道治疗肺痈，症见：高热胸痛，呼吸急促，咳吐脓痰或带血丝、气味腥臭，口渴喜饮，舌红苔黄腻，脉滑数，证属风热袭肺，热壅血瘀，蕴酿成痰，用白虎汤加味清热解毒，化痰排脓。方药：白虎汤加鱼腥草、桃仁、桔梗、杏仁、薏苡仁。咯血多者，去桃仁加牡丹皮、栀子；胸痛较重者，加郁金、全瓜蒌、延胡索；痰多气急者，加葶苈子、桑白皮。

（六）鼻衄

梁兵[14]报道治疗肺胃实热引起的鼻衄150例。症见：鼻衄色红量多，或鼻燥齿衄、咽干、口渴或口臭，呼气烘热，便秘尿黄，舌红苔黄，脉数。用白虎汤加炒荆芥、地骨皮、桑白皮、白茅根、藕节、生地黄、牡丹皮、白及、炒黄芩、炒栀子。其中便秘，加大黄；腹胀，加枳实或炒莱菔子；失血过多、气津两虚，加太子参；出血甚者，加侧柏叶。除涂适量金霉素眼膏助创面恢复外，停用一切其他药物。结果：150例中，服药1剂痊愈者37例，2剂痊愈者88例，3~4剂痊愈者23例，好转2例。

（七）鼻窦炎

郭明杨[15]报道张之文教授善用白虎汤加减治疗感冒后副鼻窦炎。102例门诊病例中，流脓鼻涕者45例，鼻塞者42例，嗅觉障碍者39例，有8例病人以咳嗽为主诉就诊。方药：石膏、知母、苍耳子、蔓荆子、白芷、黄芩、黄连。若鼻塞者，加北细辛；若伴咳嗽者，加桔梗、杏仁、紫菀等。结果：显效75例，有效27例，用药天数3~16天。

沙星恒[16]用白虎汤加味治疗副鼻窦炎，基本方是生石膏、知母、白芷、川芎、薄荷、桑叶、菊花、金银花。

（八）乙型脑炎

李汉原[16]报道用白虎汤加板蓝根、金银花、连翘、天竺黄治疗流行性乙型脑炎36例，治愈率达91.79%。

本病是由乙脑病毒侵犯中枢神经系统引起的，流行于夏秋季节。对于症见发热、头痛、呕吐、胸闷、烦躁、昏迷、舌红或绛、苔黄腻或厚腻、脉濡数或滑数，袁明华[17]用白虎加苍术汤，治疗64例小儿乙型脑炎。若胸闷呕吐甚者，加藿香、佩兰、蔻仁；惊厥者，加钩藤、全蝎；痰多者，加石菖蒲；昏迷者，配合紫雪丹、至宝丹或安宫牛黄丸；并发呼吸衰竭者（5例），合四逆散加人参汤。此外尚配合西医镇静、降颅内压、抗感染等措施。结果：治愈58例，好转5例，无效1例。体温降至正常时间平均均为4.4天。

（九）恙虫病

有报道[16]用白虎汤重用石膏（180g）治疗肠伤寒热化型200余例，疗效甚好。若属湿热盛者用苍术白虎汤加减（苍术、生石膏、知母、忍冬藤、天花粉、白蔻仁）。

恙虫病又名斑疹伤寒，是由恙虫立克次体引起的急性传染病。徐延新[18]用加味白虎汤及双黄连注射液为主，治疗102例，疗效较好。症见：起病急、头痛、全身酸痛，体温呈阶梯样上升，严重者烦躁不安，虫咬处发生皮损、有焦痂，以腋下、下腹部、会阴处多见，全身淋巴结肿大。就诊前发热 2～20 天。中医辨证为：暑温 54 例，湿温 34 例，伏暑 2 例，冒暑 10 例，秋燥 2 例。方药组成：石膏 24g，知母 10g，滑石 24g，黄芩 10g，蔻仁 10g，石菖蒲 15g。双黄连注射液 3.6g 加入 5% 葡萄糖注射液 500ml 中静脉滴注，7 天为 1 个疗程。湿温者，加苍术；有并发症血象偏高者，加穿琥宁 160ml 加入 5% 葡萄糖注射液 500ml 中静脉滴注；个别高热不退、昏迷者用清开灵 80ml 加入 5% 葡萄糖注射液 500ml 中静脉滴注，1 日 2 次。结果：102 例全部治愈，症状及体征消失，停药 1 周无复发。

（十）感冒

对于临床表现为表里同热，体温常在 40℃ 左右，头痛身痛，口渴喜饮，烦躁汗出，脉洪数，甚则鼻衄的流行性感冒，崔金涛[13] 用白虎汤合银翘散加减：生石膏 60g（先煎），知母 10g，金银花 10g，连翘 15g，生甘草、竹叶、羌活、荆芥各 8g，薄荷 3g（后下），粳米（先煎）、芦根、板蓝根、蒲公英各 30g。水煎取汁适量服，每日 4 次。

姚华[16] 用白虎汤加减治疗流感高热 50 余例，均在 2 天内退热。方药及加减：生石膏、知母、板蓝根、羌活、甘草。冬春，佐以荆芥、薄荷；夏秋，配以藿香、佩兰；头痛甚者，加蔓荆子、菊花；身酸甚，改羌活为 15g。

（十一）胰腺炎

谢传星[19] 报道用加减白虎汤为主治疗急性水肿型胰腺炎 45 例，全部病例起病时均有不同程度的上腹疼痛，大多呈持续剧痛，局部压痛明显，经 B 超检查示胰腺组织有炎性改变。方用生石膏 30～60g，知母、黄芩、炒栀子、连翘、川芎、香附、制乳香、没药各 10g，杭白芍 20g，怀山药 30g，甘草 6g。腹痛剧烈者，加延胡索、川楝子；呕吐者，加法半夏、竹茹；便秘者，加大黄；黄疸者，加茵陈、金钱草；有蛔虫者，加乌梅、槟榔。轻症每日 1 剂，2 次分服；重症每日 2 剂，4 次分服；对呕吐剧烈，重症胰腺炎需禁食者可将中药浓煎 200ml，采取直肠高位灌肠法，置药液于肠道 30 分钟再排出，每日 1～2 次。另外，对呕吐剧烈及禁食者，给予输液、补充电解质，并酌情配合抗炎、解痉等治疗。结果：治愈 39 例，好转 5 例。另有 1 例，合并糖尿病、高血压而中断中医治疗。

（十二）风湿性心肌炎

凡证属湿热蕴结心胸、脉络痹阻，症见发热微恶寒、心悸胸闷、关节疼痛、肢体倦怠、食少纳呆、口干喜冷饮的风湿性心肌炎，朱友林[20] 用白虎汤加减治疗，每获良效。报道 1 例用银翘白虎汤加减：金银花、连翘、石膏、知母、粳米、甘草、防风、苍术、黄连、丹参。服 3 剂后，寒热除，心悸胸闷大减，10 剂后诸症皆除。

(十三) 眼科疾病

童牧[7]治愈一盘状角膜炎，症见：白睛与黑睛之间赤环如带，眼疼痛，口干便干。予清热生津、养阴明目，用白虎汤合增液汤加金银花、黄芩、柴胡、密蒙花、鲜白茅根。认为本方对促进角膜上皮浸润，吸收和清除表面坏死组织有明显疗效。

白虎汤可广泛用于治疗急性虹膜睫状体炎。刘克欣[21]报道用白虎汤加金银花、酒大黄、连翘、苦参、桔梗、夏枯草、桑白皮。若头痛发热鼻塞，苔薄黄，脉浮紧，加羌活、荆芥、防风；若前房积脓，重用大黄，酌加芒硝、生薏苡仁，佐以口服消炎痛，抗生素眼药水滴眼。结果：69例77只眼中，治愈66例74只眼，好转3只眼，有效率100%，治愈率95.70%，服药3~24剂。

庞福新[22]报道对脾胃实热型瞳神紧小症，可用白虎汤或白虎承气汤加减治疗。症见：起病急骤，自觉患眼灼热头痛，甚至头目剧痛，羞明流泪，视物不清，局部白睛混赤或抱轮红赤，黑睛混浊和薄雾迷浸，黄液上冲，瞳神紧小。

(十四) 皮肤科疾病

周增堂[7]治疗1例荨麻疹病人。10年病史，全身布满白色风团，高出皮肤、瘙痒，面色潮红，呼吸气粗。证属风邪外束、里热充斥。用白虎汤清热生津，夹邪从阳明之表而解，调胃承气汤缓下热结，使邪下走肠道从阳明之里而除，4剂缓解，6剂消失，2年未复发。

宋坪[23]报道治疗1例因烧伤治愈后，烧伤部位油脂分泌增多，并渐形成油腻痂垢，服他药无效者。西医诊断为：皮肤垢着病。中医诊断为面垢，阳明热盛型。用白虎汤加葛根、熟大黄、赤芍、牡丹皮煎液口服，同时口服维生素C，并以黄柏等中药研细末外敷。19剂后分泌减少，未再形成垢着，于上方加丹参、夏枯草又14剂后痊愈。

万细丛[24]报道对急性皮炎——红皮病（证属气分蕴热）、痤疮（证为肺胃之热）、药疹（辨证为热毒郁于气分，波及营分）、季皮炎（证为风热内淫，经气不宣）、日晒伤（证为暑热伤肤），都用白虎汤随症加减，各治疗1例，均痊愈而终。医者认为，上述之病，其名虽异，但病邪皆为实热，病脏在肺胃，病位在气分，属肺胃郁热、气分热盛，外发于皮肤所致。对虚热之证，白虎汤应慎用。

(十五) 啃甲症

白虎汤常用来治疗啃甲症。沈惠风[25]报道对症见甲缘残缺不整，甚至指甲变形、变色、剥离，并伴有胃纳甚佳、喜食香辣、口干、便秘等症者18例，用白虎汤加枸杞子15g，生地黄9g，沙参15g，槟榔9g，使君子9g，雷丸15g，炙干蟾6g，蛇床子9g，花椒15g，生大黄9g，同时配合针刺穴位。结果：18名病人除2人未能坚持门诊，病情出现反复外，其余病人经1~2个月治疗，均痊愈，有效率达88.9%。

（十六）妇科疾病

梁银秀[7]报道治愈 1 例崩漏病人，经行如崩，量多色红，烦渴引饮，属阳明胃热炽盛、迫血妄行所致，用白虎汤加黄连、牡丹皮、生地黄、藕节、茜草炭，以清泻胃火、凉血止血。

张清岭[7]介绍刘渡舟教授治疗 1 例更年期综合征，月经将绝，身热，口渴，汗出，身痛，为阴血内亏，阳气有余，内热外蒸使然，用白虎汤加桂枝，以清泄阳明，清透肌中之热。

胡有仁[16]用白虎汤加苍术汤合生化汤加减治疗产后发热 26 例效佳。

余瀛鳌[16]报道若属于产后发热、神昏便秘，用白虎承气增液汤有效。

（十七）口腔炎

四川医学院口腔医院[16]对外感风热之邪，与心脾积热上攻口舌而导致的急性口腔炎，用白虎汤合导赤散加减（生石膏、知母、生地黄、板蓝根、天花粉、青蒿、麦冬、木通、竹叶、儿茶、角参）治疗 142 例，疗效达 95% 以上。对于复发性口腔炎，证属肾阴不足、心胃火旺，用生石膏、知母、生地黄、玄参、麦冬、川黄连、牛膝、生甘草加味治疗，3 剂即可见效。

吕英[26]报道用白虎汤加减治疗小儿乳蛾 96 例。其中扁桃体 I 度肿大充血 12 例、II 度肿大充血 50 例，III 度肿大充血 7 例；扁桃体化脓 27 例。血常规：经检查者 82 例，其中白细胞总数增高者 40 例（占 48.78%），正常或偏低 42 例（占 51.22%）；未检查者 14 例。方用白虎汤加减：生石膏（先煎）15g，白薇 10g，大枣 15g，甘草 3g，苇茎 15g，蝉蜕 5g，玄参 15g，鸡蛋花 10g。若高热，加黄芩 12g，羚羊角粉 10g，钩藤（后下）5g；呕吐，加竹茹 5g，葛花 6g；咳嗽，加北杏仁 6g，前胡 12g，百部 12g；大便干结，加草决明 12g；纳差，加谷麦芽各 12g，鸡内金 10g；便溏，加莲子肉 12g。结果：96 例全部治愈。其中服 1 剂治愈者 36 例；2 剂治愈者 42 例；3～4 剂治愈者 18 例；对白细胞总数增高的 40 例，于退热 1～2 天复查者 32 例，其中恢复正常者 26 例，接近正常者 6 例。

（十八）其他

白虎汤在临床上应用范围非常广泛。杨素娟[27]报道治疗 1 例排尿性晕厥。3 次晕厥均系夏季午后或夜间饱餐饮酒后入寝，熟睡中惊醒出现尿急，排尿时突然头晕、恶心，继则昏倒，不省人事。证属热厥。用白虎汤加玄参、麦冬、五味子。3 剂后，胸腹灼热及烦渴引饮已除，仍有脉细数，前方石膏减半，加党参，5 剂后诸症悉除。

岑新进[28]报道用白虎加术汤治外感夹阴 1 例。病人因看戏受凉，当夜房室过度，翌日周身不适，发热，继尔寒战大汗，头痛，身重如裹，全身骨节疼痛如裂，胸闷心烦，卧床不起，大便 2 天未解。证属阳明热盛夹湿。拟白虎加术汤加味，2 剂而症状大减。

周新蓉[29]报道用白虎加术汤合五味消毒饮治疗痛风30例。治疗用药10~20剂后，显效19例，有效10例，无效1例。

刘景祺[30]报道用白虎汤治疗1例癫痫、1例癫证（忧郁症），两者均为受刺激后发病，用白虎汤加味治疗，效果良好。

白虎汤在治疗杂证方面有其独到之处，临床应用得当，有妙手回春之术。

田淑霄[31]报道，用白虎汤治疗1例因食蓖麻油炸的油条而中毒，继发再生障碍性贫血者，血红蛋白在40g/L左右，经常衄血，发热，烦躁，血汗，舌淡红、苔薄黄，脉洪大而数，给予白虎汤加白茅根、生地黄，重用石膏。服药2周不再发热，血止脉敛，后石膏减量，加阿胶，继用前方。2个月后血红蛋白增至100g/L以上，持续稳定。1例哮喘10余年，属阳明热盛蒸迫于肺而作喘，予白虎汤原方，3剂而汗止喘轻。1例自汗盗汗年余，尤其劳累或情绪激动时，汗从腋下如水流，烦躁，口渴，属阳明热盛、迫津外泄。用4剂白虎汤则汗止而脉缓。

对于小儿急惊风属热毒、邪在卫气者，郑建民[32]报道，用白虎汤与银翘散加减治疗，疗效尚可。

耿小英[33]报道对服用抗精神药物酚噻嗪类、丁酰苯类所出现的迟发性运动障碍，证属阳明热津不足者，用白虎汤加减治疗，有一定疗效。闭经综合征为服用抗精神药物的常见副作用，尤以苯甲酰胺类药物舒必利最为明显。方用石膏、知母、生地黄、玄参、牡丹皮、益母草、当归、酒大黄（后下），清热凉血，养血通经。对于服用抗精神药物所致的肝损害和性功能障碍，证属湿热内蕴、气机阻滞和热灼津伤、宗筋失养者，用白虎汤加减治疗，均能收到一定的疗效。

对于急性白血病合并真菌感染，张海莲[34]用黄连解毒汤合白虎汤为主治疗21例，结果：痊愈20例，无效1例。

参 考 文 献

[1] 王文芝. 白虎汤治疗小儿持续高热16例. 河北中医, 1996, 18（4）: 16.

[2] 徐寿生. 加味白虎汤治疗高热159例报道. 安徽中医临床杂志, 1999, 11（5）: 322.

[3] 石景洋. 经方辨治脑出血高热11例. 国医论坛, 2000, 15（1）: 45.

[4] 李淑香. 白虎汤加味在流行性出血热发热期的运用. 陕西中医学院学报, 1986, 9（4）: 19.

[5] 柳影. 中西医结合治疗癌性发热15例. 吉林中医药, 1998, 18（6）: 33.

[6] 王占魁. 白虎汤加味治疗小儿夏季热200例. 新中医, 1995, 27（7）: 51.

[7] 闵亮. 白虎汤临床与研究新进展. 安徽中医临床杂志, 1997, 9（2）: 106.

[8] 刘福芝. 白血病高热治验. 河南中医, 1999, 19（6）: 39.

[9] 隗合坤. 浅谈辨治2型糖尿病3法. 北京中医药大学学报, 1996, 19（4）: 64.

[10] 彭建中. 赵绍琴教授临床活用经方验案举隅. 国医论坛, 1994, 9（4）: 17.

[11] 蓝恭洲．通腑清热法治疗脑卒中 120 例临床观察．上海中医药杂志，1994，(4)：10.

[12] 蒋平．加减白虎汤治疗支原体肺炎 20 例．山东中医杂志，1997，16 (6)：258.

[13] 崔金涛．白虎汤在高热急症中的运用．湖北中医杂志，1998，20 (2)：44.

[14] 梁兵．白虎止衄汤治肺胃实热鼻衄 150 例疗效观察．云南中医杂志，1994，15 (1)：13.

[15] 郭明杨．张之文教授治疗感冒后副鼻窦炎的经验．成都中医药大学学报，1999，22 (3)：1.

[16] 梁兵．白虎汤临床研究概况．云南中医杂志，1993，14 (1)：44.

[17] 袁明华．白虎加苍术汤治疗乙型脑炎 64 例．湖南中医杂志，1993，9 (3)：23.

[18] 徐延新．加味白虎汤为主治疗恙虫病 102 例．中西医结合实用临床急救，1997，4 (2)：69.

[19] 谢传星．加减白虎汤为主治疗急性水肿型胰腺炎 45 例．甘肃中医，1999，12 (5)；22.

[20] 朱友林．银翘白虎汤加减治疗风湿性心肌炎．四川中医，1990，8 (11)：18.

[21] 刘克欣．白虎汤加味为主治疗急性虹膜睫状体炎．中国中医眼科杂志，1994，4 (2)：90.

[22] 庞福新．瞳神紧小症从脾论治经验．中西医结合眼科杂志，1997，15 (3)：135.

[23] 宋坪．加味白虎汤治疗皮肤垢着病 1 例．中国医刊，1999，34 (8)：56.

[24] 万细丛．加味白虎汤治疗皮肤病体会．山西中医，1988，4 (4)：17.

[25] 沈惠风．加味白虎汤治疗啃甲症 18 例．中医杂志，1997，38 (7)：417.

[26] 吕英．白虎汤加减治疗小儿乳蛾 96 例．河南中医，2000，20 (4)：21.

[27] 杨素娟．白虎汤治疗排尿性晕厥 1 例．国医论坛，1992，7 (2)：13.

[28] 岑新进．白虎加术汤治外感夹阴．浙江中医杂志，1994，29 (12)：565.

[29] 周新蓉．白虎加术汤合五味消毒饮治疗痛风 30 例．辽宁中医杂志，2003，(11)：513.

[30] 刘景祺．白虎汤加味治验举隅．新中医，1986，18 (4)：52.

[31] 田淑霄．白虎汤用于杂证的体会．内蒙古中医药，1988，7 (4)：21.

[32] 郑建民．辨证治疗小儿急惊风．中原医刊，1986，(4)：25.

[33] 耿小英．白虎汤加减治疗抗精神病药所致副反应性病证临床体会．中国医药学报，1997，12 (4)：43.

[34] 张海莲．黄连解毒汤合白虎汤为主治疗急性白血病合并霉菌感染 21 例．中国中西医结合杂志，1997，17 (2)：120.

七、白虎加人参汤

(一) 高热

白虎加人参汤有很好的解热生津作用，临床上常用来治疗各种原因引起的高热。宾湘义[1]报道用白虎加人参汤治疗颅脑外伤引起的中枢性高热 29 例。方药：生石膏 150g，粳米 50g，知母 15g，人参 10g，甘草 10g。每日 1 剂，水煎 3 次取药液 450ml，分早、中、晚 3 次服，意识障碍者鼻饲，5 天为 1 个疗程。结果：显效 21 例，有效

7 例,无效 1 例。

汪贤聪[2]报道1例连续高热35天的病人,现症:T 39.7℃,精神差,但神志清,无汗出,口干渴欲饮,不欲食,小便短赤,大便三日未解,舌尖红,脉洪数。予白虎人参汤:生石膏45g(先煎),山药(代粳米)20g,知母、党参各12g,甘草6g。2 剂,水煎服,每2小时1次,服药2次后体温降至38.7℃,次日下午复诊时体温37.6℃,能进食,口不甚干,脉细弱。热邪已大减,但津伤邪恋,再予生石膏30g,山药20g,生地黄15g,知母、党参、玄参各12g,甘草6g,生姜9g,大枣3枚为引,2 剂而痊愈。

段钦权[3]报道用白虎加人参汤加青蒿治疗2例因急性淋巴细胞白血病,经化疗后部分缓解,因炎性外痔和隐性感染而出现的高热。主要症状见:高热汗出烦躁,汗多口渴喜冷饮,脉洪大,舌质红、苔黄,小便黄,大便不干。用白虎加人参汤,其中粳米由山药代替,加青蒿(后下),水煎500ml,每日2剂,6小时口服1次。24 小时后病人体温由40.2℃下降到37.8℃,其后每日1剂,体温37℃～37.5℃。隐性感染者,2天后体温降至正常。对其他病案,如急性再生障碍性贫血的感染性高热、风湿热系统性红斑狼疮的高热,应用本方也能收到明显的退热效果。

(二)产褥中暑

范春杰[4]报道用人参白虎汤加竹叶、薄荷、麦冬、白芍、当归治疗产褥中暑30 例。症见:高热口渴,头晕头痛,倦怠乏力,胸闷烦躁,恶心,无汗或多汗。若兼昏迷或抽搐(3例)者,加全蝎、钩藤、石决明;兼呕吐恶心者,加藿香、半夏;汗出不止者,加五味子、煅牡蛎;兼小便不利者,加滑石;头痛甚者,加川芎、白芷。结果:30 例均获治愈,一般疗程为1～4天,除2例合并休克配合西药抢救外,其余28 例都单用中药治疗,总有效率为100%。

(三)头痛

对于证属阳明经气分热盛、气津两伤、实热循经上扰清空而致的头痛,王和天[5]报道用白虎加人参汤加北沙参,治疗1例头痛5日、前额痛甚的病人,3剂而痊愈。

(四)糖尿病

黄治中[6]报道用人参白虎汤治疗糖尿病8例,其中饮多者,再加石斛;尿多者,加覆盆子、桑螵蛸;舌质暗红者,加丹参。1个疗程28～60天,8例全部治愈。

吴仕九[7]报道运用加味人参白虎汤治疗128例胃热型糖尿病。症见:多饮、多食、多尿、消瘦或虚胖,兼见口燥唇干,口渴喜冷饮,消谷善饥,胃脘灼热,心烦易怒,干咳少痰,皮肤瘙痒,起风疹(块),尿黄量多,大便干燥,舌红少苔,脉洪数或滑数。128例分为单纯组(只使用加味白虎人参汤)64例,混合组(口服优降糖1个月以上不能控制血糖,加服加味人参白虎汤)64例。方药:生石膏30g,北沙参20g,知母15g,忍冬藤30g,玉竹10g,黄柏6g,苍术10g,玄参15g,生地黄20g。

制成水泛丸，山楂粉炭末包衣打光干燥，每次服6g，1日3次，30天为1个疗程。结果：近期治愈39例，显效16例，有效56例，无效17例，总有效率为86.72%。单纯组64例，有效56例，有效率为87.50%；混合组有效54例，有效率为84.38%。两者治疗效果相似，说明加味人参白虎汤对胃热型糖尿病病人有较明显的降糖作用。

洪鸣鸣[8]报道用人参白虎汤合达美康治疗2型糖尿病47例。中西药组（24例）：人参白虎汤煎服（生石膏、知母各12g，甘草6g，党参、黄芪、茯苓、川芎各15g，怀山药30g），每日1剂；达美康1次1片，每日1次，并根据血糖情况调整。达美康组（23例）：口服达美康，每次2～3片，1日1次，视血糖调整。两组连续服用6周。中西药组显效6例，有效14例，无效4例，总有效率83.3%；达美康组显效6例，有效13例，无效4例，总有效率82.6%。两组比较$P > 0.05$，无显著差异。

（五）高血压

朱经茂[9]报道1例高血压病人，属阳明夹肝热内盛、津气不足，用白虎人参汤加草决明、夏枯草，服7剂后症状大减，又服7剂予以巩固。

（六）外阴瘙痒症

褚维亚[10]报道流边阳一用白虎加参汤制成粉剂，用于治疗因过食导致糖代谢障碍而导致的外阴瘙痒症2例。1例因有膀胱炎症加服了猪苓汤制剂，1周后瘙痒已平；第2例因伴高血压肥胖，并用防风通圣散制剂，3周后瘙痒消失，而且体重也减了5kg，血压也有下降。

（七）其他

日本[11]医用人参白虎汤制成制剂，治疗老年口腔干燥症30例（9g分3次内服）10周后，分别于用药前和用药后2、4、6、8、10周后，根据病人的口腔和腹部自觉症状进行疗效判定，结果：用药第6周有效18例，无效12例。无效组体质多为消瘦型，有效组中等以上体质者较多。

对于服用抗抑郁药而致的口渴，日本医者[12]用白虎加人参汤液，6g/天，分3次服，共治疗30例。结果：根据汉米尔顿抑郁量表对精神症状进行评价，并根据口腔干燥、味觉异常等六项评价口渴，判定极有效7例，有效6例，稍有效11例，无效6例。服药期间未出现副作用，无中途停药者。由此认为，白虎加人参汤治疗抗抑郁药物致口渴有效。

宋永强[13]用白虎加人参汤治疗焦虑症和痤疮，疗效不错。

参 考 文 献

[1] 宾湘义. 白虎加人参汤治疗中枢性高热29例. 中医研究，1999，12（1）：45.

[2] 汪贤聪. 白虎加人参汤退35天高热. 四川中医，1993，11（3）：30.

[3] 段钦权. 白虎加人参、青蒿汤治疗高热的体会. 黑龙江中医药，1984，26（5）：31.

［4］范春杰．人参白虎汤加味治疗产褥中暑30疗效观察．黑龙江中医药，1997，（1）：17.

［5］王和天．经方治疗头痛验案举隅．北京中医学院学报，1991，14（3）：52.

［6］黄治中．人参白虎汤治疗糖尿病疗效小结．吉林中医药，1983，（1）：19.

［7］吴仕九．加味白虎人参汤治疗胃热型糖尿病的临床与实验研究．河南中医，1994，14（5）：266.

［8］洪鸣鸣．人参白虎汤合达美康治疗糖尿病体会．浙江中西医结合杂志，1998，8（6）：371.

［9］朱经茂．白虎人参汤的临床运用．陕西中医，1998，19（4）：173.

［10］褚维亚．白虎加参治疗顽固性外阴瘙痒症．中医药信息，1993，10（1）：26.

［11］张来虎．白虎汤加人参汤治疗老年口干症．国外医学·口腔医学分册，1995，22（4）：245.

［12］张丽娟．白虎加人参汤治疗抗抑郁药所致口渴的有效性的探讨．国外医学·中医中药分册，1995，17（2）：35.

［13］宋永强．白虎加人参汤新用．中国民间疗法，2006，14（4）：38.

八、白虎桂枝汤

（一）温疟

白虎桂枝汤主治温疟，临床上以先热后寒、热多寒少为主要特征。邵新民[1]报道，病人渴喜凉饮，汗大出，恶风寒，骨节痛，脉洪大，舌边满尖红。给白虎桂枝汤2剂，遵仲景法"温服取汗"并嘱发病前2小时服第1剂，发病前半小时至1小时服第2剂。此乃"截断""扭转"病的有力措施，为速战速决之策也。2剂服完，疟止痊愈。

（二）痛风

用白虎桂枝汤治疗痛风的经验不少，主要适用于痛风急性期病人属"热痹"范畴，以清热祛风、通络利水为治疗原则。赵晓刚[2]报道对10例痛风病人，用白虎桂枝汤加利水药治疗，方药：生石膏30g，黄柏15g，苍术15g，牛膝15g，知母25g，赤芍15g，白芍15g，桂枝15g，车前子25g，滑石20g，木通15g，茯苓25g，甘草15g。关节疼痛剧烈者，加威灵仙、秦艽；关节肿大变形者，加防风、地龙；气虚，加黄芪、熟地黄、红参、淫羊藿。30天为1个疗程。结果：痊愈（症状消失，血尿酸恢复正常）7例，好转（症状消失，血尿酸明显下降）3例，无效（症状和血尿酸在治疗前后无改变）0例。

印苏昆[3]报道用四妙白虎桂枝汤（即四妙散合白虎桂枝汤加秦皮、伸筋草）配合中药外敷治疗急性痛风性关节炎45例（治疗组）并与用痛风利仙、芬必得治疗的32例（对照组）进行疗效对比。结果：治疗组治愈17例，显效16例，有效10例，无效2例，治愈率37.78%，总有效率95.56%；对照组治愈5例，显效18例，有效

7 例，无效 2 例，治愈率 15.62%，总有效率 93.75%。两组疗效比较，总有效率无显著性差异（$P > 0.05$），治愈率有显著差异（$P < 0.05$）。治疗组受累关节红肿热痛消失时间平均为 3.2 天，对照组为 5.7 天，体现了中药的疗效。

（三）急性风湿性关节炎

急性风湿性关节炎是由 A 组链球菌的免疫复合物引起关节结缔组织的急性炎症，以不规则的轻度至中度发热，游走性、对称性大关节的非化脓性炎症为其主要临床表现。周晖[4]报道用白虎桂枝汤加减治疗急性风湿性关节炎 46 例。基础方为白虎桂枝汤；关节红肿热甚，加忍冬藤、络石藤、豨莶草；关节疼痛游走不定者，加防风、威灵仙；皮肤有红斑、热入营分者，加水牛角、赤芍；身热不扬、疲倦乏力、舌红苔黄腻者，加苍术、黄柏、薏苡仁。3 周为 1 个疗程。结果：近期控制 30 例，显效 6 例，有效 6 例，无效 4 例，总有效率为 91.3%。

急性风湿性关节炎属于中医学"热痹""行痹"的范畴。对素体肥胖湿盛，复感风热之邪；或平素体阳偏盛，内有蕴热，复感风寒湿邪；或饮食不节，过食肥甘厚腻，湿热内生；或外感湿热之邪；或湿热日久化热，湿热留恋于肢体、经络、关节，湿热蕴结闭阻而成的热痹，曾友长[5]报道，运用桂枝白虎汤临床加减，治疗疗效甚佳。其所治的 60 例急性风湿性关节炎中，显效 30 例，有效 21 例，无效 9 例，总有效率为 85%。所用的方药为桂枝白虎汤为主，加生地黄、防风、蒲公英、威灵仙、桑枝、蜈蚣。若关节红肿，皮肤有红斑、舌质红，加牡丹皮、赤芍、水牛角、紫草；若下肢关节肿痛明显，加黄柏、苍术、薏苡仁根。不用任何西药。

（四）外感

本方是治疗外感的常用方，主要适用于外感内寒、邪热入里、里热炽盛、化燥伤阴，而表邪未尽、热多寒少的病例。既可用原方，又可随症加减扩大其适应范围。周汉清[6]报道用白虎加桂枝汤加羌活治疗 1 例外感，1 剂后，病人身微微有汗，热退，头身疼痛及口渴大减。守前方去羌活加黄芪，3 剂后体温正常，口不渴，头身疼痛均消失，能进少量饮食，但形寒肢冷，舌淡少津，照上方去羌活、黄芪，加麦冬、附子，1 剂而痊愈。

吴沛田[7]报道用白虎加桂枝汤治疗 1 例中暑病人，症见：面色苍白，呼吸急促，烦躁不安，无汗。用知母、苍术、柴胡各 10g，生石膏、生山药各 30g，桂枝 5g，黄芩、佩兰各 9g，枳壳、陈皮各 6g。1 日服 2 剂后，汗出热退。原方加竹叶 6g，茯苓 10g，每日 1 剂，4 剂后诸症悉除。

（五）风疹

吴沛田[7]报道用白虎加桂枝汤治疗 1 例风疹病人，伴恶寒发热，胸脘痞塞，腹胀，大便 6 日未行，口渴。方药：知母、黄芩、槟榔、生大黄、防风、竹叶、制香附、生石膏、生山药、薏苡仁、滑石、桂枝、薄荷。3 剂后，疹点渐消，大便通畅。

加白蒺藜，5 剂后痊愈。

（六）其他

吴沛田[7]报道，对于思虑过度、心脾两伤、精血暗耗为病本，又因涉水感受寒湿为病标，构成外寒内热的失眠证，用白虎桂枝汤加减治疗，收效颇好。

参 考 文 献

[1] 邵新民. 温疟治验. 江西中医药，1994，25（4）：20.

[2] 赵晓刚. 白虎桂枝汤加减治疗痛风 10 例临床观察. 黑龙江中医药，1995，（1）：15.

[3] 印苏昆. 四妙白虎桂枝汤配合药物外敷治疗急性痛风性关节炎 45 例. 山东中医杂志，1999，18（4）：154.

[4] 周晖. 白虎桂枝汤加减治疗急性风湿性关节炎 46 例. 湖南中医药导报，2000，6（8）：25.

[5] 曾友长. 桂枝白虎汤加减治疗急性风湿性关节炎 60 例. 福建中医药，1989，20（4）：18.

[6] 周汉清. 白虎加桂枝汤在外感病中的应用. 新中医，1984，（9）：48.

[7] 吴沛田. 白虎加桂枝汤的临床应用. 浙江中医杂志，1987，22（3）：140.

九、竹叶石膏汤

（一）夏季热

竹叶石膏汤具有较好的清热生津作用，临床常用来治疗多种原因引起的发热。小儿夏季热亦称为"暑热证"，病发于夏，以 3 岁以下婴幼儿多见。吴丰[1]报道，凡症见发热不退在 20 天以上，体温多在 38℃ ~40℃，无固定热型，体温多随气温的变化而升降，朝轻暮重，天气愈热，体温愈高，口渴喜饮，夜多烦哭，小便清长，次频量多，多无汗出，理化检查无明显异常者，用竹叶石膏汤加减处方：竹叶 6g，生石膏 15g（先煎），麦冬 6g，生晒参 5g，石斛 6g，芦根 15g，北沙参 10g，粳米 12g，甘草 3g，天花粉 6g。热重不退，加鲜荷叶 10g，连翘 6g；口渴多饮多尿，加玉竹 6g；烦躁不安，夜不入睡，加玄参 6g，珍珠母 15g；纳呆，大便不实，加生山楂 8g，莲肉 6g，白术 6g，白扁豆 10g，减石斛、麦冬、生石膏；高热已退，低热缠绵，加银柴胡 10g，地骨皮 6g，炙鳖甲 6g，白薇 6g，减生石膏、芦根；精神不振，乏力倦怠，加太子参 10g，蜜黄芪 10g，山药 10g，减竹叶、生石膏、芦根、天花粉。结果：20 例中治愈 12 例，好转 8 例，平均服药 12 剂。

陈亚军[2]报道用竹叶石膏汤加味治疗夏季热 22 例，方用竹叶、麦冬各 10g，生石膏 15g，姜半夏、生甘草各 5g，西洋参、天花粉 5 ~10g，焦扁豆 9g。高热发惊，另加蝉蜕 3g，僵蚕 5g；鼻衄，加牡丹皮、茅根各 8g；食欲不振，加鸡内金、谷芽各 5g。病人均在 6 ~9 月间长期弛张发热，本组经西医抗炎、退热、输液等处理而疗效不佳，经上述辨证论治后，有 21 例恢复正常，1 例体温有所降低但未至正常，入秋后自愈。

陈建军[3]报道中药沐浴治疗夏季热 14 例。方法：猪肉 500～750g（去骨头及瘦肉）洗净，放锅内煮 20 分钟。去肉，取脂性水 1500ml，竹叶石膏汤合升降散加青蒿、石斛，煎至 250ml，将两种液体混合沐浴全身，温度以不烫皮肤为宜，15 分钟左右，至皮肤潮红为度，每日 2 次。浴后稍盖单衣睡 30 分钟。3 天为 1 个疗程。结果：1 个疗程 14 例病人全部治愈。

黄玉克等[4]运用竹叶石膏汤加减治疗小儿夏季热 11 例。竹叶石膏汤加减组方：淡竹叶 6g，生石膏（先煎）20g，太子参 8g，麦冬 8g，芦根 15g，鲜荷叶 15g，茯苓 8g，青蒿 6g，甘草 3g，粳米 15g。加减：高热无汗者，加香薷、薄荷（后下）；高热发惊者，加蝉蜕、钩藤、僵蚕；烦躁明显者，加莲子心；口渴甚者，太子参换为北沙参，加天花粉、石斛、玉竹；食欲不振者，加山楂、鸡内金、神曲；恶心呕吐者，加藿香、佩兰；大便秘结者，加莱菔子、杏仁；腹泄者，加煨葛根、白术、扁豆花；咳嗽，加黄芩、白前、枇杷叶；高热已退，低热缠绵者，减生石膏，加银柴胡、地骨皮、白薇。用法：每日 1 剂，水煎服，分 3 次服下或代茶频饮。全部病例治疗 10 天后统计疗效，结果：痊愈（体温正常，精神恢复，口渴，多饮，多尿等临床症状消失）9 例，占 82%；好转（发热减轻，体温在 38℃以下，仍有部分临床症状）2 例，占 18%。总有效率 100%。

（二）发热

对于外科急症手术病人合并发热，以致津伤耗气，而手术中又耗伤气血，造成的气阴两伤而出现的虚烦少气，气逆欲呕吐者，王明浩[5]用竹叶石膏汤治疗上述发热 47 例（47 例均发热 37.5℃～39.5℃，术后并使用多种抗生素，经治体温不降或反复发热者）。1～6 剂后，其中 40 例发热病人体温降至 37℃；其中 7 例病人体温虽退，但有反复。

马波[6]报道一病人每年春季发生不明原因之发热 20～40 天，症见身热头晕，烦渴引饮，饮则欲吐，汗多，便干溲赤，脉大无力的阳明热盛、耗伤阴气证，用竹叶石膏汤，其中人参变成太子参，服药 1 剂后体温已降，4 剂药尽，诸症皆除。

癌性发热，对病人的体力消耗很大，用西药效果大多不理想，而对于癌症病人发热见气阴亏损、邪热缠绵不休的病机同竹叶石膏汤之热病后期邪热未清、气阴两虚之病机有类似之处，符合中医学异病同治的理论。

杜小艳[7]报道用竹叶石膏汤治疗癌性发热 32 例，其中肺癌 21 例，鼻咽癌 2 例，肠癌肝转移及原发性肝癌 6 例，其他肿瘤 3 例。竹叶石膏汤中用山药代替粳米；津伤重，少苔者加沙参、天花粉、乌梅；多汗者，加黄芪、防风。7 天为 1 个疗程。治疗结果：显效 7 例，均为肺癌病人；有效 19 例，其中肺癌 13 例，鼻咽癌 2 例，肠癌肝转移及原发性肝癌2例，其他肿瘤2例；无效6例。总有效率为81.25%。

洪燕[8]报道用竹叶石膏汤加味治疗1例胃癌、1例肺癌虚烦内热病人，都取得了一定疗效。还报道2例自主神经功能紊乱而致虚烦内热证，1例为肝郁化热，1例为阴虚火旺，均用竹叶石膏汤随症加减，解除了病证。

（三）伤寒

崔德彬[9]报道用竹叶石膏汤治疗伤寒高热不退50例，症见：畏寒发热，头痛无力，食欲不振，便秘，鼻衄，体温逐日上升，5～7天后可高达40℃以上，2周后病人呈稽留型高热，玫瑰疹，无欲状。在竹叶石膏汤的基础上，夹湿者，加藿香、佩兰、大豆黄卷；衄血、便血者，加生地榆、牡丹皮、藕节、白茅根；夹食者，加炒麦芽、神曲；出现谵妄、惊厥、昏睡者，加水牛角粉。疗效标准：体温2日内降至正常临床症状及体征全部消失，各种化验均恢复正常，1年以上未见复发，为治愈；体温在5日内降至正常，其他症状及体征消失，好转；5天内体温仍未降至正常，其他症状及体征仍存在，无效。结果：治愈42例，好转6例，无效2例，总有效率为96%。

赵国栋[10]用中西医结合治疗伤寒55例，除按西药对症治疗外，按中医辨证分为3型，对其中的热久伤阴型，症见久热不退，口渴引饮，胸痞心烦，腹胀纳呆，苔黄腻而干或厚腻罩黑者，用竹叶石膏汤合王氏连朴饮。便秘加增液汤，腹泻加葛根芩连汤。结果：治愈54例，无效1例。

（四）口腔溃疡

用竹叶石膏汤治疗小儿口腔溃疡的经验较多。李学声[11]认为口疮虽分为虚火、实火，但均属于火。对口腔溃疡并波及舌面、颊黏膜、咽峡部，其他症见发热烦躁，便秘溲赤，舌红苔腻，脉数等。经临床辨证，属心脾积热型者107例。方用竹叶6g，生石膏30g，麦冬9g，北沙参9g，生大黄1.5g（后下），芦根30g。兼外感风热者，加金银花9g，连翘6g，板蓝根9g；兼湿热者，加滑石粉12g，金石斛9g，生地黄9g；热甚伤津者，加黑玄参6g，金钗石斛9g，知母6g。属阴虚火旺型13例。方用竹叶6g，生石膏20g，党参9g，麦冬9g，生大黄1.5g（后下），肉桂2g，辽细辛0.5g，怀牛膝3g（以上均为周岁剂量）。同时配合外治：五倍青矾散外搽，每日3～5次。此散以五倍子、青黛粉、猪胆矾各等份，加适量冰片配制而成，适用于各种类型的口疮。效果：3日内治愈55例，4～7日治愈46例，8～15日治愈12例，15日以上者治愈6例，无效1例（未坚持治疗），总有效率为99.1%。

刘清尧[12]报道用竹叶石膏汤治疗顽固性口腔溃疡24例，此方去半夏加白及，服药后治愈14例，好转8例，无效2例。

（五）呕吐

大多数癌症病人介入化疗术后片刻即有"烧心"感，并通常伴有发热、烦闷、口干、溲黄等胃热症状。金普放[13]用竹叶石膏汤治疗肝癌介入化疗后呕吐 58 例，取得了满意的疗效。方中去人参改用党参，呕吐频繁如射者，加竹茹 12g，代赭石 18g，枇杷叶 10g；火热太甚者，去党参、甘草，加黄连 3g，知母 10g；舌苔少、脉细，津伤较重者，加芦根 20g，乌梅 6g。水煎取汁 200ml，徐徐服之，不拘次数。3 日为 1 个疗程。结果：42 例基本控制，13 例显效，3 例无效，总有效率为 95%。

毛晓农[14]报道，对胆道手术后病人出现的呕吐，用竹叶石膏汤治疗。结果：7 例病人全部治愈，服 1 剂者 5 例，服 2 剂者 2 例。究其原因，急性胆道感染性疾患，大都为热性病证，可伤津灼液，胆道手术又伤人正气，扰动胃腑，用竹叶石膏汤清热除烦，益气生津，和胃降逆自可除呕。

李成菊[15]报道用此方随症加减，治疗 1 例热呕病人，四诊而痊愈。

（六）厌食

对小儿夏季厌食，症见食欲大减，逐渐消瘦，思睡，口渴欲饮，手足心热，便结溺赤者，赵俊明[16]报道用竹叶石膏汤临证加减取得了满意的治疗效果。

（七）头痛

朱福明[17]用此方加味治疗各种原因引起的儿童头痛。方药组成（以 10 岁为标准）：生石膏 25g，人参 6g，半夏 6g，麦冬 6g，龙胆草 5g，粳米 10g。舌苔黄者，生石膏加量；伴恶心腹痛者，加知母、山药。120 例中治愈 115 例，随访 1 年未复发，无效 5 例。

（八）放射性食管炎

放射性食管炎为胸部肿瘤放疗后出现的食管黏膜放射性充血水肿，症见吞咽不适，伴轻度进干食时疼痛，继而食管出现不同程度的点状或线状的黏膜表浅溃疡，临床表现为下咽疼痛和胸骨后疼痛。路军章[18]报道用竹叶石膏汤防治放射性食管炎。选择行纵隔放疗的病人共 60 例，随机分为治疗组、对照组各 30 例。治疗组自放射之日起口服竹叶石膏汤加减，直到放疗结束。方药：竹叶、生石膏、太子参、天冬、麦冬、清半夏、天花粉、芦根、丹参、莪术、地龙、白及、炙甘草。咳嗽者，加枇杷叶、鱼腥草；咽痛，加青果、山豆根；声音嘶者，加蝉蜕、木蝴蝶；纳差者，加生麦芽、鸡内金。结果：对照组轻、中度放射性食管炎的发生率均为 100%，重度食管炎发生率为 40%；治疗组轻、中度放射性食管炎发生率分别为 36.7%、13.3%，无 1 例发生重度放射性食管炎。两组对比，差异有高度显著性（$P < 0.01$）。

（九）牙痛

杨金凤[19]认为牙痛乃胃火，由胃火炽热，火郁牙龈，瘀阻肺络而致，其用竹叶石膏汤加减（生石膏，竹叶，知母，栀子，升麻，玄参，糯米）治疗牙痛 96 例，分为两组，A 组发病在 3 天内就诊者 60 例，检查可见牙周围组织红肿，张口受限，面颊肿胀。B 组发病 4~6 天就诊者 36 例，检查可见牙龈红肿，龈瓣下溢脓，疼痛明显，伴有不同程度的体温升高、颌下淋巴结肿大。治疗结果：A 组 60 例病人经治疗 3 天均获痊愈；B 组 36 例服药 4~6 天，先后治愈 30 例，好转 5 例，无效 1 例。

（十）肥胖

高家亮[20]报道，用竹叶黄芪汤治疗产后多食肥胖 22 例。症有多食善饥，食量超过正常量 2~4 倍，形体肥胖，体重超过标准体重 20% 以上。方用：竹叶、石膏、当归、黄芩、半夏、川芎、甘草、白芍、太子参、麦冬、熟地黄、黄芪。缺乳或乳少者，加桔梗、赤小豆、粳米；乳汁清稀自出者，加五味子、芡实；大便难者，加肉苁蓉、杏仁、玄参；干呕者，加沙参、芦根；身痛者，加桂枝、红枣、鸡血藤；恶露不尽者，合失笑散。治疗后，17 例痊愈，3 例显效，2 例好转，18~36 天为 1 个疗程。

（十一）麻疹

洪丕焕老中医治疗麻疹[21]证在邪热伏留心经，症见：疹扁润成块、嫩赤，或有疹见成片如丹毒，偏高红肿，但粒头不尖。用竹叶石膏汤去半夏，酌加 1~2 味疏表之药，以滋化之。

（十二）病毒性心肌炎

对于病毒性心肌炎，症见气阴两虚，余热未尽，低热不退，手足心热，心烦多梦、短气乏力，心慌胸闷，魏传余[22]报道用竹叶石膏汤加减治疗，取得了较好的治疗效果。

（十三）肺炎

罗丽霞[23]报道用竹叶石膏汤加味治疗 1 例小儿肺炎，证为热邪闭肺、气津两伤。2 剂后症状明显好转、热退，气促鼻煽消失，咳嗽减轻，食欲转佳，再服 4 剂而愈。

（十四）慢性肾炎合并上呼吸道感染

马波[6]报道 1 例患慢性肾炎 8 年，感冒发热，确诊为上呼吸道感染者。用竹叶石膏汤治疗，停用其他中西药，4 剂后，发热退，微觉头晕乏力，余无不适。上方去石膏加黄芪、益母草又服 12 剂后，尿化验正常。本方不但益气阴除邪热，而且能明显改善肾脏功能。

（十五）前列腺肥大

张希荣[24]报道用电针合竹叶石膏汤加减治疗前列腺肥大症 38 例。电针疗法：刺双侧维道针尖向曲骨，2~3 寸，采用断波，刺激量逐渐加强，通电 15~30 分钟。竹叶石膏汤加减：竹叶、石膏、太子参、半夏、甘草、黄芪、紫菀、粳米。湿热重，加车前子、薏苡仁、黄柏；肾气虚，加肉苁蓉、菟丝子、肉桂；脾虚，改太子参为人参，黄芪重用。结果：治愈 28 例，好转 8 例，无效 2 例，总有效率为 94.7%。

（十六）痤疮

对于临床上内热瘀滞、气阴两虚而出现的痤疮，罗丽霞[23]报道1例，用竹叶石膏汤加味治疗，最终获效。

（十七）梅尼埃病

刘中景[25]报道，用竹叶石膏汤加白芍、芦根、党参、薄荷、生姜治疗23例梅尼埃病。其中少气，加五味子；心悸明显，加生龙牡；血压偏低，加黄芪；血压偏高者，加泽泻、薏苡仁。结果：痊愈17例，显效2例，有效2例，无效2例。服药少者2剂，最多18剂。

（十八）登革热与登革出血热

林良国[26]报道，对于登革热与登革出血热，目前西医对此无特异性治疗方法，而用中医药治疗可取得满意疗效。何炎荣[26]将本病分为3期10型辨证，对于末期，第9型气津不足，用竹叶石膏汤加减，治疗200多例，全部治愈。

（十九）再生障碍性贫血

史亦谦[27]认为本病的病理特点是真元衰竭，据此其将再生障碍性贫血辨证分为7型。其中真元衰竭、热盛气分型，症见：高热，头痛，汗多面赤，心烦，咽干舌燥，口渴引饮，口腔糜烂或见齿衄鼻衄，肌衄，脉浮大而数。常用竹叶石膏汤加白虎汤治之，方中之参常用西洋参。便秘，加大黄；口腔糜烂，用锡类散吹敷患部；衄血，加白茅根、三七粉、茜根。共治疗31例，1年左右病情得到缓解或明显进步者18例，无效6例，死亡7例；以后继续治疗的24例，治愈9例，缓解6例，明显进步6例，无效3例。

（二十）瞳神紧小症

瞳神紧小症相当于西医学的虹膜睫状体炎，为眼科常见病。庞福新[28]报道根据其临床表现，分为脾胃实热、脾胃湿热、阴虚火旺与阴虚夹湿等4型。其中阴虚火旺型，症见：病久不愈，时轻时重，自觉患眼涩痛、羞明、视物不清，局部白睛红赤，瞳神紧小或干缺，舌红少津、无苔或呈花剥苔。用竹叶石膏汤加减治之，疗效颇佳。

（二十一）肾病综合征

刘宏伟等[29]将肾病综合征辨证分为6型。其中的风热犯肺型，症见：一身悉肿，面目尤甚，或伴有恶寒发热，头痛身痛，脉浮苔薄，或见反复感染性病灶。用竹叶石膏汤、越婢五皮饮等加减治之，辛凉宣肺利水。治疗的全部30例病人中，显效11例，有效13例，无效6例，总有效率达80%。其中水肿全部消退者18例，部分消退者9例，无效3例。

（二十二）预防化疗副作用

徐荣禧[30]报道，用竹叶石膏汤防治18例恶性骨肿瘤化疗毒副反应。其中呕恶重者，加旋覆花、代赭石、竹茹；胃热亢盛、口舌生疮为主者，重用石膏，加知母、玄参、天花粉，同时口腔内搽锡类散；身发斑血红疹瘙痒难忍者，加鲜生地黄、赤白芍、牡丹皮；气虚多汗、心悸怔忡，加黄芪、当归、五味子、煅龙牡、磁石，或口服生脉饮；腹痛腹泻者，可加木香、枳壳、白芍或加服黄连素片。粳米不入药，煮粥当茶饮，5剂为1个疗程。结果：显效5例，有效10例，无效3例，总有效率为83.3%。多数病人服3~5剂即见效。

（二十三）其他

马波[6]报道1例化脓性扁桃体炎病人，治疗后，发热咽痛消失，但白细胞计数一直波动于（12~14.5）×10^9/L，其他各项常规检查均正常。症见：心烦失眠，余无不适，舌质红，脉虚。用竹叶10g、生石膏40g、太子参20g、麦冬12g、半夏10g、生甘草6g、粳米10g。每日1剂，停用他药，4剂后心烦已除，睡眠好转，白细胞7×10^9/L，临床治愈。

俞东容[31]报道，在治疗皮肤黏膜淋巴结综合征的过程中，当出现阴虚热恋，症见：低热留恋，咽干口燥，唇焦干裂，指趾端脱皮，或潮红脱屑，纳食不香，舌红少津，宜用竹叶石膏汤加味以清涤余热、养阴生津。

许公平[32]认为由于肾阴虚损，饮食不节，情志失调，劳欲过度而导致的消渴病，当滋阴补肾以治本，润肺清胃以治标。其用麦味地黄汤合竹叶石膏汤加减治疗20例消渴病，疗效确佳。

黄渝生[33]认为在急性出血性小肠炎的恢复期应以养阴益气健脾为主，方用竹叶石膏汤加减。李景荣[34]认为在流行性出血热的恢复期应治以清热生津、益气和胃，方用竹叶石膏汤。肖德才[35]也认为在流行性乙型脑炎的恢复期用竹叶石膏汤加益气生津之品。上述3人都强调了恢复期的重要性，只有真正抓住了恢复期治疗的关键，病人才能真正恢复健康。

此外，朴香等[36]报道竹叶石膏汤应用于丹痧后期。

参考文献

[1] 吴丰. 竹叶石膏汤加减治疗小儿夏季热20例. 福建中医药, 1999, 30（4）：30.

[2] 陈亚军. 竹叶石膏汤加味治疗夏季热. 中国中医急症, 1997, 6（6）：285.

[3] 陈建军. 中药沐浴治疗夏季热14例. 中医外治杂志, 1997, 16（1）：27.

[4] 黄玉克, 刘孝忠, 齐翼. 竹叶石膏汤加减治疗小儿夏季热11例. 辽宁中医药大学学报, 2008, 10（3）：97.

[5] 王明浩. 竹叶石膏汤治疗外科术后发热. 云南中医杂志, 1985, 6（4）：20.

[6] 马波. 竹叶石膏汤应用举隅. 河南中医, 1995, 15（1）：13.

［7］杜小艳．竹叶石膏汤治疗癌性发热32例．湖南中医杂志，1997，13（6）：25.

［8］洪燕．竹叶石膏汤加减临床应用举例．江西中医药，1993，24（2）：38.

［9］崔德彬．竹叶石膏汤治疗伤寒高热不退50例临床观察．中国中医药信息杂志，1999，6（10）：67.

［10］赵国栋．中西医结合治疗伤寒临床观察及疗效分析．中医杂志，1991，32（9）：25.

［11］李学声．竹叶石膏汤加减治疗小儿口疮120例．湖北中医杂志，1985，（3）：20.

［12］刘清尧．竹叶石膏汤治疗顽固性口腔溃疡24例．国医论坛，2000，15（4）：11.

［13］金普放．竹叶石膏汤治疗肝癌介入化疗后呕吐58例．浙江中医杂志，1995，30（5）：200.

［14］毛晓农．竹叶石膏汤治疗胆道术后呕吐．新中医，1985，17（6）：47.

［15］李成菊．竹叶石膏汤治疗热呃．中医杂志，1995，36（11）：676.

［16］赵俊明．竹叶石膏汤治疗小儿夏季厌食．四川中医，1990，（6）：26.

［17］朱福明．加味竹叶石膏汤治疗儿童头痛120例临床观察．实用中西医结合杂志，1998，11（1）：54.

［18］路军章．竹叶石膏汤防治放射性食管炎临床观察．中医杂志，2000，41（5）：293.

［19］杨金凤．竹叶石膏汤加减治疗牙痛96例的体会．四川中医，1994，12（10）：52.

［20］高家亮．竹叶黄芪汤治疗产后多食肥胖22例小结．浙江中医杂志，1989，24（8）：357.

［21］孙婉慧．洪丕焕老中医治疗麻疹的经验．福建中医药，1994，25（1）：4.

［22］魏传余．中西医结合治疗成人病毒性心肌炎42例．辽宁中医杂志，1993，20（7）：28.

［23］罗丽霞．竹叶石膏汤新用．新中医，1997，29（8）：50.

［24］张希荣．电针配合竹叶石膏汤加减治疗前列腺肥大症38例临床报道．针灸临床杂志，1997，13（3）：17.

［25］刘中景．竹叶石膏汤加味治疗梅尼埃病23例．陕西中医，1993，14（8）：365.

［26］林良国．登革热与登革出血热的中医辨治近况．新中医，1993，25（9）：51.

［27］史亦谦．31例急性"再障"治疗分析．浙江中医学院学报，1989，13（6）：21.

［28］庞福新．瞳神紧小症从脾论治经验．中西医结合眼科杂志，1997，15（3）：135.

［29］刘宏伟，时振声，林秀彬．难治性肾病综合征的中医治疗体会——附30例临床分析．天津中医，1992，（2）：2.

［30］徐荣禧．竹叶石膏汤防治18例恶性骨肿瘤化疗毒副反应．中西医结合杂志，1998，8（12）：725.

［31］俞东容．皮肤黏膜淋巴结综合征证治探讨．湖北中医杂志，1994，16（5）：37.

［32］许公平．麦味地黄汤合竹叶石膏汤加减治疗消渴病．四川中医，1989，7（3）：25.

［33］黄渝生．中西医结合治疗急性出血性小肠炎20例．四川中医，1988，6（6）：29.

［34］李景荣．米伯让辨证治疗流行性出血热76例．陕西中医，1988，9（11）：490.

［35］肖德才．中药为主治疗流行性乙型脑炎77例总结．湖南中医杂志，1990，6（4）：8.

［36］朴香，李亮．竹叶石膏汤应用于丹痧后期1例．河南中医，2012，32（6）：768.

十、麻黄杏仁甘草石膏汤

（一）咳喘

麻杏石甘汤有很好的镇咳平喘作用，临床上主要用来治疗咳喘。对咳嗽气滞，喉中痰鸣呼吸急促，甚则不能平卧，吐痰白黏或黄稠，吐之不利，口干咽燥，苔白少津或黄，脉浮数等症状者，陈明忠[1]报道共治疗250例，总有效率达98%。

朱先康[2]报道用麻杏石甘汤加味（黄芩、鱼腥草、法半夏、陈皮、虎杖、射干）治疗小儿支气管肺炎126例，治疗期间，未使用其他抗病毒、抗菌药物，只做必要的对症处理。如进食量偏少者给予静脉滴注葡萄糖液体。结果：痊愈108例，好转14例，未愈4例。

马建政[3]用麻杏石甘汤加金银花、连翘、前胡、黄芩、桑白皮、鱼腥草、大黄，配合物理降温、镇静、吸氧，治疗小儿病毒性肺炎42例，治愈率88.1%，好转率11.9%，总有效率100%。

王桂琴[3]报道用麻杏石甘汤随症加减治疗小儿咳喘248例。其中外寒内热，加紫苏、款冬花、桔梗、防风、葶苈子、蝉蜕；风热闭肺，加牛蒡子、薄荷、鱼腥草、金银花、大青叶；痰热闭肺，加蚤休、葶苈子、鱼腥草、板蓝根、桑白皮、天竺黄、大黄、羚羊角丝；邪热炽盛，加金银花、栀子、桑白皮、天竺黄、瓜蒌、大黄、羚羊角。结果：治愈215例，好转28例，无效5例。

杨志彬[4]报道用麻杏石甘汤加味治疗咳嗽胸痛案1例。药用：麻黄3g，生石膏30g，杏仁10g，甘草3g，桔梗6g，前胡12g，郁金10g，瓜蒌皮12g，金荞麦30g。5剂后诸症均减，惟胸部稍感隐痛，胸闷，乃以前方去麻黄、石膏，续服5剂而愈。

杨子丹[5]报道用麻杏石甘汤合小承气汤治疗1例咳喘案。症见：咳嗽呼吸气粗，鼻翼煽动，两目合闭，面色潮红，汗出，大便3天未解，腹胀，尿黄，纹紫脉数。方用麻黄4g，杏仁5g，生石膏15g，甘草2g，大黄5g，厚朴4g，枳实4g，黄芩5g，瓜蒌5g。2剂，疗效颇佳。

（二）喉头水肿

胡建华[3]治疗1例喉头水肿，用该方1剂后症状明显好转，原方再加玄参、牛蒡子、天竺黄，再进2剂痊愈。

（三）急喉风

徐克强[3]用该方加石菖蒲、全蝎、胆南星、天竺黄、山豆根、射干、牛蒡子、黄芩、鲜竹沥、六神丸配合外用吹药（白火硝、西月石、熊胆、细辛、薄荷、寒水石、青礞石、全蝎、胆南星、猪牙皂、京三梅，共研细末），每小时吹喉1次。服药2剂，诸羔悉除而愈。

（四）小儿风水

吴氏[3]用该方加紫苏叶、金银花、益母草、蒲公英、土茯苓、蝉蜕、地肤子、鲜白茅根治疗1例风水，服药14剂，症状大减。又改用六味地黄丸加旱莲草、小蓟、白茅根、女贞子，7剂而愈。

（五）小儿尿频

郭洪文[3]用该方加台乌药、益智仁、金樱子、桑螵蛸、枸杞子治疗1例小儿尿频，效果良好。

（六）小儿流涎

郭氏[3]用麻杏石甘汤加猪苓、茯苓、白术、肉桂，治疗1例小儿流涎，6剂而愈。

（七）小儿厌食

郭氏[3]用该方加沙参、扁豆、麦冬、山楂、神曲、白蔻仁，治疗1例小儿厌食，效果良好。

（八）夏季热

林一得[3]用麻杏石甘汤治疗夏季热。其中高热发惊者，加蝉蜕、僵蚕；食欲不振者，加鸡内金、谷芽。治疗25例，3～5剂后，20例汗出热退，症状消失，治愈率达80%。

（九）流感

衡柄芳[3]报道用该方加白茅根、麦芽、谷芽、蝉蜕、党参、山楂、牛蒡子、板蓝根、大青叶、玄参、薄荷治疗1例流感，1剂而愈。方加半夏、厚朴、炙枇杷叶、白前、柴胡、党参、陈皮、瓜蒌皮、紫苏子、黄芩、鱼腥草，又治疗1例流感，也是1剂而愈。

（十）哮喘

吕长江[3]用麻杏石甘汤加细辛、茶叶、生姜、大枣，咳甚痰多者加珠贝散，发热较高、鼻翼煽动明显者加用鱼腥草注射液，治疗50例小儿哮喘。结果：显效29例，有效17例，无效4例。

周耀群[6]报道，用麻杏石甘汤治疗内源性哮喘47例。其中多为中年后发病，发病季节多为冬季，先咳嗽，以白色泡沫痰多见，有哮鸣音。治疗方法以麻杏石甘汤为主，痰多，加川贝母、桔梗、陈皮；咳嗽重，加前胡、金钱草、白前；喘重者，加地龙、桑白皮、旋覆花；发热重者，重用石膏，加黄芩、知母、金银花；喘息渐缓后，加款冬花、紫菀、五味子。结果：完全缓解17例，显效13例，有效11例，无效6例。一般服药3天后开始显效，一般服药时间15～60天。

许昌郁[7]认为应用麻杏石甘汤中首先应注意麻黄与石膏的比例。原方其比例为1:2，现一般处方中其比例为1:3.5，喘甚者可加大麻黄用量，但应按比例加用方中他药，否则易致心悸失眠等副作用。其举病案1例，每遇秋冬季节发作频繁。给予麻黄6g，杏仁9g，甘草3g，生石膏18g，桑白皮9g，瓜蒌皮9g，紫苏子9g，生代赭石30g。3剂后喘平。

（十一）肺炎

徐振兴[8]报道，对大叶性肺炎表现为发热咳嗽，胸痛，咳痰带少量血或呈铁锈色，白细胞计数增高的病人，口服麻杏石甘汤加黄芩、金银花、前胡、葶苈子、板蓝根，治疗60例，平均3.8天体温恢复正常，9天咳嗽、咳痰消失，8天胸痛消失，5.7天白细胞计数恢复正常，10.5天X线示阴影消失。

胡虎俊[9]报道用加味麻杏石甘汤为主治疗小儿麻疹肺炎34例。全部病例均具有典型麻疹皮疹形态，疹退后留下色素沉着及糠麸状脱屑。患儿大多起病急骤。34例中，21例单用麻杏石甘汤加金银花、连翘、黄芩、柴胡，3例加服补中益气丸，3例加用紫草、川红花、芫荽，7例加服银翘解毒片，同时根据病情不同程度地配合临时降温、镇静、吸氧、补液等综合措施。结果：34例全部治愈，平均疗程8天。

（十二）急性支气管炎

严学群[10]报道用麻杏石甘汤治疗1例急性支气管炎，证属痰热壅肺型，药用麻黄6g，杏仁12g，石膏50g，甘草10g，黄芩、浙贝母各12g，服3剂而愈。

（十三）急性牙龈炎

严学群[10]报道对于风热牙疳，用麻杏石甘汤加薄荷宣郁祛风、清热解肌消肿，2剂而愈。

（十四）百日咳

杨志彬[4]报道治疗1例百日咳，方用麻杏石甘汤加化痰降气之品，服药3剂后患儿咳嗽大减，夜能安寐，再服5剂而痊愈。

严学群[10]用麻杏石甘汤加黄芩、麦冬、白茅根、僵蚕治疗一百日咳患儿，4剂而愈。

徐小良[11]用该方合生脉散加胆南星、葶苈子，治疗百日咳36例，全部治愈。疗程最短3天，最长7天。

（十五）急性喉炎

吴照平[12]用麻杏石甘汤加桑叶、蝉蜕、玉蝴蝶、桔梗、玄参、竹叶、板蓝根治疗1例急性喉炎，服药3剂则寒热除，鼻通，咳嗽头痛止，口亦不渴；原方麻黄石膏减半，再进3剂，声音恢复正常，惟咽部不适、干痒，嘱其注意保护嗓子，以玄参、麦冬、胖大海泡水恒饮。

（十六）鼻炎

用麻杏石甘汤治疗鼻的经验很多。吴照平[3]用该方加秦艽、菊花、辛夷、白芷、薄荷、竹茹、黄芩、鱼腥草，治疗 1 例鼻渊，服药 4 剂而病除。

吴照平[12]认为过敏性鼻炎多为外出受风，感受寒邪或风热。治宜祛风宣肺止涕。用麻黄 8g，石膏 16g，杏仁、炙甘草各 6g，蝉蜕、防风各 10g，地肤子、白芍各 15g，诃子 12g，牡蛎 30g。治疗 1 例过敏性鼻炎的病人，3 剂而愈。

（十七）急性扁桃体炎

杨志彬[4]药用生麻黄 5g，生石膏 60g，杏仁 10g，生甘草 3g，忍冬藤 15g，连翘 6g，薄荷 2g，牛蒡子 10g，桔梗 5g，射干 6g，白花蛇舌草 15g，赤芍 6g，治疗急性化脓性扁桃体炎，2 剂热退，咽喉痛消失，双侧扁桃腺从Ⅱ度肿大降为Ⅰ度，无脓性分泌物。

吴照平[12]用该方加连翘、杏梗、牛蒡子、僵蚕、大黄、马勃治疗 1 例急性扁桃体炎，服药 4 剂而已。

（十八）急性荨麻疹

严学群[10]用麻黄 6g，杏仁 12g，石膏 30g，甘草、荆芥各 10g，粳米 30g，治疗 1 例荨麻疹，5 剂而愈。

吴照平[12]用该方加蝉蜕、赤芍、紫草、防风、秦艽、生地黄治疗 1 例急性荨麻疹病人，服药 6 剂而愈。

（十九）顽固性盗汗

邹寿华[13]报道顽固性盗汗 1 例。3 年来缠绵不止，平素身体强壮。症见：烦躁难寐，寐则盗汗，汗出湿衣，伴气热息粗，气喘，口渴多饮。用麻杏石甘汤加薏苡仁、天花粉。服药 3 剂后盗汗止，至今未发。

（二十）膀胱炎

李又刚[14]报道用麻杏石甘汤治疗 35 例膀胱炎，其中血尿加白茅根，脓尿加蒲公英、连翘。结果：5～7 天全部治愈。

（二十一）嵌顿性内痔

王诒德[15]报道用中西医结合治疗嵌顿性内痔 30 例。基本药物：麻黄 4.5g，杏仁 6g，石膏 30g，甘草 4.5g，升麻 6g，丹参 12g，枳壳 10g，泽泻 10g。对伴有痔核感染者，加蒲公英、紫花地丁、黄连；大便干硬者，加玄参、麦冬；老年气虚者，加黄芪、党参。局部常规高锰酸钾溶液坐浴，用痔疮止痛膏或普鲁卡因软膏；便秘用液体石蜡或果导。结果：28 例在 1～2 天内疼痛减轻，25 例水肿在 3～4 天内消退，大多经过 3～6 天能自行回纳或用手法轻推回纳。

(二十二) 其他

尚有资料报道，麻杏石甘汤加减对郁证[3]、漏睛[3]、夏季皮炎[3]、痤疮[16]都有一定的疗效。

参 考 文 献

[1] 陈明忠. 麻黄杏仁甘草石膏汤临床应用举隅. 国医论坛, 1996, 11 (2)：20.

[2] 朱先康. 清肺化痰剂治疗小儿支气管肺炎 126 例. 江苏中医, 1998, 19 (1)：25.

[3] 吴照平. 麻杏石甘汤的临床应用. 新疆中医药, 1994, 45 (4)：55.

[4] 杨志彬. 麻杏石甘汤临床应用举隅. 吉林中医药, 1995, (2)：34.

[5] 杨子丹. 《伤寒论》方治儿科急症举隅. 江西中医药, 1997, 28 (3)：13.

[6] 周耀群. 麻杏石甘汤治疗内源性哮喘 47 例临床体会. 实用中医内科杂志, 1989, 3 (4)：23.

[7] 许昌郁. 麻杏石甘汤临床应用探析. 中国民间疗法, 2000, 8 (1)：41.

[8] 徐振兴. 麻杏石甘汤加味治疗大叶性肺炎 60 例. 吉林中医药, 1984, (6)：12.

[9] 胡虎俊. 加味麻杏石甘汤为主治疗小儿麻疹肺炎 34 例. 实用中西医结合杂志, 1992, 5 (2)：80.

[10] 严学群. 麻杏石甘汤在热证中的应用. 江苏中医, 1991, 12 (2)：29.

[11] 徐小良. 麻杏甘石汤合生脉散加味治疗顿咳 36 例体会. 江西中医药, 1990, 21 (1)：39.

[12] 吴照平. 麻杏石甘汤加味新用. 陕西中医, 1989, 10 (9)：413.

[13] 邹寿华. 麻黄杏仁甘草石膏汤治愈顽固性盗汗. 新中医, 1988, (2)：46.

[14] 李又刚. 麻杏石甘汤治疗膀胱炎 35 例. 实用中西医结合杂志, 1992, 5 (1)：52.

[15] 王治德. 中西医结合治疗嵌顿性内痔 30 例. 中西医结合杂志, 1985, 5 (12)：750.

[16] 陶青玲, 薛国忠. 戴恩来教授运用麻杏石甘汤加减治疗痤疮经验. 甘肃中医药大学学报, 2016, 33 (2)：17.

十一、栀子豉汤

(一) 热病心烦

栀子豉汤主要治疗发热，心烦，不眠，心中结痛，胸中痞闷，腹满，呕吐。孙广全[1]通过对文献资料的研究，收集古今医案 67 例，探讨栀子豉汤的证治规律。认为栀子豉汤所针对的主要病机为：热扰胸膈，热扰心神，风热犯肺，食积腹结，肝气犯胃，湿阻中阳。主要部位在胸膈，其次为心肺。基本病机为热扰胸膈心肺。

艾军[2]报道赵绍琴老中医用栀子豉汤加味治疗 1 例病人身热 (T38℃)，午后为甚，寒战头晕，口干不欲饮，食欲不振，周身酸软无力，大便干结，小溲短赤，舌苔白腻，脉象濡软。药用：淡豆豉 60g，炒栀子 6g，前胡 6g，丹参 10g，白茅根 10g，芦根 10g，水红花子 10g，焦山楂 10g，麦芽 10g，神曲 10g。共服 7 剂体温降为正常。对于温邪侵袭、肺卫郁闭而见身热咳嗽、心悸少寐、口干欲饮、无汗便干、苔薄腻黄、脉濡滑者，用栀子豉汤合桑菊饮加减，主要适用于热郁上焦膈中证。若热郁阳明或热结阳明腑实者，宜用栀子豉汤配合白虎汤或承气汤苦宣折热合辛寒清气。若见呕血发斑当苦宣折热合清营凉血，方用栀子豉汤与加减玉女煎，药用：淡豆豉、炒栀子、生石膏、知母、玄参、生地黄、麦冬、蝉蜕、僵蚕、片姜黄、杏仁、枇杷叶。

彭建中[3]报道赵绍琴教授用栀子豉汤治发热久治不退。一胆道感染病人，高热低热间作达 1 年余，体温 37.5℃～39.0℃，舌红、苔白厚腻，脉沉濡数。辨证为过用寒凉，湿遏热伏。治法宣阳解郁，疏调气机。药用：栀子 6g，淡豆豉 10g，前胡 6g，杏仁 10g，枇杷叶 10g，浙贝母 10g，白茅根、芦根各 10g，焦三仙各 10g，水红花子 10g。共服 7 剂而体温正常。

（二）神经衰弱

栀子豉汤治疗主症为心烦不宁，无论是外感发热所致心烦，或是外邪侵袭、余热不尽、热扰胸膈所致心烦，还是内伤邪热内生所致心烦不宁皆可配伍应用。任义[4]报道运用栀子豉汤加减治疗 106 例神经衰弱病人，主要症状为心烦、心悸、失眠。辨证分型为肝阳上亢、灼伤心神型。药用栀子豉汤加龙胆草、生地黄。心脾两虚，气血不足者，药用栀子甘草豉汤加人参、茯苓、白术等；心肾不交、虚火妄动者，用栀子豉汤加生地黄、何首乌、牡丹皮。结果：痊愈 55 例，显效 33 例，好转 15 例，无效 3 例，总有效率为 97.2%。

张长恩[5]报道用栀子豉汤治疗 1 例长期患神经衰弱女病人。主要症状为心烦不宁，失眠，心中懊侬，恶梦纷纭，胸中憋闷窒塞，月经前期，量多色鲜，咽干而苦，形体消瘦，性情急躁，舌红、苔薄黄，脉弦数。辨证为热郁胸膈，气机失畅。用栀子豉汤：炒栀子 15g，淡豆豉 15g。服上方 6 剂，诸症消除，后转用当归芍药散合酸枣仁汤治疗而愈。

周晓虹[6]报道用栀子豉汤治疗一学生因高考不顺，抑郁不舒，坐立不安，心烦易怒，夜不能寐，口干，小便黄，舌尖红、苔薄，脉细数。药用：栀子 12g，淡豆豉 6g，百合 10g，柴胡 6g，柏子仁 10g，夜交藤 15g，淡竹叶 8g，通草 5g，六一散 12g。共服 7 剂而愈。

（三）梅尼埃病

金万斌[7]报道用栀子 15g，淡豆豉 15g，柴胡 10g，制半夏 10g，龙胆草 10g，沉香 5g，菊花 5g，治疗眩晕。症见：头晕如坐舟车，视物翻动，恶心呕吐，口干欲饮，四肢乏力，自汗，舌红苔黄，脉弦数。共服 10 剂而病愈。

（四）经前鼻衄

金万斌[7]报道，曾治疗一女性，经前鼻衄1年余，症见：头晕乏力，心烦少寐，口苦咽干，食欲不振。证属肝郁化热上冲。药用：栀子15g，淡豆豉10g，龙胆草15g，夏枯草10g，生地黄15g，生牡蛎10g，牡丹皮10g。共服3剂而病愈。未再复发。

（五）妊娠恶阻

金万斌[7]报道1例妊娠56天，呕吐不止，每日十余次，不能进食，体瘦乏力，头晕，小便短少，舌红，脉弦滑。证属肝热犯胃。药用：栀子15g，淡豆豉15g，龙胆草10g，竹茹10g，黄芩10g，白术10g。共服6剂而愈。

（六）神经官能症

金万斌[7]报道用栀子豉汤加味治疗胃神经官能症。症见：胃脘部不适，心悸少寐，胸闷不畅，心烦不安，食少乏味，嗳气吞酸，甚则懊憹伴有呕吐，大便干，小便正常，时感咽部有如痰窝，吞之不下，吐之不出，头晕，四肢乏力，舌苔薄黄，脉弦。药用：栀子20g，淡豆豉15g，柴胡10g，香附10g，牡丹皮10g，半夏10g，茯神10g。水煎服，每日1剂，共服23剂诸症消失而痊愈。

魏蓬春[8]报道用栀子豉汤治疗神经官能症热扰胸膈证。症见：头皮痛，心烦如有异物在胸中捣，十多年久治不效。颈项屈仰艰难，全身肌肤疼痛，触之痛甚，失眠，惊恐，抽搐，腹胀痛，大便干结，小便短赤，舌质红、苔微黄腻，脉数有力。方用：栀子12g，淡豆豉12g，生大黄10g，厚朴10g，枳实10g。前后就诊18次，以栀子豉汤加味共服58剂诸症消失。

（七）鼻衄

魏蓬春[8]报道1例73岁妇女时心烦，胸闷，鼻出鲜血，持续10余天，舌红苔黄，脉弦数。用栀子15g，淡豆豉15g，白茅根10g，以凉血止血、清热除烦。

（八）精神病

乔保钧[9]报道用栀子豉汤加味治疗多种精神病有较好疗效。治之感染性精神病，因欣喜过度而彻夜不眠，渐见喃喃独语，喜怒无常，双目上视，两手震颤，表情痴呆，精神抑郁，言语不清，溲黄，便溏，舌苔腻，脉弦数。方药：栀子10g，淡豆豉20g，枳实9g，胆南星9g，石菖蒲9g，郁金15g，远志10g，炒酸枣仁20g，麦冬13g，琥珀5g，甘草6g，橘红15g，淡竹叶3g。共服24剂而病愈。治疗精神分裂症，证属中医狂证。药用：淡豆豉15g，栀子10g，枳实10g，胆南星9g，郁金15g，珍珠母30g，龙骨30g，橘红15g，大黄13g，川厚朴10g，淡竹叶3g，生甘草20g。先后加减共服20余剂而病愈。治疗癔病，时觉胸中烦闷，啼哭无常，口干喜饮，纳少，小便黄，大便干，舌红苔厚，脉沉弦。药用：栀子10g，淡豆豉15g，麦冬20g，郁金10g，石菖蒲 10g，白芍 30g，厚朴 9g，酒大黄 10g，炒枳实 10g，淡竹叶 5g，生甘草 6g。共服 10 余剂而愈。

沈之增[10]报道用栀子豉汤合酸枣仁汤加味治疗脏躁。症见：精神恍惚，胸中灼热，心烦不安，通宵不寐，呵欠频伸，时哭笑无常，舌红、苔黄糙，脉细数。药用：焦栀子 9g，淡豆豉 9g，炒酸枣仁 15g，甘草 5g，知母 9g，茯苓 9g，山参 5g，炒牡丹皮 9g，煅牡蛎 20g，龙齿 15g。先后加减共服 15 剂而愈。

（九）呃逆

沈之增[10]报道，1 例病人因恼怒后呃逆不休，胸胁烦闷，失眠，纳呆，大便干结，舌苔薄黄，脉弦数。用栀子豉汤合四逆散加味。方用：生栀子 9g，淡豆豉 9g，柴胡 7g，生白芍 10g，生甘草 3g，枳壳 10，瓜蒌皮 10g，酸枣仁 12g，竹茹 6g，枇杷叶 10g。共服 5 剂而病愈。

（十）胃脘痛

沈之增[10]报道用栀子 9g，淡豆豉 9g，生白芍 15g，甘草 3g，川楝子 9g，北沙参 12g，佛手 9g，治疗胃脘部灼热痛疼，纳少腹胀，口干苦。共服 1 个月而病愈。

（十一）脏躁

周玉兰[11]报道治疗妇人心悸，惊恐不安，心中烦乱易哭，舌淡苔腻，脉沉细，证属脏躁气阴两虚。药用：栀子 10g，竹茹 15g，生石膏 15g，白薇 15g，桂枝 6g，炙甘草 10g，大枣 10g，淡豆豉 10g，生姜 10g。每日 1 剂，共服 10 剂而病愈。

（十二）氨茶碱反应

陈永前[12]报道用栀子 24g、香豉 15g 水煎服，治愈静脉注射氨茶碱 0.5g 后胸中烦乱，坐卧不安。动物实验证明栀子豉汤对动物有镇静作用。

（十三）啮舌

海霞[13]报道 1 例女性病人因恼怒后自觉舌痒，磨擦舌面稍感舒适，渐渐加重以致经常用牙齿咬啮舌头，焦虑不安，心烦口干，胸闷不舒，夜不能眠，脉滑数。药用：龙胆草 15g，黄芩 10g，柴胡 9g，栀子 9g，生地黄 10g，车前子 10g，泽泻 10g，当归 6g，淡豆豉 6g，陈皮 10g，甘草 3g。共服 7 剂而病愈。

（十四）病毒性心肌炎

魏蓬春[8]报道小儿病毒性心肌炎，症见：发热，心烦闷，心悸心慌，寐差纳呆，恶心呕吐，二便正常，舌苔薄黄，脉数。在配合西药的同时用栀子 10g，淡豆豉 15g，淡生姜 3 片，姜竹茹 6g。共服 8 剂而病愈。

王玉林[14]报道治疗小儿病毒性心肌炎 246 例。将此病辨证分为痰火瘀阻型、心气虚型、心阳虚脱型、气阴两虚型共 4 型。对痰火瘀阻型，用栀子豉汤合泻心汤加减效佳。

(十五) 小儿外感发热

吴小华[15]报道对小儿外感发热，西医诊断为上呼吸道感染、化脓性扁桃体炎、支气管炎、急性肠炎者，用疏解表邪、清热泄毒治法。药用青蒿栀豉汤：青蒿 9g，栀子 10g，淡豆豉 10g，板蓝根 10g，蝉蜕 2g，柴胡 4g，赤芍 5g，鸡内金 10g，麦谷芽各 10g。咽喉肿痛者，加蒲公英 15g，紫花地丁 10g，卤地菊 15g；咳嗽痰盛者，加蜜麻黄 4g，葶苈子 10g，川浙贝母各 9g；食积湿滞者，加神曲 9g，枳壳 6g，厚朴 6g。每 2 日 3 剂服用。共治疗 32 例，显效 16 例，有效 12 例，总有效率 87.5%。

(十六) 小儿多动症

张永华[16]报道将小儿多动症据其临床表现辨证分为肝肾阴虚、神纳智变，心脾气虚、神浮智变，痰热内扰、神躁智变 3 个证候类型。痰热内扰、神躁智变型，症见：神思焕散，烦急易怒，多语不避亲疏，多动而难以制约，纳呆口臭，小便黄赤泔浊，舌质红、苔黄厚滑腻，脉浮滑或弦滑。用黄连、栀子、半夏、胆南星、郁金、石菖蒲、远志、茯苓、藿香叶、佩兰叶等，水煎服。共治疗 8 例，痊愈 3 例，有效 1 例，无效 4 例。

(十七) 其他

近年来，尚有报道[17]栀子豉汤治疗黄疸、失眠等病。

参 考 文 献

[1] 孙广全. 栀子豉汤证证治规律的研究. 黑龙江中医药，1992，(6)：43.

[2] 艾军. 赵绍琴教授运用栀子豉汤的经验. 广西中医药，1995，18 (3)：20.

[3] 彭建中. 赵绍琴教授临床活用经方验案举隅. 国医论坛，1994，(4)：17.

[4] 任义. 栀子豉汤加减治疗神经衰弱 106 例疗效观察. 河北中医，1985，(2)：14.

[5] 张长恩. 栀子豉汤证探究. 北京中医，1992，(2)：38.

[6] 周晓虹. 经方治验 3 则. 国医论坛，1998，13 (4)：10.

[7] 金万斌. 栀子豉汤临床应用举隅. 内蒙古中医药，1991，(4)：20.

[8] 魏蓬春. 栀子豉汤的临床运用. 新中医，1985，(3)：46.

[9] 乔保钧. 栀子豉汤加味治疗精神病. 河南中医，1986，(5)：8.

[10] 沈之增. 杂病运用栀子豉汤治验. 实用中医内科杂志，1994，8 (2)：20.

[11] 周玉兰. 竹皮大丸与栀子豉汤合方应用心得. 中国医药学报，1997，12 (4)：58.

[12] 陈永前. 栀子豉汤治疗氨茶碱反应. 新中医，1985，17 (3)：48.

[13] 海霞. 啮舌辨治心得. 河南中医，1997，17 (2)：99.

[14] 王玉林. 中西医结合治疗病毒性心肌炎 246 例. 中医药学报，1992，(2)：36.

[15] 吴小华. 青蒿栀子豉汤治疗小儿外感发热的体会. 福建中医学院学报，1995，5 (4)：11.

[16] 张永华. 中医药治疗儿童多动症 326 例. 北京中医学院学报, 1987, 10 (3)：27.

[17] 方向明. 栀子豉汤加味临床治验举隅. 新中医, 2014, 46 (5)：226.

十二、栀子生姜豉汤

胃炎

有报道[1]，栀子生姜豉汤临床用于胃脘痛，疗效较好。

参 考 文 献

[1] 杨百茀, 李培生. 实用经方集成. 北京：人民卫生出版社, 1996.

十三、栀子甘草豉汤

栀子甘草豉汤适用于虚烦不得眠，心中懊恼，或反复颠倒，卧起不安，或身热，兼少气等证候。具有镇静、解热、消炎、利胆、止血及利尿等作用。有报道[1]，栀子甘草豉汤可用于急性黄疸型肝炎、急性胆囊炎、急性细菌性痢疾、急性尿路感染、神经衰弱、高血压、急性胃炎、食管炎而有虚烦不眠、心中懊恼、少气者，临床辨证加减应用，每获奇效。

参 考 文 献

[1] 杨百茀, 李培生. 实用经方集成. 北京：人民卫生出版社, 1996.

十四、栀子干姜汤

栀子干姜汤适用于伤寒大下后，身热微烦，腹痛肠鸣下利等证候。有报道[1]，栀子干姜汤可用于细菌性痢疾、胃肠炎而有适应证候者；亦可与诸泻心汤治疗湿热或寒热夹杂的肠胃病，如慢性迁延性肝炎、急性肝炎、胃炎、胆囊炎等。临床应用，随症加减，每获良效。

参 考 文 献

[1] 杨百茀, 李培生. 实用经方集成. 北京：人民卫生出版社, 1996.

十五、栀子厚朴汤

（一）腹部胀满

日本医者[1]治疗 1 例女性病人，主诉自 7 年前觉下腹部胀满。现症见：腰痛，倦怠，下肢酸软，五心烦热，舌燥少苔，脉沉涩。腹诊：两季肋部肌紧张，下腹部有广泛压痛。用他药治疗 2 个月余，其中以桂枝茯苓丸合四君子汤加花椒、干姜效果较好。但现又出现腹泄、下腹满，有热感，动悸。给予栀子厚朴汤，十几剂后，下腹满及热感消失。后以高良姜汤调理而安。

（二）黄疸（传染性肝炎）

萧美珍[2]认为，凡热郁胸膈之疾患，运用栀子厚朴汤，只要略加变通皆可运用。一病人症见：脘腹胀满，右胁下隐痛，心烦失眠，卧起不安，恶心呕吐，口苦口渴，厌油腻，小便短黄，大便秘结。诊为急性黄疸型肝炎。证属：黄疸阳黄，湿热薰蒸，热重于湿。拟用栀子厚朴汤加茵陈：生栀子 15g，枳实 10g，厚朴 10g，茵陈 30g。7 剂后，口苦及腹满减轻，纳可，安卧如常。继以原方及甘露消毒丹加减交替服用 2 个月余而愈。

（三）狂证（精神分裂症）

萧美珍[2]用栀子厚朴汤加减治疗狂证 1 例，证属热郁胸膈，痰蒙心窍，腑气不通，神明逆乱。现临床表现为：脘腹痞满，卧起不安，甚则彻夜不眠，稍不遂愿即怒不可遏，心烦口渴，溲黄便干，舌质红、苔黄，脉滑数。用栀子厚朴汤加生铁落 30g（先煎）。3 剂后便泄如风泡，1 日 3~5 次，臭秽异常，狂躁遂减，效不更方，仍用上方加麦冬 15g。7 剂后睡眠见好，余症还存，以上方稍事出入，继进 20 剂而诸症皆无。

（四）郁证（癔病）

萧美珍[2]报道用栀子厚朴汤治疗 1 例郁证。2 年前因情志不遂致精神失常。现症见：精神恍惚，终日烦闷不安，哭笑无常，口渴纳差腹满，尿黄便干，经色黑量少，经期正常，舌质红、苔黄，脉弦数。方用：栀子 15g，厚朴 12g，炒枳实 10g。10 剂后自觉腹内舒适，情志舒畅，食欲增进，继以上方合甘麦大枣汤，20 剂后痊愈。

参 考 文 献

[1] 黄云. 栀子厚朴汤的使用经验. 国外医学·中医中药分册，1994，16（1）：27.
[2] 萧美珍. 栀子厚朴汤临证一得. 湖南中医学院学报，1989，9（2）：95.

十六、枳实栀子豉汤

热病后劳复、食复证

本方临床应用报道较少[1]，散见于书籍中，系用治热病后劳复或食复证。

参 考 文 献

[1] 李文瑞. 伤寒论汤证论治. 北京：人民军医出版社，1989：149.

十七、栀子柏皮汤

(一) 黄疸

栀子柏皮汤有较好的清热利湿作用，对于热重于湿型黄疸疗效优佳。马俊[1]报道，对身目黄色鲜明，发热口渴，心中懊憹，恶心呕吐，小便短赤，脘腹胀满的病证，用栀子柏皮汤合茵陈蒿汤，随症加减治疗1例病人，半月痊愈。

陈先泽[2]报道，对于湿热蕴结型小儿急性黄疸型肝炎，若热重于湿者，证候兼见口干渴，唇舌俱红，用栀子柏皮汤合茵陈汤；若舌质红，甚则绛色，须佐以活血祛瘀药，如丹参、赤芍、黄柏、郁金、牡丹皮。

(二) 皮肤病

日本医家[3]用此方治疗变应性皮炎1例，1周后瘙痒减轻，夜间搔抓减少，1个月后皮肤症状消失。还有10例正在使用中，治疗经过良好。同时随症可加减使用消风散、当归饮子。另外，对单纯老年性瘙痒症以及老年人服用八味地黄丸出现的瘙痒，使用栀子柏皮汤也能奏效。

袁文福[4]报道用栀子柏皮汤加味治疗日光性皮炎、过敏性皮炎、红斑性皮炎等皮肤病，屡治屡验。

(三) 其他

日本汉方研究学者[5]认为，中药治疗急性病亦有速效。此医家用栀子柏皮汤提取剂，治疗1例咽部有异物感、烦躁伸舌病人，1剂后症状减轻90%，服用1周后完全治愈。1年后又出现相同症状，仍予栀子柏皮汤获良效。

参 考 文 献

[1] 马俊. 阳黄的病机及论治探要. 中医函授通讯，1997，16（4）：15.
[2] 陈先泽. 小儿急性黄疸型肝炎与证治体会. 新中医，1992，24（4）：47.
[3] 原菊二郎. 栀子柏皮汤和变应性皮炎. 国外医学·中医中药分册，1994，16（3）：31.
[4] 袁文福. 栀子柏皮汤加味临床治验举隅. 实用中医内科杂志，1995，9（1）：34.
[5] 山冈秀树. 栀子柏皮汤治验（原文出处：汉方研究）. 国外医学·中医中药分册，1994，16（2）：22

十八、茵陈蒿汤

(一) 肝炎

茵陈蒿汤具有清热利湿退黄作用。药理研究表明本方具有促进胆汁分泌、解热、降低血中胆红素及防治肝损伤的作用。临床报道以此方治疗肝炎的文章屡见不鲜。

例如刘坚[1]报道对 52 例重症肝炎病人以本方为主加减治疗 34 例，并与 18 例单纯应用西药的对照组对比观察。应用本方总有效率为 67.65%，对照组总有效率为 38.89%。

孙怡玲[2]报道以茵陈蒿汤加味治疗 42 例非甲非乙型肝炎病人，总有效率 92.86%。并优于西药对照组。结果示：本方可使临床症状消失，肝大消退，肝功能恢复正常。

茵陈蒿汤亦可用于小儿病毒性肝炎的治疗。郭新莉[3]报道用茵陈蒿汤加虎杖、郁金等治疗 32 例小儿病毒性肝炎。证属热重于湿型。症见：身目黄色鲜明呈橘黄色，发热，口渴，恶心，厌油，纳呆，腹部胀满，小便深赤如浓茶色，大便干呈陶土色，舌质红、苔黄腻，脉弦滑数。证属湿热内蕴，热重于湿。共治愈 32 例，总有效率 100%。

（二）肝硬化

茵陈蒿汤其主要功效在于清热利湿。故凡属肝胆湿热，热重于湿型的肝胆疾病均可应用本方。肝硬化属中医学"臌胀"，临床只要出现腹大坚满，烦热口苦，渴不欲饮，小便赤涩，大便秘结或溏，舌红苔腻，脉弦数，或面部皮肤发黄，皆可配伍茵陈蒿汤应用。孙九光[4]报道临床应用中满分消丸合茵陈蒿汤加减治疗肝硬化腹水疗效满意。

日本学者西村典子[5]报道将茵陈蒿汤和熊去氧胆酸并用治疗原发性胆汁性肝硬化 1 例。病人为女性，54 岁，主诉瘙痒。化验检查示抗线粒体抗体阳性，为 IgM 高值的胆汁淤滞型肝损害，组织学为原发性胆汁性肝硬化。虽经熊去氧胆酸 600mg 治疗，但严重的黄疸持续 80 周不退。并用茵陈蒿汤提取物 7.5g 后，血液生化学检查逐渐改善。并于疗法第 12 周将去氧胆酸增至 900mg，血清胆红素值降至 34.2μmol/L。原发性胆汁性肝硬化的肝细胞损害由内因性胆酸的细胞毒性所致，熊去氧胆酸可以缓解这些胆酸的毒性。并用茵陈蒿汤后增加了熊去氧胆酸的血中浓度，使有细胞毒性的胆汁酸浓度降低。茵陈蒿汤的作用机制尚未阐明，可能是增强了熊去氧胆酸的肝细胞保护作用。

（三）胆囊炎

现代药理研究表明茵陈蒿汤的清热利湿、通里攻下作用，具有抗菌、消炎、利胆、松弛胆道括约肌的功效，适用于湿热型胆囊炎、胆管炎、胆石症的治疗。张坚良[6]报道临床应用茵陈蒿汤合大柴胡汤清热利湿、通里攻下治疗老年胆囊炎、胆石症，使病人度过急性发作期以及使伴随症状得以纠正，或处于相对稳定期再择期手术，能够增强病人的抗病力和耐受手术的能力，提高治愈率。临床观察发现二方配合应用还能明显改善心、肺、肝、肾等脏器功能和凝血机制，并起到稳定血压的作用，还可显著地降低术后死亡率和并发症发生率。

（四）中毒性肝病

李春生[7]报道应用茵陈蒿汤加味治愈食鱼胆中毒致中毒性肝病 1 例。某某，男，27 岁。食生鱼胆约 3ml 后出现上腹部不适，有饱胀感，伴恶寒，无恶心呕吐，无两胁及上腹部疼痛。次日小便色黄如浓茶水，周身不适，疲乏，饮食锐减，恶心，不厌油腻。体检肝脏无肿大，肝区有叩击痛。实验室检查：肝功能：麝香草酚浊度试验（TTT）7U，谷丙转氨酶（ALT）500U 以上（King 法），血清胆血红素定量 34.2μmol/L，HBsAg（－）。尿蛋原弱阳性。诊断：急性中毒性肝病，肝细胞性黄疸。发病后给予大量葡萄糖合维生素 C 静脉滴注，每日 1 次维丙胺 80mg 肌内注射。经治 5 天，尿色稍清，恶心稍减，可进少量饮食，仍有上腹部饱胀感，大便干，皮肤、巩膜黄疸未消，肝脏增大至第 10 肋下 2cm，触痛（±）。舌红苔黄，脉弦滑。证属湿热蕴结。用茵陈蒿汤加味：茵陈 50g，栀子 18g，半夏 10g，大黄 10g（后下），天花粉 15g，连翘 18g，黄连 10g，甘草 10g。连服 25 剂黄疸消退，舌质淡、苔薄白，滑脉消失。肝功能 TTT5U，ALT100U（King 法），血清胆红素定量 3.42μmol/L（0.2mg%），HBsAg（－）。

（五）胆囊术后黄疸不退

胆囊结石所致的黄疸，在胆囊切除后可逐渐消退，只有很少病人因局部炎症、手术创伤、肝脏损害等因素而致黄疸不易消退，出现面目一身俱黄，黄如橘子色，舌苔黄腻。此系湿邪与瘀热蕴结所致湿热黄疸。治当清热利湿退黄。苏全胜[8]报道用茵陈 45g，生栀子 15g，生大黄 10g（另包后下），黄芩 15g，郁金 15g，金钱草 30g，延胡索 10g。水煎服，每日 1 剂。服药 14～28 天。共治疗 8 例病人，总有效率为87%。用药治疗后黄疸消退，血总胆红素下降，谷丙转氨酶恢复正常。

吴松林[9]报道用茵陈蒿汤加味治疗 12 例胆囊术后黄疸不退，总有效率为 91%。方用：茵陈 45g，生栀子 15g，生大黄 5～10g（后下），黄芩 10～15g，郁金 10～15g，金钱草 30g，延胡索 10g，炙鸡内金 10g。水煎服，每日 1 剂。服药时间 12～30 天，平均 18.6 天。治疗前总胆红素（272.55±54.46）μmol/L，治疗后（105.53±54.2）μmol/L，采用 t 检验，治疗前后比较，$P < 0.001$。8 例治疗后谷丙转氨酶恢复正常，4 例谷丙转氨酸显著下降。据报道称，将茵陈 40g，栀子 14.6g，大黄 7.2g，黄芩 12g，加水煮沸 30 分钟浓至 40ml，并将 40ml 作为 1 只兔子 1 日量，进行动物实验。结果表明：上述药物有类似苯巴比妥降低血浆胆红素的作用，并认为其作用可能系通过诱导肝脏酶系统增加肝对胆红素的摄取、结合和排泄能力，以及抑菌护肝，减少细胞代谢产物对肝的损害，使黄疸消退，肝功能恢复。

董晓蕾[10]报道 1 例男性病人，67 岁，因间歇发作性高热、寒战，右上腹痛伴黄疸。入院诊断为急性胆囊炎、胆石症伴化脓性胆管炎而行胆囊切除术。术后高热、黄疸不退，纳差乏力，右上腹隐痛不适，大便干结难下，小便黄赤，舌质红、苔黄腻，脉弦。中医辨证为肝胆湿热。方用茵陈蒿汤加味：茵陈15g，大黄10g，栀子10g，郁金10g，柴胡10g，赤芍15g，白芍15g，木香10g，车前子10g，生薏苡仁15g，鸡内金6g，谷芽10g，麦芽10g，泽泻15g，瓜蒌15g，丹参20g。服用1周后皮肤、白睛黄染大退，胃纳好，大便通畅。继服1个月后痊愈出院。

董晓蕾[10]还报道1例直肠癌手术后出现黄疸、肝功能异常，应用茵陈蒿汤加味服药1个月疾病痊愈。

（六）胆道蛔虫

黄小庆[11]报道，将胆道蛔虫合并感染定为蛔热型，共治疗9例。症见：发热或寒热往来，胃脘胀痛拒按，口苦咽干，可见黄疸，便结，尿黄，舌质红、苔黄或黄腻，脉弦滑或滑数。方用茵陈蒿汤加味：茵陈30g，栀子10g，金银花25g，蒲公英25g，牡丹皮10g，龙胆草10g，郁金15g，川楝子10g，槟榔30g，乌梅30g，金钱草30g，大黄15g（后下）。结果：治愈7例，好转2例，平均住院7.8天。

陈长江[12]报道用茵陈蒿汤合乌梅汤治疗胆道死蛔虫感染12例。病人表现为上腹部胀或隐痛，或有钻顶样疼痛。伴见发热、恶心呕吐，纳差嗳气，口干苦，大便干结，小便黄赤，舌质红、苔黄厚，脉弦数等症。全部病例均经B超检查确诊为胆囊或胆总管内死蛔虫或死蛔虫残片。方用茵陈蒿汤合乌梅汤：茵陈30g，栀子12g，大黄12g（后下），黄芩12g，黄连6g，乌梅30g，花椒9g，细辛4g，石膏30g，柴胡9g，金银花20g，甘草9g。每日1剂。感染重者，加蒲公英、连翘；上腹痛甚者，加白芍、延胡索；脘腹饱胀者，加鸡内金、山楂；胸胁满闷者，加枳壳、郁金；大便干结者，加芒硝冲服；大便有蛔虫卵者，加苦楝根皮；热盛伤阴者，加知母、麦冬。临床症状全部消失，B超复查胆囊、胆总管均未见死蛔虫及残片，为痊愈。结果：12例均愈。

（七）急腹症时内毒素血症

中西医结合治疗急腹症的研究表明，茵陈蒿汤合承气汤口服可治疗阳明腑实证，燥热之邪与肠中糟粕相结合而成燥屎，影响腑气通降，致胃肠功能紊乱，肠蠕动减弱，胃肠道内革兰阴性菌过度繁殖且菌种比例变动，菌群失调，毒力剧增，细菌内毒素经门静脉大量吸入血而形成肠源性内毒素血症。西医学理论认为：当肠黏膜屏障受损或肠道内缺乏胆盐时可致革兰阴性菌大量繁殖产生肠源性内毒素血症。毕旭东等[13]报道用茵陈蒿汤合大承气汤治疗具有内毒素血症的急腹症病人15例。并设立对照组15例。病人临床表现为不同程度的腹胀、便秘、食欲减退、恶心呕吐。入院时两组病例外周血内毒素值均高于正常人。中西医结合组除给予抗感染补液等常规处理外，从入院第2天开始服中药茵陈蒿汤合承气汤，其方剂组成：茵陈、栀子、厚朴、枳实、大黄、芒硝。治疗后中西医结合组在入院后第3日内毒素血症阳性率明显下降，与入院时有显著性差异，以后继续下降。第5天、第7天时中西组内毒素血症阳性率明显低于对照组。认为通里攻下法能明显增强胃肠道的推进功能，增加肠蠕动；增加肠血流，改善肠壁微循环，降低毛细血管通透性，因此能促进腹腔内炎症吸收。茵陈蒿汤与承气汤配合通里攻下可排除胃肠积滞，使大量细菌内毒素排出体外。大黄、芒硝、厚朴有明显的抑菌作用；栀子、厚朴有较强的抑制革兰阴性菌的能力，可抑制肠源性细菌的生长和代谢，减少内毒素的产生吸收；大黄对肠黏膜屏障破坏有明显的治疗作用并能改善肠壁微循环；大黄、栀子体外研究有较强的直接拮抗内毒素的作用。故本方对肠源性内毒素血症有很好的预防作用。

（八）妊娠肝内胆汁淤积症

茵陈蒿汤具有利胆退黄作用，是治疗肝胆病的很好处方。临床报道用它来治疗妊娠肝内胆汁淤积症有很好的疗效。王净[14]报道用茵陈蒿汤治疗 11 例妊娠肝内胆汁淤积症。临床症状有 3 例仅有局部瘙痒症，全身症状不明显；全身瘙痒、症状明显影响睡眠者 8 例；伴黄疸者 3 例。实验室检查：胆红素有 3 例异常升高，谷丙转氨酶有 9 例轻度或中度增高。治疗后症状消失，黄疸消退，胆红素谷丙转氨酶转为正常。

汪梦莲[15]报道用茵陈蒿汤加西药联合治疗妊娠合并肝内胆汁淤积症 100 例。临床症状为皮肤瘙痒，伴或不伴黄疸、胆酸升高，伴或不伴有 ALT、胆红素升高及 HBsAg（－）；分娩后 1 周内瘙痒及黄疸很快消退。方用茵陈蒿汤：茵陈 30g，制大黄 6g，甘草 5g。痒甚者，加蝉蜕、丹参各 10g。每日 1 剂。有效率为 92%。

李建娅[16]报道用茵陈蒿汤加味治疗妊娠黄疸 28 例，其中妊娠期肝内胆汁淤积症 18 例，妊娠合并乙型肝炎 6 例，妊娠合并甲型肝炎 4 例。处方：茵陈 30g，栀子 10g，黄柏 10g，连翘 10g，垂盆草 15g，蒲公英 20g，泽泻 10g，车前草 15g，白茅根 20g，白术 10g，山药 15g，茯苓 10g，紫苏梗 5g。每日 1 剂，早、晚煎服，服至孕 36 周止。临床治愈 13 例，有效 15 例。

（九）母婴血型不合

崔林[17]报道用茵陈蒿汤合寿胎丸治疗妊娠妇女有阴道流血、腰酸、小腹疼痛等症状属 ABO 血型不合者孕妇 20 例。方用：茵陈 24g，炒栀子 24g，制大黄 9g，菟丝子 12g，桑寄生 15g，川续断 10g，阿胶 10g。脾虚者大便溏，酌减大黄加党参、白术；腰酸明显者，加杜仲；阴道出血，加苎麻根、仙鹤草、生地黄炭、藕节炭。水煎服，每日 1 剂。在停经早期即服药，直至分娩或分娩前 1 周停药。20 例中，19 例有效，1 例无效。

庞玉琴[18]报道用茵陈蒿汤加减治疗母婴 ABO 血型不合性先兆流产 40 例。方用：茵陈 30g，栀子 12g，大黄 6g，黄芩 12g，白术 12g，金银花 30g，蒲公英 30g。大便干者，加草决明 30g；阴道出血，加旱莲草 30g，白芍炭 12g；腰酸，加杜仲、桑寄生各 12g；少腹下坠，加升麻 10g，黄芪 30g。每日 1 剂，从妊娠早期开始服药，服至分娩前 2 周停药。40 例中，有效 36 例，无效 4 例。

（十）新生儿溶血病

陈玉书[19]报道用茵陈蒿汤加味配合西药联合治疗新生儿溶血 15 例。方用：茵陈 9g，栀子 5g，大黄 3g，黄芩 5g，郁金 5g。每日 1 剂。同时配以蓝光照射、酶诱导剂（鲁米那、可拉明）、激素、纠酸、抗生素、血浆或白蛋白等治疗。治疗结果表明：血清胆红素降至正常所需要的天数明显短于单纯应用西药的对照组。

（十一）新生儿高胆红素血症

张玲丽[20]报道用茵陈蒿汤加味口服配合蓝光照射，治疗新生儿高胆红素血症 24 例。与单用蓝光照射 22 例相比较，其结果表明中西医结合组优于对照组。治疗组中药汤剂组成：茵陈 10g，茯苓 10g，栀子 3g，大黄 3g，车前草 9g。煎成 50ml 药液，分 3～4 次口服。总的退黄时间治疗组较对照组缩短，说明茵陈蒿汤有明显降低胆红素的作用。

（十二）小儿病毒性肝炎

韩杰[21]报道用加味茵陈蒿汤治疗小儿病毒性肝炎 30 例。方用茵陈、栀子、大黄等，1 个月为 1 个疗程，一般治疗 2 个疗程。治疗结果：第 1 个疗程，中药组 13 例（甲型 4 例，乙型 9 例）中，临床近期治愈 6 例（甲型 4 例，乙型 2 例），治愈率 46.15%；显效 7 例（乙型）。第 2 个疗程，中药组 5 例（乙型），好转 5 例。

（十三）胎甲球阳性

杨香锦[22]报道用茵陈蒿汤加味治疗胎甲球阳性 9 例。其中患急性肝炎者 3 例，患慢性胆囊炎者 4 例，乙肝表面抗原均为阳性。辨证分型为肝胆湿热型和热郁血结型。其中茵陈蒿汤合五苓散加减用于肝胆湿热型，热郁血结型用茵陈蒿汤加活血化瘀药。结果：临床治愈 5 例，好转 2 例，无效 2 例。

（十四）血液透析时皮肤瘙痒症

日本学者大场正二[23]报道，对于血液透析病人合并症皮肤瘙痒病人 14 例，给予茵陈蒿汤 7.5g/天，服药 8 周。结果：显效 3 例，有效 6 例，稍有效 3 例，无效 2 例，有效率 64.3%。疗效与透析时间的关系，呈现透析时间越短药效越明显的趋势。

郭佩玲[24]报道用茵陈蒿汤颗粒冲剂（茵陈蒿 4g，栀子 3g，大黄 1g 的比例制成 2.5g 1 包，分 2 次口服，每天 2～3 包）治疗肾功能不全血液透析伴皮肤瘙痒症 29 例，有效 26 例。

（十五）胆汁反流性胃炎

周宜强[25]报道曾以本方加味治疗 1 例胆汁反流性胃炎。病人胃下部疼痛 2 个月，痛引两胁，口苦嗳气，食则胀痛，大便不爽，舌质暗、苔厚腻。胃镜检查提示为：胆汁反流性胃炎。方用茵陈蒿汤加味：茵陈 15g，栀子 10g，酒制大黄 12g，郁金

15g，旋覆花 10g，生甘草 10g。共服 12 剂，症状消失。

（十六）干燥综合征合并原发性胆汁性肝硬化

日本学者西冈干夫[26]报道用茵陈蒿汤治疗本病 1 例。某某，女性，43 岁，主诉全身倦怠，皮肤瘙痒，右侧颈部淋巴结及腮腺周围肿胀疼痛，诊断为干燥综合征。检查抗线粒体抗体阳性，血清 IgM 值增高，疑为原发性胆汁性肝硬变。肝活检诊断为慢性非化脓性破坏性胆管炎，小叶间胆管消失，炎症细胞浸润，诊断为第三期原发性胆汁性肝硬化。用熊去氧胆酸治疗后仍有口腔干燥，眼球不适，皮肤瘙痒。用茵陈蒿汤 7.5g/天和熊去氧胆酸合并治疗后，口腔干燥、皮肤瘙痒逐渐改善，总胆红素恢复到正常范围。

（十七）阵发性睡眠性血红蛋白尿

周霭祥[27]报道用茵陈蒿汤治疗阵发性睡眠性血红蛋白尿。发作期表现为乏力，气短，心悸，腰酸，夜尿，大便干溏不一，面色㿠白，或有发热，巩膜黄染，重者皮肤发黄，尿呈酱油色或葡萄酒色，舌体大、苔腻，脉常滑数。

（十八）黄汗

陈小花[28]报道用茵陈蒿汤加黄芪等治疗异常黄汗 30 例。典型症状者表现为：秋冬季节背腹部及双腋下黄汗渗析不止，内衣均被染黄，伴身体困重，烦躁口渴，小便短赤，舌质红、苔黄腻，脉弦滑。方用：黄芪 24g，茵陈 15g，栀子 10g，大黄 9g，甘草 5g。小便短少者，加车前子 15g；烦热口渴者，加石膏 30g；周身困重、关节疼痛者，加苍术 9g，防己 12g，桑枝 15g。每日 1 剂，水煎 2 次，分上、下午服用。10 天为 1 个疗程。治疗 1 个疗程后，18 例显效，10 例有效，2 例无效，有效病例继服上药 1 个疗程，达显效目的。

（十九）口腔溃疡

于慧卿[29]报道用茵陈蒿汤加味治疗多发性口腔溃疡。病人口腔广泛性溃烂 3 个月，灼热疼痛，以舌体为甚，舌质紫暗肿胀，头胀痛，心烦易怒，咽干口燥，大便秘结，舌苔黄厚、舌根部苔腻，脉滑。方用：茵陈 15g，大黄 6g，栀子 12g，牡丹皮 10g，生地黄 10g，薏苡仁 15g。水煎，每日 3 次漱服，共服 15 剂痊愈。

李淑华[30]报道用栀子 3g，茵陈 4g，大黄 1g，混合提取 1g 茵陈蒿汤精制粉末，制成褐色颗粒状中药制剂，每剂重 6g，每次用 2g，每日 3 次，饭前口服，30 天为 1 个疗程。共治疗 20 例复发性口疮病人。症见：口疮溃疡反复发作，久治不愈，伴有口渴、尿少、便秘等症。结果：显效 3 例，有效 16 例，无效 1 例。

（二十）痤疮

钱萍[31]报道用茵陈蒿汤加味治疗痤疮。症见：额部、鼻颊部密集的红色丘疹成片，颜色鲜明，部分顶端出现米粒大小脓疮，口渴，便秘，鼻尖多汗，舌红、苔黄腻，脉浮数。证属湿热内蕴，血热毒盛。药用：茵陈20g，牡丹皮12g，栀子、黄芩、金银花、枇杷叶、草薢、生地黄各10g，大黄、甘草各6g。共服31剂，痤疮痊愈。

刘明[32]报道用茵陈蒿汤合枇杷清肺饮加减煮散口服，加药渣外敷，共治疗寻常痤疮78例。药用：金银花30g，白枇杷叶9g，桑白皮9g，黄芩9g，赤芍9g，白茅根15g，茵陈15g，甘草6g。口干便秘，加酒大黄。结果：有效率为96.15%。

（二十一）脂溢性皮炎

徐学武[33]报道用茵陈蒿汤加味治疗185例脂溢性皮炎病人。症状表现为：瘙痒、皮肤红斑、丘疹、结痂、鳞屑，部分伴有脱发和痤疮。药用：茵陈15g，栀子10g，生大黄10g，白花蛇舌草15g，苦参10g，蛇床子10g，地肤子10g。每日1剂，水煎服2次。并设立西药对照组。结果：中药组128例中治愈78例，显效28例，有效8例，无效14例，总有效率为89.1%；对照组总有效率为56.2%。经统计学处理两组间有显著性差异。

（二十二）三氯乙烯中毒

严跃丰[34]报道收治1例急性重度三氯乙烯中毒病人，采用中西医结合疗法。病人就诊前半月出现神疲、乏力、头晕、心悸、头痛，5天前上述症状加重并出现发热（T 39.6℃），视物模糊，干咳，咽干，全身皮疹，巩膜黄染严重，大便秘结，小便深黄，舌红苔黄，脉滑数。在疾病的早、中、后期分别采用清热解毒、凉血透疹、清热利湿、凉血解毒，养血柔肝、利湿退黄等不同治法。早期用清瘟败毒饮加减，中期用茵陈蒿汤合犀角地黄汤，后期茵陈蒿汤合养血柔肝汤。共治疗41天而痊愈出院。

（二十三）十二指肠球部溃疡

杨志一[35]报道曾诊治1例十二指肠溃疡病人。症见：胃脘部疼痛，形瘦面色萎黄，恶心吐酸，二便不畅伴有黑便，不欲饮食，舌苔黄而厚腻，脉沉数。用茵陈蒿汤加减：茵陈30g，白及粉10g，枳壳10g，白术10g，瓦楞子10g，乌贼骨10g，焦三仙10g，三七粉6g。共服10剂而痛止。

（二十四）肥胖

杨志一[35]报道曾用茵陈蒿汤治疗1例肥胖病人，疗效较好。某女士近两年体重由60.5kg增至75.7kg。症见：肥胖，便秘，小便不爽，舌苔黄腻，脉数而涩。辨证为湿热互结。药用：茵陈30g，黄芩15g，茯苓15g，金银花15g，栀子10g，生大黄10g，陈皮10g，半夏10g。共服药2个月，体重减为72.3kg，以后体重一直保持在70kg左右。

（二十五）阑尾炎

杨志一[35]报道用茵陈蒿汤加味治疗1例阑尾炎病人。上腹部疼痛转移至右下腹，伴有发热，恶心，呕吐，大便干，小便不爽，舌苔黄而厚腻，脉弦数。药用：茵陈

30g，败酱草 30g，蒲公英 30g，生大黄 15g，牡丹皮 15g，栀子 10g，枳实 10g。共服 3 剂而腹痛止。

（二十六）高脂血症

康小明[36]报道用茵陈蒿汤合龙胆泻肝汤治疗 88 例高脂血症病人。作者认为高脂血症属于痰浊、湿热、气滞血瘀。治宜清热利湿、活血化瘀，佐以疏肝解郁。药用：柴胡 10g，栀子 10g，郁金 10g，大黄（后下）、车前子（另包）、决明子各 12g，生地黄 25g，蒲公英 25g，虎杖 25g，益母草 25g，茵陈 25g，赤芍 25g，丹参 25g，黄连 6g。水煎服，每日 1 剂，3 周为 1 个疗程。结果：治疗 88 例中，显效 54 例，有效 23 例，无效 11 例，总有效率 87.5%。

（二十七）崩漏

刘天福[37]报道用茵陈蒿汤治愈 2 例妇女经期阴道内大量或持续不断出血。药用茵陈、栀子、大黄。其认为本病病机为湿热内蕴，用茵陈蒿汤清热、泻火、利湿，以达到治愈目的。

（二十八）酒渣鼻

郑翔[38]报道用茵陈二花汤治疗酒渣鼻 74 例。方药：茵陈 30g，山楂 30g，野菊花 20g，乌梅 20g，凌霄花 15g，丹参 15g，栀子 10g，牡丹皮 10g，大黄 10g。水煎服，每日 1 剂，10 天为 1 个疗程。结果：临床治愈 42 例，显效 28 例，无效 4 例，总有效率 94.59%。

（二十九）其他

王付[39]报道应用茵陈蒿汤治疗慢性非酒精性脂肪性肝病，甲状腺功能亢进症，慢性盆腔炎、盆腔积液，慢性中耳炎等病证。

张永刚[40]介绍茵陈蒿汤加减治疗顽固性湿疹，疗效满意。

郑芳忠[41]报道了茵陈蒿汤治疗带状疱疹、经来颜面痤疮、黄褐斑等皮肤病变。

宁为民[42]记载了茵陈蒿汤治疗胆绞痛的案例。

参 考 文 献

[1] 刘坚.茵陈蒿汤为主治疗重症肝炎.湖北中医杂志，1996，18（6）：30.

[2] 孙怡玲.茵陈蒿汤加味治疗非甲非乙型肝炎 42 例疗效总结.基层中药杂志，1999，13（1）：54.

[3] 郭新莉.辨证治疗小儿急性病毒性黄疸型肝炎 110 例.陕西中医，1994，15（12）：536.

[4] 孙九光.中医辨证治疗肝硬变腹水疗效观察.河北中医，2000，22（5）：325.

[5] 西村典子.茵陈蒿汤与熊去氧胆酸并用减黄的原发性胆汁性肝硬变 1 例：血清胆酸组分的变化.国外医学·中医中药分册，1994，16（1）：21.

[6] 张坚良.老年胆囊炎，胆石症中西医结合治疗探讨.中国中西医结合杂志，1997，17

（7）：429.

[7] 李春生. 加味茵陈蒿汤为主治愈食鱼胆致中毒性肝病 1 例. 中国中西医结合杂志, 1993, （1）：40.

[8] 苏全胜. 茵陈蒿汤加味治疗胆囊术后黄疸不退 8 例. 实用中西医结合杂志, 1994, 7 （1）：58.

[9] 吴松林. 茵陈蒿汤加味治疗胆囊术后黄疸不退 12 例. 江苏中医, 1996, 17 （5）：17.

[10] 董晓蕾. 茵陈蒿汤在外科急症术后应用举隅. 时珍国医国药, 1999, 10 （9）：682.

[11] 黄小庆. 中西医结合治疗胆道蛔虫病 45 例观察. 实用中医药杂志, 1997, 13 （3）：18.

[12] 陈长江. 茵陈蒿汤合乌梅汤治疗胆道死蛔感染 12 例. 国医论坛, 1993, （3）：14.

[13] 毕旭东, 关凤林. 茵陈蒿合承气汤对急腹症时内毒素血症的影响. 中国中西医结合外科杂志, 1999, 5 （5）：276.

[14] 王净. 妊娠肝内胆汁淤积症 11 例临床分析. 河北中西医结合杂志, 1997, 6 （2）：221.

[15] 汪梦莲. 茵陈蒿汤加西药联合治疗妊娠合并肝内胆汁淤积症 100 例. 安徽中医临床杂志, 1997, 9 （2）：77.

[16] 李建娅. 中西医结合治疗妊娠黄疸 28 例. 江苏中医, 1999, 20 （2）：26.

[17] 崔林. 寿胎丸合茵陈蒿汤治疗母婴血型不合 20 例. 浙江中医杂志, 1990, （9）：416.

[18] 庞玉琴. 茵陈蒿汤加减治疗母婴 ABO 血型不和性先兆流产 40 例. 河南中医, 1996, 16 （3）：150.

[19] 陈玉书. 茵陈蒿汤加味与西药联合治疗新生儿溶血病 15 例. 安徽中医临床杂志, 1997, 9 （2）：78.

[20] 张玲丽. 中西医结合治疗新生儿高胆红素血症疗效观察. 湖北中医杂志, 1999, 21 （3）：114.

[21] 韩杰. 加味茵陈蒿汤治疗小儿病毒性肝炎 30 例临床疗效观察. 中医研究, 1994, 7 （3）：39.

[22] 杨香锦. 辨证分型治疗胎甲球阳性 9 例观察. 湖南中医杂志, 1997, 13 （3）：55.

[23] 陈延光. 茵陈蒿汤治疗血液透析患者伴发皮肤瘙痒症的效果. 国外医学·中医中药分册, 1996, 18 （4）：34.

[24] 郭佩玲. 茵陈蒿汤治疗血液透析患者顽固性皮肤瘙痒症 29 例临床观察. 中医杂志, 1998, 39 （9）：551.

[25] 周宜强. 加味茵陈蒿汤治愈胆汁反流性胃炎. 浙江中医杂志, 1988, （11）：484.

[26] 吴经才（译）. 茵陈蒿汤治疗干燥综合征合并原发性胆汁性肝硬变的经验. 国外医学·中医中药分册, 1994, 16 （3）：27.

[27] 周霭祥. 中药为主治疗阵发性睡眠性血红蛋白尿 30 例小结. 中国医药学报, 1988, 3 （3）：37.

[28] 陈小花. 黄芪茵陈蒿汤治疗异常黄汗 30 例. 浙江中医杂志, 1996, 31 （2）：66.

[29] 于慧卿. 茵陈蒿汤临床新用举隅. 河北中医, 1994, 14 （5）：16.

[30] 李淑华. 茵陈蒿汤治疗复发性口疮的临床疗效观察. 中医药信息, 1994, 11 （3）：28.

[31] 钱萍. 茵陈蒿汤在皮肤科的应用. 四川中医, 1998, 16 （12）：49.

［32］刘明．枇杷清肺饮合茵陈蒿汤加减煮散口服加外敷治疗寻常痤疮 78 例临床观察摘要．中国中医基础医学杂志，2000，6（9）：37.

［33］徐学武．中药内服外用治疗脂溢性皮炎 128 例．中医药学报，1992，（2）：33.

［34］严跃丰．急性重度三氯乙烯中毒中西医结合治疗．新中医，1997，29（4）：41.

［35］杨志一．茵陈蒿汤临床新用．陕西中医，1992，13（8）：372.

［36］康小明．茵陈蒿汤合龙胆泻肝汤加减治疗高脂血症 878 例．陕西中医，1997，18（5）：220.

［37］刘天福．茵陈蒿汤治疗崩漏两则．河南中医药学刊，1999，14（5）：43.

［38］郑翔．茵陈二花汤治疗酒渣鼻 74 例．湖北中医杂志，1989，（1）：21.

［39］王付．茵陈蒿汤方证探索与实践．中华中医药杂志，2015，30（4）：1126.

［40］张永刚．茵陈蒿汤加减治疗顽固性湿疹病例举隅．山西中医学院学报，2009，10（2）：33.

［41］郑芳忠．茵陈蒿汤治疗皮肤病验案举隅．四川中医，2006，24（7）：95.

［42］宁为民．茵陈蒿汤临床新用．湖南中医杂志，2005，21（4）：66.

十九、黄连阿胶汤

（一）失眠

黄连阿胶汤是治疗失眠的常用方剂，主要适用于以阴虚火旺、心肾不交为病机特点的病例，既可以原方应用，也可加减用之，其适用范围可扩大。朱俊程[1]报道用黄连阿胶汤治疗顽固性失眠 64 例。其症状均有心中烦躁，坐卧不安，五心烦热，口干苦，舌质红绛、苔黄少津，脉细数。方药：黄芩 12g，黄连 10g，白芍 10g，阿胶 15g（烊化），鸡子黄 1 枚（冲服）。临床加减：气虚者，加党参、黄芪各 10g；血虚者，加当归、熟地黄各 10g；肝郁者，加柴胡 10g；肝阳上亢者，加钩藤 15g，生龙牡各 30g。先煎诸药，然后纳阿胶、鸡子黄。10 天为 1 个疗程。结果：治愈 56 例，好转 6 例，无效 2 例，总有效率为 96.9%。

陈帮康[2]报道用此方加味治疗顽固性失眠 36 例。用药后全部病人每晚睡眠时间均在 6 小时以上，且伴随症状消失。服药 5～20 剂，方用黄连阿胶汤加生地黄、酸枣仁、山茱萸、生龙骨。若阴虚火旺著者，加栀子、牡丹皮；阴虚而火不甚者，酌加麦冬，减黄芩用量；严重失眠者，加灵磁石；大便干结者，加柏子仁。

路英等[3]报道黄连阿胶汤治疗更年期失眠 14 例，效果满意。以黄连阿胶汤为基础方治疗，5 天为 1 个疗程，1 剂/天，按原方要求煎服：先煎黄连、黄芩、白芍去渣，纳胶烊尽，稍冷，纳鸡子黄搅匀，分 3 次温服。对部分嫌药味腥不能纳药者，嘱煎黄连、黄芩、白芍取汁，阿胶烊化兑服，之后立刻服食熟鸡子黄半枚至 1 枚，同样有效。临证加减：肾阴虚明显者，加生地黄 15g，桑椹 20g；兼心阴不足者，加百合 30g 以清心益气安神。14 例病人服本药 5～10 剂后，全部能入睡每夜达 6 小时以上，后嘱服六味地黄丸调理善后，更年期其他症状亦相应改善。

（二）抑郁症、焦虑症

陈国祥[4]报道用黄连阿胶汤加减治疗抑郁症38例。病前均有明显的精神刺激病史。病人均有不同程度的情绪低落，思维迟钝，语言动作减少为主的"三低"症状，并伴有睡眠障碍、健忘、乏力、焦虑等。少数病人还时时伴有情绪高涨、思维敏捷、语言动作增多等"三高"症状。方用黄连阿胶汤加减：黄连3g，黄芩、白芍、石菖蒲、柴胡各10g，浮小麦30g，炙甘草、郁金、阿胶各10g，炒酸枣仁15g，大枣5枚。若兼心虚胆怯，惊惕肉瞤，舌淡胖，加党参、黄芪、当归、茯神；兼胸闷、纳差、痰多、舌苔白腻，加茯苓、白术、竹茹、炙远志；兼情绪激动、烦躁、便结，加龙胆草、珍珠母、青龙齿、生石决明。结果：痊愈19例，好转16例，无效3例。医者认为对轻中度抑郁症疗效较好，症状缓解时间短，一般治疗1～2个月多能缓解，3～6个月即能痊愈；对重度，特别是病程长的病人，治疗时间相对要长。

谭天埠[5]报道用黄连阿胶汤治疗心肾不交型焦虑症42例。症见：紧张恐惧，敏感，心烦意乱，注意力不集中，睡眠障碍等。42例中除了3例急性焦虑症给3天适量安定外，其余39例均以黄连阿胶汤为主治疗。结果：痊愈10例，显效23例,好转8例，无效1例。服药7天内见效21例，14天内见效16例，21天内见效5例。

（三）血证

黄连阿胶汤具有养阴清热、活血止血的功能，是治疗血证的有效方剂。凡属邪热未清，阴虚液亏之热病过程中出现的血热妄行之各种出血，如尿血、吐血、鼻衄、咯血、血小板减少症等均可应用。

1. 咯血

谢丽成[6]报道用黄连阿胶汤加味治疗肺结核咯血1例，证属肺肾阴虚。症见：面色苍黄，频频咳嗽，痰中带血，量较少，心烦失眠，口渴，舌红、苔薄黄，脉细弦数。方用黄连阿胶汤加北沙参、麦冬、桑白皮、生地黄、百合。5剂后痰中无血丝，但咳嗽较剧，痰稠黏不易咳出，心烦少寐。守原方加瓜蒌皮、炙百部、炙紫菀，12剂后诸症皆消。1例支气管扩张咯血10年，现急性发作，出血量较多。症见：咳嗽，痰中带血或纯血鲜红，心烦失眠，口燥咽干，腰膝酸软。方用黄连阿胶汤加北沙参、麦冬、桑白皮、女贞子、旱莲草。10剂后痊愈。

2. 齿衄

仇新印[7]报道用此方治愈1例齿衄。病人牙龈经常渗血3年余，淡红色，伴头晕、心悸、四肢乏力，舌红，脉细数。方用黄连阿胶汤原方：黄连、黄芩各10g，白芍12g，阿胶15g（兑服），鸡子黄2枚（冲服），加生地黄20g，藕节15g，仙鹤草20g，茜根12g。25剂后诸症皆消。

3. 妇科疾病

对于月经不调，证属热迫血行、血不归经，症见月经淋漓不断，色红，头晕痛，面色潮红，口苦口干，多梦者，仇新印[7]用黄连阿胶汤治之，4 剂症减，10 剂而愈。

马彩玲[8]报道对于证属阴虚火旺、冲任不固的青春期子宫出血，用黄连阿胶汤治疗 58 例，痊愈 38 例，显效 9 例，好转 9 例，无效 2 例。方药组成：黄连 6g，黄芩 9g，白芍 15g，阿胶（烊化）15g，鸡子黄 2 枚（冲服），生地黄、淫羊藿、巴戟天各 15g，槟榔 10g。若小腹胀痛，出血量少，色暗，质稠有块，下则痛减属血瘀者，去阿胶，加炒蒲黄、炒五灵脂各 15g；若兼肝郁气滞者，加郁金 10g，香附 12g，柴胡 10g；兼气虚者，加太子参 15g，生黄芪 20g。

对于热盛迫血妄行，冲任失调之崩漏，张宗如[9]用黄连阿胶汤加炙龟甲、牡蛎、地榆、藕节、棕榈炭。服药 10 剂后而获良效。另 1 例怀孕 4 个月出现胎动不安，症见：阴道流血，色鲜红，胎动下坠，小腹作痛，口干咽燥，渴喜冷饮，大便秘结，尿短急黄。方用黄连阿胶汤加熟地黄 10g，续断、桑寄生、杜仲炭各 10g。5 剂血止痛除胎安，去桑寄生、杜仲炭继服 4 剂而余症悉除。

张宗如[9]还治疗 1 例产后 1 个月恶露不绝，量较多，色紫红，质稠黏，有臭味，面色潮红，口燥咽干，用黄连阿胶汤加乌贼骨 15g（先煎），4 剂而愈。

蔡钢[10]认为妇科临床上用黄连阿胶汤加减，只要是由于伤及心肾之阴、阴虚阳亢、水枯火炎所造成的多种疾病，都可获得满意疗效。如功能性子宫出血、先兆流产等。

4. 血小板减少症

本病属中医学"血证"与"发斑"范畴，多与火或气有关。刘玫[11]应用黄连阿胶汤治疗 1 例，效果良好。症见：全身皮肤多处紫斑月余，面黄无神，心胸烦闷，食少纳差，两胁隐痛，失眠少寐，皮肤黏膜有大小不等的多个瘀斑，尤以鼻腔黏膜、口腔牙龈出血明显，小便黄赤，大便干结，舌暗苔干，脉沉细数。经 B 超、血常规检查确诊为血小板减少综合征，早期肝硬化。用黄连阿胶汤化裁：黄连 5g，黄芩炭 20g，白芍 20g，阿胶 15g（烊化冲服），生地黄 15g，炙黄芪 10g，龟甲胶 15g，鳖甲 15g，鸡子黄 2 枚。40 剂后几近痊愈，1 年后随访，诸症已除。

5. 上消化道出血

杨鸿仁[12]用本方治疗上消化道出血 50 例，痊愈 49 例，无效 1 例（胃癌），时间 3 ~ 15 日，大便潜血转阴时间平均 4.7 日，便潜血转阴率达 98%。方药组成：黄芩、黄连、阿胶（烊化）各 10g，白芍、白及、藕节、紫珠草各 15g，仙鹤草 30g，三七末（冲服）3g，甘草 6g。头晕乏力者，加黄芪、太子参；吐酸者，加乌贼骨、瓦楞子；呕吐者，加代赭石、半夏；胃脘胀痛者，加砂仁、丹参、五灵脂、延胡索；大便秘结者，加生大黄；食欲不振，加焦山楂、炒鸡内金。每日 1 剂，服药时药汁中加入鸡子黄 1 枚。

6. 伤寒并肠出血

对症见腹痛绵绵，体温呈复升之势，伴心烦出汗，面色萎黄，舌淡苔少，脉细数，证属阴血亏虚、虚火灼伤肠络之湿温便血，姜润林[13]采用黄连阿胶汤加牡丹皮、生地黄、大黄炭、生蒲黄、侧柏炭，并予云南白药2g（每日2次），继续抗伤寒治疗。5剂后腹痛缓解，便色转黄，大便隐血转阴，后以中西药调治月余痊愈。

7. 尿血

邓铭聪等[14]报道了黄连阿胶汤加减治疗1则尿血验案。王某，男性，34岁，2015年11月15日初诊。主诉尿血1年余，加重7日。病人自诉1年前由于工作变迁，经常工作至深夜，每日睡眠时间不足5小时，后开始见尿频，有时见肉眼血尿，反复发作，经多方求治，西医诊断为肾小球肾炎，给予激素及潘生丁等西药治疗，兼服中药，但症状只能缓解。近7天病情再次发作，持续不减，尿中带血，血色淡红，伴口干、心烦不寐、五心发热、腰痛、乏力，小便频数，量少色黄，面色萎黄，舌质红、苔薄黄，脉细数。中医诊断：尿血。辨证：肾虚火旺证。治法：滋阴泻火，养血止血。方用黄连阿胶汤加减：黄连12g，黄芩6g，阿胶10g（烊化），白芍15g，鸡子黄2枚，当归15g，生地黄15g，黄芪15g。共7剂，日1剂，早、晚分服。7天后复诊，病人述尿血症状较前缓解，血色明显变淡，其余症状均减轻，效不更方，继续服前方7剂。再次复诊，诸症皆解除，检查尿潜血阴性，嘱病人注意饮食调护，勿食辛辣肥腻之食品，保持心情愉悦，早睡早起，3个月后随访未见复发。

（四）更年期综合征

蔡刚[10]报道1例更年期综合征，证属阴不敛阳、心阳独亢者。症见：停经1年，头晕胸闷，颈面烘热汗出，咽干唇燥，烦躁易怒，心悸失眠，腰脊酸楚，舌红尖赤，脉细数。方用黄连阿胶汤加麦冬、柏子仁、淮小麦、当归、茯苓、丹参、甘草。14剂后症状大减。原方加入炒酸枣仁、合欢皮，续服6剂而诸症皆除。

陈大蓉[15]报道用黄连阿胶汤加减（黄连30g，阿胶10g，白芍15g，何首乌15g），制成胶囊，治疗更年期综合征，不仅可以缓解症状，而且具有较尼尔雌醇疗程短，副作用少和远期疗效好的优点。治疗组90例，口服黄连阿胶胶囊3粒（每粒含原生药6g），每日3次；对照组30例口服尼尔雌醇2mg，半个月1次。治疗3个月后复查。结果：治疗组显效54例，有效31例，无效5例，总有效率94%；对照组分别依次是17例、10例、3例。

（五）心悸

谢广英[16]认为此病有的因情志变化和疲劳而诱发。症见：胸闷心慌，头晕眼花，夜寐差，厌嘈杂高声，伴纳差脘闷，咽中如梗。证属心脾气虚、水火不济、肝脾失调。方用黄连汤加柴胡、党参、黄芪、甘草、陈皮。4剂后寐安，大便通爽。原方加当归、丹参，7剂后纳食转佳，心悸已止。另1例心前区时作疼痛伴心悸15年，加重 1 年。每次发作几十分钟至 1 小时不等,伴心悸心慌,胸闷胀,腰痛,夜间常口苦口干欲饮,两膝以下常盗汗,梦呓流涎,舌红,脉滑。用黄连阿胶汤加味:黄连、黄芩各 6g,白芍 9g,阿胶 10g,生地黄、天冬各 12g。另配服知柏地黄丸,每日 2 丸。4 剂后诸症皆减,舌淡红,脉细,上方加黄芪、党参各 15g,柴胡 6g,6 剂后疼痛心悸已止。10 天后反复,上方去党参,10 余剂善后而愈。

牛旭明[17]报道 1 例慢性肺源性心脏病,中医为肺胀,证属痰湿蕴肺,心肾气虚。症见:咳喘,闷气,不能平卧,咳白痰量多,颜面浮肿,纳差,失眠,服他药后仍心悸、口干、失眠。乃用黄连阿胶汤加杏仁、全瓜蒌、紫苏子、沙参、桑白皮、五味子。10 剂后心悸消失,诸症皆除。

根据病毒性心肌炎的临床表现,任杰[18]将 150 余例共分成心气虚、心阳虚及心阳暴脱、气阴两虚、阴虚阳亢、气虚血瘀、痰热结胸 6 型。其中的阴虚阳亢型,症见心悸,心胸憋闷而热,夜不成寐,口渴溲黄,舌光红绛,脉数有力。用黄连阿胶汤加味育阴清热:黄连 15g,阿胶 15g,白芍、黄芩、生地黄各 20g,麦冬 15g,甘草 10g。如舌红而有紫点者为兼瘀血证,加赤芍、桃仁、丹参。

(六) 糖尿病

张立[19]运用黄连阿胶汤治疗 2 型糖尿病 45 例。方用:黄连、黄芩各 6g,阿胶 10g,白芍 15g,天花粉、知母各 12g,炙甘草 5g,丹参 15g,三七 6g。气虚者,加黄芪 20g,怀山药 12g;血瘀甚者,加桃仁 10g,红花 6g;阳虚者,加肉桂 2g,制附子 10g;手足麻木,加桑枝 20g;视物模糊,加菊花 10g,枸杞子 12g;皮肤溃疡、久治不愈,加黄芪 20g,皂角刺 10g,穿山甲 6g。30 天为 1 个疗程,连服 2 个疗程。结果:显效 20 例,好转 21 例,无效 4 例,总有效率为 91%。

(七) 阿片瘾

刘安庆[20]报道对吸食阿片成瘾,症见:面色苍白,肢体困倦乏力,精神不振,烦躁不安,夜间不能入睡,呕吐,涕泪齐流,舌红苔黄,脉细数。证属少阴化热,均可用黄连阿胶汤加党参、黄芪、生地黄、麦冬、合欢皮、珍珠母等。水煎服,每日 1 剂,1~2 周为 1 个疗程。治疗 8 例,瘾发症状得到完全控制。戒断后 7 例未再复发,1 例又重新吸食。

(八) 头痛、头汗

紧张性头痛是一种由精神紧张及颅周肌肉张力增高引起的以头痛为主要症状的疾病。症见:头胀痛有灼热感,以两侧为甚,心烦口苦,小便黄,腰酸膝软,手足心热,咽干口燥,少寐多梦,舌红苔少,脉细数。张春光[21]用黄连阿胶汤化裁:黄连 10g,黄芩、白芍、阿胶各 15g,代赭石(先煎)30g,鸡子黄 2 枚。每日 1 剂,分 3 次口服。心火盛者,酌加栀子、生地黄各 15g;肾阴亏耗者,加女贞子、旱莲草、熟地黄。结果:23 例全部治愈,其中服 3 剂愈者 3 例,6~10 剂愈者 20 例。

张长顺[22]治疗1例头汗如洗。病人每当就餐时，自觉头部轰热，瞬间头汗如洗，发似雨淋，喜用凉水冲洗方舒，饭后宛如常人。伴有心中烦热，睡眠不熟，善惊易恐，头晕乏力，腰膝酸软，口舌干燥不欲多饮。证属肾阴不足，心火亢盛。方用黄连阿胶汤加熟地黄、酸枣仁、柏子仁。8剂后余症皆除。

（九）口腔疾病

黄连阿胶汤常用来治疗口腔疾病。陈鹰[23]报道用此方治疗慢性口疮50例。证属阴虚火旺，症见：口唇内部及口腔黏膜可见大小不等的溃烂面，色㿠白黄，周围微红肿，咽部充血。方药组成：黄连、黄芩、白芍、阿胶各9g，鸡子黄2枚。经中药平均治疗16天后，均愈。

王坤崇[24]用黄连阿胶汤治疗烂舌病122例。方法：①内服药：黄连、黄芩各10g，阿胶12g，杭白芍20g，鸡子黄1枚。将上药加水1000ml煎至400ml，趁热冲搅鸡子黄，每日服2次。②外用药：鸡子黄10枚，用器皿文火烤集取油，早、晚用10%黄连浸泡水嗽口后，将油涂于患处，1个疗程19天。结果：痊愈（舌体上下边尖溃烂面全部愈合平整）102例，显效（舌体上下有部分溃烂面未愈合）13例，无效（舌体溃烂面全未愈合）7例，总有效率为94.3%。

宁华英[25]报道用黄连阿胶汤加肉桂治疗慢性咽炎85例，并与对照组43例对照。其中慢性单纯咽炎78例，慢性肥厚性咽炎33例，慢性萎缩性咽炎17例。症见：咽部疼痛，干燥不适，发痒或灼热感，异物感，刺激性咳嗽，干呕，部分有心烦、失眠等。检查见咽部黏膜慢性充血，咽后壁淋巴滤泡增生，咽侧索红肿。病程2个月～15年不等。治疗分观察组85例，药用黄连阿胶汤加肉桂（后下）治疗，对照组43例口服头孢氨苄胶囊、泼尼松。均6天为1个疗程。结果：观察组治愈38例，好转41例，无效6例。对照组分别为9例，20例，14例。观察组明显优于对照组。

姬云海[26]认为失音内责之于肝肾阴虚、体质素亏，外责之风热喉痹反复发作，或素嗜烟酒炙煿之品致阴液暗耗，虚火上炎，熏灼咽喉成为虚火喉痹，而致声音嘶哑甚或不能发声。喉部检查均有喉壁粗糙充血。用黄连阿胶汤加减治疗50例，25例痊愈，20例好转，5例无效。方药：黄连6g，桔梗、黄芩、阿胶、石斛各10g，赤芍、白芍、玄参、天冬、麦冬13g，生地黄20g，沙参12g，鸡子黄（冲）2枚。每日1剂，服3次。阴虚火旺者，加知母10g，黄柏15g；咽部紧迫感者，加山豆根10g，马勃15g；咽部异物感者，加射干、山慈菇各10g；咽干甚者，加天花粉15g；痰不易咳者，加海浮石15g，瓜蒌皮10g；动则气喘者，加黄芪20g，太子参10g，百合15g。1个疗程15～40天。

（十）男性疾病

黄连阿胶汤也常用于男性疾病的治疗。只要证属阴虚火旺，皆可见效。姬云海[27]报道用黄连阿胶汤加减治疗阳痿早泄80例，症轻者（阴茎勃起不坚，性交不达

2分钟即射精）62例，重者（阴茎不能勃起，或勃起不坚，刚接触到女方即射精）18例。证属心火亢盛52例，相火旺盛者18例，肾阳不足者10例。方由黄连阿胶汤加减：黄连5g，白芍、石莲子、远志、茯苓各15g，黄柏、桑螵蛸、五味子、柏子仁、阿胶各10g，鸡子黄1枚。若心火亢盛者，加栀子10g；相火旺盛者，加龙胆草15g；肾阳不足者，加菟丝子、韭菜子各15g；阳痿为主，加锁阳15g，淫羊藿10g；早泄为主，加龙骨、牡蛎各20g，芡实10g。结果：80例中治愈36例，好转40例，无效4例，治疗时间14~60天。

蒋正文[28]将158例精少不育症病人，按中医辨证分为4型。心火灼阴型，多思虑劳心过度，或情志不遂、气郁化火，以致阴精暗耗心肾失交所致，方宗黄连阿胶汤加减。兼有烦躁心悸者，合栀子豉汤；溺赤茎痛，合导赤散；头目晕眩，合磁朱丸；胸闷太息，加郁金、甘松，待心火清泄后继予天王补心丹化裁善后。共52例，经治45天，结果：痊愈39例，显效4例，好转5例，无效4例，总有效率为92.3%。

（十一）皮肤科疾病

黄连阿胶汤对于皮肤科疾病，也有其独特疗效。汪家健[29]用治老年性皮肤瘙痒，证属心肾不交，阴虚血热。方以黄连阿胶汤化裁：黄连、炙甘草各6g，黄芩、阿胶（烊冲）、白蒺藜、酸枣仁、麦冬各10g，白芍12g，生、熟地黄各20g。服药7剂后，瘙痒大减，惟大便仍干结。原方加火麻仁、柏子仁各10g，再服7剂而愈。又1例特应性皮炎，病人肌肤遇热或冬凉时即发痒，伴有红色风疹块。心烦寐不安，口干喜饮，便干结。证属阴血不足，外受风邪，虚风内动。用黄连阿胶汤加防风、蝉蜕、地肤子、白蒺藜、生地黄。5剂后痒止寐安。

（十二）脏躁、经前期综合征

仇新印[7]报道1例脏躁。症见：胡言乱语，词不达意，心悸头晕，心烦性躁，常整夜不寐，伴口干、大便干结，舌红少苔，脉细数。用黄连阿胶汤加生地黄、合欢皮、百合。9剂后神志恢复正常。

王新生[30]报道1例癫狂，病人素有月经不调，腹胀头痛，性情急躁易怒，经水来潮诸症加剧，初期只蒙被哀哭，天明即轻，现身热谵语，哭笑无常，口燥咽干，渴欲饮水。证属热入血室、扰乱神明。以黄连阿胶汤加减：黄连、黄芩、当归、柴胡各12g，沙参、阿胶各20g，鸡子黄1枚，后两味溶于汤中冲服。十余剂而愈。

（十三）痢疾、肠炎

对于少阴热化伤阴痢疾，阎伯篪[31]报道用黄连阿胶汤加味治疗小儿少阴痢356例，均获痊愈。症见：下痢赤白相兼，或赤多白少，白多赤少，烦躁不安，口渴而饮水不多，小便短赤，舌红少苔，口舌糜烂，脉细数。方用黄连阿胶汤加焦山楂、山药、滑石。可随兼症化裁。

黄连阿胶汤可用于结肠炎久治不愈，津液大伤，湿热留恋不尽者。张政[32]用黄连阿胶汤清热化湿，养阴止血治疗结肠炎，疗效甚好。如出血过多，加乌梅、地榆；气虚，加人参、黄芪；血虚，加当归、熟地黄。

（十四）掌跖脓疱病

李月萍[33]报道治愈 1 例掌跖脓疱病。症见：全身皮肤干燥，双手大、小鱼际及足底见粟粒大、针头大脓疱，双足背、双小腿见针头大水疱、渗水、糜烂，呈湿疹样变。用他药治疗无效，改用黄连阿胶汤加减治疗：黄连 5g，阿胶（烊化）10g，白芍 10g，白鲜皮 15g，鸡血藤 15g，泽泻 12g，生甘草 10g。5 剂后皮损消退，有少量脱屑未见新疹出现。又 14 剂而痊愈。

（十五）其他

另外：慢性肝炎[7]，证属心肾不交，水火不济；营养不良性低热[13]，证属气弱阴亏，邪热羁留之疳热；咳嗽不已[22]及证属久咳肺阴耗伤，肝气偏旺，肺失清肃，皆可用黄连阿胶汤加减治之。总之，只要辨证得当，均可获效。

代亚林[34]报道颈椎病证属心肾不交、阴虚火旺型，可用黄连阿胶汤加减治疗，有效率 96%。方药：黄连、山茱萸、杜仲、怀牛膝、合欢花各 15g，阿胶（烊化）、白芍、枸杞子、夜交藤各 20g，鸡子黄 1 个（冲服）。

同样，对于肾阴虚，心火旺，心肾不交的神经性晕厥，也可用黄连阿胶汤来进行治疗[35]。此外，梁焕英报道[36]黄连阿胶汤治疗 1 例低血糖反应的验案。张小军[37]解读了黄连阿胶汤治疗发热包括上呼吸道感染、喘息型支气管炎合并发热、手足口病、低热原因待查等疾病，疗效满意。刘卫[38]用黄连阿胶汤治疗下肢厥冷。

参 考 文 献

[1] 朱俊程. 黄连阿胶汤治疗顽固性失眠 64 例. 国医论坛，1999，14（3）：8.

[2] 陈帮康. 黄连阿胶汤加味治疗顽固性失眠 36 例. 中医杂志，1996，37（9）：529.

[3] 路英，王文耀. 黄连阿胶汤治疗更年期失眠 14 例. 中医药导报，2012，18（3）：93.

[4] 徐国祥. 黄连阿胶汤加减治疗抑郁症 38 例小结. 时珍国医国药，2000，11（1）：74.

[5] 谭天埠. 黄连阿胶汤治疗焦虑症 42 例疗效分析. 黑龙江中医药，1984，（4）：41.

[6] 谢丽成. 黄连阿胶汤加味治疗咯血二例. 广西中医药，1996，19（2）：26.

[7] 仇新印. 黄连阿胶汤临床应用举隅. 陕西中医，1995，16（6）：276.

[8] 马彩玲. 黄连阿胶汤加味治疗青春期子宫出血 58 例. 河南中医药学刊，1997，12（3）：47.

[9] 张宗如. 黄连阿胶汤在妇科的应用. 黑龙江中医药，1999，（6）：46.

[10] 蔡刚. 黄连阿胶汤在妇科临床中的运用. 石河子医学院学报，1997，19（1）：65.

[11] 刘玫. 黄连阿胶汤治血小板减少症一得. 甘肃中医，1994，7（6）：21.

[12] 杨鸿仁. 黄连阿胶汤加味治疗上消化道出血 50 例疗效观察. 甘肃中医，1990，（1）：13.

[13] 姜润林.黄连阿胶汤儿科新用.江西中医药,1998,29（5）：37.

[14] 邓铭聪,廖璐,谢平霖.黄连阿胶汤加减治疗尿血验案1则.中国民族民间医药,2016,25（15）：65.

[15] 陈大蓉.黄连阿胶胶囊对更年期综合征的治疗作用.中国实验方剂学杂志,1997,3（2）：6.

[16] 谢广英.黄连阿胶汤治心悸验案二则.河北中医药学报,1998,13（3）：9.

[17] 牛旭明.黄连阿胶汤验案2则.实用中医内科杂志,1997,11（4）：40.

[18] 任杰.病毒性心肌炎的临床分型与发病机制的探讨.黑龙江中医药,1992,（4）：7.

[19] 张立.加味黄连阿胶汤治疗2型糖尿病45例.中医药导报,2000,6（6）：15.

[20] 刘安庆.加味黄连阿胶汤戒断阿片瘾8例.中国民间疗法,1996,19（5）：9.

[21] 张春光.黄连阿胶汤治疗紧张性头痛23例.中医药信息,2000,17（1）：15.

[22] 张长顺.黄连阿胶汤临床新用偶得.吉林中医药,1997,17（1）：34.

[23] 陈鹰.黄连阿胶汤治疗慢性口疮50例观察.江西中医学院学报,1996,8（3）；7.

[24] 王坤崇.黄连阿胶汤治疗烂舌病122例.辽宁中医杂志,1991,（6）：37.

[25] 宁华英.黄连阿胶汤加肉桂治疗慢性咽炎85例疗效观察.贵阳中医学院学报,1997,19（2）：14.

[26] 姬云海.黄连阿胶汤加减治疗顽固性失音50例.浙江中医杂志,1994,29（12）：540.

[27] 姬云海.黄连阿胶汤加减治疗阳痿早泄80例.浙江中医杂志,1994,29（7）：305.

[28] 蒋正文.158例精少不育症的辨证论治.中医杂志,1991,32（11）：37.

[29] 汪家健.黄连阿胶汤临床新用举隅.浙江中医杂志,1997,32（8）：370.

[30] 王新生.经方治愈癫狂四则.山东中医杂志,1986,（5）：35.

[31] 阎伯箴.加味黄连阿胶汤治疗小儿少阴痢35例临床观察.陕西中医函授,1987,（2）：28.

[32] 张政.经方治疗结肠炎验案举隅.浙江中医杂志,1997,32（3）：137.

[33] 李月萍.黄连阿胶汤治愈掌跖脓疱病一例.中华皮肤科杂志,1997,30（2）：137.

[34] 代亚林.辨证论治颈椎病50例疗效观察.黑龙江中医药,1992,（3）：13.

[35] 王朝晖.黄连阿胶汤的临床应用.中国中医药现代远程教育,2010,8（18）：68.

[36] 梁焕英.黄连阿胶汤治疗低血糖反应1例报道.中国民族民间医药,2014,（6）：120.

[37] 张小军.黄连阿胶汤治疗发热临床解读.光明中医,2011,26（11）：2333.

[38] 刘卫.黄连阿胶汤治疗下肢厥冷验案.广西中医药,2007,30（5）：50.

二十、甘草汤

（一）咽喉疾病

甘草汤是治疗咽痛的常用方剂,主要适用于少阴咽痛。唐茂清[1]报道用薄荷甘草汤治疗咽喉疾病,效果良好。方药：生甘草10g,薄荷20g。若咽喉红肿疼痛甚者,加金银花、板蓝根、赤芍；咽喉干燥,加玄参、麦冬；声嘶,加桔梗、马勃；大便燥，加大黄；往来寒热，加柴胡、黄芩；痰多，加瓜蒌、川贝母。报道治疗 1 例急性咽炎。症见：咽部红肿疼痛，吞咽困难，咳痰黄而黏稠，大便干，小便黄少，舌苔黄厚，脉滑数。方用薄荷甘草汤加大黄 10g，瓜蒌 12g，川贝母 6g。3 剂而愈。

刘斌[2]报道用甘草 30g、黄连 9g、蜂蜜 200g 制成膏，每天早、晚各服 15ml。治疗 16 例慢性咽炎，收效最短时间 1 周，最长 2 周。

崔巍[3]报道用牛膝甘草汤治疗 30 例小儿麻疹并发喉炎，并设对照组 30 例。方药：甘草 10g，牛膝 20g，加水煎至 500ml 备用。两组对激素、抗生素及超声雾化等治疗，都均等机会选用。治疗组加用煎汁 2～6ml/次，3 次/日，口服，3 天为 1 个疗程。结果：显效 6 例，有效 23 例，无效 1 例；对照组分别为 3 例，16 例，11 例。总有效率：治疗组为 96.67%，对照组为 63.3%。

（二）口疮、口炎

程晓波[4]报道以甘草汤为主随症加减治疗复发性口疮 27 例，疗效满意。方药：甘草 15g，金银花 5g。浸泡于 300～500ml 开水中，饭后饮服，每日 2 次。

张樱[5]报道用黄连甘草汤治疗新生儿口炎。症见：纳差，口腔黏膜潮红粗糙，舌红。方用甘草 3g，黄连 3g 加清水少许煎汁拭口腔。对照组 31 例，每次喂奶前用 3% 苏打水拭口腔。结果：治疗组显效 21 例，有效 3 例，无效 1 例，总有效率 96%；对照组显效 2 例，有效 24 例，无效 5 例，总有效率 83.9%。均未见任何副作用。

（三）腹痛

日本医者[6]对门诊 120 余例小儿腹痛病人投药观察，由于服药后症状迅速改善，所以将口服与口含的疗效进行比较。口服甘草汤煎剂或芍药甘草汤（提取剂）约 1 分 30 秒，半数患儿的腹痛消失；口含在 2 分钟内有半数以上见效，在 4 分钟左右 80% 以上的患儿腹痛消失，仅口含芍药甘草汤者，腹痛消失的时间略长一些，无效者 6 例。另外，甘草汤对持续 3 个月的绞痛也有显著疗效。

（四）血小板减少性紫癜

钱伯琦[7]报道用单味甘草汤治疗血小板减少性紫癜 22 例。其中 14 例每天用甘草 12g，8 例 20g，煎汁早、晚口服。1 个疗程 10～52 天。结果：显效 8 例，良效 8 例，进步 2 例，无效 4 例，总有效率 81.8%。有效者一般于服药 3～4 天出血行止，5～14 天皮肤原有瘀点瘀斑消散吸收。治疗后血小板平均上升至（106±14）×10⁹/L。医者认为甘草在小剂量时服用比较明显，如剂量过大，则作用反而不明显，且增加其副作用。

（五）盆腔炎

李银风[8]报道用益母甘草汤治疗 126 例盆腔炎。其中急性炎症（包括亚急性炎症）39 例，慢性炎症 87 例。方药：益母草 9g，甘草 5g，茯苓 12g，白芍 9g，香附

9g。急性炎症期热重，加柴胡、薄荷；慢性炎症，加地骨皮；腹痛重，加川楝子、郁金、当归；腰痛，加川芎；病程长或有包块者，加桃仁、红花。急性期平均用药10剂，慢性期平均用药46剂。结果：急性炎症痊愈24例，显效11例，有效4例，总有效率100%；慢性炎症痊愈52例，显效23例，有效7例，无效5例，总有效率94.25%。

（六）乳痈

陈再兴[9]报道对乳痈初起，乳房肿胀疼痛，局部出现肿块，皮肤微红或不红，或伴有低热的26例病人，运用麻黄川芎甘草汤（各10g）治疗，全部痊愈。其中服药1剂即愈者6例，2剂者18例，3剂者2例。

王五寿[10]用陈皮甘草汤加味治疗急性乳腺炎初期（未成脓）50例。方药：陈皮60~120g，甘草30~60g，大黄6~9g，金银花、蒲公英、天冬各30g，连翘15g。若红肿甚者，加赤芍、牡丹皮、玄参；口苦干者，加麦冬、天花粉。结果：痊愈46例，无效4例，总有效率92%。其中2~3天痊愈32例，4~5天痊愈14例。

（七）前列腺炎

张文秀[11]报道用滑石甘草汤加味治疗30例慢性前列腺炎。方药：甘草9g，滑石、生地黄、牡丹皮、柴胡、川楝子、木通各12g，连翘、蒲公英各15g，金银花30g，香附10g。28天为1个疗程。若尿道口有黄色分泌物、尿浊、尿短赤而不浑，属湿热下注者，加车前子、萹蓄、败酱草、赤小豆；尿道口有黏液样物流出，少腹及会阴有不适感，舌暗紫，脉弦属肝郁，加青皮、木香；血尿重，加小蓟、白茅根；热重便秘，加生大黄；尿浊如米泔，加萆薢，重用滑石至30g；偏肾阳虚者，加熟地黄、肉桂、附子；前列腺质硬缩小者，加炮穿山甲、三棱、丹参、莪术；腰痛，加杜仲、川续断、桑寄生。结果：痊愈10例，显效12例，好转5例，无效0例，自动中断治疗者3例。

邹桃生[12]报道用黄芪甘草汤加味治疗30例慢性前列腺炎。基本方：生黄芪30~90g，生甘草10~30g，苦参10g，蒲公英30g，泽兰15g，丹参20g。2周为1个疗程，同时用大黄30g，三棱、莪术、红花各15g，海藻、昆布各20g，夏枯草10g，芒硝15g（另溶）。水煎，会阴部熏洗坐浴。15~30分钟/次，2~3次/日。结果：1~6个疗程后，痊愈23例，显效4例，好转2例，无效1例，总有效率96.67%。其临床加减：伴肾阳虚、阳痿、腰痛者，加杜仲、菟丝子、川续断；伴肾阴虚，遗精，早泄者，加生地黄、知母、黄柏；尿频、尿急、排尿灼热感重者，加白花蛇舌草、败酱草、车前草；尿浊如米泔者，加萆薢、滑石、土茯苓；血尿或血精者，加大小蓟、白茅根；会阴、少腹胀痛者，加小茴香、川楝子、香附。

（八）精液不液化、小儿睾丸鞘膜积液

倪国新[13]运用鹿竹甘草汤治疗90例精液不液化。方药：甘草30g，黄精30g，茯苓 15g，竹叶 10g，知母 20g，枸杞子、麦冬、白芍、路路通各 15g，萆薢 10g。结果：痊愈 68 例，有效 14 例，无效 8 例。其临证加减：若湿热下注者，倍用萆薢，加灯心草；阴虚火旺，加地骨皮、淫羊藿叶。

刘东奎[14]报道运用甘遂甘草汤（甘草 5g，甘遂、枳壳、赤芍、昆布各 10g）治疗小儿睾丸鞘膜积液 7 例。一般 2 剂后肿胀开始缩小，1 周左右积液可完全吸收。

（九）慢性胃炎

何公达[15]根据多年临床经验，采用自拟的柴银甘草汤加减治疗 192 例慢性胃炎。1 个疗程 3 个月。方药：柴胡、金银花、炙甘草、炒白芍、炒枳壳、丹参、焦白术、炙黄芪、猫人参。结果：1 个疗程后，浅表性胃炎治愈 76 例，显效 54 例，有效 32 例，无效 6 例；萎缩性胃炎显效 10 例，有效 12 例，无效 2 例。其临证加减：若幽门螺杆菌感染严重，加土茯苓、制大黄、黄连、鱼腥草、败酱草；胆汁反流，加旋覆花、代赭石、刀豆壳等；肠腺化生或不典型增生，加白花蛇舌草、半枝莲、虎杖、薏苡仁；局部糜烂或糜烂性胃炎，加芙蓉叶、鱼腥草、蒲公英；食管炎，加威灵仙、紫参、黄药子、急性子；舌中或边有紫点或瘀癍，溃疡愈合后瘢痕或术后吻合口长期不愈合，疼痛症状较重，加刺猬皮、莪术、五灵脂、大黄、乳香、没药、三七。

（十）便秘、痔疮

对阴虚血少、阴火上炎所引起的老年慢性便秘，金玲[16]报道用芦荟甘草汤（芦荟 30g，甘草 30g，当归 40g）制成蜜丸，每丸 10g，每日 1～3 丸，治疗 50 例，采用自身前后用药对照观察。结果：所治 50 例，显效 38 例，有效 9 例，无效 3 例，有效率 94%。

对于内、外、混合痔，陈裕明[17]报道用白地甘草汤治疗，效果不错。方用甘草 6g，地龙 10g，白花蛇舌草 50g。若出血者，加地榆炭 25g，牡丹皮 20g；血瘀者，加败酱草 15g，白蔹 6g；并发感染者，用冰螺水外搽；脱肛者，加黄芪 20g，升麻 12g，柴胡 12g。

（十一）防治汽油中毒

汽油中毒可出现神经中毒症状，症见头痛头晕、恶心呕吐、失眠、乏力等，严重者可出现手足麻木、震颤，步态不稳等。张玉萍[18]用单味甘草汤治疗 20 例，其中 6 例有汽油中毒史及 8 例对汽油气味敏感者。分为预服组 14 例，未预服组 6 例。用甘草 20g 加水 300ml，煎至 200ml 饮服。预服组均于接触汽油前 15 分钟饮服。治疗均口服甘草汤至痊愈。结果：预防组仅 2 例出现中毒症状，继续服用甘草汤，1～2 天后症状消失；未预防组均发生中毒反应，服药 1～2 天内，症状消除者 5 例，1 例 4 剂后痊愈。

（十二）吉兰－巴雷综合征

周玉林[19]采用中西医结合治疗吉兰－巴雷综合征。治疗组 100 例，其中呼吸

肌 – 球麻痹型 60 例，普通型 40 例，采用复方甘草汤煎剂（甘草 20g，板蓝根 20g，蒲公英 20g，连翘 15g，黄连 5 ~ 10g）。对照组 99 例，其中呼吸肌 – 球麻痹型 56 例，普通型 43 例，给予激素治疗。两组均佐以神经营养剂及抗感染治疗。结果：①呼吸肌 – 球麻痹型病人气管切开数：治疗组 60 例中 13 例，对照组 56 例中 26 例（$P <$ 0.01）；死亡数：治疗组 3 例，对照组 14 例。②普通型病人有效率：治疗组 72.5%，对照组 46.5%，两组比较有显著差异（$P < 0.05$）。应引起注意的是甘草久服量大，易引起水肿和钾的排出，故取作主药的允许量 10 ~ 30g，以 2 ~ 3 个疗程为宜，佐以补钾。

（十三）高钾血症

日本医者[20]运用甘草汤提取剂，每日 6g，1 日 3 次，饭前服，连服 28 天，治疗包括人工透析病人在内、血钾高于 5.0 mmol/L 持续 1 个月以上的 20 例病人。并对病人的肾功能和血清电解质进行检测。结果：服药 1 周后降为 4.4 mmol/L，停药后该值再度上升。应引起警惕的是有 1 例服药后出现高血压、水肿，认为是甘草的副作用。

（十四）出血热多尿症

李正[21]报道用人参甘草汤治疗 205 例流行性出血热多尿期。结果：显效 133 例，有效 68 例，无效 4 例，总有效率 98%。方法：人参 3g（另炖），炙甘草 6g，黄精、百合各 6g。同时加服黑米稀粥。病重者可适当静脉输液。

（十五）颅内感染

刘滨生[22]报道用黄柏甘草汤（黄柏 50g，甘草 25g）加水 350 ~ 400ml 煎至 100ml，取 30 ~ 50ml 每日保留灌肠 2 ~ 4 次，治疗 5 例颅内感染（均用抗生素治疗无效）。结果：3 ~ 5 剂后全身症状及脑膜刺激征明显改善，7 剂后脑脊液中脓细胞及白细胞得以全部控制，2 周后复查正常。

（十六）痉挛性咳嗽

此病以百日咳为多见，以支气管内膜炎症为基本病变。马贵琳[23]用葱白甘草汤治疗 21 例。方用甘草（鲜干均可）、大葱白约手指粗细 30cm 长各 2 支煎汤。新生儿每日 1/2 剂，周岁内每日 1 剂，满周岁每日 2 剂，3 岁以上每日 2 ~ 3 剂。同时对因治疗。结果：2 日内咳嗽停止 9 例，3 日止咳 8 例，5 日止咳 3 例，5 日以上咳未止、但有进步 1 例。

（十七）肺结核

魏金凤[24]用生甘草粉细末内服，配合抗结核西药治疗肺结核，疗效甚好。病人症见倦怠无力，消瘦，咳嗽，咳痰带腥臭味，X 线示浸润性肺结核。血沉 60mm/h，确诊为肺结核。用西药抗结核药治疗 1 个疗程，未见大的好转，添用生甘草为细粉，每服 4.5g，以金银花 10g 煎汤送服，每日 3 次。1 个月后，症状基本消失，结核灶已大部分吸收。

（十八）窦性心动过缓

高国俊[25]以细辛甘草汤为基本方，其用量及生炙甘草的临床选用，根据临证时的症情灵活运用。将窦性心动过缓辨证分为气血亏虚、气滞血瘀、心阳不振、痰湿闭阻。运用细辛甘草汤加减治疗，疗效不错。1 例病人症见：心悸气短，胸闷胁痛，重则痛引肩背，四肢发凉，口干咽燥，舌质紫暗夹有瘀点、苔薄白，脉迟弦涩偶有结代，反复发作 5 年余。证属气滞血瘀。方药：细辛 5g，生甘草、桃仁、红花各 10g，丹参 15g，炒延胡索 12g，香附 12g，青皮 8g，川芎 9g。5 剂后病情无明显改变，守上方细辛为 10g，生甘草 15g；5 剂后略有好转，上方细辛加至 15g，生甘草 30g；又 5 剂，诸症较前明显减轻，上方细辛加至 20g，生甘草 40g；3 剂后诸症基本消失，但稍感唇麻。上方细辛减为 15g，甘草 40g，并加生地黄 15g，当归 12g，桂枝 12g，人参 10g，10 剂后基本痊愈，唇麻消失。

（十九）心律失常

对心律失常经正规抗心律失常治疗 3 个月以上无效者，韩仁贵[26]报道用黄连甘草汤治疗 42 例。方取黄连 10g，炙甘草 10g，煎汁少量频服，7 天为 1 个疗程，间歇 1 周后再进行第 2 个疗程。结果：反复发作性阵发性心动过速 36 例中，显效 19 例，改善 12 例，无效 5 例；频发室性早搏 2 例中，显效、无效各 1 例；频发房性早搏 4 例中，显效 2 例，改善与无效各 1 例。

施性楚[27]报道用参桂甘草汤治疗 1 例心律不齐。症见：消瘦乏力，心悸胸闷，痞满纳呆，舌淡苔白，脉迟、结代。心电图示：窦性心动过缓伴不齐，左束支传导阻滞。方用甘草 10g，党参 60g，桂枝 18g。15 剂后诸症皆除，心电图示：窦性心律，不完全性左束支传导阻滞。

（二十）药疹、荨麻疹

魏金凤[24]认为瘾疹（荨麻疹），多由风邪毒气入侵营卫皮腠而发病，甘草入肺经，解百毒，用甘草水煎外洗治疗 26 例（大多经过抗过敏药及中药治疗，疗效不佳）。用生甘草 100g，清水 2000ml，煎至水沸即可。外洗前先将患处用温水洗净，趁热反复用药水洗患处或全身，每次 20～30 分钟，每天 2～3 次。2 天换新药，5 天为 1 个疗程。结果：2 次痊愈 5 例，3～15 次痊愈 21 例。

对服用中西药物引起的过敏反应，多表现为皮肤疱疹或荨麻疹。焦增绵[28]报道凡伴有咳嗽、气短、烦躁不安等用银花甘草汤治疗，其治疗 8 例中，5 例单纯使用银花甘草汤，1～3 天后药疹明显消退，1 周后疹退净，临床症状消失；其中 2 例配合使用了连翘败毒丸。

（二十一）婴幼儿病

刘利鸣[29]报道用黄连甘草汤治疗新生儿尿布疹，疗效不错。方药：生甘草60g，川黄连10g，蒲公英30g。加水2000ml，文火煎20分钟，然后取汁降温放冰片少许，反复外洗患处。

龚梦玉[30]报道，用银连甘草汤（金银花、川黄连、甘草）为基本方临证加减治疗婴幼儿病，每每应手。如婴儿鹅口疮，方用金银花10g，川黄连1g，生甘草3g，石斛10g，竹叶5g。见效快，且不易反复。又如婴儿湿疹与红臀。临床习用青黛散调涂或西药类激素类药膏外搽，可谓有效，但易反复发作，缠绵难愈。若在青黛散外用的基础上，加服银连甘草汤：金银花10g，川黄连1.5g，生甘草3g，制苍术3g，赤芍5g，效果较为满意。再如婴儿黄疸，临证急投银连甘草汤加味：金银花10g，川黄连1.5g，生甘草3g，茵陈6g，大黄3g（后下）。煎汤频服，严重者，中西并进，可加快湿毒下泄，有效阻止黄疸发生。又如惊哭与夜啼，方用：金银花10g，川黄连1g，炙甘草3g，姜半夏2g，酸枣仁10g，朱灯心1g（注：为避免朱砂之毒，习用珍珠粉替代）。每能豁然。

（二十二）其他

施性楚[27]报道，用参桂甘草汤治疗各种见有中虚气郁证。其一为白细胞减少症。病人原有慢性浅表性胃炎，证属中气虚损、脾阳不振，方用党参45g，桂枝15g，甘草6g。20剂后诸症消失。其二阵发性肢端麻痹症，方用党参30g，桂枝10g，甘草6g。3剂诸症消失。其三倾倒综合征。症见：神疲乏力，头晕眼花，脸色苍白，舌淡苔少，脉濡。方用党参20g，桂枝6g，甘草3g。10剂后诸症消失。

李永国[31]报道用复方甘草汤治疗证属脾胃两伤，气滞血瘀所致的艾迪生病。类似中医学的"女劳疸""黑疸"等疾病。药用：生甘草60g，人参15g（可用党参60g代），鹿胶12g（烊冲），龟甲胶12g（烊冲），黄芪30g，陈皮15g，川芎30g，丹参15g，淫羊藿30g，枳壳30g。

著名老中医朱玉清[32]运用白芍公英细辛甘草汤治疗各种原因引起的牙痛50例，每获良效。方药：甘草15g，白芍45g，蒲公英30g，细辛3g。又用于治疗头痛12例，痉挛性腹痛6例，总有效率100%。短者1剂而愈，一般3剂，最多5剂。

桂约孔[33]报道用甘草干姜汤加减治疗内耳性眩晕，疗效较好。方药：炙甘草30g，干姜10g，姜半夏6g，生大黄3g，泽泻30g。肾阳虚者，加附子；痰湿盛者，加胆南星。

参 考 文 献

[1] 唐茂清. 薄荷甘草汤治疗咽喉疾病. 四川中医, 1990, 8 (3): 46.

[2] 刘斌. 慢性咽炎验方甘连膏. 广西中医药, 1997, 20 (1): 47.

［3］ 崔巍．牛膝甘草汤辅助治疗小儿麻疹并发喉炎 30 例．陕西中医，1994，15（8）：345.

［4］ 程晓波．甘草汤治疗复发性口疮．中国乡村医生杂志，1997，13（11）：40.

［5］ 张樱．黄连甘草汤治疗新生儿口炎 62 例疗效观察．贵阳中医学院学报，1996，18（3）：45.

［6］ 金嫣莉（译）．甘草汤（煎剂）与芍药甘草汤（提取剂）对小儿腹痛的疗效．国外医学·中医中药分册，1995，17（3）：32.

［7］ 钱伯琦．单味甘草汤治疗血小板减少性紫癜 22 例．浙江中医杂志，1988，23（2）：78.

［8］ 李银风．益母甘草汤治疗盆腔炎 126 例疗效观察．内蒙古中医药，1997，16（1）：15.

［9］ 陈再兴．麻黄川芎甘草汤治疗早期乳痈 26 例．中国民间疗法，1995，（6）：12.

［10］ 王五寿．陈皮甘草汤加味治疗急性乳腺炎初期（未成脓）50 例疗效观察．新中医，1997，29（10）：14.

［11］ 张文秀．滑石甘草汤加味治疗前列腺炎 30 例疗效观察．陕西中医学院学报，1991，14（2）：26.

［12］ 邹桃生．黄芪甘草汤加味治疗慢性前列腺炎 30 例报道．江苏中医，1990，11（12）：23.

［13］ 倪国新．鹿竹甘草汤治疗精液不化 90 例．辽宁中医杂志，1992，19（12）：26.

［14］ 刘东奎．甘遂甘草汤治疗小儿睾丸鞘膜积液．四川中医，1990，8（7）：20.

［15］ 何公达．柴银甘草汤加减治疗慢性胃炎 192 例临床观察．浙江中医学院学报，1996，20（2）：24.

［16］ 金玲．芦荟甘草汤治疗老年慢性便秘疗效观察．天津中医，1996，13（2）：33.

［17］ 陈裕明．白地甘草汤治痔疮．湖南中医杂志，1994，10（6）：29.

［18］ 张玉萍．单味甘草剂防治汽油中毒 20 例报道．南通医学院学报，1994，14（4）：548.

［19］ 周玉林．复方甘草汤治疗格林－巴利综合征近期疗效观察．中国中西医结合实用临床急救，1995，2（3）：107.

［20］ 程竑（译）．甘草汤提取剂对高钾血症的疗效．国外医学·中医中药分册，1996，18（1）：18.

［21］ 李正．人参甘草汤治疗流行性出血热多尿期 205 例．陕西中医，1993，14（4）：157.

［22］ 刘滨生．黄柏甘草汤保留灌肠治疗颅内感染．中国急救医学，1994，14（4）：33.

［23］ 马贵琳．葱白甘草汤治疗痉咳 21 例．中国民间疗法，1997，（2）：34.

［24］ 魏金风．甘草外洗治瘾疹，内服治肺痨．中国民间疗法，1997，（2）：39.

［25］ 高国俊．细辛甘草汤分型论治窦性心动过缓．内蒙古中医药，1996，15（4）：20.

［26］ 韩仁贵．香连甘草汤治疗顽固性快速心律失常 42 例疗效观察．中国中西医结合杂志，1992，12（10）：606.

［27］ 施性楚．参桂甘草汤应用举隅．福建中医药，1997，28（5）：25.

［28］ 焦增绵．银花甘草汤治疗药疹 8 例．中国中药杂志，1995，20（2）：118.

［29］ 刘利鸣．黄连甘草汤外洗治疗尿布疹．浙江中医学院学报，1994，18（5）：16.

［30］ 龚梦玉．银连甘草汤治疗婴幼病体会．江苏中医，1997，18（9）：11.

［31］ 李永国．复方甘草汤治疗阿狄森病．实用中医药杂志，1997，13（1）：24.

[32] 霍光磊．白芍公英细辛甘草汤治疗牙痛．山东中医杂志，1995，14（6）：276.

[33] 杜约孔．甘草干姜汤加减治疗内耳性眩晕．河南中医，1999，19（1）：16.

二十一、白头翁汤

（一）痢疾、肠炎

白头翁汤是治疗痢疾的常用方剂，它主要用于热毒血痢，以下痢脓血，里急后重，肛门灼热为辨证要点。方亦农[1]报道用白头翁汤加味治疗急性细菌性痢疾52例。症见：恶寒发热，恶心呕吐，阵发性腹痛，黏脓血便。方药：白头翁、黄柏、秦皮各10～15g，黄连6～10g。热甚，加败酱草、红藤各30g；腹痛，加延胡索10g，杭白芍10～15g；恶心呕吐，加厚朴、枳壳、竹茹、制半夏各10g；脓血便，加仙鹤草、大蓟、小蓟各10～15g；泻甚，加马齿苋、石榴皮各10g，车前子15～20g（布包煎）；苔白腻，加薏苡仁15g，蔻仁、砂仁、苍术、白术各10～15g。每日1剂，1剂3服，每服300ml。结果：全部治愈，疗程2～10天。

马明纯[2]报道治疗小儿急性肠炎27例，细菌性痢疾5例，方用白头翁汤，煎煮提取成灌肠液，每支5～10ml，1ml含生药1.125g，4个月～3周岁每次5ml，4～14岁每次10ml，每日4次，保留灌肠。结果：32例全部治愈，平均治愈天数为2.62天。并设痢特灵治疗对照组30例，治愈28例，平均治愈天数为3.32天。

王恒丰[3]用加味白头翁汤保留灌肠治疗慢性细菌性痢疾87例。方药：白头翁20g，黄柏15g，黄连6g，秦皮15g，赤石脂15g，穿心莲30g，黄芪20g，木香6g，川芎12g，甘草6g。加水1000ml浓煎至200ml，去渣备用。每晚睡前1次，药温42℃，灌肠5天，停2天，7天为1个疗程，最多4个疗程。结果：治愈65例，临床治愈15例，好转7例，总有效率为100%。

杨子丹[4]治疗一小儿疫痢。症见：便下红白脓，大便日数十行，烦躁，嗜睡，肌肤灼热而肢冷，时有手足颤抖欲惊风状。大便镜检：脓球（＋＋＋），红细胞（＋＋），白细胞（＋＋）。方用白头翁汤合白虎汤清热治痢。方药：白头翁10g，黄柏、黄连、秦皮、赤白芍各5g，知母、甘草、木香各4g，生石膏15g。4剂痢止寐安。

黄玲灵[5]报道用清开灵静脉滴注配合白头翁汤保留灌肠治疗小儿疫毒痢32例，3天内治愈25例，6天内治愈3例，好转2例，无效2例。治疗采取清开灵注射液10ml加5%葡萄糖氯化钠注射液300ml，每日2次静脉滴注。并取白头翁汤加味（黄连、黄芩、黄柏、秦皮、白头翁各6g，赤芍、牡丹皮、地榆、贯众各4g），浓煎取汁100ml，每日2次灌肠，3天为1个疗程。

马春英[6]报道对溃疡性结肠炎，用白头翁汤治疗获良效。26例均采用白头翁汤加味：白头翁25g，秦皮15g，黄连10g，黄柏15g，乌梅15g，赤石脂20g，甘草15g。

30 日为 1 个疗程。若伴有明显腹痛、腹胀，泻后痛减，舌质暗红、苔白，脉沉弦，加厚朴、槟榔、柴胡各 15g；伴里急后重，便带脓血、小便短赤，舌红、苔黄腻，脉滑数，加地榆 20g，败酱草 15g，延胡索 15g；若久治不愈腹泻轻则每日 3～4 次，重则 6～8 次，脓血黏液便，腹胀肠鸣，消瘦乏力，畏寒，面色㿠白，舌淡红、苔薄白，脉沉细无力，加重党参、黄芪剂量，另加补骨脂 20g，吴茱萸 10g，肉豆蔻 10g，白及 15g。结果：临床治愈 14 例，显效 9 例，好转 3 例。疗程最长 96 天，最短 30 天。

徐顺猷[7]报道用白头翁汤加灭滴灵灌肠治疗溃疡性结肠炎 11 例及伪膜性肠炎 4 例。以中药白头翁汤加减浓煎成 200ml，灭滴灵 0.6g 研粉加入汤剂内，每晚保留灌肠 1 次。灌肠后嘱病人转动身体，使药物充分接触所有病变黏膜，1 个疗程 14 天，休息 3～5 天，再进行下一个疗程。纤维结肠镜复查结果：溃疡性结肠炎 11 例中 8 例溃疡消失，3 例好转；4 例伪膜性肠炎中，3 例病变已消失，1 例未复查，但大便已成形，脓细胞消失。

放射性肠炎是盆腔、腹膜、腹膜后恶性肿瘤经放射治疗后引起的肠道并发症，可累及小肠、结肠和直肠。屈统红[8]报道用白头翁汤加味保留灌肠治疗放射性直肠炎 42 例。方用白头翁汤加味：白头翁、槐花、白及各 30g，秦皮、黄连、黄柏、玄参各 10g，地榆炭、生地黄各 20g。加水 1000ml 煎取药汁 500ml，冷却至 37℃ 左右，每次 100ml 保留灌肠约 2 小时，每日灌肠 1～2 次。若腹痛、里急后重明显，苔厚腻，脉弦滑，而见湿重气滞者，加木香 6g，川厚朴、陈皮、枳壳各 9g；长期便血黏液多，舌淡胖，脉细缓，而见脾虚血亏者，加黄芪 30g，炒白术、当归各 15g，炙甘草 6g；排便不畅，潮热咽干，舌红无苔，而见阴虚火旺者，加葛根 15g，知母、乌梅、炒白芍各 10g。10 天为 1 个疗程，休息 2 天再进行下一个疗程。结果：29 例治愈，13 例好转。一般 1～3 个疗程。

曹钟东[9]用乌梅丸合白头翁汤化裁（乌梅 30～45g，细辛 6～10g，干姜 10～15g，炒黄连 10～15g，炒黄柏 9～12g，制附子 10～15g，炒当归 12～24g，肉桂 6～10g，红参 10g，川花椒 6～10g，白头翁 15～30g，秦皮 9～12g，大枣 10g，炙甘草 10g），治疗克罗恩病即局限性肠炎 21 例。结果：痊愈 16 例，好转 4 例，无效 1 例。其中脾胃虚寒明显者、发热或上焦有热者，白头翁汤用大剂量，其他药用小剂量；腹中有积块者，加三棱、莪术各 10g。15 天为 1 个疗程，一般 1～3 个疗程。

高霞[10]用中药敷脐治疗小儿泄泻。方用白头翁汤加减：白头翁、川黄连、秦皮、木香、煨肉豆蔻、炒白芍、补骨脂、公丁香、茵陈各等份。共研细末，1 包 3g，每包用鲜葱、生姜（两大片）捣烂，加蜜少许，调成香饼，敷脐，8 小时换 1 次，连用 3 次为 1 个疗程。治疗小儿腹泻 368 例，痊愈 232 例，有效 123 例，无效 13 例。

张石兰[11]报道用中药灌肠治疗婴幼儿鼠伤寒肠炎 76 例。灌肠方：白头翁 9g，秦皮、黄连、黄柏各 4g，木香 1g，金银花 10g，地榆 5g。便频里急后重加罂粟壳 1～2g。此为 10kg 体重患儿用量，临床应视体重按比例适当增减药量。每日 1 剂水煎至

40～50ml，分2次于排便后灌肠。内服方：白头翁9g，葛根、黄芩、黄连、连翘各6g，甘草3g，牡丹皮、赤芍各5g，金银花15g。中毒症状重者加鲜马齿苋30g。凡Ⅱ度以上脱水者均予补液。另设对照组80例，以丁胺卡那霉素10～15mg/kg静脉滴注或肌内注射，1个疗程5～7天。结果：两组分别痊愈或好转75例、79例，死亡各1例。中药组平均退热时间为3.2天，泻止或脓血便消失平均4.2天，平均住院6.1天；对照组分别为4.3天、7.2天和8.4天。

（二）泌尿系统疾病

钟敬芳[12]认为泌尿道感染，多因下阴不洁，秽浊之邪入侵；或肝郁化火，煎熬津液而成湿热，湿热蕴结，流注下焦而为病。其用白头翁汤加减治疗122例下泌尿道感染。随症加减治疗：湿热甚者，加栀子、滑石、车前子（布包）；肝郁气滞，加乌药、白芍；脾肾阳虚，加白术、山茱萸；阴虚火旺，加知母、地黄；血尿，加小蓟、血余炭；蛋白尿，加白茅根、凤尾草；结石，加鸡内金、海金沙、金钱草；下肢浮肿，加茯苓、大腹皮、黄芪。5剂为1个疗程。结果：治愈112例，好转10例，无效0例。

史宏[13]报道用蒲灰散合白头翁汤化裁治疗淋菌性尿道炎36例。方药组成：蒲黄20g，滑石15g，白头翁15g，黄连6g，黄柏25g，秦皮10g，败酱草20g，土茯苓35g，车前草10g。2周为1个疗程，一般1～2个疗程。结果：痊愈21例，有效12例，无效3例，总有效率为91.67%。

对于耐青霉素淋菌性尿道炎，白头翁汤也十分有效。汪小毅[14]报道14例，均用白头翁汤加甘草、车前子。尿痛甚者，加琥珀、石韦；脓稠带多者，加苍术、薏苡仁、蒲公英。7天为1个疗程。结果：经1个疗程治疗痊愈者13例，另一例经治1个疗程后症状未完全消失，同时增加利福平，每日1.5g，1次口服，6天后症状消除。

张小娜[15]报道用白头翁汤治疗产后尿路感染192例，其中伴高热者16人，低热者33人。方用白头翁汤加味：白头翁30g，黄连10g，黄柏15g，猪苓20g，车前子20g。湿热甚者，加萆薢15g，菖蒲10g，金钱草30g；肝郁气滞，加川楝子10g，香附15g；血尿，加大小蓟、生地黄各15g；高热，加大青叶3g，石膏30g；低热，加地骨皮20g，青蒿10g。3～4剂为1个疗程，重者每日2剂。结果：3个疗程后，治愈172例，好转10例，无效10例，总有效率94.79%。

（三）妇科疾病

白头翁汤亦广泛地用于妇科疾病的治疗。于善堂[16]报道用白头翁汤加减治疗盆腔炎急性期，症见：发热恶寒，微汗出，口干小便黄，大便燥结，少腹疼痛拒按，带下色黄量多有臭秽气，肛坠，尿频尿急，舌质红绛、苔黄燥而干，脉细数。方用：白头翁20g，黄柏、茯苓、金银花各15g，黄连、秦皮各10g，红藤30g，甘草5g。壮热而兼表证重者，加荆芥10g，大青叶15g，薄荷6g；热毒甚带下量多有秽臭味者，加蒲公英、紫花地丁各 30g；腹胀气滞甚者，加香附 15g，木香 5g，青皮 10g；腹痛者，加延胡索、乌药各 10g；腰痛，加续断 15g，狗脊 20g。若慢性期，症见：腹痛下坠，腰痛，月经失调，有经不孕，带下色黄量多，舌质红、苔黄腻，脉沉弦。妇科检查：子宫活动受限，附件粘连或有痞块形成。方用：白头翁 20g，黄柏 12g，黄连 10g，红藤 30g，桂枝 10g，茯苓 15g，桃仁 10g，牡丹皮 10g，赤芍 10g，甘草 5g。热重，加紫花地丁 30g，蒲公英 30g，大青叶 15g；炎性包块不消者，加三棱、莪术、皂角刺各 10g；气虚，加黄芪 20g，党参 15g。结果：36 例中，治愈 24 例，显效 7 例，有效 3 例，无效 2 例。一般 1～4 个疗程。

杨云雯[17]单用白头翁汤治疗盆腔炎 107 例，10 天痊愈 67 例，20 天痊愈 40 例。其产后恶露不尽，加贯众炭、益母草；气虚多汗，加炙黄芪、党参；体温在 39℃ 以上，加金银花、蒲公英；少腹痛甚，加香附、橘核仁；盆腔包块者，加穿山甲、赤芍；盆腔积液，加生薏苡仁、瞿麦；食欲不振，加陈皮、茯苓、砂仁；大便干结，加大黄。

李萌[18]用本方治疗 1 例急性附件炎，证属肝胆湿热，下注胞中而发，用白头翁汤加减（白头翁 30g，黄连 8g，黄柏 15g，薏苡仁 30g，厚朴 10g，苍术 12g，甘草 8g）治之，6 剂后诸症尽除。一病人尿血 10 余天，粉红色，证属肝胆湿热，下注膀胱，损伤脉络，血渗膀胱，方用白头翁汤加鱼腥草、茯苓。3 剂口苦、口渴、心烦、失眠诸症消失，小腹及腰部仍有胀感，小腹偶有下坠感。上方加升麻、石斛、败酱草。3 剂而愈。

尹修海[19]认为白头翁汤善清阳明之湿热、泄厥阴之郁火、解血分之热毒，用于治疗血证和厥阴肝逆所致的有关疾病，有较好疗效。一崩漏病人，近 3 个月来每至月经来潮，经行如崩，色鲜红有小块，伴心烦、口苦、口干、小腹胀痛，用白头翁汤加生地榆、炒牡丹皮、生地黄、阿胶珠、血余炭。2 剂而诸症减轻。1 例盆腔脓肿，下腹部疼痛连及腰骶，持续不减 2 旬有余。证属湿热蕴毒，结于下焦，瘀阻气血。用白头翁汤加冬瓜子、蒲公英、牡丹皮、桃仁、大黄、薏苡仁、甘草。10 剂后腹痛明显减轻，发热退，大便 2 次/日，夹有少量脓浊，肿块明显缩小，治当清除余毒，扶助正气。以原方去大黄、秦皮、黄连、桃仁，加黄芪、虎杖、当归，连服 8 剂而愈。

高尚社[20]报道 1 例带下（湿毒型）。症见：带下量多，色黄绿如脓，有秽臭气，有时夹血液，大便有灼热感，小便黄赤，口苦咽干，舌红苔黄，脉滑数。方用白头翁汤加车前子、猪苓。3 剂后带下量已减少，余症均减。原方减猪苓、车前子量各半，5 剂而诸症悉除。

（四）鼻衄

白头翁汤治鼻衄是中医学治法中的上病治下、脏病治腑、治病必求于本的整体观念的客观体现。李佑富[21]用此治疗复发性鼻衄24例。方用白头翁汤加味：白头翁、炒生地黄各15g，秦皮8g，黄连4g，炒黄柏、川牛膝各9g，焦栀子10g。其中症见阴虚肺燥者，加沙参、麦冬；心烦口渴，加生石膏、知母；出血量多，加藕节炭、白茅根，并酌情辅以鼻腔填塞等应急措施。结果：24例中最少服药5剂，最多15剂，半年以上未发者22例，1年以上未发者20例。复发病例用本方治疗仍可有效。

（五）肺炎

胡安黎[22]报道用白头翁汤治疗肺炎67例，其中大叶性肺炎41例，支气管肺炎26例。方用白头翁汤加减：白头翁16g，黄连、黄柏各6g，秦皮9g。16岁以下减量。结果：痊愈56例，无效11例。其随症加减法：风热闭肺，加杏仁、麻黄、鱼腥草、僵蚕、大青叶、生石膏、葶苈子；痰热壅肺，加黄芩、生石膏、葶苈子、丹参、甘草、白花蛇舌草；热烁营阴，加生地黄、玄参、地骨皮、丹参、麦冬、天花粉、玉竹；气血两燔，加生地黄、麦冬、南沙参、紫草、丹参、芦根；神昏谵语，加紫雪丹。

（六）肾炎

周世杰[23]报道以中医"异病同治"之原则，用白头翁汤加味治疗急性肾盂肾炎42例。方用白头翁汤加味：白头翁15～45g，黄连6～12g，黄柏12～18g，秦皮10～20g，滑石10～30g，土茯苓30～60g，车前子（布包）15～30g，生甘草6～10g。其中小腹胀痛者，加川楝子、小茴香；热重者，加蒲公英、金银花；尿血者，加大黄、蒲黄、琥珀末（冲）、生地黄；恶寒发热者，加柴胡、黄芩；膀胱刺激征明显者，加木通、白芍、王不留行、瞿麦；腰酸困痛者，加川续断、杜仲、桑寄生。6天为1个疗程。用药后临床症状消失，小便常规及血象恢复正常，清洁中段尿培养连续3次阴性者为治愈。结果：1个疗程治愈13例，2个疗程治愈23例，3个疗程治愈5例，无效1例。

曾红钢[24]治疗1例胁痛（慢性胆囊炎）。症见：右上腹及心窝部时作胀痛，掣引右肩，口苦纳差，小便黄大便燥，舌红、苔黄腻，脉弦数。用白头翁汤加金钱草、柴胡、郁金。7剂而愈。

（七）眼科疾病

天行赤眼即传染性结膜炎，俗称"红眼病"。王荷营[25]用白头翁汤治疗87例，全部治愈。其中服药1剂愈者26例，2剂愈者41例，3剂愈者20例。基本方为：白头翁15g，黄连7g，黄柏10g，秦皮10g，木贼10g。每日1剂，分3次煎服，儿童酌减。

哉书悦[26]将白头翁汤也用于眼科外障疾病证属热者，临证化裁，收到较为理想的效果。报道1例单疱病毒性角膜炎，服白头翁汤加赤芍、生地黄、知母、甘草、红花，3剂后获愈。

（八）肾积水

王继平[27]报道治愈 2 例肾积水。其一为感染性肾积水案，因湿热蕴结日久所致。方用白头翁汤加减：白头翁 10g，黄连 5g，黄柏 6g，佩兰、茯苓、泽泻、川续断、杜仲各 10g，蒲公英 15g，苍术 5g，生甘草 3g。3 剂后自觉症状有所好转，考虑为双肾重度积水累及肾功能。守前方加生大黄 6g，刘寄奴 15g。4 剂后尿频、尿急、涩痛明显好转，小便转清，精神食欲尚可。效不更方，守上方 31 剂后痊愈，1 年后随访，未再复发。

（九）咽痛

湿热蕴结，上蒸则咽痛，下注则泄泻。涂钟馨[28]对症见咽肿痛，口干，肠鸣漉漉，大便日数次，水样或黏液状，肛门灼热伴里急后重的咽痛，治疗 21 例，均服 5~10 剂见效。均用白头翁汤加射干、木香。

（十）瘰疬

涂钟馨[28]选用白头翁汤清热燥湿治痰热成因之本，加化痰、软坚、散结之品治其标。药用：白头翁、紫草各 30g，黄连 6g，黄柏、秦皮、浙贝母、莪术各 10g。临床治疗 5 例，服药 12~30 剂取效。

（十一）内痔

王秋林[29]将内痔辨证分为大肠湿热型、火燥型、气虚型 3 型。对大肠湿热型，湿热相搏，迫于大肠，则里急后重，排便不畅，便血如滴色红不鲜者，用白头翁汤加减（白头翁、黄柏、秦皮、马齿苋、苍术、地榆、槐花、明矾。出血多者加刺猬皮、十灰丸、侧柏叶、仙鹤草）治疗。同时可配合外用中药熏洗。

（十二）皮肤科疾病

对于胃肠型荨麻疹，刘云翔[30]报道用本方加减治疗 10 例，结果：痊愈 7 例，好转 2 例，无效 1 例。方用加味白头翁汤：白头翁 12g，白芍、黄连、青蒿、桑叶、桔梗、秦皮各 10g，北沙参、黄芪、焦山楂各 30g，甘草 3g。

对于麻疹后期，疹毒外发不透，蕴结肠腑，肠膜被蚀常致并发痢疾；若因热毒过盛，损伤肠络，以致赤多白少，或纯下赤胨者，钱松本[31]认为，可用白头翁汤加味治之。

（十三）多发性神经炎

李政非[32]治愈 1 例多发性神经炎。症见：四肢皮肤呈暗红色而干燥，搓擦可见皮屑脱落，指趾甲脆裂，双下肢瘫软不能完成屈伸动作，双上肢的抬举不能超过 20cm，四肢腱反射消失，精神萎靡，不欲饮食，舌红、苔黄腻，脉濡数。证属湿热浸淫肌肉筋脉之肉痿、筋痿。方用白头翁汤加味：白头翁 20g，黄连 10g，黄柏 12g，秦皮 10g，苍术 12g，薏苡仁 30g，川牛膝 20g，木瓜 15g。21 剂后，可从事轻微运动，去秦皮加怀山药 15g，茯苓 15g，再进 6 剂痊愈。

（十四）其他

徐子华[33]治疗 1 例阑尾周围脓肿引流术并发腹腔脓肿。症见：发热，大便里急后重带有黏胨，伴气短，自汗，干呕，口苦，面色萎黄。用白头翁汤加黄芪等品祛邪扶正而愈。

对于感染性发热，属急性细菌性痢疾者，王明海等[34]治疗 14 例，方用白头翁汤加苦参、葛根、当归、地榆、广木香、延胡索、甘草。症状消失平均 3.8 天，大便转阴 3.2 天，13 例治愈。

祁宏[35]治疗 1 例肌颤。乃绝育术前忧思、肝气郁结化火、血虚不荣筋肉所致，方用白头翁汤加减化裁，而终获痊愈。

参 考 文 献

[1] 方亦农. 白头翁汤加减治疗急性细菌性痢疾 52 例. 实用中医药杂志, 2000, 16 (6): 22.

[2] 马明纯. 白头翁汤的剂型改进与临床观察. 中国中药杂志, 1989, 14 (1): 55.

[3] 王恒平. 加味白头翁汤保留灌肠治疗慢性菌痢 87 例观察. 甘肃中医, 1998, 11 (3): 14.

[4] 杨子丹. 《伤寒论》方治儿科急症举隅. 江西中医药, 1997, 28 (3): 13.

[5] 黄玲灵. 清开灵静点配合白头翁汤保留灌肠治疗小儿疫毒痢的护理体会. 黑龙江护理杂志, 1999, 5 (4): 29.

[6] 马春莱. 白头翁汤治疗溃疡性结肠炎临床体会. 现代中西医结合杂志, 2000, 9 (16): 1575.

[7] 徐顺猷. 白头翁汤加灭滴灵灌肠治疗溃疡性结肠炎及伪膜性肠炎. 福建中医药, 1989, 20 (5): 27.

[8] 屈统红. 白头翁汤加味保留灌肠治疗放射性直肠炎 42 例. 浙江中医杂志, 2000, 35 (7): 288.

[9] 曹钟东. 乌梅丸加味治疗克隆病 21 例小结. 甘肃中医, 2000, 13 (3): 32.

[10] 高霞. 中药敷脐治疗小儿泄泻. 四川中医, 1990, 8 (9): 14.

[11] 张石兰. 中药灌肠治疗婴幼儿鼠伤寒肠炎 16 例. 河南中医, 1992, 12 (1): 42.

[12] 钟敬芳. 白头翁汤治疗下泌尿道感染 122 例. 安徽中医临床杂志, 1997, 9 (1): 44.

[13] 史宏. 蒲灰散合白头翁汤化裁治疗淋菌性尿道炎 36 例. 广西中医药, 1997, 20 (3): 16.

[14] 汪小毅. 白头翁汤治疗耐青霉素淋菌性尿道炎 14 例. 国医论坛, 1992, 7 (1): 22.

[15] 张小娜. 加味白头翁汤治疗产后尿路感染 192 例. 实用中医药杂志, 1997, 13 (6): 18.

[16] 于善堂. 白头翁汤加减治疗盆腔炎 36 例. 长春中医学院学报, 1998, 14 (1): 34.

[17] 杨云雯. 白头翁汤治疗急性盆腔炎 107 例. 河南中医, 1994, 14 (3): 156.

[18] 李萌. 白头翁汤治尿血和附件炎. 广西中医药, 1995, 18 (4): 35.

[19] 尹修海. 白头翁汤临床辨治举隅. 四川中医, 1997, 15 (11): 封三.

[20] 高尚社. 白头翁汤在妇科的应用. 1987, 22 (2): 80.

[21] 李佑富. 白头翁汤加味治疗复发性鼻衄24例. 安徽中医临床杂志, 1997, 9 (4): 182.

[22] 胡安黎. 白头翁汤治疗肺炎67例疗效观察. 浙江中医杂志, 1986, (12): 551.

[23] 周世杰. 白头翁汤加味治疗急性肾盂肾炎42例小结. 实用医学杂志, 1993, 9 (4): 42.

[24] 曾红钢. 白头翁汤的临床运用. 江西中医药, 1984, (2): 31.

[25] 王荷营. 白头翁汤治疗天行赤眼87例. 国医论坛, 1991, 5 (2): 43.

[26] 哉书悦. 白头翁汤在眼科的应用. 中医药研究, 1988, (2): 39.

[27] 王继平. 肾积水治验2则. 江西中医药, 1994, 25 (2): 37.

[28] 涂钟馨. 白头翁汤新用举隅. 国医论坛, 1994, 9 (4): 16.

[29] 王秋林. 内痔的临床论治. 贵阳中医学院学报, 1984, (2): 49.

[30] 刘云翔. 治疗胃肠型荨麻疹10例. 四川中医, 1988, (1): 40.

[31] 钱松本. 王玉玲治疗小儿麻疹并发症经验举隅. 四川中医, 1997, 15 (3): 42.

[32] 李政非. 守经方疗杂疾验案四则. 河南中医, 1999, 19 (5): 4.

[33] 徐子华. 白头翁汤新用举隅. 四川中医, 1998, 16 (4): 55.

[34] 王明海, 高志松, 何建平, 等. 中医辨证论治感染性发热220例分析. 贵阳中医学院学报, 1991, (4): 22.

[35] 祁宏. 白头翁汤临床新用. 长春中医学院学报, 1995, 11 (7): 37.

二十二、麦门冬汤

(一) 肺部疾病

孙家宝[1]报道用麦门冬汤加减治疗非特异性炎症型右肺中叶综合征60例。中医辨证以虚热型为主 (舌红微干, 脉虚数) 54例; 次为虚寒型 (为虚热型久延伤气而转为虚寒型, 舌质淡, 脉虚弱) 5例。方用麦门冬汤加减: 麦冬、陈皮各9g, 半夏、桔梗、杏仁、贝母、瓜蒌皮、枇杷叶、茯苓、橘红、太子参、炙甘草各10g, 明党参、冬瓜子各15g。8~10天为1个疗程, 少数病人需服药3个疗程。结果: 治愈57例, 无效3例。

张洁[2]用沙参麦门冬汤治疗小儿肺炎25例。方用沙参、麦冬、百合、桑叶、白扁豆、杏仁、桔梗、地骨皮、百部、甘草。若热重阴伤者, 加生石膏、竹叶; 久病阴伤气耗者, 加太子参、山药、白术; 痰多者, 加桑白皮、炙枇杷叶。一般1个疗程7~10天。结果: 痊愈22例, 基本治愈2例, 有效1例。

(二) 咳嗽

用麦门冬汤治疗咳嗽的经验很多。黄金林[3]认为对于气阴两伤、虚火上炎所引起的咳嗽, 可用麦门冬汤治疗。1例病人反复咳嗽十余年, 气粗喘, 咽喉不利如有痰梗, 形体消瘦, 夜寐不安。方用麦门冬汤化裁: 麦冬、粳米各30g, 法半夏15g, 款冬花、紫菀各 12g，红参、甘草各 6g，大枣 4 枚。1 周后，诸症皆失。

李志英[4]用麦门冬汤加减（麦冬 30g，半夏 5g，人参 3g，甘草 3g，大枣 5 枚）治疗 47 例小儿久咳。结果：痊愈 33 例，有效 11 例，无效 3 例。7 剂为 1 个疗程。咳嗽甚者，加川贝母 3g；痰黄带血丝，加白茅根 5g；痰多，加陈皮 5g；痰多味重，口渴甚者，去人参，加太子参 6g，黄芩 4g；潮热盗汗，入夜咳甚者，去人参，加太子参 6g，沙参 6g，生地黄 3g，青蒿 5g；汗多，面色㿠白，加黄芪 6g；食欲不振，加生麦芽 5g。治疗期间停服他药。

肖建峰[5]运用千金麦门冬汤随症加减：麦冬、桑根、桔梗、生地黄、半夏、紫菀、竹茹、麻黄、五味子、生姜、甘草。表寒重者，去生地黄；有汗者，麻黄宜蜜炙；痰多者，加瓜蒌、贝母；心烦者，加淡竹叶；气虚者，加人参；便秘者，加蜂蜜；声嘶者，加诃子、枇杷叶。另有法半夏一味，为妊娠之忌药，妊娠初期及燥热之证慎用，妊娠后期及寒饮甚者，投之效捷。治疗子嗽 60 例，5 天为 1 个疗程，结果：治愈 45 例，显效 12 例，好转 3 例。

阮加飞[6]报道用麦门冬汤合止嗽散治疗慢性咳嗽 36 例。用麦门冬汤合止嗽散化裁口服，处方：麦冬 60g，半夏 9g，人参 6g（另炖服），粳米 6g，陈皮 6g，桔梗 10g，杏仁 10g，紫菀 10g，款冬花 10g，百部 15g，白前 10g，甘草 4g，大枣 3 枚。阴虚虚火甚者，加北沙参 15g，青蔗浆 30ml，玉竹 15g，川石斛 15g，生白芍 12g，鲜生地黄 15g；脾胃气虚者，加生扁豆 10g，茯苓 15g，黄芪 30g；血虚者，加阿胶 30g（另炖烊化服）；夜卧不安者，加茯神 15g；大便不畅者，加火麻仁 15g；痰多咳嗽，选天花粉 30g，薏苡仁 30g，橘红 15g，冬桑叶 15g，川贝母 10g 中的一两味加入，以达宣肺化痰止咳宁嗽之功。每日 1 剂，文火煎汁，早、晚空腹服。7 天为 1 个疗程，一般 2~8 个疗程。治疗期间停用其他药物，忌食辛辣、肥厚酒酪、鱼虾等食物，吸烟者戒烟，多饮水，保持心情愉悦，保暖，养成良好的生活习惯。36 例病人中：临床治愈 27 例，占 75.0%；好转 7 例，占 19.4%；无效 2 例，占 5.6%。总有效率为 94.4%。其中服药 1 个疗程出现明显好转者 23 例，服药 2 个疗程后出现明显好转者 8 例，服药 4 个疗程后出现明显好转者 3 例。

（三）胃部疾病

麦门冬汤临床上主要用来治疗胃阴不足型胃病。陈荣华[7]报道以之治疗胃痛，疗效颇佳。太子参、怀山药代人参、粳米，如阴虚明显者，加北沙参、玉竹、天花粉等；胃脘灼热，加左金丸；吐酸，加海螵蛸、瓦楞子等；大便干结，加生何首乌、火麻仁等；兼见瘀血内阻者，加丹参、赤芍、三七等。

刘亚娴[8]治疗 1 例胃痛 3 日，频呕几无进食，神倦懒言，头晕欲扑，舌红干，脉弦细。方用麦门冬汤加减：麦冬、沙参、山药、荷叶、延胡索、川楝子各 10g，清半夏、甘草各 6g，白芍 12g。6 剂而诸症皆除。

张杰[9]报道对慢性胃炎，症见：胃脘隐隐灼痛，饥不欲食，口燥咽干，溲赤便秘，舌红少津。用麦门冬汤加味治疗14例，治愈1例，显效2例，有效7例，无效4例。方药组成：麦冬15g，半夏、太子参、生地黄、石斛、乌梅、白芍、陈皮各10g，炙甘草6g。

武嫣斐[10]报道用麦门冬汤加味治疗慢性萎缩性胃炎30例，并设三九胃泰（常规方法）对照组30例。治疗组以麦门冬汤为基本方：麦冬、法半夏、西洋参、升麻、莪术等。连服3个月为1个疗程。结果：治疗组显效13例，有效10例，无效7例；对照组显效10例，有效9例，无效11例。医者认为麦门冬汤加味，可以改善临床症状，修复病理组织，恢复胃黏膜功能。

冯碧群[11]报道1例4天前因吃不洁食物，初为胃脘不舒，继而恶心呕吐，腹泻水样便，无黏液及血便，诊为急性肠胃炎。证属阴津已亏，外邪犯胃。用麦门冬汤加石斛、天花粉、竹茹以生津养胃、降逆下气。1剂呕吐减，3剂呕吐止。数剂痊愈。

（四）肺源性心脏病

冯碧群[11]报道1例有慢性支气管炎、肺源性心脏病史，现症见咳嗽气喘，双足肿，小便短，胃纳不佳，舌红苔剥，舌面右边白苔一块，脉虚者，以麦门冬汤为主，加入白术、茯苓、泽泻，以强心健脾利尿，使咳嗽气喘自解。

（五）呕吐

邵德田[12]运用麦门冬汤治疗大病、久病后期出现的胃阴不足型顽固性呕吐42例。方用麦门冬汤加竹茹、石斛、炙枇杷叶等。煎汁少量多次频服。服药3～9剂。结果：治愈20例，显效15例，有效4例，无效3例。

（六）呃逆

王士明[13]治疗1例阴虚型呃逆病人。呃逆5年，每天必发，夜晚尤重，心慌气短，口干舌燥，大便秘结，舌红无苔，脉细数。证属久病胃阴损伤，气火上逆，和降失常。方用麦门冬汤加味：麦冬20g，姜半夏6g，人参10g，甘草6g，大枣10g，石斛12g，火麻仁20g。18剂后痊愈。

（七）咳喘

刘亚娴[8]治疗1例咳喘20年，并伴有多种疾病，现厌食病人。症见：面色晦滞，神疲肉消，饥而不欲食，口干苦，大便不畅。为大病后气阴两伤，胃气未复，方用麦门冬汤加减：麦冬10g，党参、石斛、甘草各10g，清半夏6g，荷叶8g，大枣10个。煎汁少量频服。1周后食欲大增，且食后无任何不适。

李成立[14]治疗1例阴虚咳喘（慢性支气管炎）。症见：咳嗽，喘促，咳痰不爽，口渴咽干，神疲乏力，形瘦，时有低热，大便秘结，舌红少苔，脉弦数。方用麦门冬汤加五味子、杏仁、款冬花、紫菀、桑白皮。7剂后咳喘症状减轻，随症加减服用

20 余剂，诸症皆消。

（八）梅核气

对于梅核气属肺胃阴虚，虚火上逆者，症见：咽部红色，如有物梗阻，有淋巴滤泡增生，形体消瘦，胸闷憋气，手足心热，纳呆，大便干。李成立[14]用麦门冬汤加白芍、沙参、佛手、香附、桃仁治之。20 余剂诸症皆无。

（九）泄泻

麦门冬汤所治之泄泻，主要是由胃阴不足，脾失健运所导致的。刘亚娴[8]报道治愈 1 例泄泻纳呆案。病人因贲门癌术后 7 周，食欲极差，食则欲呕，大便溏薄，1 日 3 ~ 4 次，下腹浮肿，心烦少寐，舌红苔薄白，脉虚数。以麦门冬汤加减：麦冬、清半夏、沙参、山药、荷叶、炒麦芽、芦根、薏苡仁各 10g，甘草 6g。1 个月后，溏便好转，呕吐几无，食欲增，舌脉如旧，上方稍事化裁巩固之。

池绳业[15]治疗 1 例泄泻达 4 个月之久，日夜下便 10 多次，稀粪色黄带馊气，溺少色黄，脘腹常疼痛上顶，虚痞不良，恶心反酸。方以麦门冬汤加减：麦冬、北沙参、太子参、制半夏、炒白芍、山药、葛根、粳米、大枣、炙甘草。3 剂后泄泻减为昼夜 3 ~ 4 次，余症减而未除。上方加乌梅炭、荷叶。3 剂后大便日行 2 次，惟口仍燥渴。原方易炒白芍为生白芍，加天花粉。续进 5 剂，诸恙均和。

（十）妇科疾病

经期或经期前后定期出现如吐衄的病证为倒经、逆经等，西医学称为代偿性月经。王璞[16]按中医理论将 70 例此病病人辨证分为 3 型，论治以麦门冬汤加减作为基础方（麦冬 15g，党参 12g，清半夏 9g，甘草 6g，山药 12g，生白芍 9g，丹参 9g，生桃仁 6g，大枣 3 枚）。间歇期只用基础方治疗，隔日 1 剂。肝经郁火型，用上方加香附 9g，牡丹皮 9g，炒栀子 9g，生白芍加至 15g；胃热实火型，上方加麸炒黄连 3g，生石膏 15g，炒莱菔子 9g，牡丹皮 9g；肺肾虚火型，上方加生、熟地黄各 12g，山茱萸、知母、女贞子各 9g。每于发作时，各型均加入牛膝 15g，半夏加至 15g，枳实 9g，代赭石 9g，与基础方共同组成强化治疗方剂，吐衄止后，该四味减去不用，转为间歇期治疗。基础治疗方用药时间，自确诊之日起 4 ~ 6 周；强化治疗方用药时间，自确诊之日起 3 ~ 6 个月内，每于发作时用药。结果：治愈 60 例，好转 9 例，无效 1 例。

何秀川[17]用麦门冬汤治疗 1 例经前哮喘证。证属：经前冲脉气逆，肺失肃降。方用：麦冬 30g，清半夏 15g，代赭石 20g，党参 15g，川牛膝 10g，甘草 10g，粳米少许。2 剂后哮喘痰鸣止，已能平卧，惟有微咳及午后寒热，拟原方加柴胡 12g，黄芩 9g，桔梗 12g，百合 20g。3 剂痊愈。又 1 例因经期冒雨感寒，出现头痛发热，遂后每至经前则头胀痛，月经来潮则胀痛消失，近来加重，头胀痛如裂。用麦门冬汤加减：麦冬 24g，法半夏 10g，党参 15g，川牛膝 15g，代赭石 20g，当归 10g，甘草 9g，粳米少许引。嘱月经来潮前 1 周连服 4 剂。3 个月后，经见症减，现已消失。

何秀川[17]还治疗 1 例经前期眩晕证。月经量少色暗，少腹微痛，脉沉弦，苔薄白。方用麦门冬汤加减：麦冬 20g，清半夏 10g，党参 10g，川牛膝 15g，代赭石 20g，荷叶 10g，甘草 6g。于经前 4 天连服 3 剂，眩晕大减，欲呕消失，继以少腹逐瘀汤 3 剂调冲脉之郁阻，诸症悉除。

（十一）口干、口渴

谷植林[18]用玉竹麦门冬汤加减治疗碳酸锂引起烦渴 30 例。方药：麦冬、玉竹各 15g，沙参、葛根、天花粉各 12g。10 ~ 15 剂为 1 个疗程。结果：治愈 22 例，好转 7 例，无效 1 例。总有效率为 96.7%，一般服药 3 ~ 5 剂见效。

杨雪源等[19]报道用加减麦门冬汤泡茶治疗维生素 A 引起的口干等不良反应。方用：麦冬 30g，砂仁 5g，玄参 15g，菊花 12g，甘草 6g。碾碎用开水冲茶代服，每日 1 剂，1 日 3 次，每次 60ml。结果：治疗组痊愈 8 例，有效 16 例，无效 6 例；对照组痊愈 2 例，有效 8 例，无效 10 例。

日本医者[20]以服用精神治疗药出现口渴、口干的 37 例病人为治疗对象。用麦门冬汤对口渴的改善率为 47.1%，对口干的改善为 59.1%，出现效果平均天数为（9.9±5.4）天。认为麦门冬汤具有促进分泌作用。

日本医者[21]研究表明：麦门冬汤对口渴焦燥有效，但有加重抑郁的倾向，认为这与轻度食欲低下有关。食欲低下与季节和精神症状变化无关。方中麦冬、粳米有降体温、抑制代谢的作用，推测可能会引起食欲降低，应引起医者的注意。

（十二）咽炎

日本医者[22]对 35 例慢性干燥性咽炎病人给予麦门冬汤治疗。结果：该方对 70 岁以上病人有效率高，对女性病人的效果较好，而且发病后尽早用药效果好。用药 2 周和 4 周的效果比较，以 4 周疗效较好，有效率达 65.7%。

易凡[23]以益气养阴法为主治疗鼻咽癌慢性放射性炎症 102 例。本组均为放射性咽炎，其中 12 例有口腔炎，11 例并有颈、面部皮肤感染，7 例并有脑炎。辨证分为 4 型，对其中的气阴不足、胃失和降型，用麦门冬汤加减治疗，总有效率为 91.2%。

（十三）舌痛、失音

刘亚娴[8]治疗 1 例舌痛案。症见：半舌痛甚（有脑梗死病史），妨碍饮食，舌苔白腐，右半舌苔薄，脉弦滑。用麦门冬汤加减：麦冬、半夏、沙参、山药各 10g，黄柏、砂仁、木通各 6g。另以青黛 15g，地骨皮 15g，藿香 10g，蒲黄 15g 煎汤漱口。6 剂后诸症皆消。

金芳[24]报道用麦门冬汤治疗失音 1 例，症见：声音嘶哑，不能出声，咽燥口干，咳声低微、无痰，舌红无苔，脉细数。用麦门冬汤加减：麦冬、粳米各 15g，玄参、桔梗各 10g，蝉蜕 5g，法半夏、甘草各 3g，大枣 3 枚。5 剂声音如常。

刘胜利[25]用麦门冬汤加味治疗肺燥阴虚型声嘶 30 例。方药：麦冬、粳米各 15g，大枣、天花粉、百合各 10g，人参、藏青果、蝉蜕各 5g，法半夏、木蝴蝶、甘草各 3g。虚火上炎，加玄参、知母、黄柏；瘀血，加茜草根、赤芍、牡丹皮。重者日服 2 剂。10 天后，治愈 25 例，好转 5 例，总有效率为 100%。

（十四）糖尿病

糖尿病性胃轻瘫是糖尿病病人表现于消化道的慢性并发症之一。宋思峰[26]在控制血糖以治疗原发性疾病的基础上，按中医理论辨证把病人分为 2 型，一为脾气虚弱型：用六君子汤加减。一为胃阴不足型（23 例）：症见口干咽燥，食后饱胀，时有干呕，呃逆，便秘，纳差，舌红少津、苔薄黄，脉细数。药用麦门冬汤加减：麦冬、太子参、沙参、天花粉、生地黄、芦根各 15g，石斛、白芍、姜半夏、竹茹、佛手各 12g，甘草 10g。便秘者，加玉竹、生何首乌各 15g；腹胀明显者，加木香、厚朴各 10g。2 周为 1 个疗程，共 2 个疗程。结果：治愈 10 例，有效 8 例，无效 5 例，总有效率为 78.3%。

唐爱华[27]辨证分型辅以食疗治疗非胰岛素依赖型糖尿病 43 例，对其中的阴虚燥热型，用白虎汤加人参汤合麦门冬汤加减，有效率 90.7%。

（十五）发热

李力强[28]报道用益气养阴法为主，配合口服萘普生治疗恶性肿瘤晚期非感染性发热 43 例，其中气虚发热 8 例，阴虚发热 10 例，气阴两虚 22 例，瘀血发热 3 例。方选麦门冬汤加减：麦冬 20g，人参 10g，茯苓 5g，法半夏 10g，大枣 10g，白术 10g，山药 15g，百合 15g。阴虚，加沙参、生地黄、天花粉；气虚，加黄芪、黄精；夹瘀血者，加牡丹皮、川芎、乳香、没药。另用西洋参 10g，麦冬 15g，五味子 6g 炖服，并用人乳 50g 冲服。2 个处方每天 1 剂。西药口服萘普生 250mg/次，每日 1 次。并增加营养，维持水、电解质及酸碱平衡，1 周为 1 个疗程。结果：显效 31 例，有效 9 例，无效 3 例。退热时间 0.5～6.5 天。此外，病人原有癌性疼痛均有不同程度缓解，其消化道症状及精神状况均有明显改善。

（十六）脑梗死

张关荣[29]报道 1 例脑梗死病人，症见：大肉枯槁，蜷卧息微，唇绀而燥，心律不齐，米汤吞数口则呕，舌红光苔，脉细数兼代。证属血瘀脉络，气阴两伤，胃阴耗竭，已成格拒，急投麦门冬汤加减：麦冬 20g，竹茹、西洋参各 10g，法半夏、炙甘草各 5g，大枣 5 枚。1 日 1 剂水煎，调稠米汤频频送饮，3 天后呕停可吃粥稍许，增生黄芪 15g，丹参 30g。5 天后精神食欲渐好，小便通畅，续以他药论治而获痊愈。

（十七）其他

对于气阴亏虚夹痰浊中阻、清空失荣所导致的眩晕，黄金林[3]报道用麦门冬汤加减：麦冬、西洋参、半夏、天麻、钩藤、甘草、大枣，并临证随机化裁，效果良好。

无论是齿衄[3]，还是咳血，只要证属阴虚火旺，胃阴不足，临床上都可随症不同用麦门冬汤加减治疗。

此外，宋亚君等[30]报道用麦门冬汤对癌症术后导致的厌食、久嗽，效果良好。

参 考 文 献

[1] 孙家宝. 麦门冬汤加减治疗非特异性炎症型右肺中叶综合证60例. 中国中西医结合杂志，1994，14（10）：632.

[2] 张洁. 沙参麦门冬汤加减治疗小儿肺炎25例. 河北中医，1998，20（1）：40.

[3] 黄金林. 麦门冬汤新用. 新中医，1994，26（5）：56.

[4] 李志英. 麦门冬汤加减治疗小儿久咳47例疗效观察. 河北中西医结合杂志，1997，6（5）：793.

[5] 肖建峰. 千金麦门冬汤治疗子嗽60例. 湖南中医杂志，1999，15（4）：29.

[6] 阮加飞. 麦门冬汤合止嗽散治疗慢性咳嗽36例. 江苏中医药，2013，45（1）：35.

[7] 陈荣华. 麦门冬汤治疗胃脘痛. 浙江中医杂志，1984，19（2）：58.

[8] 刘亚娴. 麦门冬汤运用点滴. 陕西中医函授，1986，（2）：11.

[9] 张杰. 经方辨治慢性胃炎70例临床总结. 安徽中医学院学报，1994，13（2）：25.

[10] 武嫣斐. 麦门冬汤加味治疗慢性萎缩性胃炎30例临床观察. 中医药研究，1995，14（6）：13.

[11] 冯碧群. 麦门冬汤新用. 新中医，1995，27（4）：53.

[12] 邵德田. 麦门冬汤加味治疗胃阴不足型顽固性呕吐42例. 河南中医，1990，10（1）：21.

[13] 王士明. 顽固性呃逆治验4例. 山西中医，1998，14（2）：39.

[14] 李成立. 麦门冬汤加味临床应用举隅. 天津中医，1998，15（3）：131.

[15] 池绳业. 麦门冬汤验案两则. 上海中医药杂志，1984，（3）：32.

[16] 王璞. 加味麦门冬汤系列方治疗倒经. 光明中医，1999，11（4）：48.

[17] 何秀川. 麦门冬汤化裁治疗经前冲逆症举隅. 天津中医，1986，3（3）：19.

[18] 谷植林. "玉竹麦门冬汤"加减治疗碳酸锂引起烦渴30例. 广西中医药，1988，11（4）：46.

[19] 杨雪源，刘训荃，李慧珠，等. 加减麦门冬汤泡茶治疗阿维A引起的口干等不良反应. 中华皮肤科杂志，1999，32（5）：308.

[20] 崔昕. 五苓散、麦门冬汤对于精神治疗药物引起的口渴、口干的疗效. 国外医学·中医中药分册，1996，18（3）：42.

[21] 黄俊山. 麦门冬汤对食欲低下的影响. 国外医学·中医中药分册，1998，20（3）：26.

[22] 计惠民. 麦门冬汤治疗慢性干燥性咽炎的使用经验. 国外医学·中医中药分册，1995，17（5）：14.

[23] 易凡. 益气养阴法为主治疗鼻咽癌慢性放射性炎症102例临床观察. 湖南中医杂志，

1993, 9 (2): 4.

[24] 金芳. 麦门冬汤治疗失音1例. 内蒙古中医药, 1997, 16 (2): 37.

[25] 刘胜利. 麦门冬汤加味治疗肺燥阴虚型声嘶30例. 辽宁中医杂志, 1990, 14 (8): 36.

[26] 宋思峰. 辨证治疗2型糖尿病性胃轻瘫临床研究. 中国中西医结合脾胃杂志, 2000, 8 (4): 207.

[27] 唐爱华. 辨证分型辅以食疗治疗非胰岛素依赖型糖尿病43例. 广西中医药, 1992, 15 (3): 99.

[28] 李力强. 益气养阴法为主治疗恶性肿瘤晚期非感染性发热. 实用中医内科杂志, 1994, 8 (3): 21.

[29] 张关荣. 冠心病并发重度脑梗死1例治验. 实用中医内科杂志, 1997, 11 (2): 42

[30] 宋亚君, 范焕芳, 霍丙杰. 刘亚娴教授活用麦门冬汤治疗癌症的经验介绍. 陕西中医学院学报, 2013, 36 (2): 25.

第七章
理气理血剂

一、厚朴生姜半夏甘草人参汤

（一）腹胀

本方主治脾虚腹胀满之证，故应用本方或加减均可见效[1,2]。林松睦[3]用本方治疗糖尿病病人使用阿卡波糖出现的腹胀、矢气等副作用。结果：全部病例副作用症状减轻。

（二）术后腹胀

徐德润[4]报道运用厚朴生姜半夏甘草人参汤治疗术后腹胀 1 例。该病人于 10 天前行子宫次全切除术，术后四肢乏力，食欲不振，进食则频频嗳气。又于 5 天前出现腹胀不消，饮食难进，欲排矢气而不能。经行胃肠减压、肛门排气治疗均无效。刻诊：病人面色萎黄，精神疲倦，腹胀大如鼓，按之柔软，叩之空空，触之未及包块，肢体倦怠，不排矢气，4 日未解大便，舌淡、苔薄白，脉沉弦略细。病人曾于 3 年前做过胃大部切除术，术后情况一直良好。诊为脾虚气滞腹胀证，治宜行气除满，健脾助运。处以厚朴生姜半夏甘草人参汤。药用：厚朴 15g，生姜 5 片，半夏 10g，炙甘草 6g，人参 3g，大腹皮 10g。2 剂，水煎服，每日 2 次，早、晚各 1 次。药进 1 剂，矢气频传，腹胀减半，欲得饮食。再进 1 剂而告愈。后以香砂六君子汤调治 1 周以扶正固本，至今未复发。

（三）慢性肝炎、臌胀（肝硬化腹水）

曾红钢[5]用本方治疗慢性活动性肝炎，疗效较好。

周子娄[6]运用本方治疗肝硬化腹水加茯苓、通草，水煎服，8 剂见效。

（四）咳嗽

周子娄[6]运用本方治疗咳嗽，疗效较好。症见：咳嗽，痰白稀，微恶寒，纳差，舌质暗红、苔白滑，脉沉紧。用本方每日 1 剂，3 剂见效，7 剂痊愈。

（五）其他

本方对脾胃里寒、腹内气滞、水饮内停引起的虚满及下肢冷症者，用本方也有效[3]。还可应用于肠梗阻[2]、下肢瘙痒[6]、肾炎、喉肌麻痹[7]、消化功能紊乱、过敏性结肠炎、慢性胃炎[8]、胃肠神经官能症、胆囊炎[9]、具有腹胀满的慢性前列腺炎[10]、复发性口腔溃疡、肠易激综合征腹泻型[11]的治疗。

参 考 文 献

［1］胡同斌．厚朴生姜半夏甘草人参汤加减治疗腹胀满．河南中医，1987，（3）：23.

［2］余勤．厚朴生姜半夏甘草人参汤的临床应用．日本医学介绍，1997，18（8）：379.

［3］林松睦．治疗腹胀、矢气的汉方处方（阿卡波糖副作用治疗经验）．国外医学·中医中药分册，1996，18（1）：19.

［4］徐德润．厚朴生姜半夏甘草人参汤治疗术后腹胀 1 例．河北中医学院学报，1996，11（4）：43.

［5］曾红钢．厚朴生姜半夏甘草人参汤治疗慢性肝炎．江西中医药，1987，（2），16.

［6］周子娄．厚朴生姜半夏甘草人参汤临床应用．陕西中医，1988，9（11）：517.

［7］杨百弗，李培生．实用经方集成．北京：人民卫生出版社，1996：18.

［8］李浩澎．厚朴生姜半夏甘草人参汤的临床应用．黑龙江中医药，1991，（3）：24.

［9］常钢．厚朴生姜半夏甘草人参汤的临床应用体会．世界中医药，2007，2（5）：290.

［10］曹生有．厚朴生姜半夏甘草人参汤新用．新中医，2005，37（8）：84.

［11］安镁，叶柏．叶柏运用厚朴生姜半夏甘草人参汤经验举隅．中医药导报，2016，22（1）：116.

二、四逆散

（一）咳嗽

沈桂英[1]用本方加味治疗顽固性咳嗽 40 例，疗效确切。40 例病人均系门诊病人。均作胸透或摄全胸片检查无异常，血常规均在正常范围，均系复治病例。方用四逆散加味为基本方：柴胡 6g，白芍 15g，枳壳 12g，代赭石 30g，露蜂房 10g，广地龙 10g，浙贝母 15g，百部 20g，五味子 9g，炙甘草 5g。每日 1 剂，水煎服。治疗结果显示：治愈 39 例，无效 1 例，有效率达 97.5%。

（二）消化性溃疡

周爱根等[2]报道运用本方加味治疗消化性溃疡 70 例，疗效确切。70 例中，气滞型 33 例，虚寒型 17 例，血瘀型 9 例，热郁型 6 例，痰湿型 5 例。均采用四逆散加味治疗，方由柴胡 12g，白芍 9g，枳壳 12g，生甘草 6g，厚朴 10g，石斛 15g，麦冬 12g组成。饭后 2 小时左右服用，30 天为 1 个疗程。痛甚，加佛手 12g，延胡索 9g；热甚，加黄连 6g，焦栀子 10g，蒲公英 15g；痰湿型，白芍用炒白芍 12g，去柴胡加白豆蔻 6g，姜半夏 10g；虚寒型，去石斛、麦冬，加党参 18g，黄芪 15g，山药 20g；血瘀型，白芍改用赤芍 12g，加三七粉 3～6g，炒当归 10g，延胡索 12g 等。结果：服药 1 个疗程后，70 例中痊愈 63 例，占 90%；有效 2 例，占 3%；无效 5 例，占 7%。总有效率 93%。

罗明生[3]运用四逆散加味治疗消化性溃疡 98 例。治疗方法：以四逆散为基本方加味治疗。药物组成：柴胡、白芍、枳实、黄芩、黄连各 10g，蒲公英 30g，甘草 6g。随症加减：郁热明显者，选加栀子、牡丹皮各 10g；疼痛较剧者，选加五灵脂、乳香、没药各 10g；嗳气反酸、嘈杂明显者，选加法半夏 9g，吴茱萸 10g，陈皮 6g。每日 1 剂，首煎加水 300ml，煎至 200ml；次煎加水 200ml，煎至 100ml。合 2 次药液分 2 次，饭前 1 小时内服。治疗 30 天为 1 个疗程。疗程间歇 1 周，可依病情服药 2～3 个疗程，停药后半个月内复查胃镜并判断结果。结果：临床治愈 54 例，好转 40 例，无效 4 例，总有效率为 95.9%。

（三）胆汁反流性胃炎

杨胜[4]运用本方治疗胆汁反流性胃炎 35 例。方用：柴胡 6g，白芍 6g，枳实 9g，甘草 4g，延胡索 12g，甘松 10g，蒲公英 30g，丹参 15g。胃中嘈杂、口苦、反酸多者，加乌贼骨 12g 以制酸；嗳气频作，甚至恶心欲吐，胃失和降者，加代赭石 20g，旋覆花 10g（布包），姜半夏 9g 和胃降逆；胃气不和、胀痛甚，加制香附 10g 以行气止痛。每日 1 剂，水煎，温服 2 次，10 剂为 1 个疗程。服完 3 个疗程后，判定疗效。治疗结果：35 例病人服药 3 个疗程后，16 例病人行胃镜复查，复查率为 45.7%。治愈 22 例，占 62.9%；有效 11 例，占 31.4%；无效 2 例，占 5.7%。有效率为 94.3%。

杨建平等[5]运用四逆散合半夏泻心汤治疗胆汁反流性胃炎 56 例，疗效较好。所用方药组成：柴胡 10g，白芍 10g，枳实 10g，半夏 10g，黄芩 10g，黄连 5g，干姜 6g，党参 15g，炙甘草 3g，大枣 5 枚。随症加减：呕吐呃逆者，加代赭石 24g；大便秘结者，加大黄 10g；灼热刺痛，去干姜，加三棱 10g；舌红少津者，去干姜，加乌梅 10g；喜温喜按者，去黄连，加桂枝 10g。水煎服，每日 1 剂，分 2 次服。连服 1 个月为 1 个疗程。治疗 1 个疗程后行胃镜复查，显效 33 例，好转 19 例，无效 4 例，总有效率为 92.86%。

（四）慢性萎缩性胃炎

张巧云[6]运用四逆散加味治疗慢性萎缩性胃炎 29 例。全部病人为门诊病人，均由纤维胃镜检查确诊为慢性萎缩性胃炎，随机分为治疗组（29 例）和对照组（30 例），两组性别、年龄、病程等各项指标无明显差异。治疗组用中药四逆散加减，药物组成：柴胡、枳实、白芍、延胡索各 12g，半夏、黄芩各 10g，吴茱萸、甘草、黄连各6g。寒盛者，加干姜、附子；伤阴者，加沙参、玉竹；痛重，加郁金、五灵脂。对照组：采用羟氨苄青霉素、甲硝唑、洛赛克三联治疗。治疗结果：治疗组显效3例，有效25例，无效1例，总有效率96.6%；对照组显效1例，有效24例，无效5例，总有效率83.3%。两组比较有显著性差异（$P < 0.05$）。

魏茂华等[7]运用加味四逆散治疗慢性萎缩性胃炎68例，显效39例，有效22例，无效7例，总有效率89.7%。幽门螺杆菌（Hp）治疗前后情况：治疗前Hp阳性者41例，治疗后Hp阳性5例，杀灭Hp有效率87.8%。

（五）慢性浅表性胃炎

张福产[8]运用四逆散治疗慢性浅表性胃炎125例。以四逆散为基础方，临床随症加减，同时以临床症状、胃镜及病理检查结果为观察指标。结果：125例病人，显效45例，好转68例，无效12例，总有效率为90.4%。服药最多45剂，最少7剂，平均15剂。

（六）胃黏膜异型增生

张文尧等[9]运用本方加减治疗胃黏膜异型增生30例，收到较好疗效。方药组成：柴胡10g，枳实10g，炙白芍10g，炙甘草5g，炙半夏10g，陈皮6g。加减：虚寒者，酌加生姜或干姜、桂枝、吴茱萸、黄芪、党参等；阴虚者，选用石斛、天花粉、沙参、麦冬等药；嗳气反酸明显者，选用旋覆花、延胡索、川楝子、乌药、白檀香、沉香粉等；根据胃黏膜充血水肿或萎缩程度，选用蒲公英、红藤、败酱草、白花蛇舌草、芙蓉叶、丹参、九香虫等清热活血之药。结果：经中药治疗3~6个月后复查胃镜，其中显效者25例，有效者3例，无效者2例，总有效率为93.3%。治疗后主要症状的变化：治疗后多数病人的主要症状如疼痛、胀闷、恶心、嗳气、反酸、纳差等均消失，少数病人有不同程度的好转。治疗后胃镜复查的变化：异型增生Ⅲ级者24例，显效19例，好转3例，不变1例，恶化1例；异型增生Ⅱ级者2例，显效2例；胃黏膜萎缩者11例，显效10例，恶化1例。可见，胃黏膜不同病理分级的病人，经中药治疗后多数获改善。

（七）功能性消化不良

高泽起等[10]以本方治疗功能性消化不良108例，治疗方法采用四逆散加味。药物组成：柴胡10g，白芍15g，枳实10g，鸡内金10g，高良姜10g，小茴香10g，山楂20g、炒莱菔子10g、木香10g、川楝子10g、麦芽20g。寒湿内阻较重者，加藿香10g、佩兰10g；脾胃虚寒重者，加炮姜10g；胃部胀痛严重，加苍术10g，川厚朴10g；小便不利者，加茯苓10g、车前子30g。每日1剂，水煎服。15天为1个疗程，1个疗程后观察疗效。结果：治愈88例，占81.48%；好转18例，占16.67%；无效2例，占1.85%。总有效率为98.15%。

（八）上消化道出血

李秀蕊等[11]运用四逆散加味治疗肝气犯胃上消化道出血42例。结果：痊愈22例，显效17例，有效2例，总有效率97.6%。大便转阴平均时间2~3天。

（九）病毒性肝炎

张炳谦等[12]运用四逆散化裁治疗气滞血瘀型病毒性肝炎127例，疗效较好。127例均为气滞血瘀型，对照组97例。用一般普通保肝药物治疗作对照分析比较。所用方药为：柴胡10g，赤芍20g，枳实10g，车前草15g，大黄10g，虎杖30g，鸡骨草15g，丹参20g，炙甘草6g等。水煎服，每日1剂，分3次，饭后服。根据病人胃部反应及大便次数随时调整大黄煎煮时间。连服4周，休息5天，再行第2个疗程，共服药3个疗程。每个疗程结束后查肝功能、乙肝五项标志1次。结果：治疗组127例中，临床基本治愈42例，好转51例，无效34例，总有效率73.23%；对照组97例中，临床基本治愈15例，好转37例，无效45例，总有效率53.61%。两组有效率比较，有非常显著性差异（$P < 0.01$）。

（十）慢性活动性乙型肝炎

廖云龙等[13]运用复方四逆散治疗43例慢性活动性乙型肝炎，疗效较好。治疗所用药物为：柴胡100g，白芍50g，炙甘草100g，枳实50g，黄芪200g，丹参100g，山楂100g，蒲公英200g。将上药粉碎过筛，制成散剂袋装。每次5g，每日3次，饭后开水冲服。儿童酌减，30天为1个疗程。一般服1~3个疗程。43例中，痊愈20例（其中，服药1个疗程者1例，2个疗程者10例，3个疗程者9例），痊愈率46.5%；好转15例；无效8例。总有效率81.4%。

（十一）肝硬化

邓银泉等[14]观察了加味四逆散对肝硬化病人血清腺苷脱氢酶的影响。病人48例，观察病例按就诊先后以2:1比例分为两组。治疗组32例，用四逆散加味进行治疗，基本药物：柴胡、枳实、白芍、甘草各9~12g，黄芪、赤芍、丹参各15~30g，白术、鳖甲各10~15g。肝郁气滞，加香附、延胡索等；脾虚失运，去鳖甲、赤芍，加茯苓、薏苡仁等；郁热，加郁金、黄芩等；阴虚，加生地黄、枸杞子等；瘀血，加当归、莪术等。对照组16例，以膈下逐瘀汤原方治疗。两组都停用西药，每日1剂，水煎2次分服，3个月为1个疗程，连服1~2个疗程。结果：显效，治疗组9例，对照组1例；有效，治疗组18例，对照组6例；无效，治疗组5例，对照组9例。总有效率治疗组为84.38%，对照组为43.75%。两组比较有非常显著性差异（$P < 0.01$）。

方承康[15]运用自制土鳖四逆散系列方治疗中早期肝硬化30例，疗效较好。土鳖四逆散Ⅰ号（基本方）：䗪虫6g，柴胡5g，枳壳、白芍、炮穿山甲、郁金、鸡内金各

10g，太子参 30g，丹参 15g，薏苡仁 15g，甘草 3g。主治肝郁脾虚型。土鳖四逆散 Ⅱ 号：䗪虫 4g，柴胡 4g，枳壳、炒白术、炮穿山甲、茯苓、鸡内金各 10g，党参 15g，薏苡仁 20g，白蔻 6g，甘草 3g。主治肝郁血瘀型。土鳖四逆散 Ⅲ 号：䗪虫 5g，柴胡 3g，太子参 30g，丹参、薏苡仁、枸杞子各 15g，白芍、炮穿山甲、鸡内金各 10g，生地黄、麦冬各 20g，甘草 3g。主治肝郁血瘀阴虚型。土鳖四逆散 Ⅳ 号：䗪虫 3g，赤芍、生大黄、牡丹皮、炒栀子、枳壳各 10g，茵陈 30～90g，丹参 15g，土茯苓 15～30g。主治瘀热结黄型。以病人自身作治疗前后对照，3 个月为 1 个疗程。结果：显效 12 例，有效 16 例，无效 2 例。

（十二）肝纤维化

吴嘉赓等[16]运用自拟抗纤方治疗肝纤维化 25 例，收效良好。自拟抗纤方由柴胡 3～6g，鳖甲 10～20g，赤芍 10～30g，白芍 10g，枳壳 10～20g，丹参 15g，黄芪 15～30g，白术 10g，甘草 6g 组成，随症加减。纳呆者，酌加谷麦芽、鸡内金；胁痛明显者，加延胡索、金铃子；腹水尿少者，酌加马鞭草、车前子；牙龈出血明显者，去赤芍、丹参，加三七粉；黄疸者，加茵陈、大黄；谷丙转氨酶（ALT）异常者，酌加垂盆草、白花蛇舌草、金钱草。每日 1 剂，分 2 次煎服，3 个月为 1 个疗程。结果：本组 25 例中，临床治愈 2 例，显效 11 例，有效 12 例。治前腹胀 23 例，黄疸 4 例，腹水 3 例，经治疗后全部消除；乏力、纳差及性情改变由治疗前的 24 例分别减少为 3 例、1 例及 7 例；肝区胀痛、牙龈出血及脾大分别由治疗前的 17 例、11 例和 15 例减少为 1 例、2 例、14 例；蜘蛛痣 10 例和肝掌 8 例治疗前后没有变化；23 例 B 超肝纤维化图像得到不同程度的减轻，其中 2 例恢复正常。肝功能明显改善。

（十三）脂肪肝

张天录等[17]运用加味四逆散治疗脂肪肝 17 例，疗效较好。均采用四逆散加味：柴胡 18g，枳实 18g，白芍 18g，甘草 18g，当归 18g，山楂 18g，黄精 20g，泽泻 18g，草决明 18g，鳖甲 30g，灵芝 20g，何首乌 18g，大腹皮 12g，穿山甲 12g。每日 1 剂。另加维生素 B_1 20mg，维生素 C 40mg，每日 3 次。30 天为 1 个疗程，均服药 3 个月。结果：17 例中，显效 10 例，有效 6 例，无效 1 例。肝功能恢复情况：治疗前 ALT 增高者 10 例，TTT 增高者 9 例，经治疗后肝功能全部恢复正常。

（十四）胆石症

吴逢旭等[18]运用四逆散加味治疗胆石症 66 例，疗效较好。均以疏肝利胆和胃为治则。基本方药为：柴胡 6g，枳实 6g，白芍 9g，甘草 3g，木香 5g，木通 6g，郁金 9g，鸡内金 9g，大黄 10g，川厚朴 6g，金钱草 30g，丹参 12g，茵陈 12g。每日 1 剂，分 2 次煎服。服药 2 日后保留大便用水浸透拌洗，沉淀物内可见胆石，连续服药 30 天。后改隔日 1 剂，服药 15 天；再改 3 日 1 剂，15 天；至临床症状消失，仍需时常服药。结果：显效 5 例，好转 59 例，无效 2 例，总有效率 97%。

(十五) 慢性结肠炎

林志荣[19]应用玉屏风散合四逆散治疗慢性结肠炎 48 例。结果：痊愈 17 例，好转 28 例，无效 3 例，总有效率 94%。并认为脾虚肝郁，湿阻气滞为本病病机。

(十六) 十二指肠球炎

李志谦等[20]用加味四逆散治疗十二指肠球炎 78 例。结果：治愈 69 例，显效 4 例，有效 2 例，总有效率 96.15%。

(十七) 子宫内膜异位症

王小平[21]运用四逆散加味治疗子宫内膜异位症 57 例。药物组成：柴胡 6g，延胡索 10g，赤芍 15g，白芍 15g，枳实 6g，三棱 10g，莪术 10g，䗪虫 12g，炙鳖甲 5g（研末分冲），穿山甲 3g（研末分冲），三七 3g（研末分冲），生黄芪 30g，炙甘草 6g。临床加减运用：月经先期量多者，去枳实、䗪虫，加玄参、浙贝母、生牡蛎；体弱者，加党参、白术；小腹下坠，加升麻、党参、白术；腹痛甚，加川楝子；腰酸，加杜仲、桑寄生；经前乳房作胀，加露蜂房、全瓜蒌；经行不畅，加益母草、失笑散；体胖，加桂枝茯苓丸。用法：每日 1 剂，每剂 2 煎，饭后温服。另配合中药灌肠。药用：桂枝 10g，皂角刺 10g，川芎 10g，当归 10g，红花 10g，红藤 10g，蒲公英 15g，制乳没各 3g。每晚睡前熬浓汁 150ml，温度 36℃～38℃，略加淀粉使之稠而不易流出，行保留灌肠，经期停用。2 个月为 1 个疗程，用 2～4 个疗程。治疗结果：显效 17 例，有效 35 例，无效 5 例，总有效率为 91.23%。

(十八) 输卵管阻塞性不孕症

赵红等[22]运用四逆散加味治疗输卵管阻塞性不孕症 246 例，疗效较好。所用方药为：柴胡 10g，枳实 10g，赤芍 10g，生甘草 10g，丹参 30g，穿山甲 10g。辨病用药：附件增厚，压痛明显者，加蒲公英 15g，白花蛇舌草 10g；附件炎性包块者，加莪术 10g；输卵管积水者，加大戟 3g，泽兰 15g；输卵管结核者，加夏枯草 15g，蜈蚣 5 条；输卵管不通伴黄体功能不全者，加鹿角霜 10g。辨证用药：气血不足者，加党参 10g，当归 10g；肾虚，加紫河车 10g，鹿角胶 10g（烊化）。每天 1 剂，早、晚分服，经期停用，3 个月为 1 个疗程。治疗结果：显效 136 例，有效 42 例，无效 68 例，总有效率为 72.36%；全身主要症状亦有所改善。临床观察表明：不孕症年限越短，疗效越好；无结核史较有结核病史者疗效好；本法治疗肝郁型疗效最好，血瘀型次之，瘀湿互结型较差。

许润三[23]运用四逆散加味治疗本病 115 例。给药途径有口服、热敷、灌肠 3 种。连续用至月经来潮为 1 个疗程，服用最多为 6 个疗程，最少为 1 个疗程。结果：门诊组 52 例单纯用口服药，痊愈 25 例，有效 12 例，无效 15 例，总有效率 71%；病房组 63 例，3 种给药途径合用，痊愈 38 例，有效 15 例，无效 10 例，总有效率 84.1%，高于门诊组。说明对本病，以内、外合治法的效果较好。

施瑞兰[24]运用四逆散加味治疗继发性不孕症 30 例，口服煎剂 10～15 剂为 1 个疗程，用药 2～3 个疗程。结果：痊愈 15 例。

（十九）慢性附件炎

南新民[25]运用四逆散辨证加味治疗 48 例慢性附件炎，总有效率达 100%。

（二十）消渴病

杨晓辉等[26]运用四逆散加味治疗消渴病 34 例，疗效较好。1 型糖尿病者 5 例，2 型 29 例。糖尿病者 1 型病人继续使用胰岛素治疗，2 型病人口服降糖药不变，有合并症的对症处理。主方：柴胡 10g，赤芍、白芍 30g，枳壳、枳实各 8g，丹参 30g，玄参 10g，葛根 10g，天花粉 20g，厚朴 6g，黄连 8g。随症加减：口渴喜饮水，苔黄粗者，加生石膏 30g，寒水石 30g；大便秘结者，加生大黄 10g 或番泻叶 10g；心悸气短者，加太子参 20g，麦冬 10g，五味子 10g；尿少浮肿者，加石韦 30g，猪苓 30g，泽泻、泽兰各 15g；血压偏高者，加天麻 10g，三棱 10g，莪术 10g，牛膝 12g；夜寐不安者，加炙远志 10g，酸枣仁 20g 等。合并症加减用药：合并眼病者，早期加石斛夜光丸，或方中加枸杞子、石斛，中期加何首乌、青葙子；合并肾病，早期加芡实、金樱子、山茱萸、黄精、猪苓，中期加熟大黄，晚期加番泻叶；合并心病，早期加紫苏梗、佛手、香橼、川芎，中期加太子参、麦冬、五味子，晚期加葶苈子、大枣、桑白皮、车前子；早搏加牡丹皮、赤芍；周围神经病变，早期加狗脊、木瓜、川续断、牛膝、秦艽，中期加威灵仙、羌活、独活、䗪虫、蜈蚣、巴戟天、刺猬皮，晚期加蕲蛇、乌梢蛇、附子、肉桂；以便秘为主，加通便止消丸（本院制剂）；有夜间腹泻者，加参苓白术散或炒车前子、炒山药，中期加苦参、蛇床子；脂肪肝，加服舒肝止消饮（本院制剂）。3 周为 1 个疗程。本组治疗后临床缓解 8 例，占 23.5%；显效 14 例，占 41.2%；有效 10 例，占 29.4%；无效 2 例，占 5.9%。

（二十一）慢性布氏菌病

王启政[27]运用加味四逆散治疗慢性布氏菌病，疗效较好。药物组成：加味四逆散（柴胡 9g，连翘 15g，白芍 20g，黄芩 12g，丹参 20g，豨莶草 15g，枳壳 12g，秦艽 12g，防己 12g，瓜蒌 15g，甘草 10g 等），按比例称取生药，粉碎，加工成散剂，装袋（每袋 70g）。观察组 76 例，口服加味四逆散，每日 1 袋，分 2 次煮沸或开水冲泡，取上清液口服；连服 30 天，休息 10 天，再服 30 天，1 年后随访。对照组 51 例，口服穿山龙散，每日服 2 次，每次 1 袋，疗法疗程同上。治疗结果如下。临床近期疗效：治疗组 76 例中，痊愈 64 例，显效 6 例，有效 5 例，无效 1 例，总有效率 98.68%；对照组 51 例中，痊愈 13 例，显效 8 例，有效 21 例，无效 9 例，总有效率 82.36%。远期疗效：治疗组 76 例中，痊愈 60 例，显效 9 例，有效 1 例，无效 6 例，总有效率 98.68%；对照组 51 例中，痊愈 6 例，显效 5 例，有效 15 例，无效 25 例，总有效率50.98%。临床症状治疗前后改变情况：观察组和对照组各种症状都有所减轻，但总的来看，治疗组（观察组）明显好于对照组，特别是关节疼痛和功能障碍的改善明显好于对照组。治疗前后血清学改变情况：治疗前后，病人的血清凝集抗体均有不同程度的下降，前者比后者下降的更明显。对细胞免疫功能的影响：E玫瑰花环形成率（%），治疗组疗前平均为（54.5±4.73），治疗后平均为（58.71±3.72）；对照组治疗前（54.25±4.40），治疗后（55.43±2.69）。病人治疗后细胞免疫功能都有所提高，但治疗组高于对照组（$P < 0.01$），两者有明显差异。

（二十二）流行性出血热

万友生等[28]将四逆散用于流行性出血热的低血压休克期的气郁（热厥轻证）。结果表明：经治疗后治疗组273例中，获痊愈者263例，死亡10例；对照组140例中，获痊愈125例，死亡15例。经统计学处理，治疗组疗效明显优于对照组（$P < 0.01$）。两组各期的疗效比较：①对发热期的影响：两组发热的持续天数，治疗组为（5.71±0.12）天，对照组为（5.81±0.14）天；越休克期者，治疗组为167例（61.2%），对照组为89例（63.6%）。经统计学处理，两组发热期疗效无明显差异（$P > 0.05$）。②对低血压休克期的影响：休克持续时间，治疗组106例为（15.19±1.82）小时，对照组51例为（29.29±3.56）小时，两组有显著差异（$P < 0.001$）。治疗组获显效61例，有效42例，无效3例；对照组分别为12例，31例，8例。经统计学处理，两组疗效有非常显著差异（$P < 0.001$）。治疗组273例中越少尿期203例（74.4%），对照组140例中越少尿期77例（55.0%），两组比较亦有非常显著性差异（$P < 0.001$）。③对少尿期的影响：少尿持续时间，治疗组63例为（2.88±0.03）天，对照组54例为（3.11±0.03）天，两组有显著性差异（$P < 0.001$）。非少尿性肾衰竭者，治疗组136例（49.8%），对照组56例（40.0%）；越多尿期者，治疗组63例（23.1%），对照组36例（25.7%）。组间比较均无显著性差异（$P > 0.05$）。两组肾功能变化比较：代表肾功能指标的尿蛋白的复常时间两组相仿，而血肌酐、血尿素氮的复常时间治疗组都较对照组为短，其中血尿素氮复常天数，两组有非常显著性差异（$P < 0.01$）。

（二十三）偏头痛

宋培瑚[29]为了观察四逆散对偏头痛的临床效果，将68例病人采用随机分组方法分治疗组和对照组。治疗组用四逆散加味，每日1剂，连用10剂；对照组用氟桂嗪胶囊，每次10mg，每日1次，连用10天。结果：治疗组35例中，基本恢复12例，占34.3%；显效13例，占37.1%；有效8例，占22.9%；无效2例，占5.7%。对照组33例中，基本恢复5例，占15.15%；显效5例，占15.15%；有效10例，占30.3%；无效13例，占39.4%。总有效率分别为94.3%、60.6%（$P < 0.01$）。

（二十四）末梢神经炎

杨永勤等[30]报道运用本方加味治疗末梢神经炎25例。以疏肝理脾、活血疏筋法治疗，用四逆散加味：柴胡、炒枳实各12g，白芍20g，炙甘草6g，川白芍、丹参各15g，葛根30g。每日1剂，水煎2次，分早、晚温服。血虚者，加熟地黄15g，当归12g；痰湿者，加清半夏9g，茯苓15g；气虚者，加党参12g。1个月为1个疗程，必要时可重复1～3个疗程。治疗结果：治愈20例，好转4例，无效1例，总有效率96%。

（二十五）其他

四逆散加味可治疗泌尿系统结石、乳癖、甲状腺功能亢进、小儿厌食症、高热、热厥、不安腿综合征、特发性水肿、胃凉、背凉、足凉、前额发凉、五更疾患、呃逆、带状疱疹后遗神经痛、早搏、慢性胃扭转；四逆散加减可治疗乳衄、乳腺增生、急性乳腺炎、阑尾炎、腱鞘囊肿、男性病、心脏病、腹痛、失眠、慢性胰腺炎、痛经、闭经、胆心综合征等。此外，四逆散合旋覆代赭石汤可用于咽喉异物感的治疗；阳和汤合四逆散可用于雷诺病的治疗；半夏泻心汤合四逆散可用于难治性肠易激综合征的治疗；四逆散与平胃散合方可用于冠心病、心律失常、慢性咽炎、慢性喉炎等的治疗；四逆散枳实易枳壳加香橼、佛手、玫瑰花、代代花、黄芩成方，可用于多发性神经炎、神经官能症、甲状腺肿、风湿性关节炎、雷诺病、特发性水肿、慢性咽炎等的治疗；四逆散枳实易枳壳加瓜蒌、当归、青皮、陈皮、橘叶成方可用于乳腺增生、缺乳、少乳、慢性淋巴结炎、甲状腺肿等的治疗。

参 考 文 献

[1] 沈桂英. 四逆散加味治疗顽固性咳嗽40例. 山西中医, 1997, 16 (4): 4.

[2] 周爱根, 章春娣. 四逆散加味治疗消化性溃疡70例疗效观察. 浙江中医学院学报, 1997, 21 (2): 53.

[3] 罗明生. 四逆散加味治疗消化性溃疡98例. 湖南中医药导报, 2002, 8 (6): 324.

[4] 杨胜. 加味四逆散治疗胆汁反流性胃炎. 安徽中医临床杂志, 2002, 14 (3): 211.

[5] 杨建平, 张雪云. 四逆散合半夏泻心汤治疗胆汁反流性胃炎56例. 福建中医药, 1997, 28 (1): 3.

[6] 张巧云. 四逆散加味治疗慢性萎缩性胃炎29例. 陕西中医, 2002, 22 (3): 726.

[7] 魏茂华, 李夫贤. 加味四逆散治疗慢性萎缩性胃炎68例. 四川中医, 1997, 15 (8): 35.

[8] 张福产. 四逆散治疗慢性浅表性胃炎125例观察. 黑龙江中医药, 1991, (5): 11.

[9] 张文尧, 沈丽中, 徐辉. 四逆散加味治疗胃黏膜异型增生30例观察. 中医杂志, 1986, (12): 18.

[10] 高泽起, 胡秀珍, 高黎明. 四逆散加味治疗功能性消化不良. 山西中医, 2002, 18 (4): 17.

[11] 李秀蕊，田养年．中医辨证治疗上消化道出血 100 例临床观察．北京中医，1995，
(2)：22.

[12] 张炳谦，顾文明，姚生恩．四逆散化裁治疗气滞血瘀型病毒性肝炎 127 例疗效分析．青海医药杂志，1992，(3)：25.

[13] 廖云龙，胡志方，徐婉如，等．复方四逆散治疗 43 例慢性活动性乙型肝炎的临床观察．江西中医学院学报，1996，8 (1)：4.

[14] 邓银泉，吴加赓，余永谱．加味四逆散对肝硬化患者血清腺苷脱氨酶的影响．上海中医药杂志，1995，(11)：16.

[15] 方承康．土鳖四逆散治疗早中期肝硬化 30 例．新消化病杂志，1994，2 (2)：113.

[16] 吴嘉赓，张立煌，邓银泉，等．中药抗纤方治疗肝炎肝纤维化的临床观察．中国中西医结合杂志，1993，13 (6)：356.

[17] 张天录，刘改莲，吴斌．加味四逆散治疗脂肪肝 17 例疗效观察．内蒙古中医药，1996，
(2)：7.

[18] 吴逢旭，张民．四逆散加味治疗胆石症 66 例．中西医结合实用临床急救，1997，4
(4)：180.

[19] 林志荣．玉屏风散合四逆散治疗慢性结肠炎 48 例疗效观察．新中医，1997，29
(7)：35.

[20] 李志谦，张德全，李蜀红．加味四逆散治疗十二指肠球炎 78 例．黑龙江中医药，1996，
(6)：11.

[21] 王小平．加味四逆散治疗子宫内膜异位症．山西中医，2002，18 (5)：63.

[22] 赵红，许润三．四逆散加味治疗输卵管阻塞性不孕症 246 例临床观察．中国中医药科技，1995，2 (6)：42.

[23] 许润三．四逆散加味治疗输卵管阻塞 115 例总结报道．中医杂志，1987，(9)：41.

[24] 施瑞兰．四逆散加味治疗继发性不孕症 30 例临床观察．贵阳中医学院学报，1992，14
(2)：27.

[25] 南新民．四逆散治疗慢性附件炎 48 例．长春中医学院学报，1995，11 (3)：43.

[26] 杨晓晖，吕仁和．四逆散加味治疗消渴病肝气郁结证——附 34 例临床分析．上海中医药杂志，1997，(5)：1.

[27] 王启政．加味四逆散治疗慢性布氏菌病临床观察．中国地方病防治杂志，1994，7
(5)：298.

[28] 万友生，万兰清，马超英，等．应用寒热统一的热病理论治疗流行性出血热的临床研究．中医杂志，1991，(10)：26.

[29] 宋培瑚．四逆散加味治疗偏头痛疗效观察．内蒙古中医药，2002，(3)：4.

[30] 杨永勤，李风．四逆散加味治疗末梢神经炎 25 例．实用中医药杂志，2002，18
(11)：28.

三、半夏厚朴汤

（一）梅核气

王金光[1]采用半夏厚朴汤治疗梅核气 36 例。均以行气开郁、降逆化痰为主要治疗原则。方用半夏厚朴汤：半夏 10g，厚朴 10g，茯苓 15g，紫苏叶 10g，生姜 10g。加减：若胸胁满闷气急作痛，气机郁滞甚者，加疏肝理气的柴胡、香附、青皮；咳痰稀薄色白，胸满气逆者，加陈皮、桔梗。

黄韶芳[2]采取半夏厚朴汤配合意想法治疗本病 60 例，疗效较为满意。

所有的病例均经食管钡餐检查，排除器质性病变，应有荣[3]将颈椎病合并梅核气证 352 例随机分成两组，分别采用半夏厚朴汤合三黄葛根汤，与单用三黄葛根汤进行对比观察。结果：半夏厚朴汤加味与对照组有效率分别为 95.4% 与 78.0%。疗程进度治愈率：治疗组共 252 例，第 1 疗程治愈 189 例（75.0%），第 2 疗程治愈 37 例（14.7%），第 3 疗程 15 例（6.0%），3 个疗程以上为无效 11 例（4.3%）；对照组 100 例，第 1 疗程治愈 19 例，第 2 疗程治愈 31 例，第 3 疗程治愈 28 例，3 个疗程以上为无效 22 例。

高艳蕊等[4]以赭石半夏厚朴汤治疗呃逆病人 48 例。均收到良好效果。病程在 1 日之内者 24 例，3 日之内者 9 例，7 日之内者 5 例；呕见连声、胸膈憋闷、坐立不宁、睡眠则止者 37 例，呕呕连声、胸隔牵引疼痛、饮食不畅、难以安眠者 11 例。

于萍[5]根据简单随机、对照的临床试验原则，研究纳入标准和排出标准的肝郁气滞型梅核气病人 60 例。将 60 例病人随机分为两组，治疗组予半夏厚朴汤加减治疗，对照组予小柴胡汤加味治疗。1 个疗程 2 个月。观察并记录病人临床症状、体征（咽部异物感症状、肝郁气滞型症状、舌象）、安全性指标（血尿便常规、心电图、肝肾功能），分析病情改善情况并进行统计学分析。治疗 2 个月后，治疗组肝郁气滞中医证候疗效为 83.4%；对照组为 76.7%，治疗组优于对照组（$P < 0.05$）。治疗组临床痊愈率 46.6%，显效率 20%，有效率 16.6%，总有效率为 83.4%；对照组临床痊愈率 33.3%，显效率 23.3%，有效率 20%，总有效率为 76.7%。两组比较，差异有显著性意义。两组临床总疗效比较，治疗组疗效优于对照组。治疗组临床痊愈率 40%，显效率 26.6%，有效率 13.3%，总有效率 80%；对照组临床痊愈率 26.6%，显效率 33.3%，有效率 13.3%，总有效率 73.4%。两组比较，差异有显著性意义。其中在各中医症状消失率方面比较，两组差异均有显著性意义。两组治疗后主要症状改善均有疗效，但治疗组改善情况明显优于对照组，经检验差异有统计学意义（$P < 0.05$）。研究过程中，两组均未观察到肾功能及血液系统有明显损害，临床应用安全。

刘占全[6]运用半夏厚朴汤加减治疗梅核气 45 例，治疗方法：法半夏 12g，厚朴

10g，茯苓15g，紫苏12g，生姜3片。水煎服，每日2次，7天为1个疗程。湿郁气滞而兼胸脘痞闷，嗳气，苔腻者，加香附、佛手片、苍术理气祛湿；痰郁化热而见烦躁，舌红苔黄者，加竹茹、瓜蒌、黄芩、黄连清化痰热；病久入络而有瘀血征象，胸胁刺痛，舌质紫暗或有瘀点瘀斑，脉涩者，加郁金、丹参、降香、姜黄活血化瘀。咽中不适、伴随症状消失为痊愈，25例；咽中不适感消除，但时而情绪不振即感到胸部闷胀为有效，14例；咽中不适症状无改善或者仅有伴随症状有改善为无效，6例。总有效率为86.7%。

蔡铖侯[7]用本方加吴茱萸、黄连治疗74例梅核气病人，治愈9例，好转24例，无效41例。

贾蓉等[8]也以加味半夏厚朴汤治疗梅核气60例，随机分为两组，半夏厚朴汤组（对照组）30例和加味半夏厚朴汤组（治疗组）30例，两组病情相似，有可比性。对照组予以半夏厚朴汤：半夏、厚朴、生姜、紫苏叶各9g，茯苓12g。水煎，每日1剂，分2次温服。治疗组用加味半夏厚朴汤。基本方剂：半夏、厚朴、紫苏子、前胡、射干各9g，香附、茯苓各12g，桔梗6g，甘草4.5g。水煎，每日1剂，分2次温服。以上两组均3~5剂为1个疗程。痛剧者，加乳香、没药、三棱、莪术各3~6g；胸闷甚，加青皮、木香各3~6g，枳壳6~9g；心下如盘，加枳实3~6g；气郁血滞或重痛定处，加桃仁、红花各3~6g；嗳气不减者，加丁香、檀香、砂仁各3~6g，藿香6~9g；呕吐甚者，加陈皮9g，生姜6g，加重半夏用量；口苦者，加柴胡、黄芩各6~9g；心烦者，加生铁落50g；反酸苔黄者，加黄连、吴茱萸各3~6g；反酸舌淡者，加乌贼骨、煅龙骨、煅牡蛎各10g；胃脘疼痛者，加木香、砂仁各3~6g。结果：对照组30例，治愈21例，无效9例；治疗组30例，治愈29例，无效1例。$P < 0.01$，有高度显著性差异。对照组无效9例，均用加味半夏厚朴汤治愈（未列入统计病例）。临床观察治愈最短时间，治疗组2天，对照组5天。

王砚奇[9]运用小柴胡汤合半夏厚朴汤加减治疗梅核气70例。方药：柴胡12g，黄芩10g，半夏10g，党参10g，紫苏叶10g，厚朴9g，茯苓12g，生姜10g，红枣5个，炙甘草5g。加减：心情抑郁、脘胀闷者，加郁金10g，香附10g；嗳气、泛酸者，加代赭石15g，旋覆花10g；舌苔黄腻者，加苍术10g，陈皮6g，夏枯草12g，浙贝母10g；若失眠、多梦，加远志15g，合欢皮20g；纳食减少者，加砂仁6g，生麦芽30g，炒谷芽12g，炒山楂10g。用法：每日1剂，分2次煎服，7天为1个疗程，一般服用1~3个疗程。结果：70例病人中，临床治愈60例（服药1个疗程后，临床症状全部消失，随访1年以上未复发），好转5例（服药1个疗程后，临床主要症状消失，或仅存少许次要症状），无效5例（服药1个疗程后，病情未见好转或加重），总有效率为92.9%。

（二）肿瘤

梁耀君等[10]对26例恶性肿瘤病人，在化疗同时辅以半夏厚朴汤煎剂口服。结果显示：治疗组在控制呕吐方面达到了对照组的疗效（$P > 0.05$），而在恶心持续时间方面显著地小于对照组（$P < 0.05$）。服用该中药煎剂未出现明显的毒副反应。因此，该方剂对于防治化疗所致的轻、中度呕吐具有较好的作用。

陈五南[11]认为半夏厚朴汤的功用是行气开郁、降逆化痰。该方对癌肿病人出现的呕逆症状的疗效尤为显著。凡消化系统癌肿如食管癌、胃癌、肠癌、肝癌等，往往会出现消化道不完全梗阻症状，诸如恶心，呃逆，泛吐酸水、苦水、胆汁。这些症状的出现，多由肿瘤浸润，使管腔狭窄水肿而造成；也有因手术而形成；更多的病人，是由于放疗、化疗的毒副作用所致。这些症状的出现，不仅耗伤病人的元气，而且对继续治疗肿瘤影响极大。根据临床上不同肿瘤病人所出现的胃失和降，胃气上逆，呕逆泛恶等症状，采用异病同治的方法，采用半夏厚朴汤为基础方加减，疗效确切。

（三）食管裂孔疝

方家选[12]选取 12 例均经上消化道钡透加点片确诊的食管裂孔疝。吐酸及胃痛病史最长 3 个月，最短 20 天；合并胃溃疡者 4 例。全部服用半夏厚朴汤加味：半夏 14g，厚朴、紫苏梗、川贝母各 12g，茯苓、杏仁、生姜、枳壳各 15g，白蔻仁 10g，制香附、薏苡仁各 20g，通草 6g。每日 1 剂，水煎，早、中、晚分服。10 天为 1 个疗程。结果：临床治愈 8 例，有效 2 例，无效 2 例，总有效率 83.3%。

（四）癔症

丁德正[13]以 206 例痰郁型癔症为治疗对象，其中 104 例用本方加减治疗，102 例为对照组。中药组用本原方，随症加减；对照组用西药常规治疗。两组皆进行心理治疗。结果：中药组近期治愈 103 例，显效 1 例；获愈最短 5 剂，最长 27 剂，8 ~ 15 剂为多；远期疗效良好 91 例，大致良好 3 例。对照组近期治愈 87 例，显效 15 例；获愈最短 1 剂，最长 18 剂，以 3 ~ 10 剂为多；远期疗效良好 34 例，大致良好 47 例。可见本方的远期疗效优于西药组。

（五）咽异感症

傅刚等[14]应用半夏厚朴汤治疗咽喉异物感症，取得较好效果。本组病人共 34 例，并设对照组 36 例，均确诊为咽异感症。治疗组所用方药：半夏、厚朴、茯苓各 12g，生姜 10g，紫苏 10g。水煎服，每日 1 剂。随症加减：因情志刺激，伴有胸胁胀满，善太息者，加香附、陈皮、瓜蒌；病久气阴两虚伴有神疲乏力，心烦失眠者，加黄芪、沙参、黄连、黄芩、酸枣仁、牡丹皮等。对照组给予镇静剂及维生素类药物。结果：治疗组治愈 8 例，显效 20 例，有效 4 例，无效 2 例；对照组治愈 2 例，显效 8 例，有效 16 例，无效 10 例。中药和西药组总有效率分别为 94.1% 和 72.2%；治疗平均天数中药组和西药组分别为（8.88 ± 2.27）天和（12.03 ± 2.62）天，两组比较均 $P < 0.01$。

（六）胃窦炎

邓永启等[15]应用半夏厚朴汤治疗胃窦炎 34 例，治疗方药：清半夏 12g，厚朴 12g，茯苓 30g，生姜 6g，紫苏叶 12g。加减法：胃脘部灼痛，镜检局部黏膜糜烂出血或合并溃疡者，加蒲公英 30g，败酱草 30g，白及 10g；胃潴留并痞满较重者，重用茯苓至 40g，加炒白术 12g，炒枳实 12g；胃酸过多，吞酸嘈杂者，加黄连 6g，吴茱萸 3g；嗳气不除，加代赭石 10g，旋覆花（包）10g；如果上述诸症都有，均可投入使用。用法：水煎服，日 1 剂，空腹服用，早、晚分服。服药期间忌食辛辣、生冷油腻，特别应戒烟酒。15 剂为 1 个疗程。结果：痊愈 22 例，显效 11 例，无效 1 例，总有效率 97.0%。

（七）癫狂病

王瑞如[16]用本方出入治疗癫狂病病人 21 例。基本方药：法半夏 10g，厚朴 10g，茯苓 10g，紫苏梗 7g，珍珠母 30g，合欢皮 10g，九节菖蒲 10g，淡竹叶 5g，莲子心 10g。21 例除 2 例躁狂严重配合使用冬眠灵以外，均获治愈（1 例 3 年后因受精神刺激复发）。最长服药 45 天，最短服药 10 天。

丁德正[17]用本方化裁治疗精神疾病有效。

（八）气管哮喘

刘水德[18]报道治疗过敏性支气管哮喘 1 例，症见：喘咳痰鸣，不能平卧，尿少，面浮肢肿，苔白稍厚，舌质淡红，脉缓滑等。为饮邪上逆，肺气不降所致。予以半夏厚朴汤化痰降逆，6 剂症愈，继服六君子汤善后调理而瘥。

日本学者田北雅夫[19]报道用半夏厚朴汤与小柴胡汤合方，治疗 I 型类固醇依赖性支气管哮喘 3 例，并伴有 IgE 增高，其中 IgE 700~800U/ml 的 2 例，另一例 IgE 高达 4526U/ml。连续服用上方约 1 年，全部病例哮喘发作的频率均明显降低，症状改善，IgE 有不同程度的降低，其中 2 例降至 270~300U/ml，已基本正常。

杨树文[20]运用半夏厚朴汤加减治疗支气管哮喘 80 例。方药组成：半夏 10g，厚朴 10g，茯苓 15g，紫苏叶 9g，桔梗 12g，枳壳 15g，槟榔 10g，甘草 6g，生姜 3 片。每日 1 剂，水煎服，早、晚各 1 次，饭后温服。加减：风哮（时发时止，发时喉中哮鸣有声，反复发作，止时又如常人，发病前多有鼻痒、咽痒、喷嚏、咳嗽等症，舌淡苔白，脉浮紧），加用麻黄、地龙、蝉蜕；寒哮（喉中哮鸣如水鸡声，呼吸急促，喘憋气逆，痰多、色白多泡沫，易咯，口不渴或渴喜热饮，恶寒，天冷或受寒易发，肢冷，面色晦暗，舌苔白滑，脉弦紧或浮紧），加用麻黄、桂枝、杏仁；热哮（喉中痰鸣如吼，咳痰黄稠，胸闷，气喘息粗，甚则鼻翼煽动，烦躁不安，发热口渴，或咳吐脓血腥臭痰，胸痛，大便秘结，小便短赤，舌红苔黄腻，脉滑数），加用黄芩、桑白皮、瓜蒌；浊哮（喘咳胸满，但坐不得卧，痰涎壅盛，喉如锯，咳痰黏腻难出，舌质淡或淡胖，或舌质紫暗或淡紫、苔厚浊，脉滑实或弦、涩），加用三子养亲汤。

7 天为 1 个疗程。80 例病人中完全控制 50 例，占 62.5%；显效 22 例，占 27.5%；无效 8 例，占 10%。总有效率 90%。临床控制时间最短 2 个疗程，最长 5 个疗程。

（九）慢性咽炎

邓婧等[21]联合运用半夏厚朴汤加减与玄麦甘桔饮加味袋泡茶联合运用治疗慢性咽炎 466 例。半夏厚朴汤药用姜半夏 15g，厚朴 10g，茯苓 20g，紫苏叶 5g，生姜 15g，桃仁 12g，川芎 10g，威灵仙 20g。水煎服，每日 1 剂，1 周为 1 个疗程，观察 2 个疗程。玄麦甘桔饮加味袋泡茶药用玄参、牛蒡子、知母、麦冬、桔梗、射干、木蝴蝶、甘草配制。用滤纸分装成 4g/袋，2 袋/次，2 次/日，代茶泡服，1 周为 1 个疗程，观察 2 个疗程。临床治愈 349 例，占 74.9%；好转（显效＋有效）95 例，占 20.4%；无效 22 例，占 4.7%。

王桂兰[22]运用半夏厚朴汤加减治疗慢性咽炎 90 例。方药组成：半夏 10g，厚朴 10g，茯苓 15g，紫苏叶 9g，生地黄 30g，玄参 15g，麦冬 12g，石斛 15g，牛蒡子 10g，桔梗 10g，荆芥 10g，甘草 6g，生姜 3 片。每日 1 剂，水煎服，早、晚各 1 次，饭后温服，加减：恶心呕吐痰涎者，加代赭石 30g，砂仁 10g；少气懒言者，加黄芪 30g；腹胀纳差者，加木香 6g，陈皮 10g，山楂 10g；胁痛明显者，加川楝子 10g，延胡索 10g；胸闷痛者，加瓜蒌 12g，薤白 12g，枳壳 10g；痰黏稠不易咳出，加海浮石、瓜蒌皮各 10g。7 天为 1 个疗程。结果：90 例病人中临床治愈 58 例，占 64.44%；显效 26 例，占 28.89%；无效 6 例，占 6.67%。总有效率 93.33%。临床治愈时间最短 2 个疗程，最长 5 个疗程。

（十）功能性消化不良

王光富等[23]运用四逆散合半夏厚朴汤治疗功能性消化不良 90 例。观察病例共 120 例，随机分为两组。治疗组 90 例，对照组 30 例。治疗组用四逆散合半夏厚朴汤治疗，处方：柴胡、枳实各 12g，白芍、茯苓各 15g，法半夏、厚朴、紫苏梗、生姜各 10g，甘草 3g。并随症加减。水煎服，每天 1 剂。对照组用多潘立酮，每次 10mg，每天 3 次，饭前 30 分钟服用。疗程均为 4 周，治疗期间未用其他影响本观察的药物。治疗组显效 36 例，有效 47 例，无效 7 例，显效率 40.0%，总有效率 92.2%；对照组显效 6 例，有效 16 例，无效 8 例，显效率为 20.0%，总有效率 73.3%。两组显效率、总有效率比较，差异均有显著性意义（$P < 0.05$）。

此外，本方尚能治疗精神分裂症、脑震荡后遗症、顽固性咽炎、急性气管 - 支气管炎、慢性支气管炎、急慢性胃炎、胃十二指肠溃疡、幽门痉挛、幽门梗阻、十二指肠壅积症、胃神经官能症之失眠、乳腺囊性增生症、头痛、扁桃体炎、声带白斑、食管炎、声带麻痹、顽固性腹痛、焦虑性神经官能症、甲状腺结节、儿童喉源性咳嗽、淋巴结肿大等疾病。

参 考 文 献

[1] 王金光. 半夏厚朴汤治疗梅核气 36 例. 中医研究, 2001, 14 (5): 6.

[2] 黄韶芳. 半夏厚朴汤配合意想法治疗梅核气 60 例. 安徽中医临床杂志, 2002, 14 (4): 154.

[3] 应有荣. 加味半夏厚朴汤治疗颈椎病合并梅核气的疗效观察. 中国中医骨伤科杂志, 2002, 10 (4): 35.

[4] 高艳蕊, 杨朝坤. 大剂量鱼腥草合半夏厚朴汤治顽固性咽炎 102 例. 现代康复, 2000, 4 (6): 955.

[5] 于萍. 《金匮要略》半夏厚朴汤治疗梅核气的疗效观察. 广州中医药大学硕士论文, 2013.

[6] 刘占全. 半夏厚朴汤加减治疗梅核气 45 例临床观察. 内蒙古中医药, 2015, (4): 37 - 38.

[7] 蔡铖侯. 加味半夏厚朴汤治疗梅核气 74 例. 浙江中医杂志, 1983, (8): 345.

[8] 贾蓉, 陈爱民, 胡燕. 中药治疗梅核气 60 例临床疗效观察. 甘肃中医, 1996, 9 (1): 31.

[9] 王砚奇. 小柴胡汤合半夏厚朴汤加减治疗梅核气 70 例. 内蒙古中医药, 2013, 32 (2): 5.

[10] 梁耀君, 胡冀. 半夏厚朴汤防治肿瘤化疗所致恶心呕吐 26 例——附对照组 24 例. 辽宁中医杂志, 1999, 26 (4): 161.

[11] 陈五南. 半夏厚朴汤在癌症病中的应用. 黑龙江中医药, 2002, (6): 15.

[12] 方家选. 半夏厚朴汤治疗食管裂孔疝 12 例. 国医论坛, 2000, 15 (1): 10.

[13] 丁德正. 半夏厚朴汤治疗癔症痰郁型 104 例临床观察. 河南中医, 1991, 11 (3): 20.

[14] 傅刚, 展广勇, 廖玉兰. 半夏厚朴汤加味治疗咽异感症 34 例疗效观察. 中国中西医结合杂志, 1993, 13 (3): 184.

[15] 邓永启, 刘洪明, 梁洪玲. 半夏厚朴汤加味治疗胃窦炎 34 例. 吉林中医药, 1997, (2): 37.

[16] 王瑞如. 半夏厚朴汤治疗癫狂症. 江西中医药, 1989, 20 (4): 34.

[17] 丁德正. 半夏厚朴汤在精神病中的运用. 陕西中医, 1992, 13 (9): 412.

[18] 刘水德. 半夏厚朴汤治疗过敏性哮喘. 四川中医, 1986, (7): 45.

[19] (日) 田北雅夫. 用小柴胡汤与半夏厚朴汤合方后症状改善和 IgE 降低的 I 型慢性支气管哮喘 3 例. 日本东洋医学杂志, 1989, 39 (4): 141.

[20] 杨树文. 半夏厚朴汤加减治疗支气管哮喘 80 例临床观察. 内蒙古中医药, 2015, 34 (1): 15.

[21] 邓婧, 吴茂林. 半夏厚朴汤加减与玄麦甘桔饮加味袋泡茶联合运用治疗慢性咽炎 466 例. 实用中医内科杂志, 2008, 22 (5): 81.

[22] 王桂兰. 半夏厚朴汤加减治疗慢性咽炎 90 例. 甘肃中医学院学报, 2008, 25 (4): 23.

[23] 王光富, 郑建本. 四逆散合半夏厚朴汤治疗功能性消化不良 90 例. 新中医, 2005, 37 (5): 75.

四、旋覆代赭汤

（一）脑血管病呃逆

姜学逢[1]报道运用加味旋覆代赭汤治疗脑卒中并发顽固性呃逆55例，疗效确切。其中，脑血栓形成38例，脑出血17例。药物组成：旋覆花10g，代赭石30g，清半夏15g，党参15g，竹茹10g，白芍30g，丹参30g，大黄6g，沉香6g，乌药10g，槟榔10g，甘草6g，生姜4片，大枣5个。每日1剂，制成350ml药液，分早、晚2次服用。结果：治愈49例，占89.1%；好转4例，占7.3%；无效2例，占3.6%。服药最少者2剂，最多者5剂。

罗宏[2]运用旋覆代赭汤治疗脑血管病呃逆34例，疗效较好。34例中原发脑梗死27例，脑出血3例，蛛网膜下腔出血1例，高血压脑动脉硬化症3例。方药：旋覆花25g，代赭石30g，麦冬15g，丹参、牛膝、石菖蒲、郁金各10g，半夏、生姜各7.5g。每日1剂，早、晚分服，经治疗最多6天，最少2天，平均3天。全部治愈。

（二）化疗性呃逆

姜初明等[3]运用加减旋覆代赭汤治疗化疗后顽固性呃逆30例，疗效较好。方药组成以旋覆花、代赭石、姜半夏、砂仁、沉香曲、柿蒂为基本方。加减：胃热呃逆，加姜竹茹、黄连；胃寒呃逆，加炮姜、丁香；夹痰滞不化、脘闷嗳腐，可加厚朴、枳实、麦芽、陈皮、佛手。每日1剂，水煎分2～3次温服，每次100ml。结果：其中29例治愈（服药后72小时呃逆停止，或间隔24小时后呃逆症状又出现，需要继续服药者），1例无效（服药后呃逆症状不能控制），总有效率96.7%。

（三）出血热合并呃逆

马卫琴[4]运用旋覆代赭汤治疗出血热呃逆24例，疗效确切。基本方：旋覆花、枳实各15g，代赭石30g，半夏、党参各10g，厚朴12g，炙甘草9g，生姜3片。水煎，少许频频服。结果：1～2剂止呃16例，3～5剂止呃7例，无效1例，总有效率95.83%。

（四）功能性消化不良

高文荣[5]运用本方治疗功能性消化不良，疗效确切。治疗组64例，对照组88例。治疗组以旋覆代赭汤为基本方：旋覆花、生姜、制半夏、党参各10g，代赭石30g，大枣10枚，甘草5g。脾胃虚弱，加白术、谷麦芽、炙鸡内金、炒蔻仁；胃气上逆，加紫苏梗、丁香、柿蒂、佛手；肝郁气滞，加柴胡、郁金、青皮；胃脘痛吞酸，加延胡索、白芍、瓦楞子。每日1剂，水煎服。奋乃静2mg，每次0.5～1片，每天1～2次，每1～2周复诊，共服4～6周。对照组雷尼替丁0.15g，每天2次，或法莫替丁20mg，每天2次；多潘立酮10mg，每日3次，或西沙必利5mg，每天3次。均空腹服用，每1～2周复诊，共服4～6周。治疗结果：治疗组除溃疡型略差于对照组 4.3% 以外，其他 4 型均明显优于对照组，总有效率相比较，差异有显著性（$P < 0.05$）。

（五）神经性呕吐

陈建泉[6]运用本方治疗神经性呕吐 34 例。治疗处方：旋覆花 10g（布包煎），生代赭石 30g（先煎），半夏 9g，党参 12g，炙甘草 10g，生姜 9g，大枣 7 枚。兼胃脘部发凉、便溏者，加吴茱萸、丁香；兼烦躁易怒，喜食冷饮、便秘者，加黄连 9g，竹茹 12g，大黄 6g，栀子 9g；消瘦、乏力、四肢不温者，加人参 6g；兼口咽干燥，舌红少津者，加西洋参 10g，沙参 15g。每日 1 剂，水煎 2 次约 400ml，频服。结果：显效 26 例，有效 5 例，无效 3 例。

（六）慢性胆囊炎

孙全梅[7]报道运用本方治疗慢性胆囊炎 36 例，疗效确切。以旋覆代赭汤为主方：旋覆花 10g，人参 6g，生姜 10g，半夏 10g，代赭石 6g，大枣 12 枚，炙甘草 10g。肝气郁结，加柴胡、木香、枳壳、桔梗各 6g，茯苓、白术各 10g；脾胃阳虚，加制附子 6g，白术 10g，干姜 6g。10 天为 1 个疗程，一般为 2~6 个疗程。显效或有效后改用中成药服用，以巩固疗效。结果：显效 31 例（占 86%），改善 5 例（占 14%），无效 0 例。

（七）胆汁反流性胃炎

邓晓明[8]报道以旋覆代赭汤为主方随症加减治疗胆汁反流性胃炎 45 例，结果如下：治疗组显效 28 例，有效 13 例，无效 4 例，总有效率 91.1%；对照组显效 10 例，有效 12 例，无效 8 例，总有效率 73.3%。两组疗效比较有显著性差异（$P < 0.05$）。

史志刚等[9]运用旋覆代赭汤加减治疗胆汁反流性胃炎 56 例，疗效较好。方药组成：旋覆花（包）15g，代赭石 30g，陈皮、半夏各 10g，党参 15g，炒白术 10g，白茯苓 15g，焦三仙、炒莱菔子、郁金各 10g。胃脘疼痛明显者，加川楝子 10g，延胡索 15g，五灵脂 10g；胃痛怕凉者，加肉桂 6g，干姜 10g；纳差者，加鸡内金 10g，砂仁 6g；腹胀者，加枳实 10g，佛手 10g；食管炎伴胸骨后烧灼感，加黄芩 10g，冰片（冲）1.5g，硼砂（冲）1.5g；溃疡反酸者，加乌贼骨 10g，浙贝母 10g。每日 1 剂，水煎服。1 个月为 1 个疗程。结果：56 例中，治愈 32 例，好转 14 例，有效 10 例，总有效率达 100%，治愈率为 57%。

（八）浅表性胃炎

王立照[10]运用旋覆代赭汤加味治疗浅表性胃炎 40 例，疗效确切。方药组成：旋覆花 10g，代赭石 15g，半夏 6g，党参 12g，炙甘草 9g，生姜 3g，大枣 6g。肝胃不和者，加柴胡 6g；脾胃虚弱者，加白术 10g；胃内蕴热者，加黄连 3g。每日 1 剂，水煎服。30 天为 1 个疗程，治疗前及 1 个疗程后分别做胃镜检查。结果：治愈 15 例，好转 21 例, 无效 4 例, 总有效率为 90%。

高秀勤[11]运用旋覆代赭汤加减治疗慢性浅表性胃炎 98 例, 疗效较好。方药组成: 旋覆花 20g, 代赭石 30～60g, 红参 15g (或党参 30g), 半夏 15g, 白花蛇舌草 30g, 炙甘草 6g, 生姜 3 片, 大枣 5 枚。加减: 脉虚, 加白术 15g、茯苓 20g, 山药 20g; 胀甚, 加片姜黄 15g; 寒甚, 改生姜为干姜 10g, 加吴茱萸 5g; 夹食滞, 加焦三仙各 20g, 鸡内金 20g; 痛甚, 加延胡索 15g, 白芍 15g; 胃阴不足或实热, 加蒲公英 30g, 百合 30g; 久病, 加丹参; 有瘀血, 加鳖甲 10g。15 天为 1 个疗程, 一般治疗 2～5 个疗程。结果: 本组病例平均治疗 40.3 天。其中, 显效 65 例, 占 66.3%; 好转 30 例, 占 30.6%; 无效 3 例, 占 3.1%。总有效率为 96.9%。

(九) 胃脘痛

胡顺金[12]运用口服加减旋覆代赭汤和静脉滴注丹参注射液治疗胃脘痛, 疗效确切。基本方: 代赭石 (先煎) 15～30g, 旋覆花 (包)、姜半夏、川楝子各 10g, 延胡索 10～15g, 党参 10～15g, 甘草 4～10g。痛甚者, 选加白芍、制乳香; 呕吐反酸者, 去甘草, 选加浙贝母、乌贼骨、煅瓦楞子、左金丸; 脘胀痞满者, 去甘草, 选加厚朴、佛手、陈皮; 纳差者, 选加山楂、炒谷麦芽、神曲; 大便呈柏油样者, 选加白及、三七、仙鹤草; 便秘者, 选加番泻叶、大黄; 胃热盛者, 去党参、甘草, 选加蒲公英、白花蛇舌草、石膏、黄连; 湿热中阻者, 去党参、甘草, 选加茵陈、藿香、砂仁、黄连。每日 1 剂, 水煎服, 日服 2 次, 餐前服。丹参注射液 10～16ml 溶于 5% 葡萄糖溶液 200ml 中, 静脉滴注, 每日 1 次, 14 天为 1 个疗程。1 个疗程后, 继服中药, 停用丹参注射液 4～5 天, 再用 1 个疗程。治疗期间停用其他药物。对照组用乐得胃 1 片, 每日 3 次, 14 天为 1 个疗程, 可连用 2 个疗程。结果: 治疗组显效 20 例, 有效 8 例, 无效 2 例; 对照组显效 10 例, 有效 12 例, 无效 8 例。两组有效率相比无明显差异 ($P > 0.05$), 而两组显效率、总有效率相比却有高度显著性差异 ($P < 0.01$) 或显著性差异 ($P < 0.05$)。

(十) 粘连性肠梗阻

蔡景春等[13]以降气开结、活血化瘀为主, 运用加减旋覆代赭汤为基本方治疗粘连性肠梗阻, 疗效确切。药物组成: 党参 30g, 代赭石 30g, 旋覆花 15g, 半夏 10g, 沉香 10g, 莱菔子 15g, 紫苏梗 15g, 桃仁 15g, 红花 10g, 枳壳 10g。水煎, 早、晚服。反复呕吐, 大便闭而不能, 加大黄 10g, 芒硝 15g; 心悸气短, 全身无力及年老体弱者, 以人参易党参。结果: 痊愈 7 例, 好转 2 例。服药最少 15 剂, 最多 30 剂, 平均 33 剂。

(十一) 哮喘

连业顺[14]运用旋覆代赭汤加苏子降气汤治疗哮喘 130 例, 疗效确切。在治疗观察时均停用其他药物。治疗方选: 炒紫苏子、前胡、旋覆花 (包) 各 15g, 鱼腥草

20g, 肉桂 6g, 川厚朴、当归、地龙、白芥子各 10g, 甘草 6g。水煎服, 每日 1 剂。痰热较盛, 咳痰黄稠, 舌红苔黄者, 去白芥子, 加瓜蒌 20g, 黄芩、桑白皮各 15g; 寒热夹杂, 咳痰黄稠或白黏难咳或恶寒身痛, 烦急气促, 面目浮肿者, 去鱼腥草、前胡, 加黄芩 12g, 葶苈子 30g, 丹参 15g, 泽泻 10g; 热盛者, 加金银花、蚤休各 10g; 发病有明显诱因如季节者, 加路路通 15g, 徐长卿 10g, 蝉蜕 6g; 胸胁胀痛者, 加柴胡、白芍各 10g; 下肢肿者, 加车前子 16g。所有病例均服 35 剂。结果: 痊愈 16 例, 临床控制 48 例, 显效 40 例, 有效 12 例, 无效 14 例, 总有效率 89%, 显效率 80%。

孙济德等[15]运用旋覆代赭汤合苏子降气汤加减治疗哮喘 65 例。方药组成: 炒紫苏子 6 ~ 15g, 半夏 6 ~ 12g, 前胡 6 ~ 15g, 旋覆花 10 ~ 15g (包), 川厚朴 10g, 当归 10g, 肉桂 3g, 鱼腥草 20g, 地龙 12g, 白芥子 6 ~ 10g, 甘草 6g。水煎 2 次分服, 每日 1 剂。治疗哮喘如痰热较盛、咳痰黄稠、舌红苔黄者, 用炒紫苏子 15g, 半夏 6 ~ 12g, 前胡 10g, 旋覆花 (包) 15g, 黄芩 12g, 桑白皮 15g, 瓜蒌 24g, 川厚朴 10g, 肉桂 3g, 地龙 15g, 当归 10g, 丹参 15g, 泽泻 10g, 代赭石 30g。水煎 2 次分服, 每日 1 剂。结果: 痊愈 8 例, 临床控制 24 例, 显效 20 例, 有效 6 例, 无效 7 例, 总有效率 89%, 显效率 80%。

(十二) 咽神经官能症 (梅核气)

吴敏[16]运用本方治疗梅核气病人 60 例, 疗效确切。采用随机分组法分为治疗组 60 例, 对照组 30 例, 两组年龄、性别、病程和发病情况均有可比性。治疗组采用疏肝健脾、行气涤痰为主, 佐以活血化瘀。拟旋覆代赭汤化裁, 药用: 旋覆花 10g, 代赭石 30g, 法半夏 15g, 潞党参 20g, 白术 10g, 炒柴胡 15g, 郁金 15g, 厚朴 12g, 炙香附 12g, 瓜蒌皮 12g, 白芥子 6g, 川牛膝 15g。辨证加减: 辨属肝郁脾虚, 气滞血瘀痰凝者, 加丹参、红花等。水煎服, 每日 1 剂。对照组取奋乃静片 2 ~ 4mg 口服, 每日 3 次; 谷维素片 2mg 口服, 每日 3 次。结果: 治疗组 60 例, 痊愈 43 例, 好转 12 例, 无效 5 例, 总有效率为 91.67%; 对照组 30 例, 痊愈 15 例, 好转 6 例, 无效 9 例, 总有效率为 70%。经统计学处理, $P < 0.05$。治疗组之治愈率与总有效率均明显优于对照组。

刘天会[17]运用旋覆代赭汤加减治疗咽神经官能症 500 例, 疗效较好。方药组成: 旋覆花、香附、枳壳各 15g, 代赭石 20g, 制半夏、桔梗各 12g, 生姜 10g, 炙甘草 5g。伴胸胁满闷者, 加郁金、佛手; 心悸失眠者, 加远志、五味子、酸枣仁; 腹胀者, 加厚朴、枳实; 食欲不振者, 加蔻仁、山楂、神曲。每日 1 剂, 水煎服。结果: 凡病程在半年以内者, 治愈 124 例, 显效 52 例, 有效 35 例, 无效 3 例; 病程在 1 年以上者, 治愈 95 例, 显效 38 例, 有效 20 例, 无效 6 例; 病程在 2 年以内者, 治愈 32 例, 显效 31 例, 有效 6 例, 无效 13 例; 病程在 3 年以内者, 治愈 16 例, 显效

7例,有效9例,无效13例。总有效率93%。

范平国[18]以旋覆代赭汤为基本方治疗本病,疗效确切。药用:旋覆花(布包)10g,代赭石、党参、大枣各15g,生姜3g,法半夏、炙甘草各6g。肝气郁结,胸闷气逆者,加郁金、佛手花、野蔷薇花、炒枳壳;肝阳偏亢,头晕目眩者,加白蒺藜、稽豆衣、夜交藤、炙远志、合欢花;痰黏喉头,咳吐不爽者,加牛蒡子、浙贝母;脾虚湿重,纳谷不馨者,去甘草,加焦白术、怀山药、六神曲。每日1剂,水煎,分早、晚2次服用,以2周为1个疗程。经2个疗程治疗后,结果:142例中57例显效,78例有效,7例无效,总有效率为95%。

(十三) 头痛

血管神经性头痛属中医学"偏头痛""头风"范畴,具有慢性反复发作的特点。来建琴[19]运用旋覆代赭汤加减治疗45例,收到较好的疗效。基本药物组成:旋覆花10g(包),代赭石30g,姜半夏10g,钩藤15g(后下),石菖蒲10g,川芎15g,生白芍20g,甘草5g。伴失眠多梦者,加夜交藤30g,合欢皮15g,远志10g;伴眩晕明显者,加珍珠母30g(先煎),牛膝10g;伴神疲乏力,唇甲不华,病势绵绵者,加黄芪15g,党参15g,当归10g。每日1剂,1个月为1个疗程。结果:45例中,临床痊愈30例,好转12例,无效3例,总有效率93.3%。

(十四) 内耳眩晕

孙大兴[20]用旋覆代赭汤治疗内耳眩晕58例,疗效确切。基本方:旋覆花(包煎)15g,代赭石(先煎)、磁石(先煎)、泽泻各30g,潞党参、姜半夏、炙甘草各10g,红枣7枚,生姜3片。眩晕甚者,加天麻15g,白蒺藜12g;呕吐剧者,去党参,加吴茱萸、丁香各5g;耳鸣明显者,加石菖蒲、郁金各10g;伴失眠者,加酸炒枣仁12g,夜交藤30g;伴腹泻,加炒白术12g,生熟薏苡仁各15g。上药加水400ml,煎后浓缩至150ml,分2次煎,混合药汁共取300ml,分早、中、晚3次服,每日1剂,3天为1个疗程。若呕吐甚,不能进食者,先予胃复安10mg肌内注射。结果:显效40例,有效17例,无效1例。

(十五) 其他

本方还可应用于食管癌、胃癌、贲门癌[21]、咯血[22]、肺源性心脏病、支气管炎[23]、胃切术后吻合口排空障碍[24]、嗳气[25]、不寐[26]、噎膈、消化性溃疡、咳嗽[27]、癔症球[28]、肺气肿、鼻衄及腰扭伤[29]等病的治疗,临床疗效较好。

参 考 文 献

[1] 姜学逢. 运用加味旋覆代赭汤治疗脑卒中并发顽固性呃逆55例分析. 滨州医学院学报, 1996, 19 (3): 310.
[2] 罗宏. 中药治疗脑血管病呃逆34例. 吉林中医药, 1991, (3): 21.

［3］姜初明，马胜利．加减旋覆代赭汤治疗化疗后顽固性呃逆 30 例．浙江中医杂志，1996，31（10）：444．

［4］马卫琴．旋覆代赭汤治疗出血热合并呃逆 24 例．陕西中医，1994，15（6）：273．

［5］高文荣．旋覆代赭汤加奋乃静治疗 64 例功能性消化不良．浙江中西医结合杂志，1996，6（4）：221．

［6］陈建泉．旋覆代赭汤加味治疗神经性呕吐．贵阳中医学院学报，1999，21（2）：13．

［7］孙全梅．旋覆代赭汤治疗慢性胆囊炎 36 例分析．天津医科大学学报，2001，7（3）：435．

［8］邓晓明．旋覆代赭汤加减治疗胆汁反流性胃炎 45 例临床观察．四川中医，2002，20（9）：36．

［9］史志刚，渠会莹．旋覆代赭汤加减治疗胆汁反流性胃炎 56 例临床观察．河北中医学院学报，1996，（3）：11．

［10］王立照．旋覆代赭汤治浅表性胃炎 40 例．国医论坛，1993，（5）：16．

［11］高秀勤．旋覆代赭汤加减治疗慢性浅表性胃炎 98 例．中医函授通讯，1996，（2）：161．

［12］胡顺金．加减旋覆代赭汤合丹参注射液治疗胃脘痛 30 例疗效分析．辽宁中医杂志，1991，（1）：7．

［13］蔡景春，贺永香，周志传，等．加减旋覆代赭汤治疗粘连性肠梗阻．吉林中医药，1995，（3）：13．

［14］连业顺．苏子降气汤合旋覆代赭汤加减治疗哮喘 130 例．实用中医内科杂志，1996，10（3）：48．

［15］孙济德，陈士良．苏子降气汤合旋覆代赭汤加减治疗哮喘 65 例．山东中医杂志，1994，13（7）：298．

［16］吴敏．旋覆代赭汤治疗梅核气 60 例．云南中医中药杂志，1998，19（4）：24．

［17］刘天会．旋覆代赭汤加减治疗咽神经官能症 500 例．陕西中医，1994，15（6）：248．

［18］范平国．旋覆代赭汤治疗梅核气 142 例．浙江中医杂志，1997，32（7）：319．

［19］来建琴．旋覆代赭汤加减治疗血管神经性头痛 45 例．湖南中医杂志，1999，15（5）：26．

［20］孙大兴．旋覆代赭汤治疗内耳眩晕 58 例．陕西中医，1997，18（1）：12．

［21］张福全．旋覆代赭汤临床应用举隅．吉林中医药，1998，18（2）：25．

［22］刘向勇．大咯血验案 3 则．江西中医药，1994，25（2）：21．

［23］赵桂华．旋覆代赭汤临证新用举隅．中医函授通讯，1995，14（3）：46．

［24］夏寒星．旋覆代赭汤在胃切术后吻合 12 例排空障碍中的应用．郑州全国第二届仲景学术思想研讨会，1995：474．

［25］郑鑫，盛凤，张新峰，等．蒋健运用旋覆代赭汤治疗嗳气验案 5 则．河南中医，2010，30（1）：90．

［26］王争艳，蔡莹．金钊主任医师运用旋覆代赭汤临床验案举隅．甘肃中医学院学报，2014，31（3）：19．

［27］李立凤，刘鸿．施派传人刘鸿主任应用旋覆代赭汤经验总结．云南中医中药杂志，2016，37（12）：10．

[28] 王伟秋. 旋覆代赭汤临床运用. 实用中医内科杂志, 2012, 26 (2): 66.

[29] 郭华杰. 旋覆代赭汤在临床上的运用. 陕西中医, 2004, 25 (11): 1038.

五、大黄䗪虫丸

(一) 急性胆囊炎

张鹏[1]报道运用本方治疗急性胆囊炎20例，并与中药常规方剂治疗组23例作对照。两组病人：均有上腹部压痛，墨菲征阳性，发热，恶心呕吐，舌质红、舌苔薄黄或黄腻，脉弦数。结果：两组平均退热天数、腹痛、恶心呕吐消失天数分别为3.1天、6.5天、5.9天。大黄䗪虫丸组病人在3天内退热、腹痛，恶心呕吐症状消失分别占本组病人的100%、82%、80%，而中药常规方剂治疗组则分别为44%、5.9%和13%。两组比较有显著差异。

(二) 肝硬化

赵希锋[2]以大黄䗪虫丸为主治疗肝硬化48例。病例全部口服大黄䗪虫丸，每次1丸，每日3次。疗程开始后2周内逐渐减量至停服原用的各种保肝药及利尿药，4周内根据症状改善情况停服中药汤单纯口服大黄䗪虫丸。1个疗程3个月。结果：显效12例，好转32例，无效4例，总有效率91.7%。

(三) 慢性乙型肝炎

林峰等[3]运用大黄䗪虫丸与干扰素联合治疗慢性乙型肝炎35例，疗效较好。65例病人随机分为治疗组和对照组。治疗组：采用下列两种药物同时应用，大黄䗪虫丸每次3g，每日3次内服；重组 α 干扰素300万 U，每周3次肌内注射，6个月为1个疗程。对照组：给一般保肝药物和维生素、肝泰乐、肝安等，疗程同上，两组均没有使用降酶药物。结果显示：治疗组35例经6个月治疗，显效19例，好转10例，总有效率为82.9%；对照组30例只有3例显效，11例好转，总有效率为46.7%，治疗组疗效明显优于对照组。血清病毒学指标变化：治疗组 HBeAg 与 HBV-DNA 阴转率分别为54.3%和57.1%，对照组分别为10%和10%；治疗组显著高于对照组；HBsAg 阴转率治疗组为11.4%，对照组为3.3%，两组比较也有显著性差异。

(四) 慢性肾衰竭

杨韶华[4]报道运用大黄䗪虫丸治疗慢性肾衰竭30例，2个月为1个疗程，结果：显效10例，有效12例，无效8例，总有效率为73.3%。

(五) 高脂血症

王观秀[5]应用大黄䗪虫丸治疗高脂血症30例，结果：治愈18例，有效11例，无效1例。治疗后血总胆固醇（TC）、三酰甘油（TG）、高密度脂蛋白（HDL-C）均有明显的下降和提高，与多烯康相比，两者疗效有明显差异。

李发枝[6]运用大黄䗪虫丸治疗高脂血症48例，疗效较好。处方：蒸大黄250g，黄芩200g，桃仁100g，甘草300g，白芍400g，生地黄600g，干漆炭100g，虻虫100g，水蛭250g，蛴螬100g，䗪虫50g，杏仁100g。上12味粉碎，水泛为丸如小豆大，每次服20～30丸，每日3次，连服3个月为1个疗效观察期。服大黄䗪虫丸期间，停用其他降脂药，但对伴见病证者，可酌用治疗伴见病证的药物。治疗结果：观察治疗TC 35例，显效13例，有效12例，无效10例，总有效率为71.4%，治疗前后TC值分别为（7.45 ± 0.82）mmol/L、（8.11 ± 1.02）mmol/L（$P < 0.01$）。TG 33例，显效11例，有效14例，无效8例，总有效率为75.8%，治疗前后TG值分别为（2.63 ± 0.61）mmol/L、（1.75 ± 0.41）mmol/L（$P < 0.01$）。

（六）肛裂

吕潭发[7]应用大黄䗪虫丸治疗肛裂200例。其中早期肛裂116例，陈旧性肛裂84例。治愈134例，占67%；有效60例，占30%；无效6例，占3%。作者认为大黄䗪虫丸方证病机与肛裂的发病机制相通，临证应用疗效甚好。

（七）前列腺增生症

王国华[8]运用大黄䗪虫丸治疗前列腺增生症42例。所有病例均有不同程度的尿频（尤以夜尿颇为明显）、尿急、尿痛，尿时有热感或有不畅，尿末滴沥，尿线变细，大便干结难解。方药组成：制大黄、桃仁、黄芩、三棱、莪术、生甘草各10g，干地黄30g，白芍15g，虻虫粉2g，蜈蚣粉、水蛭粉各3g，䗪虫6g，炮穿山甲粉5g。其中虻虫、水蛭、蜈蚣、炮穿山甲共研粉装入0号空心胶囊，每服6粒，每日2次，尿路刺激征和梗阻症轻微时，直接进服。9天为1个疗程。结果：显效12例，有效22例，无效8例，总有效率81%。

（八）妇科疾病

石则艳等[9]报道运用本方治疗盆腔包块122例。其中陈旧性宫外孕69例，子宫肌瘤（早期约2个月妊娠大）15例，盆腔脓肿10例，盆腔炎性包块28例。治疗方法：大黄䗪虫丸6g，每日3次口服。结果：治愈99例，占81.15%；好转23例，占18.85%；疗程最短28天，最长182天，平均80.72天。

此外，还可运用治疗月经后期量少、绝经前后诸症、痛经、癥瘕[10]、乳腺增生、不孕症[11]。

（九）脑动脉硬化症

谢世平等[12]加味大黄䗪虫丸治疗脑动脉硬化症，疗效较好。观察组60例，对照组50例。观察组治以加味大黄䗪虫片，组方：酒大黄3g，䗪虫3g，水蛭2g，炒桃仁3g，炒杏仁3g，赤芍3g，生地黄4g，人参3g，黄芪4g，何首乌3g，牛膝3g，桔梗3g，葶苈子3g，甘草1g。按以上药物比例经过制剂工艺制成，每片含生药0.4g。每次 5 片，每日 3 次。对照组服用盐酸氟桂嗪胶囊，每晚服 20mg。结果：观察组显效率为 56.7%，总有效率为 90%；对照组显效率 24%，总有效率为 84%。两组总有效率无差异（$P > 0.05$），而加味大黄䗪虫片组显效率则明显优于氟桂嗪组（$P < 0.01$）。

（十）周围血管疾病

盖世昌等[13]报道用大黄䗪虫丸治疗周围血管病 62 例，疗效较好。发病年龄以青壮年为主，病种以血栓闭塞性脉管炎、静脉曲张综合征为多。以本药为丸剂。一般病例每日服药 2 次，每次服 2 丸。2～3 个月为 1 个疗程。痊愈后若有复发征象，可继续再服。结果：62 例中，基本治愈 24 例（38.71%），好转 27 例（43.55%），无效 11 例（17.74%）。

（十一）颜面黑垢（颜面色素沉着）

有报道[14]以大黄䗪虫丸治疗颜面黑垢（颜面色素沉着），疗效较好。某某，女，35 岁，医师，1979 年 2 月 20 日初诊。颜面黑垢年余不退，平时常手心灼热，形瘦，善躁烦，大便多干燥，苔薄白，脉细数。此系瘀血阻滞阳络所致的颜面黑垢，治拟祛瘀生新。用大黄䗪虫丸，每次 3g，每日 3 次，连服 2 周，黑垢消退，肤色转正常。另一病人，女，31 岁，工人，1984 年 2 月 3 日初诊。颜面黑垢已 2 年不退，影响面容。五心烦热，月经量极少，腰酸，少腹胀痛，舌质淡红、舌尖有瘀点、苔薄白，脉细数。证属肝郁、肾虚、血瘀，治宜疏肝益肾，活血化瘀。方用金铃子散、六味地黄汤加减：金铃子 10g，延胡索 10g，郁金 10g，生熟地黄各 12g，山药 12g，山茱萸 12g，牡丹皮 10g，茯苓 10g，泽泻 10g。6 剂，嘱月经来开始服。另配大黄䗪虫丸 125g，每次 3g，每日 3 次。共服中药 18 剂，大黄䗪虫丸 375g，颜面黑垢消退，月经量正常，腰酸腹痛、五心烦热等症状消失。

（十二）术后肠粘连

有报道[14]以大黄䗪虫丸治疗术后肠粘连，疗效较好。某某，女，42 岁，1980 年 3 月 1 日初诊。病人子宫次全切除后年余，经常小腹隐隐作痛，大便秘结，形体瘦弱，手心灼热，食纳不佳，舌质红、舌尖有瘀点，脉细数。此系术后气血亏虚，久虚成瘀，瘀阻络逆，腑气失畅。用大黄䗪虫丸祛瘀通闭，补虚扶正，每次 3g，每日 3 次，连服半月。药后便秘、腹痛消失，食欲增加。后用当归养血膏、大黄䗪虫丸交替服用半月以巩固。

（十三）牛皮癣

有报道[14]以大黄䗪虫丸治疗牛皮癣，疗效较好。某某，男，35 岁，教师，1981 年 1 月 12 日初诊。病人 1 个月前经西医确诊为牛皮癣红皮症，在某医院治疗 1 个月好转出院，出院诊断为牛皮癣静止期。现病人左肘关节内侧尚有粟米一大颗，表面附着较薄之银白色鳞屑，基底呈红色，鳞屑强行剥离后，底面可见筛状出血点，发痒，舌质淡红、苔薄白，脉沉细。此乃血瘀，肌肤失养。治拟祛瘀生新，养血润肤。方用大黄䗪虫丸，每次 3g，1 日 3 次。连服 2 周后鳞屑隐没，基底不见红色。连服 1 个月后，皮肤完全正常，随访 2 年无复发。

（十四）痛风

痛风性关节炎是嘌呤代谢紊乱所致之疾病，多反复发作，难以根治。有人[15]采用大黄䗪虫丸加减治疗痛风性关节炎 30 例，并与对照组 24 例对照，两组病人在临床、病程、年龄性别等方面均无显著性差异。两组总有效率经 Ridit 检验，有显著性差异（$P < 0.01$）。

此外，本方尚能治疗痤疮[11]、冠心病[16]。

参 考 文 献

[1] 张鹏. 大黄䗪虫丸治疗急性胆囊炎临床观察. 黑龙江中医药，1997，(6)：31.

[2] 赵希锋. 大黄䗪虫丸为主治疗肝硬化 48 例. 河北中医药学报，1998，13（2）：27.

[3] 林峰，张复春，吴婉芬. 大黄䗪虫丸与干扰素联合治疗慢性乙型肝炎 35 例临床观察. 实用医学杂志，1996，12（8）：549.

[4] 杨韶华. 大黄䗪虫丸治疗慢性肾功能衰竭 30 例. 四川中医，1999，17（8）：20.

[5] 王观秀. 大黄䗪虫丸治疗高脂血症 30 例疗效观察. 中成药，1999，21（11）：579.

[6] 李发枝. 大黄䗪虫丸治疗高脂血症 48 例临床观察. 国医论坛，1986，(3)：15.

[7] 吕潭发. 大黄䗪虫丸治疗肛裂 200 例报道. 新中医，1997，29（5）：33.

[8] 王国华. 大黄䗪虫丸治疗前列腺增生症 42 例. 新中医，1998，30（10）：33.

[9] 石则艳，白世珍，雷文霞. 大黄䗪虫丸治疗盆腔包块 122 例. 陕西中医学院学报，1996，19（4）：51.

[10] 王锁杏. 大黄䗪虫丸治疗妇科病举隅. 现代中医药，2007，27（5）：61.

[11] 王晶莹，陈志丹. 蒋燕教授应用大黄䗪虫丸的方证规律. 中医临床研究，2016，8（34）：45.

[12] 谢世平，李浩澎，封银曼. 加味大黄䗪虫片治疗脑动脉硬化症的临床研究. 实用中西医结合杂志，1994，(10)：616.

[13] 盖世昌，金庭瑜，栾兴志. 大黄䗪虫丸治疗周围血管疾病临床报道. 中医药学报，1984，(3)：43.

[14] 林郁芳. 大黄䗪虫丸临床新用. 浙江中医学院学报，1988，(1)：26.

[15] 彭伟，欧阳敦光. 大黄䗪虫丸治疗痛风性关节炎 30 例. 湖南中医杂志，2000，16（2）：43.

[16] 杨惠茜，杨慧云，杨翠秒. 大黄䗪虫丸治疗冠心病的探讨. 中国中医药现代远程教育，2009，8（2）：75.

六、下瘀血汤

(一) 乙型肝炎

戴朝寿等[1]报道用下瘀血汤治疗乙型肝炎疗效显著。药物组成：制大黄9g，桃仁9g，䗪虫6g，当归、白芍、女贞子、旱莲草、茯苓、陈皮、炙鳖甲各5g，生麦芽10g，炙甘草3g。头煎加水400ml，文火煎30分钟后取汁20ml；二煎加水250ml，取汁100ml。两汁混兑后分3次温服。连服10剂后将本方改为散剂，1日服3次，每次5g，30天为1个疗程，连服2~3个疗程。治疗结果：服药3个疗程后，57例病人中显效（主要症状消失，肝脾肿大回缩，无压痛，肝功能恢复正常，HBsAg连续2次阴性）39例，有效（症状好转，肝脾肿大有回缩，肝功能部分正常，乙肝五联明显好转）15例，无效3例。

(二) 肝硬化腹水

林瑞钦[2]报道治疗肝硬化腹水30例，所有病例入院后予低盐饮食，常规测量腹围，检查腹水常规、肝肾功能、电解质，并作治疗前后对比。在肝炎后肝硬化综合治疗的基础上应用黄芪下瘀血汤（黄芪60g，大黄30g，桃仁10g，䗪虫15g）每日1剂,同时加安体舒通200mg/天，分2次服，10天为1个疗程。结果：经黄芪下瘀血汤合安体舒通治疗后大部分病人病情好转，腹水逐渐消退。效果好的用药3~4天后腹水开始消退，一般在1周左右腹水明显消退。30例中好转25例，无效5例，有效率为83.3%。无效5例中有2例服药后腹部不适，腹痛症状明显，腹泻次数过多，一般情况衰弱不能坚持而停药。大部分病例在腹水减轻或消失后腹胀、纳差、乏力等均减轻，肝功能异常程度减轻，部分病例肝脏回缩。疗效与肝功能损害程度及并发症的严重情况有关。治疗有效的25例，除2例失去联系外，23例进行了半年随访。在3个月内腹水再次出现或明显增多的有6例，在6个月内腹水再次出现或明显增多的17例，占73.9%。

(三) 子宫肌瘤

周洪前[3]报道治疗16例子宫肌瘤病人，均为不愿接受手术治疗或已在外院经中西医保守治疗无效者。治疗均采用活血化瘀、散结消癥法，方用下瘀血汤加味为主，并结合临床兼症进行辨证论治。组成：大黄、桃仁、䗪虫、川芎、赤芍、香附、当归、生地黄、枳壳、怀牛膝、牡丹皮、穿山甲。寒凝血瘀型拟温经散寒，加细辛、附子；气滞血瘀型拟行气活血，加川楝子、台乌药、蒲黄、五灵脂等；热郁血瘀型拟清热化湿，加败酱草、蒲公英；气虚血瘀型拟益气行气，加黄芪、党参、广木香；脾肾两虚者，加杜仲、枣皮、川续断、狗脊、菟丝子；肥胖痰湿者，加法半夏、陈皮。治疗结果：痊愈11例，有效3例，无效2例。其中以2个月为1个疗程。1个疗程者 3 例, 2 个疗程者 5 例, 3 个疗程者 6 例, 未满 1 个疗程者 2 例。

(四) 骨质增生

严桂珍等[4]报道治疗骨质增生 1391 例。所用主方组成: 大黄 50g, 䗪虫、红花各 15g, 乳香、没药各 20g, 桂枝、川乌、草乌、赤芍、桃仁、秦艽各 30g, 威灵仙 60g。加减: 痛剧者, 加细辛、两面针; 酸痛为主, 加川续断、杜仲、桑寄生; 风湿活动者, 加雷公藤、五加皮; 跌仆损伤者, 加三七; 颈椎增生, 加葛根; 下肢疾患, 加牛膝; 病程久者, 加白花蛇。上药均以乙醇单味浸泡 1 周以上待用。用法: 主方中威灵仙用陈醋浸泡 1 周后作为负极导入药。余药用清水浸泡 2 小时, 久煎 2 次, 每次煎 50 分钟左右, 合并 2 次药液, 使之在 300ml 左右, 泡入 12cm×7cm×0.5cm 的纱布块, 加热保温在 60℃, 另用同样大小的干净纱布块在另一锅内蒸热。治疗前先让病人清洁患部皮肤, 以利于中药离子从毛孔导入, 继而用 TDP 灯照射患部 10~15 分钟, 使局部毛窍开启, 血液循环加快。治疗时将温度适宜的主方药垫平放于患部皮肤上, 并随症注入加减浸泡液 1~2ml, 接上直流电导入机的正极, 另将蒸热的干净纱布视病情与主药垫对置或并置, 注入 5~8ml 的威灵仙醋泡液, 并接上负极, 均压上 0.5kg 的沙袋。膝关节、肩部、跟骨用绷带固定, 使药垫紧贴皮肤。开机, 调整输出电压至病人能忍受为止。依年龄大小、皮肤厚薄、性别不同, 输出电压控制在 10~20mV。导入每日 1 次, 每次 30 分钟, 12 次为 1 个疗程, 疗程之间休息 2~3 天, 一般要治疗 2~3 个疗程, 本组病例最少做 6 次, 最多者做 4 个疗程, 以 2 个疗程者为多。治疗结果: 颈椎增生的 420 例中, 显效 205 例, 有效 200 例, 无效 15 例; 胸、腰椎增生 696 例中, 依次为 301 例, 368 例, 27 例; 肩关节增生 27 例中, 依次为 12 例, 13 例, 2 例; 膝关节增生 185 例中, 依次为 99 例, 82 例, 4 例; 跟骨骨刺 63 例中, 依次为 40 例, 23 例, 0 例。治疗过程中有 2 例出现荨麻疹, 停止治疗后消失。部分病人治疗后患部瘙痒, 涂无极膏或肤轻松后症状减轻, 不影响继续治疗。另有部分病人诉口干, 嘱多饮水或凉茶后症减。

(五) 瘀血凝结所引起的痛证

彭述宪[5]报道用本方治疗瘀血凝结所引起的额头痛、胁痛、腹胀腰痛证等多种疾病, 每获良效。

(六) 乳糜尿

陈果然[6]报道治疗 50 例乳糜尿、肉眼血尿或镜检血尿, 持续 1 个月以上经多种方法治疗未愈的病例, 服本方后一般 5 剂见效, 服药 1 个月后有 46 例血尿消失 (镜检无红细胞), 乳糜尿试验转阴。

(七) 肾络瘀阻型慢性肾炎

李慧[7]报道用下瘀血汤治疗肾络瘀阻型慢性肾炎。治疗组 58 例, 对照组 31 例。

治疗组采用下瘀血汤治疗：生大黄3~15g（以每日大便超过2次以上调整剂量），桃仁10g，䗪虫10g。兼脾肾阳气虚者，加黄芪、党参、淫羊藿；兼肝肾阳虚者，加地黄、女贞子、知母；兼湿热者，加虎杖、茯苓、薏苡仁。对照组采用潘生丁片，每日3次，每次50mg。两组1个疗程均为8周。治疗结果：两组经1个疗程治疗后，治疗组总体疗效明显好于对照组。治疗组58例中，临床缓解6例，显效15例，有效20例，总有效率70.7%；对照组31例中，临床缓解1例，显效4例，有效7例，总有效率38.7%，差异有显著性（$P < 0.05$）。两组经1个疗程治疗后，治疗组在改善腰痛、舌瘀方面明显好于对照组；内生肌酐清除率在治疗组中上升，对照组中下降，有显著性差异；治疗组24小时尿蛋白量显著低于对照组。

（八）宫外孕

陈果然[8]报道运用本方加味治疗宫外孕1例。方药组成：桃仁（打碎）、䗪虫、红花、牡丹皮、赤白芍、台乌药、制香附各10g，太子参30g，大黄2g，甘草5g。每日1剂，水煎，分2次服。药进3剂后症状明显减轻，阴道出血停止，自动出院回家调养。3天后又觉小腹部疼痛，腰痛，阴道有少许血丝，再次住院治疗，仍以前方略行出入，服6剂后症状全部消失，后以益气助运养血之剂调理5天，病情未再反复。还用其治闭经1例。下瘀血汤加减：䗪虫、桃仁泥、柴胡、当归、赤芍、川白芍、橘核、红花、牛膝各10g，大麦芽60g。每日1剂，水煎服。服药10剂，月经即潮，乳房胀痛显减，乳汁亦明显减少，续服15剂后，月经恢复正常。

（九）阴囊肿大

顾文忠[9]曾治1例阴茎外伤。诊见阴茎根部连及阴囊皮肤青紫明显，阴囊肿大直径10cm，双侧睾丸均肿大，右侧尤甚，压痛、拒按。大便干结，小便黄赤。舌质红、苔黄燥、脉沉涩。证属：阴部外伤性癥积。治宜破癥消积。处以下瘀血汤方：生大黄10g（后下），桃仁30g（打碎），䗪虫50g。每日3次，1日1剂，水煎服。连服10剂后，除局部皮肤尚有少许青紫外，余症均消失，活动如常人。作者认为：下瘀血汤方中大黄清热祛瘀，桃仁活血化瘀，䗪虫破血逐瘀。合而用之，能攻下瘀血，破除癥积。本方为治妇人之产后腹痛而设，男性阴部外伤因瘀血内停之病机相同，故选本方治疗，效果较好。

（十）卵巢囊肿

张英娥等[10]运用下瘀血汤加味治疗卵巢囊肿45例。下瘀血汤加味：制大黄、桃仁、三棱、莪术各9g，䗪虫6g，桂枝12g，茯苓、皂角刺、炒穿山甲、王不留行各15g，生牡蛎30g，制附子10g。水煎服，日1剂，分早、晚2次饭后温服，经期停服，改服逍遥丸，25天为1个疗程。结果：痊愈25例，有效18例，无效2例，总有效率95.6%。

（十一）冠心病心绞痛

王保申等[11]运用下瘀血汤治疗冠心病心绞痛病人53例。本组106例冠心病心绞痛病人，治疗组 53 例，对照组 53 例，两组均采用相同的常规方法（消心痛片 10mg 日 3 次，口服，肠溶阿司匹林 75mg，1 日 1 次，口服）。治疗组加服下瘀血汤。药物组成大黄、桃仁、䗪虫，按 3:5:3 比例配制，粉碎为末，炼蜜为丸，每丸 5g，每次服 2 丸，日 2 次，两组病人心绞痛严重时，给予吸氧、速效抗心绞痛药物常规处理，1 个疗程 15 天。观察血浆内皮素（ET）、血栓素 B_2（TXB_2），采用放免法。安全性检查：血、尿、大便常规、肝肾功能、心电图，治疗前后各检查 1 次。结果：治疗组血浆 ET、TXB_2 治疗后明显下降（$P < 0.05$），而对照组降低不明显。

此外，本方尚能治疗脑震荡后遗症、中风后遗症、胃溃疡、月经衍期、痛经[12]、肝纤维化、狂犬病、慢性萎缩性胃炎、下肢深静脉血栓形成后综合征、骨质增生症[13]、慢性盆腔炎[14]、肝癌[15]、消化道肿瘤[16]。

参 考 文 献

[1] 戴朝寿，贺秀莲．下瘀血汤加味治乙型肝炎 57 例．国医论坛，1995，(6)：24.

[2] 林瑞钦．黄芪下瘀血汤为主治疗肝硬化腹水．福建中医药，1996，27 (2)：24.

[3] 周洪前．下瘀血汤加味治疗子宫肌瘤 16 例．四川中医，1995，(2)：37.

[4] 严桂珍，戴锦成，宫明源．下瘀血汤加味直流导入治疗骨质增生 1391 例．福建中医学院学报，1995，4 (4)：12.

[5] 彭述宪．下瘀血汤应用．湖南中医杂志，1991，7 (2)：20.

[6] 陈果然．仲景下瘀血汤在持续性乳糜血尿中的应用．实用中医内科杂志，1994，8 (1)：25.

[7] 李慧．下瘀血汤治疗肾络瘀阻型慢性肾炎 58 例．中国医药学报，1997，12 (4)：33.

[8] 陈果然．仲景下瘀血汤治疗妇科病举隅．国医论坛，1993，(5)：25.

[9] 顾文忠．下瘀血汤治验一则．实用中医药杂志，2002，18 (7)：39.

[10] 张英娥，刘海云．经方下瘀血汤的临床应用．陕西中医，2007，28 (3)：299.

[11] 王保申，刘革命，周建合．下瘀血汤对冠心病心绞痛患者血浆内皮素及血栓素 B_2 的影响．吉林中医药，2006，26 (4)：38.

[12] 戴克敏．姜春华运用下瘀血汤的经验．山西中医，2012，28 (1)：4.

[13] 朱锐，沈霖，张哲．经方下瘀血汤的临床应用．中西医结合研究，2011，3 (4)：211.

[14] 赖海燕，宋曦．下瘀血汤治疗妇科疾病临证举隅．河北中医，2012，34 (1)：54.

[15] 倪育淳，赵红艳．应用下瘀血汤治疗肝癌经验介绍．黑龙江中医药，2010，(4)：17.

[16] 周蓓，梁艳菊．周岱翰运用下瘀血汤辨治消化道肿瘤．辽宁中医杂志，2011，38 (12)：2338.

七、当归芍药散

（一）头痛

血管性头痛是一种由于颅内和颅外血管功能障碍所致的发作性疾病，往往病程较长，反复发作，难以治愈。马予东[1]运用《金匮》之当归芍药散为主方治疗本病100例，疗效满意。

郭延秋等[2]探索了偏头痛的中西医结合治疗方法。治疗组采用当归芍药散加山莨菪碱，对照组服尼莫地平、颅痛定等。结果：治疗组29例，治愈10例，显效8例，有效10例，无效1例，总有效率96.6%；对照组29例，治愈4例，显效6例，有效8例，无效11例。两组疗效经比较，差异有非常显著性（$P < 0.01$）。

（二）痴呆

有报道[3]采用加味当归芍药散（当归芍药散加党参等）治疗20例老年性痴呆，总有效率75%；双益平片剂（即石杉碱甲，从草药千层塔中分离出的一种生物碱）治疗15例，总有效率73.4%，两者相比较，$P > 0.05$。方中当归、川芎、赤芍、白芍同用，在养血调肝中兼有活血散瘀之功；茯苓、泽泻、白术合用则在化湿利水之中兼有健脾益气之效；加党参等既可增强当归、芍药、川芎养血补血作用，又可增强茯苓、泽泻、白术益气健脾。本方也能治疗血管性痴呆。

韩祖成等[4]采用当归芍药散用于治疗脑血管性痴呆36例，疗效较好。以当归芍药散为主方，方药组成：当归20g，白术、白芍各15g，泽泻、川芎各10g，茯苓12g。肝肾阴虚者，配用杞菊地黄汤；脾肾阳虚者，配用真武汤；痰浊阻窍者，配用半夏白术天麻汤；气滞血瘀者，配用通窍活血汤；心肝火盛者，配用龙胆泻肝汤。每剂水煮400ml，每日1剂，早、晚分服，2个月为1个疗程，并配合语言、计算、书写等脑功能训练。结果：36例中痊愈5例，显效6例，有效12例，无效13例，总有效率为63.9%。

（三）眩晕

眩晕是中医门诊十分常见的疾病，传统多从"风、火、痰、虚"立论，以"肝阳上亢、肾精不足、气血亏虚、痰浊中阻"辨治。但就临床所见，牟海鹰[5]认为部分病人其表现颇不典型，常规治疗效果不佳。据其临床特点，笔者用当归芍药散加味治疗87例，效果明显提高。87例中，病史短者2个月，长者11年。均以眩晕为主诉，其特点如下：眩晕性质多样，轻则似晕非晕，精神不振，重则昏倒跌地或卧床不起，眩晕可呈旋转式，浮动性，或向一侧倾斜；兼症复杂，其中兼头痛重者41例，颈部酸胀者11例。

李向振等[6]用当归芍药散为主方，随症加减治疗眩晕证32例，取得良好疗效，总有效率100%。

（四）坐骨神经痛

张福平[7]应用加味当归芍药散治疗妊娠期坐骨神经痛。方药组成：当归、炒白芍、炒白术、茯苓、党参、黄芪、川续断各9g，泽泻、熟地黄各6g，川芎3g。每日1剂，水煎服，连用4剂。疗效满意。

（五）泌尿系结石

杨进[8]报道用当归芍药散加味治疗泌尿系结石 77 例，疗效较好，与对照组相对比，有显著性差异。

曹广顺[9]运用当归芍药散加味［当归、茯苓、白芍、鸡内金、木香各 10g，泽泻 18g，郁金 15g，海金沙 30g，芒硝（兑服）3g］治疗肾石症 19 例。水煎服，每日 1 剂,10 分钟后做肾区拍打，并做上下楼或跳跃运动。若石横径 > 1cm，加消石散、海藻各 30g，大黄 10g，藏红花 10g；肾绞痛、移行痛明显者，重用白芍 45g，加炙甘草 10g；结合嵌顿或碎石梗死者，重用木香、巴戟天各 15g，川牛膝、冬葵子各 30g；血尿明显者，加三七、琥珀各 1g（冲服），马鞭草 30g；肾积水者，去海金沙、郁金，加济生肾气丸、炒白术各 30g，沉香 6g；合并肾盂肾炎尿路感染者，加金钱草 30g，白花蛇舌草 60g。治疗结果：痊愈 10 例，好转 5 例，无效 4 例，总有效率为 78.9%。

（六）溃疡性结肠炎

李明武[10]于 1983 年以来采用当归芍药散加减治疗 51 例溃疡性结肠炎，疗效好，复发率低。51 例病人均经内镜或 X 线检查确诊。方药：当归 30g，白芍 30g，川芎 15g，白术 15g，泽泻 15g，茯苓 20g，川黄连 5g，牡丹皮 10g，桃仁 10g。大便脓血，多选加薏苡仁、冬瓜子、甜桔梗、仙鹤草、紫地榆；食少腹胀，选加绿砂仁、白蔻仁、焦三仙。

（七）乳腺增生症

苏利霞等[11]以当归芍药散加味治疗乳腺增生症病人 102 例。病程最长 8 年，最短 3 个月；单侧或双侧乳房可触及肿块，常伴疼痛，且多与月经周期及情志变化有关，并经乳房 X 线钼靶片、红外热像仪、彩超或肿块细针穿刺细胞学检查排除恶性疾患。方药组成：当归 15g，白芍 12g，白术 9g，茯苓 12g，夏枯草 15g，浙贝母 12g，生牡蛎 24g，鹿角霜 12g，延胡索 9g，香附 9g。结果：均取得了满意的疗效。

（八）前列腺增生症

耿迎春等[12]用当归芍药散加味治疗前列腺增生症 60 例，取得满意疗效。

（九）慢性盆腔炎

王娟娟[13]选符合诊断依据的慢性盆腔炎病人 96 例，随机分为治疗组 56 例，对照组 40 例。治疗组予加味当归芍药散，对照组用青霉素、甲硝唑；两组均以 10 天为 1 个疗程。结果：治疗组治愈 35 例，好转 14 例，无效 7 例，总有效率为 87.5%；对照组治愈 8 例，好转 13 例，无效 19 例，总有效率为 52.5%。治疗组综合疗效明显优于对照组（$P < 0.0001$）。

张智冬[14]运用当归芍药散加减治疗慢性盆腔炎 64 例。药物组成：当归 12g，川芎 10g，白芍 15g，白术 15g，茯苓 15g，泽泻 15g。随症加减：带下量多色黄者，加川萆薢，茯苓改为土茯苓，亦可适当加入白头翁、蒲公英、黄柏等；少腹正中痛者，加青皮、乌药；两侧痛者，加川楝子、香附、橘核、荔枝核；输卵管不通者，加路路通、皂角刺、穿山甲；盆腔积液或有卵巢囊肿者，酌情加半枝莲、鸡内金、三棱、莪术、红藤、白头翁、浙贝母、夏枯草、刘寄奴、生牡蛎、海藻、昆布；少腹冷，加干姜、炒小茴香；腰痛，加杜仲、狗脊、骨碎补、川续断等药。用法：每日1剂，水煎2次取300ml汁，每日分2次，早、晚饭后30分钟口服，每周服6剂，24剂为1个疗程，2个疗程后统计疗效。结果：治愈41例，显效12例，有效8例，无效3例，治愈率为64.1%，总有效率为95.3%。

（十）心绞痛

张振东[15]运用当归芍药散加味（当归、赤芍、茯苓、白术、泽泻、川芎各10～12g，太子参20～40g，丹参、水蛭各10～30g）治疗心绞痛96例。全部病例均经心电图检查，提示心肌供血不足，并出现心绞痛症状。气虚甚者，加人参10g；痰凝重者，加白芥子、胆南星各10g，瓜蒌30g；血瘀重者，分别加重川芎、水蛭各30～60g。每日1剂，早、晚分服。治疗结果：27例显效，52例有效，11例好转，6例无效，总有效率为93.75%。

（十一）功能性子宫出血

有报道[16]用本方治疗功能性子宫出血病人共99例，其中单纯周期过频1例，单纯经期延长3例，单纯经量过多26例，同时伴有经量过多、周期过频或过长、经期延长2次以上者69例；有排卵者43例，无排卵者56例。治疗前用过其他中药或西药治疗而疗效不显著27例。服药后总有效率为91%。观察结果表明：本药对无排卵型功能性子宫出血效果较好，经统计学处理，无排卵型治愈率明显高于有排卵型。

（十二）流产

李氏[16]认为本方具有补血养肝、益气健脾之功。故用本方加黄芪、升麻治疗1例习惯性流产病人，连服10剂，诸症消失，足月顺产一女婴。用本方减泽泻，加益母草、菟丝子为主，治疗93例夫妇ABO血型不合的孕妇，其中有习惯性流产病史者16例，用本方合黄体酮治疗后，足月产者86例，占92.47%，仅6例发生流产，1例早产。与以往不用本方之275妊次有219次流产、21次早产相比，流产、早产均显著减少。有人用本方加小茴香、牡蛎长期服用治疗1例婚后2年3次流产之病人。其平素易于感冒，有过敏性鼻炎及荨麻疹史，月经量多，并有痛经、带下等症。服药后，诸症皆愈，1年后怀孕，无流产征象。同时还报道了日本学者用本药方加附子、黄柏治疗婚后5年流产3次之病人，连续服3今月，次年顺娩一男婴。共观察30例，均获满意治疗。

（十三）不孕症

日本学者[16]以本方为主治疗20例不孕症病人，结果全部治愈生子。日本学者还报道，治疗本病的平均有效率为 55%。全部应用西药促排卵药物，治后受孕率为50%，治疗前基础体温单项者治疗后妊娠率为 66.7%，治疗前基础体温双相者治疗后妊娠率为 40%。其促排卵成功率明显高于单用西药促排卵者。

杨氏[16]治疗 1 例病人，月经正常，但痛经严重，婚后 3 年不孕。用本方加人参，服用 3 个月，经痛减轻，服用 1 年后怀孕并正常分娩。

日本学者[16]治疗不孕症 24 例，结果：12 例妊娠，均系单胎足月产，新生儿无畸形。所治病例中，正常月经周期者 9 例，妊娠 4 例；月经不调，黄体功能不全者7 例，妊娠 2 例；原发性无月经者 5 例，妊娠 3 例；继发性无经者 3 例均受孕。

（十四）更年期综合征

日本学者[16]用本方治疗更年期综合征 24 例和卵巢切除 13 例，服药 2 个月后，前者显效 2 例，有效 16 例；后者显效 4 例，有效 5 例。就症状而言，以对血管、运动神经、精神神经及消化道症状为佳，而对感觉及运动器官症状较差。对卵巢切除后之卵巢功能低下者，与性激素合用时有协同作用，可明显延长激素给药时间，并减轻激素副作用。此外，还有报道本方对更年期综合征的多种症状，如冷感症、失眠、头痛、腰痛、食欲不振、不安全感、疲劳倦怠及凝肩等，均有较好疗效。冷感症常见于自主神经功能失调、心身症及更年期综合征。曾有人统计因更年期综合征及自主神经功能失调而呈冷感症占 62%。

日本学者[16]也用本方颗粒剂治疗更年期综合征主要表现冷感症病人 47 例，连续2 周，结果：有效 43 例，总有效率达 91.5%。

（十五）胎位不正

有报道[16]在临床上用本方对 217 例胎位不正的病人进行观察。初产妇 87 例用药3~6 剂后，胎位全部转正；经产妇女 130 例，除 1 例用药 3 剂后分娩、1 例用药 9 剂后无效外，均转为正常胎位。

另有报道[16]用本方去泽泻治疗胎位异常 100 例，有 78 例胎位转正，一般连服3 剂即见效。

郭天玲[17]用本方加味矫正 77 例臀位胎儿，收效良好。

（十六）妊娠中毒症

日本学者[16]治疗 24 例，临床症状改善者 22 例，胎儿均自然娩出，分娩时出血不超过 400ml。同时还观察到服药后尿量即增加，红细胞、血红蛋白及红细胞压积也略有增加。用本方加减治疗中度妊娠高血压综合征 52 例，服药后尿量明显增加，水肿减轻或消退，血压下降或被控制不再升高，生产时无滞产及产后出血。娩出胎儿53 个，无 1 例发生新生儿呼吸困难综合征，对母婴均无不良影响。

郭天玲[18]用本方治疗 46 例轻、中度妊娠高血压综合征病人，其效果与复方降压片近似或稍好，所治病例均未发子痫，分娩时血量均未超过 400ml，无 1 例遗留永久性高血压，胎儿发育正常。

（十七）黄褐斑

杨恒裕[19]用本方加味为主治疗黄褐斑 1000 余例，其中系统治疗和观察 235 例，收到满意疗效。肝郁气滞者，加柴胡、香附；血瘀者，加桃仁、红花、泽兰；血热者，加牡丹皮、炒栀子；气虚，加炙黄芪、党参；血虚，加阿胶、鸡血藤；湿滞者，加苍术、猪苓、泽泻；肾阳虚者，加附子、肉桂；肾阴虚者，加生地黄、石斛。并配合外用祛斑霜。用药后，58 例痊愈，占 24.68%；69 例显效，占 29.36%；87 例有效，占 37.02%；21 例无效，占 8.9%。另外，作者认为，本病是脏腑气血功能失调而致面部色素沉着之皮肤病，在内服中药以调整脏腑气血功能之同时，须外用防晒、养荣、活血、润肤之祛斑霜，内外结合，标本兼治，方能获得满意疗效。

此外，本方尚可治疗复发性流产血栓前状态[20]、慢性心功能衰竭、习惯性便秘[21]、特发性水肿、肝硬化腹水[22]、痛经、胃下垂[23]、肾囊肿[24]、闭经[25]、卵巢过度刺激综合征[26]、盆腔淤血综合征、产后恶露不尽[27]、糖尿病并发症[28]、脱肛[29]、妊娠腹痛、妊娠恶阻、妊娠水肿、坐骨神经痛[30]。

参 考 文 献

[1] 马予东. 当归芍药散治疗血管性头痛 100 例. 河南中医, 2003, (6)：35.

[2] 郭延秋, 黄蓉, 杨晓霞. 当归芍药散加山莨菪碱治疗偏头痛 29 例. 淮海医药, 2002, 20 (5)：434.

[3] 刘孟渊, 王达平, 刘玉平, 等. 加味当归芍药散治老年性痴呆的疗效观察. 广州中医药大学学报, 2001, 18 (1)：30.

[4] 韩祖成, 史凡凡, 王凌. 当归芍药散治疗脑血管性痴呆 36 例. 陕西中医, 1998, 19 (1)：16.

[5] 牟海鹰. 当归芍药散加味治疗眩晕 87 例. 四川中医, 1998, 16 (5)：28.

[6] 李向振, 王海英. 当归芍药散治疗眩晕证 32 例临床观察. 内蒙古中医药, 1998, 17 (2)：13.

[7] 张福平. 加味当归芍药散治疗妊娠期坐骨神经痛. 山西中医, 1998, 14 (2)：31.

[8] 杨进. 当归芍药散加味治疗泌尿系结石 52 例. 中国中西医结合杂志, 1997：17 (7)：407.

[9] 曹广顺. 当归芍药散加味治疗肾石症 19 例. 陕西中医, 1993, 14 (11)：509.

[10] 李明武. 当归芍药散加减治疗溃疡性结肠炎 51 例疗效观察. 云南中医中药杂志, 2002, (6)：1.

[11] 苏利霞, 薛红梅. 当归芍药散加味治疗乳腺增生症 102 例疗效观察. 河南中医药学刊, 2002, 17 (6)：48.

[12] 耿迎春, 徐文莲, 王进雪. 当归芍药散加味治疗前列腺增生症 60 例. 现代中西医结合杂志, 2003, (8)：21.

[13] 王娟娟. 孙治东加味当归芍药散治疗慢性盆腔炎 56 例. 山西中医, 2003, (2): 23.

[14] 张智冬. 当归芍药散加减治疗慢性盆腔炎 64 例. 中国民间疗法, 2011, 19 (6): 36.

[15] 张振东. 当归芍药散加味治疗心绞痛 96 例. 浙江中医杂志, 1995, (12): 542.

[16] 谢鸣. 中医方剂现代研究. 北京: 学苑出版社, 1997: 238.

[17] 郭天玲. 77 例胎儿臀位用当归芍药散矫正的临床观察. 上海中医药杂志, 1987, (7): 7.

[18] 郭天玲. 当归芍药散治疗妊娠高血压综合征临床观察. 中西医结合杂志, 1986, 6 (12): 714.

[19] 杨恒裕. 当归芍药散加味治疗黄褐斑 235 例. 北京中医学院学报, 1987, 10 (5): 36.

[20] 邓萍, 陈慧侬. 陈慧侬教授运用当归芍药散治疗复发性流产血栓前状态的认识. 中国医药导报, 2012, 9 (8): 168.

[21] 闫利利, 黄盈彰. 当归芍药散临床运用概况. 光明中医, 2006, 21 (11): 53.

[22] 王丹, 曲丽芳. 当归芍药散临床运用进展. 江苏中医药, 2005, 26 (9): 57.

[23] 杜庆涛. 当归芍药散临床运用体悟. 大家健康, 2013, 7 (6): 181.

[24] 宋茂莲. 当归芍药散临床运用之体会. 承德医学院学报, 2004, 21 (3): 222.

[25] 廖道发. 当归芍药散在妇科临床中的运用. 江西中医药, 2004, (3): 51.

[26] 史云, 张玉珍, 陶莉莉, 等. 当归芍药散治疗卵巢过度刺激综合征探析. 辽宁中医药大学学报, 2009, 11 (8): 160.

[27] 李芳, 赵亮. 何燕萍教授运用当归芍药散治验 2 则. 光明中医, 2014, 29 (9): 1965.

[28] 郭建中, 吕娜, 韩颖萍. 李发枝教授运用《金匮要略》当归芍药散治疗糖尿病并发症经验. 中医研究, 2016, 29 (6): 36.

[29] 严兴茂, 王孝东. 名中医汤宗明经方临证发挥——当归芍药散证. 中华中医药杂志, 2015, 30 (6): 2011.

[30] 方家, 刁军成, 李林. 周士源运用当归芍药散治疗妊娠病举隅. 江西中医药, 2010, 41 (11): 11.

八、枳实芍药散

(一) 急性脘腹痛

杨霖[1]认为临床多因脏腑、经脉感受外邪, 或寒凝、气滞、血瘀等因素, 使得腹内脏腑、经脉受损, 经脉气血失于运行, 脏腑传化失司, 气机升降失常, 当行不行, 当降不降, 郁滞于中, 经脉瘀阻, 腑气失通, 腹痛乃发。故不论哪种因素所致的急性脘腹痛, 气血失和, 气机郁滞, 不通则痛, 应为其共同的病理基础。治疗上当须行气和血, 调畅气机, 方可使之通则不痛。运用枳实芍药散加味, 辨证地用于治疗该类疾病, 方中枳实一味行气导滞以调畅气机, 合以芍药养血和营以缓挛急, 又敛枳实勇悍而耗散太过。二药配合, 则有气结散而亦行, 郁既解则腹痛自除之妙用, 药证相合故收到较满意疗效。

(二) 产后腹痛

班秀文[2]以本方治疗产后腹痛。如产后少腹及小腹胀痛，按之不减，恶露量少，色暗而夹块，舌苔薄白，舌质正常或边尖有瘀点，脉象沉紧，证属产后虚瘀夹杂，瘀血内停之病变，轻者以本方加味治之，重者以下瘀血汤治之。治疗 1 例病人，28 岁，产后 15 天小腹胀痛剧烈，痛过于胀，按之痛剧，恶露量少，色暗夹小块，纳差。治宜活血化瘀，导滞通行之法。药用：枳实、赤芍、当归、川芎各10g，熟大黄（后下）、桃仁各5g。每日 1 剂，水煎服连用 3 剂，腹痛消失。

尹光候[3]以本方治疗产后腹痛 1 例，枳实（烧黑）、白芍各12g，水煎服，1 剂而愈。

参 考 文 献

[1] 杨霖．枳实芍药散治疗急性脘腹痛的体会．中国中医基础医学杂志，1998，4 卷（增刊）上：93.

[2] 班秀文．古方能治今病．中医函授通讯，1991，(1)：22.

[3] 尹光候．枳实芍药散治疗产后腹痛．四川中医，1986，(11)：38.

九、旋覆花汤

(一) 慢性肝炎

金先融[1]运用旋覆花汤治疗慢性肝炎，取得较好疗效。某某，男，36 岁，慢性肝炎右季肋痛。患黄疸型肝炎半年余，黄疸已退，肝功能基本正常，惟右季肋痛，食欲不振，肝大质硬，舌有瘀点、边有齿印、苔薄白，脉弦右弱。经多方治疗，效果不佳。拟清肝理气活血法治之。旋覆花汤加减：旋覆花（布包煎）9g，新绛1g，当归、茯苓、白芍、川芎、连翘、栀子、虎杖、丹参各10g，天花粉6g，柴胡、生甘草各5g。跟方 7 剂后右季肋胀痛好转，食欲增加，舌质瘀点消失。原方去天花粉、连翘、川芎再进 7 剂，自觉右季肋部无特殊不适，切诊肝质变软，触痛不显。

金先融[1]报道治一肝着病人。因怒致胸中胀闷而痛 10 日，善太息，捶打前胸，呼吸气短，舌苔白，脉弦，经心电图检查排除冠心病。先服用肝胃气痛片等药物未效。处方：旋覆花20g，郁金15g，丹参12g，木香15g，葱白 2 茎。6 剂诸症全消而告愈。金氏体会：慢性肝炎及慢性肺源性心脏病病人，具备肝着症状右胁胀痛，不能呼吸转侧，纳差，热饮，常自捶打患部，以此方加味治之，疗效满意。

(二) 慢性胃炎

吴翟仙老中医[2]运用本方治疗慢性胃炎，常取得较好疗效。某某，男，50 岁，患顽固性胃痛18 年。西医诊断为慢性胃炎。身瘦体弱，饮食减少。初诊：胸胁作痛，喜按，喜热饮，肝着之候也。旋覆花（布包）30g，茜草6g，大葱14茎整用，分2次用。二诊：服上方胸痛喜按之症减轻，仍喜热饮，大便曾畅解数次，肾囊微觉冷湿。照前方加味：旋覆花（布包）18g，茜草4.5g，干姜、茯苓各12g，炒枳实（打）12g，大葱7茎整用。服2剂。后据病情以旋覆花汤为主，或配合枳术丸、瓜蒌薤白汤、外台茯苓饮、六君子汤等，计11诊，肝着痊愈。

（三）循环系统疾病

王占玺[3]将本方用于胸痹、胸胁胀满疼痛，常获满意效果。某某，女，50岁，久患心肌缺血，平素心前区时有微疼，心悸气短。近因劳累和生气后发病，自觉胸胁痞满胀疼，气向上攻，频频打嗝，动则心跳气憋，失眠多梦。于1981年11月26日来就医，途中又被摩托车碰倒，右肘部擦伤，头痛，身痛，脉滑弦细，苔白，血压130/80mmHg，心律齐，心电图检查同前，尿检未见异常。遂采用疏肝理气，和血降逆的旋覆花汤加减：旋覆花10g，代赭石、夜交藤、合欢皮、生龙牡各30g，红花3g，郁金12g，葱白1茎。12月2日复诊：服上药4剂后，打嗝、胸痛、失眠已愈，精神好转。原方加太子参30g，继服4剂，以巩固疗效。印会河老中医认为肝着系湿邪为病，故有"着而不移"之名，肝着之"蹈胸"，常见于左侧，与冠心病左胸憋闷者相似，于旋覆花汤常以茜草、红花易新绛，且合苓桂术甘或苓杏苡甘汤使用。并以验案说明：陶某，49岁，案牍劳形，遂致睡梦纷纭，阵发心悸，左胸憋闷明显，时欲捶扑以舒其气，延已2个月，舌苔根腻，脉迟，最慢45～48次/分，节律不齐。心电图报道：冠状动脉供血不足，左前束支传导阻滞。处以：旋覆花（包）15g，茜草、红花、川芎、桂枝、白术、甘草各10g，丹参、茯苓各30g。共进40余剂，诸症消除，心电图恢复正常。

另有报道：严氏[4]用本方主治营血亏损、脉络失养型之冠心病合并高血压病，症见：胸闷心痛，胁痛隐隐，头晕乏力。以旋覆花汤加当归、钩藤、炒酸枣仁、合欢皮、党参、山楂、陈皮等，并举1例验案。

周氏[4]治疗因气郁而致的隐性冠心病、心绞痛轻症，以本方行气宣郁，疗效甚佳。

王氏[4]以本方为基础治疗心绞痛23例，有效20例，本方辛润通络，故对络脉不畅之心绞痛有效。

（四）外伤瘀血性咳嗽

林连梅[5]运用本方治疗32例外伤瘀血性咳嗽，疗效较好。32例中，西医诊断肋骨骨折10例，血气胸18例，创伤性湿肺14例。均经中西药治疗咳嗽不愈，病程最短7天，最长20天。治疗以本方加桃仁、紫菀、郁金、赤芍、杏仁、当归。肋骨骨折者，加骨碎补、川续断；胸痛较甚，加乳香、没药、丝瓜络、延胡索；胸闷气闭，加桑白皮、桔梗；瘀血较重，加牡丹皮、白茅根、生地黄。结果：32例全部治愈。

其中服药最少者 6 剂，最多者 26 剂，平均 16 剂，多数服药 4 剂即见效。

（五）半产漏下

陈传钗等[6]运用本方治疗半产漏下 6 例，6 例均为门诊病人。妇科妊娠试验均为阳性。6 例均出现少腹刺痛或隐痛，有不同程度的漏下出血症状。采用旋覆花汤加味：旋覆花（布包）12g，青葱管 6 支，丝棉或蚕茧少许，茜草 10g。每日 1 剂，水煎顿服。加减法：瘀重者，加五灵脂 10g；少腹痛甚者，加延胡索 10g；出血多者，加仙鹤草 20g，阿胶 30g；气虚甚者，加生黄芪 30g。治疗 2～3 天后观察疗效。通过复诊或联系，5 例服药后漏下血止或隐痛症状消失，随访至下次月经正常来潮后去妇科刮宫止血治疗。1 例无效。

（六）带状疱疹后遗顽固性肋间神经痛

韩以季[7]运用旋覆花汤治疗带状疱疹后遗顽固性肋间神经痛 26 例。治疗方法：予旋覆花汤加味，药物组成：旋覆花 12g，豨莶草 10g，桃仁 15g，红花 12g，当归 15g，柴胡 10g，郁金 10g，川楝子 10g，延胡索 10g。日 1 剂，水煎，早、晚分服。结果：治愈 23 例，有效 3 例，总有效率 100%。最短 5 日治愈，最长 14 日治愈。

（七）其他

樊镒[8]用本方加减治疗悬饮、胸痹、胸痛，均取得较好的疗效。

参 考 文 献

[1] 金先融. 旋覆花汤加味治疗肝着. 浙江中医杂志, 1983, (10)：45.

[2] 吴翟仙. 医案二则（旋覆花汤）. 中医杂志, 1964, (6)：29.

[3] 王占玺. 张仲景药法研究. 北京：科学技术文献出版社, 1984.

[4] 傅延龄. 经方治疗心绞痛. 河南中医, 1990, (4)：43.

[5] 林连梅. 旋覆花汤治疗外伤瘀积咳嗽. 浙江中医学院学报, 1991, (3)：28.

[6] 陈传钗, 陈珑. 旋覆花汤治半产漏下体会. 浙江中医杂志, 2002, 37 (4)：143.

[7] 韩以季. 旋覆花汤治疗带状疱疹后遗顽固性肋间神经痛 26 例. 河北中医, 2007, 29 (1)：40.

[8] 樊镒. 香附旋覆花汤临床运用举隅. 北京中医, 1999, 18 (5)：46.

十、桂枝茯苓丸

（一）子宫肌瘤

刘继刚[1]用桂枝茯苓丸加味治疗子宫肌瘤 65 例，取得较好疗效。方药：丹参 30g，牡丹皮、桃仁、赤芍、川芎各 9g，茯苓、海藻、昆布、当归、路路通各 12g，桂枝 6g，女贞子、旱莲草各 10g。

李琼等[2]为了观察加味桂枝茯苓丸对子宫肌瘤及外周血自然杀伤细胞（NK）活性的影响，将40例子宫肌瘤病人连续服用加味桂枝茯苓丸6～9个月，并检测服药前后外周血自然杀伤细胞活性。结果：病人临床症状明显改善，B超复查提示治愈6例，显效14例，有效7例，总有效率67.5%；外周血NK活性提高。作者认为：加味桂枝茯苓丸的活血消癥作用与益气固摄、调节冲任的扶正功效，可能均为治疗子宫肌瘤取效的基础。

杨渐[3]运用桂枝茯苓丸加减（桂枝、茯苓、牡丹皮、赤芍、三棱、鸡内金等）治疗子宫肌瘤40例。结果：治愈30例，有效8例，无效2例，总有效率95%。治疗前后均以B超检查诊断为依据。治疗结果提示：温阳化湿，祛瘀削坚不失为治疗良法。

（二）痛经

有报道[4]用本方治疗痛经20例，经1个月的治疗，有效16例，无效4例。无效者继续服药2～3个月后，均获良效。

（三）经前期综合征

有报道[4]治疗20例经前期综合征，用本方散剂，每日1.5g，有效率达80%，长期服药，疗效更为明显。

（四）宫外孕

江氏[4]报道，用桂枝茯苓丸改汤剂治疗4例宫外孕，均获愈。并指出，对宫外孕出血量过多，出现休克者，则不适宜用中药保守治疗，本方只适用输卵管未破裂或已破裂出血不多，血压稳定，病情一般者。

（五）盆腔炎

有报道[4]以本方加味治疗慢性附件炎30例，服药最少8剂，最多50剂，其中痊愈16例，有效12例，无效2例，总有效率为93.3%。

亦有报道[4]用本方治疗慢性附件炎炎性包块，也取得较好疗效。

广东惠阳淡水公社卫生院[5]用桂枝茯苓汤加味（桂枝6g，茯苓12g，桃仁6g，白芍12g，牡丹皮12g，制香附9g，当归9g，延胡索6g）治疗盆腔炎200例，追踪观察50例，疗效较好。

刘荣恩[6]认为：慢性盆腔炎用桂枝茯苓丸佐活血祛瘀药，较单用抗生素疗效肯定而巩固。

王祚久[7]辨证分型治疗190例慢性附件炎，对其中的气滞血瘀兼寒湿型，用桂枝茯苓丸（桂枝9g，牡丹皮9g，白芍12g，桃仁6g）随症加减，取得了较好疗效。

王惠兰[8]以活血化瘀，化痰散结为治则，选用桂枝茯苓丸加减，配合服用大黄䗪虫丸治疗卵巢囊肿300例。结果表明：连续治疗3个月后，总有效率为95%。

张兆湘[9]用本方化裁治疗卵巢囊肿7例，其中痊愈3例，显效3例，好转1例。本方能使囊肿逐渐变软，缩小或消失。

刘庆春等[10]以桂枝茯苓丸加味采用内服及外敷方法治疗输卵管积水48例。结果：治疗1个疗程痊愈15例，2个疗程痊愈22例，3个疗程痊愈7例。好转3例，无效1例。治愈率为91.67%，有效率为97.92%。

（六）子宫内膜异位症

杜瑞玲[11]以本方为基础方加味治疗32例子宫内膜异位症，结果：痊愈7例，显效15例，好转8例，无效2例。

金秀玲[12]以本方加川楝子10g，延胡索15g，夏枯草15g，治疗子宫内膜异位症95例，总有效率为83.2%。

（七）产后恶露不尽

程琼璧[13]以本方合失笑散治疗人工流产后恶露不尽者42例。血虚，加当归、阿胶；脾虚，加党参、白术；肾阴虚，加枣皮、女贞子。

（八）卵巢癌

刘淑泽[14]用桂枝茯苓丸加服乳香、没药、昆布、海藻、鳖甲、小锯藤等治愈1例确诊为"双侧卵巢癌三期"的病人，服用本方2个月后渐好。

（九）闭经

彭慈荫[15]用桂枝茯苓丸治疗闭经20例。停经最长3年，最短2个月，服药1~3剂经来者8例，4~6剂经来者7例，无效5例。

（十）不孕

江琳[16]报道运用桂枝茯苓丸加减治疗慢性盆腔炎致继发不孕症80例。将80例病人随机分为两组各40例，治疗组以桂枝茯苓丸加减治疗，对照组以青霉素、庆大霉素、甲硝唑静脉滴注治疗。1个疗程7天，一般1~4个疗程观察受孕率。结果：治疗组受孕率为72.5%，对照组为17.5%。作者认为：桂枝茯苓丸加减治疗该证，疗效显著。

（十一）药物流产后遗症

吴凌燕[17]探索桂枝茯苓丸和生化汤对药物流产后胚膜残留的影响。87例应用米非司酮配伍米索前列醇片（PG）终止早孕，并于用药后已确认孕囊排出的妇女在不同治疗方法下，A组：药流后2小时左右服桂枝茯苓丸和生化汤。B组：服生化汤。C组：药流后不用中药。观察流产后排除残留胚膜所需的时间，阴道出血时间及流产后15天尿绒毛膜促性腺激素（HCG）转阴情况。结果：桂枝茯苓丸组流产后排除残余胚膜时间和阴道出血时间明显减少或缩短于其他两组（$P < 0.05$），流产后子宫复

旧成功率高于其他两组。

（十二）肝硬化

赵玉瑶等[18]于1995～1997年用此方加味治疗肝硬化32例。32例肝硬化病人均按照文献确诊，以代偿期为主，为A或B级，中医辨证属血瘀证。以桂枝茯苓丸为基础方。腹胀纳差甚者，加鸡内金、焦三仙、厚朴；腹泻者，加白术、炒山药、薏苡仁；鼻衄、齿衄者，加三七。结果取得较好疗效。

（十三）眩晕

椎基底动脉供血不足是脑卒中的重要危险因素，最常见症状为阵发性眩晕。李泉红[19]自1997年8月～2001年10月，以桂枝茯苓丸加味为主，配合西药治疗椎基底动脉供血不足性眩晕病人58例，疗效较满意，并与单用西药治疗的30例进行对照观察。结果显示：两组有显著差异。

（十四）高脂血症

禚宝英等[20]运用桂枝茯苓丸治疗高脂血症39例，并用脂必妥治疗22例高脂血症作为对照组，收到满意疗效。

（十五）前列腺炎

梅进才[21]以桂枝茯苓丸加理气、软坚化瘀之品治疗慢性前列腺炎36例。结果：治愈35例。

（十六）前列腺肥大

高嵩[22]用桂枝茯苓丸加红花、大黄、牛膝、益母草、泽兰，改丸作汤，治疗5例前列腺肥大症，除1例无效外，4例瘢块消失，小便通利。

谭俊臣[23]也介绍用桂枝茯苓丸治疗前列腺肥大，效佳。

（十七）蛋白尿

黄志华[24]用桂枝茯苓汤配合蜈蚣蛋治疗肾炎后蛋白尿66例，方药：桂枝、牡丹皮、桃仁泥各30g，茯苓、赤芍各60g。每日1剂，蜈蚣蛋每天1只。结果：痊愈54例，有效10例，无效2例，总有效率96.97%。观察发现：两者合用，可迅速改善因长期大量使用激素所致的多种症状，如消除激素引起的满月脸等。

（十八）慢性肝炎

有报道[4]以本方合小柴胡汤治疗慢性肝炎102例，其中乙型肝炎25例，非乙型肝炎77例，有效率6个月～1年可达50%～76.7%。本方合柴胡汤治疗25例肝炎病人，用药2周后，见谷丙转氨酶（ALT）及谷草转氨酶（AST）下降，自觉症状好转。但不能一见慢性肝炎即一律用本方治疗，应辨证用药。

（十九） 肝癌

王晓[25]运用桂枝茯苓丸加味治疗失去手术、化疗机会的晚期原发性肝癌 24 例。基本方：桂枝、茯苓、丹参、牡丹皮、桃仁、白芍、红花、柴胡、川楝子、郁金、蒲黄、五灵脂。消化道出血，加地榆、白及、云南白药；腹满纳呆，加厚朴、山楂；畏寒、足肿，加附子、干姜；气虚乏力，加党参、黄芪；发热、黄疸，加茵陈、黄芩、龙胆草，酌佐白花蛇舌草、半枝莲。24 例中合并发热、黄疸、腹水者 20 例，加用安宫牛黄丸，有 6 例行不等量钴放疗。结果：症状好转总有效率 60.96%，肿瘤缩小率 26.67%，中位数生存期为 5 个月，1 年以上生存率为 25%。

（二十） 痨型克山病

黑龙江省地方病研究所[26]用桂枝茯苓丸治疗 10 例痨型克山病病人，结果显示：本方可有效改善自觉症状，若同时配以强心利尿的西药，疗效更佳。

（二十一） 冠心病

卢良威[27]在何任用桂枝茯苓丸治愈输卵管阻塞不孕症的启发下，将桂枝茯苓丸适当加味，改丸作汤，治疗病机为气虚血瘀的心血管疾病，如冠心病，取得较好疗效。

张谷才[28]对冠心病心绞痛之属于瘀血内阻者，用桂枝茯苓丸加丹参、当归等补血活血之品。如夹痰内痹，加瓜蒌、薤白、半夏豁痰祛饮；如气滞闭阻，加郁金、香附、川芎理气止痛；如兼阴寒，加细辛、附子温阳散寒。取得较好效果。

（二十二） 外科病

谭俊臣[23]用桂枝茯苓丸治疗粘连性肠梗阻属瘀阻型者，获效。

王瑞根[29]用桂枝茯苓丸改汤剂，可用于肠粘连、阑尾脓肿等瘀阻实证。

陆惠铭[30]将桂枝茯苓丸用于疡科的寒冷性红斑、臀部多发性疖肿、下肢溃疡、乳腺炎、外伤感染等，疗效较好。

日人矢数道明[31]曾用桂枝茯苓丸加薏苡仁治愈 1 例属于瘀血实证的颜面汗斑病人。

（二十三） 其他疾病

戚广崇[32]用桂枝茯苓丸治愈 1 例声带息肉病人，服药 2 个半月后，息肉消失，随访半年未见复发。

吴娅妮等[33]用桂枝茯苓丸治疗缺血性中风病人，服用 4 周后病人肢体不利症状明显好转，可单独扶墙行走，又随症加减治疗 2 个月后改为蜜丸服用，随访观察半年症情稳定。

程锦国[34]运用桂枝茯苓丸治疗肾积水，服用 21 剂汤药，B 超未见异常；治疗前列腺炎病人，服药 28 剂后，会阴部疼痛消失，余无不适。

石红乔[35]运用桂枝茯苓胶囊治疗黄褐斑、结节性红斑、过敏性紫癜，效果显著。

徐玉禄等[36]运用桂枝茯苓丸治疗慢性糜烂性胃炎病人，服药 10 剂即愈。

周俊文[37]用桂枝茯苓丸治疗产后发热病人，服药 5 剂后诸症消除。

刘晓宇[38]用桂枝茯苓丸治疗崩漏病人，6 剂后血止，随访 2 个月，月经正常。

黄煌[39]运用桂枝茯苓丸治疗霰粒肿反复发作病人，服药 4 剂，服药后全身舒适，症状明显改善，眼睑内硬核消失；且痤疮亦明显好转，面部皮肤变得光滑润泽。

林昌松[40]运用桂枝茯苓丸治疗抗磷脂抗体综合征 1 例，服药 4.5 个月，由开始的左下肢疼痛、肿胀、呈进行性加重，行走困难；改善为左下肢偶有疼痛，未见肿胀，肤温肤色恢复正常，皮肤弹性好，行走无明显障碍，行走、站立后未再出现皮肤淤青。

参 考 文 献

[1] 刘继刚. 桂枝茯苓丸加味治疗子宫肌瘤 65 例. 现代中医药，2003，(1)：15.

[2] 李琼，赖慧红，陈朝辉. 加味桂枝茯苓丸治疗子宫肌瘤 40 例. 安徽中医学院学报，2003，(1)：33.

[3] 杨渐. 桂枝茯苓丸加味治疗子宫肌瘤 40 例. 陕西中医，1998，19 (2)：49.

[4] 谢鸣. 中医方剂现代研究. 北京：学苑出版社，1997：119.

[5] 广东惠阳淡水公社卫生院. 中药桂枝茯苓汤治疗盆腔炎. 新中医，1975，(6)：39.

[6] 刘荣恩. 桂枝茯苓丸治疗慢性盆腔炎. 浙江中医杂志，1980，(11、12)：547.

[7] 王永久. 治疗慢性附件炎 190 例的疗效观察. 新医药学杂志，1976，(12)：18.

[8] 王惠兰. 桂枝茯苓丸加味治疗卵巢囊肿临床观察. 中医杂志，1994，32 (6)：355.

[9] 张兆湘. 桂枝茯苓丸加减治疗卵巢囊肿 7 例. 湖南中医杂志，1986，(2)：50.

[10] 刘庆春，张惠英. 桂枝茯苓丸加味治疗输卵管积水 48 例. 实用中西医结合杂志，1997，(10)：56.

[11] 杜瑞玲. 桂枝茯苓汤加味治疗子宫内膜异位症 32 例临床观察. 中草药，1998，29 (4)：255.

[12] 金秀玲. 加味桂枝茯苓丸治疗子宫内膜异位症 95 例. 辽宁中医杂志，1994，21 (6)：271.

[13] 程琼璧. 桂枝茯苓丸合失笑散治疗人工流产后恶露不尽 42 例. 湖北中医杂志，1986，(2)：25.

[14] 刘淑泽. 桂枝茯苓丸加味治愈卵巢癌. 四川中医，1984，(2)：21.

[15] 彭慈荫. 桂枝茯苓丸治疗闭经 20 例报道. 贵阳中医学院学报，1992，14 (2)：9.

[16] 江琳. 桂枝茯苓丸加减治疗慢性盆腔炎所致继发性不孕症 40 例. 安徽中医临床杂志，2002，14 (4)：179.

[17] 吴凌燕. 桂枝茯苓丸和生化汤治疗药物流产后胚膜残留. 广西中医学院学报，2002，5 (1)：8.

［18］赵玉瑶，侯留法，高天旭．经方桂枝茯苓丸治疗肝硬化32例．中国中西医结合脾胃杂志，1998，6（3）：190.

［19］李泉红．桂枝茯苓丸加味为主治疗眩晕58例．湖南中医杂志，2003，（1）：55.

［20］禚宝英，王敬民，李承功．桂枝茯苓丸治疗高脂血症39例．长春中医学院学报，1997，13（2）：14.

［21］梅进才．桂枝茯苓丸化裁治疗慢性前列腺炎36例．云南中医学院学报，1998，21（3）：23.

［22］高嵩．桂枝茯苓丸治疗前列腺肥大症．浙江中医杂志，1983，（11）：493.

［23］谭俊臣．桂枝茯苓丸的临床运用．河南中医，1985，（2）：20.

［24］黄志华．桂枝茯苓汤配合蜈蚣蛋治疗肾炎后蛋白尿66例．陕西中医，1991，（7）：307.

［25］王晓．活血化瘀为主治疗晚期原发性肝癌24例临床观察．北京中医学院学报，1992，（3）：31.

［26］黑龙江省地方病研究所．桂枝茯苓丸治疗痨型克山病的初步总结．黑龙江中医药，1966，（1）：34.

［27］卢良威．桂枝茯苓丸的临床运用——读《何任医案》的体会．浙江中医学院学报，1980，（2）：6.

［28］张谷才．从《金匮》方来谈瘀血的证治．辽宁中医杂志，1980，（7）：1.

［29］王瑞根．桂枝茯苓丸的临床运用．云南中医杂志，1980，（6）：41.

［30］陆惠铭．桂枝茯苓丸治疡案例．陕西中医，1986，（2）：73.

［31］徐秀灵（译）．用桂枝茯苓丸加薏苡仁治疗脸上的汗斑．一冶医药卫生，1976，（1）：17.

［32］戚广崇．桂枝茯苓丸治愈双侧声带息肉一例．江苏中医杂志，1985，（4）：46.

［33］吴娅妮，王勇超，杨光．《金匮要略》桂枝茯苓丸在缺血性中风运用举隅．辽宁中医药大学学报，2014，16（10）：16.

［34］谢作钢，程锦国．程锦国运用桂枝茯苓丸治验举例．浙江中医杂志，2013，48（9）：689.

［35］石红乔．桂枝茯苓胶囊皮肤科临床运用举隅．上海中医药杂志，2004，38（12）：21.

［36］徐玉禄，田同良，陈海燕．桂枝茯苓丸临床新用．湖南中医杂志，2011，27（3）：108.

［37］周俊文．桂枝茯苓丸临床运用举隅．甘肃中医，2008，21（3）：17.

［38］刘晓宇．桂枝茯苓丸验案3则．河南中医，2013，33（10）：1635.

［39］崔德强，刘西强．黄煌运用桂枝茯苓丸验案两则．辽宁中医杂志，2008，35（11）：1748.

［40］吴莹，林昌松，卢军．林昌松教授运用桂枝茯苓丸治疗抗磷脂抗体综合征1例．风湿与关节炎，2014，3（3）：49.

十一、温经汤

(一) 痛经

张秋万[1]用温经汤原方原量结合针灸治疗痛经。方法：温经汤原方原量经前3天水煎内服，配合三阴交、关元、气海先针后灸。结果：123例病人中，治愈41例，显效46例，好转30例，无效6例，总有效率95.1%。

王海燕[2]运用小温经汤治疗实寒型痛经30例。对于寒重者，加炮姜10g；对于寒凝伴气滞者，加乳香、没药各5g。于每月月经来潮前5～7天开始服用，每日1剂。服用至月经来潮，若月经第1天痛重者，可服用至月经第1天，连续服用3个月。疗效显著。

蒋惠芳[3]自拟理气活血温经汤治疗重度原发性痛经40例。并与对照组36例对照，结果：两组有显著性差异。

雷宇驰等[4]运用温经汤内服配合足浴治疗痛经30例。观察病例60例，按就诊顺序随机分为两组，治疗组30例，采用温经汤［吴茱萸10g，当归15g，川芎10g，白芍15g，法半夏15g，麦冬10g，党参15g，牡丹皮10g，桂枝15g，阿胶10g（烊化），干姜10g，甘草6g］内服配合足浴治疗，于经前3～5天开始服药至月经干净为止，每日1剂，水煎2次，取汁约300ml，分早、晚饭后1小时温服。足浴药液为原内服方药的药渣（阿胶除外）取水煎2000ml，浸泡双足，每次浴足20分钟左右（冬季备热水随时添加），每日1次，于月经前3～5天开始，至月经干净为止。对照组单纯采用温经汤口服，于经来前3～5天开始服药，每日1剂。两组均连续治疗3个月经周期，治疗期间不服用与治疗本病主症有关的其他药物，忌食鸡、鱼及辛辣、寒凉性食物，戒烟酒。治疗组总有效率93.3%，对照组66.7%。

(二) 不孕

范长青等[5]运用本方治疗胞宫虚寒不孕36例，取得较好的疗效。

宋明英[6]采用温经汤加减治疗因月经不调而致不孕症292例，治愈258例，总有效率88%。提示本法有温经散寒、活血化瘀、调经之作用。

李绍英[7]以温经汤加减治疗冲任虚寒不孕者23例，治疗方法：吴茱萸、桂枝、半夏、麦冬各9g，当归12g，白芍、党参、阿胶各10g，川芎、牡丹皮、生姜、甘草各6g。腹痛者，加延胡索9g；腰痛者，加杜仲10g；月经不调者，加醋炒香附12g，益母草15g；小腹冷痛甚者，去牡丹皮。治疗效果满意。

(三) 胃脘痛

魏家亭等[8]报道从1997年10月至今，运用温经汤治疗脾胃虚寒型胃脘痛32例，疗效颇佳。

（四）月经期哮喘

陆智义[9]用温经汤化裁治疗月经期哮喘3例。发作情况：1例在每次月经来潮的第1天发作，2例均在月经前1天及行经期发作；3例于经净后则如常人。治疗情况：均曾用过泼尼松、地塞米松、氨茶碱等。既往史：均无肺系疾病和过敏病史。治疗方法：于经前半月服以温经汤化裁的中药方，每日1剂。处方组成：当归、赤芍、川芎各10～15g，桂枝3g，牡丹皮、党参、麦冬、制半夏、淫羊藿各10g，熟地黄、补骨脂各15g，五味子、吴茱萸各9g。结果：全部治愈。

（五）神经病变

张云秀[10]根据本病的特点，采用益气活血温经汤治疗糖尿病周围神经病变，收到较好的疗效。

蔡鸿章等[11]运用麻桂温经汤加减治疗坐骨神经痛88例。治疗时间最短18天，最长66天，均取得较好疗效。

（六）慢性阑尾炎

王乐湖等[12]运用温经汤加减治疗慢性阑尾炎19例。大多表现为右下腹绵绵作痛，喜按喜暖，胃脘部略胀满，纳呆，便秘或腹泻，腹部无压痛、反跳痛、腹肌紧张，舌苔薄白，脉沉缓。足阳明胃经之足三里穴和阑尾穴有压痛，白细胞计数及中性粒细胞升高。治疗后症状及化验结果均有改善。

（七）月经不调

郭士全[13]运用温经汤加减治疗虚寒血瘀型月经不调236例，总有效率94.07%，明显高于对照组81.00%（$P < 0.01$）。其他如提高血红蛋白（Hb）及红细胞（RBC）值，降低血黏度等作用，也均明显优于对照组。

（八）功能性子宫出血

廖爱民[14]用温经汤加减，每日1剂，分2次服，治疗功能性子宫出血104例，经2～6个月经周期的治疗。结果：治愈38例，显效40例，有效22例，无效4例，总有效率96.2%。

（九）崩漏

张志兰[15]用加减温经汤治疗42例血瘀肾虚型崩漏病人，总有效率为90.2%。

（十）闭经及排卵障碍

青野敏博[16]报道用温经汤治疗16例有一定雌激素水平、单服克罗米酚不产生排卵的闭经病人，服用温经汤，同时用克罗米酚。在16例37周期治疗中，43.8%的病例（7/16）产生排卵，48.6%（18/37）的周期中有排卵。

林知惠子[17]报道给未婚闭经女性266例服用温经汤。其中下丘脑性Ⅰ度者87例，

PCOS（多囊卵巢综合征）37 例，下丘脑性Ⅱ度者 121 例，垂体性 1 例，高泌乳素血症者 20 人。结果：有效率达 48.8%。

朝海怜[18]对 10 例 20~28 岁闭经病人用本方治疗，开始时每日 5g，每 4 周阶段性地逐增 2.5g，最后每日量为 15g。采血用放射免疫测定法测量黄体生成素（LH）、卵泡刺激素（FSH）、催乳素（PRL）、雌二醇（E_2）、黄体酮（P）。结果：排卵 3 例，月经样出血 5 例，无效 2 例。服药前激素值 E_2、LH、FSH、FSH/LH 以及 PRG，在有效组与无效组之间均未见有何差异。而 E_2/LH 之比值，则有效组无效组呈现有意义的增高。服药前后 LH、FSH、FSH/LH，在有效组可见到有意义的改变，而无效组则不明显。PRL 在两组中均未见有变动。E_2 与 PRG 在排卵组与出血组均达到可以证明有排卵和出血的水平。

（十一）阴道炎与外阴瘙痒症

蔡亲福[19]以温经汤口服，每次 2.5g，连服 2 周。治疗老年性阴道炎、非特异性阴道炎、外阴瘙痒症 45 例，排除性行为传染病、感染性疾患、内外生殖器恶性肿瘤和心因性自主神经功能失调病人。经治疗病人自觉症状明显减轻，其白带、瘙痒感、灼热感、过敏、局部疼痛和性交时疼痛等因子总得分从投与前的（5.14±3.63）减少到（2.00±2.39）。其他因子（如阴道分泌液，外阴和阴道红肿、萎缩）呈降低趋势。总得分由治疗前的（4.36±3.15）下降至（2.07±1.32）。本方解除瘙痒的效果明显，局部使用（阴道冲洗或和阴道内置片剂），治疗也较满意。

太田博孝[20]用本方治疗老年性阴道炎带下呈赤、褐、黄色斑，服药后有 83.3% 颜色变淡或消失，阴道发红有 75% 减轻或完全消失，阴道细胞成熟指数有 33.2% 明显右移，其他症状亦获改善。

（十二）子宫内膜异位症

朱兰等[21]以温经汤加减治疗本病 60 例，结果：经治疗后，显效 23 例，有效 29 例，无效 8 例，总有效率 86.7%。治疗后 3~6 个月怀孕者 3 例，6 个月~1 年怀孕者 5 例，3 年以内怀孕者共 12 例，占 80%。

（十三）慢性阑尾炎

王乐湖等[22]用温经汤加减治疗慢性阑尾炎 19 例，每日 1 剂，7 日为 1 个疗程，连续治疗 2~3 个疗程。结果：治愈 18 例。疗程最长 21 天，最短 7 天，平均 15 天。

（十四）其他

本方可用于更年期子宫出血[23]、血吸虫性肝病[24]、虚寒腹痛[25]、手部皮肤病[26]等疾病的治疗，也有用于遗尿症[27]、新生儿硬肿症[28]、吉兰-巴雷综合征和雷诺病[29]、心肌梗死[30]、前列腺肥大手术后遗症[31]、过敏性鼻炎、头痛、便秘[32]、荨麻疹[33]、冠心病稳定型心绞痛[34]、黄褐斑、手足皲裂[35]、久泻[36]等个案报道。

参 考 文 献

[1] 张秋万．温经汤合针灸治疗痛经 123 例临床观察．山西中医学院学报，2002，(3)：23.

[2] 王海燕．小温经汤治疗实寒性痛经 30 例．黑龙江中医药，2001，(5)：40.

[3] 蒋惠芳．理气活血温经汤治疗重度原发性痛经临床观察．河北中医，2000，22 (8)：587.

[4] 雷宇驰，刘婉书．温经汤内服配合足浴治疗痛经 30 例疗效观察．云南中医中药杂志，2013，34 (11)：46.

[5] 范长青，范美霞．温经汤治疗胞宫虚寒不孕 36 例．实用中医药杂志，2000，16 (5)：16.

[6] 宋明英．温经汤加减治疗不孕症 292 例．陕西中医，1996，17 (6)：250.

[7] 李绍英．温经汤治疗不孕症 23 例．湖北中医杂志，1994，16 (6)：16.

[8] 魏家亭，贺子岑．温经汤治疗虚寒型胃脘痛．湖北中医杂志，2001，23 (11)：25.

[9] 陆智义．温经汤化裁治疗月经期哮喘．吉林中医药，2000，20 (6)：30.

[10] 张云秀．益气活血温经汤治疗糖尿病周围神经病变．天津中医，1999，7 (4)：58.

[11] 蔡鸿章，曾金陵，周元耕．麻桂温经汤治疗坐骨神经痛 88 例．福建中医药，1994，25 (3)：39.

[12] 王乐湖，王建新．温经汤加减治疗慢性阑尾炎 19 例．广西中医药，1994，17 (3)：9.

[13] 郭士全．温经汤治疗虚寒血瘀型月经不调 236 例疗效观察．国医论坛，1997，12 (6)：15.

[14] 廖爱民．温经汤治疗功能性子宫出血 104 例疗效观察．浙江中医杂志，1993，28 (7)：99.

[15] 张志兰．加减温经汤治疗血瘀肾虚型崩漏 42 例．上海中医药杂志，1997，(2)：36.

[16] 青野敏博．温经汤对 LHRH 和 LH 分泌的促进作用．国外医学·中医中药分册，1988，10 (4)：46.

[17] 林知惠子．温经汤治疗未婚女性的继发性闭经．国外医学·中医中药分册，1993，15 (3)：49.

[18] 朝海怜．温经汤与性功能．国外医学·中医中药分册，1988，10 (2)：49.

[19] 蔡亲福．温经汤对老人阴道炎和外阴瘙痒症的临床疗效．中成药，1990，12 (1)：44.

[20] 太田博孝．牛车肾气丸与温经汤对老年性阴道炎的临床效果．国外医学·中医中药分册，1992，14 (4)：40.

[21] 朱兰，李菽．良方温经汤加减治疗子宫内膜异位症 60 例．福建中医药，1995，26 (2)：18.

[22] 王乐湖，王建新．温经汤加减治疗慢性阑尾炎 19 例．广西中医药，1994，17 (3)：9.

[23] 斐慎．大温经汤的探讨．新中医药，1957，8 (2)：19.

[24] 陈新宝．温经汤治疗血吸虫肝病．浙江中医杂志，1993，28 (6)：257.

[25] 潘玉玲．温经汤治疗妇科病举隅．北京中医，1993，(4)，51.

[26] 村田恭介．温经汤和手部皮肤病．国外医学·中医中药分册，1980，2 (5)：41.

[27] 萧铁珊．温经汤治疗遗尿．河南中医，1988，8 (3)：7.

[28] 彭曦．温经汤治疗新生儿硬肿症．四川中医，1990，8 (1)：25.

［29］高正今．运用温经汤验案举隅．四川中医，1990，8（10）：22.

［30］魏小荫．温经汤治验一则．新中医，1990，22（9）：45.

［31］松本一男．温经汤治疗前列腺肥大手术后遗症．国外医学·中医中药分册，1992，14（1）：45.

［32］胡则林．黄元御温经汤的临床运用．湖北中医杂志，2015，37（12）：49.

［33］王家平，刘佰林，周璇．刘继祖运用温经汤验案五则．贵阳中医学院学报，2016，38（6）：42.

［34］孙桂玲．温经汤内科运用举隅．河南中医，2011，31（4）：331.

［35］李华，黄平．温经汤在损美性疾病治疗上的运用探析．浙江中医杂志，2015，50（3）：226.

［36］王国才．运用金匮温经汤治疗久泻验案感悟．中医药学报，2015，43（3）：27.

第八章
祛湿剂和化痰剂

一、五苓散

(一) 肾病综合征

韩桂华等[1]运用经方五苓散加味治疗肾病综合征 56 例，疗效满意。治疗方药：茯苓 30g，泽泻 30g，猪苓 30g，白术 20g，桂枝 6g，大腹皮 60g，槟榔 15g，木香 15g，牡丹皮 12g，栀子 15g，生山药 90g，川牛膝 15g。治疗结果：痊愈（临床症状消失，尿检及血浆蛋白正常）48 例，好转（临床症状消失，尿检及血浆蛋白基本恢复正常）7 例，无效（症状及尿检、血浆蛋白检查无改善）1 例。无效病人合并有亚急性肝坏死。采用加味五苓散（茯苓、猪苓、炒白术、黄芪、泽泻、桂枝、柴胡、丹参、泽兰、茵陈）治疗小儿乙型肝炎相关性肾炎 32 例。结果：总有效率 90.6%。提示本方对本病具有缓解症状，改善蛋白尿、腹水高血压、肾功能以及恢复肝功能的作用。

赵佐[2]运用五苓散治疗肾病综合征 I 型 100 例，疗效较好。治疗分三步进行：以麻杏石甘汤合五苓散为主方以解除肺卫之证，清除感染，激素以原剂量服用，一般为 1~2 周，基本方药：生麻黄、杏仁、生石膏、生甘草、桂枝、白术、茯苓、猪苓、泽泻、白扁豆、薏苡仁、山药、莲子、白茅根、车前子、生姜、大枣。以麻黄连翘赤小豆汤合五苓散为主方清利湿热，消除免疫变态反应，激素开始减量，按每日 90mg→60mg→45mg→30mg→15mg→10mg→5mg 依次递减，一般 4 周为 1 个疗程，到激素减完为止。根据病情可延长 1~2 个疗程，以防出现反跳现象。基本方药：生麻黄、连翘、赤小豆、杏仁、桑白皮、桂枝、白术、茯苓、猪苓、泽泻、白扁豆、薏苡仁、山药、莲子、白茅根、车前子、生姜、大枣。以补中益气汤合五苓散为主方健脾助肾增强机体免疫功能，激素减完后用本方治疗至尿中蛋白完全消失，各项检查恢复正常，临床症状消失为止。在治疗过程中，如果出现急性发作或感冒，应换用麻杏石甘汤合五苓散治疗，待控制后仍按原步骤进行。基本方药：生黄芪、白术、陈皮、升麻、柴胡、党参、生甘草、当归、桂枝、茯苓、猪苓、泽泻、白扁豆、薏苡仁、山药、莲子、白茅根、车前子、生姜、大枣。随访情况：全部病例均有计划地定期随访，一般5年以下每6个月随访1次，5年以上每年随访1次。10年随访结果：完全缓解87例，复发8例，无效5例。

（二）泌尿系结石

朱建华[3]运用五苓散加味治疗泌尿系结石65例。均采用自拟加味五苓散加减治疗，基本方：猪苓、茯苓、海金沙（布包）各15g，泽泻、金钱草、鳖甲各30g，白术、枳壳、乌药、鸡内金各10g，桂枝6g。随症加减：湿热盛者，去桂枝，加茵陈15g，栀子10g；腰腹疼痛明显者，加延胡索10g、白芍15g，甘草6g；尿血者，加白茅根30g，蒲黄15g；肾虚者，改桂枝为肉桂，加怀牛膝15g；夹瘀者，加王不留行10g，琥珀末（冲）6g。每日1剂。10天为1个疗程，治疗3个疗程。结果：治愈51例，好转10例，无效4例，总有效率为93.8%。在51例治愈病人中，服药5剂内排石12例，5～10剂内排石22例，10剂以上排石17例。无任何排石反应及副作用。

（三）高尿酸血症

王玉明等[4]报道，自1991-2000年应用五苓汤加味治疗单纯控制高嘌呤饮食无效的高尿酸血症45例。其中无症状高尿酸血症者25例，痛风性关节炎间歇期者20例，取得一定疗效。

（四）充血性心力衰竭

马有凤等[5]运用五苓散加减结合西药治疗46例充血性心力衰竭病人，治疗组26例，对照组20例。结果：治疗组明显优于对照组。

（五）高脂血症

康兴霞[6]报道采用茵陈五苓散加味治疗高脂血症30例，并设西药对照组30例进行观察。两组在性别、年龄、类型等方面无显著性差异（$P > 0.05$），具有可比性，结果：治疗组疗效明显高于对照组，两组有显著性差异（$P < 0.05$）。

（六）梅尼埃病

李振爽等[7]应用五苓散加味，治疗梅尼埃病28例。有23例病人先后经中西药物治疗，所有病例均经五官科检查并结合临床表现确诊；其中累及单耳22例，双耳6例。治疗方药：泽泻18g，猪苓15g，茯苓、桂枝、白术各9g。由情志刺激诱发者，加柴胡9g以疏肝行气解郁；眩晕甚者，加天麻9g以平肝息风；呕吐频繁者，加半夏9g，生姜4片以降逆化痰止呕；耳鸣耳聋严重者，加石菖蒲12g。疗效显著。

王俭[8]运用五苓散加味治疗梅尼埃病60例，疗效较好。方药：茯苓20g，白术15g，桂枝20g，泽泻20g，猪苓12g。伴恶心、呕吐者，加生姜10g，半夏12g；伴恶心呕吐、心悸、烦躁、恐惧不安者，加郁金15g，钩藤15g。结果：本组60例病人症状全部消失。服药最少者2剂，最多者45剂。

（七）眼科疾病

高松寿[9]运用中医中药与西药激素两种方法治疗中心性脉络膜视网膜炎40例。以上病例根据眼底所见，进行临床分期、分型。早期出现水肿的为水肿型，同时伴有渗出的为渗出型；晚期则表现水肿渗出消退而遗留色素沉着，中心凹反光尚未恢复。将早期的水肿型病人分为五苓散组、五皮饮组、西药地塞米松组。将3组同时常规服用维生素E、维生素丙及烟酸等。结果：3组病人皆于3周内水肿消退而获得痊愈。其中五苓散组：于1周内水肿吸收的5例。五皮饮组：1周内水肿吸收的5例，2周内吸收的7例，3周内吸收的1例。地塞米松组：1周内水肿吸收的4例，2周内吸收的7例，3周内吸收的2例。地塞米松的疗程共3周：第1周服地塞米松，每次5mg，每日3次；第2周服地塞米松，每次5mg，每日2次；第3周服地塞米松，每次5mg，每日1次。在渗出型组中，选用桃红四物汤加减治疗4例。其中3例于1个月内水肿渗出消退，中心凹反光出现，另1例则在2个月内痊愈。晚期2例应用明目地黄汤治疗，皆于2个月内中心凹反光出现，视力恢复正常。

金仁炎等[10]采用通窍活血汤合五苓散加减治疗视网膜静脉阻塞32例。结果：痊愈10例，显效12例，有效8例，无效2例，总有效率为93.75%。

高卫萍[11]认为五苓散具有化气利水，健脾祛湿之作用，可治疗眼睑非炎性水肿、角膜基质炎、青光眼、中心性浆液性视网膜脉络病变、视网膜脱离、眼挫伤等眼病。

（八）小儿腹泻

周桂云[12]采用五苓散加减治疗小儿泄泻100例，收到良好的疗效。以五苓散为基本方随症加减：感受风寒者，加藿香、紫苏叶、法半夏、陈皮，去猪苓；湿热下注者，加滑石、黄连、藿香、甘草；伤食泻者，加神曲、鸡内金、陈皮、木香；脾虚者，加党参、砂仁；脾肾阳虚者，加川附子。

董振龙等[13]将100例1~14岁的腹泻患儿分为中、西（药）两组，结果：总有效率分别为84.8%和88.9%，无显著差异（$P>0.05$）。说明中药治疗本病的疗效与西药相比并不逊色。

（九）绝经期水肿

魏霞等[14]运用五苓散治疗绝经期水肿10例，疗效较好。本组病例均不同程度地服用过西药利水药物及中药，疗效欠佳。10例均以颜面及双下肢水肿为主要临床表现，伴有身重，乏力，纳差，劳累后水肿加重，月经周期紊乱，伴有腰膝酸软者6例。偏气虚脾虚型治宜益气健脾利水，予五苓散加健脾之药。方药：黄芪30g，党参12g，白术12g，茯苓20g，猪苓15g，泽泻30g，桂枝10g，炒薏苡仁30g，益母草30g，藿香10g。偏脾阳虚者，加细辛5g、干姜10g；偏脾肾虚者，治宜健脾利水，予五苓散加益肾之品，土白术12g，茯苓20g，猪苓12g，泽泻30g，桂皮12g，菟丝子30g，巴戟天12g，淫羊藿12g，薏苡仁30g；偏阳虚者，加熟附子9g，细辛5g，甘草

6g。经 15～30 天治疗，水肿全部消失者 8 例，明显减轻者 2 例，尿镜检尿蛋白全部消失。

（十） 哮喘

吴文萍[15] 运用五苓散加味治疗 36 例哮喘病人，取得了满意的效果。以五苓散加味（泽泻 15g，猪苓 12g，茯苓 15g，桂枝 6g，白术 12g，陈皮 10g，半夏 10g，大枣 3 枚）为基本方。寒痰伏肺，加半夏 9g，五味子 10g；痰热蕴肺，加鱼腥草 20g，黄芩 10g；风热表证，加板蓝根 20g；风寒表证，加防风 10g，荆芥 10g；支气管炎经久未愈转为慢性支气管炎，加百部 15g，紫菀 10g，款冬花（另包）10g。结果：总有效率 89%。

（十一） 关节腔积液

王光晃[16] 运用五苓散加味治疗关节腔积液 34 例，疗效较好。病程最长者 221 天，最短 15 天，平均 74 天。34 例中，治愈 26 例，好转 6 例，无效 2 例。无效 2 例中，1 例在治疗 10 天后发现为化脓性关节炎而转手术治疗；好转 6 例中，2 例在治疗 25 天后中断治疗；治愈 26 例中，1～3 年随访者 12 例，5 年以上追访者 7 例，均未见复发等其他情况。

（十二） 着痹

戚莎莉[17] 运用五苓散加减治疗着痹 23 例，疗效较好。均有关节肿胀，腰膝酸软，关节疼痛，固定，伴见双下肢水肿，舌苔白腻或黄腻，脉濡细，实验室检查，抗 "O" >500U，血沉加快，有些病例类风湿因子呈阳性。方药：猪苓 9g，泽泻 15g，白术 9g，茯苓 9g，桂枝 9g。水肿较甚者，加苍术 9g，薏苡仁 30g；疼痛较甚者，加僵蚕 10g，蜈蚣 2 条。结果：治愈 17 例，好转 6 例。

（十三） 肝硬化腹水

甘聚册等[18] 运用活血五苓散（五苓散加丹参、车前子、白茅根、大腹皮、当归、赤芍等）煎服，生大黄 30g 保留灌肠，并加用速尿利尿，治疗肝硬化腹水 43 例。结果：治愈 26 例，好转 13 例，无效 4 例，总有效率 90.7%。疗程最短 20 天，平均 31 天。

此外，本方尚可治疗肝纤维化、酒精肝、慢性肝炎、胆结石、胃炎、慢性腹痛、阴道炎、闭经、月经过多、脂肪肝、肥胖、糖尿病、甲状腺肿大、高血压、低血压、风湿性心脏病、心脏 X 综合征、帕金森、脂溢性皮炎、痤疮、肿瘤、过敏、血液病[19]、汗证[20]、不完全性肠梗阻[21]、前列腺增生、慢性前列腺炎、急慢性泌尿系感染、精神性尿频症、膀胱过度活动症、遗尿症、混合痔疮术后排尿困难、淋病合并睾丸炎、睾丸鞘膜积液、阴囊湿疹、尿崩症、阳痿、遗精、阳强[22]、卵巢囊肿[23]、黄疸[24]。

参 考 文 献

[1] 韩桂华，常明华，张素红．五苓散加味治疗肾病综合征．中国民间疗法，2000，(4)：27.

[2] 赵佐．100 例肾病综合征远期疗效观察．北京中医，1993，(4)：25.

[3] 朱建华．加味五苓散治疗泌尿系结石 65 例．浙江中医杂志，1998，22 (3)：45.

[4] 王玉明，张云云．五苓散加味治疗高尿酸血症临床观察．北京中医，2003，22 (1)：19.

[5] 马有凤，常广树．五苓散佐治充血性心力衰竭．实用中医内科杂志，2002，16 (1)：11.

[6] 康兴霞．茵陈五苓散加味治疗高脂血症 30 例——附西药烟酸肌醇酯片治疗 30 例对照．浙江中医杂志，2000，35 (1)：15.

[7] 李振爽，何国香，陈霞．五苓散加味治疗梅尼埃病 28 例．实用中医药杂志，2000，16 (5)：18.

[8] 王俭．五苓散加味治疗梅尼埃病 60 例观察．中西医结合杂志，1986，6 (5)：303.

[9] 高松寿．中心性脉络膜视网膜炎 40 例疗效观察．上海中医药杂志，1989，(4)：24.

[10] 金仁炎，李华，王丽青．通窍活血汤合五苓散治疗视网膜静脉阻塞．浙江中医学院学报，1997，21 (6)：34.

[11] 高卫萍．五苓散在眼科中的应用．现代中医药，2003，(2)：36.

[12] 周桂云．五苓散加减治疗小儿泄泻 100 例．新疆中医药，2002，20 (4)：14.

[13] 董振龙，董维才．五苓散加味治疗小儿腹泻 46 例对照观察．河北中医，1998，20 (2)：112.

[14] 魏霞，何明华，唐家训．治疗绝经期水肿证 10 例报道．河南中医，1994，14 (1)：37.

[15] 吴文萍．五苓散加味治疗哮喘病 36 例．江西中医药，1995，26 (6)：59.

[16] 王光晃．五苓散加味治疗关节腔积液 34 例．陕西中医，1985，6 (6)：257.

[17] 戚莎莉．五苓散加减治疗着痹 23 例．湖南中医药导报，1997，3 (4)：62.

[18] 甘聚册，郁敏．中药为主治疗肝硬化腹水 43 例．陕西中医，1989，(7)：295.

[19] 吕永赟．黄煌教授运用五苓散的经验．河北中医，2008，30 (3)：229.

[20] 龚莉，胡珂，洪婷．陈瑞春运用五苓散治疗汗证经验．江西中医药大学学报，2014，26 (5)：27.

[21] 姜劼琳，胡珂．胡珂运用五苓散治疗不完全性肠梗阻 1 例．江西中医药，2015，(1)：54.

[22] 谢作钢，陈盛镒，徐潘．基于医案整理的五苓散男科运用方证概况．浙江中医杂志，2017，52 (1)：74.

[23] 陈晓娟．五苓散临床运用举隅．内蒙古中医药，2015，(2)：45.

[24] 张泽玫．五苓散临床运用心得．国际医药卫生导报，2004，10 (24)：79.

二、真武汤

(一) 充血性心力衰竭

充血性心力衰竭是指心脏病发展到一定的严重程度，心肌收缩力减弱，心排血量减少，不能满足机体组织细胞代谢的需要，同时有静脉血流受阻，静脉系统淤血，从而出现一系列症状和体征的病证。姚策群[1]采用真武汤加味治疗本病 38 例，取得了较好的疗效，并与用西药治疗的 26 例进行对照观察，结果：两组有显著差异。

邹存珍等[2]以真武汤加味治疗肺源性心脏病合并充血性心力衰竭病人 20 例，观察治疗前后病人症状、体征的变化情况。结果显示：真武汤加味可使病人的心悸气短、不能平卧、肝肿大、少尿、水肿等心功能不全症状、体征明显改善。

李光华[3]运用真武汤加味治疗心力衰竭 30 例，其中风湿性心脏病 5 例，扩张型心脏病 7 例，冠心病 12 例，肺源性心脏病 5 例，甲亢性心脏病 1 例。首次衰竭者 12 例，反复衰竭 2~3 次者 10 例，4 次以上者 8 例。方药：附子 15g，白术 15g，茯苓 20g，白芍 10g，大腹皮 20g，干姜 9g，丹参 15g，葶苈子 15g，泽兰 20g，炙甘草 10g。水肿甚，加车前子、五加皮、桂枝；四肢厥冷，加红参、桂枝；便溏者，去白芍加肉豆蔻、白扁豆、补骨脂；肝脾肿大，加鳖甲、桃仁、红花；胸闷气短者，加鱼腥草、金银花、连翘、瓜蒌、郁金、薤白；咯血者，加三七、白茅根、藕节；兼阴虚者，加麦冬、五味子、太子参；咳黄痰者，加鱼腥草、金银花、连翘。每日 1 次，10 天为 1 个疗程。连服 2~3 疗程。结果：显效 13 例，有效 9 例，无效 8 例。

（二）心律失常

有人[4]在治疗心力衰竭时发现，本方可使伴快速房颤或伴传导阻滞病人的心率减慢或加快。亢氏用本方治疗多发性室早有效。雷氏用本方加黄芪、巴戟天治疗 1 例窦性心动过缓，45~60 次/分，连服 60 天，心率增至 70 次/分。徐氏以本方合薤白、枳壳等治心房纤颤有效。

（三）病态窦房结综合征

刘春华[5]将本病分 4 型治疗，其中阳气虚损型治以温阳益气，用真武汤加减，其他 3 型选用相应的方药。结果：治疗 38 例，显效 8 例，有效 13 例，好转 14 例，无效 3 例，总有效率为 92.1%。

（四）高血压

蔡氏[4]以本方合防己茯苓汤化裁，治疗 63 例阳虚型高血压病，其中心脏继发病 22 例，脑血管意外后遗症 3 例，有效率达 93%。

杨氏[4]用本方加代赭石、龙骨、牡蛎、陈皮、半夏、天麻、石菖蒲治疗高血压有效。

林氏[4]以本方加减治疗阳虚型低血压 20 例，取得满意疗效。

孙秀英等[6]用该方加减治疗病属阳虚水泛的老年人高血压 30 例，结果：显效率 43.33%、总有效率 90%，与对照组（显效率 20%、总有效率 60%）相比有显著性差异（$P < 0.05$），并能改善临床症状，降低血脂、血黏度，对血糖、心电图缺血性变化亦有一定的改善作用。

（五）慢性肾功能不全

慢性肾功能不全是所有进展性肾脏疾患的最后结局，属中医学"虚劳"或"水肿"范畴。其主要病机是阴阳气血俱损，五脏皆衰，而尤其脾肾衰败、湿浊痰瘀等病理产物蓄积于体内为主，故其本虚标实实为矛盾的主要方面。真武汤治疗本病有效。郜玉健等[7]应用真武汤与西药硝苯吡啶联合治疗慢性肾衰竭28例，总有效率75%。

包翠杰[8]也以真武汤加减治疗慢性肾功能不全，并取得一定的疗效。

汪军[9]用本方加胡芦巴、淫羊藿水煎温服，治疗慢性肾衰竭病人18例，药后临床症状全部消失8例，部分消失9例，无变化1例，总有效率为94.4%，且治疗后尿中微量蛋白较治疗前明显减少。

杜雨茂[10]报道，肾衰竭治当温阳扶正、利水降浊，方用真武汤加减：附子、茯苓、白术、白芍、西洋参、泽泻、怀牛膝、黄连、紫苏叶、猪苓。气虚甚者，加黄芪；血压偏高者，加桑寄生、草决明；有出血现象者，加三七；阴虚者，加生地黄、女贞子；湿热明显者，加金钱草、紫花地丁。每日1剂。若尿素氮较高，并持续不降者，加用中药灌肠方：大黄、牡蛎、龙骨、赤芍、桂枝。治疗6个月，结果：用真武汤加减治疗慢性肾衰竭12例，临床缓解3例，显效5例，有效2例，无效2例，总有效率83.33%。并同时设立温脾汤组及空白对照组进行实验研究，结果发现该方对改善实验动物的摄食量，增加尿量，降低血尿素氮（BUN）、血清肌酐（SCr），调节电解质和氨基酸代谢平衡方面皆有明显作用，其疗效均优于温脾汤组。

杨长明[11]用本方加减治疗慢性肾衰竭12例。严重尿少者，加牵牛子；血BUN>100mg者，加用生大黄、冬虫夏草。结果：治愈6例，好转4例，无效2例。服药最多者62剂，最少20剂。

（六）眩晕

仇增永[12]运用真武汤为主治疗椎基底动脉缺血性眩晕48例，并与病情大致相同的20例单用西药治疗作对照，疗效满意。两组共68例，均为急诊，真武汤并西药治疗组，两组病例统计学处理（$P>0.05$），具有可比性。

黄任平[13]采用真武汤加味治疗20例阳虚型梅尼埃病。药物组成：制附子15g（先煎），茯苓10g，炒白术10g，炒白芍10g，代赭石40g（先煎），姜半夏10g，党参30g。水煎服，每日1剂，分3～4次服。呕吐甚者，初服以少量频服，疗效满意。

毕明义[14]运用真武汤治疗162例眩晕，中医辨证属命门火衰53例，痰湿中阻79例，中气不足30例。基本方药：附子15g（先煎40分钟以上），白术30g，白芍、茯苓各50g，生姜50～100g。呕吐严重者，去附子，加生姜至150g；小便频数，去茯苓。治疗后，痊愈102例，好转35例，无效25例，总有效率85%。

黄仲举[15]用本方治疗梅尼埃病36例。基本方药：淡附子、炮姜各3g，炒白术、钩藤、茯苓、菊花各 10g，党参 15～20g，珍珠母、代赭石各 30g，磁朱丸（分吞）、朱远志各 6g。结果：服药 3 剂治愈 14 例，服药 7 剂治愈 22 例。

韩潮[16]用真武汤加味治疗梅尼埃病 42 例，呕吐频者，加吴茱萸、半夏；耳鸣甚，加磁石；兼肝风，加生龙骨。结果：痊愈 40 例，好转 2 例，总有效率 100%。

（七）哮喘

尹玉琴等[17]报道加味真武汤治疗发作期哮喘 102 例，并以自身作为对照，观察了治疗前后各临床指标的变化，病例选择标准：符合支气管哮喘诊断标准；具备中医辨证哮喘病中之为寒哮实证和肾不纳气之虚喘证，取得较好疗效。

（八）肾积水

何幼斌[18]运用真武汤治疗尿路结石引起肾积水者 30 例。方药：茯苓、白芍、炮附子、生姜各 9g，白术 6g。每日 1 剂，水煎服。服药期间停用西药。治疗结果：疼痛解除，肾积水消失者为有效 28 例；疼痛未解除者为无效 2 例。

（九）前列腺增生

徐杰新等[19]观察真武汤对肾阳亏虚型良性前列腺增生症（BPH）的疗效。将 90 例中医辨证属肾阳亏虚型良性前列腺增生症病人分为两组。观察组 55 例，服中药真武汤，对照组 35 例，服高特灵（盐酸四嗪唑嗪），时间 14 天，观察两组治疗前后 I–PSS 总分、生活质量指数（L）、平均尿流率（AFR）、最大尿流率（MFR）、残余尿（PVR）、前列腺体积变化。结果：两组疗效比较经 Ridit 分析，有显著差异（$P <$ 0.05）；两组治疗后 I–PSS、L、PVR 减少（$P < 0.05$），MFR、AFR 增大（$P <$ 0.05），并且观察组优于对照组（$P < 0.05$）。作者认为真武汤治疗肾阳亏虚型良性前列腺增生症有较好疗效。

（十）慢性盆腔炎

安秀云[20]运用本方治疗慢性盆腔炎 18 例。方药：附子 12g，干姜 9g，白术、茯苓各 10g，白芍 15g，益母草 18g。每日 1 剂，水煎，分 2 次服。体温升高者，减附子用量，加红藤、败酱草；有包块者，加穿山甲、赤芍、三棱；腹部压痛明显者，加乌药、香附；大便次数增多（或稀溏）者，倍白术（或）加升麻 5g。疗效较好。

（十一）感冒

吴向红等[21]以加味真武汤（系真武汤原方添加一味黄芩而成）作为感冒用方药，疗效确切。诊断标准采用 1978 年 5 月全国防治感冒科研协作座谈会订的《感冒及流感诊断要点防治效果判定标准》，并排除实热阴虚者。

（十二）慢性肾炎

张长恩[22]将慢性肾炎病归纳为湿热型、寒湿型、虚弱型。真武汤对寒湿型效佳，而对虚弱型，应用本方加黄芪或党参，一般经数剂后，病人体力增加，血红蛋白、红细胞均有增加。用本方治疗慢性肾炎，每日 1 剂，服 15 剂，症状改善，服 30 剂，浮肿可消，尿常规可转正常。

（十三）不宁腿综合征

吴作敬[23]用真武汤随症加减治疗不宁腿综合征 25 例，治愈 15 例，显效 8 例，无效 2 例。

（十四）过敏性鼻炎

吕云钊[24]用本方加味治疗过敏性鼻炎 50 例，每日 1 剂，5 天为 1 个疗程。气虚，加党参、黄芪；鼻塞，加苍耳子、辛夷。连服 2～3 个疗程，痊愈 13 例，显效 36 例，进步 1 例。

（十五）胃溃疡、萎缩性胃炎、腹痛泄泻

有报道[25]上述诸疾辨证属脾肾阳虚者，应用本方加减治疗均有疗效。

（十六）甲状腺功能减退

胡斌[26]运用真武汤治疗甲状腺功能减退症 1 例，疗效较好。本病 1 例，证属脾肾阳虚，本方加桂枝、仙茅、淫羊藿、防风、黄芪连服 5 剂后，浮肿骤然消退。再去防风加党参、陈皮，进服 7 剂，诸症改善，随症加减，再进 60 剂，病情控制，总三碘甲状腺原氨酸由 55 mg/100ml 上升为正常，总甲状腺素由 2 mg/100ml 上升至正常。

（十七）结肠易激综合征

刘新强[27]以本方加减治疗结肠易激综合征 60 例，7 天为 1 个疗程，3 个疗程判断疗效。结果：第 1 个疗程治愈 16 例，第 2 个疗程治愈 34 例，第 3 个疗程治愈 5 例，共治愈 55 例，好转 3 例，无效 2 例。对治愈中的 30 例随访 1 年，复发 2 例，依原方治疗数日而愈。

（十八）阳虚不寐

张祥麟[28]用真武汤加减治疗阳虚不寐 30 例，疗效较好。对个别失眠较甚者治疗之初适当配合西药谷维素或安定，在服 3～5 剂汤药后即停用西药而单纯用中药继续治疗，基本方药：炮附子 9g，生姜 15g，白术 12g，白芍 9g，生龙牡各 30g（先煎），茯苓 12g，酸枣仁 20g。情志不畅、脉弦者，加柴胡 12g，香附 10g；大便干结者，加肉苁蓉 30g；气虚，加生黄芪 40g，党参 15g；兼阴虚者，加龟甲 6g，鳖甲 6g。每日 1 剂。结果：痊愈 20 例，显效 5 例，有效 5 例，无效 0 例，治愈率为 66.7%，总有效率为 100%。服药时间为 8～24 天，平均 14 天。

（十九）其他

该方还可治疗克山病、血栓闭塞性脉管炎、冠心病、胸痹、肺源性心脏病、顽

固性盗汗、消渴、疝气、坐骨神经痛、多发性神经炎、过敏性休克[4]、胎逆[29]、慢性阴疮、顽固性皮肤湿疹[30]、水肿[31]、产后自汗、顽固性呃逆[32]、痹证、肺胀[33]、小儿秋季腹泻[34]、发作性震颤[35]、狐疝[36]等多种疾病。

参 考 文 献

[1] 姚策群.真武汤加味治疗充血性心力衰竭38例.湖南中医杂志,2003,(1):20.

[2] 邹存珍,马国庆,闫子生.真武汤加味治疗肺源性心脏病合并充血性心力衰竭20例.中医药信息,2003,(1):35.

[3] 李光华.真武汤加味治疗充血性心力衰竭30例.中医药信息,1995,(6):25.

[4] 谢明.中医方剂现代研究.北京:学苑出版社,1997:1452.

[5] 刘春华.辨证分型治疗病态窦房结综合征38例总结.湖南中医杂志,1996,12(6):5.

[6] 孙秀英,李运伦.真武汤加减治疗老年人高血压30例.山东中医药大学学报,1995,19(5):21.

[7] 郜玉健,李义.真武汤加硝苯吡啶治疗慢性肾功能衰竭28例临床观察.黑河科技,2001,(2):44.

[8] 包翠杰,许进林.真武汤治疗慢性肾功能衰竭体会.内蒙古中医药,2001,(1):27.

[9] 汪军.真武汤加味对慢性肾功能不全阳虚型患者尿中微量蛋白的影响.中国中医药科技,1995,2(4):46.

[10] 杜雨茂.真武汤为主治疗慢性肾衰的临床与实验研究.中国医药学报,1991,6(4):10.

[11] 杨长明.真武汤加减治疗慢性肾功能衰竭12例.湖南中医杂志,1990,(1):24.

[12] 仇增永.真武汤为主治疗椎-基底动脉缺血性眩晕48例.河南中医,2001,21(2):14.

[13] 黄任平.真武汤加味治疗梅尼埃病20例.实用中医内科杂志,1996,10(4):23.

[14] 毕明义.真武汤治疗眩晕病162例.新中医,1991,(9):26.

[15] 黄仲举.真武汤加减治疗梅尼埃病.浙江中医学院学报,1994,18(4):15.

[16] 韩潮.真武汤治疗梅尼埃病42例.陕西中医,1994,15(3):105.

[17] 尹玉琴,周立孝.加味真武汤治疗发作期哮喘102例.山东中医杂志,1996,15(5):205.

[18] 何幼斌.真武汤治疗尿路结石并肾积水30例.湖北中医杂志,2003,(4):42.

[19] 徐杰新,宾彬,黎汉文.真武汤治疗肾阳亏虚型良性前列腺增生症疗效观察.广西中医药,2001,24(3):6.

[20] 安秀云.真武汤治疗慢性盆腔炎.中国社区医师,1995,10(4):29.

[21] 吴向红,祝源隆.加味真武汤治疗感冒33例.四川中医,1995,13(6):34.

[22] 张长恩.真武汤证探究.北京中医,1991,(1):49.

[23] 吴作敬.真武汤加味治疗不宁腿综合征25例.实用中医内科杂志,1992,6(2):42.

[24] 吕云钊.真武汤加味治疗过敏性鼻炎50例.黑龙江中医药,1992,(3):34.

［25］陈奇．中成药名方药理与临床．北京：人民卫生出版社，1998：332.

［26］胡斌．真武汤之临床新用．浙江中医杂志，1990，（6）：276.

［27］刘学强．真武汤加减治疗结肠易激综合征 60 例．中医药信息，1997（2）：29.

［28］张祥麟．真武汤加味治疗阳虚不寐 30 例临床观察．陕西中医学院学报，1998，21（1）：18.

［29］胡正刚．陈伯坛师徒真武汤释义及临床运用举例．中医文献杂志，2011，（3）：29.

［30］霍俊方，高天旭．高体三教授运用真武汤治疗杂病临床辨析．中医学报，2013，1（1）：45.

［31］徐瑶琪，赵菁莉．黄文政真武汤治疗水肿．实用中医内科杂志，2017，31（1）：7.

［32］陈然，邓鑫．蓝青强运用真武汤治验举隅．上海中医药杂志，2014，48（12）：11.

［33］司徒宝珍，罗陆一．罗陆一教授运用真武汤的临证经验．内蒙古中医药，2008，27（11）：1.

［34］高锋，安雪梅．马文红运用真武汤治疗小儿秋季腹泻述略．四川中医，2014，32（4）：23.

［35］徐敏，史载祥．运用真武汤治疗发作性震颤．中医杂志，2014，55（8）：1605.

［36］张富平．真武汤临证运用举隅．实用中医内科杂志，2011，25（10）：72.

三、茯苓桂枝白术甘草汤

（一）结核性胸腔积液

吴乐文[1]运用苓桂术甘汤加味联合抗结核药治疗结核性胸腔积液 39 例，并与单纯抗结核药治疗 37 例作对照。两组均行短程抗结核治疗，药用异烟肼 0.3g，利福平 0.45g，乙胺丁醇 0.7g，每日 1 次，晨服；链霉素 0.75g，每日 1 次，肌内注射。按常规胸腔穿刺抽液，每周 2～3 次，每次抽液量不大于 1000ml。治疗组另加用中药苓桂术甘汤加味：茯苓 30g，桂枝 12g，白术 12g，甘草 5g，丹参 15g，葶苈子 10g，桑白皮 10g，大枣 10g，细辛 3g。热甚、痰稠黄，去细辛，加金银花 15g，瓜蒌 10g；气虚甚者，加黄芪 30g，党参 15g；盗汗者，加五味子 10g，浮小麦 10g；气阴两虚者，合生脉饮。每日 1 剂，2 周为 1 个疗程，观察 3 个疗程。结果两组胸腔积液吸收情况比较：治疗组 39 例，显效 35 例，有效 3 例，无效 1 例；对照组 37 例，显效 20 例，有效 10 例，无效 7 例。经统计学处理，两组间显效率和总有效率均有显著性差异（$P < 0.05$）。

（二）水饮眩晕

余仲卿[2]运用苓桂术甘汤加味治疗水饮眩晕 74 例。基本方：苓桂术甘汤加泽泻、姜半夏，随证型不同调整用量或加味，初治者每日 1 剂，复诊好转后可间 1 日 1 剂，到临床症状消失。均取得满意疗效。

刘为熙等[3]运用本方加味治疗水饮内停型眩晕 86 例，3 天为 1 个疗程，连服 2 个疗程，结果：显效 54 例，有效 29 例，无效 3 例，总有效率为 96.5%。

（三）充血性心力衰竭

文旺秀[4]运用本方治疗充血性心力衰竭33例。方药：本方加泽泻、黄芪、党参、丹参。痰多，加陈皮、法半夏；水肿甚者，茯苓改茯苓皮，加车前子；四肢欠温者，加熟附子、干姜；喘促甚，加葶苈子、紫苏子；有瘀者，加桃仁、当归；心悸甚，加龙骨、牡蛎、磁石。治疗心痹33例。每日1剂，连服3周。结果：显效25例，有效6例，无效2例，治疗前后心功能指标（心率、每搏输出量心脏指数）均有明显改善。20例胸片提示肺淤血情况且心胸比明显增大经治疗后也有不同程度的改善，25例心电图示经治疗后心肌缺血情况明显改善。

（四）慢性心功能不全

刘兴旺[5]应用苓桂术甘汤治疗慢性心功能不全20例，方药：茯苓15g，肉桂6g，白术12g，生黄芪30g，丹参15g，红参10g，葶苈子10g，红花6g，甘草3g。每日1剂，久煎，分2次服。同时给予扩血管、抗心律失常药。结果：治愈3例，显效5例，有效7例，总有效率75%。本方改善心肌收缩力、抗心力衰竭功能与地高辛相当，改善舒张功能优于地高辛，且无电解质紊乱之弊端。

（五）心包积液

姚运林[6]运用本方合己椒苈黄丸治疗心包积液28例，其中单纯复方组11例（不用穿刺），复方加穿刺组15例（17例穿刺后疗效不佳的改为复方）。基本方药：茯苓12g，白术12g，葶苈子12g，防己12g，椒目12g，大黄15g（后下），红参10g，泽泻15g，桂枝12g，生姜15g。7天为1个疗程。结果：复方组5例治愈，3例显效，2例有效，1例无效；复方加穿刺组5例治愈，5例显效，4例好转，1例无效。病人的呼吸、心率、肢导联QRS波群电压、心包积液量等指标，均明显改善。

（六）冠心病心绞痛

吴同启[7]用加减苓桂术甘汤治疗冠心病心绞痛60例，疗效满意。治疗组方药：茯苓15g，桂枝12g，橘皮10g，枳壳10g，毛冬青10g，红花10g，山楂10g，甘草6g。阳气虚，加淫羊藿、紫石英、黄芪；阴虚明显者，加丹参、麦冬、五味子；痰湿偏盛者，加半夏、瓜蒌、薤白；瘀血偏重者，加川芎、三七、水蛭。每日1剂，早、晚分服。对照组服用复方丹参滴丸，每次5粒，每日3次。观察期间心绞痛发作时可以使用硝酸甘油片。结果：心电图疗效比较：治疗组60例中，显效18例，改善16例，总有效率56.7%；对照组30例中，显效7例，改善9例，总有效率53.3%。显示苓桂术甘汤对改善心肌缺血、提高冠状动脉灌流量治疗心绞痛有效。

（七）心律失常

王敬义[8]用本方加味结合西药治疗心律不齐3例，1例为风湿性心肌炎，二度房室传导阻滞；1例为高血压性心脏病，快速性心房纤颤伴室内差异传导；1例为冠心病，高血压性心脏病，心房纤颤、完全性左束传导阻滞。治疗后心电图（ECG）及自觉症状均有明显好转。作者认为，这些病人常有心阳不振，心脉瘀阻，故常合参附注射液温通心阳，散寒化饮。

（八）肺源性心脏病

罗月中[9]运用本方治疗32例老年顽固性肺部感染合并肺性心力衰竭病人，证属脾肾阳虚，痰浊阻肺，水气凌心。结果：治愈11例，好转18例，无效3例，总有效率为90.6%。

严兆象[10]采用中西医结合治疗急性发作期肺源性心脏病64例。西医辅以对症及病因处理；中医辨证属阳虚喘肿证，治以真武、苓桂术甘汤、济生肾气丸。结果：临床显效27例，好转32例，总有效率达92.19%。

赵保记等[11]应用苓桂术甘汤治疗慢性肺源性心脏病26例，其中单纯性慢性支气管炎19例，喘息型7例；对照组26例中单纯性慢性支气管炎17例，喘息型9例。对照组常规抗感染、止咳、祛痰、平喘药物。治疗组在常规治疗基础上加苓桂术甘汤加川芎、黄芪、葶苈子，水煎服。每日1剂。结果：治疗组显效20例，有效5例，无效1例；对照组显效13例，有效4例，无效9例。两组比较治疗组明显优于对照组，提示苓桂术甘汤加味可有效改善心肺功能，降低肺动脉压，起到延缓和阻止肺源性心脏病发展的作用。

（九）高血压

李建明[12]运用本方加葛根、牛膝、夏枯草治疗1例高血压眩晕病人，6剂痊愈。

（十）百日咳重症痉咳

傅昌格[13]采用脾肺同治法，以苓桂术甘汤加浙贝母、百部、旋覆花、桃仁、枳壳、地龙。热甚者，去桂枝加生石膏；久咳伤阴，加五味子。治疗百日咳重症痉咳患儿156例，1周内咳嗽及随症消失者148例；5天内咳减，10天内咳嗽基本消失者6例；无效者2例。

（十一）梅尼埃病及眩晕

周光勋[14]以本方合泽泻、丹参、远志、葛根为基本方，随症加减，配合鼓室内注射地塞米松治疗梅尼埃病72例。结果：服药3~5天治愈59例，1例7天以上治愈。在治愈的病人中，仅有4例在1~3年内复发，但病情较轻，用上法治疗均再次获愈。

赵广安[15]治疗本病78例，以原方合泽泻为基本方，大便难加大黄；呕吐加姜半夏，且浓煎少量频服。治愈率70.3%，总有效率94.86%。

王冬娜等[16]采用苓桂术甘汤加味治疗梅尼埃病86例，疗效满意。治疗组方药：茯苓30g，桂枝、白术各12g，泽泻、生龙骨、生牡蛎、钩藤各30g，丹参15g，川芎

12g，甘草9g，生姜10g。每日1剂。对照组口服予美克乐片16mg，每日2次。两组呕吐严重者，酌情补液。结果：治疗组痊愈74例，好转9例，无效3例，总有效率96.5%；对照组43例中痊愈29例，好转4例，无效10例，总有效率76.7%。

方启松等[17]应用苓桂术甘汤合真武汤加减治疗内耳眩晕60例。治疗方药：茯苓30g，桂枝、生姜各10g，炒白术15g，甘草、黑附子各6g。气虚，加人参、黄芪；心悸失眠者，加炒麦仁、龙齿；口干心烦者，加麦冬、玄参；大便干者，加火麻仁、草决明；呕吐重者，加砂仁、陈皮、丁香。结果：治愈50例，好转7例，无效3例，总有效率为95%。

高维军[18]以本方合小柴胡汤治疗眩晕60例。方药：柴胡15g，黄芩10g，半夏10g，党参10g，甘草6g，茯苓10g，桂枝8g，白术10g，生姜4g，大枣5枚。随症加减，每日1剂，服药6~20剂。结果：痊愈52例，有效6例，无效2例，总有效率96.7%。

张学义[19]用本方合半夏、川芎为基本方，随症加减，治疗颈性眩晕55例。结果：显效24例，好转25例，无效6例，有效率89%。

（十二）胃潴留

张清河[20]以苓桂术甘汤加减治疗胃潴留170例。给予本方随症加减，自觉气从少腹上冲咽喉，去白术加五味子；咳嗽胸闷，加杏仁；反酸，加海螵蛸、瓦楞子、浙贝母、吴茱萸、黄连；头晕甚者，加泽泻；呕吐痰水者，加制法半夏、陈皮；脾气虚甚，加党参；胃脘胀满，加川厚朴、砂仁；两胁疼痛，加香附、郁金。总有效率为99%。

（十三）肾病综合征

肖旭腾[21]以本方加味治疗肾病综合征17例，结果：完全缓解9例，基本缓解5例，部分缓解2例，无效1例。

（十四）尿路结石

张志忠[22]用苓桂术甘汤加减治疗尿路结石62例，其中肾结石16例，输尿管结石18例，肾结石伴输尿管结石28例；伴有肾积水33例，肾功能不全者3例，结石最大者1.1cm。处方：桂枝9g，茯苓10g，白术10g，甘草6g，黄芪30g，干姜5g，金钱草30g，郁金15g，鸡内金10g，怀牛膝10g。水煎服。尿路感染者，去干姜，加黄柏、鱼腥草；血尿者，加小蓟、茜草根；腰腹部疼痛者，加乌药、槟榔；腰膝酸软者，加川续断、杜仲；肾虚积水者，加石韦、车前子；肝肾阴虚者，去桂枝、杜仲；肝肾阴虚者，去桂枝、干姜，加鳖甲、枸杞子。结果：肾结石治愈3例，显效4例，有效6例，无效3例；输尿管结石治愈15例，显效2例，有效1例；肾结石合并输尿管结石治愈8例，显效15例，好转3例，无效2例。总有效率91.9%。

（十五）　急性羊水过多

褚关金[23]以本方加味治疗急性羊水过多32例。经用本方随症加减治疗后，痊愈22例，有效7例，无效3例，有效率为90.6%。

（十六）　产后尿潴留

梁丽娟[24]运用本方加味治疗产后尿潴留86例，连服3天。结果：服2剂小便通者21例，服3剂通者37例，服3剂小便得通但解出不畅者13例，服3剂后转方，小便得通者15例。

（十七）　慢性结肠炎

王旭东[25]运用本方加味治疗慢性结肠炎200例。方药组成：茯苓、白术、炒麦芽各15g，桂枝、肉豆蔻各10g，诃子12g，甘草6g。每日1剂，分早、晚水煎服，10天为1个疗程。结果：治愈141例，有效49例，无效10例。

（十八）　腹泻

罗廉[26]用本方加肉桂、车前子、泽泻，治疗小儿秋季腹泻30例。呕吐者加半夏。常规西药治疗30例作为对照。结果：治疗组痊愈30例，平均止泻天数2.2天，治愈率100%；对照组治愈26例，平均止泻天数4.4天，治愈率86.7%，疗效及止泻天数均有显著差异。

（十九）　病毒性角膜炎

姜崇智[27]以本方加附子治疗病毒性角膜炎31例共35只眼。结果：服药7剂翳障消退者9例共10只眼；14剂消退者10例共12只眼；21剂消退者5例共5只眼；30剂消退者3例共3只眼；另4例共5只眼因就诊较晚，黑睛已生斑翳，终未消退。总治愈率87%。

（二十）　中心性浆液性视网膜病变

林春花[28]以本方合四物汤治疗中心性浆液性视网膜病变32例。结果：痊愈22例，好转6例，无效4例。半年后复发6例，经用同法治疗，5例痊愈，1例好转。

杨辅仁[29]运用中西医结合疗法治疗中心性浆液性视网膜病变21例，以苓桂术甘汤加味：桂枝、白术、泽泻、陈皮、姜半夏各10g，茯苓30g，甘草6g，炒谷芽、麦芽、山楂各15g。每日1剂，配合西药肌苷片1g，尼莫地平40mg，口服，每日3次。结果：治愈16例，有效4例，进步1例。

（二十一）　小儿狐疝

谭锡三[30]以本方加味治疗小儿狐疝32例。以茯苓、白术各9g，桂枝6g，炙甘草3g，台乌药9g为基本方。伴咳嗽者，加桔梗、川贝母各6g；疝痛甚者，加木香、延胡索各6g；体质虚者，加黄芪、当归各6g。结果：痊愈20例，好转8例，无效

4 例,总有效率为 87.5%。

(二十二) 有机磷农药迟发性神经中毒综合征

张美稀[31]采用苓桂术甘汤治疗该综合征 14 例。药用：茯苓 12～15g，桂枝 9～12g，白术 6～9g，甘草 6～9g。心悸、失眠、健忘者，加生龙骨、生牡蛎各 20～30g，或酸枣仁 9～12g，或远志 6～9g；乏力明显者，加生黄芪 15～30g，苍术 9～128；舌质暗红者，加川芎 6～9g，丹参 12～15g。每日 1 剂，7 剂为 1 个疗程，治疗 1～3 个疗程。结果：14 例中，显效 4 例，有效 8 例，无效 2 例。

(二十三) 肥胖症

丁国安等[32]探讨苓桂术甘汤合剂治疗精神药物所致肥胖症 50 例，对 100 例精神病病人在使用精神药物治疗后出现肥胖者，在原抗精神药物治疗基础上，将其随机分为两组，一组为苓桂术甘汤合剂组（简称治疗组），另一组为空白对照组（简称对照组）。两组各 50 例，进行 8 周的对照治疗观察，用简明精神病量表（BPSS）、副反应量表（TESS）及体重测定治疗前后比例的变化。结果：治疗组总有效率 72%，对照组总有效率 14%。治疗组明显优于对照组。

(二十四) 痹证

王亚等[33]应用苓桂术甘汤化裁治疗痹证 60 例，治疗方药：白术 30g，茯苓、威灵仙各 20g，桂枝 12g，狗脊 10g，炙甘草 3g。兼热者，加忍冬藤、鸡血藤各 30g；兼寒者，加附子 10g；气虚兼风者，加黄芪 30g，防风 10g；上肢痛甚者，加桑枝 10g；腰腿痛甚，加独活、川牛膝各 10g；久治不愈、顽痹，加制马钱子 0.1～0.2g。水煎服，每日 1 剂。结果：治疗 1～4 个疗程后（疗程为 10 天），临床有效 39 例，显效 19 例，无效 2 例，总有效率达 97%。

(二十五) 乙型肝炎后肝硬化腹水

陈兰玲等[34]加味苓桂术甘汤治疗乙型肝炎后肝硬化腹水，其中治疗组（苓桂术甘汤合西药常规治疗组）64 例，对照组（西药常规治疗）44 例。对照组用白蛋白静脉滴注，1 次/天；氢氯噻嗪片 25mg、安体舒通 20mg、氯化钾片 2g 口服，2 次/天。治疗组在对照组西药常规治疗的同时，加服中药。茯苓 30g，桂枝 10g，白术 20g，大腹皮 20g，猪苓 12g，泽泻 12g，丹参 6g，赤芍 30g，生黄芪 20g，甘草 6g。有黄疸者，加茵陈 20g，栀子 10g，石菖蒲 15g；肝肾阴虚者，加女贞子 15g，旱莲草 15g；脾肾阳虚者，加干姜 6g，制附子 8g；血瘀者，加牡丹皮 12g，桃仁 8g。每日 1 剂。结果：首次出现腹水者，治疗组与对照组总有效率均为 100%；第 2 次出现腹水者，总有效率治疗组 96.2%，对照组 83.3%；多次出现腹水者，总有效率治疗组 83.3%，对照组 25%。差异具有显著性（$P < 0.01$）。

（二十六）幽门痉挛证

潘建华[35]用苓桂术甘汤加味治疗幽门痉挛证 68 例，方药：茯苓 15～20g，桂枝 10g，白术 15g，炙甘草 6g，白芍 30g，制半夏 10g，生姜 50g。反酸者，加浙贝母 10g，乌贼骨 30g；咽喉不利者，加厚朴 10g，桔梗 6g；口干苦，大便干，苔黄腻，加大黄（后下）10～30g，蒲公英 15g，芒硝（冲服）6～10g；胃痛甚者，加五灵脂 10g，白芷 10g；呕吐甚者，加代赭石（先煎）30g，紫苏叶 6g，黄连 6g；胃寒，加吴茱萸 6g，干姜 6～10g；伴十二指肠壅积症，加莪术 10g，枳实 10g，大黄 10g，厚朴 10g。对照组：山莨菪碱 2 片 10mg，心痛定片 10mg，黄连素片 0.3g，均每日 3 次口服。结果：治疗组痊愈 37 例，好转 28 例，无效 3 例，总有效率 95.6%；对照组痊愈 4 例，好转 14 例，无效 16 例，总有效率 52.94%。两组比较，差异显著（$P < 0.01$），苓桂术甘汤加味治疗幽门痉挛，疗效较好。

（二十七）其他

王世春[36]报道，本方加减具有健脾温阳治窦性心动过缓与心动过速、温阳化饮治白细胞减少与白细胞增高、健脾化湿治急性胃炎（呕吐）与急性肠炎（泄泻）的作用。病虽不同，只要病机相同，调治多种疾病均能获愈。

杨阿妮等[37]报道，李泉云老师运用本方治疗多寐，4 剂后明显好转。

李树茂等[38]报道栗锦迁教授运用苓桂术甘汤治疗哮喘、心悸、胸痹颇验。

张利生[39]运用苓桂术甘汤治疗内伤咳嗽和胃缓每获良效。

桑锋等[40]运用苓桂术甘汤治疗小儿夜啼、儿童多动症、遗尿多取得满意疗效。

李艳蓉[41]运用苓桂术甘汤治疗治疗血管神经性头痛和肾积水疗效较佳。

厉金华[42]运用苓桂术甘汤治疗心脏神经官能症、胃下垂效果明显。

李玉玲[43]运用苓桂术甘汤治疗妊娠恶阻、妊娠肿满、带下取得满意疗效。

丁艳霄[44]运用苓桂术甘汤治疗中风后口角流涎、结核性胸膜炎伴胸水、心包积液，效果确切。

贾丽娜[45]报道王兴娟老师运用苓桂术甘汤治疗多囊卵巢综合征、更年期综合征效果较好。

参 考 文 献

［1］吴乐文．加味苓桂术甘汤合抗痨药治疗结核性胸腔积液．上海中医药杂志，1999，（1）：18.

［2］余仲卿．苓桂术甘汤加味治疗水饮眩晕 74 例．北京中医，1993，（4）：19.

［3］刘为熙，林宝福．苓桂术甘汤治疗水饮内停性眩晕 86 例．湖北中医杂志，1996，18（6）：33.

［4］文旺秀．苓桂术甘汤治疗充血性心衰 33 例分析．实用医学杂志，1993，9（5）：46.

[5] 刘旺兴．苓桂术甘汤加味治疗慢性心功能不全 20 例．湖南中医药导报，2002，8 (7)：35.

[6] 姚运林．苓桂术甘汤合己椒苈黄丸治疗心包积液 28 例临床观察．湖南中医学院学报，1992，12 (4)：12.

[7] 吴同启．加减苓桂术甘汤治疗冠心病心绞痛 60 例．中国中医药信息杂志，2004，11 (6)：536.

[8] 王敬义．苓桂术甘汤结合西药治疗心律不齐．四川中医，1995，(8)：27.

[9] 罗月中．老年顽固性肺部感染并肺性心衰 32 例治疗观察．新中医，1997，29 (9)：18.

[10] 严兆象．中西医结合治疗急性发作期肺源性心脏病 64 例．浙江中医学院学报，1994，18 (3)：12.

[11] 赵保记，申向梅．加味苓桂术甘汤治疗慢性肺源性心脏病 26 例．河南中医，2004，24 (1)：10.

[12] 李建明．苓桂术甘汤治疗高血压病．山西中医，1996，12 (2)：34.

[13] 傅昌格．苓桂术甘汤加味治疗百日咳重症痉挛 156 例．黑龙江中医药，1992，(6)：10.

[14] 周光勋．苓桂术甘汤治疗梅尼埃病 72 例．实用中西医结合杂志，1993，6 (7)：434.

[15] 赵广安．苓桂术甘汤加味治疗内耳眩晕病 78 例．实用中西医结合杂志，1993，6 (10)：30.

[16] 王冬娜，康哲峰．苓桂术甘汤加味治疗梅尼埃病 86 例．辽宁中医学院学报，2002，4 (3)：203.

[17] 方启松，李瑞梅．苓桂术甘汤合夏武汤加减治疗内耳眩晕 60 例．陕西中医，2004，25 (3)：220.

[18] 高维军．小柴胡合苓桂术甘汤治眩晕 60 例．国医论坛，1994，9 (4)：11.

[19] 张学义．苓桂术甘汤加味治疗颈性眩晕症 55 例．内蒙古中医药，1994，3 (2)：5.

[20] 张清河．苓桂术甘汤加减治疗胃潴留 170 例临床分析．黑龙江中医药，1993，(5)：38.

[21] 肖旭腾．苓桂术甘汤加味治疗难治性肾病综合征 17 例．新中医，1994，26 (8)：23.

[22] 张志忠．苓桂术甘汤加减治疗尿路结石 62 例临床观察．北京中医，2004，23 (2)：95.

[23] 褚关金．急性羊水过多用苓桂术甘汤加味治疗．上海中医药杂志，1993，(11)：22.

[24] 梁丽娟．苓桂术甘汤加味治疗产后尿潴留 86 例．浙江中医杂志，1997，32 (1)：12.

[25] 王旭东．苓桂术甘汤加味治疗慢性结肠炎 200 例．新中医，1996，28 (12)：43.

[26] 罗廉．苓桂术甘汤治疗虚寒型秋季腹泻 30 例．中国中西医结合杂志，1993，13 (6)：380.

[27] 姜崇智．苓桂术甘汤加附子治疗病毒性角膜炎 31 例．山东中医杂志，1993，12 (2)：18.

[28] 林春花．四物汤合苓桂术甘汤治疗中心性浆液性视网膜病变 32 例．浙江中医杂志，1992，27 (5)：213.

[29] 杨辅仁．中西医结合治疗中心性浆液性视网膜病变 21 例．安徽中医学院学报，1996，15 (6)：30.

[30] 谭锡三. 苓桂术甘汤加味治疗小儿狐疝 32 例. 湖南中医杂志, 1993, 9 (2): 50.

[31] 张美稀. 苓桂术甘汤治疗有机磷农药迟发性神经中毒综合征. 中国医药学报, 1997, 12 (4): 59.

[32] 丁国安, 余国文. 苓桂术甘汤合剂治疗精神药物所致肥胖症 50 例临床观察. 中医杂志, 2003, 44 (6): 441.

[33] 王亚, 王小军. 苓桂术甘汤化裁治疗痹证 60 例. 陕西中医, 2001, 22 (12): 736.

[34] 陈兰玲, 黄裕红, 阳航. 加味苓桂术甘汤治疗乙型肝炎后肝硬化腹水 64 例临床观察. 湖南中医学院学报, 2001, 21 (1): 35.

[35] 潘建华. 苓桂术甘汤加味治疗幽门痉挛 68 例. 国医论坛, 1998, 3 (4): 14.

[36] 王世春. 苓桂术甘汤双向调节临床应用. 河南中医, 1997, 17 (3): 141.

[37] 杨阿妮, 李泉云. 李泉云老师运用苓桂术甘汤经验. 西部中医药, 2009, 22 (9): 16.

[38] 李树茂, 何璇, 姜金海. 栗锦迁教授运用苓桂术甘汤心得. 天津中医药, 2012, 29 (1): 7.

[39] 张利生. 苓桂术甘汤的临床运用. 基层医学论坛, 2004, 8 (1): 45.

[40] 桑锋, 刘成全. 苓桂术甘汤儿科临床治验举隅. 中医药导报, 2010, 16 (10): 69.

[41] 李艳蓉. 苓桂术甘汤临床运用举隅. 河南中医, 2013, 33 (3): 337.

[42] 厉金华. 苓桂术甘汤临床运用举隅. 浙江中医杂志, 2012, 47 (4): 291.

[43] 李玉玲. 苓桂术甘汤在妇科中的应用. 浙江中医杂志, 2007, 42 (1): 47.

[44] 丁艳霄. 苓桂术甘汤治验 4 则. 江苏中医药, 2015, 47 (8): 54.

[45] 贾丽娜. 王兴娟运用苓桂术甘汤验案举隅. 辽宁中医杂志, 2006, 33 (12): 1639.

四、茯苓杏仁甘草汤

(一) 冠心病心绞痛

中医研究院西苑医院[1]根据《金匮要略》治疗胸痹的理论，以瓜蒌薤白半夏汤为主方，根据证候不同合人参汤、橘枳姜汤、茯苓杏仁甘草汤等治疗 31 例冠心病心绞痛，总有效率为 83.8%，心电图好转率为 52.1%。

(二) 风湿性心脏病

谭日强[2]运用枳实薤白桂枝汤合茯苓杏仁甘草汤治疗 1 例风湿性心脏病获效。症见：胸满咳嗽，吐黏沫痰，心悸气促，端坐呼吸，小便不利，下肢浮肿。服药 5 剂后，咳喘稍平。

(三) 咳喘证

刘绍炼[3]运用茯苓杏仁甘草加味治疗 1 例女性病人，辨证为痰湿阻肺，气机不畅，兼有痰瘀阻滞心脉之证。处方：茯苓、丹参、蒲公英各 12g，杏仁、百部、陈皮、全瓜蒌、五味子、前胡、郁金各 12g，甘草 6g。连服 30 余天，病情逐渐稳定，心肺体征恢复正常。

参 考 文 献

[1] 金寿山.《金匮要略》选讲——胸痹讲稿. 新医药学杂志, 1975,（6）：20.
[2] 谭日强. 金匮要略浅述. 北京：人民卫生出版社, 1981：146.
[3] 刘绍炼. 茯苓杏仁甘草汤加味临证举隅. 四川中医, 1998, 16（3）：54.

五、茯苓桂枝甘草大枣汤

（一）奔豚气

脐下悸动，若属汗后损伤心阳，或心阳素虚，不能抑水，症见气从少腹上冲咽，欲作奔豚，短气急迫者，均可用苓桂甘枣汤加减治疗。陈伯涛[1]运用茯苓桂枝甘草大枣汤治脐下悸者10余例，效果良好。

王占玺[2]报道，曾治疗1例食从少腹上冲咽，伴睡眠不佳的病人，用苓桂甘枣汤加白术、合欢皮、夜交藤、知母、川芎。服用5剂，诸症消失。

（二）眩晕

金维[3]报道用苓桂甘枣汤加夏枯草、钩藤治疗痰饮眩晕，效果显著。金氏认为，苓桂甘枣汤配伍夏枯草、钩藤，与半夏白术天麻汤方意义同，一为健脾利水（桂枝、茯苓），一为平肝息风（桂枝、夏枯草、钩藤），两者对耳源性眩晕均有良效。然桂枝与夏枯草配伍利尿明显，其助茯苓化湿利水，不亚于苓术同用，认为增加尿量是治疗本病的重要方法，与"有微饮者，从小便也"之说甚为合拍。

参 考 文 献

[1] 陈伯涛. 加味苓桂甘枣汤治疗脐下悸的经验. 辽宁中医杂志, 1982,（12）：27.
[2] 王占玺. 张仲景药法研究. 北京：科学技术文献出版社, 1984：563.
[3] 金维. 金慎之老中医治疗痰饮眩晕用药经验的探讨. 浙江中医杂志, 1981,（5）：216.

六、桂枝去桂加茯苓白术汤

（一）感冒

唐伟华[1]治疗1例偶感风寒、复伤油腻而致的头痛、咳嗽、恶寒不解。病人曾服复方阿司匹林（APC）、安乃近等西药，并选进中药解表发汗之剂，始终不解，反觉头痛、恶寒加剧。葛根汤服后，除前症仍在外，尚有小便频涩，量少涩黄，予桂枝去桂加茯苓白术汤，1剂而瘥。

（二）胃痛

毕明义等[2]运用桂枝去桂加茯苓白术汤治疗脾胃气虚、脾虚肝郁、胃阴亏虚型的胃脘痛 200 例。方药：炙甘草 15～30g，茯苓 50g，白术 50g（捣），白芍 50g，大枣 30 枚（去核），生姜 50g（切片）。以水 1500ml，煎至 500ml 药液，分 3 次服，每日服 3 次，饭前半小时服下。结果：痊愈 189 例，好转 6 例，无效 5 例，总有效率 97.5%。其中，脾胃气虚证 150 例，痊愈 147 例，好转 2 例，无效 1 例；脾胃气虚兼肝郁证 33 例，痊愈 28 例，好转 3 例，无效 2 例；胃阴亏虚证 17 例，痊愈 14 例，好转 1 例，无效 2 例。

此外，本方尚能治疗癫痫[3]。

参 考 文 献

［1］唐伟华．桂枝去桂加茯苓白术汤治愈恶寒不解．国医论坛，1991，（2）：封 4.

［2］毕明义，张天恩．桂枝去桂加茯苓白术汤治疗胃脘痛 200 例．中国医药学报，1990，（5）：49.

［3］杨一玖，陈明．桂枝去桂加茯苓白术汤证病机探析．环球中医药，2016，9（12）：1494.

七、橘枳姜汤

（一）呼吸窘迫综合征

奚肇庆[1]认为，《金匮要略》橘枳姜汤治疗因饮邪上逆而致的喘息咳唾，胸中气塞，短气难续，呼吸不畅的胸痹证，与西医学成人呼吸窘迫综合征的临床表现相似，用本方治疗 1 例术后突发呼吸窘迫综合征，疗效良好。

（二）支气管炎

陈龙跃[2]运用橘枳姜汤加百合治支气管炎，服 5 剂后痊愈。

盛克己[3]用橘枳姜汤加杏仁治感冒后慢性支气管炎，疗效良好。

（三）支气管哮喘

盛克己[3]运用橘枳姜汤治疗支气管哮喘，疗效较好。病人症见：胸中不适，咳嗽，脉沉细弱，舌苔微白且湿润，心下痞硬，轻度胸胁苦满，脐上悸，胃部振水音等。给予橘枳姜汤（汤剂）并服柴胡桂枝干姜汤提取剂，翌日自觉症状减轻。

（四）肺气肿

盛克己[3]运用橘枳姜汤治疗肺气肿，预后良好。

（五）冠心病

李世君[4]以针药合治冠心病，针刺选穴：中脘、至阳；中药以苓桂术甘汤合橘枳姜汤为主方加减化裁。方药：桂枝、陈皮各 10g，茯苓 30g，白术、枳壳各 15g，炙甘草 6g，生姜 5 片。56 例冠心病病人经临床观察症状改善者为 100%，心电图治疗前后对比，缺血情况改善者达 83.92%。

另有报道[5]，运用橘枳姜汤合瓜蒌薤白半夏汤治疗冠心病，临床常获良效。橘枳姜汤合瓜蒌薤白白酒汤治疗胸痹兼胃气郁滞，服药4剂后胸痹呕恶均除。

参 考 文 献

[1] 奚肇庆.《金匮要略》胸痹方在呼吸系统疾病中的应用. 南京中医药大学学报，1998，14（1）：39.

[2] 陈龙跃. 橘枳姜汤加百合治胸痹心得. 浙江中医杂志，1990，（5）：197.

[3] 盛克己. 橘枳姜汤治疗慢性呼吸系统疾病的经验. 国外医学·中医中药分册，1997，19（2）：25.

[4] 李世君. 针药合治冠心病56例小结. 针灸临床杂志，2000，16（8）：28.

[5] 杨百弗，李培生. 实用经方集成. 北京：人民卫生出版社，1996：382.

八、射干麻黄汤

射干麻黄汤有良好的降气、平喘、祛痰、镇咳作用，在治疗呼吸系统疾病方面得到了充分体现。该方既可单独应用，又可随症加减，成为其他药物的增效加强剂，其疗效显著。

（一）慢性支气管炎

庄逸群[1]以射干麻黄汤为主方随症加减治疗慢性支气管炎108例，结果：痊愈68例，有效31例，好转6例，无效3例，总有效率为97.22%。

陈晓宏等[2]将147例慢性喘息型支气管炎急性发作期的病人，随机分为中药组和西药组。中药组78例，服用复方地龙片，每日3次，每次4片，1日剂量相当于生地龙20g，制南星1.2g，干姜2g，黄芩6g，配合射干麻黄汤化裁的中药汤剂，按常规煎服。西药组按照慢性支气管炎喘息型急性发作期诊疗常规，选用抗菌消炎、止咳化痰平喘西药随证施治，两组均于治疗2周后，按统一标准评估疗效。结果表明：复方地龙片合射干麻黄汤治疗慢性喘息型急性发作期的支气管炎疗效确切，其综合疗效除临床控制率略低于西药组外，总有效率与西药组基本相同。认为射干麻黄汤为诸多平喘方中之平剂，最宜于慢性支气管发炎喘息型急性发作期。

（二）哮喘

康连智[3]运用射干麻黄汤随症加减治疗偏寒、偏热、偏气滞及偏脾肺气虚型的哮喘，疗效较好。

张忠德等[4]用阳和汤合射干麻黄汤加减治疗产后寒哮68例，每天1剂，久煎1小时，分早、晚2次温服。结果：临床控制35例，显效29例，无效4例，总有效率94%。其中服药最少6剂，最多13剂。

李雅琴[5]用射干麻黄汤治疗慢性喘息型支气管炎及支气管哮喘100例。结果：

慢性喘息型支气管炎总有效率85%，支气管哮喘总有效率为92%。并认为该方为化瘀降气平喘定哮良方。通过加减既可用于寒饮郁肺证，也可用于痰热郁肺证。

赵如峰[6]采用射干麻黄汤加减治疗30例寒哮病人，疗效满意。

（三）肺源性心脏病

严兆象[7]运用中西医结合治疗的方法治疗急性发作期肺源性心脏病64例，西医对症处理包括控制呼吸道感染，改善呼吸功能，低流量给氧，纠正酸碱平衡及利尿剂的使用等。对于寒痰喘证运用射干麻黄汤疗效较好。

（四）小儿支气管哮喘

黎柱明等[8]用射干麻黄汤加杏仁、僵蚕、地龙、蝉蜕治疗小儿支气管哮喘82例。每日1剂，水煎，早、晚2次分服。结果：控制32例，显效29例，好转18例，总有效率96.3%。

黎俊英[9]运用射干麻黄汤治疗小儿支气管哮喘（寒饮咳喘）48例并与西药组作对照，结果：治疗组痊愈18例，显效16例，有效10例，无效4例，总有效率为91.7%；西药对照组24例，痊愈3例，显效4例，有效4例，无效13例，总有效率为45.8%。经统计学处理，治疗组痊愈率、显效率、总有效率与对照组比较均有显著性差异。

陈培英[10]用射干麻黄汤加减治疗82例小儿寒喘。近期疗效：28例显效，50例好转，4例无效，总有效率95.12%。

王雪华[11]将100例小儿哮喘病人随机分为观察组和对照组。观察组口服射干麻黄冲剂（射干、麻黄、细辛、半夏、款冬花、紫菀、五味子、生姜、大枣）。对照组予先锋Ⅳ、甘草片。合并病毒感染或病毒感染为主者，加用病毒灵片。两组疗程均为1周，结果：观察组的痊愈率为42%，总有效率92%，而对照组则分别为18%、56%。经统计学处理，观察组疗效显著高于对照组（$P < 0.01$）。结果提示：射干麻黄冲剂治疗小儿寒饮郁肺型的哮喘疗效可靠，在改善咳、喘、痰鸣症状，清除肺部啰音及控制感染等方面均有明显效果。

余金全[12]运用射干麻黄汤化裁方治疗咳嗽变异性哮喘（过敏性咳嗽）30例，并与西药组24例（服酮替酚、博利康尼）作对照，10天为1个疗程。结果：治疗组治愈16例，显效10例，有效2例，无效2例，总有效率93.33%；对照组治愈5例，显效8例，有效5例，无效6例，总有效率75.00%。治疗组优于对照组。

（五）小儿支气管炎

郭新莉等[13]采用西医常规治疗的同时加用加减射干麻黄汤（射干、桂枝、白芍、五味子、半夏、炙麻黄、细辛、生石膏等）口服，治疗小儿急性喘息型支气管肺炎45例。结果：治疗组肺部喘鸣、湿鸣、干鸣消失平均时间及治愈数均大于对照组。提示本方具有迅速平喘、止咳功效。

蓝子胡[14]用射干麻黄汤加减治疗小儿喘息型支气管炎28例，每日1剂，早、晚各服1次，3天为1个疗程。经1~2个疗程，治愈21例，好转6例，无效1例，有效率为96.4%。

许乐平[15]用射干麻黄汤加桔梗、地龙治疗小儿喘息型支气管炎298例。同时配合西药治疗，如用抗生素抗感染，解热剂解热等。结果：痊愈290例，好转8例，临床总有效率100%。

（六）百日咳

巴哈尔[16]运用射干麻黄汤加味（射干4.5g，五味子4g，麻黄1g，制半夏6g，杏仁5g，生姜3g，贝母6g，广陈皮3g，炙桑白皮6g，茯苓9g，炒莱菔子6g）治疗小儿百日咳1例，连续服药10剂病告痊愈。

此外，本方尚能治疗免疫性肺间质纤维化[17]。

参 考 文 献

[1] 庄逸群．射干麻黄汤为主治疗慢性支气管炎．湖北中医药，2001，23（3）：27.

[2] 陈晓宏，王余民，黄吉赓．复方地龙片合射干麻黄汤治疗慢性喘息型支气管炎78例观察．实用中医药杂志，1999，15（8）：5.

[3] 康连智．射干麻黄汤加减治疗哮喘的体会．吉林中医药，1982，（4）：20.

[4] 张忠德，何德平，魏华，等．阳和汤合射干麻黄汤加减治疗产后寒哮68例．新中医，2000，32（6）：43.

[5] 李雅琴．射干麻黄汤的临床运用．中成药，1997，19（9）：25.

[6] 赵如峰．射干麻黄汤加减治疗寒哮验案举隅．长春中医药大学学报，2013，29（3）：457.

[7] 严兆象．中西医结合治疗急性发作期肺源性心脏病64例．浙江中医学院学报，1994，18（3）：31.

[8] 黎柱明，陈健玲．经方治疗小儿支气管哮喘82例．国医论坛，1999，14（2）：9.

[9] 黎俊英．射干麻黄汤治疗小儿寒饮咳喘48例．天津中医药，2003，20（1）：74.

[10] 陈培英．射干麻黄汤加味治疗82例小儿寒喘的近期及远期疗效．浙江中医杂志，1999（5）：9.

[11] 王雪华．射干麻黄冲剂治疗小儿寒饮咳喘50例疗效观察．中医杂志，1992，（1）：30.

[12] 余金全．射干麻黄汤化裁方治疗咳嗽变异性哮喘30例．福建中医药，2001，32（5）：32.

[13] 郭新莉，焦丽，刘向萍，等．中西医结合治疗小儿急型喘息性支气管肺炎45例疗效观察．新中医，2002，34（8）：36.

[14] 蓝子胡．射干麻黄汤加味治疗小儿喘息型支气管炎28例．实用医学杂志，1998，14（8）：616.

[15] 许乐平．射干麻黄汤加味治疗小儿喘息样支气管炎298例．陕西中医，1997，18（8）：361.

［16］巴哈尔．射干麻黄汤临床运用举隅．新疆中医药，1996，（1）：58.

［17］贾淑明，逄冰，彭智平，等．仝小林教授运用射干麻黄汤治疗呼吸系统疾病解析．长春中医药大学学报，2014，30（4）：628.

九、茯苓甘草汤

（一）阵发性室上性心动过速

高飞[1]运用茯苓甘草汤治疗心悸1例，心悸阵作10余年，数日一发，发则心悸不宁，胸闷如窒，气短不续，四肢无力，甚则昏厥不知，片时方苏。西医诊断为阵发性室上性心动过速，此例虽非水饮阻遏阳气不达四末之厥冷，却是水气凌心、浊阴上冒清阳之厥逆，其水气凌犯心脾阳气之病机。故予原方：茯苓45g，桂枝30g，生姜45g，炙甘草15g。6剂。1周来未发作过心悸。继以上方，嘱服两周以善后。2个月后来告，诸症大安，2个月来仅发作1次室上速，且屏气后自行终止，持续时间明显缩短。

（二）慢性胃炎

吴氏等[2]用茯苓甘草汤加味治疗慢性胃炎1例，伴头晕、呕吐。处方：茯苓30g，桂枝5g，焦三仙各13g，槟榔9g，炙甘草5g，生姜2片。3剂后头晕消失，诸症悉除。随后即以茯苓白术甘草汤善后，未再复发。

（三）肺胀喘悸

王伯章[3]以茯苓甘草汤合当归贝母苦参丸治疗肺胀喘悸（类似西医学的慢性支气管炎肺气肿、肺源性心脏病等）83例，疗效确切。基本方：桂枝、茯苓、川贝母、苦参、当归、杏仁、厚朴各10g，生姜6g，炙甘草8g，紫菀15g。结果：83例治疗1个疗程后，喘、悸、咳症状好转者28例；治疗2个疗程后，有效者27例；治疗3个疗程后，有效者11例。总有效率为79.5%。无效者改用其他方法治疗。

（四）肺动脉高压

陈婷婷[4]对临床54例肺动脉高压气虚血瘀证病人分为两组进行对比试验：给予常规西药治疗，而对照组病人加用硝苯地平控释片，试验组病人则加用茯苓甘草汤治疗。结果：试验组病人中医证候积分显著低于对照组，差异具有统计学意义（$P < 0.05$）；试验组病人总有效率为92.6%，对照组为81.5%，试验组临床临床疗效显著优于对照组，差异具有统计学意义（$P < 0.05$）；实验组病人血液流变学指标均明显改善，与对照组比较差异具有统计学意义（$P < 0.05$）。充分表明采用茯苓甘草汤治疗肺动脉高压气虚血瘀证效果显著，可明显改善病人肺功能和肺部血液循环，疗效优于硝苯地平，值得临床推广采用。

此外，本方尚能治疗顽固性便秘[5]。

参 考 文 献

[1] 高飞. 经方治疗心病举偶. 国医论坛, 1996, 11 (6): 19.

[2] 吴燕燕, 肖洪涛. 经方治验3则. 国医论坛, 1996, 11 (2): 19.

[3] 王伯章. 茯苓甘草汤合当归贝母苦参丸治疗肺胀喘悸83例. 湖北中医杂志, 2001, 23 (7): 33.

[4] 陈婷婷. 茯苓甘草汤治疗肺动脉高压气虚血瘀证临床研究. 亚太传统医药, 2015, 12 (1): 107.

[5] 金东明, 李周洹, 王彩霞. 茯苓甘草汤治疗顽固性便秘验案. 中国中医基础医学杂志, 2004, 10 (4): 50.

十、猪苓汤

(一) 急慢性尿路感染

《岳美中医案集》中有用猪苓汤原方治疗慢性肾盂肾炎疗效颇著的经验。岳老[1]治1例慢性肾盂肾炎病人, 投猪苓汤6剂后, 诸症消失。

金杰等[2]用猪苓汤加味治疗慢性肾盂肾炎46例, 近期治愈44例, 痊愈42例。

高普照[3]运用六味地黄丸合猪苓汤治疗尿道综合征病人78例, 随机分为两组, 治疗组 (46例) 予六味地黄丸合猪苓汤治疗, 对照组 (32例) 予以谷维素、小苏打、氟哌酸、氨苄青霉素治疗, 两组均治疗10天后观察疗效。结果表明: 治疗组治愈率 (73.91%) 和总有效率 (95.65%) 均显著高于对照组 (6.25%、25%)。

日医二官裕幸[4]在研究70岁以上以无症状性细菌尿为主入院的病人中, 发现用猪苓汤加味治疗除能改善尿路症状外, 还可改善老年病人的全身症状, 提高机体免疫力。

李昌德[5]报道用猪苓汤加味治疗非感染性、尿道综合征性尿频尿急疗效显著, 总有效率达93%。

李国鼎[6]以猪苓汤加减治疗抗生素疗效不佳、反复发作的尿路感染病人36例, 方以旱莲草易阿胶养阴止血, 并加入蒲公英、半枝莲加强抗菌消炎作用, 结果: 治愈12例, 好转19例, 无效5例, 总有效率86.11%。

陈亦人[7]用猪苓汤加减治疗急性膀胱炎107例, 均服1~6剂痊愈。其用药特点在于加桔梗升提肺气, 通行水道, 并对尿涩、尿痛、尿血、腰痛等相应症状各有加减。

日本学者[8]用本方合四物汤治疗急性膀胱炎, 同时合用抗生素, 这样使用, 有如下优点: ①不论体质如何, 可使炎症伴有的尿路不畅的愁诉减少、消失; ②改善灭菌后仍存在的症状; ③对尿常规及细菌检查未分离出细菌, 有下尿路症状者, 与抗生素减量并用, 可以改善临床症状。

（二）流行性出血热休克

有报道[8]以本方为主治疗流行性出血热休克伴少尿的低钠综合征病人 13 例，结果：服本方的治疗组 2 例进入休克后期，无 1 例死亡，且反复休克次数甚少。化验发现，本方可使血钠明显上升，血红蛋白降低，表明猪苓汤有明显的扩容作用，对休克后期病人有明显利尿作用，还使休克期前阶段收缩压显著升高，休克期后阶段舒张压下降，脉压差增大。

（三）肾小球肾炎、肾病综合征和特发性浮肿

杜氏[9]倡"肾病多阴虚"之论，他以猪苓汤化裁，治疗急慢性肾小球肾炎、肾病综合征及慢性肾衰竭等肾脏疾病，对肾小球肾炎，配合五苓散、真武汤、六味地黄丸加减；肾病综合征全身浮肿者，合五皮饮驱逐水湿，效果显著。

权依经[10]用猪苓汤原方加茵陈治疗 1 例肾病综合征患儿，9 剂后尿常规即恢复正常，并撤除原用之激素。

山本昌弘[11]用猪苓汤提取物治疗特发性浮肿，可使浮肿改善，其机制在于降低血中血管紧张肽原酶 – 血管紧张素 – 醛固酮系统的含量。

（四）尿路结石

临床及实验研究表明：猪苓汤有溶石、排石、利尿作用，在泌尿系结石的治疗中应用广泛。赖真等[12]用猪苓汤治疗泌尿系结石 40 例，方药：猪苓 15g，茯苓 30g，泽泻 20g，滑石 30g，阿胶 10g。每日 1 剂，10 天为 1 个疗程。结果：经 1～2 个疗程治疗后，治愈 21 例，显效 14 例，无效 5 例，愈显率为 87.5%。同时还发现，运用猪苓汤治疗后肾绞痛缓解或消失，最快为 1 天，排石时间最快为 3 天。35 例有效病例中，有 19 例排石，无排石但 B 超复查结石消失或减少，结石变小者 9 例。

田彦[13]报道用猪苓汤加味治疗输尿管结石合并肾积水 49 例，并与利石素、石淋通组 23 例对照。结果：两组的治愈率和总有效率均有显著性差异（$P < 0.05$），治疗组优于对照组。

铃木明[14]单纯使用猪苓汤治疗尿路结石 23 例，有效率 39.1%，无副作用，其中 78.3% 毋须特别止痛。又对直径 10mm 以下的输尿管结石用猪苓汤治疗（7.5g/日）。结果：上输尿管结石的 4 周排石率为 40%，下输尿管结石的 4 周排石率为 59.9%，总排石率为 50%，多数表现为无症状的自然排石。

陈玉林[15]运用猪苓汤治疗肾结石 3 例，均获效。其中 1 例服猪苓汤 2 剂，服后尿下黄豆大状结石 1 枚，继服 2 剂后痊愈。

肖佐桃[16]运用猪苓汤治疗泌尿系结石，疗效较好。其治则是清热利湿，化石通淋。其作用主要是使尿量增加，以起分离结石、推动结石下行的作用。

（五）肾积水

朱克俭[17]运用猪苓汤加续断、怀牛膝、金钱草、车前子、甘草治疗肾积水

30例。腰痛明显，加延胡索；气虚，加党参、黄芪；小便浑浊而无涩痛，去金钱草，加川草薢。结果：治愈26例，有效4例，有效率达100%。

（六）乳糜尿

郭秀丽等[18]报道用猪苓汤治愈乳糜尿1例，2年内未见复发。

周志龙[19]以猪苓汤加青蒿、蒲黄治疗阴虚湿热下注型乳糜尿，服1剂后小便转清，3剂尽复查尿常规正常，乳糜定性阴性。再给5剂巩固疗效，随访1年未见复发。

有报道[20]运用猪苓汤治疗乳糜尿15例，疗效较好。

（七）继发性口眼干燥综合征

周尔文等[21]用本方加天花粉、天仙藤为主，治疗本病19例（均经涎腺造影和组织学检查确诊）。其中表现为类风湿关节炎或类风湿因子阳性者13例，治疗8周为1个疗程，结果：显效6例，好转10例，无效3例，总有效率为84.2%。其依据是本综合征属中医学"燥证"范畴，病机以初伤胃津，继灼肾液，兼夹湿热为特点，这种燥湿兼具的病机模式恰与猪苓汤证相似。

（八）肝硬化

龙青锋[22]以猪苓汤为基础方加减治疗肝硬化腹水疗效满意，且不易复发。

聂丹丽等[23]以防己猪苓汤配合大剂量安体舒通治疗肝硬化腹水30例，并与单用西药治疗30例病人对照。结果：治疗组与对照组分别显效为13例、8例，有效11例、11例，无效6例、11例，总有效率为80%、63%。腹水消退时间，肝功能复常，症状消失方面也有显著差异。

梁崇俊[24]用本方化裁治疗肝硬化腹水50例，中医分型属气滞湿阻6例，湿热蕴结28例，脾虚水困5例，肝肾阴虚6例，脾肾阳虚5例。配合西药常规治疗。结果：腹水消退Ⅰ级25例，Ⅱ级10例，Ⅲ级10例，总有效率90%。

（九）癃闭

柴有华[25]用本方加白茅根为基本方，治疗产后癃闭病人20例，获得痊愈。其中1剂能自行排尿者14例，2剂能自行排尿者4例，3剂能自行排尿者2例。

（十）血尿

常世安[26]报道2例血尿，均予本方治愈。

刘莉[27]也以本方加味治疗1例无痛血尿。拟诊肾虚膀胱郁热，灼伤血络。予猪苓汤加味：猪苓、茯苓、泽泻、滑石各10g，阿胶10g（烊化兑服），鱼腥草、车前草、白花蛇舌草各15g，茜草10g，三七粉及琥珀粉各3g（冲）。服12剂，显效。

（十一）发热

李鳌才[28]亦以猪苓汤为主治疗阴虚发热，取效较好。

（十二）　顽固性失眠

乔文波[29]以滋阴利水、清热除烦为法，用猪苓汤治疗顽固性失眠1例，随症加减1个月余而效。

（十三）　口疮

陈邦士等[30]报道黄连阿胶汤合猪苓汤治疗复发性口疮，与常规西药组对照，追踪观察疗效。结果：显示中药组近期疗效满意。

（十四）　前列腺增生症

贺建国[31]选择前列腺增生症病人106例（合并肾积水32例，合并肾功能不全7例,尿潴留62例），其中肾阴不足型病人以猪苓汤合六味地黄汤加减煎服，阴虚火旺者酌加盐黄柏、盐知母。4周为1个疗程。结果：经3个疗程治疗，尿频、尿线细、尿滴沥、排尿困难、尿潴留症状消失，B超或膀胱镜检前列腺恢复正常大小治愈者43例，总有效率达83.02%。

（十五）　尿道综合征

李俊玲[32]治疗淋病及非淋菌性尿道炎后尿道综合征36例用猪苓汤煎服。若病人临证中气不足者，加山药、柴胡；伴肾阳不足者，加淫羊藿、肉苁蓉；伴心神不宁者，加生龙骨、炒酸枣仁；尿道刺痛者重者，加生地黄、竹叶；舌质紫暗者，加丹参。结果：临床症状完全消失痊愈者18例，总有效率91.7%。治疗时间8~37天，平均19天。

此外，本方尚能治疗泄泻[33]、肾移植后高度水肿[34]、糖尿病肾病[35]、尿崩症[36]、慢性前列腺炎[37]、肾功能不全（尿毒症期）[38]、急性肾衰竭、产后腹痛[39]、咯血[40]。

参 考 文 献

[1] 王琦.经方应用.银川：宁夏人民出版社，1981：137.

[2] 金杰，陈海燕，赵铎.加味猪苓汤治疗慢性肾盂肾炎46例.中医函授通讯，2000，19（4）：9.

[3] 高普照.六味地黄丸合猪苓汤治疗尿道综合征46例.四川中医，2001，19（8）：37.

[4] 二官裕幸.和汉药方剂对老年患者的效果：以无症状细菌尿的住院患者为主.国外医学·中医中药分册，1994，16（1）：267.

[5] 李昌德.猪苓汤治疗小便不利32例分析.四川中医，2003，21（1）：45.

[6] 李国鼎.猪苓汤加减治疗抗生素疗效不佳反复发作的尿路感染患者36例.江苏中医，1983：（2）：9.

[7] 陈亦人.《伤寒论》求是.北京：人民卫生出版社，1987：592.

[8] 谢鸣.中医方剂现代研究.北京：学苑出版社，1997：1435.

［9］毛炜．杜雨茂教授运用猪苓汤治疗肾脏疾病的经验．陕西中医函授，1993，（1）：1.

［10］权依经．古方新用．兰州：甘肃人民出版社，1982：918.

［11］山本昌弘．国外医学·中医中药分册，1983，5（5）：369.

［12］赖真，王沙燕，耿小菌．猪苓汤治疗泌尿系结石 40 例分析．暨南大学学报（医学版），1999，（6）：7.

［13］田彦．加味猪苓汤治疗输尿管结石合并肾积水 49 例观察．实用中医药，1999，15（4）：3.

［14］铃木明．猪苓汤治疗尿路结石的效果．国外医学·中医中药分册，1994，16（3）：23.

［15］陈玉林．用猪苓汤治愈肾盂结石病三例．浙江中医杂志，1958，（10）：34.

［16］肖佐桃．猪苓汤加味治疗泌尿系结石．湖南中医学院学报，1980，（1）：44.

［17］朱克俭，张成运．猪苓汤加味治疗肾积水 30 例体会．河北中医，1987，9（5）：10.

［18］郭秀丽，杨化峰，赵银知．猪苓汤的临床运用．河南中医药学刊，1998，13（6）：6.

［19］周志龙．猪苓汤在肾病中的应用．陕西中医，1997，18（8）：369.

［20］解放军 159 医院内科．猪苓汤治疗乳糜尿 15 例．河南中医学院学报，1978，（1）：48.

［21］周尔文，韩露霞，鲍家铸．猪苓汤治疗继发性口眼干燥综合征的体会与理论探讨．中国医药学报，1994，9（6）：30.

［22］龙青锋．猪苓汤治疗晚期肝硬化腹水 32 例报道．湖南中医杂志，1996，12（5）：16.

［23］聂丹丽，崔大江．防己猪苓汤合大剂量安体舒通治疗肝硬化腹水 30 例．陕西中医学院学报，2000，23（3）：15.

［24］梁崇俊．猪苓散化裁治疗肝硬化腹水 50 例．四川中医，1995，（2）：15.

［25］柴有华．猪苓汤加味治疗产后癃闭 20 例．陕西中医，1991，12（5）：209.

［26］常世安．古方今鉴．西安：陕西科学技术出版社，1983：161.

［27］刘莉．巧用经方愈顽疾．国医论坛，1996，11（5）：13.

［28］李鳌才．猪苓汤新用 3 则．国医论坛，1995，（4）：15.

［29］乔文波．猪苓汤治疗顽固性失眠 1 例．吉林中医药，2001，（2）：52.

［30］陈邦士，罗广波．黄连阿胶汤合猪苓汤治疗复发性口疮 48 例．广东牙病防治，2001，9（3）：207.

［31］贺建国．辨证治疗前列腺增生症 106 例．河南中医，2008，28（4）：41.

［32］李俊玲．猪苓汤加味治疗淋病及非淋菌性尿道炎后尿道综合征临床观察．河南中医学院学报，2007，22（6）：53 – 54.

［33］魏敏．活用猪苓汤治泄泻．广西中医药，2005，28（4）：37.

［34］周强，逄冰，彭智平．仝小林教授应用猪苓汤治疗肾移植后高度水肿验案．中国中医急症，2012，21（10）：1580.

［35］张保国，刘庆芳．猪苓汤的现代药理研究与临床应用．中成药，2014，36（8）：1726.

［36］杨利．邓铁涛和任继学教授应用经方举隅．广州中医药大学学报，2004，21（1）：63.

［37］王拥军．桃核承气汤合猪苓汤加减治疗慢性前列腺炎 38 例．实用中医药杂志，2011，27（3）：162.

[38] 张万水，陈利国，孙冠珠，等．临床运用猪苓汤的体会．陕西中医，2006，27（2）：238．

[39] 郭淑芳．猪苓汤运用举隅．光明中医，2009，24（9）：1768．

[40] 郭秀丽．猪苓汤治验5则．新中医，2004，36（11）：65．

十一、猪苓散

（一）肝硬化腹水

梁崇俊[1]认为肝硬化其病理为气结、血瘀、水聚，且多同时存在，各有侧重，以水聚为主形成腹水为水湿留聚，当以健脾利水祛湿治之。梁氏以猪苓散化裁治疗肝硬化腹水50例，总有效率达90%。

（二）视网膜静脉阻塞

彭清华[2]根据水血同治的原则，以生蒲黄汤合猪苓散加减治疗视网膜静脉阻塞水血互结型23例，取得良好疗效。

（三）玻璃体积血

曾明葵等[3]在古人用猪苓散（清热、利水）治云雾移睛（玻璃体混浊）和现代用四妙勇安汤治脉管炎的经验启示下，拟猪苓散血饮（猪苓12g，茯苓、泽泻、车前子、当归、紫草、生蒲黄各15～30g，金银花40g，三七粉5g兑服）治疗玻璃体积血62例，总有效率91.1%。

（四）小儿单纯性消化不良

猪苓散主要作用在于健脾利湿，临床用于治疗小儿脾虚泄泻有效。刘渡舟[4]介绍用猪苓散加半枝莲治疗小儿单纯性消化不良，疗效满意。

参 考 文 献

[1] 梁崇俊．猪苓散化裁治疗肝硬化腹水50例．四川中医，1995，13（2）：15．

[2] 彭清华．活血利水法为主治疗视网膜静脉阻塞的临床研究．中国中医眼科杂志，1994，4（4）：206．

[3] 曾明葵，曾红艳，郑晓标．猪苓散血饮治疗玻璃体积血62例．湖南中医药导报，2000，6（10）：16．

[4] 刘渡舟．金匮要略诠解．天津：天津科学技术出版社，1984：188．

十二、牡蛎泽泻散

（一）慢性肾病

成秉林等[1]以慢性肾炎反复发作湿热壅滞于下为依据，运用牡蛎泽泻散加减治疗慢性肾病，不仅可改善水肿、小便量少等症状，而且可消除蛋白尿。

方约生[2]运用牡蛎泽泻散加减治疗慢性肾炎蛋白尿53例，疗效满意。辨证均属气虚湿热证，基本方：牡蛎、白花蛇舌草、半枝莲各30g，泽泻、天花粉、海藻、生黄芪、山药各15g，苍术、葶苈子各10g。随症加减：舌边有瘀点，或镜检尿中红细胞（＋）以上者加益母草、白茅根各30g；下肢浮肿甚者加冬瓜皮30g；纳呆者加红枣7枚、炒谷芽、炒麦芽各15g。经治1~2个疗程后，36例治愈，10例有效，7例无效，总有效率为86.8%。

曹庄[3]认为牡蛎泽泻散除具攻逐利水、软坚散结之功外尚有消肿去脂的作用，常将其改为汤剂用于类脂性肾病的治疗。

（二）高脂血症

曹庄[3]认为高脂血症与嗜食肥甘、聚湿生痰有关。现代药理研究认为牡蛎、泽泻、海藻具降血脂作用，以牡蛎泽泻散加减治疗高脂血症，取效满意。

（三）甲状腺囊肿

曹庄[3]用牡蛎泽泻散加玄参、天葵子、白芥子、香附、僵蚕、黄药子，治疗甲状腺囊肿，疗效较好。

（四）癌性胸水

现代医学研究证实牡蛎、海藻、天花粉、蜀漆等均有抗癌作用。因此，杨树明[4]用牡蛎泽泻散加减治疗癌性胸水，疗效较好。

（五）特发性水肿

对于该病的报道多为个案报道，曹庄[4]报道1例，另有曹远礼[5]报道了1例，均取得较好效果。

此外，本方尚能治疗腹水[6]。

参 考 文 献

[1] 成秉林，张淑君. 牡蛎泽泻散加减治疗慢性肾炎. 黑龙江中医药，2000，（3）：33.
[2] 方约生. 牡蛎泽泻散加减治疗慢性肾炎蛋白尿53例. 吉林中医药，1999，19（5）：16.
[3] 曹庄. 牡蛎泽泻散加减的临床应用. 陕西中医，1997，18（12）：560.
[4] 杨树明. 牡蛎泽泻散治疗癌性胸水. 河南中医，1995，15（3）：144.
[5] 曹远礼. 经方治疗水饮4则. 河北中医，2002，24（9）：683.
[6] 苗新凤. 牡蛎泽泻散临床运用举隅. 中医杂志，2004，45（7）：505.

十三、小半夏汤

（一）呕吐

吴连义[1]曰：小半夏汤是治多种呕吐的祖方，半夏可降逆止呕生姜可和胃止呕。

陈仕凯[2]认为该方在镇吐、促进胃蠕动方面与胃复安颇有相似之处，小半夏汤治疗化疗所致的呕吐疗效优于胃复安。

孙立云等[3]以小半夏汤为基础随症加减治疗癌症化疗所致的呕吐。基本方为：姜半夏15g，生姜10g，陈皮5g。停饮较重，上方加苍术、白术各10g，石菖蒲10g，泽泻10g；胃中有热，姜半夏减为5g，生姜10g，竹茹10g，黄芩10g；胃阴不足，予姜半夏5g，生姜10g，山药10g，麦冬10g，鸡内金5g，生谷麦芽各10g。

李晓玲等[4]以小半夏汤治疗121例肿瘤化疗所致呕吐。方药：制半夏15g，生姜20g。以水800ml，中火煎取300ml，每次服100ml，每日3次，每天1剂。结果显示：观察组病例的进食情况、无恶心或轻度恶心的病例数、止吐率明显优于对照组。

另有欧阳学农等[5]用恩丹西酮与小半夏汤联用预防肿瘤化疗所致恶心、呕吐，取得较好疗效。每次化疗前15分钟静脉滴注盐酸恩丹西酮，于化疗前2天至化疗结束后2天加服小半夏汤。结果：观察组73例，有效率为95.89%。研究还发现小半夏汤无明显毒副反应，在一定程度上还可减少恩丹西酮的副反应。

颜丽青等[6]以竹茹降逆汤与小半夏汤治疗妊娠期呕吐。基本方剂：竹茹15g，茯苓35g，橘皮10g，生姜20g，半夏20g，炙甘草12g。体质虚弱者，加党参30g，每日1剂，4剂为1个疗程。止吐总有效率为96.8%。

夏仁寿[7]和陈慧珍[8]用本方治疗妊娠恶阻和剧吐20例和60例，疗效确切。

廖明柱[9]据呕吐、反胃、呃逆、恶阻症虽不同，病因病机同属胃失和降，按异病同治的原则，拟小半夏汤加减治疗均取得良好疗效。

（二）梅尼埃病、晕动病、高血压

头目为清空之窍，饮邪闭阻清阳则发眩晕。用本方治疗梅尼埃病、晕动病、高血压之眩晕而证属水饮停胃而呕吐者，效果显著[10]。

黄焰[11]运用西药的同时辅以磁朱丸、小半夏汤合半夏白术天麻汤治疗梅尼埃病48例，总有效率达96.31%。

孙会文[12]运用本方治疗前庭神经元炎收效良好。

张松柏[13]以吴茱萸汤合小半夏汤治疗临界性高血压属中阳虚弱，痰湿内蕴，清阳不升，浊阴不降之眩晕、头痛者效果较好，总有效率为95.45%，治愈率为79.54%。

（三）胃脘痛

王子德[14]运用小半夏加茯苓汤治疗121例胃脘痛病人取得满意疗效，并认为尤以素患胃脘痛，反复发作和泛吐酸水，呃逆嘈杂者效良。

（四）胃术后功能性排空障碍

潘立群[15]运用小半夏汤治疗胃术后功能性排空障碍，疗效较好。4例均出现进食后的上腹膨胀感，频繁的溢出性呕吐，呕吐物为食物和含胆汁或不含胆汁的大量液体；均无阳性体征；X 线钡餐检查：输出祥空肠痉挛 1 例，吻合口水肿 3 例。以小半夏汤为基础，随证加味。能口服者少量多次内服；反之，取浓煎去渣后的药液 100 ~ 200ml 从胃管内注入，保留 1 小时，每日 3 ~ 4 次。禁食、持续胃肠减压、液体疗法、支持疗法等。结果：全部临床治愈。疗程为 6 ~ 14 天。

（六）幽门狭窄

张俊卿[16]运用本方和枳术汤治愈先天性肥厚性幽门狭窄患儿 1 例。每于哺乳后半小时发生喷射状呕吐，右上腹可摸到小枣样硬结，喜按，舌苔淡白。辨证系脾胃虚弱，饮停中焦，气结而逆。予半夏、白术、枳实。1 剂呕吐减，3 剂呕吐止，调治月余而愈。

（七）心脏病

朱均[17]依据肺源性心脏病心力衰竭的痰湿内蕴、血脉瘀阻的病理特点，运用小半夏加茯苓汤治疗本病病人 48 例，结果：显效 62.5%，总有效率 95.8%。

胡建华[18]用本方治疗以右心功能不全为主 27 例疗效满意。

刘景琪[19]用小半夏加茯苓汤治疗病毒性心肌炎 11 例。临床表现为心悸，恶心短气，倦怠无力并伴心电图异常改变。结果：11 例病人自觉症状完全消失，10 例心电图恢复正常，取得满意效果。

（八）妊娠恶阻

徐廷良[20]运用小半夏加茯苓汤加味治疗妊娠恶阻 26 例，全部治愈。方药：半夏 12g，生姜、茯苓、厚朴、苍术、陈皮、猪苓、泽泻、竹茹、白术各 10g，桔梗 6g，生赭石 30g。每日 1 剂，连服 3 ~ 5 剂。伴有脾虚者，加人参 10g；气滞者，加紫苏梗 10g，砂仁 6g；胃寒重者，加干姜 10g；烦热、口渴者，加黄连 6g，黄芩 10g。

（九）其他

有报道用小半夏加茯苓治疗慢性肾衰竭（证属脾肾阳虚、水毒停滞于中型）[21]及夜间阵发性咳嗽[22]，疗效良好。

参 考 文 献

[1] 吴连义.《金匮》对小半夏汤的运用. 河北医学，1999，5（5）：78.

[2] 陈仕凯. 小半夏汤治化疗所致呕吐的体会. 四川中医，1994，12（2）：18.

[3] 孙立云，李道平. 小半夏汤治疗癌症化疗引起呕吐验案. 黑龙江中医药，2000，(4)：45.

[4] 李晓玲，黄九龄，胡欣. 小半夏汤治疗 121 例肿瘤化疗所致呕吐的临床观察. 川北医学院学报，1999，14（2）：59.

[5] 欧阳学农，戴西湖，陈曦，等. 恩丹西酮并用小半夏汤预防肿瘤化疗所致呕吐的临床观察. 中国中西医结合杂志，2002，22（4）：312.

[6] 颜丽青，芦太娥. 竹茹降逆汤与小半夏汤治疗妊娠期呕吐. 长治医学院学报，1998，12

（3）：218.

［7］夏仁寿．小半夏加茯苓汤治疗妊娠恶阻临床观察．江西中医药，1959，（8）：25.

［8］陈慧珍．小半夏加茯苓汤治疗妊娠剧吐 60 例观察．广西中医药，1991，15（2）：6.

［9］廖明柱．小半夏汤临床运用拾萃．湖北中医杂志，1995，17（3）：12.

［10］武秀金．小半夏加茯苓汤治疗呕吐三则．中医杂志，1982，16.

［11］黄焰．中西医结合治疗梅尼埃病 48 例．四川中医，1997，15（8）：25.

［12］孙会文．小半夏加茯苓汤治疗前庭神经元炎 14 例．实用中医药杂志，1994，（6）：41.

［13］张松柏．茱萸汤合小半夏加茯苓汤加味治疗临界性高血压 44 例．黑龙江中医药，1997，5（6）：9.

［14］王子德．小半夏茯苓汤处临床运用探讨．四川中医，1983，（2）：25.

［15］潘立群．小半夏汤用治胃术后功能性排空障碍．江苏中医，1988，（10）：17.

［16］张俊卿．小半夏加茯苓汤和枳术汤治愈先天性肥厚性幽门狭窄一例．新中医，1990，（1）：42.

［17］朱均．小半夏加茯苓汤治疗肺源性心脏病心衰．实用中医内科杂志，1998，12（3）：7.

［18］胡建华．小半夏加茯苓汤治疗以右心衰竭为主 27 例．南京中医药大学学报·自然科学版，2001，10（2）：33.

［19］刘景琪．小半夏苓汤治疗病毒性心肌炎．上海中医杂志，1983，（9）：26.

［20］徐廷良．小半夏加茯苓汤加味治疗妊娠恶阻 26 例．湖北中医杂志，1994，（6）：12.

［21］刘慕松．谈慢性肾功能衰竭的中医治疗．贵阳中医学院学报，1997，19（2）：41.

［22］胡建生．小半夏加茯苓汤配合西药治疗夜间阵发性咳嗽观察．实用中医药杂志，1998，14（12）：16.

十四、泽泻汤

（一）梅尼埃病

刘勤建等[1]采用泽泻汤加减治疗梅尼埃病 56 例，痊愈 20 例，显效 28 例，好转 7 例，无效 1 例，总有效率为 98.2%。

李宝华[2]认为该病所致眩晕以痰（内耳膜迷路水肿）为主因，以加味泽泻汤治疗梅尼埃病 60 例。药物组成：泽泻 60g，白术 30g，半夏 15g，茯苓 30g，川芎 15g，桂枝 10g。呕吐频作者，加代赭石 15g，竹茹 10g，生姜 6g；脘闷不食者，加白蔻仁 10g，砂仁 6g；气郁化火、头目胀痛者，加黄连 10g，龙胆草 10g。每日 1 剂。20 剂观察疗效，总有效率 93.3%。

王悦[3]报道运用自拟加味泽泻汤治疗该病 32 例，药物组成：白术 10g，泽泻 25g，通草 6g，姜半夏 10g，天麻 10g，白芍 10g，陈皮 6g，生甘草 3g。呕吐频作者，加代赭石、竹茹以降逆止呕；脘闷不食者，加枳壳、砂仁以芳香和胃。结果：32 例全部治愈。眩晕消失时间最短者 3 天，最长者 10 天，平均 6.5 天。

李海平等[4]以自拟复方泽泻汤（泽泻50g，白术、茯苓、丹参各50g，半夏、天麻各15g，葛根12g，仙鹤草60g）治疗该病47例，疗效满意。

宋明福等[5]运用自拟仙鹤泽泻汤［仙鹤草50g，泽泻、代赭石（先煎）各30g，炒白术15g，法半夏、天麻各12g，大枣、车前子、夏枯草各18g］治疗本病88例，总有效率达100%，治愈率为92%。

黄冬度[6]报道用半夏白术天麻汤合泽泻汤（半夏15g，茯苓20g，泽泻50g，生姜5g，白术20g，天麻10g，陈皮6g，甘草3g）治疗本病，全部病例有效。服药最少者1剂，最多者5剂，一般2～3剂。

（二）眩晕

泽泻汤为治疗冒眩方，此方药味虽少，但对其所治病证已有明确记载。李巨峰等[7]运用本方加味（泽泻50g，白术30g，厚朴10g，苍术10g，甘草10g，柴胡10g，杏仁10g）治疗颈椎病眩晕证1例疗效满意。

刘太瑞[8]用菖蒲泽泻汤治疗内耳眩晕50例，并随症加减，结果：临床治愈42例，好转6例，无效2例。

吕士君[9]观察了复方泽泻汤治疗老年脑病性眩晕56例，辨证属于痰浊（瘀血）。药物：泽泻20g，白术15g，陈皮12g，半夏10g，茯苓15g，山药30g，天麻10g，川芎15g，丹参15g，牛膝15g，葛根15g。结果：显效29例，有效24例，无效3例，总有效率为94.64%。

杨昌宁[10]以泽泻汤治疗1例反复发作的眩晕病病人，处方用泽泻30g，白术15g。3剂后病人眩晕大减，步履如常，再3剂并六君子丸半月，诸症悉除。

刘武等[11]用柴陈泽泻汤加减治疗眩晕病，据有关文献报道其临床疗效可靠。该方以小柴胡汤疏转少阳枢机，透达郁火，升清降浊；以二陈汤化痰降逆；泽泻汤利水涤饮；小半夏加茯苓汤逐饮化浊，涤痰止呕；寓六君子汤调脾和胃降浊以顾本；以天麻、钩藤、菊花柔润以息肝风。治疗眩晕20余例均收到较为满意的疗效。

曾晋俊[12]以加味泽泻汤合利多卡因治疗眩晕证42例，其中梅尼埃病26例，晕动症4例，药物中毒性迷路炎2例，前庭神经元炎2例，椎基底动脉供血不足6例，神经官能症2例。治疗方法：利多卡因50～80mg加入50%葡萄糖液50ml中静脉缓慢注射，或用利多卡因200mg加入5%葡萄糖液中静脉滴注，每日给药1次，持续用药2～3天；症状缓解后加用山莨菪碱10mg，口服，每日3次，连用2～3天。加味泽泻汤：泽泻30g，白术12g，茯苓12g，炙桂枝9g，甘草6g，天麻10g，法半夏10g。水煎口服，每日1剂，连服7天。结果：显效16例，治愈25例，有效0例，1例链霉素中毒者无效，总有效率97.6%。41例中利多卡因注射1次症状改善者16例，注射2次症状消失者20例。

赵良辰等[13]用加味泽泻汤合云南灯盏花注射液治疗眩晕60例，疗效满意。

张艳秋[14]运用泽泻汤治疗眩晕证72例，所有病例均单服泽泻汤治疗，基本组方为：泽泻60g，白术30g。脑动脉硬化症，加丹参、川芎各15g，三七5g；高血压，加桑寄生、石决明各30g，菊花10g；高脂血症，加山楂、半夏、茯苓各15g。每日1剂，水煎服，早、晚各1次，15天为1个疗程。结果：显效32例，好转35例。

（三）高血压

张先茂[15]以泽泻汤辨证加减治疗高血压208例。基础方组成：泽泻20g，车前子30g（包煎），益母草15g，夏枯草15g，牡丹皮15g，钩藤10g，桑寄生15g，草决明15g。其中泽泻、车前子最大量可以用至60～100g，结果：疗效较好。

顾国龙等[16]报道以泽泻汤治疗高血压合并高脂血症42例，并设对照组31例，用复方卡托普利片和月见草油丸。治疗结果表明：治疗组降血脂的疗效明显优于对照组（$P < 0.05$）。降压疗效比较，治疗组能使血压得到较好地控制，略优于对照组，但两组之间差异不显著。

（四）高脂血症

陈莉莉等[17]用加味泽泻汤治疗原发性高脂血症45例，并与血脂康片组47例作对照。加味泽泻汤组成：泽泻30g，炒白术15g，制何首乌30g，生大黄6g，郁金、桑寄生各20g。比较两组病人的TC、TG和LDL下降的幅度，两者疗效接近。

柴可夫[18]运用泽泻汤加味治疗高脂血症30例。药物：泽泻30g，炒白术15g，制何首乌30g，决明子30g，生大黄6g。每日1剂，连服1个半月为1个疗程。胆固醇高者21例，有效18例，有效率为85.7%，平均下降50.13mg/dL。三酰甘油高者26例，有效21例，有效率为80.8%，平均下降值为49.21mg/dL。与治疗前相比，有显著性差异，说明泽泻汤加味治疗高脂血症有较好的效果。

（五）脑积水

薛春柏[19]用加味泽泻汤治疗先天性脑积水1例。处方：泽泻、代赭石、猪脊髓各30g，白术、川芎、桃仁各10g，丹参15g，甘草5g。浓煎成200ml，不拘时服，每日1剂。3剂病情减轻，再服5剂病人恢复常态，依原方出入继服30剂，CT报告积水消失。

刘景琪[20]用泽泻汤合小柴胡汤治愈1例术后脑积水病人。处方：泽泻75g，白术30g，柴胡24g，黄芩、半夏、甘草、生姜各9g，党参15g，大枣3枚。煎服6剂后，头皮包块消减大半，头眼发胀消失。再服9剂，局部头皮平坦，诸症好转。

（六）特发性水肿

邹嘉玉[21]用泽泻汤合五皮散治疗特发性水肿30例，结果：总有效率96.7%，治愈率76.7%。服药4周内见效率86.7%。由此认为，泽泻汤与五皮散联合使用，对特发性水肿有较好的治疗效果。

（七）中耳积液

孙佛全[22]报道以泽泻汤为主治疗中耳积液 75 例（81 只耳），痊愈 60 只耳，显效 6 只耳，有效 7 只耳，无效 8 只耳，总有效率为 90.1%。研究证明，泽泻能减轻中耳迷路水肿，减少鼓室中渗出液，减轻咽鼓管水肿，并对咽鼓管有扩张作用。

（八）急性肾炎、水肿

汪振源[23]用泽泻合剂治疗 7 例急性肾炎，均获效。

陈超[24]用泽泻 30g，炒白术 45g，治疗 11 例水肿 2 年不愈的病人，连服 15 剂后，水肿消退，舌脉俱平。

（九）尿频、尿急

余希彭[25]报道，运用泽泻汤治疗尿频、尿急效果亦佳。曾治 1 例女性病人，因忍溺入房而致小便频、急，处以泽泻、白术、怀牛膝，3 剂后痊愈。

（十）习惯性便秘

李密英[26]运用泽泻汤治疗习惯性便秘获效。病人大便秘结 2 年，予泽泻 20g，白术 15g。每日 1 剂，沏水服，7 日后大便增多，日行 2~3 次，质地不溏，再服 7 剂，大便正常，随访半年，未见复发。

（十一）冠心病、心肌缺血

史俊玲等[27]应用泽泻颗粒治疗冠心病心绞痛，将 124 例病人随机分为两组，治疗组在对照组治疗基础上加服泽泻颗粒，治疗 4 周，证实泽泻颗粒在改善病人心绞痛症状和心电图疗效方面有明显优势。

此外，本方尚能治疗痰饮、头痛[28]、脱发、耳聋耳鸣、鼻塞[29]、动脉粥样硬化[30]。

参 考 文 献

[1] 刘勤建，杨俊. 泽泻汤治疗梅尼埃病 56 例. 中国民间疗法，2002，10（7）：52.

[2] 李宝华. 加味泽泻汤治疗梅尼埃病 60 例. 山西中医，1998，14（5）：12.

[3] 王悦. 加味泽泻汤治疗梅尼埃病 32 例. 南京中医药大学学报，1997，13（1）：58.

[4] 李海平，介曙光. 复方泽泻汤治疗梅尼埃病 47 例. 中医研究，1995，8（4）：39.

[5] 宋明福，刘坚，刘敏. 仙鹤泽泻汤治疗梅尼埃病 88 例临床报道. 湖北中医杂志，1996，18（1）：7.

[6] 黄冬度. 半夏白术天麻汤合泽泻汤治疗梅尼埃病 178 例. 重庆医学，1997（3）：18.

[7] 李巨峰，李洪涛. 泽泻汤治颈椎病眩晕证 1 例. 中国乡村医药，2002，9（11）：38.

[8] 刘太瑞. 菖蒲泽泻汤治疗眩晕证 50 例. 湖南中医杂志，1996，12（3）：35.

[9] 吕士君. 复方泽泻汤治疗老年脑性眩晕 56 例临床观察. 现代中西医结合杂志，2002，11（9）：818.

［10］杨昌宁．泽泻汤治验三则．新中医，1998，30（1）：50.

［11］刘武，刘彬．柴陈泽泻汤治疗眩晕应用体会．云南中医药杂志，1997，18（4）：44.

［12］曾晋俊．加味泽泻汤合利多卡因治疗眩晕证42例．江西中医药，2001，32（1）：43.

［13］赵良辰，张爱焕．加味泽泻汤合云南灯盏花注射液治疗眩晕60例．实用中医药杂志，
　　　1998，14（4）：15.

［14］张艳秋．泽泻汤治疗眩晕证．中国民间疗法，2009，17（5）：31.

［15］张先茂．泽泻汤治疗高血压病208例．河南中医学院学报，2003，18（1）：61.

［16］顾国龙，刘峥．泽泻汤治疗高血压病合并高脂血症．湖北中医杂志，2003，25（4）：9.

［17］陈莉莉，乔文军，孔敬东．加味泽泻汤治疗原发性高脂血症45例．辽宁中医杂志，
　　　2004，28（3）：148.

［18］柴可夫．泽泻汤加味治疗高脂血症30例．中医药研究，1988，（4）：28.

［19］薛春柏．加味泽泻汤治愈先天性脑积水．四川中医，1994，12（2）：41.

［20］刘景琪．小柴胡合泽泻汤治术后脑积水．新中医，1987，（5）：45.

［21］邹嘉玉．泽泻汤合五皮散治疗特发性水肿30例．中国临床药理学与治疗学，2000，5
　　　（3）：264.

［22］孙佛全．"加减泽泻汤"治疗中耳积液75例．上海中医药杂志，1981，（1）：17.

［23］汪振源．泽泻合剂治愈七例急性肾炎．哈尔滨中医，1959，（11）：20.

［24］陈超．小方的临床运用．江苏中医杂志，1984，（6）：35.

［25］余希彭．运用泽泻汤一得．四川中医，1986，（5）：20.

［26］李密英．变通法验案两则．云南中医杂志，1985，（4）：47.

［27］史俊玲，刘玉洁，李凤娥．泽泻颗粒治疗冠心病心绞痛（气滞痰瘀型）临床观察．辽宁
　　　中医药大学学报，2008，10（8）：113.

［28］雷新中．泽泻汤临床应用举隅．河南中医，2006，26（11）：15.

［29］詹正明．泽泻汤验案3则．山西中医，2008，24（8）：61.

［30］陈兴娟，尹萌萌，魏建梁，等．泽泻汤在心血管疾病治疗中的应用．长春中医药大学学
　　　报，2014，30（4）：620.

第九章
补益剂

一、小建中汤

(一) 慢性萎缩性胃炎

小建中汤是治疗慢性萎缩性胃炎的常用方剂，主要适用于脾胃虚弱为病机特点的病例。黄军骁等[1]报道对 200 例慢性萎缩性胃窦炎病例，其中脾胃虚弱型 42 例，症见：饭后 1~2 小时胃脘胀且痛，纳谷欠香，神疲懒言，大便日行 2~3 次不成形，脉细滑，舌苔薄白腻。予玉屏风散合小建中汤加味：黄芪、白术、防风、桂枝、白芍、炙甘草、干姜、大枣、白花蛇舌草、半枝莲。结果：显效 23 例，有效 15 例，无效 4 例。

(二) 慢性浅表性胃炎

张继政[2]报道用中西医结合治疗慢性浅表性胃炎 50 例。采用一星期西药，一星期中药的交替疗法。西药：根据各人的体质耐性分别用痢特灵 24 片、18 片、12 片等分服，并加用维生素 B₆、维生素 A、维生素 D、胃溃宁等（有胆汁反流者，改用灭比灵）。中药辨证分为 2 型，中焦虚寒型以小建中汤或黄芪建中汤为主方。加减：胸胁脘痛甚者，加延胡索、木香、川楝子；食滞腹胀者，加六曲、鸡内金、莱菔子；呃逆呕吐甚者，加降香、刀豆子、川厚朴。连服 1 个月，见效后减量，维持 2 周即可。结果：显效 28 例，好转 20 例，无效 2 例，总有效率为 96%。

(三) 感应性腹痛

杨彦方[3]报道内外结合治疗骨科感应性腹痛。治疗上配合骶棘肌按摩、理疗，中药辨证分为 5 型，其中虚寒腹痛证方用小建中汤加减。结果：治愈 28 例，好转 3 例，无效 5 例，总有效率为 86%。

(四) 中风后呃逆

王金桥[4]报道用小建中汤加味治疗中风后呃逆 1 例。病人为急性中风病人，经常规西药治疗，病证不减，且出现呃逆连绵。症见：面色无华，唇溢白，呃逆连作，呃声低沉无力，呃后气不得续，频呕，食少困倦，舌淡苔白，脉细弱。证属气虚阳衰，阴虚血少。予小建中汤加味：饴糖30g，白芍15g，桂枝10g，生姜6g，大枣6枚，杏仁5g，沙参6g，炙甘草6g。水煎服，每日1剂。连服13剂，呃逆除，手足温，眩晕轻，能站立。

（五）慢性乙型肝炎

陈宁勇等[5]报道用小建中汤加味治疗慢性乙型肝炎68例，水煎服，每日1剂。3个月为1个疗程。1～2个疗程后，显效47例，有效15例，无效6例，总有效率为91%。

（六）腹痛

刘家磊[6]报道用小建中汤加减治疗小儿反复发作性腹痛83例，基本方：饴糖30g，细辛、桂枝各6g，白芍15g，甘草5g，大枣6枚，生姜3片。水煎服，每日1剂，7天为1个疗程。加减：呕者，重用生姜；胃酸者，去饴糖加黄芪、炒白术；气滞者，加木香、槟榔；食积者，加山楂、神曲；有虫卵者，加使君子、雷丸。结果：治愈59例，显效21例，无效3例，总有效率96.4%。

（七）便秘

蔡渔琴[7]报道用小建中汤治疗习惯性便秘11例，基本方：饴糖30g，白芍15g，桂枝6g，炙甘草5g，生姜3片，红枣3枚。后5味用清水600ml煎取400ml，滤渣，入饴糖加温令化，空腹热服，每日1剂，7日为1个疗程。结果：全部治愈。

（八）十二指肠球部溃疡

夏龙发[8]报道用小建中汤治疗胃脘痛（十二指肠球部溃疡）48例。结果：48例中腹痛等症状消失者44例，明显减轻者3例，1例无效，总有效率为98%；大便潜血试验阳性者21例，20例转阴，1例无效；X线检查确诊的42例中，X线征象消失29例，明显好转4例，无改变9例。加减法：寒重，加花椒；气滞，加广木香；便溏，加白术；体虚乏力，加黄芪、党参；产后身体衰弱，腹痛不止，加当归；便血，加地榆、槐花；呕血，加白及、侧柏叶；吐酸，加瓦楞子、乌贼骨。

此外，黄煌教授[9]用本方治疗乳腺小叶增生、痛经可加生麦芽30g；皮肤干枯加当归15g，当归、川芎、芍药是女子痛经常用的药；盗汗烘热加龙骨15g，牡蛎15g。并且对于肝硬化、再生障碍性贫血、白血病、结核病、低血压、冠心病、失眠、溶血性黄疸、遗精等疾病的治疗也用到过本方[9]。

参 考 文 献

［1］黄军骁，王惠玲，郑国健.200例慢性萎缩性胃窦炎临床疗效观察.上海中医药杂志，1992，(6)：22.

［2］张继政．中西医结合治疗慢性浅表性胃炎 50 例的疗效观察．江西中医药，1984，
　　（4）：35.

［3］杨彦方．内外结合治疗骨科感应性腹痛 36 例体会．湖南中医杂志，1994，10（2）：20.

［4］王金桥．甘温法在中风病中的临床应用体会．中医药学报，1994，（1）：30.

［5］陈宁勇，王海宁．小建中汤加味治疗慢性乙型肝炎 687 例．国医论坛，1992，7（3）：14.

［6］刘家磊．小建中汤加减治疗小儿反复发作性腹痛 83 例．陕西中医，1992，13（2）：537.

［7］蔡渔琴．小建中汤治疗习惯性便秘 11 例．辽宁中医杂志，1988，12（4）：29.

［8］夏龙发．小建中汤治疗胃脘痛 48 例疗效观察．国医论坛，1988，（4）：22.

［9］钱丽超，刘西强．黄煌教授运用小建中汤经验举隅．四川中医，2014，32（8）：137.

二、桂枝新加汤

（一）肩关节周围炎

桂枝新加汤是治疗肩关节周围炎的常用方剂，主要适用于气血两虚、经脉失养为病机特点的病例。许秀平[1]报道用本方治疗肩关节周围炎 36 例，方药：桂枝、炙甘草、威灵仙、制乳没各 10g，白芍 24g，党参 18g，桑枝 12g，细辛 3g（后下），红枣 5 枚，生姜 6 片。加减：气虚甚者，加黄芪 10g；血虚者，加当归 10g；气阴两虚者，去细辛、威灵仙，加黄芪 10g，北沙参 12g；疼痛牵连于背者，加葛根 24g；伴血瘀者，加大活血 6g，鸡血藤 115g；伴风湿者，加鲜柳树枝 30g；气候变化加甚者，加秦艽 10g，汉防己 10g；病程长者，加蜈蚣 2 条（研末吞服）。结果：痊愈 33 例，好转 3 例。

（二）不安腿综合征

崔白瑛[2]报道用桂枝新加汤加乌梅治疗不安腿综合征 11 例。症见：小腿部沉紧麻胀，表现动无静有，昼轻夜重。结果：11 例病人均获痊愈。

（三）身痛证

张德明[3]报道用桂枝新加汤治疗身痛证 2 例，证属气营两虚，表现为身疼痛，脉沉迟。加减：阴血虚身痛证，加龟甲、熟地黄；阳气虚身痛证，加附子、干姜。结果：2 例病人均获痊愈。

（四）过敏性鼻炎

胥勋伟等[4]报道用桂枝新加汤治疗过敏性鼻炎验案 1 例。予桂枝新加汤加黄芪、苍耳子各 15g，辛夷 6g，甘草 3g。服 2 剂后诸症减轻。后以上方去薄荷，加菊花 12g，继进 2 剂而愈。

（五）副鼻窦炎

胥勋伟等[4]报道用桂枝新加汤治疗副鼻窦炎验案 1 例。用桂枝新加汤加减：桂

枝、辛夷各 9g，白芍、苍耳子、菊花各 15g，大枣、生姜、薄荷各 10g，党参 18g，白芷 12g，鱼腥草 35g，甘草 3g，葱白头 3 根。服 3 剂后病情好转，后以上方去薄荷加龙胆草 12g，调理月余，基本痊愈。

（六）慢性支气管炎

胥勋伟等[4]报道用桂枝新加汤加减治疗慢性支气管炎验案 1 例。方药：桂枝 9g，白芍、生姜、佩兰、白前、马勃（包煎）各 12g，大枣、桔梗、杏仁、半夏各 10g，党参 25g，紫菀、苍耳子各 15g，枇杷叶 3 片（去毛），甘草 3g。3 剂后仍咳嗽有痰，舌苔薄，脉浮。上方去苍耳子加淫羊藿 12g，鹿角霜 10g，胡桃 5 个，继进 3 剂痊愈。

（七）发热

胥勋伟等[4]报道用桂枝新加汤加减治疗发热验案 1 例，患儿外感咳嗽愈后，惟遗低热，稍多动则微汗沁出，舌苔薄白，指纹浮。予桂枝新加汤加佩兰 3g，竹叶 5g，陈皮 4g。服药 1 剂，低热退，续进 1 剂康复如故。

（八）体虚感冒

胡同斌[5]报道用桂枝新加汤治疗体虚感冒验案 1 例，病人反复感冒数年，寒冷天气尤为频繁。予桂枝新加汤加黄芪 20g，白术 10g，防风 10g。服药 3 剂，症状消失。又宗此方制成丸药继服 3 个月巩固疗效。

（九）糖尿病周围神经病变

胡同斌[5]报道用桂枝新加汤加减治疗糖尿病周围神经病变验案 1 例。病人糖尿病史 6 年余，近 1 年出现下肢酸胀疼痛，麻木如蚁行感，自觉肢体发凉，静卧及夜间加重，稍活动后又感头痛周身疲倦不已。予桂枝新加汤加怀山药 20g，黄芪 30g，木瓜 15g，牛膝 10g，玄参 20g，苍术 15g，同时口服降糖药。服药 6 剂，疼痛麻木稍减，双腿感觉温暖。继服 1 个月诸症消失。宗上方制成丸药，连服半年，下肢感觉运动正常。

此外，本方尚能治疗颈椎病、腰椎病[6]、更年期综合征[7]。

参 考 文 献

[1] 许秀平. 加味桂枝新加汤治疗肩关节周围炎 36 例小结. 江西中医药，1990，21（5）：24.

[2] 崔伯瑛. 乌梅桂枝新加汤治疗不安腿综合征. 山东中医杂志，1994，13（11）：520.

[3] 张德明. 桂枝新加汤证二则. 四川中医，1986，4（5）：14.

[4] 胥勋伟，杨静. 桂枝新加汤的临床应用. 陕西中医，1991，12（6）：268.

[5] 胡同斌. 桂枝新加汤的临床应用. 云南中医杂志，1989，10（2）：13.

[6] 郝敦平，侯永祥. 桂枝新加汤应用体会. 中国社区医师·医学专业，2011，13（21）：209.

[7] 刘红梅. 桂枝新加汤治疗更年期综合征一得. 浙江中医杂志，2014，49（3）：208.

三、芍药甘草汤

（一）慢性浅表性胃炎

芍药甘草汤是治疗慢性浅表性胃炎的常用方剂，主要适用于阴虚内热为病机特点的病例。刘玉珍[1]报道用加味芍药甘草汤治疗慢性浅表性胃炎30例。方药：白芍30g，甘草15g，黄连6g，郁金、牡丹皮各10g，乌贼骨粉20g。每日水煎2次，取滤药汁30～40ml，分2次，空腹内服。每周连服6剂，停服1天，连续治疗4周后休息1周为1个疗程。30例治疗3～4个疗程。结果：治愈27例，好转3例，总有效率100%。

（二）面肌痉挛

黄云[2]报道治疗面肌痉挛20例，运用芍药甘草汤，可显著缓解症状。作者认为芍药中所含芍药苷，具有抑制中枢、镇静、解痉、镇痛作用；甘草也有同样作用。并报道有降低小鼠自发运动、抑制实验痉挛作用。

范桂滨等[3]运用大剂量芍药甘草汤治疗普通型肌肉痛性痉挛68例。结果示：有效率100%，其中服药2剂症状消失者15例，占22.06%；服药3剂症状消失者31例，占45.59%；服药4剂症状消失者16例，占23.53%；服药5剂症状消失者6例，占8.82%。治疗后经3个月随访观察，共有8例复发，复发率11.76%，但均较服药前轻，复发后继续原方治疗1周后症状可消失。

（三）血管性头痛

本方是治疗血管性头痛的常用方剂，主要适用于肝阳上亢为病机特点的头痛。黄毓斌[4]报道用加味芍药甘草汤治疗血管性头痛40例。方药：川芎、赤白芍各30g，炙甘草10g，细辛5g，代赭石15g。每日1剂，7天为1个疗程。加减：肝火偏盛者，加龙胆草9g；夹痰浊者，加半夏9g；伴血虚者，加熟地黄15g，当归9g。2个疗程后，治愈19例，显效13例，好转7例，无效1例，总有效率为97.5%。作者认为芍药中的芍药苷有明显解痉作用，与甘草合用时这种作用尤其显著，对血管舒缩功能可能有较好的调节作用。

（四）精神习惯性抽动症

许太安[5]报道用芍药甘草汤加味治疗精神习惯性抽动症12例。方药：白芍30g，甘草6g，蝉蜕30g，珍珠母30g，防风10g。水煎每日1剂，分3次服用。10剂为1个疗程。结果：痊愈8例，显效2例，有效2例。

（五）胆结石

林松皋等[6]报道用中西医结合治疗胆囊、胆道结石196例。其中胆绞痛151例，采用四逆散或芍药甘草汤加味，133例绞痛缓解，有效率88%；梗阻性黄疸54例，运用茵陈蒿汤合芍药甘草汤加减，黄疸消退 8 例，减轻 28 例，有效率 66.7%。

（六）不安腿综合征

程俊[7]报道用丹参芍药甘草汤治疗不安腿综合征 10 例，方药：丹参、白芍各 30g，甘草 15g。每天 1 剂，水煎服。服药 4~10 剂后治愈 4 例，好转 4 例，无效 2 例。

（七）儿童丘疹性荨麻疹

赵玲等[8]报道用芍药甘草汤合全虫方加减治疗儿童丘疹性荨麻疹 39 例，结果：痊愈 32 例，显效 4 例，有效 3 例，总有效率 100%。

（八）肩关节周围炎

程广里[9]报道用芍药甘草汤合薏苡附子散加味治疗肩关节周围炎 50 例，方药：薏苡仁 50~80g，制附子 13~30g，赤芍 20~40g，炙甘草 20~30g，当归 15g，川芎 13g，桃仁 13g，红花 15g，黄芪 20g，桂枝 10g，姜黄 13g，制乳没各 10g，鸡血藤 15g，清风藤 13g，络石藤 13g，海风藤 13g，秦艽 15g，羌活 6g，香附 10g。每日 1 剂，水煎服，早、晚各服 1 次，15 天为 1 个疗程。加减：痛甚，加延胡索 10~15g，川乌 10g（先煎）；寒盛，加干姜 10g，桂枝 10g；湿盛，加防己 10g；正虚，加党参 20~30g，茯苓 30g。配合中药外敷。结果：痊愈 40 例，有效 10 例，总有效率 100%。

（九）泌尿系结石

罗碧贵[10]报道用芍药甘草汤合猪苓汤加味治疗泌尿系结石 43 例，方药：白芍 30~100g，甘草 10~30g，猪苓、茯苓、泽泻各 15g，海金沙、滑石各 15~30g，阿胶 10~15g（烊化冲服），金钱草 50~100g，鸡内金、冬葵子各 10~20g。疼痛剧烈者，重用白芍、甘草，加延胡索、郁金；胸闷、苔腻者，去阿胶减甘草用量，加薏苡仁；尿血者，加小蓟、茅根、蒲黄；发热者，加金银花、蒲公英、紫花地丁；病久夹瘀者，加三棱、莪术、王不留行；缓解期无明显症状而结石未排出者，阿胶易生地黄；伴腰酸、耳鸣等肾虚现象者，加熟地黄、山茱萸、杜仲；倦怠乏力、气短者，加黄芪、升麻、桔梗。急性疼痛期每日 1 剂水煎，分 3 次空腹服；疼痛缓解期每 3 日 2 剂。半个月为 1 个疗程。结果：治愈 20 例，显效 11 例，好转 8 例，无效 4 例，总有效率 90.7%。

（十）激素停用后综合征

李容川等[11]报道用芍药甘草汤加味治疗激素停用后综合征 34 例。症见：情绪低落，四肢无力，肌肉、骨骼和关节酸痛，伴失眠、低热、纳差、恶心呕吐等。处方：生赤芍 60g，生甘草 30g。失眠，加熟枣仁、夜交藤；恶心呕吐，加半夏、竹茹。结果：16 例服药 2 剂症状消失，10 例服药 3 剂好转，7 例服药 5 剂痊愈，其中 1 例并用小剂量激素，递减用量直至痊愈。

（十一）痔疾疼痛

孙玉生[12]报道用芍药甘草汤治疗痔疾疼痛 198 例，临床均表现为剧烈性疼痛。方药：赤、白芍各 30g，甘草、大黄、乌头各 20g。将上药加水 2500ml，文火煎 30 分钟，取 1500ml 左右。先熏后洗，待不烫后坐浴，每日数次，药冷后可加热再用。每日 1 剂。结果：治疗 1 天后疼痛止者 45 例，第 2 天痛止 84 例，第 3 天痛止 69 例。

（十二）高睾丸酮血症

樊友平等[13]报道对 45 例女性高睾丸酮血症病例，辨证分为 4 型，其中痰湿型 9 例，症见：形体肥胖，多毛，月经稀发或闭经或卵巢增大，不孕，或痤疮，头晕胸闷泛恶，或喉间多痰，四肢倦怠，苔腻，脉滑或濡。经用芍药甘草汤加苍附导痰汤、大黄末，间服六君子丸，取得一定疗效。

（十三）中风后肢体挛痛

刘国栋等[14]报道用芍药甘草汤治疗脑中风后肢体挛痛 36 例。结果：显效 17 例，有效 13 例，无效 6 例，总有效率 83.33%。作者结合现代药理研究认为，本方有镇静镇痛解痉作用，对中枢性或末梢性的筋系挛急疼痛均有治疗作用，对一些内脏平滑肌痉挛疼痛也有良效。

（十四）小儿遗尿症

王世彪等[15]报道用芍药甘草汤加味治疗小儿遗尿症 126 例。基本方：芍药 15 ~ 60g，炙甘草、覆盆子、益智仁、山药各 9g，桂枝 3 ~ 6g。加减：气虚甚者，加当归 9g，五味子 5g；睡眠深不易叫醒者，加生麻黄 9g，炙远志 5g；经久不愈或遗尿重者，加芡实 20g，罂粟壳 20 ~ 30g。每日 1 剂。结果：痊愈 113 例，好转 10 例，无效 3 例，总有效率为 97.6%。

（十五）坐骨神经炎

董长才[16]报道用加味芍药甘草汤治疗坐骨神经炎 50 例，方药：白芍 60g，生甘草、独活、川芎、海桐皮各 15g，制川乌 9g。每日 1 剂，水煎服。本组 50 例中，症状完全消失者 38 例，显著好转者 8 例，无效者 4 例。

（十六）三叉神经痛

马子知等[17]报道用芍药甘草汤加全蝎 6g 治疗三叉神经痛 46 例。结果：治愈 18 例，显效 16 例，有效 8 例，无效 4 例。加减法：热者，加生石膏、天花粉；瘀者，加川芎、红花；抽搐，加钩藤、蜈蚣；侵犯上颌支，加柴胡、黄芩；侵犯下颌支，加葛根、白芷；病久痛剧，加制马钱子 0.3g。连续服药每日 1 剂，疼痛缓解后，再服 3 剂。

刘剑等[18]运用芍药甘草汤配合西药治疗三叉神经痛 26 例，芍药甘草汤联合西药组显效率及总有效率分别为 73.08% 和 96.15%，明显优于单用西药组的 53.85% 及 88.46%。

孙国明[19]运用加味芍药甘草汤治疗原发性三叉神经痛 40 例，分为 5 个证型，并分别加用相关药物。结果：临床治愈 17 例，显效 10 例，有效 9 例，无效 4 例，总有效率 90.00%。

（十七）跟痛症

王耀东等[20]报道用芍药甘草汤治疗跟痛 106 例，方药：生、炒白芍各 30g，生、炙甘草各 30g。煎熬 3 次，共取药液约 1000ml，兑匀后分 4 次，一昼夜温服完。加减：证情加重者，加延胡索 30g；舌暗有瘀者，加川牛膝 30g；舌苔白腻有湿者，加木瓜 30g；年龄大、体弱者，加生地黄、熟地黄各 15g。结果：106 例病人均达临床痊愈。

（十八）病毒性肝炎

梁炳银等[21]报道用芍药甘草汤治疗病毒性肝炎 148 例。将芍药甘草汤方（白芍、生甘草）按现代制药工艺制成颗粒冲剂，每 100g 冲剂含原生药量：白芍约 21g，甘草约 14g。成人口服冲剂 30g，每日 2 次，不满 12 岁者减半，取得较好的临床疗效。结果：急性黄疸型 81 例中，临床治愈 72 例，平均治愈天数为 25.3 天，好转 5 例，无效 4 例；急性乙型无黄疸型 46 例中，临床治愈 37 例，平均治愈天数为 23.7 天，好转 4 例，无效 5 例；慢性迁延性肝炎 14 例中，临床治愈 10 例，好转 1 例，无效 3 例;慢性活动性肝炎 7 例中，好转 5 例，无效 2 例。

（十九）百日咳

张祥福[22]报道用芍药甘草汤加味治疗百日咳 33 例，症见：阵发性痉挛性咳嗽，有水鸡声，伴咳嗽、呕吐、鼻衄、发热、气喘痰鸣。结果：服药 10 剂后临床症状及体征消失。

（二十）哮喘

李富生等[23]报道用芍药甘草散治疗哮喘证 35 例。口服芍药甘草汤（白芍 30g，甘草 15g，共为细末），每次 10 ~ 15g，加开水 250 ~ 350ml，煮沸 3 ~ 5 分钟，澄清温服。结果：显效 8 例，有效 23 例，无效 4 例，总有效率为 88.6%。

（二十一）慢性萎缩性胃炎

刘敏[24]运用一贯煎合芍药甘草汤治疗慢性萎缩性胃炎 68 例，其中治疗组 68 例，临床痊愈 41 例，显效 17 例，有效 8 例，无效 2 例，愈显率 85.3%，总有效率 97.1%；对照组 68 例，临床痊愈 18 例，显效 14 例，有效 25 例，无效 11 例，愈显率 47.1%，总有效率 83.8%。两组愈显率、总有效率比较均有显著意义。

（二十二）喘息型支气管炎

蔡家璧[25]运用芍药甘草汤加味（白芍 40g，生甘草 20g，桑白皮、射干各 12g，黄芩 10g，地龙 12g，紫菀、款冬花、杏仁各 10g）治疗喘息型支气管炎，获得较好疗效。

（二十三）咳嗽

蔡宛如[26]在治疗咳嗽过程中，当遇连续性呛咳、痉挛性咳嗽者，常加用芍药甘草汤，每取得良好疗效。

（二十四）骨关节病

李志沧等[27]运用芍药甘草汤合二妙散加味治疗化热型风湿性关节炎 40 例，治疗 10 天后，近期治愈 39 例，占 97.5%；显效 1 例，占 2.5%；有效、无效者均无。

衷学军等[28]运用加味芍药甘草汤治疗腰椎间盘退行性变 26 例，连续用药 4 周。治疗组 26 例，临床治愈 6 例，显效 7 例，好转 9 例，无效 4 例，总有效率为 84.6%；对照组 22 例，临床治愈 2 例，显效 4 例，好转 7 例，无效 9 例，总有效率为 59.09%。两组比较有显著性差异。

赵铎[29]运用芍药甘草汤加味结合推拿治疗腰椎间盘突出症 90 例，经 1~4 个疗程治疗后，痊愈 24 例，显效 48 例，有效 9 例，无效 9 例，总有效率 90%。

（二十五）急性期血栓性浅静脉炎

吴建萍等[30]报道崔公让教授用芍药甘草汤加味治疗急性期血栓性浅静脉炎辨证为湿热下注者，基本方为：赤芍 60g，生甘草 30g，当归 20g，陈皮 30g，金银花 30g，玄参 30g，两头尖 12g。取得良好疗效。

（二十六）干眼症

赵志敏等[31]用芍药甘草汤加味治疗干眼症 36 例（72 只眼），每周 Schirmer 法复查泪液分泌量。结果：治愈 26 只眼，好转 32 只眼，无效 14 只眼，有效率 80.56%。

此外，本方尚能治疗脚胫挛急、腹痛泄泻、膀胱拘挛（神经性多尿症）[32]、强直性脊柱炎[33]、痛经、神经性呕吐、产后下痢、胃溃疡[34]、中风先兆、舌咽神经痛、反射性晕厥[35]、经行腹痛、经行头痛、经行项强、产后呃逆、产后发热[36]、骨质疏松[37]、皮肤瘙痒[38]等。

参 考 文 献

[1] 刘玉珍. 加味芍药甘草汤治疗慢性浅表性胃炎 30 例. 湖北中医杂志，1992，14（6）：53.

[2] 黄云. 芍药甘草汤对面肌痉挛的效果. 实用中西医结合杂志，1993，6（3）：143.

[3] 范桂滨，黄志刚. 大剂量芍药甘草汤治疗普通型肌肉痛性痉挛 68 例. 中医药临床杂志，2007，9（3）：248.

[4] 黄毓斌. 加味芍药甘草汤治疗血管性头痛. 湖北中医杂志，1992，14（1）：25.

[5] 许太安. 芍药甘草汤加味治疗精神习惯性抽动症. 黑龙江中医药，1993，（5）：18.

[6] 林松皋，杨银学，何志斌. 胆囊胆道结石症的中西医结合治疗——附 196 例分析. 宁夏医

学杂志，1994，16（4）：234.

[7] 程俊．丹参芍药甘草汤治疗不安腿综合征10例．安徽中医学院学报，1994，13（3）：41.

[8] 赵玲，雷山川，叶玉鸿，等．酸苷止痒合剂治疗儿童丘疹性荨麻疹疗效观察．重庆医学，1993，22（3）：227.

[9] 程广里．薏苡附子散合芍药甘草汤加味治疗肩关节周围炎．吉林中医药，1993，（2）：20.

[10] 罗碧贵．芍药甘草汤合猪苓汤加味治疗泌尿系结石43例．国医论坛，1993，（1）：19.

[11] 李容川，李中海，郝向春．芍药甘草汤加味治疗激素停用后综合征．四川中医，1992，（3）：29.

[12] 孙玉生．芍药甘草汤在痔病中的应用．内蒙古中医药，1992，（4）：14.

[13] 樊友平，金志春，杨丽华，等．辨治女性高睾丸血症的临床研究．北京中医学院学报，1992，15（4）：42.

[14] 刘国栋，齐浩波，孙宝义，等．芍药甘草汤治疗脑中风后肢体挛痛36例．河北中医，1992，14（3）：42.

[15] 王世彪，何继红．芍药甘草汤加味治疗小儿遗尿症126例．浙江中医杂志，1992，27（2）：58.

[16] 董长才．加味芍药甘草汤治疗坐骨神经炎50例．广西中医，1992，15（1）：8.

[17] 马子知，邢萍．芍药甘草汤加味治疗三叉神经痛46例．河北中医，1991，13（6）：7.

[18] 刘剑，宁小菊．芍药甘草汤配合西药治疗三叉神经痛26例．湖南中医药大学学报，2009，29（8）：27.

[19] 孙国明．加味芍药甘草汤治疗原发性三叉神经痛40例．河北中医，2009，31（11）：1641.

[20] 王耀东，王荣三，孙自富．芍药甘草汤治疗跟痛106例．河南中医，1990，10（2）：30.

[21] 梁炳银，余英宏，范彬，等．芍药甘草汤治疗148例病毒性肝炎的临床观察．上海中医药杂志，1989，（6）：4.

[22] 张祥福．芍药甘草汤加味治疗百日咳33例．湖南中医杂志，1988，4（1）：48.

[23] 李富生，石昕昕，刘新智，等．芍药甘草散治疗哮喘35例小结．国医论坛，1987，5（4）：37.

[24] 刘敏．一贯煎合芍药甘草汤治疗慢性萎缩性胃炎68例．湖南学院学报·医学版，2008，10（3）：50.

[25] 蔡家璧．芍药甘草汤加味异病同治举隅．辽宁中医杂志，2005，32（10）：1086.

[26] 洪辉华，蔡宛如．蔡宛如辨治咳嗽经验．浙江中医杂志，2009，44（3）：218.

[27] 李志沧，李朝阳，李雪飞，等．中药治疗化热型风湿关节炎40例临床观察．世界中医骨科杂志，2007，9（1）：179.

[28] 衷学军，杨红卫．加味芍药甘草汤治疗腰椎退行性变26例．江西中医药，2007，38（9）：33.

[29] 赵铎．中药结合推拿治疗腰椎间盘突出症90例．天津中医药大学学报，2007，26（2）：85.

[30] 吴建萍，崔炎，刘辉. 崔公让教授芍药甘草汤加味治疗急性期血栓性浅静脉炎. 中医研究，2009，22（6）：57.

[31] 赵志敏，李朝军. 芍药甘草汤加减治疗干眼症 36 例. 河南职工医学院学报，2006，18（3）：220.

[32] 何永明. 陈亦人教授运用芍药甘草汤的经验. 上海中医药杂志，2004，38（1）：14.

[33] 李斌，唐今扬，周彩云，等. 房定亚运用芍药甘草汤治疗风湿性疾病经验. 中国中医药信息杂志，2015，22（11）：100.

[34] 戴克敏. 姜春华运用芍药甘草汤的经验. 山西中医，2013，29（1）：4.

[35] 李国庆. 芍药甘草汤临床运用举隅. 河南中医，2011，31（5）：461.

[36] 董绍英. 芍药甘草汤在妇产科的运用. 河北中医，2004，26（11）：843.

[37] 邓素玲. 王宏坤运用芍药甘草汤经验. 河南中医，2016，36（9）：1508.

[38] 万鹏，陈云慧. 运用芍药甘草汤治疗皮肤瘙痒症探析. 陕西中医学院学报，2012，35（1）：14.

四、炙甘草汤

（一）病毒性心肌炎

炙甘草汤是治疗病毒性心肌炎的常用方剂。张伟成[1]用炙甘草汤加减治疗病毒性心肌炎 54 例。中药基本方：黄芪 15～30g，太子参 15～30g，麦冬 6～10g，五味子 6～10g，丹参 15～30g，郁金 10～15g，生地黄 10～30g，百合 10～30g，炙甘草 5～10g，苦参 10～30g，桂枝 3～6g，白芍 10～20g。加减：失眠，加酸枣仁、合欢皮；心悸明显，加紫贝齿、生龙牡；心烦，加川黄连、石菖蒲；纳差，加生山楂、六神曲；心阳虚加附子、干姜；有上呼吸道感染症状，加清热解毒药；慢性反复发作，加活血化瘀药。每日 1 剂，水煎服。西药治疗：10% 葡萄糖注射液 250ml 加辅酶 A100 单位、三磷酸腺苷 20mg、维生素 C 1g、维生素 B_6 0.1g，静脉滴注。每日 1 次，一般用 1～2 周。结果：基本治愈 33 例，好转 18 例，无效 3 例，总有效率 94.4%。

（二）心律失常

李艺辉等[2]观察了炙甘草汤不同剂量及煎服方法对冠心病心律失常的疗效。治疗组：炙甘草 150g，阿胶 50g，人参 45g，生地黄 250g，桂枝 60g，麦冬 150g，麻仁 30g，大枣 12 枚。阿胶烊化兑服，其余药物混合后加温水 1500ml，市售黄酒 500ml，每日 1 剂，分 3 次口服。对照组：炙甘草 50g，阿胶 115g，人参 15g，生地黄 25g，桂枝 20g，麦冬 15g，麻仁 15g，大枣 6 枚。阿胶烊化兑服，其余药物加水后 1500ml，文火煎煮 25 分钟，两煎共 250ml，分 2 次服用，每日 1 剂。两组均连服 30 剂后观察疗效。结果：治疗组临床治愈 16 例，好转 4 例，无效 3 例；对照组临床治愈 6 例，好转 9 例，无效 8 例。治疗组总有效率为 87.0%，对照组为 65.2%。经统计学处理差异显著（$P < 0.01$）。李氏等认为治疗组炙甘草汤的生药重量与《伤寒论》记载相近，相当于对照组的 4.4 倍，疗效肯定。治疗组所用药物煎前先用黄酒浸泡，符合《伤寒论》原意，分 3 次口服可以保证药物作用的连续性，所以疗效优于对照组。

原明忠等[3]报道心气阴两虚型用炙甘草汤加味治疗。处方：党参 20g，麦冬 20g，生地黄 30g，炙甘草 9g，炒酸枣仁 15g，柏子仁 15g，丹参 20g，桂枝 9g。每日 1 剂，水煎服，半月为 1 个疗程，一般连用 2 个疗程。用药后起效时间由 4 小时到 2 周不等，平均 9 天。结果：早搏 198 例中，显效 152 例，有效 42 例，无效 4 例；室上速 10 例中，显效 7 例，有效 3 例；房颤 9 例中，显效 3 例，有效 3 例，无效 3 例。总有效率 96.8%。

徐风玲[4]运用炙甘草汤治疗 50 例失眠心悸的病人。100 例失眠心悸病人随机分为观察组和对照组，每组各 50 例病人，给予对照组病人常规西药进行治疗，研究采用 150mg 的心律平进行口服，每日 3 次，治疗疗程为 4 周；给予观察组病人炙甘草汤进行治疗，其药方组成为：生地黄 30g，炙甘草 15g，麦冬 10g，麻仁 10g，生姜 9g，桂枝 9g，阿胶 6g，人参 6g。根据病人的具体病证进行药材的加减，针对合并出现高血压者，加龙骨、五味子、牡蛎；针对合并出现心阴不足者，加五味子、酸枣仁、柏子仁；针对出现痰热内扰者，加远志、黄连。用法用量为：将药材用水煎服，取 200ml 左右药汁，每日 1 剂，分早、晚 2 次服用，1 个疗程为 4 周。结果：观察组痊愈 20 例，显效 12 例，有效 12 例，无效 6 例，总有效率为 88.0%；对照组痊愈 14 例，显效 10 例，有效 8 例，无效 18 例，总有效率为 64.0%。两组相比，差异具有统计学意义（$P < 0.05$）。

（三）病态窦房结综合征

尚振铎[5]治疗病态窦房结综合征 30 例，用自拟丹附炙甘草汤治疗。处方：炙甘草 30g，生地黄 20g，阿胶 10g，桂枝 12g，麦冬、党参各 15g，黄芪、丹参各 30g，当归 15g，郁金、附子各 10g，干姜 5g。水煎服，每日 1 剂。生姜 3 片，大枣 10 枚为引。加减：胸闷、心痛，加全瓜蒌、薤白；舌质暗或瘀斑，加红花、赤芍；食欲不振，加麦芽、山楂；心悸、失眠，加酸枣仁、远志；病久或肾阳虚甚者，加肉桂、淫羊藿；气虚明显者，重用党参、黄芪。共治疗 30 例，基本治愈 18 例占 60%，好转 6 例，无效 6 例，总有效率为 80%。

（四）慢性心力衰竭

李宜方等[6]报道对 75 例慢性心力衰竭病例，辨证分为 5 型，随症加减。方用生脉散合炙甘草汤加味：西洋参 9g（另炖），麦冬 15g，五味子 9g，炙甘草 9g，桂枝 9g，细生地黄 15g，阿胶 11g（烊化），炒酸枣仁 30g，猪苓 12g，白茅根 30g。水煎服。若胸痛如刺，或颧红唇暗，或舌暗紫有瘀斑，或腹胀有积块者，加丹参 15g，生黄芪 30g，赤芍 12g，益母草 15g，红花 6g，桃仁 9g。凡属心力衰竭 I 级、II 级者，单纯中药治疗，每日1剂，每周6剂。若属心力衰竭Ⅲ级，可配合强心利尿剂或扩血管药物。4周1个疗程，一般1~2个疗程，少数顽固性心力衰竭需2~3个疗程。结果：75例病人完全治愈32例，临床治愈19例，有效15例，无效9例，总有效率88%。

（五）肺源性心脏病

宋学义等[7]报道对30例肺源性心脏病病人的临床观察。阴阳两虚型症见：咳喘日久，动则心悸，形瘦神疲，跗肿汗出，咽干口燥，舌绛少苔，脉细数或结代。方拟炙甘草汤加味：炙甘草15g，人参6g，干地黄30g，桂枝12g，阿胶6g，麻仁20g，生姜10g，枸杞子15g，五味子9g，附子6g。每日1剂，分2次水煎服。结果：30例病人总有效率为94%，显效率为60%。

（六）肢体动脉硬化性闭塞症

曹忠等[8]报道治疗肢体动脉硬化性闭塞症68例，辨证分为3期，其中后期症见：体质消瘦，患肢肌肉萎缩，皮肤干燥，趾甲厚脆，溃疡多淡红，脓液稀少，久不愈合，疼痛绵绵。属气血两虚，治疗常以①人参养荣汤加味；②炙甘草汤加味以补养气血，益气通脉。结果：68例病人中，接受治疗3~4个月痊愈7例，5~6个月痊愈14例，7~8个月痊愈13例，9~10个月痊愈9例，10个月以上6例及其余9例仍在治疗过程中。

（七）低血压

李桂珍等[9]用炙甘草汤治疗低血压68例，体检时血压低于90/60mmHg。方药：炙甘草30g，生姜9g，人参6g，麦冬10g，生地黄10g，桂枝9g，阿胶10g，麻仁10g，大枣10枚，红糖果30g。上方为每日剂量，水煎3次，分别过滤，将3次药液混合，煎煮浓缩至600ml，然后将阿胶烊化稀释后一并和红糖兑入，分早、中、晚3次，空腹服。10天为1个疗程，连服3个疗程。结果：显效40例，有效26例，无效2例，总有效率为97%。

（八）冠状窦性心律

李春燕等[10]报道用炙甘草汤治疗冠状窦性心律病人12例，心电图示：P波在Ⅱ、Ⅲ、aVF上倒置，心率40~50次/分。基本方：炙甘草12g，生地黄15g，大枣5枚,生姜3片，麻仁6g。加减：心气虚较甚者，可加黄芪15g，茯苓15g；心阳虚较甚者，可加炮附子6g，紫石英12g，砂仁6g。结果：治愈8例，好转3例，总有效率为91.7%。

（九）克山病

杨新青等[11]报道用炙甘草汤加减治疗24例克山病期前收缩。病人临床上分别具有潜在型或慢型克山病指征，脉象结代，心电图证实皆有期前收缩。方药：炙甘草

12g，党参15g，当归15g，苦参15g，麦冬15g，桂枝10g，阿胶15g，生地黄15g，大枣9g。上方诸药，加水2L煎煮，余0.5L，去渣早、晚分服，连服30剂。个别病情较重（心功能3级者），服用本方并维持原有地高辛每日1片外，不加服其他西药。结果：24例中显效12例，好转8例，无效4例，总有效率为83.3%。

（十）　复发性口疮

程广里[12]报道用炙甘草汤加减治疗复发性口疮18例，主要症状为口腔黏膜有单个或数个孤立的、圆形或椭圆形、0.2～0.7cm大小不一的灰白色小溃疡，疼痛。处方：炙甘草10～15g，党参10～20g，麦冬10～15g，肉桂6～9g，生地黄12～25g，阿胶10g（烊化），白及10g，丹参10g，乌梅炭6～10g，生姜3片，大枣5枚。每日1剂，分2次温服。如果溃疡面大，深而痛剧，长久不愈者，局部可涂云南白药适量。结果：痊愈15例，有效2例，无效1例，有效率为94.4%。

（十一）　其他

尚有资料[13]表明，炙甘草汤加减对糖尿病眼底出血、慢性色素膜炎、视网膜静脉周围炎后玻璃体混浊、干燥综合征有效。

黄煌[14]运用炙甘草汤治疗浅表性胃炎消瘦贫血、口腔黏膜白斑－黏膜不典型增生、贲门癌术后、胃黏膜腺癌恶病质效果较好。

丁德正[15]运用炙甘草汤治疗精神疾病效果颇佳，如焦虑性神经症、分裂情感性精神病、隐匿性抑郁症、躁狂抑郁性精神病抑郁状态、席汉综合征。

参 考 文 献

[1] 张伟成. 中西医结合治疗病毒性心肌炎54例. 实用中西医结合杂志, 1993, 6 (10)：631.

[2] 李艺辉, 王丽莉, 于景献, 等. 炙甘草汤不同剂量及煎服方法对冠心病心律失常疗效观察. 中国中西医结合杂志, 1994, 14 (9)：552.

[3] 原明忠, 袁世宏. 217例心律失常证治分析. 山西中医, 1994, 10 (2)：8.

[4] 徐风玲. 炙甘草汤运用于失眠心悸的临床观察. 中国继续医学教育, 2016, 8 (10)：185.

[5] 尚振铎. 丹附炙甘草汤治疗病窦30例. 辽宁中医杂志, 1990, 14 (2)：24.

[6] 李宜方, 王翠萍. 慢性心力衰竭75例疗效分析. 山东中医学院学报, 1994, 18 (4)：237.

[7] 宋学义, 宋丽莉. 中西医结合治疗30例肺心患者的临床观察. 实用中西医结合杂志, 1994, 7 (4)：209.

[8] 曹忠, 门理章, 门军章. 肢体动脉硬化性闭塞症分期治疗. 中医药学报, 1994, (3)：19.

[9] 李桂珍, 侯彩兰, 肖国良, 等. 炙甘草汤治疗低血压证68例疗效观察. 中医药研究, 1994, (1)：29.

[10] 李春燕, 李世杰. 冠状窦性心律的中药治疗. 实用中西医结合杂志, 1993, 6

（12）：722.

[11] 杨新青，杨正义，赵颜海，等. 炙甘草汤加减治疗24例克山病期前收缩疗效观察. 山西中医，1987，3（6）：19.

[12] 程广里. 炙甘草汤加减治疗复发性口疮. 黑龙江中医药，1986，（1）：38.

[13] 刘莹. 炙甘草汤眼科临床应用. 甘肃中医学院学报，1992，11（4）：33.

[14] 李小荣，薛蓓云，黄煌. 黄煌教授运用炙甘草汤经验. 上海中医药大学学报，2011，25（1）：43.

[15] 丁德正. 炙甘草汤在精神疾病中的运用. 河南中医，2010，30（4）：325.

五、甘麦大枣汤

（一）更年期综合征

甘麦大枣汤是治疗更年期综合征的常用方剂，曹静安[1]报道用小柴胡汤合甘麦大枣汤加黑栀子9g，珍珠母（先煎）30g，淫羊藿12g，治疗更年期综合征21例。治疗后烘热汗出基本消失9例，明显减轻3例，有所减退9例；心烦易怒基本消失9例，明显减轻2例，有所减退9例；失眠基本消失3例，明显减轻4例，有所减退7例；心悸基本消失2例，明显减轻1例，有所减退3例；哭泣者基本消失2例，有所减退2例。加减法：高血压者，加钩藤15g或地龙9g，牛膝9g；失眠者，加五味子3g，夜交藤15g；口渴者，加石斛12g，玉竹9g。

林永华等[2]用加味甘麦大枣汤治疗更年期综合征133例，药用：淮小麦30g，红枣15g，炙甘草5g，枸杞子12g，石决明15g，珍珠母30g，紫草15g，淫羊藿10g，当归10g。兼气虚者，加党参12g；肝郁者，加北柴胡9g；热盛，加栀子9g；烦躁，加灵磁石20g。治疗前后行阴道细胞学检查、测定24小时尿垂体促卵泡素排出量及血清垂体促卵泡素。治疗后潮热显效83例，有效35例，无效7例，有效率94.4%；出汗显效56例，有效34例，无效17例，有效率84.11%；失眠显效64例，有效37例，无效8例，有效率92.66%；头痛显效60例，有效32例，无效14例，有效率86.79%；烦躁显效29例，有效44例，无效31例，有效率84.33%；腹胀显效23例，有效34例，无效19例，有效率75.00%。阴道细胞学检查结果显示：无变化9例，下降3例，升高8例。血清垂体促卵泡素测定结果表明，90%标本血清值在正常值范围。尿垂体促卵泡素测定结果表明79.5%标本>52.8。作者认为其可能有类雌激素样作用，从而改善了下丘脑-垂体-卵巢轴功能紊乱，起到了治疗作用。

邓姣珍[3]报道治疗更年期综合征56例，辨证分为5型，认为本病以肝肾阴虚、心肾不交以及肝气郁结型多见。其中治疗心肾不交型17例，方用甘麦大枣汤合生脉饮，疗效颇佳。

（二）神经官能症

苏学贤[4]辨治神经官能症148例，辨证分为4型，其中心脾两虚型11例。方选甘麦大枣汤合归脾汤化裁：小麦 30g，炙甘草、白术、远志、炒酸枣仁、当归、龙眼肉、木香各 10g，党参 15g，茯苓 12g，黄芪 30g。若梦多易惊者，加石菖蒲、生龙牡；心悸失眠者，加柏子仁、夜交藤。结果：痊愈 84 例，好转 54 例，无效 10 例，总有效率为 93.2%。

孙怡等[5]报道用解郁安神散治疗神经衰弱 73 例。解郁安神散由逍遥散、甘麦大枣汤、酸枣仁汤加减化裁而成，药物由郁金、栀子、红枣、生龙齿、远志、酸枣仁、柴胡、当归、茯神、菖蒲、百合、半夏、胆南星、炙甘草等组成，制成冲剂，每袋 5g，每天中午饭后冲服 1 袋。3 周后显效 14 例，好转 56 例，无效 3 例，总有效率为 96%。

（三）癫狂

黄典清[6]用中药治疗癫狂 12 例。方以甘麦大枣汤及加减生铁落饮：炙甘草 10g，小麦 100g，大枣 5 枚，贝母、制南星、陈皮、法半夏、茯苓、炙远志各 10g，钩藤 15g，生铁落 100g，枳壳 8g，竹茹 10g。头痛、头晕、目眩较重者，加菊花、草决明（或石决明）、生龙牡、生白芍；肝胆实热重者，加栀子、黄连、大黄、龙胆草；气郁痰结、胸中烦扰重者，加瓜蒌、天竺黄；呕吐涎沫者，以食盐化水饮之。12 例中治愈 8 例，显效 2 例，有效 1 例，无效 1 例。

王学成[7]报道以针灸配合中药治疗癫狂 900 余例，疗效满意。中药以甘麦大枣汤为基础方并适当加味，同时针灸以任、督二脉经穴为主，常用穴位有哑门、大椎、百会、四神聪、十七椎、定神、上脘、中脘、下脘、天枢、气海、关元等，随症配合通里、头颞、内关、劳宫、神门、合谷、期门、足三里、三阴交、太冲、涌泉等。在针刺手法上狂证主用泻法，痫证主用补法，癫狂并见平补平泻。

（四）抑郁症

丁文娟等[8]报道用甘麦大枣汤加味治疗抑郁症 40 例，基本方：炙甘草 5～10g，淮小麦 30g，大枣 5 枚，炙远志 10g，酸枣仁 15g，制香附、柴胡、广郁金、香橼皮各 10g。加减：心烦不寐，口苦便艰，舌红苔黄糙，加龙胆草、川黄连、枳壳、枳实等；心虚胆怯，惊惕肉瞤，夜难入寐，舌淡胖等，加党参、黄芪、当归、茯神等；若兼胸闷纳差，痰多，舌苔白腻，加茯苓、炒白术、石菖蒲、竹茹等。服药半月，结果：痊愈 27 例，好转 10 例，无效 3 例，总有效率 92.5%。

（五）儿童多动症

宋知行等[9]报道对 65 例儿童多动症病例，辨证分为 3 型，其中阴精亏少型 17 例，方用甘麦大枣汤、天王补心丹、生脉散、左归丸等。治疗 1 个月后，65 例病人中显效 22 例，好转 40 例，无效 3 例。

（六）失眠症

穆齐金[10]报道治疗 12 例失眠症，辨证分为 4 型，肝气郁结用甘麦大枣汤合四逆散，加龙胆草、大黄；肾阴亏虚，相火妄动，用甘麦大枣汤合六味地黄汤；心血亏虚，用甘麦大枣汤合归脾汤；心胆虚怯，用甘麦大枣汤合酸枣仁汤加龙牡。结果：治愈7例，有效2例，无效3例。

（七）阴茎异常勃起

王勇毅等[11]报道对10例阴茎异常勃起病例，辨证分为3型，其中属于阴虚气郁型2例，症见：阴茎异常勃起，每次持续6~8小时。用甘麦大枣汤和一贯煎化裁治疗，疗效满意。

（八）小儿紫癜性肾炎

段群录[12]用甘麦大枣汤加味结合西药治疗小儿紫癜性肾炎19例，中药以甘麦大枣汤为主，发热咽痛，加金银花、黄芩；血压高，加夏枯草；浮肿，加白茅根、车前草；血尿，加三七、大小蓟。药量按年龄不同增减，疗程视病情而定，最短1个月，最长3个月。西药以免疫抑制剂为主，泼尼松每日1~2mg/kg，视病情应用1~3个月后逐渐减量至停用；氨肽素3~5片，每日3次；重症用氟美松1~2mg/kg静脉滴注，每日或隔日1次，3次为1个疗程。结果：治愈15例，显效3例，无效1例。其中10例随访1~5年，尚未发现复发及转为慢性肾炎。

（九）室上性心动过速

王文华[13]报道以甘麦大枣汤、生脉散为主加减治疗31例室上性心动过速。基本方：党参、丹参、苦参、茶树根、菟丝子、枸杞子各15g，淮小麦、炙黄芪、龙骨、牡蛎各30g，瓜蒌皮20g，麦冬12g，五味子9g，炙甘草6g，大枣7枚。上方为1日量，制成冲剂，分3包。开始每日3次，每次1包。同时辅以异搏定40mg，每日3次，口服。10天不复发者，异搏定减为每日2次，20天不复发者，异搏定减为每日1次，中药减为每日2次，每次1包。30天不复发者，则异搏定2.0mg，每日1次，中药每日2次，每次1包，连服2个月。对某一个疗程中有复发者，则仍回到第1个疗程的起始量用药。结果：治愈16例，显效10例，有效3例，无效2例。

（十）输卵管结扎术后综合征

吴丕中[14]认为辅卵管结扎术后综合征多因结扎手术对肌体产生物理性损伤和生理性阻断，或手术后调养不当，导致体内阴阳平衡失调，脏腑功能失常，气血循环紊乱。临床表现多以肾、肝、脾三脏和冲、任、督三脉受累。吴氏报道治疗本病90例，辨证分为3型，其中肝气郁结型4例，方宗越鞠丸合甘麦大枣汤加减，选用苍术、川芎、香附、炒栀子、白芍、郁金、柴胡、甘草、淮小麦（重用）、大枣、茯神木、酸枣仁、远志、丹参、陈皮之类。结果：肝气郁结型痊愈3例，无效1例。

（十一）肺源性心脏病

王健民[15]报道用甘麦大枣汤治疗肺源性心脏病缓解期并发心律失常13例，药用炙甘草 15g, 淮小麦 60g, 大枣 10 枚, 党参、黄芪各 20g。每日 1 剂, 20 剂为 1 个疗程。结果: 显效 12 例, 无效 1 例。

(十二) 老年性皮肤瘙痒症

邹世光[16] 报道运用甘麦大枣汤与百合地黄汤合方加味治疗老年性皮肤瘙痒症122 例。处方: 百合 40g, 生地黄 35g, 生甘草 15g, 大枣 12 枚, 浮小麦 40g, 沙参15g, 玄参 15g, 乌梢蛇 6g, 蛇蜕 6g, 荆芥 6g, 白蒺藜 10g, 蝉蜕 6g。每日 1 剂, 7 剂为 1 个疗程。结果: 1 ~ 3 个疗程后, 痊愈 81 例, 有效 33 例, 无效 8 例, 总有效率为 93.44%。

此外, 本方尚能治疗尿道综合征、顽固胁痛、长期发热[17]、不孕、梅核气、产后缺乳[18]、甲状腺功能亢进[19]、咳嗽[20]。

参 考 文 献

[1] 曹静安. 小柴胡汤合甘麦大枣汤治疗更年期综合征. 上海中医药杂志, 1984, (3): 19.

[2] 林永华, 姚芷芳, 陈芬雅, 等. 加味甘麦大枣汤治疗妇女更年期综合征 133 例分析. 福建医药杂志, 1985, 7 (4): 34.

[3] 邓姣珍. 更年期综合征证治体会. 湖南中医杂志, 1988, 17 (1): 14.

[4] 苏学贤. 辨证治疗神经官能症 148 例. 陕西中医, 1989, 10 (5): 201.

[5] 孙怡, 周绍华, 谢道珍, 等. 解郁安神散治疗神经衰弱 73 例的临床疗效观察. 天津中医, 1985, 2 (6): 27.

[6] 黄典清. 中药治疗癫狂病 12 例临床观察. 湖北中医杂志, 1985, (6): 24.

[7] 王学成. 针灸配合中药治疗癫狂的临床经验. 中国医药学报, 1991, 6 (6): 39.

[8] 丁文娟, 徐国祥. 中医治疗抑郁症 40 例临床分析. 江苏中医, 1994, 15 (4): 18.

[9] 宋知行, 张永. 儿童多动症 65 例证治报道. 新中医, 1986, 18 (6): 41.

[10] 穆齐金. 辨证治疗顽固性失眠症. 吉林中医药, 1987, (3): 29.

[11] 王勇毅, 马祥生. 阴茎异常勃起 10 例治验. 云南中医杂志, 1988, 9 (2): 28.

[12] 段群录, 王世茹. 甘麦大枣汤加味结合西药治疗小儿紫癜性肾炎 19 例. 中西医结合杂志, 1988, 8 (6): 377.

[13] 王文华. 31 例室上性心动过速临床观察. 上海中医药杂志, 1989, (3): 15.

[14] 吴丕中. 辨证治疗输卵管结扎术后综合征 90 例. 湖北中医杂志, 1989, (2): 12.

[15] 王健民. 甘麦大枣汤治疗肺源性心脏病缓解期并发心律失常 13 例. 陕西中药, 1992, 13 (9): 417.

[16] 邹世光. 复合仲景方治老年性皮肤瘙痒症 122 例. 甘肃中医, 1994, 7 (6): 14.

[17] 马济佩, 邵君. 甘麦大枣汤临床新用. 辽宁中医学院学报, 2005, 7 (6): 556.

[18] 时萍. 甘麦大枣汤新用. 仲景医学求真 (续) ——中华中医药学会第十五届仲景学说学术研讨会论文集, 2007.

[19] 傅杰, 龚淑芳. 甘麦大枣汤在甲亢病中运用体会. 江西中医药, 2011, 42 (4): 31.

[20] 钟明珍，连建伟. 连建伟教授运用甘麦大枣汤经验举隅. 浙江中医药大学学报，2013，
37（8）：962.

六、肾气丸

（一）肺源性心脏病

严兆象[1]报道用中西医结合治疗急性发作期肺源性心脏病64例。中医辨证分为
5型，其中阴阳两虚证症见：气喘不能平卧，气短胸闷，心悸发绀，形寒肢肿，尿短
频，口燥咽干，烦热汗出，舌质暗红或紫，脉虚数。治法扶阳养阴纳气。方药：金
匮肾气丸合生脉散。结果：显效27例，好转32例，无效5例，其中1例死亡，总有
效率为92.19%。

（二）肾病综合征

郭文征[2]报道对32例小儿肾病综合征病例，辨证分为3型，其中肾虚血瘀型症
见：面色晦暗，神情苦闷，食欲不振，面肢浮肿，小便不利，舌质暗淡，舌两侧有
瘀点，脉细涩。治宜补肾祛瘀，利水消肿。方用肾气丸与补阳还五汤加减：黄芪、
茯苓各15g，红花、赤芍、当归各12g，山茱萸、牡丹皮、泽泻各12g，桂枝、制附子
各6g。加减：有热象者，加白茅根、黄柏，去桂枝、附子；蛋白多，加赤小豆、
石韦。

（三）男性乳房发育

马新生[3]认为男性乳房发育是由于肾气不育，肝失濡养，导致肝气郁结，痰湿
中阻，气滞血瘀于乳部。并报道用金匮肾气丸加减治疗男性乳房发育症32例，基本
方：肉桂6g，赤芍、白芍、丹参各15g，熟地黄30g，怀山药、山茱萸各12g，茯苓、
牡丹皮、柴胡、制附子各10g。加减：乳房胀痛明显者，加香附、川楝子、郁金；肿
块较大，质硬者，加夏枯草、浙贝母、玄参；腰膝酸软，阳事不用者，加鹿角霜、
续断、桑寄生；食欲不佳，舌苔厚腻者，加砂仁、神曲、槟榔。水煎服，每日1剂，
20天为1个疗程，3个疗程后观察效果。结果：显效23例，好转7例，无效2例，
总有效率93.75%。

（四）前列腺肥大

吴乃桐[4]报道用金匮肾气丸神阙穴敷贴治疗本病36例。将神阙局部用温水洗
净，轻轻按摩使局部微红且有热感，再用酒精消毒。然后用金匮肾气丸1/2丸，制成
铜钱大小药饼外敷神阙穴，上盖生姜1片，黄豆大小艾炷放姜片上灸6壮。灸毕取去
姜片，纱布外包药饼，胶布固定。每晚睡前用艾条灸药饼10~15分钟。每3天换药
1次，6次为1个疗程。结果：治愈12例，有效22例，无效2例，总有效率为94%。

（五）阳痿

杜俊声[5]报道对18例消渴病继发阳痿病例，辨证分为3型，其中肾阳虚型症见：尿频清长，面色㿠白，浮肿腹泻，怯寒，舌淡苔白，脉沉迟无力。中药予金匮肾气丸加桑寄生、黄芪、川续断。水煎服，每日1剂；同时取穴足三里、三阴交、关元、命门、肾俞，每日针3穴，灸2穴，交替进行，疗效良好。

（六）糖尿病

廖志峰等[6]报道对104例糖尿病病人辨证分为7型，其中阴阳两虚证症见：小便频数，浑浊如膏，甚则饮一溲一，手足心热，腰膝酸软，四肢欠温，畏寒怕冷，甚见阳痿。舌淡红、苔白，脉沉细。予金匮肾气丸加淫羊藿10g，赤芍15g，当归15g。加减：双下肢浮肿，伴麻木困痛者，加益母草、地龙；口干烦渴者，加葛根、天花粉。结果：显效67例，好转34例，无效3例，总有效率为97.1%。

（七）慢性再生障碍性贫血

徐瑞荣等[7]报道用中药治疗慢性再生障碍性贫血35例，辨证分为3型，其中阴阳两虚型9例，治以阴阳双补。金匮肾气丸加减：生黄芪、仙鹤草各30g，补骨脂、女贞子、淫羊藿、茯苓、旱莲草各15g，牡丹皮12g，阿胶11g，泽泻9g，肉桂3g，甘草、人参各6g。加减：气血双亏者，重用参芪；出血者，加三七粉；血热者，加紫草、栀子、板蓝根。一般感冒发热者用银翘散加减；高热者用犀角地黄汤和黄连解毒汤加减，并加用抗生素；贫血严重者适当输血。结果：本型基本治愈1例，缓解2例，明显进步4例，无效2例，总有效率为77.78%。

（八）流行性出血热

万延梅[8]报道中西医结合治疗流行性出血热多尿16例，1日尿量3000～5000ml者7例，超过5000ml者9例。全部病例均在每日尿量超过3000ml时，给予金匮肾气丸8粒，每日3次；1日尿量超过5000ml时加服氢氯噻嗪25gm，每日4次，疗程均为3天；治疗期间监测血电解质，及时纠正水电解质紊乱。结果：显效12例，有效4例。

（九）视神经萎缩

谢立科[9]报道对76例视神经萎缩病例，辨证分为4型，其中脾肾阳虚型14例，方用肾气丸或右归丸加减：熟地黄、山药、山茱萸、枸杞子、菟丝子、杜仲、当归、肉桂、制附子、茯苓、桑椹、楮实子。结果：本型显效2例，有效4例，无效8例。

（十）高血压

蔡子鸿等[10]对328例高血压病例辨证分为5型，其中阴阳两虚型30例，随机分为治疗组和对照组各15例。对照组予金匮肾气丸加味：淡附子6g，山茱萸12g，茯苓 12g，野菊花 15g，怀山药 10g，生地黄 15g，钩藤 20g，牡丹皮 10g，杜仲 10g。治疗组以上方加入川芎 10g，当归 10g，桃仁 10g。每日 1 剂，连服 15 剂。结果：治疗组显效 3 例，有效 8 例，无效 4 例，有效率 77.33%；对照组显效 2 例，有效 8 例，无效 5 例，有效率 66.67%。

（十一）慢性支气管炎

胡云英等[11]报道对 93 例慢性支气管炎病例辨证分为 4 型，其中肾阳虚衰夹瘀型 26 例，方用金匮肾气丸或真武汤加水蛭、莪术、地龙、车前子等。经 3～5 个月治疗，93 例病人临床症状基本消失，停药半年未复发者 14 例，明显好转 53 例，减轻 15 例，无效 11 例。

（十二）口舌干燥症

吕咏等[12]报道辨证治疗口舌干燥症 32 例，辨证分为 5 型，其中肾阳不足型，治以温补肾阳，布津生津，方以金匮肾气汤加减。结果：32 例病人，痊愈 16 例，好转 10 例，无效 6 例，总有效率为 81.3%。

（十三）冠心病

叶仰光等[13]报道用金匮肾气丸加味治疗冠心病窦性心动过缓病人 30 例，处方：熟地黄 15g，怀山药 15g，山茱萸 15g，牡丹皮 6～9g，茯苓 9g，泽泻 9g，桂枝 6g（或肉桂粉 1.5g 冲服），附子 6g，巴戟天 10g，黄芪 15g，三七粉（冲）1～1.5g，木香（后入）4.5g。舌质偏紫者，加桃仁 9g，红花 6g；苔常腻者，加白芥子 12g，瓜蒌皮 10g。每日 1 剂，2 次煎服，连服 30 天。结果：显效 16 例，有效 12 例，无效 2 例，总有效率 93.3%。

（十四）支气管哮喘

柳克尊[14]报道治疗支气管哮喘 286 例，其中冷哮 157 例。冷哮缓解期予真武汤化裁并加服金匮肾气丸。结果：286 例病人，痊愈 97 例，显效 134 例，有效 36 例，无效 19 例，总有效率 93.36%。

（十五）病毒性肝炎后综合征

周向阳[15]报道对 96 例病毒性肝炎后综合征病例辨证分为 4 型，其中脾肾阳虚型 17 例，方用金匮肾气丸合理中汤去牡丹皮加仙茅、淫羊藿。10 天为 1 个疗程，治疗 1～6 个疗程。结果：治愈 10 例，显效 4 例，有效 3 例。

（十六）膀胱炎

颜其元[16]报道用肾气丸治疗膀胱炎 24 例，基本方：怀山药、熟地黄各 15g，牡丹皮、茯苓、泽泻各 12g，枣皮、附子各 10g，官桂 6g。加减：小便涩痛，瘀血阻络者，减附子，加牛膝、炮穿山甲 12g；有血尿者，减枣皮、熟地黄，加生地黄、茅根、小蓟各 20g，滑石 50g；肾阴虚弱者，加炙淮芪、枸杞子、女贞子各 15g；心烦不寐者，加琥珀 10g，冲服。每日 1 剂，水煎服。结果：治愈 16 例，好转 7 例，无效 1 例，总有效率为 95.8%。

（十七）席汉综合征

张耀宗[17]报道治疗席汉综合征 15 例，予金匮肾气丸、右归饮、右归丸加减。若兼气虚脾阳不足，选加人参（或党参）、黄芪、白术、山药；兼气血两亏者，合八珍汤化裁。结果：治愈 11 例，好转 3 例，无效 1 例，总有效率为 93.3%。

此外，本方尚能治疗昏厥证、腰痛证、不育[18]、精神分裂症、躁狂抑郁性精神病抑郁状态、分裂情感性精神病、抑郁性神经症、更年期忧郁症[19]、滑精[20]、甲状腺功能减退症、复发性肌肉痉挛、雄性激素缺乏综合征[21]、胎儿发育迟缓（胎儿宫内生长迟缓）、子宫内膜炎[22]等。

参 考 文 献

[1] 严兆象. 中西医结合治疗急性发作期肺源性心脏病 64 例. 浙江中医学院学报，1994，18（3）：31.

[2] 郭文征. 辨证治疗小儿肾病综合征. 四川中医，1994，12（5）：37.

[3] 马新生. 金匮肾气丸加减治疗男性乳房发育症 32 例. 新中医，1994，26（2）：31.

[4] 吴乃桐. 神阙穴敷贴治疗前列腺肥大 36 例. 上海针灸杂志，1994，13（3）：117.

[5] 杜俊声. 18 例消渴病继发阳痿治验. 中医研究，1994，7（3）：35.

[6] 廖志峰，赵川荣，王自立. 辨证分型治疗糖尿病 104 例疗效观察. 甘肃中医，1994，7（1）：10.

[7] 徐瑞荣，顾振东，焦中华，等. 中药治疗慢性再生障碍性贫血 35 例. 陕西中医，1994，15（6）：249.

[8] 方延梅. 中西医结合治疗流行性出血热多尿 16 例. 江苏医药，1994，20（6）：343.

[9] 谢立科. 辨证论治视神经萎缩 76 例. 中国中医眼科杂志，1994，4（1）：12.

[10] 蔡子鸿，洪振鑫，许盈湖. 活血化瘀法治疗高血压病初探. 实用中西医结合杂志，1994，7（6）：367.

[11] 胡云英，章向群. 从痰瘀论治慢性支气管炎 93 例. 浙江中医杂志，1993，28（10）：445.

[12] 吕咏，尚祖伯，吕晏. 辨证治疗口舌干燥症 32 例. 吉林中医药，1993，（5）：26.

[13] 叶仰光，陈振兴，李维丹. 肾气丸加味治疗冠心病窦性心动过速. 福建中医药，1993，24（2）：28.

[14] 柳克尊. 真武汤化裁治疗支气管哮喘. 四川中医，1992，（11）：34.

[15] 周向阳，史锡岩. 经方辨治病毒性肝炎后综合征 96 例. 国医论坛，1992，7（4）：17.

[16] 颜其元. 八味丸治疗膀胱炎 24 例. 湖北中医杂志，1992，14（3）：45.

[17] 张耀宗. 从肾论治席汉综合征 15 例. 湖北中医杂志，1990，12（1）：33.

［18］张志峰．陈国权运用《金匮要略》肾气丸治验举隅．时珍国医国药，2014，25
（1）：234.

［19］丁德正．肾气丸在精神疾病中的运用．河南中医，2010，30（2）：125.

［20］陈彩霞，梁勇超．肾气丸治疗男科疾病中"异病同治"的体现．中医学报，2010，25
（4）：758.

［21］王付．肾气丸组方特点及临床用药经验．中国实验方剂学杂志，2012，18（22）：361.

［22］关芳芳，李亮，王付．王付教授运用肾气丸合方医案4例．光明中医，2013，28
（11）：2374.

七、胶艾汤

（一）滑胎

韩桂珍[1]报道用胶艾汤加减治疗滑胎36例，方药：当归、白芍、熟地黄、桑寄
生、阿胶、川芎、砂仁、艾叶、炮姜。常规每剂煎至400ml，每日服2次，每次
100ml。结果：服药10天症状均明显减轻，6周后不适症状逐渐消失，36例中有
32例足月分娩，4例效果不显。

（二）产后子宫复旧不良

王心好等[2]报道以胶艾汤为基础，加入大剂量益母草、仙鹤草、旱莲草、荆芥
炭、杜仲炭等，组成益母复原汤治疗子宫复旧不良38例。结果：服药4~6剂治愈者
18例，7~8剂治愈者15例，11~15剂治愈者5例，其中服药最少者4剂，最多者
15剂，平均服药8剂。加减：冲任不固，气不摄血，可加党参12g，黄芪15g，炮姜
炭9g；如瘀阻胞宫，血不循经，可加蒲黄炭、五灵脂各15g，广三七（冲服）3g；如
胞宫蕴热，湿热下注，将熟地黄改为生地黄，加蒲公英30g，地榆炭15g，炒栀
子10g。

（三）妇女下血证

徐陈如等[3]报道用胶艾汤治疗妇女下血证92例，其中崩漏59例，月经过多
14例，胎漏4例，产后恶露不尽5例，取环出血3例，人流后出血7例。结果：治愈
87例，好转5例，总治愈率为94.57%。

（四）室性崩漏

严可斌[4]报道采用先化后补之法，以自拟加减逐瘀止血汤活血化瘀，理气止血，
继进自拟加减胶艾四物汤以补气养血，益肾调摄冲任，治疗在校女学生功能性子宫
出血症40例，治愈35例，好转5例，总有效率100%。加减胶艾四物汤组成：潞党
参、熟地黄、陈阿胶（烊化）、焦白芍、全当归、艾叶炭、煅龙骨、炒续断、桑寄
生、补骨脂、炒杜仲。腰酸痛者，加白蒺藜、枸杞子。

（五）放置宫内节育器后月经异常

齐宝宁等[5]运用胶艾汤加味治疗放置宫内节育器术后月经异常 208 例。269 例均为放置 IUD 后出现月经异常的育龄妇女，随机分成 2 组，治疗组 208 例，给予胶艾汤加味：阿胶、艾叶、当归各 10g，川芎 9g，芍药、茯苓各 12g，干地黄 20g，益母草、仙鹤草各 15g，甘草、没药、乳香各 6g。月经量增多型：偏气虚者，加黄芪、党参；有热象者，加地榆、侧柏叶；有血瘀者，加桃仁、红花；感受外邪，加金钱花，防风。经期延长型：偏气虚者，加黄芪、党参；冲任不固者，加山茱萸、枸杞子、菟丝子、鹿角胶等；夹湿热者，加黄连、黄柏；偏瘀血者，加三七、五灵脂、蒲黄等。点滴或不规则出血型：偏气虚者，加黄芪、党参、升麻；偏气血瘀滞者，加枳壳、柴胡，加大没药、乳香用量；偏肾虚者，加山茱萸、桑寄生、旱莲草、女贞子；偏脾虚经血失统者，加白术、山药、砂仁、龙眼肉、薏苡仁等。月经紊乱型：胶艾汤合逍遥散、归脾汤加减运用。服药方法：水煎去渣，加清酒 10ml 左右，取药汁 400ml，入阿胶烊化，分早、晚温服，每日 2 剂，5 剂为 1 个疗程，每个月经周期治疗 1～2 个疗程，连续治疗 2～3 个月经周期，用药期间，除感染病例对症治疗外，一般不服用其他药物，适当休息，忌生冷及刺激性食物。对照组：止血敏 1.0g，安洛血 5mg，维生素 C 0.2g，妇血宁 1.5g，1 天 3 次，口服；腰腹痛、有感染或贫血者给予抗感染及对症治疗。5 天为 1 个疗程，月经周期治疗 1～2 个疗程，连续治疗 2～3 个月经周期，治愈后 3 个月访视 1 次，连续随访 2 年。结果：治疗组 208 例，治愈 148 例（71.15%），显效 37 例，有效 20 例，无效 3 例，总有效率 98.56%；对照组 61 例，治愈 10 例（16.3%），显效 15 例，有效 22 例，无效 14 例，总有效率 77.05%。两组治愈率、显效率、总有效率均有显著性差异（$P < 0.05$），治疗组明显优于对照组。

此外，本方尚能治疗先兆流产、不完全流产、功能性子宫出血[6]、产后腹痛[7]。

参 考 文 献

[1] 韩桂珍. 胶艾汤加减治疗滑胎 36 例. 国医函授通讯, 1987, (3): 35.

[2] 王心好, 随瑞莲. 益母复原汤治疗产后子宫恢复不良 38 例. 实用中西医结合杂志, 1991, 4 (4): 226.

[3] 徐陈如, 许书亮, 蔡之芳. 《金匮》胶艾汤治疗妇女下血证 92 例. 福建中医药, 1984, 15 (5): 23.

[4] 严可斌. 室女崩漏从瘀治. 上海中医药杂志, 1993, (12): 15.

[5] 齐宝宁, 赵凌宇, 张荣. 胶艾汤加味治疗放置宫内节育术后月经异常 208 例. 陕西中医, 2006, 27 (6): 657.

[6] 刘华晓, 张艳玲, 杨克梅. 胶艾汤的临床运用. 河南中医, 2004, 24 (3): 16.

[7] 赵小鸟. 胶艾汤临床运用举隅. 河南中医, 2004, 24 (3): 17.

八、黄芪建中汤

(一) 消化性溃疡

叶青泉[1]报道对 30 例胃十二指肠溃疡病例辨证分为 4 型，其中脾胃虚寒型 9 例，方用黄芪建中汤加减治疗。方药：炙黄芪 20g，党参 20g，白术 10g，白芍 10g，桂枝 10g，木香 5g，干姜 5g，炙甘草 10g。每日 1 剂，分早、晚各服 1 次。结果：30 例病人治愈率为 53.3%，平均治愈天数 38 天。

胡发奎等[2]报道中西医结合治疗消化性溃疡 50 例，治疗方法：①呋喃唑酮片 0.2g，甲硝唑 0.2g，维生素 B_1 片 20mg，维生素 B_6 片 20mg，每日 4 次，连服 6 天，停药 2 天，再用上述药物剂量不变，每次加服胃舒平片 2 片，每日 3 次，连服 6 天，停 3 天。②从第 3 周起停服西药，以黄芪建中汤为基本方，随症加减，每日 1 剂，每服 4 剂辨证加减 1 次，服到自觉症状全部消失，治愈为止。结果：50 例中治愈 40 例，有效 10 例，治愈率 80%，有效率 100%。

徐永昌[3]观察消化性溃疡 96 例，随机分为纯中药治疗组和西药对照组。治疗组给予黄芪建中汤辨证施治，结果显示：纯中药组总有效率为 84%，西药对照组总有效率为 60%。对两者有效率进行统计分析，提示中药治疗优于西药治疗，且复发率低。

刘志坚[4]治疗胃溃疡病人 90 例，将其随机分为常规组和加强组。常规组口服奥美拉唑、甲硝唑及阿莫西林，加强组采用黄芪建中汤治疗，1 个疗程均为 1 个月。结果：显示常规组显效 22 例，有效 10 例，总有效率为 71.11%；复发 14 例，复发率 31.11%。加强组显效 31 例，有效 10 例，总有效率为 91.11%；复发 14 例，复发率为 22.22%。

(二) 萎缩性胃炎

张文尧[5]报道对 87 例萎缩性胃炎病例辨证分为 3 型，其中脾胃虚寒型 29 例，方用黄芪建中汤加川黄连、吴茱萸治疗，治疗 4 个月为 1 个疗程，结果：87 例病人治疗后胃镜病理显效者 52 例，有效者 23 例，无效者 12 例，总有效率 86.2%。

栾宏庆[6]报道对 36 例萎缩性胃炎病例，辨证分为 4 型，其中中虚气滞型 14 例，方用黄芪建中汤加白术、当归、半夏、陈皮、旋覆花各 10g，木香 8g。经 3~6 个月治疗，治愈 4 例，显效 6 例，好转 2 例，无效 2 例。

胡凤君[7]运用黄芪建中汤治疗老年慢性萎缩性胃炎 52 例。治疗方法：黄芪建中汤包括黄芪 80g，桂枝 10g，白芍 20g，饴糖 25g，甘草 10g，品质上乘大枣 15 枚，生姜 10g 煎汤。1 剂/天，2 次/天，温服。病人服用 10 周观察疗效。嘱病人勿食生冷与辛辣之物，戒烟酒，作息保持规律，保持良好睡眠，坚持适当运动。结果：黄芪建中汤治疗老年慢性萎缩性胃炎 52 例，其中显效 33 例，有效 15 例，无效 4 例，总有效率92.31%。

(三) 慢性浅表性胃炎

吴俊良[8]报道对200例慢性浅表性胃炎病例辨证分为4型，其中脾胃虚弱型82例。方用黄芪建中汤加当归6g，焦三仙各15g，夜交藤30g。每日1剂，早、晚分服，15天为1个疗程。2个疗程后，近期治愈24例，显效48例，有效9例，无效1例。

李超群等[9]观察黄芪建中汤治疗慢性胃炎的疗效。将124例脾胃虚寒型慢性胃炎者随机分为两组：治疗组（黄芪建中汤组）、对照组（雷贝拉唑组），疗程均为8周，停药半月后观察。结果显示：治疗组总有效率达93.6%，对照组总有效率为82%，且两组总有效率差异具有统计学意义（$P < 0.05$）。

陈强等[10]等观察加味黄芪建中汤治疗慢性胃炎的疗效。将病人随机分为治疗组（115例）和对照组（117例）。治疗组予以加味黄芪建中汤治疗，每日1剂。对照组给予奥美拉唑胶囊、替硝唑片、克拉霉素片、枸橼酸铋钾颗粒按疗程服用。两组均以28天为1个疗程。经治疗1个疗程后观察两组病人的临床疗效及毒副反应。结果显示：治疗组临床治愈76例，显效30例，无效9例，有效率92.2%；对照组临床治愈43例，显效25例，无效49例，有效率58.1%。治疗组有效率优于对照组（$P < 0.05$）。

(四) 上消化道出血

周福梅[11]报道对溃疡病急性出血病例辨证分为3型，其中脾胃虚寒型方用黄土汤合黄芪建中汤加减：灶心土30g煎汤代水，炮附子6g，黄芪15g，党参12g，白术6g，茯苓9g，白芍9g，仙鹤草15g，炙甘草6g。经治疗，88例病人止血成功者79例，有效率89.8%。其中大便隐血转阴天数最短2天，最长34天，平均6.2天。

(五) 胃癌前期病变

张子理[12]报道对68例胃癌前期病变病例辨证分为3型，其中脾胃虚寒型26例，方用黄芪建中汤加茯苓、白术、陈皮、砂仁。加减：上方可适当加入活血化瘀和解毒抗癌中草药，选用丹参、赤芍、三七、莪术、蒲黄、五灵脂、白花蛇舌草、蚤休、半枝莲、山慈菇、白屈菜、龙葵等；胆汁反流，加丁香、代赭石、竹茹；幽门螺杆菌（Hp）阳性，加蒲公英、虎杖；合并溃疡，加乌贼骨、浙贝母；胆囊炎、胆石症，加金钱草、鸡内金。用法：水煎服，200ml，2次/日，3个月为1个疗程。结果：68例中显效60例，有效4例，无效4例，总有效率94.12%。

(六) 肠伤寒

王国强[13]报道用黄芪建中汤治疗肠伤寒验案1例。病人脘腹胀痛，恶心欲吐，以手按腹，精神萎靡，懒言，舌红、苔薄白腻，脉濡缓，T 38.6℃。肥达反应阳性，诊断为肠伤寒。经用清热化湿治疗10天，热退至38℃，但出现黑便。后热退而黑便更多，且呈溏稀状，并见腹痛隐隐，额有汗出，舌淡苔白，脉细弱。改用黄芪建中汤加阿胶珠15g，煅龙牡各20g，炒陈皮10g，三七粉6g（每日分2次冲服）。6剂后精神好转，大便转干。后单服三七粉，3天后大便潜血阴性，逾1周出院。

（七）血卟啉病

王震权[14]报道用黄芪建中汤加味治疗血卟啉病28例，处方：黄芪20g，炒白芍30g，桂枝15g，炙甘草10g，生姜10g，大枣5枚，饴糖30g。腹痛甚者，加延胡索15g；呕吐者，加砂仁10g，半夏10g；腹胀者，加枳壳20g。水煎，分2次口服。结果：本组28例均获治愈，疗程最长18天，最短5天，一般1周左右痊愈，28例经随访半年均未复发。

（八）无症状乙型肝炎病毒感染

宋建平等[15]报道黄芪建中汤合理中汤加减治疗12例，方药：黄芪、桂枝、炙甘草、党参、干姜、茯苓等。将药物制成冲剂，每包含药10g，每日3次，每次1包，冲服。2个月为1个疗程。结果：HBsAg（＋）12例，治后转（－）4例；HBeAg（＋）10例，治后转（－）10例；抗－HBs治前（－）11例，治后转（＋）11例。

（九）幽门螺杆菌相关性慢性胃炎

李琪等[16]报道对69例幽门螺杆菌相关性慢性胃炎病例，辨证分为4型，其中脾胃虚寒型15例。方用黄芪建中汤加减：黄芪20g，党参12g，茯苓、白术各10g，白芍15g，高良姜9g，大枣、甘草各6g，陈皮、半夏各9g。加减：腹胀，加砂仁6g，木香9g；痛甚，加香附9g，延胡索12g；湿滞苔腻者，加川厚朴9g，焦三仙各15g。结果：15例病人幽门螺杆菌清除12例；临床症状消失11例，好转4例；胃黏膜炎症消失9例，改善3例。

（十）胃黏膜脱垂症

周丽敏等[17]报道对30例胃黏膜脱垂症辨证分为4型，其中脾胃虚寒型6例，用黄芪建中汤加减治疗。方药：炙黄芪25g，炙甘草15g，桂枝10g，白术15g，党参20g，茯苓、半夏、陈皮各15g，升麻5g，枳壳10g，干姜5g。每日1剂，早、晚分服。结果：30例病人临床治愈28例，好转1例，无效1例，无效病例为脾虚气滞型。

（十一）过敏性鼻炎

李淑琴[18]报道用黄芪建中汤加味治疗过敏性鼻炎60例，方药：黄芪50g，党参、山药各30g，白术、白芍、桂枝各15g，甘草10g，杏仁、菟丝子、巴戟天各15g，大枣5枚，生姜3片。有热，加黄芩15g，白芍改为20g，去巴戟天。水煎服，每日1剂.连续用药最短1周，最长20天。结果：显效50例，有效10例。

（十二）慢性化脓性中耳炎

郑银梅等[19]报道用黄芪建中汤加味治疗慢性化脓性中耳炎 30 例，方药：生黄芪 20~30g，桂枝 10g，生白芍 15g，饴糖 10g，生姜 3g，大枣 5g，柴胡 5g，赤芍 12g，丹参 15g，连翘 10g。每日 1 剂，分 2~3 次口服。加减：耳内分泌物多，脓汁较稠，加龙胆草、车前子、金银花；脓汁腥臭者，加川黄柏、川黄连、败酱草；脓汁多而稀薄者，重用生黄芪 30~50g，加当归、薏苡仁、白术；头痛甚者，加川芎、蔓荆子、白芷、佩兰叶；头晕，恶心者，加防风、白蒺藜、竹茹、半夏。结果：治愈 10 例，显效 14 例，无效 6 例。

（十三）慢性铅中毒

邱元芳等[20]报道用黄芪建中汤配合驱铅治疗慢性铅中毒 42 例。症见：铅绞痛突然发作，呈阵发性绞索样，见于脐周或上下腹部，无固定压痛点；发作时面色苍白，全身出汗，身体蜷曲，喜温喜按等。予口服枸橼酸钠，静脉滴注或肌内注射依地酸二钠钙以驱铅；中药予黄芪建中汤，每日 1 剂，分 3 次煎服。结果：治愈 42 例。

（十四）胃倾倒综合征

庞存生等[21]报道用黄芪建中汤加减治疗胃倾倒综合征 16 例，方药：黄芪、党参各 30g，白芍 20g，桂枝、清半夏、焦白术各 15g，甘草、玫瑰花各 10g，炮姜 6g，大枣 5 枚。每日 1 剂，早、晚温服。加减：贫血者，加当归 12g，枸杞子 15g，阿胶、鹿角胶各 6g（烊化冲服）；脘腹胀满者，加香橼皮 10g，炒枳壳 18g，煨木香 6g；失眠者，加肉桂 10g，黄连 10g；吻合口溃疡者，加入浙贝母 10g，三七粉 6g（研末冲服）；吻合口炎症，舌苔黄厚者，加入蒲公英 20g，黄芩 10g，减桂枝为 6g，去炮姜；大便稀溏者，加炒扁豆 10g，怀山药 15g，焦麦芽 15g，芡实 20g。

（十五）脾胃虚寒型反流性食管炎

陆永妮[22]运用黄芪建中汤治疗 44 例老年脾胃虚寒型反流性食管炎病人的疗效分析。脾胃虚寒型反流性食管炎病人共 88 例，将其随机分为对照组和治疗组，每组 44 例。对照组给予法莫替丁 20mg，1 日 2 次，在早餐和晚餐后口服使用；多潘立酮 10mg，1 日 3 次，在餐前半小时口服。治疗组给予黄芪建中汤。方中芍药 18g，桂枝 9g，生姜 9g，炙甘草 6g，大枣 4 枚，饴糖 30g。水煎前五味药，去渣，加入饴糖溶化，1 日分 3 次服，1 剂/天。在治疗 1 个月后，得到实验组和对照组的数据显示：黄芪建中汤组有效率为 84.6%，对照组用西药有效率为 63.6%。两组的 χ^2 为 6.06（$P < 0.05$）。

（十六）肠易激综合征

董倩[23]腹泻型肠易激综合征（脾气虚型）60 例，将病人随机分为治疗组和对照组。前者口服黄芪建中汤，对比组使用匹维溴铵片治疗，总疗程为 4 周，停药 2 周后比较治疗前后两组临床症状的改善情况。结果显示：治疗组有效率达 90%，对照组有效率为76.7%，两者差异有统计学意义（P < 0.05）。提示黄芪建中汤加减治疗腹泻型肠易激综合征（脾气虚型）疗效显著，且总体疗效优于匹维溴铵。

雷宏斌等[24]等观察肠易激综合征腹泻型135例，随机分为治疗组和对照组。治疗组予以黄芪建中汤配合西药，对照组使用单纯西药治疗。结果显示：治疗组总有效率为80%，对照组总有效率为51.67%，差异有显著性（P < 0.05）。表明黄芪建中汤配合西药治疗肠易激综合征效果显著，且优于单纯西药治疗。

此外，本方尚能治疗汗证、心悸、黄疸[25]、眩晕、泄泻[26]、冠状动脉硬化性心脏病、颈椎病、席汉综合征[27]、低血糖昏迷[28]、功能性消化不良合并抑郁症[29]等。

参 考 文 献

[1] 叶青泉. 中西医分组治疗胃十二指肠溃疡疗效对比观察. 陕西中医学院学报, 1993, 16 (1): 19.

[2] 胡发奎, 张文娟, 吴云华. 中西医结合治疗消化性溃疡的临床应用. 实用中西医结合杂志, 1994, 7 (5): 270.

[3] 徐永昌. 黄芪建中汤加减治疗消化性溃疡96例疗效观察. 甘肃科技, 2014, 30 (7): 136.

[4] 刘志坚. 黄芪建中汤治疗胃溃疡的45例临床观察. 当代医学, 2013, 9 (35): 155.

[5] 张文尧. 萎缩性胃炎治疗规律及其机制探讨. 上海中医药杂志, 1993, (3): 11.

[6] 栾宏庆. 萎缩性胃炎36例辨证施治疗效观察. 实用中西医结合杂志, 1994, 7 (6): 323.

[7] 胡凤君. 黄芪建中汤治疗老年慢性萎缩性胃炎52例临床报道. 中国现代药物应用, 2014, 8 (24): 196.

[8] 吴俊良. 辨证治疗慢性浅表性胃炎200例. 辽宁中医杂志, 1994, 21 (9): 405.

[9] 李超群, 苏晓芸, 吴耀南. 黄芪建中汤加味治疗慢性胃炎临床观察. 辽宁中医药大学学报, 2009, 11 (9): 92.

[10] 陈强, 崔红英. 加味黄芪建中汤治疗慢性胃炎115例. 河南中医, 2012, 32 (1): 22.

[11] 周福梅. 中医辨证治疗溃疡病急性出血88例临床观察. 云南中医杂志, 1993, 14 (5): 43.

[12] 张子理. 中医药辨证治疗胃癌前期病变临床研究. 甘肃中医, 1994, 7 (4): 50.

[13] 王国强. 辨证治疗肠伤寒的临床体会. 湖南中医杂志, 1994, 10 (5): 10.

[14] 王震权. 黄芪建中汤加味治疗血卟啉病28例. 南京中医学院学报, 1994, 10 (6): 46.

[15] 宋建平, 葛素明, 冯永红. 健脾温阳治疗无症状乙肝病毒感染者25例. 实用中西医结合杂志, 1993, 6 (1): 54.

[16] 李琪, 史中经. 辨治幽门螺旋杆菌相关性慢性胃炎69例. 辽宁中医杂志, 1992, 19 (8): 31.

[17] 周丽敏, 于跃中. 辨证分型治疗胃黏膜脱垂症30例. 辽宁中医杂志, 1990, 14 (6): 19.

[18] 李淑琴. 黄芪建中汤加味治疗过敏性鼻炎 60 例. 辽宁中医杂志, 1990, (5): 39.

[19] 郑银梅, 郭玉刚. 黄芪建中汤加味治疗慢性化脓性中耳炎 30 例. 山西中医, 1990, 6 (6): 20.

[20] 邱元芳, 谢克难. 黄芪建中汤配合驱铅治疗慢性铅中毒 42 例. 湖南中医杂志, 1989, 5 (2): 45.

[21] 庞存生, 张启明. 黄芪建中汤加减治疗胃倾倒综合征 16 例. 甘肃中医学院学报, 1988, (3): 53.

[22] 陆永妮. 黄芪建中汤治疗 44 例老年脾胃虚寒型反流性食管炎患者的疗效分析. 中医临床研究, 2013, 5 (2): 71.

[23] 董倩. 加味黄芪建中汤加减治疗腹泻型肠易激综合征（脾气虚型）的临床观察. 成都中医药大学硕士学位论文, 2011.

[24] 雷宏斌, 刘建民. 加味黄芪建中汤治疗肠易激综合征腹泻型 75 例. 陕西中医学院学报, 2010, 33 (3): 26.

[25] 胡巧云. 黄芪建中汤临床中应用举隅. 中国实用医药, 2011, 6 (28): 185.

[26] 矛凌燕. 黄芪建中汤临床应用体会. 临床合理用药, 2016, 9 (7A): 125.

[27] 孙光祥. 黄芪建中汤临床运用举隅. 江苏中医药, 2004, 25 (6): 50.

[28] 周强, 逄冰, 彭智平, 等. 仝小林运用黄芪建中汤验案举隅. 中国中医基础医学杂志, 2013, 19 (3): 337.

[29] 莫婷婷, 骆超羽. 运用黄芪建中汤治疗功能性消化不良合并抑郁症体会. 云南中医中药杂志, 2010, 31 (3): 34.

九、酸枣仁汤

（一）不寐证

王柏青[1]报道对 300 例不寐证病例辨证分为 4 型，其中阴虚火旺型 104 例，方用黄连阿胶汤合酸枣仁汤加减：黄连 8g，黄芩、知母、川芎各 10g，阿胶（烊化）、白芍、酸枣仁、茯苓、夜交藤各 15g，炙甘草 6g，龙齿 20g（先煎），珍珠母 30g（先煎）。每日服 1 剂，分 2 次口服，1 周为 1 个疗程，视病情好转情况再继续 1～2 个疗程。结果：阴虚火旺型痊愈 21 例，显效 34 例，有效 44 例，无效 5 例，总有效率为 95.2%。

（二）更年期综合征

韩素娥[2]报道用自拟加味酸枣仁汤治疗更年期综合征，症见：虚烦不眠，心悸，手足心热，肢麻震颤，忧郁，心神不安，面部烘热感等。方药：炒酸枣仁、川芎、茯苓、知母、白芍、生地黄、磁石、枸杞子、夜交藤、朱砂、甘草。加减：阴虚肝阳偏亢者，加珍珠母、石决明；血瘀，加丹参；便干，加柏子仁以养心安神、润肠通便；肢麻震颤，加白蒺藜以养血润肝、平息肝阳。验之临床，疗效较满意。

（三）紧张性头痛

杨海波等[3]报道用甘麦大枣汤合酸枣仁汤治疗紧张性头痛 68 例，方药：甘草 10g，小麦 30g，红枣 6 枚，酸枣仁 15g，丹参 15g，合欢皮 10g，茯苓 10g，珍珠母 15g，川芎 10g，葛根 15g，知母 6g，蝉蜕 5g。加减：伴有肝肾阴虚者，加服杞菊地黄丸；伴气虚者，加党参、黄芪；伴血虚者，加当归、白芍；心悸失眠者，加栀子、百合；肝阳上亢之高血压者，去甘草，加川牛膝、菊花、石决明；夹痰湿者，去甘草、大枣，加法半夏、橘红、胆南星。水煎，早、晚分服，每日 1 剂。结果：痊愈 47 例，显效 13 例，好转 8 例。

（四）抑郁性精神障碍

韩钟博[4]报道对 58 例抑郁性精神障碍病例辨证分为 4 型，其中阴虚内燥型 10 例，症见：咽干口燥，心慌烦热，头晕耳鸣，舌红苔薄，脉细或细数。方选酸枣仁汤、甘麦大枣汤、生脉散化裁：炙甘草 12～70g，大枣 10g，五味子 10～30g，天花粉 30g，炒酸枣仁 30g，麦冬 10～15g，石斛 30g，知母 10g。顽固性失眠，入睡困难者，给安定 5mg 或安眠酮 0.2g，临睡前 1 次服下；亦可用氯硝基安定 1mg，肌内注射。有血压偏高者，给降压药物；伴片断幻觉者，加用小剂量抗精神病药物。结果：阴虚内燥型痊愈 4 例，显效 5 例，有效 1 例。

（五）汗证

朱锦善[5]将小儿汗证从虚实论治。虚汗辨证分为 3 型，其中阴血虚型以盗汗为主，症见：骨蒸潮热，手足心热，消瘦口干，舌绛而干，脉象细数，兼见心烦不寐，心悸咽干。属心血不足，心阴亏损者，方用酸枣仁汤合生脉散或归脾汤。

（六）心律失常

吴俊喜等[6]等报道治疗心律失常经验，提出从肝论治，方选补肝汤合酸枣仁汤加减。曾治 1 例病人，症见：心慌胸闷，头晕目眩，每遇情绪波动则心慌加剧，夜寐不安，舌暗红、苔薄黄，脉弦而结代。心电图示：冠心病心律失常。辨证为肝虚血瘀，血不养心，脉道不利。处方：当归、生地黄、麦冬、木瓜各 15g，白芍 30g，柴胡、枳壳、川芎各 9g，炒酸枣仁 30g，栀子 6g，钩藤 20g（后下），茯苓 12g。前后服用 23 剂，诸症消失，心电图恢复正常。

（七）小儿神经官能症

张学文[7]报道用酸枣仁汤加减治疗小儿神经官能症验案 1 例。患儿症见：烦躁不安，夜间失眠加重，精神恍惚，夜间不能平卧，平躺之后即烦，捶头顿胸，哭闹不安，口干舌燥，嘴唇干裂，不欲饮，脉细数。辨证为虚烦，方药以酸枣仁汤加味：酸枣仁、百合各 15g，知母、茯苓、小麦各 10g，川芎 6g，甘草 3g，大枣 3 枚。服药 16 剂，诸症除。

（八）躁狂证

肖凤庭等[8]报道用酸枣仁汤加减治疗躁狂证 1 例。病人有肝硬化腹水病史，症见：心烦不眠，甚则躁扰不宁，时而乱语打人，舌红无苔，脉沉细数。辨证心肝火旺，神不守舍。治宜养阴清热，宁神除烦。处方：酸枣仁、知母、麦冬、莲子心、生地黄、丹参、甘草各 10g，茯苓、玉竹各 15g，远志 5g。服药 8 日后燥热除，然反应较迟钝，脉细无力。后以益气养阴、滋补肝肾之品调理，好转出院。

（九）抽动秽语综合征

苗晋[9]报道用酸枣仁汤加味治疗抽动秽语综合征 1 例。患儿 7 岁时头部和手臂不自主抽动，后来日渐加重，眨眼睛，噘嘴，扭颈，耸肩，腹部上下抽动每分钟 10 余次，秽语不止，在某儿童医院诊断为抽动秽语综合征，现舌质红，苔薄黄腻，脉弦滑数。证属心肝血虚，痰热内蕴，治以酸枣仁汤加味：酸枣仁 10g，知母 3g，川芎 6g，茯苓 10g，炙甘草 3g，远志 5g，石菖蒲 5g，地龙 10g，白芍 15g，黄连 3g。水煎服，每日 1 剂。上方加减调治 1 个月，诸症消失。

（十）维生素 B_1 缺乏

樊友平[3]认为嗜精美食物、嗜酒及长期服用避孕药，都可影响维生素 B_1 的摄取，导致维生素 B_1 缺乏。临床症见：动辄多怒，困倦乏力，时欲悲哭，数欠伸，心悸怔忡，舌质红，苔薄白，脉细数。方选酸枣仁汤加减：酸枣仁 20g（炒），生地黄 15g，丹参 15g，川黄连 5g，当归 15g，甘草 10g，白芍 5g，浮小麦 50g，大枣肉 10g。疗效满意。

（十一）三叉神经痛

贾美华[10]报道用酸枣仁汤加味治疗三叉神经痛 1 例。症见：右侧面颊部阵发性闪电样针刺般剧烈疼痛，且痛止时有胀感，眩晕耳鸣，口干苦，心烦易怒，夜寐不宁，尿黄便干，舌红少苔，脉弦滑。辨证为肝血不足，虚阳上扰，右面颊部络脉为丹毒蚀伤，筋脉失养不和。予酸枣仁汤加味：酸枣仁、川芎、茯苓、知母、白芍、菊花各 15g，甘草 5g。15 剂后，疼痛消失。

（十二）鼻衄

王侃[11]报道用酸枣仁汤加味治鼻衄 1 例。症见：面色萎黄、鼻衄不止，掌心发热，舌边尖红，脉弦细。辨证为心胆气虚，肝不藏血。予酸枣仁汤加味：酸枣仁（先煎）20g，知母、川芎、茯苓、五味子各 12g，炙甘草 6g，龟甲胶（烊化）10g。3 剂后衄止，仍觉心虚胆怯，依上法去龟甲胶，加朱砂（另冲）2g，以安神定惊。服上药 2 剂，诸症悉除。

尚有资料[12]表明，酸枣仁汤加减治疗阳痿有效。还能治疗焦虑障碍、药物性焦虑[13]、泄泻[14]。

参 考 文 献

[1] 王柏青. 不寐症 300 例辨证治疗体会. 湖南中医杂志, 1994, 10 (4): 12.

[2] 韩素娥. 自拟加味酸枣仁汤治疗更年期综合征. 河北中医, 1985, (6): 24.

[3] 杨海波, 杨启瑞. 甘麦大枣汤合酸枣仁汤治疗紧张性头痛. 山东中医杂志, 1994, 13 (10): 467.

[4] 韩钟博. 解郁与抑郁性精神障碍的关系浅探——附 58 例临床报道. 上海中医药杂志, 1994, (2): 14.

[5] 朱锦善. 小儿汗证宜从虚实论治. 中医杂志, 1993, 34 (9): 520.

[6] 吴俊喜, 常凤云. 田乃庚教授治疗心律失常经验. 1993, 15 (4): 41.

[7] 张学文. 小儿神经官能症. 中医函授通讯, 1993, 11 (2): 42.

[8] 肖凤庭, 谌宁生. 古方治肝炎并发症. 四川中医, 1992, (3): 21.

[9] 苗晋. 抽动-秽语综合征一例治验. 中医杂志, 1990, 31 (8): 10.

[10] 贾美华. 酸枣仁汤加味治三叉神经痛. 四川中医, 1989, 7 (2): 38.

[11] 王侃. 酸枣仁汤加味治疗鼻衄. 陕西中医, 1984, 5 (10): 45.

[12] 张东明. 从肝论治阳痿一得. 实用中医内科杂志, 1989, 3 (2): 34.

[13] 邹锦山, 刘桂芳. 酸枣仁汤治疗精神疾病举隅. 新中医, 2005, 37 (5): 77.

[14] 李燕玲, 郭峰, 曾斌芳. 酸枣仁汤治疗泄泻举隅. 新疆中医药, 2008, 26 (4): 20.

十、薯蓣丸

(一) 心功能不全

邵桂珍等[1]报道用薯蓣丸治疗心功能减退 76 例, 症见: 心悸气短, 胸闷乏力, 头目晕眩, 面白肢软, 或兼少寐多梦, 或终日嗜睡, 面浮肢肿, 舌苔薄白或薄腻, 或胖嫩有齿痕, 脉象迟缓或结代。方药: 山药 30 份, 当归、桂枝、神曲、生地黄、豆卷各 10 份, 甘草 28 份, 人参 7 份, 川芎、白芍、白术、麦冬、杏仁各 6 份, 柴胡、桔梗、茯苓各 5 份, 阿胶 7 份, 干姜 3 份, 白蔹 2 份, 防风 6 份, 大枣百枚为膏。炼蜜为丸, 每丸 10g, 每日 3 次, 每次 1 丸, 黄酒或温水送服, 治疗 2 个月为 1 个疗程。结果: 69 例心功能提高 1 级以上, 占 90.7%, 其中提高 1 级者 34 例, 提高 2 级者 27 例, 提高 3 级者 8 例, 无效 7 例。

(二) 虚人外感

刘珀[2]报道刘纪元用薯蓣丸治虚人感冒验案 1 例。病人既往有肺结核病史, 已治愈。症见: 精神疲倦, 食欲不振, 时时手足烦热, 四季感冒不休, 舌淡苔少, 脉象细弱。以薯蓣丸加黄芪, 研末炼蜜为丸, 每丸重 9g, 每次服 1 丸, 每日 3 次, 空腹酒服。连续服用 2 年余, 身体逐渐康复, 未再感冒。

（三）慢性肾炎

涂钟馨等[3]报道用薯蓣丸加黄芪、蝉蜕研末炼蜜为丸治疗慢性肾炎 24 例，症见：面目浮肿，面唇不华，体虚气羸，舌淡红、苔白，脉浮缓或沉弱。每日 3 服，每次 1 丸，空腹温水送服，并饮黄酒 1 茶匙。结果：治愈 8 例，显效 12 例，无效 4 例。

（四）嗜酸粒细胞增多症

王江涛等[4]报道用薯蓣丸治疗嗜酸粒细胞增多症验案 1 例。病人病史 2 个月，在外院诊断为嗜酸粒细胞增多症。症见：持续性低热，体温 37.8℃，双手麻木，面色㿠白，全身乏力，眼睑浮肿，纳食不香，六脉沉细无力，舌质淡、苔薄白。方选薯蓣汤加减：薯蓣 40g，当归、麦冬各 20g，生地黄、白术、柴胡、防风、桂枝各 12g，党参、赤芍、白芍、茯苓各 30g，阿胶（烊化）10g，甘草 6g，少佐姜枣为引。服药约 25 剂，病人面色红润，体温正常，浮肿消失，嗜酸粒细胞正常。后以人参健脾丸和十全大补丸善后。

（五）顽固性荨麻疹

涂钟馨[5]报道用薯蓣丸治疗顽固性荨麻疹 16 例，每日服 3～4 次，每服 1 丸。1 年后治愈 9 例，显效 7 例，总有效率 100%。

（六）肺结核

涂钟馨[5]报道用薯蓣丸治疗肺结核 22 例，每服 1 丸，每日服 3～4 次。服 300 丸为 1 个疗程，服药 2～4 个疗程。结果：治愈 4 例，显效 16 例，无效 2 例，总有效率 91%。

此外，本方尚能治疗肿瘤[6]、支气管哮喘[7]。

参考文献

[1] 邵桂珍，王延周. 薯蓣丸治疗心功能减退疗效分析. 中医杂志，1992，33（1）：35.

[2] 刘珀. 刘纪元老中医治疗虚劳病经验拾零. 四川中医，1991，9（10）：12.

[3] 涂钟馨，陈金炉. 薯蓣丸加味治疗慢性肾炎 24 例. 北京中医，1994，（1）：35.

[4] 王江涛，金建立，何保军，等. 薯蓣丸治疗嗜酸性粒细胞增多症 1 例. 河南中医，1991，11（4）：12.

[5] 涂钟馨. 薯蓣丸的临床应用. 国医论坛，1994，9（1）：19.

[6] 薛蓓云，李小荣，黄煌. 黄煌运用《金匮要略》薯蓣丸治疗肿瘤验案分析. 上海中医药杂志，2010，44（12）：24.

[7] 郭美珍，连凤梅，周强. 经方在治疗支气管哮喘中的运用经验. 世界中西医结合杂志，2012，7（7）：617.

十一、黄土汤

(一) 上消化道出血

葛传富等[1]报道用黄土汤治疗上消化道出血 29 例，方药：灶心黄土 100g（煎汤代水煎药），阿胶、仙鹤草、白及各 20g，制附子、白术、黄芩、生地黄、党参各 10g，木香、甘草各 6g。大便秘结者，加生大黄、芒硝；热甚者，加栀子、蒲公英；寒甚者，加吴茱萸、干姜；出血量多者，加三七、地榆；气血虚脱者，加红参。水煎服，每日 1 剂。结果：治愈 15 例，显效 11 例，无效 3 例，总有效率为 89.7%。

王品一等[2]报道对 42 例上消化道出血病例辨证分为 2 型，其中脾失统血型 18 例，方用黄土汤加减：灶心土、白术、制附子、干地黄、黄芩、阿胶、甘草、三七、当归炭。气血亏虚明显者，加党参、黄芪；伴嗳气、腹胀、便秘者，加大黄炭、左金丸等。结果：治愈 16 例，有效 2 例。

(二) 紫癜

唐由君等[3]报道对 62 例血小板减少性紫癜病例辨证分为 3 型，其中气血双亏、脾不摄血型 23 例，方用四君子汤、黄土汤加减。药用：党参、白术、当归、黄芪、茯苓、女贞子、旱莲草、阿胶、牡丹皮、三七、熟地黄、白芍、甘草。水煎服，每日 1 剂。结果：23 例病人显效 2 例，进步 21 例。

罗胜久等[4]报道用黄土汤加减治疗紫癜 25 例，其中过敏性紫癜 4 例，血小板减少性紫癜 21 例。结果：痊愈 23 例，显著好转 2 例，总有效率为 100%。加减法：明显气虚心悸者，加党参、茯苓；腹痛便血者，加白芍；脉虚数热盛者，去附子、灶土加石膏、知母、白茅根；斑点紫黑瘀重者，加牡丹皮、桃仁。

(三) 内痔术后出血

林为星等[5]报道用黄土汤治疗内痔术后慢性持续性出血 16 例，方药：甘草 5g，干地黄 10g，附子 5g，白术 9g，黄芩 6g，阿胶 15g（另炖兑入），灶心黄土 30g。水煎，每日服 2 次。结果：16 例病人服药 2~5 天，便血停止，再服 2 剂以巩固疗效。

(四) 崩漏

阎祥敏[6]报道用加味黄土汤治疗崩漏证 50 例，方药：灶心黄土 30~60g，生地黄 15g，阿胶（烊化）15g，焦白术 12g，甘草 6g，补骨脂 6g，赤石脂 6g，三七粉（冲服）5g，益母草 15g，续断 15g，仙鹤草 15g，艾叶炭 12g，棕榈炭 15g。血止后改服归脾汤加减以复旧，因慢性失血引起的贫血，主方中加黄芪、当归、党参、枸杞子等补气养血之药。每日煎服 1 剂，早、晚 2 次分服。结果：服药 3 剂治愈者 1 例，10~20 剂治愈 6 例，22~30 剂治愈 11 例，50~70 剂治愈 19 例；服药后有明显疗效 9 例，子宫肌瘤过大手术摘除 3 例，无效 1 例，有效率达 92%。

（五）再生障碍性贫血

唐由君等[7]报道对 110 例（152 次）再生障碍性贫血引起的出血病例，分为实证、虚证及虚中夹实证。其中虚证分为 3 型，气血双虚、脾虚不摄型 46 例，症见：头晕，乏力，心慌，纳呆，面色㿠白，出血量可多可少，但持续时间较长，血色淡，舌质淡、苔薄白，脉细弱。方用四君子汤、补中益气汤、圣愈汤合四物汤加减，或用归脾汤、黄土汤加减。

此外，本方尚能治疗溃疡性结肠炎、糖尿病性腹泻、产后呕吐、月经期便血久痔[8]、慢性结肠炎、肠管癌术后[9]、痛经、慢性胃炎[10]、带下[11]、鼻衄[12]等。

参 考 文 献

[1] 葛传富，姚以伦. 黄土汤治疗上消化道出血 29 例. 湖北中医杂志，1994，16（3）：26.

[2] 王品一，张金玉. 经方辨治上消化道出血 42 例疗效观察. 国医论坛，1993，8（5）：18.

[3] 唐由君，顾振东，焦中华. 62 例血小板减少性紫癜辨治体会. 山东中医杂志，1993，12（6）：14.

[4] 罗胜久，罗胜才. 黄土汤加减治疗"紫癜"25 例. 国医论坛，1990，5（6）：19.

[5] 林为星，林梓官. 黄土汤治疗内痔术后慢性持续性出血 16 例. 福建中医药，1991，22（3）：12.

[6] 阎祥敏. 加味黄土汤治疗崩漏证 50 例. 河北中医，1990，12（33）：32.

[7] 唐由君，顾振东，李琰，等. 中医治疗再生障碍性贫血 110 例（152 次）出血的临床体会. 北京中医，1987，6（6）：17.

[8] 文乐敏. 黄土汤临床新用. 辽宁中医药大学学报，2006，8（6）：94.

[9] 卢红治. 黄土汤临床验案三则. 浙江中医杂志，2010，45（7）：527.

[10] 邱复亮. 黄土汤临床应用举隅. 浙江中医杂志，2010，45（2）：107.

[11] 苑述刚. 黄土汤新用 3 则. 成都中医药大学学报，2005，28（4）：31.

[12] 刘静，李蕾. 李淑良老师运用黄土汤治疗鼻衄经验. 中华中医药学会耳鼻喉科分会第十六次全国学术交流会，2010：145.

第十章
收涩剂

一、禹余粮丸

（一）阴茎痛

彭云辉[1]以禹余粮丸加附子、干姜、桑螵蛸、党参、五味子、朱茯神治疗1例肾阳虚衰、宗筋失养致阴茎痛的病人，症见：失眠多梦，心神恍惚，坐卧不安，自汗短气，阴茎收缩，溺后玉茎剧痛难忍，舌淡、苔白而嫩，脉沉细。连服12剂，病逐痊愈。

（二）肝硬化腹水

吴振兴等[2]报道以排气饮加味治疗肝硬化腹水80例，随症加减，对于寒湿型以排气饮加禹余粮丸治疗。结果：痊愈52例，显效25例，无效3例。

此外，赵欣[3]报道禹余粮丸治愈泄泻1例。

参 考 文 献

[1] 彭云辉. 经方治验二则. 天津中医，1989，（5）：43.
[2] 吴振兴，吴彩霞. 排气饮加味治疗肝硬化腹水80例. 浙江中医杂志，1994，29（4）：185.
[3] 赵欣. 禹余粮丸治疗泄泻1则. 中医药导报，2012，18（4）：109.

二、赤石脂禹余粮丸

慢性结肠炎

本方主要适用于脾肾阳虚致泄泻不止的病例。金宇安[1]报道用赤石脂禹余粮丸合四神丸加伏龙肝、罂粟壳、肉桂、广木香、焦白术、茯苓、半夏治疗1例慢性结肠炎10余年的病人，症见：腰部冷痛发酸，腹痛隐隐，喜暖喜按，形寒肢冷，口淡不渴，稍食不慎即肠鸣腹泻，每次矢气大便失禁，小便量少色淡，舌质淡暗、边有齿痕、黑苔水滑，脉沉缓、右关尺无力。共服 40 余剂治愈。

参 考 文 献

[1] 金宇安. 治泻十二法. 北京中医，1992，11（4）：22.

第十一章
其他方剂

一、乌梅汤及丸

（一）胆道蛔虫症

段海潮[1]报道用乌梅汤加大黄治疗胆道蛔虫症20例，全部治愈。服药后疼痛消除最快者1小时，最慢者48小时，平均30小时。

李德胜[2]报道用乌梅丸合大承气汤加减治疗胆道蛔虫病28例。处方：乌梅15g，川花椒、干姜、厚朴、枳实各8g，细辛4g，桂枝、附子各6g，槟榔、苦楝子各12g，生大黄8g（后下），芒硝9g（冲服）。水煎服，每日1剂，5岁以上儿童酌减，15岁以上者酌加。大便秘结轻者，用乌梅丸合小承气汤加减即上方去芒硝；若大便正常或轻度腹泻者，仍合小承气汤，生大黄改为炒大黄。同时予禁食，肌内注射阿托品，口服维生素 K_4 片等对症处理。结果：治愈23例，显效4例，无效1例，总有效率为96.4%。

（二）胆石症

雷陵[3]报道用乌梅丸加减治疗胆石症47例，处方：乌梅18g，黄连、黄柏、当归、桂枝、枳实各10g，党参15g，柴胡12g，附子8g，干姜6g，金钱草30g。加减：热偏重，加大黄、蒲公英；寒偏重，酌加附子、干姜用量；胁痛明显，加姜黄、川楝子；恶心呕吐明显，加半夏、竹茹；有黄疸，加茵陈、郁金。每日1剂，水煎，30天为1个疗程。急性发作者配合西药补液、抗感染、对症等治疗。服药1～3个疗程，结果：治愈5例，显效16例，好转20例，无效6例，总有效率为87.23%。

（三）滴虫性肠炎

魏世超[4]报道用乌梅汤辨证治疗滴虫性肠炎96例，根据病人寒与热、虚与实辨证分型。其中肠热偏重型26例，中焦虚寒型40例，寒热并重型30例，按证型选用乌梅汤（按药物分量增减组方）。结果：治愈82例，好转14例，总有效率为100%。

（四）带下病

张艳等[5]报道用乌梅丸化裁治疗寒热虚实夹杂型带下病60例，结果：基本痊愈42例，显效12例，有效4例，无效2例，总有效率97%。加减：湿热重者，选加败酱草、椿根皮、苦参、赤茯苓、蒲公英；少腹有包块且腹痛甚者，合桂枝茯苓丸；腹痛甚者，加香附、延胡索；胸闷纳差者，选加厚朴、陈皮、神曲、山楂、砂仁、鸡内金；肾虚腰痛者，选加续断、桑寄生、狗脊、杜仲；寒湿重者，加白芷、海螵蛸、巴戟天、赤石脂、白术、茯苓；带下量多，质清稀而不稠黏臭秽者，可加芡实、莲须、金樱子、龙骨；赤多白少者，加小蓟。

（五）胆囊炎

郭建国[6]报道用乌梅丸治疗胆囊炎40例。方药：乌梅20g，花椒、干姜各8g，党参15g，附子6g，黄连6g，桂枝、黄柏、当归各10g，细辛4g。每日1剂，水煎服，每次服药后饮普通食醋10～30ml。结果：痊愈12例，显效15例，有效12例，无效1例，总有效率97.3%。

（六）慢性结肠炎

王付[7]报道用乌梅丸治疗五更泻28例，症见：腹痛，痛则即泻，泻有定时，肛坠，矢气，口苦。结果：治愈9例，显效13例，有效6例，总有效率为100%。

王佐明[8]报道用乌梅丸、固始丸治疗60例溃疡性结肠炎，辨证分为2型，其中寒热错杂型43例，用乌梅丸加减。处方：乌梅20g，黄连、当归各10g，黄柏9g，干姜、附子、川花椒、肉桂、人参各6g，细辛2g。可随症加入黄芩、地榆、白及、五倍子、肉豆蔻、五味子等。待症状好转后，改以丸药缓治，连服3个月。若腹泻严重、脓血便明显者可配合自制灌肠方（煅五倍子、地榆、白及、赤石脂、茯苓各10g，血竭6g。加水800ml，水煎浓缩至150ml），每晚睡前保留灌肠，连灌10天。结果：痊愈23例，显效9例，有效6例，无效5例。

（七）脑囊虫性癫痫

党中方等[9]报道用乌梅丸控制脑囊虫性癫痫1例。病人确诊为脑囊虫性癫痫病。症见：头晕目眩，心烦少寐，纳呆，面色萎黄，神倦懒言，便溏溲清，舌质偏红、苔黄厚腻，脉数细无力。治以乌梅汤加减，共服用40余剂，病人自觉症状消失，以原方制成蜜丸，连服3个月。1年后随访未复发。

（八）男性不育症

严育斌[10]报道用乌梅丸加味治疗男性不育症16例，症见：畏寒肢冷，腰膝酸软，性欲低下，阳痿早泄，精液稀薄或过于稠黏，头晕耳鸣，口苦咽干，烦渴少饮，易躁易怒，舌淡苔白或舌红苔黄，脉沉细弱或脉沉弦数。结果：治愈12例，有效3例，无效1例。其加减法：精子数少者，减细辛、花椒，加蛇床子、枸杞子、五味子、菟丝子、路路通；精子活动率低、活动力弱者，加黄芪、淫羊藿；射精不能者，加柴胡、蜈蚣；阳痿不举者，加淫羊藿、蛇床子、鹿角胶。

（九）痛经

冯宗文[11]报道用乌梅丸加减治疗痛经 42 例，方药：乌梅、白芍各 30g，桂枝、附片、黄连、黄柏、当归、熟地黄、川芎各 9g，姜炭、细辛各 6g，炙甘草 15g。加减：寒象偏重者，加花椒、艾叶各 9g；热象明显者，加川楝子 12g，减量或去桂枝、附子、细辛；倦怠脉虚软者，加党参 15g；经血有块，痛剧者，加蒲黄、五灵脂各 9g，延胡索 12g，去熟地黄；经量少色暗者，加桃仁、红花各 9g，乌梅减至 15g，去熟地黄；经量过多者，去桂枝、川芎；兼腹胀，加香附 12g，去熟地黄；腰胀痛，加乌药 9g；腰酸痛，加续断、巴戟各 9g。于痛经时服药，每日 1 剂，水煎服，痛止停服。下次经期开始，不论痛否，再服 1~3 剂，42 例中治疗均不超过 3 周。结果：痊愈 24 例，显效 10 例，有效 5 例，无效 3 例。

（十）肠易激综合征

阮育民[12]报道用乌梅丸治疗肠易激综合征 25 例，症见：持续性或反复性腹泻，大便每日 3~6 次，便中带有大量黏液。原方加减：脏寒腹痛，加吴茱萸、肉桂；中满呃逆，加丁香、砂仁；脾虚湿盛，加苍术、陈皮；心肾不交，桂枝易肉桂；邪热内陷，去桂枝、干姜；大便燥结，加麻仁、杏仁。每日 1 剂，水煎服，15 天为 1 个疗程。结果：痊愈 18 例，显效 5 例，无效 2 例。

（十一）直肠息肉

王晋祥[13]报道用乌梅丸加减治疗多发性直肠息肉 6 例，疗效满意。处方：乌梅、党参 15g，当归、地榆、赤芍 12g，黄连 5g，僵蚕 10g，牡蛎 2.4g，甘草 6g。水煎服。加减：大便干燥者，加火麻仁；腹痛甚者，改赤芍为白芍；腹胀痞满者，加炒莱菔子；便血甚者，用地榆炭，并配以外用 2% 枯矾液保留灌肠，每日 2 次，每次 15~20 分钟；湿热不甚者，改黄连为黄芩。

（十二）其他

宋远忠[14]报道乌梅丸加味治疗 500 例血吸虫病，临床分为 3 期，其中急性期 133 例，慢性期 347 例，晚期 20 例，方药：乌梅丸加柴胡、白芍、川楝子、大黄等。水煎分 4 次服，每日 2 次，2 日 1 剂，其中雄黄不入煎，分 4 次随汤送服；或以上方炼蜜为丸，每丸重 10g，每服 1 丸，每日 2 次。若舌红、口渴喜冷饮、肢厥较轻，大便秘结等寒象轻者，可酌减姜、辛、桂、附药量。结果：急性期治愈 133 例，治愈率 100%；慢性期治愈 276 例，显效 23 例，好转 18 例，无效 30 例，有效率 91.4%；晚期治愈 8 例，显效 4 例，好转 4 例，无效 4 例，总有效率 80%。500 例病人总有效率为 93.2%。

尚有资料[15]表明，乌梅丸（汤）加减对阿米巴痢疾有效。此外，本方尚能治疗口腔疾病[16]、黄疸、失眠、头痛[17]、多寐、胃痛、呃逆[18]、难治性胃食管反流病[19]、支气管哮喘[20]、久痢、夜尿频多、厥阴头痛、睾丸肿痛[21]等。

参 考 文 献

[1] 段海潮. 乌梅汤加大黄治疗胆道蛔虫症20例. 湖北中医杂志, 1992, 14 (4): 47.

[2] 李德胜. 乌梅丸合承气汤治疗胆道蛔虫病28例. 实用中西医结合杂志, 1994, 7 (6): 366.

[3] 雷陵. 乌梅丸化裁治疗胆石症47例. 国医论坛, 1994, 9 (2): 44.

[4] 魏世超. 乌梅汤变量辨证治疗滴虫性肠炎96例疗效观察. 中医杂志, 1994, 35 (10): 615.

[5] 张艳, 崔致然. 乌梅丸化裁治疗寒热虚实夹杂型带下病60例. 河北中医, 1994, 16 (3): 45.

[6] 郭建国. 乌梅丸治疗胆囊炎40例. 陕西中医, 1993, 14 (7): 316.

[7] 王付. 乌梅丸治疗五更泻28例. 黑龙江中医药, 1992, (6): 48.

[8] 王佐明. 乌梅丸、固始丸治疗溃疡性结肠炎. 四川中医, 1991, 9 (12): 29.

[9] 党中方, 党中勤. 乌梅丸控制脑囊虫性癫痫1例. 临床医学, 1990, 10 (2): 91.

[10] 严育斌. 乌梅丸加味治疗男性不育症. 中医杂志, 1990, 31 (1): 44.

[11] 冯宗文. 乌梅止痛汤治疗痛经42例临床观察. 湖北中医杂志, 1990, (3): 18.

[12] 阮育民. 乌梅丸治疗肠易激综合征. 云南中医杂志, 1990, (2): 20.

[13] 王晋祥. 加减乌梅丸治疗多发性直肠息肉. 四川中医, 1985, 3 (5): 48.

[14] 宋远忠. 中医药治疗血吸虫病500例的疗效观察. 北京中医, 1985, 4 (1): 28.

[15] 罗道揆. 经方治疗阿米巴痢病12例. 浙江中医杂志, 1989, 24 (10): 438.

[16] 高天旭, 韦大文, 郑书娟. 高体三教授运用乌梅丸治疗口腔疾病. 中医学报, 2009, 24 (6): 65.

[17] 蒋俊民, 老膺荣, 顾植山. 顾植山教授乌梅丸运用经验学习体会. 2012年广东省肝脏病学会中医药学专业委员会学术会议论文汇编, 2012: 70.

[18] 陈金鹏. 李士懋运用乌梅丸举隅. 中医杂志, 2007, 48 (5): 401.

[19] 汪玲羽, 张咩庆, 连建伟. 连建伟运用乌梅丸治验举隅. 浙江中医杂志, 2017, 52 (1): 51.

[20] 李萍. 史锁芳教授运用乌梅丸治疗寒包热证哮喘经验. 四川中医, 2014, 32 (4): 15.

[21] 樊康宏. 乌梅丸的临床运用. 甘肃中医学院学报, 2010, 27 (4): 53.

二、薏苡附子败酱散

(一) 慢性阑尾炎

本方是治疗慢性阑尾炎的常用方剂。炊积科[1]认为本病属中医学"肠痈"范畴，其病机多由寒凝、气滞、血瘀。寒凝则伤阳，气滞则湿阻，血瘀则肉腐成脓，本病后期多阴寒湿毒为患，可用薏苡附子败酱散治疗。共用本方治疗慢性阑尾炎93例，基本方：薏苡仁60g，附子12g，败酱草30g。开水煎服。令病人将其药渣热敷右侧天枢穴。结果：痊愈78例，好转11例，无效4例，总有效率95.7%。

（二）阑尾周围脓肿

用薏苡附子败酱草治疗阑尾周围脓肿的经验较多。王兴兰等[2]认为阑尾周围脓肿的病因病机不外湿阻、气滞、血瘀、热壅，最后导致湿热凝结肠道，郁而化热，热盛肉腐，而成痈肿。并报道用加味薏苡附子败酱散为主，配合热敷、抗生素、补液等综合治疗本病66例。药物组成：薏苡仁、冬瓜子、败酱草各30g，附子6g，牡丹皮、丹参各15g，大黄（后入）、赤芍、延胡索、桃仁各10g，川楝子12g。便溏者，改大黄与其他药同煎；低热者，加蒲公英、金银花；病程长者，选加穿山甲、皂角刺、三棱、莪术之类；冠心病，加川芎、红花等；胆道感染，加金钱草、柴胡、枳实等；慢性支气管炎，加桔梗、厚朴、杏仁等。每日1剂，水煎2遍，早、晚2次分服。服药最少者9剂，最多者30剂。热敷：取食盐1000g，炒热，以不烫伤皮肤为宜，分成2包，交替敷患处，早、晚各1次。若发热者不宜用此法。抗生素选用庆大霉素24万U加入10%葡萄糖注射液500ml内及灭滴灵1g静脉滴注，每日1次，7日为1个疗程。病程长、包块较小不用西药。合并其他疾病均对症处理。结果：痊愈53例，好转9例，无效4例，总有效率93%。

王国民[3]运用薏苡附子败酱散加味治疗阑尾周围脓肿68例，对照组50例。两组均用头孢呋辛注射剂4.5g或头孢曲松注射剂2g，甲硝唑注射剂1g，静脉滴注，1天1次，并配合对症支持治疗。治疗组加用中药治疗，组方：生薏苡仁30g，制附子3~6g，败酱草、红藤各15g。发热者，适当减少附子用量；腹痛，加炒白芍10g，炙甘草6g；气滞腹胀者，加厚朴、炒枳壳、广木香各6g；气虚乏力，加生黄芪、党参各15g；后期脓肿吸收不良，酌加皂角刺、三棱、牡丹皮各10g。每剂水煎2次，取汁400ml，1次200ml，1天2次，1个疗程7天，治疗1~2个疗程。有下列情况应改手术引流：①有剖腹探查指征；②全身中毒症状明显或休克；③脓肿破裂引起弥漫性腹膜炎；④有肠梗阻；⑤治疗后反复；⑥肿块经久不消。观察治疗期间腹痛情况、肿块大小、B超检查脓肿吸收情况。治疗2周后统计疗效。结果：肿痛消失或基本缓解时间，治疗组平均3.19天，对照组4.9天，两组比较，差异有显著性意义（$P < 0.05$）。治疗组68例中治愈39例，好转29例；对照组50例中治愈6例，好转42例，无效2例。两组治愈率比较差异有显著性意义（$P < 0.01$）。对照组2例无效病例行手术切开脓肿引流加阑尾切除而愈。

（三）慢性盆腔炎

本方治疗慢性盆腔炎的报道较多。陈涛等[4]认为盆腔炎与经期产后胞脉空虚或平素肾阳亏虚，邪毒乘虚内侵，湿热蓄积下焦，气血瘀结有关。并以薏苡附子败酱散加减治疗慢性盆腔炎 56 例，处方：薏苡仁、败酱草、益母草各 30g，制香附、白芍各 15g，熟附子 10g，当归 6g，琥珀、穿山甲粉各 1g（后 2 味药随汤吞服，经期勿用）。加减：寒凝重者，加乌药、肉桂、小茴香；湿热重者，加蒲公英、红藤、连翘；气虚者，加黄芪、党参、白术；输卵管积水，加泽泻、茯苓皮；腹痛甚，加延胡索、川楝子。水煎 2 次，取汁 400ml，分早、晚 2 次服。连续服药 4 周为 1 个疗程，可连服 1~3 个疗程。结果：痊愈 31 例，显效 12 例，有效 10 例，无效 3 例，总有效率为 94.6%。

韩桂茹[5]报道以薏苡附子败酱散加土茯苓、蚤休、全蝎、琥珀、白芷、丹参治疗慢性盆腔炎 52 例。气虚者，加太子参、黄芪；炎性包块，加穿山甲、鳖甲、皂角刺；肾虚者，加山茱萸；子宫肌瘤，加穿山甲、鳖甲、皂角刺、山慈菇。结果：痊愈 20 例，好转 31 例，无效 1 例占 1.9%，总有效率 98.1%。

（四）慢性胰腺炎

本方是治疗慢性胰腺炎的常用方剂，主要适用于素体阳虚或久病阳气不振，复有湿热内蕴，瘀阻成痈者。于文英等[6]报道用薏苡附子败酱散加减治疗 1 例慢性胰腺炎病人。症见：面色㿠白，神疲乏力，纳呆便溏，脘腹痞满胀，舌质淡、苔薄黄微腻，脉细弦稍数。处方以薏苡附子败酱散加金钱草 15g，半夏 10g，陈皮 6g，鸡内金、制川大黄、延胡索、太子参各 10g。水煎服，每日 1 剂。14 剂后，病人面色转红润，脘腹痞胀明显好转，纳增，大便已成形。处方以薏苡仁、败酱草加太子参、炒白术、炒白芍各 15g，陈皮 6g，香附、延胡索、鸡内金、制川大黄各 10g，蒲公英各 15g。7 剂后，病人纳谷转佳，大便正常，余症消失。继予原方巩固疗效，至今未发。

（五）慢性胆囊炎

陈永敏等[7]报道以薏苡附子败酱散加味治疗慢性胆囊炎并积液 48 例。处方：薏苡仁 60g，炮附子 3g（先煎），败酱草 30g，郁金 15g，赤芍 30g，枳实 15g，益母草 30g。水煎服，1 日 1 剂。加减：脉数便干者，加大黄 15g（后下）；上腹痛甚者，白芍 30g，延胡索 15g；有结石者，加金钱草或海金沙 30g；轻度发热者，加金银花 30g。结果：治愈 25 例，显效 14 例，无效 9 例，总有效率 81%。无效的 9 例全部并有胆结石。

（六）肝脓肿

用薏苡附子败酱散治疗肝脓肿的经验较多。王成焕[8]报道用薏苡附子败酱散合大黄牡丹汤治疗 1 例阿米巴肝脓疡。症见：时畏寒发热，右胁疼痛，舌红苔腻，脉弦滑。处方：生薏苡仁 30g，制附子、生大黄、牡丹皮、桃仁、赤芍、延胡索、川楝子、香附、郁金各 10g，败酱草 20g，红藤 15g，甘草 3g。3 剂后胁痛已缓解，身热已退，胃纳增加。原方再进 3 剂，胁痛消失，又服原方 10 剂善后，家访至今正常。

赵济民[9]报道用薏苡附子败酱散加味治疗 1 例肝脓肿病人，症见：面色苍白，精神萎靡，步履艰难，神志清楚，微恶寒，四肢微冷，右六肋下有一掌大硬块，痛而拒按，伸腰则剧，舌淡、苔微黑而腻，脉细数无力。治以薏苡附子败酱散：蒲公英、紫花地丁各50g，冬瓜子（炒黄）30g，红藤20g，金银花15g，桃仁、牡丹皮、柴胡各10g。10剂3服，昼夜各1剂。3天后，病衰其半，效不更方，原方再进6剂。药尽肿块消失，继服六君子汤加黄芪、当归数剂而愈。

（七）尖锐湿疣

苏云放[10]认为尖锐湿疣是由入房不净致淫毒激怒肝火，淫秽与湿热郁结，毒邪下移随足厥阴肝经，绕阴器，注入下焦成湿热火毒郁结；或嗜欲过度，耗其真元，过用衰竭则易感染此类淫毒；此外外感六淫，内伤七情，跌仆损伤亦可触染本病。将其辨证分为3型，其中湿热流注，毒走下窍型，症见：体态肥硕肌腠多水气，羸弱者多面色㿠白，语音低微，舌体胖嫩、边尖有齿印，大便溏薄，溲浑浊且夜尿频，腰以下酸软下垂，苔白腻，脉细沉弱。治以薏苡附子败酱散加味，药选：薏苡仁30g，败酱草20g，淡附子10g，土茯苓25g，生白术15g，车前草20g，淡竹叶10g。如热重于湿者应加入甘露消毒丹。

（八）巨大淋巴结增生

郭文荣[11]报道1例下腹部巨大淋巴结增生验案。病人形削，面色㿠白，肿物几乎占踞整个下腹部，上至脐，下及耻骨，旁近左右髂骨，边缘清楚，坚硬压痛，无活动感，脐中溃破，时时溢出少量淡黄色脓液，食少，便溏日四五次，小便频数量少，盗汗，舌偏红、苔薄白，脉细无力。拟异功散合薏苡附子败酱散加味。处方：黄芪30g，党参15g，白术10g，茯苓10g，炙甘草6g，陈皮6g，生薏苡仁30g，附子6g，败酱草15g。水煎服。服药30余剂，食增，便不溏，精神转佳，肿块变软，略有缩小，脐中脓液仍时有少量溢出。50余剂后，肿块明显缩小，质软，脐中溢脓同前，身体逐渐恢复。后一直以上方为主，加皂角刺30g，渐减去异功散，共进药百余剂，除切口周围按之略硬外，肿块全部消失，脐中脓孔愈合。

（九）霉菌性肠炎

邹桃生[12]认为本病多因久病体虚，伤及脾肾，复感湿热虫毒，致肠腑阴阳失调，气机逆乱，升降失常而成。并报道用薏苡附子败酱散化裁治疗霉菌性肠炎24例，症见：腹胀，腹痛，肠鸣，大便稀溏，时带白色黏胨，1日行3次以上。大便霉菌检查3次以上阳性。方药：薏苡仁、山药、败酱草各30g，党参、白术各20g，茯苓15g，白头翁、黄芩各12g，苦参、木香、当归各9g，制附子6g。每日1剂，水煎服。10天为1个疗程。加减：热毒盛者，加黄连、黄柏、鱼腥草；阳虚甚者，加补骨脂、仙茅、淫羊藿；气滞甚者，加槟榔、枳壳、川楝子；阴虚，加石斛、玉竹、麦冬；食积，加山楂、神曲、稻芽、麦芽。治疗1~4个疗程后，痊愈17例，占70.83%；显效5例，占20.83%；好转2例，占8.33%。

（十）耳内流脓

沈之增[13]报道 1 例用薏苡附子败酱散治疗耳内流脓验案。病人羁患鼻咽癌 3 年，曾接受过放疗和化疗。症见：右耳有血性黄水，质稀无臭，头胀重听，反应迟钝，伴咽燥口干，鼻涕带血，夜尿频，梦多，腰背酸冷，大便溏薄。脉沉缓尺软，舌质淡、苔薄白腻。辨证为脾肾阳虚，湿浊热毒上凌清窍。治以薏苡附子败酱散加味：薏苡仁、败酱草各 30g，生黄芪、贯众各 15g，白术、猪苓、茯苓各 12g，制半夏、盐水炒知母、炒川芎、石菖蒲各 9g，生甘草 3g。5 剂后，耳内脓水极少，头胀减轻；继续 7 剂，耳内逐趋干燥，诸恙改善，惟听觉欠佳。

（十一）局限性硬皮病

程越明[14]报道用薏苡附子败酱散加味治疗局限性硬皮病 1 例。症见：后腿痿痛并麻木，左大腿外则一块皮肤发硬，表面干燥，光滑如蜡状，边缘一圈呈淡红色，锐物刺激如隔皮靴无痛觉，硬皮处无汗。行走时感觉牵强，并影响生产劳动。舌质淡、苔薄白，脉细弦。西医诊断：局限性硬皮病。方用薏苡附子败酱散加味：生薏苡仁、鲜生地黄各 30g，败酱草、石见穿各 15g，红花 6g，附子（先煎）、地龙、当归尾、川芎、赤芍、炙甘草各 10g。18 剂后，硬皮面积明显缩小，原硬皮外圈皮肤颜色及质地，均由蜡样转嫩红而趋常色，知觉由麻木不仁转而疼痛加重，然后痛觉直至复元如常。中心尚存 3cm×4cm 赤肿硬块，甚痛，焮热，舌尖偏红、苔薄，脉弦。后以仙方活命饮加减，连服 12 剂痊愈。随访 1 年未复发。

（十二）顽固性带下

李有忠[15]报道用薏苡附子败酱散加鹿角霜 30g，海螵蛸、金樱子各 12g 治疗顽固性带下 54 例。症见：带下量多，清稀如水，时夹黄色，日久不愈，腰酸痛如折，畏寒肢冷，周身酸软无力，舌淡苔白或白滑，脉沉迟无力或沉弱无力。加味薏苡附子败酱散水煎服，每日 1 剂。腰痛甚者，加杜仲 12g，川续断 12g；小腹坠胀者，加升麻 6g；阴部瘙痒者，加蛇床子 6g。结果：54 例病人均获痊愈。

（十三）克罗恩病

赵金锋[16]认为本病属中医学"腹痛""肠痈""泄泻"等范畴，其病因、病机多为寒温不适、饮食不调、情志过极、湿热蕴结肠道、气血壅滞，病延日久，致正气不足，脾脏虚衰，肝木乘虚克伐中州，形成正虚邪实，本虚标实之证，可用薏苡附子败酱散加减治疗。并例举验案两则，均收到满意疗效。腹痛并牵扯肩背亦痛，大便稀溏，色深如酱，夹有黏液，1 日行 2～3 次，每次排便均有下坠之感。舌体胖大、质暗尖红、苔黄微垢，脉弦而细数。治拟化湿热、调气血，予薏苡附子败酱散加味：制附子、甘草 6g，生薏苡仁、败酱草 30g，当归、牡丹皮、黄芩、炒枳壳、竹茹、广陈皮各 9g，赤白芍各 12g，川黄连 3g。药进 6 剂，腹痛已止，便称成形，颜色变浅，但时有头晕头胀，腹微胀满，舌体胖、苔白腻，脉细沉而小数。原方加减：生薏苡仁50克，败酱草30g，竹茹、赤白芍各12g，当归、牡丹皮、川楝子（打）、黄芩、枳壳、陈皮各9g，生甘草6g。进服20剂，病人精神、纳食均佳，便软成形，颜色转正，惟食后脘腹微有胀满，时有心悸，口干而不欲饮，舌质暗尖红、苔薄黄少津、中有裂纹，脉沉细而数，处方：生薏苡仁、败酱草各30g，茵陈15g，黄柏、川楝子、枳壳、牡丹皮、当归、麦冬、莲子心各9g，赤白芍各12g，甘草6g。继续服用，至今未复发。

（十四）慢性尿毒症

徐嵩年[17]认为本病以脾肾虚衰为本，湿毒内蕴为标；脾虚则健运无权，水谷不归正化，血乏于滋土，湿毒壅塞三焦，以致清气不能升，浊气不得降，证型大多属脾肾阳虚，正虚邪实，用温肾解毒汤合薏苡附子败酱散治疗。方药：六月雪、紫苏各30g，生大黄12~15g，半夏9g，川黄连4.5g，丹参30g，白术15g，薏苡仁根30~35g，败酱草、党参各30g，熟附子（先煎）12g。正虚，加冬虫夏草及生晒参各6g，煎汤茶饮；尿素氮增高明显时，加青宁丸，每日9g，口服，或用灌肠汤（生川大黄、熟附子、皂角刺、六月雪、生牡蛎等各适量，水煎200ml，适温保留灌肠，保留时间20~30分钟）；有出血证，去生大黄加旱莲草、土大黄；血脂高者，加何首乌、蒲黄；高血压者，去附子加巴戟天、肉苁蓉；贫血者，加当归、黄精；酸中毒及低钙血症者，给补充碳酸氢钠及钙剂；皮肤瘙痒，加白鲜皮、地肤子。结果：31例病人的血清肌酐由治疗前平均389.8μmol/L降至284.0μmol/L，29例病人的肌酐清除率由治疗前平均23.93ml/分上升至31.18ml/分，30例病人尿素氮由治疗前平均14.14mmol/L降至11.06mmol/L，28例病人血红蛋白由平均88g/L升至90g/L，红细胞3.06×10^{12}/L上升至3.09×10^{12}/L，31例病人临床症状均得到控制。

（十五）卵巢囊肿

李兰舫[18]报道用薏苡附子败酱散治疗卵巢囊肿11例。全部病例经妇产科和B超检查均为单侧良性囊肿。症见：白带频多，少腹疼痛，腰酸，内热，溲黄，食不甘味，舌苔白腻或罩灰，舌质紫暗或有瘀斑，脉沉滑或滑数。经B超检查均确诊为单侧良性卵巢囊肿。治疗后囊肿全部消失，消失时间最短者23天，最长者5天，平均14天。加减法：热象显著，口干便秘者，附子减半量，加红藤30g，蒲公英、紫花地丁各15g，制大黄10g（后下）；发热者，加柴胡、黄芩各10g；口黏苔腻，脘闷纳呆，腹胀便溏，湿邪偏盛者，加土茯苓30克，泽兰、泽泻、苍术各10g，虎杖20g；血瘀重者，加制莪术、三棱、失笑散各12g；夹痰者，加制南星10g，海藻15g，生牡蛎30g；包块坚硬者，加炮穿山甲、王不留行各10g，水蛭5g，炙蜈蚣2条。中药内服同时，药渣加青葱、食盐各30g，加酒炒热，趁热布包，外熨患处，上加热水袋，使药气透入腹内。每次熨0.5~1小时，每日2次。

尚有资料[19]表明，薏苡附子败酱散加减对前列腺炎、精囊炎有效。亦有报道，治疗痤疮、口腔溃疡、口臭、痛经[20]、直肠癌术后大便异常、疱疹样皮炎[21]、疥疮[22]、阴囊囊肿、丹毒、脐痈、带状疱疹[23]、过敏性皮肤病[24]。

参 考 文 献

[1] 炊积科. 薏苡附子败酱散治疗慢性阑尾炎 93 例. 内蒙古中医药, 1992, 11 (3): 26.

[2] 王兴兰, 赵德全, 刘香莲. 加味薏苡附子败酱为主治疗阑尾周围脓肿. 四川中医, 1994, 12 (7): 21.

[3] 王国民. 薏苡附子败酱散加味治疗阑尾周围脓肿. 浙江中西医结合杂志, 2007, 17 (10): 630.

[4] 陈涛, 张春梅. 薏苡附子败酱散治疗慢性盆腔炎 56 例. 陕西中医, 1993, 14 (12): 533.

[5] 韩桂茹. 妇炎汤治疗慢性盆腔炎 52 例临床观察. 天津中医, 1989, (6): 16.

[6] 于文英, 常洁. 慢性胰腺炎治验. 江苏中医, 1993, 14 (4): 16.

[7] 陈永敏, 张进华. 薏苡附子败酱散加味治疗慢性胆囊炎并积液 48 例. 国医论坛, 1993, 8 (37): 34.

[8] 王成焕. 薏苡附子败酱散合大黄牡丹汤治疗阿米巴肝脓疡. 浙江中医杂志, 1989, 24 (6): 242.

[9] 赵济民. 薏苡附子败酱散加味治肝脓肿. 四川中医, 1989, 7 (1): 26.

[10] 苏云放. 尖锐湿疣的辨证施治. 浙江中医学院学报, 1993, 17 (5): 21.

[11] 郭文荣. 下腹部巨大淋巴结增生治验. 北京中医, 1988, 7 (2): 48.

[12] 邹桃生. 薏苡附子败酱散化裁治疗霉菌性肠炎 24 例报道. 广西中医药, 1988, 11 (5): 15.

[13] 沈之嶒. 薏苡附子败酱散治疗耳内流脓. 浙江中医学院学报, 1988, 12 (6): 35.

[14] 程越明. 薏苡附子败酱加味治疗局限性硬皮病 1 例. 浙江中医杂志, 1988, 23 (8): 384.

[15] 李有忠. 加味薏苡附子败酱散治疗顽固性带下. 山东中医杂志, 1984, (4): 43.

[16] 赵金铎. 薏苡附子败酱散治疗克罗恩病. 中医杂志, 1984, 25 (6): 31.

[17] 曹生盛. 徐嵩年老中医治疗慢性尿毒症经验. 辽宁中医杂志, 1988, (8): 8.

[18] 李兰舫. 薏苡附子败酱散治疗卵巢囊肿 11 例. 浙江中医杂志, 1987, 22 (12): 538.

[19] 倪世涛. 薏苡附子败酱散加味治男科疾患. 四川中医, 1991 (6): 27.

[20] 蒋萃. 傅元谋教授薏苡附子败酱散的临床运用举隅. 四川中医, 2013, 31 (5): 119.

[21] 周强, 逄冰, 赵锡艳, 等. 仝小林教授运用薏苡附子败酱散验案举隅. 中国临床医生, 2013, 41 (10): 70.

[22] 周慧杰, 王耀光. 王耀光应用薏苡附子败酱散治疗疥疮 1 例. 河南中医, 2013, 33 (4): 499.

[23] 郭敏, 王耀光. 王耀光运用薏苡附子败酱散治疗外科疾患经验. 中医杂志, 2012, 53 (10): 884.

[24] 富晓旭，谢春光．薏苡附子败酱散治疗过敏性皮肤病验案二则．实用中医内科杂志，
2015，29（11）：160.

三、半夏散及汤

本方现代临床应用报道较少，仅见用以治疗慢性咽炎、声带水肿、扁桃体炎、口腔溃疡的个案。

（一）慢性咽炎

王氏等[1]报道治疗慢性咽炎 1 例。反复咽喉疼痛 2 年多，经服抗生素及清热解毒、滋阴化痰润燥之类的中药数十剂，咽痛未除，延成慢性咽炎。现症：咽喉疼痛，咽部无红肿，声音不扬，头晕重痛，身倦无力，舌淡润、苔白腻。用半夏散及汤合甘桔汤：桂枝 9g，半夏 12g，甘草 6g，桔梗 9g。10 剂而愈。

（二）声带水肿

贺氏[1]治疗 1 例声带水肿，咽喉痛痒而声音嘶哑已半年，经用抗菌消炎和冷冻疗法及清热解毒中药等治疗无效。询其病史，始于酒后伤风，发热恶冷，察其咽喉痰涎甚多，微肿不红，无破溃，舌淡、苔白滑，脉浮而缓滑。方用半夏散及汤加味10 剂，1 日 1 剂，咽喉痛痒诸症消失，声音完全恢复正常。

（三）化脓性扁桃体炎

刘氏[1]用半夏散及汤治疗化脓性扁桃体炎，亦取得良好效果。病人发热咽痛数日，脉细而软，舌苔薄白微黄、质红。曾服寒凉药不效，仍感咽喉灼痛，吞咽困难，喉中咯出痰色如脓血，微热不退，头目晕痛。查咽部重度充血，局部黏膜下有出血点，双侧扁桃体Ⅰ度肿大，表面脓点且已破溃，咽后壁淋巴滤泡增生。处方：法半夏 9g，桂枝 9g，炙甘草 9g。上 3 味用水 2 碗烧开，下药煮三五沸，勿久煎，频频含咽，半日尽剂。次日来诊，热退，扁桃体明显缩小，红肿减轻，守原方，服时加食醋少许，2 剂痊愈。

（四）口疳（口腔溃疡）

张氏[1]治疗 1 例口疳（口腔溃疡），病人患口疳十余年，每至入冬发作频繁，口腔黏膜散见多处大小不等溃疡灶，疼剧。方用半夏散及汤：制半夏 16g，桂枝、炙甘草各 12g。共研粗末，分成 2 日量，水溶 10 分钟，去滓，1 日服 3 次，药未尽即愈，随访未曾复发。

此外，张彦成[2]报道半夏汤可有效治疗糖尿病胃轻瘫。

参 考 文 献

[1] 杨百茀，李培生．实用经方集成．北京：人民卫生出版社，1996.

[2] 张彦成. 半夏汤在糖尿病胃轻瘫治疗中的运用. 内蒙古中医药, 2011, 30 (8): 15.

四、雄黄熏方

(一) 肛肠部疾病

有人[1]报道运用雄黄熏方治疗肛肠部疾病, 疗效满意。方法: 取一铁罐, 底部留有通气孔, 内撒一层干锯末, 点燃后放入硫黄、雄黄粉末各10g, 上覆一硬纸片, 中间可据病变部位剪一直径3~5cm圆口, 每次熏疗半小时, 每晚1次, 10天为1个疗程。治疗痔核、肛门瘙痒症、蛲虫病、肛门湿疹、脱肛、肛周脓肿等疾病, 疗效确切。

(二) 传染性疾病

宋氏[1]报道运用复方雄黄乌梅汤治疗血吸虫病319例, 疗效满意。其中242例治愈, 28例显效, 25例好转, 24例无效, 治愈率为75.9%, 总有效率为92.5%。组成用法: 乌梅30g, 黄连12g, 柴胡15g, 白芍、川楝子、大黄各13g, 党参10g, 干姜8g, 黄柏、附子、细辛、桂枝、雄黄 (另包) 各5g, 当归、花椒各3g。水煎分4次服, 每日2次, 2日1剂。雄黄不入煎, 分4次随汤送服。另炼蜜为丸, 每丸重10g, 每次1丸, 每日2次。作者认为血吸虫病是虫积引起上热下寒, 肝胆三焦生化疏泄功能失常的疾病。该方能调整机体内脏阴阳气血之偏盛偏衰, 泻毒杀虫, 活血化瘀, 故用治本病有很好的疗效。

(三) 带状疱疹

马清钧等[2]运用本方治疗带状疱疹, 疗效满意。雄黄、明矾各20g, 大黄、黄柏、侧柏叶各30g, 冰片5g。除雄黄、冰片外, 其余药物加温水浸泡20分钟, 然后火煎30分钟, 煎至300ml左右滤出, 加入雄黄、冰片粉末, 充分混匀后, 以不烫手为度, 用纱布或脱脂棉蘸药液洗患处, 每天2~3次, 每次30分钟。药液洗后保留, 下次加温再用。5天为1个疗程。治疗30例, 1~2个疗程痊愈者23例, 3个疗程痊愈者6例, 1例眼部带状疱疹, 剧痛形成溃疡性角膜炎到外院治疗。一般外洗后, 次日疼痛明显减轻, 2~3日皮疹停止发展, 水疱干涸, 皮损逐渐消退。

雄黄尚可治白塞综合征、消化系统疾病、肿瘤痛、牙周炎、外科疾病、皮肤病等。

参考文献

[1] 杨百茀, 李培生. 实用经方集成. 北京: 人民卫生出版社, 1996: 300.
[2] 马清钧, 王淑玲. 常用中药现代研究与临床. 天津: 天津科技翻译出版公司, 1995: 696.

五、蛇床子散

（一）阴道炎

何国兴[1]报道运用蛇床子散治疗老年性阴道炎100例，疗效确切。用蛇床子、黄柏、地肤子、苦参、白鲜皮、生百部、紫荆皮、龙胆草、川花椒、苍术、枯矾，煎水去滓取汁，先熏后洗，每日1剂，早、晚各1次，10天为1个疗程。或用消毒棉球缚以长线，饱吸药液，于睡前坐浴后塞入阴道，次晨取出。治疗1个疗程痊愈者85例，好转11例，无效者4例。用于治疗滴虫性阴道炎亦有良效。

（二）阴痒

姚传平[2]报道运用本方治疗孕妇阴痒124例，疗效确切。以雄黄、蛇床子、苦参、薏苡仁、薄荷、黄柏、苍术、当归为基础方，随症加减。若宫颈糜烂，加蒲公英，减雄黄量；外阴水肿者，加土茯苓。煎水，先熏后坐浴，每日1剂，早、晚各1次。结果：治愈107例，好转13例，无效4例。

李忠信[3]报道用蛇床子配伍芒硝、苦参、黄柏、花椒等药为洗剂，治疗阴痒43例，疗效满意。认为蛇床子能杀虫止痒，亦可用于滴虫性阴道炎。

（三）宫颈糜烂

刘美浓[4]报道运用本方治疗宫颈糜烂126例，疗效确切。用"宫颈炎散"为坐药，即以蛇床子、白芷、黄柏、乌贼骨、桔梗、儿茶、白鲜皮、青黛、冰片等药加工而成。每天换药1次，疗效确切。

张同彬等[5]报道，蛇床子散加减治疗湿疹效果明显。

参 考 文 献

[1] 何国兴. 阴痒洗剂治疗老年性阴道炎100例. 陕西中医，1987，8（12）：555.
[2] 姚传平. 雄黄洗剂治疗孕妇阴痒124例. 中医杂志，1989，30（3）：40.
[3] 李忠信. 中药外洗治阴痒症. 新中医，1983，（3）：25.
[4] 刘美浓. 宫颈糜烂治验简介. 新中医，1983，（3）：24.
[5] 张同彬，刘小芳. 蛇床子散加减治疗湿疹经验. 世界最新医学信息文摘，2016，16（46）：142.

六、狼牙汤

（一）滴虫性阴道炎

刘茂林[1]报道运用狼牙汤治疗滴虫性阴道炎，疗效满意。随机分为两组：狼牙汤治疗组38例，灭滴灵对照组15例。治疗组用狼牙汤，用消毒干棉球把狼牙汤塞入阴道，保留 8 小时，每日 1 次。对照组用灭滴灵，每次 1 片，每日 1 次塞入阴道。两组均连续用药 7 天。结果：狼牙汤组临床治愈 29 例，近期临床治愈率为 76.32%，有效率为 97.32%；灭滴灵组 15 例，用药后近期临床治愈 7 例，近期治愈率为 46.67%，有效率为 73.34%。结果表明，狼牙汤的灭滴效果明显。

（二）带下病

邵素霞等[2]运用狼牙汤治疗滴虫性阴道炎，取得较好疗效。

刘茂林[3]用狼牙汤治疗妇人带下病 54 例，将狼牙的带幼苗的根芽，洗净，晒干，剪碎，加水煎煮，浓缩为 1g/ml 浓度的狼牙汤，装入 500ml 的高温消毒瓶中备用。选治疗组有脓球者 41 例，对照组有脓球者 23 例。用药后治疗组转阴者 30 例，占 73.17%；对照组转阴者 4 例，占 17.39%，结果显示狼牙汤抗菌作用优于洗必泰栓 ($P < 0.01$)。杀灭滴虫作用比较为：治疗组有滴虫者 26 例，对照组有滴虫者 12 例，用药后治疗组转阴率为 100%，对照组转阴率为 50%，作统计学处理，进行率的 U 检验，结果表明，狼牙汤杀灭滴虫作用与洗必泰栓比较，有非常显著性差异 ($P < 0.01$)。

参 考 文 献

[1] 刘茂林. 狼牙汤治疗滴虫性阴道炎的临床观察及基础实验研究. 河南寄生虫病杂志，1991，(2)：10.

[2] 邵素霞，李小宝，孙怀宝. 狼牙汤杀灭阴道毛滴虫的实验研究. 河南寄生虫病杂志，1989，(2，3)：12.

[3] 刘茂林. 狼牙汤治疗妇人带下病 54 例. 中国医药学报，1990，(1)：42.

七、苦酒汤

（一）咽痛

陈斌[1]治疗痰热郁闭之咽痛 34 例，拟苦酒汤（半夏 10g，鸡蛋清 2 个，入米醋 50ml 中浸泡 10 分钟，用文火煎煮 5 分钟，去渣，频频含咽之）治疗，取得显著疗效。34 例在 72 小时全部治愈（临床症状消失，喉镜检查局部黏膜无异常）。其中，24 小时内痊愈者 14 例，48 小时内痊愈者 13 例，72 小时内痊愈者 7 例。

陈经渡[2]治疗 1 例患慢性扁桃体炎，咽喉部梗阻疼痛，吞咽不利反复发作 3 年余病例，用苦酒汤，3 剂后显效。守方 30 日，咽部恢复正常，未见复发。

唐忠涛[3]亦用本方治疗 1 例幼多羸疾而咽痛者，虽经中西医多方治疗，数载不愈，时常发作，一剂药尽，疼痛即止，随访 12 年，从未复发，疗效颇佳。

（二）失音

陈义范[4]用苦酒汤法治疗 1 例失音者。方用：鸡蛋 1 个，制半夏 3g。研粉，醋 1 汤匙，混合，少含咽之。按法服用，颇有效验。

贺有琰[5]治疗1例声音嘶哑病人，自觉喉中如有痰黏，喉科诊为慢性咽炎并声带水肿，仿苦酒汤意予以治疗，嘱常备久服，病愈，未再发作。

此外，张永全[6]报道苦酒汤可有效治疗声带息肉。方方等[7]则运用苦酒汤治疗剧烈呕吐。

参 考 文 献

[1] 陈斌.苦酒汤证病机当为"痰热郁闭"(附34例临床分析).河南中医，1990，(6)：19.

[2] 陈经渡.苦酒汤治疗慢性扁桃体炎.四川中医，1985，(1)：15.

[3] 唐忠涛.苦酒汤治慢性咽炎神效.四川中医，1984，(6)：27.

[4] 陈义范.失音治验录.湖南医药杂志，1975，(2)：31.

[5] 贺有琰.伤寒论纵横.武汉：湖北科学技术出版社，1986：404.

[6] 张永全.苦酒汤新用.河南中医，2007，27(11)：19.

[7] 方方，张志伟.苦酒汤治验三则.中国保健营养，2012，22(12)：2292.

八、甘草粉蜜汤

(一) 蛔虫病

戴采吾[1]运用该方治疗蛔虫病，疗效满意。药用：甘草6g，铅粉3g，白蜜12g。依《金匮》煎法制剂，剂量随年龄而异，治疗2例蛔虫病（皆曾用其他中西药驱蛔，无效）病人，药后都排出大量蛔虫痊愈。

邵宝仁[2]亦报道，用生甘草15g，铅粉5g，白蜜30ml，按《金匮》法煎制，治愈1例蛔虫病腹痛，收到了驱虫止痛的疗效。

孙忠年[3]用甘草粉蜜汤时，将铅粉代以米粉，并加驱蛔止痛药，治疗蛔虫性腹痛症80例，治愈75例，好转5例。孙氏体会：本方有较好的止痛驱虫效果，可用于肠蛔虫感染或蛔虫窜动所致之急性阵发性腹痛证，包括胆道蛔虫、胃及十二指肠蛔虫、蛔虫性肠梗阻、小儿蛔虫等，或因蛔虫毒素引起的精神神经系统症状、过敏性荨麻疹等。

曹照华[4]报道本方治疗胆道蛔虫病和蛔虫性肠梗阻获良效。

(二) 其他疾病

徐世祥[5]用甘草粉蜜汤治愈下列病证：①治疗蛔厥：安蛔用米粉，杀虫用铅粉。②治疗不寐（神经衰弱）：炙甘草20g，粳米粉15g，蜂蜜6g。③治疗胃脘痛（十二指肠溃疡）：炙甘草30g，粳米粉20g，蜂蜜6g，茯苓12g。徐氏认为：本方不仅能够安蛔止痛，还有补益心脾、和胃止痛之功。

参 考 文 献

[1] 戴采吾.经验介绍（治蛔虫病药方）.江苏中医，1958，(7)：44.

[2] 邵宝仁. 医案二则. 浙江中医杂志, 1981, (2): 14.

[3] 孙忠年. 加味甘草粉蜜汤治疗蛔虫性腹痛症. 陕西中医, 1984, (7): 45.

[4] 曹照华. 甘草粉蜜汤治疗胆道蛔虫症和蛔虫性肠梗阻 15 例. 中国乡村医生, 1998, 14 (5): 24.

[5] 徐世祥. 甘草粉蜜汤应用一得. 浙江中医杂志, 1985, (8): 352.

九、苦参汤

(一) 白塞综合征

李兴华[1]报道用苦参煎水外洗, 配合中医辨证施治 7 例白塞综合征, 结果: 痊愈 5 例, 好转 2 例, 取得满意疗效。

(二) 室性心动过速

胡明宁[2]报道用苦参汤治愈顽固性室性心动过速。病人患病毒性心肌炎 1 年后常感心悸、短气、胸闷, 舌红苔黄, 脉细数。查: 心率 124 次/分, 律不齐, 早搏 8 ~ 10 次/分, 心尖区可闻及Ⅱ级柔和之收缩期杂音, 无传导。心电图示频发性室性早搏及发作性短阵性室性心动过速。予苦参汤: 苦参、黄连、朱砂、珍珠粉、丹参、生地黄、甘草。上方加味连服十余剂, 诸症消失, 查心电图提示无异常, 随访未见复发。

(三) 心率失常

姚善业[3]亦报道以苦参为主 (苦参、玉竹、黄精、桑寄生、磁石、炙甘草、辰灯心) 抢救 1 例严重心律失常病人, 取得显著效果。

(四) 慢性肝炎

丁劲行[4]报道用苦参提取物 4ml (生物碱含量 25mg/ml) 肌内注射治疗长期 HBsAg、HBeAg 均阳性和谷丙转氨酶升高的慢性肝炎病人, 获得一定疗效。

(五) 黄疸型肝炎

蔡先芝[5]报道用苦杖散 (苦参、虎杖等份, 共研极细粉末) 嗜鼻治疗小儿急性黄疸型肝炎 106 例, 结果: 显效 96 例, 有效 10 例。

(六) 细菌性痢疾

孔德山[6]报道用复方苦参煎剂灌肠治疗细菌性痢疾 13 例, 全部治愈。组成及用法: 苦参 80g, 黄柏、白芍各 50g, 金银花 40g, 白头翁、白及、五倍子各 30g, 甘草 15g。上药冷水浸泡半小时后大火煮开, 文火煎 25 分钟后去渣, 再用纱布过滤药液备用。用药液 200ml 灌肠, 保留半小时以上每日 2 次。

(七) 慢性直肠炎

么秋春[7]报道用苦参槐花合剂直肠滴注治疗慢性直肠炎 120 例, 结果: 治愈

91 例, 好转 25 例, 无效 4 例, 总有效率达 96.7%。

(八) 慢性溃疡性结肠炎

李立[8]运用苦参汤灌肠治疗慢性溃疡性结肠炎 28 例, 轻者 9 例, 每日大便 2 ~ 4 次, 为少量黏液血便, 重者 19 例, 每日大便 10 ~ 15 次, 为黏液血便或水样便, 伴里急后重, 腹痛。大便检查均有红、白细胞及脓细胞, 大便细菌培养无致病菌生长。乙状结肠镜检查: 黏膜有浅溃疡伴水肿充血者 18 例, 黏膜粗糙呈颗粒状, 质脆易出血者 8 例, 有假性息肉, 结肠袋变浅者 2 例, 其中 11 例乙状结肠镜检时取病变组织活检黏膜呈炎性反应。药物组成: 苦参 30g, 白头翁 30g, 椿根皮 30g, 紫草 30g, 黄连 10g。方法及剂量: 每日 1 剂, 加水浓煎至 200ml 排空大便后取 100ml 药液保留灌肠, 早、晚各 1 次。疗效标准如下。治愈: 大便正常, 每日 1 ~ 2 次, 大便及乙状结肠镜检查均正常。缓解: 大便每日 3 ~ 4 次, 大便及乙状结肠镜检查均正常。无效: 大便次数及大便性状无变化, 大便及乙状结肠镜检查无改变。结果: 治愈 19 例占 67.86%, 好转 8 例占 28.57%, 无效 1 例占 3.6%, 总有效率为 96.4%。

陈震[9]亦报道用苦参汤灌肠治疗慢性溃疡性结肠炎 12 例, 有明显疗效。结果: 临床治愈 4 例, 好转 4 例, 无效 4 例。经与西药激素对照组比较, 苦参汤临床治愈率高于对照组, 但两者总有效率大致相同, 复发率也大致相等, 说明苦参汤灌肠治疗溃疡性结肠炎, 取得了与激素灌肠近似疗效而无副作用。组成: 苦参 30g, 地榆 20g, 防风 10g, 白及 6g。水煎 150ml, 睡前 1 次保留灌肠。

(九) 滴虫性肠炎

唐嗣景[10]用苦参煎剂 (苦参、蛇床子、白鲜皮、黄柏) 保留灌肠治滴虫性肠炎 48 例, 全部有效。

王鸿祉[11]亦用自拟苦参汤 (苦参、蛇床子、黄柏、苍术、木香、槟榔、半夏、白术、陈皮、甘草。水煎服, 每日 1 剂, 空腹服) 辨证加减治疗肠道滴虫病 110 例, 除 7 例因故中断服药外, 其余治愈者 81 例, 有效者 17 例, 无效者 5 例, 总有效率为 95.15%。

(十) 滴虫性阴道炎

彭云辉[12]自拟苦参外洗方治疗滴虫性阴道炎 220 例, 结果: 197 例治愈, 8 例好转, 15 例无效, 有效率 93.2%。组成用法: 苦参、白鲜皮、蛇床子各 30g, 冰片 3g, 防风 15g, 荆芥 10g, 花椒 20g, 透骨草 35g。外阴溃烂, 加明矾; 带下多, 加黄柏、乌贼骨; 外阴部痛者, 加白芷。煎药外洗, 每日 1 剂, 早、晚各 1 次。

乔晓惠[13]亦用苦蛇合剂 (苦参、蛇床子、白鲜皮、黄柏、金龟莲、五倍子) 进行阴道冲洗及阴道上药治疗滴虫性阴道炎 14 例, 治愈 10 例, 显效 3 例, 好转 1 例。

(十一) 霉菌性阴道炎

乔晓惠[13]报道用苦蛇合剂 (苦参、蛇床子、黄柏、土茯苓、金龟莲、乌贼骨、龙胆草）做阴道冲洗及阴道上药治疗霉菌性阴道炎 28 例，结果：治愈 11 例，显效 10 例，好转 5 例，无效 2 例，总有效率 93%。

（十二）银屑病

史定文[14]自拟苦参鲜皮汤治疗银屑病 87 例，结果：痊愈 32 例（36.8%），好转 51 例（58.6%），无效 4 例（4.6%），总有效率 95.4%。组成及用法：苦参、黄柏、薏苡仁、白鲜皮、生地黄、赤芍、牛蒡子、地肤子、浮萍、滑石、甘草。水煎服，每日 1 剂。

（十三）皮肤瘙痒

有人[15]运用该方治疗皮肤瘙痒 132 例。组方：白鲜皮 30g，苦参 15g，刺蒺藜、赤芍、僵蚕、牡丹皮、地肤子各 10g，当归 12g，蝉蜕、甘草各 6g。风热重者，加防风、黄芩、金银花、紫花地丁；湿热重者，加土茯苓、泽泻、薏苡仁、苍术；血热重者，加紫草、蒲公英、金银花；偏血燥者，加何首乌、乌梢蛇、苍耳子；偏血瘀者，加桃仁、红花、丹参；偏血虚者，加何首乌、熟地黄、当归。结果：治愈 78 例，显效 52 例，无效 2 例。

（十四）狐惑

张氏[15]常用苦参汤漱口或洗前后二阴，取效甚捷。为去除湿热之源，可配服燮阴阳汤。漱洗方：苦参 30g。水煎 15 分钟后过滤，滤液漱口或熏洗二阴，早、晚各 1 次。

（十五）婴儿湿疹

宋慧平等[16]运用苦参汤外洗治疗婴儿湿疹 40 例。苦参汤组成：苦参 50g，黄柏、马齿苋、地肤子、白茅根各 20g，白鲜皮、蒲公英各 30g。加减：渗出多者，加枯矾 20g；皮肤干燥者，加玉竹 50g，白及 20g，改苦参 30g。将中药浸泡 10 分钟，而后加水至 2000ml，煮开后文火 20 分钟，待药液温后擦洗患处，每日 2 次，10 天为 1 个疗程，观察 2 个疗程。40 例中有 21 例痊愈（皮损及瘙痒消失）；17 例好转（皮损及瘙痒明显改善，无新皮疹出现）；2 例无效（用药前后皮损无明显改善）。总有效率达 95%，其中最短治疗时间为 5 天。

（十六）痔及肛裂

崔红[17]报道，采用中药苦参汤治疗血栓外痔、炎性外痔、内痔或混合痔嵌顿 138 例，肛裂 78 例取得较理想的疗效。治疗方法：取苦参、菊花各 60g，蛇床子、金银花各 30g，白芷、黄柏、地肤子各 15g，大菖蒲 9g。以上药物加水约 3500ml，水煎约半小时。采取一熏；二坐浴 20 分钟；三洗；四取温药渣用纱布包裹后浸入温药液后稍拧干敷于患处，并用药包轻轻按摩，要求病人侧卧位并做哈气动作加以配合，以便肛门松弛。每次 15~20 分钟。重症每日 2~3 次，轻症 1~2 次。每剂可使用 4 次左右，6天为1个疗程。结果：血栓外痔痊愈28例，好转9例，有效率100%；炎性外痔痊愈48例，好转3例，有效率100%；内痔或混合痔嵌顿痊愈41例，好转9例，有效率100%；急性肛裂痊愈42例，痊愈率100%；慢性肛裂痊愈20例，好转16例，有效率100%。平均用药1~2个疗程；慢性肛裂2~4个疗程。

参 考 文 献

[1] 李兴华. 中药治疗眼、口、生殖器三联综合征7例临床观察. 中医杂志, 1979, (8): 53.
[2] 胡明宁. 自拟苦参汤治疗顽固性室性心动过速. 江苏中医杂志, 1986, (5): 18.
[3] 姚善业. 苦参为主抢救严重心律失常. 浙江中医杂志, 1986, 3 (3): 103.
[4] 丁劲行. 苦参提取物治疗慢性乙型肝炎的疗效观察. 中华内科杂志, 1990, (11): 648.
[5] 蔡先芝. "苦杖散"嚏鼻治疗儿科急性黄疸型肝炎106例小结. 北京中医, 1984, (4): 2.
[6] 孔德山. 复方苦参煎剂灌肠治菌痢. 中原医学杂志, 1990, (5): 25.
[7] 么秋春. 苦参槐花合剂直肠滴注治疗慢性直肠炎疗效观察. 四川中医, 1991, (5): 27.
[8] 李立. 苦参汤加味治疗慢性溃疡性结肠炎28例临床观察. 甘肃中医, 1998, 11 (2): 27.
[9] 陈震. 苦参汤灌肠治疗慢性溃疡性结肠炎. 中医杂志, 1990, (12): 33.
[10] 唐嗣景. 苦参煎剂治疗滴虫性肠炎48例. 湖南中医杂志, 1987, (5): 56.
[11] 王鸿祉. 苦参汤对110例肠道滴虫病的疗效观察. 河北中医, 1987, (1): 19.
[12] 彭云辉. 苦参外洗方治疗阴痒220例. 浙江中医杂志, 1986, (7): 304.
[13] 乔晓惠. 苦蛇合剂治疗滴虫霉菌性阴道炎42例. 四川中医, 1986, (11): 24.
[14] 史定文. 自拟苦参鲜皮汤治疗银屑病87例报道. 黑龙江中医药, 1988, (3): 18.
[15] 谢世平. 金匮方应用及研究. 郑州：河南科学技术出版社, 1994: 66.
[16] 宋慧平, 张敏, 杨平. 苦参汤外洗治疗婴儿湿疹. 浙江中医杂志, 2007, 42 (1): 27.
[17] 崔红. 苦参汤治疗痔及肛裂方法探讨. 中国现代医药杂志, 2007, 9 (4): 24.

十、木防己汤

（一）心功能不全

王旭[1]运用木防己汤治疗心功能不全23例，疗效满意。方用木防己汤去石膏，加茯苓、芒硝、葶苈子治疗。治疗结果为：心力衰竭纠正18例，基本纠正3例，无效2例，总有效率为91%。

（二）肺源性心脏病

本方有行水化饮，散结消痞之功，通过利尿消肿等作用，减轻心脏负担，改善心功能。史亦谦[2]介绍吴颂康以木防己汤为主方化裁治疗肺源性心脏病，收到一定的效果。曾治1例肺源性心脏病病人：素有咳喘，感寒即发，胸部塞闷，咳逆气急，不能平卧，面色黯滞，唇舌青紫，苔薄，脉细弦。处以：炙桂枝18g，丹参20g，车前子（包煎）15g，防己、炙当归、橘红、炙紫菀各9g，万年青6g，红花5g，葶苈子、竹沥、半夏各12g，红参（另煎冲）2.4g，红枣5枚，绿茶一撮。水煎服。连服14剂后，诸症明显好转。

（三）风心病

汪其浩[3]用本方加减治疗风心病亦获较满意疗效，如一风湿性心脏病病人，全身浮肿，面色黧黑，喘息不能卧，咳痰黏稠，小便短赤，大便秘结，舌质淡红、边有齿痕、苔白而厚，脉浮弦而数。处以：木防己、桂枝、党参、莱菔子、枳壳、半夏各10g，石膏（先煎）、瓜蒌各30g。连服2剂，浮肿稍退，咳喘减轻，但大便仍燥结。上方加茯苓10g，芒硝（另冲）18g。2剂后，诸症大有好转。

（四）渗出性胸膜炎

吴颂康[4]介绍用本方治愈渗出性胸膜炎，病人经用西药抗结核治疗1个月余，仍咳嗽、右胸疼痛、走路喘气，伴有低热，右胸腔积液不能吸收，用木防己、生石膏各30g，桂枝、黄芩各6g，茯苓、党参各15g，葶苈子12g，大枣10枚。服药10剂后，咳嗽、胸闷、胸痛等症明显减轻，X线检查示：右侧胸腔积液明显减少，右肋膈角变钝。体温降至正常。再进15剂后，诸症消失。

（五）慢性支气管炎、肺气肿

吴颂康[4]报道用木防己治疗慢性支气管炎收效。病人咳嗽气急，心悸胸闷，行动气逆，甚则不能平卧，脉细而有歇止，唇舌青紫。处方：炙桂枝、平地木、太子参各18g，丹参、车前子、葶苈子各15g，防己、生石膏、生桃仁各9g，陈皮5g，茯苓12g，红枣5枚。水煎服。药进7剂后，诸症减轻，再进7剂，病情大有好转。

沈敏南[5]介绍用本方治疗气管炎、肺气肿，可使病情显著缓解。俞某，男，56岁，慢性咳嗽病史10年，天气变化时加剧，唇紫，舌红苔薄白，脉浮大而软。处以：桂枝、制半夏、白芍、百部、石膏各10g，党参30g，防己15g，干姜、五味子各5g。服方5剂诸症大减。

（六）呼吸衰竭

胡元奎[6]运用加味木防己汤治疗呼吸衰竭37例。本方加茯苓、芒硝水煎服，并随症加减；西药配合强心、利尿、呼吸兴奋剂，抗感染等抢救措施。结果：显效24例，好转9例，无效4例。

（七）暑湿痹证

李世太[7]运用加减木防己汤治疗暑湿痹17例。加减木防己汤：木防己20g，生石膏、金银花各30g，桂枝、薏苡仁、苍术各12g，炒杏仁、滑石、草薢各15g，黄柏、白通草各10g，炙麻黄5~7g。加减：膝关节腔积液时，加重炙麻黄量至10g以上，并加姜黄，配以银朱膏外敷；热甚，加重金银花用量至60g。

银朱膏方：银朱22g，铜绿16g，白芷10g，秦艽12g，桐油125g，熬膏。油纸7张，针刺小孔，摊药其上，敷盖于膝肿部位，2~3日更换1次，一般1料药即可消肿。亦适用于其他膝关节腔积液。疗效观察结果：疗程15~20天者3例，1~3个月者12例，半年以上者2例，全部治愈，无任何后遗症。但须尽量避免或减少膝关节腔抽液。

参 考 文 献

[1] 王旭. 加减木防己汤治疗心功能不全23例. 陕西中医, 1990, (9): 400.

[2] 史亦谦. 吴颂康老师对《金匮》木防己汤应用经验. 浙江中医学院学报, 1985, (5): 55.

[3] 汪其浩. 木防己汤治支饮. 福建中医药, 1988, (5): 22.

[4] 吴颂康. 痰饮病医案两则. 浙江中医学院学报, 1979, (5): 71.

[5] 沈敏南. 木防己汤的临床应用体会. 成都中医学院学报, 1979, (3): 71.

[6] 胡元奎. 加味木防己汤治疗呼吸衰竭. 陕西中医, 1989, (11): 485.

[7] 李世太. 加减木防己汤治疗暑湿痹17例. 浙江中医杂志, 1991, (7): 298.